现代多发病临床护理精粹

（上）

颜　惠等◎编著

吉林科学技术出版社

图书在版编目（CIP）数据

现代多发病临床护理精粹 / 颜惠等编著. -- 长春 : 吉林科学技术出版社, 2017.9

ISBN 978-7-5578-3234-6

Ⅰ. ①现… Ⅱ. ①颜… Ⅲ. ①护理学 Ⅳ. ①R47

中国版本图书馆CIP数据核字(2017)第232560号

现代多发病临床护理精粹

XIANDAI DUOFABING LINCHUANG HULI JINGCUI

编　　著　颜　惠等
出 版 人　李　梁
责任编辑　刘建民　韩志刚
封面设计　长春创意广告图文制作有限责任公司
制　　版　长春创意广告图文制作有限责任公司
开　　本　889mm×1194mm　1/16
字　　数　480千字
印　　张　38.25
印　　数　1—1000册
版　　次　2017年9月第1版
印　　次　2018年3月第1版第2次印刷

出　　版　吉林科学技术出版社
发　　行　吉林科学技术出版社
地　　址　长春市人民大街4646号
邮　　编　130021
发行部电话/传真　0431-85635177　85651759　85651628
85652585　85635176
储运部电话　0431-86059116
编辑部电话　0431-86037565
网　　址　www.jlstp.net
印　　刷　永清县晔盛亚胶印有限公司

书　　号　ISBN 978-7-5578-3234-6
定　　价　150.00元（全二册）
如有印装质量问题　可寄出版社调换
因本书作者较多，联系未果，如作者看到此声明，请尽快来电或来函与编辑部联系，以便商洽相应稿酬支付事宜。

主　编
颜　惠　张　红　陈　月　王琰霏
冯军红　张　俐

副主编（按姓氏笔画排序）
于　红　孙彦静　李　丹　杨玉婷
陈　静　赵秀娟　袁　媛　聂永霞
夏秀花　黑丽莎

编　委（按姓氏笔画排序）
于　红（山东省单县海吉亚医院）
王之华（湖北省宜城市人民医院）
王琰霏（山东省菏泽市牡丹区中心医院）
冯军红（山东省金乡县人民医院）
刘向英（河北省沧县医院）
孙彦静（山东省威海市立医院）
李　丹（郑州大学附属郑州中心医院）
杨玉婷（山东省东明县沙窝镇卫生院）
宋亚美（河北省保定市第一中心医院）
张　红（山东省邹平县中医院）
张　俐（山东省潍坊市肿瘤医院）
陈　月（山东省单县东大医院）
陈　静（中国人民解放军白求恩国际和平医院）
陈国姣（湖北省武穴市第一人民医院）
陈静静（新乡医学院第二附属医院）
赵秀娟（济南军区总医院）
袁　媛（河北省沧县医院）
聂永霞（山东省滨州市沾化区人民医院）
夏秀花（山东省乐陵市中医院）
黑丽莎（郑州大学附属郑州中心医院）
程银花（山东省济南市第四人民医院）
颜　惠（泰山医学院附属医院）

主编简介 Editor introduction

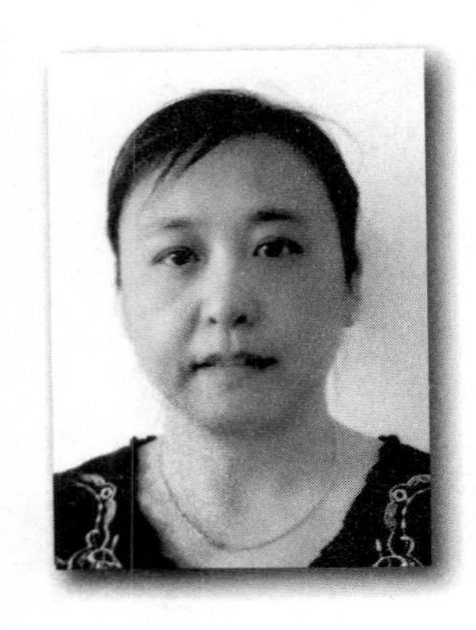

颜 惠

女，中共党员，山东省泰山医学院附属医院主管护师。毕业于新乡医学院护理本科专业，从事临床护理和教学工作二十余年。基本理论踏实，技术操作娴熟。先后在妇产科、内科及外科临床护理专业工作，积累了丰富的临床护理工作经验。多年来坚持参加泰山医学院护理本科教学工作和实习带教，系统掌握护理基础理论、熟练临床基本操作技术，主持并参与临床护理科研工作。主要研究方向为临床基础护理、外科护理和护理教学。近年来主要从事普通外科临床护理和教学工作，具有较强的疑难护理问题处理和应急能力。对于护理临床的实习带教有着丰富的经验和一套独特教学方法。主编专著一部，参编著作三部，发表学术论文五篇。获得省、地市级科技成果奖各一项。

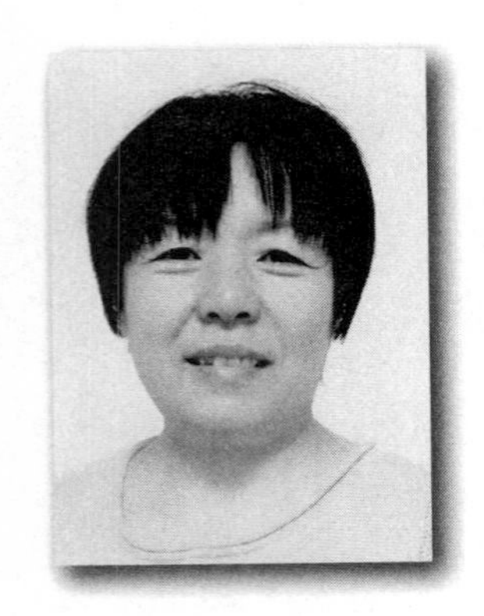

张 红

女，1970年11月出生，大学本科学历，2007年7月毕业于潍坊医学院。现任邹平县中医院儿科副主任护师，曾发表医学论文六篇，参编医学专著一部。

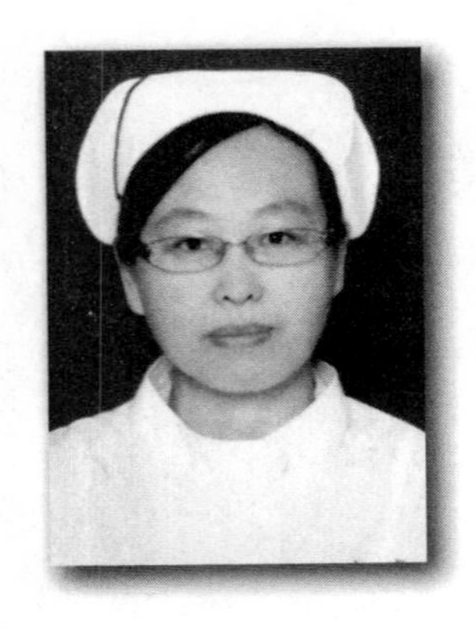

陈 月

女，本科学历，学士学位。中华护理学会会员，现任山东省单县东大医院普外科护士长，于2011年取得山东省重症护理证书，2015年在杭州邵逸夫医院进修护理管理。工作期间多次获得医院先进个人荣誉称号。

前言 PREFACE

随着社会经济的飞速发展和物质文化生活的不断提高，人类对珍惜生命、追求健康不断提出新的要求。因此新的诊疗技术也在不断地更新。现代医疗技术的发展也势必带动护理技术的提高，致使护理学的发展也日新月异，其概念和实质上都有了新的变化。因此为了适应新世纪对护理工作更新更高的要求，我们组织编写了《现代多发病临床护理精粹》一书，旨在为广大护理工作者获得更新、更全面的护理方面的知识提供一些有益的帮助。

本书从临床实用角度出发，给护理人员及基层医务人员提供了一部清晰明了的护理参考用书。内容共分为二十章，前六章简要介绍了护理学的基础知识与基本技术；中间章节是本书的重点，系统全面地对内科、外科、妇科、儿科、急诊科常见疾病的概述、临床表现、治疗原则、护理措施及健康指导等作了详细地介绍；最后一章简要介绍了公共卫生的相关知识。本书力求内容全面精炼、资料丰富、重点突出、通俗易懂、实用性强，可供广大护理工作者以及患者、亲属和医学爱好者阅读。

由于编者们能力和经验有限，编写时间仓促，书中错误和疏漏在所难免，恳请广大读者和护理界同仁批评指正。

《现代多发病临床护理精粹》编委会

2017年6月

目录

CONTENTS

第一章　护理学绪论

第一节　护理的概念

一、护理的定义

护理英文名为“nursing”，原意为抚育、扶助、保护、照顾幼小等。自1860年南丁格尔开创现代护理新时代至今，对护理的定义已经发生了深刻的变化。

南丁格尔认为“护理既是艺术，又是科学”；“护理应从最小限度地消耗患者的生命力出发，使周围环境保持舒适、安静、美观、整洁、空气新鲜、阳光充足、温度适宜，此外还有合理地调配饮食”；“护理的主要功能在于维护人们良好的状态，协助他们免于疾病，达到他们最高可能的健康水平”。

美国护理学家韩德森认为“护士的独特功能是协助患病的或者健康的人，实施有利于健康、健康的恢复或安详死亡等活动。这些活动，在个人拥有体力、意愿与知识时，是可以独立完成的，护理也就是协助个人尽早不必依靠他人来执行这些活动。

美国护士协会（ANA）对护理的简明定义为：“护理是诊断和处理人类对现存的和潜在的健康问题的反应。”此定义的内涵反映了整体护理概念。从1860年南丁格尔创立第一所护士学校以来，护理已经发展成为一门独立的学科与专业。护理概念的演变体现了人类对护理现象的深刻理解，是现代护理观念的体现。

护理是人文科学（艺术科学）和自然科学的综合过程。护理是护士与患者之间互动的过程。照顾是护理的核心。护理通过应用护理程序进行实践，通过护理科研不断提高。总体说来护理是满足患者的各种需要，协助患者达到独立，教育患者，增进患者应对及适应的能力，寻求更健康的行为，达到完美的健康状态，为个人、家庭、群体以及社会提供整体护理。

二、护理的基本概念

护理有四个最基本的概念，对护理实践产生重要的影响并起决定性的作用。它们是：①人；②环境；③健康；④护理。这四个概念的核心是人，即护理实践是以人为中心的活动。缺少上述任何一个要素，护理就不可能成为一门独立的专业。

（一）人的概念

人是生理、心理、社会、精神、文化的统一整体，是动态的又是独特的。根据一般系统理论原则，人作为自然系统中的一个次系统，是一个开放系统，在不断与环境进行能量、物质、信息的交换。人的基本目标是保持机体的平衡，也就是机体内部各次系统间和机体与环境间的平衡。

护理的对象是人，既包括个人、家庭、社区和社会四个层面，也包括从婴幼儿到老年人的整个全人类。

（二）环境的概念

人类的一切活动都离不开环境，环境的质量与人类的健康有着密切关系。环境是人类生存或生活的空间，是与人类的一切生命活动有着密切关系的各种内、外环境。机体内环境的稳态主要依靠各种调节机制（如神经系统和内分泌系统的功能）以自我调整的方式来控制和维持。人的外环境可分为自然环境和社会环境。自然环境是指存在于人类周围自然界中的各种因素的总和，它是人类及其他一切生物赖以生存和发展的物质基础，如空气、水、土壤和食物等自然因素。社会环境是人为的环境，是人们为了提高物质和文化生活而创造的环境。社会环境中同样有危害健康的各种因素，如人口的超负荷，文化教育落后、缺乏科学管理、社会上医疗卫生服务不完善等。此外，与护理专业有关的环境还包括治疗性环境。治疗性环境是专业人员在以治疗为目的的前提下创造的一个适合患者恢复身心健康的环境。治疗性环境主要考虑两个主要因素：安全和舒适。考虑患者的安全，这就要求医院在建筑设计、设施配置以及治疗护理过程中预防意外的发生，如设有防火装置、紧急供电装置、配有安全辅助用具（轮椅、床栏、拐杖等）、设立护理安全课程等；此外医院还要建立院内感染控制办公室，加强微生物安全性的监测和管理。舒适既来源于良好的医院物理环境（温度、湿度、光线、噪声等），也来源于医院内工作人员优质的服务和态度。

人类与环境是互相依存、互相影响、对立统一的整体。人类的疾病大部分是由环境中的致病因素所引起。人体对环境的适应能力，因年龄、神经类型、健康状况的不同而有很大的差别，所以健康的体魄是保持机体与外界环境平衡的必要条件。人类不仅需要有适应环境的能力，更要有能够认识环境和改造环境的能力，使两者处于互相适应和互相协调的平衡关系之中，使环境向着对人类有利的方向发展。

（三）健康的概念

世界卫生组织（WHO）对健康的定义为："健康不仅是没有躯体上的疾病，而且要保持稳定的心理状态和具有良好的社会适应能力以及良好的人际交往能力"。每个人对健康有不同的理解和感知。健康程度还取决于个人对健康、疾病的经历与个人对健康的认识存在的差别。健康和疾病很难找到明显的界限，健康与疾病可在个体身上并存。

（四）护理的概念

护理是诊断和处理人类对现存的和潜在的健康问题的反应。护理就是增进健康，预防疾病，有利于疾病的早期发现、早期诊断、早期治疗，通过护理、调养达到康复。护理的对象是人，人是一个整体，其疾病与健康受着躯体、精神和社会因素的影响。因此，在进行护理时，必须以患者为中心，为患者提供全面的、系统的、整体的身心护理。

（张　红）

第二节　护理的理念

护理的理念是护理人员对护理的信念、理想和所认同的价值观。护理的理念可以影响护理专业的行为及护理品质。随着医学模式的转变，护理改革不断深入以及人们对健康需求的不断提高，护理的理念也在不断更新和发展。

一、整体护理的理念

整体护理的理念，是以人为中心，以现代护理观为指导，以护理程序为基础框架，并且把护理程序系统化地运用到临床护理和护理管理中去的指导思想。在整体护理的理念指导下，护理人员应以服务对象为中心，根据其需要和特点，提供包含服务对象生理、心理、社会等多方面的深入、细致、全面的帮助和照顾，从而解决服务对象的健康问题。整体护理不仅要求护理人员要对人的整个生命过程提供照顾，还要关注健康一疾病全过程并提供护理服务；并且要求护理人员要对整个人群提供服务。可以说，整体护理进一步充实和改变了护理研究的方向和内容；同时拓展了护理服务的服务范围；也有助于建立新型的护患关系。

二、以人为本的理念

以人为本在本质上是一种以人为中心，对人存在的意义，人的价值以及人的自由和发展，珍视和关注的思想。在护理实践中，体现在对患者的价值，即对患者的生命与健康、权利和需求、人格和尊严的关心和关注上。护理人员应该尊重患者的生命，理解患者的信仰、习惯、爱好、人生观、价值观，努力维护患者的人格和尊严，公正地看待每一位患者，维护患者合理的医疗保健权利，承认患者的知情权和选择权等。

三、优质护理服务的理念

优质护理是以患者为中心，强化基础护理，全面落实护理责任制，深化护理专业内涵，整体提升护理服务水平。优质护理旨在倡导主动服务、感动服务、人性化服务，营造温馨、安全、舒适、舒心的就医环境，把爱心奉献给患者，为患者提供全程优质服务。称职、关怀、友好的态度、提供及时的护理是优质护理的体现。患者对护士所提供的护理服务的满意程度是优质护理的一种评价标准。优质护理既是医院的一种形象标志，也是指导护士实现护理目标，取得成功的关键所在。

在卫生事业改革发展的今天，面对患者的多种需求，护理人员只有坚持优质护理服务理念，从人的“基本需要”出发，实行人性化、个性化的优质护理服务，力争技术上追求精益求精，服务上追求尽善尽美，信誉上追求真诚可靠，才能锻造护理服务品牌，不断提高护理服务质量，提高患者的满意度。

（张　红）

第三节　护理学的范畴

一、护理学的理论范畴

（一）护理学研究的对象

护理学的研究对象随学科的发展而不断变化。从研究单纯的生物人向研究整体的人、社会的人转化。

（二）护理学与社会发展的关系

护理学与社会发展的关系体现在研究护理学在社会中的作用、地位和价值，研究社会对护理学发展的促进和制约因素。如老年人口增多使老年护理专业得到重视、慢性疾病患者增加使社区护理迅速发展；信息高速公路的建成使护理工作效率得以提高，也使护理专业向着网络化、信息化迈出了坚实的步伐。

（三）护理专业知识体系

护理专业知识体系是专业实践能力的基础。自20世纪60年代后，护理界开始致力于发展护理理论与概念模式，并将这些理论用于指导临床护理实践，对提高护理质量、改善护理服务起到了积极作用。

（四）护理交叉学科和分支学科

护理学与自然科学、社会科学、人文科学等多学科相互渗透，在理论上相互促进，在方法上相互启迪，在技术上相互借用，形成许多新的综合型、边缘型的交叉学科和分支学科，从而在更大范围内促进了护理学科的发展。

二、护理学的实践范畴

（一）临床护理

临床护理服务的对象是患者，包括基础护理和专科护理。

1. 基础护理

以护理学的基本理论、基本知识和基本技能为基础，结合患者生理、心理特点和治疗康复的需求，满足患者的基本需要。如基本护理技能操作、口腔护理、饮食护理、病情观察等。

2. 专科护理

以护理学及相关学科理论为基础，结合各专科患者的特点及诊疗要求，为患者提供护理。如各专科患者的护理、急救护理等。

（二）社区护理

社区护理是借助有组织的社会力量，将公共卫生学和护理学的知识与技能相结合，以社区人群为服务对象，对个人、家庭和社区提供促进健康、预防疾病、早期诊断、早期治疗、减少残障等服务，提高社区人群的健康水平。社区的护理实践属于全科性质，是针对整个社区人群实施连续及动态的健康服务。

（三）护理管理

护理管理是为了提高人们的健康水平，系统地利用护士的潜在能力和有关其他人员或设备、环境和社会活动的过程。护理管理是运用管理学的理论和方法，对护理工作的诸多要素（如人、物、财、时间、信息等）进行科学的计划、组织、指挥、协调和控制，以确保护理服务正确、及时、安全、有效。

（四）护理研究

护理研究是推动护理学科发展，促进护理理论、知识、技能更新的有效措施。护理研究是用科学的方法探索未知，回答和解决护理领域的问题，直接或间接地指导护理实践的过程。护理研究多以人为研究对象。

（五）护理教育

护理教育是以护理学和教育学理论为基础，有目的地培养护理人才，以适应医疗卫生服务和护理学科发展的需要。护理教育分为基本护理教育、毕业后护理教育和继续护理教育三大类。基本护理教育包括中专教育、专科教育和本科教育；毕业后护理教育包括研究生教育、规范化培训；继续护理教育是对从事护理工作的在职人员，提供以学习新理论、新知识、新技术、新方法为目的的终身教育。

（张　红）

第二章　护理理论

第一节　系统化整体理论

一、系统理论的产生

系统，作为一种思想，早在古代就已萌芽，但作为科学术语使用，还是在现代。系统论的观点起源于20世纪20年代，由美籍奥地利理论生物学家路·贝塔朗菲提出，1932—1934年，他先后发表了《理论生物学》和《现代发展理论》，提出用数学和模型来研究生物学的方法和机体系统论概念，可视为系统论的萌芽。1937年，贝塔朗菲第一次提出一般系统论的概念。1954年，以贝塔朗菲为首的科学家们创办了“一般系统论学会”。1968年，贝塔朗菲发表了《一般系统论——基础、发展与应用》。系统论主要解释了事物整体及其组成部分间的关系以及这些组成部分在整体中的相互作用。其理论框架被广泛应用到许多科学领域，如物理、工程、管理及护理等，并日益发挥重大而深远的影响。

二、系统的基本概念

（一）系统的概念

系统是由相互联系、相互依赖、相互制约、相互作用的事物和过程组成的，具有整体功能和综合行为的统一体。各种系统，尽管它的要素有多有少，具体构成千差万别，但总有两部分组成：一部分是要素的集合；另一部分是各要素间相互关系的集合。

（二）系统的基本属性

系统是多种多样的，但都具有共同的属性。

1.整体性

组成系统的每个部分都具有各自独特的功能，但这些组成部分不具有或不能代表系统总体的特性。系统整体并不是由各组成部分简单罗列和相加构成的，各部分必须相互作用、相互融合才能构成系统整体。因此，系统整体的功能大于并且不同于各组成部分的总和。

2.相关性

系统的各个要素之间都是相互联系、相互制约，若任何要素的性质或行为发生变化，都会影响其他要素，甚至系统整体的性质或行为。如人是一个系统，作为一个有机体，由生理、心理、社会文化等各部分组成，其整体生理机能又由血液循环、呼吸、消化、泌尿、神经肌肉和内分泌等不同系统和组织器官组成。当一个人神经系统受到干扰，就会影响他的消化系统、心血管系统的功能。

3.层次性

对于一个系统来说，它既是由某些要素组成，同时，它自身又是组成更大系统的一个要素。系统的层次间存在着支配与服从的关系。高层次支配低层次，决定系统的性质，低层次往往是基础结构。

4.动态性

系统是随时间的变化而变化。系统进行活动，必须通过内部各要素的相互作用，能量、信息、物质的转换，内部结构的不断调整以达到最佳功能状态。此外，系统为适应环境，维持自身的生存与发展，需要与环境进行物质、能量、信息的交流。

5.预决性

系统具有自组织、自调节能力，可通过反馈适应环境，保持系统稳态，这样就呈现某种预决性。预决性程度标志系统组织水平高低。

三、系统的分类

自然界或人类社会可存在千差万别的各种系统，可从不同角度对它们进行分类。分类方法如下。

(一)按组成系统的要素性质分类

系统可分成自然系统与人造系统。自然系统如生态系统、人体系统等；人造系统如机械系统、计算机软件系统等。自然系统与人造系统的结合，称复合系统，如医疗系统、教育系统。

(二)按组成系统的内容分类

系统可分为物质系统与概念系统。物质系统如动物、仪器等；概念系统如科学理论系统、计算机程序软件等。多数情况下，实物系统与概念系统是相互结合、密不可分的。

(三)按系统与环境的关系分类

系统可分为开放系统与封闭系统。封闭系统是指与环境间不发生相互作用的系统，即与环境没有物质、信息或能量的交换，事实上绝对的封闭系统是不存在的。与封闭系统相反，开放系统是指通过与环境间的持续相互作用，不断进行物质、能量和信息交流的系统，如生命系统、医院系统等。在开放系统中，按系统有无反馈可分为开环系统与闭环系统。没有反馈的系统称开环系统，有反馈的系统称闭环系统。

(四)按系统运动的属性分类

系统可分为动态系统与静态系统。动态系统如生物系统、生态系统；静态系统如一个建筑群、基因分析图谱等。

四、系统理论的基本原则及在护理实践中的应用

(一)整体性原则

是系统理论最基本的原则，也是系统理论的核心。

1.从整体出发，认识、研究和处理问题

护理人员在处理患者健康问题时，要以整体为基本出发点，深入了解、把握整体，找出解决问题的有效方法。

2.注重整体与部分、部分与部分之间的相互关系

从整体着眼，从部分入手，把护理工作的重点放在系统要素的各种联系关系上。如医院的护理系统从护理部到病区助理护士，任何一个要素薄弱，都会影响医院护理的整体效应。

3.注重整体与环境的关系

整体性原则要求护理人员在护理患者时，要考虑系统对环境的适应性，通过调整人体系统内部结构，使其适应周围环境，或是改变周围环境，使其适应系统发展的需要。

(二)优化原则

系统的优化原则是通过系统的组织和调节活动，达到系统在一定环境下最佳状态，发挥最好功能。

1.局部效应应服从整体效应

系统的优化是与系统整体性紧密联系的，当系统的整体效应与局部效应不一致时，局部效应须服从整体效应。护理人员在实施计划护理中，都要善于抓主要矛盾，追求整体效应，实现护理质量、效率的最优化。

2.坚持多极优化

优化应贯穿系统运动全过程。护理人员在护理患者时，为追求最佳护理活动效果，从确定患者健康问题、确定护理目标、制订护理措施、实施护理计划、建立评价标准等都要进行优化抉择。

3.优化的绝对性与相对性相结合

优化本身的“优”是绝对的，但优化的程度是相对的。护理人员在工作中选择优化方案时，应从实际出发、科学分析、择优而从，如工作中常会遇到一些牵涉多方面的复杂病情的患者或复杂研究问题，往往会出现这方面问题解决较好，而那方面问题却未能很好解决，且难找到完善的方案。这就要在相互矛盾的需求之中，选择一个各方面都较满意的相对优化方案。

（三）模型化原则

预先设计一个与真实系统相似的模型，通过对模型的研究来描述和掌握真实系统的特征和规律的方法称模型化。在模型化过程中须遵循的原则称模型化原则。在护理研究领域中应用的模型有多种，如形态上可分为具体模型与抽象模型。从性质上可分为结构模型与功能模型。在设计模型进行护理研究时，必须遵循模型化原则。模型化原则有以下3个方面。

1.相似性原则

模型必须与原型相似，这样建立的模型才能真正反映原型的某些属性、特征和运动规律。

2.简化原则

模型既应真实，又应是原型的简化，如无简化性，模型就失去它存在的意义。

3.客观性原则

任何模型总是真实系统某一方面的属性、特征、规律性的模仿，因此建模时，要以原型作为检验模型的真实性客观依据。

（程银花）

第二节　人类基本需要层次论

一、需要概述

每个人都有一些基本的需要，包括生理的、心理的和社会的。这些需要的满足使人类得以生存和繁衍发展。

（一）需要的概念

需要是人脑对生理与社会要求的反应。人类的基本需要具有共性，在不同年代、不同地区或不同人群，为了自身与社会的生存与发展，必须对一定的事物产生需求，例如食物、睡眠、情爱、交往等，这些需求反映在个体的头脑中，就形成了他的需要。当个体的需要得到满足时，就处于一种平衡状态，这种平衡状态有助于个体保持健康。反之，当个体的需要得不到满足时，个体则可能陷入紧张、焦虑、愤怒等负性情绪中，严重者可导致疾病的发生。

（二）需要的特征

1.需要的对象性

人的任何需要都是指向一定对象的。这种对象既可以是物质性的，也可以是精神性的。无论是物质性的还是精神性的需要，都须有一定的外部物质条件才可获得满足。

2.需要的发展性

需要是个体生存发展的必要条件，如婴儿期的主要需要是生理需要，少年期则产生了尊重的需要。

3.需要的无限性

需要不会因暂时满足而终止，当某些需要满足后，还可产生新的需要，新的需要就会促使人们去从事新的满足需要的活动。

4.需要的社会历史制约性

人的各种需要的产生及满足均可受到所处环境条件与社会发展水平的制约。

5.需要的独特性

人与人之间的需要既有相同,也有不同,其需要的独特性是个体的遗传因素、环境因素所决定。在临床工作中,护理人员应细心观察患者需要的独特性,及时给予合理的满足。

(三)需要的分类

常见的分类有两种。

1.按需要的起源分类

需要可分生理性需要与社会化需要。生理性需要如饮食、排泄等;社会性需要如劳动、娱乐、交往等。生理性需要主要作用是维持机体代谢平衡;社会性需要的主要作用是维持个体心理与精神的平衡。

2.按需要的对象分类

需要可分物质需要与精神需要。物质需要如衣、食、住、行等;精神需要如认识的需要、交往的需要等。物质需要既包括生理性需要,也包括社会性需要;精神需要是指个体对精神文化方面的要求。

(四)需要的作用

需要是个体从事活动的基本动力,是个体行为积极性的源泉。根据需要的作用。护理人员在护理患者时,既要满足患者的基本需要,又要激发患者依靠自己的力量恢复健康的需要。

二、需要层次理论

许多哲学家和心理学家试图将人的需要这一概念发展成理论,并用以解释人的行为。心理学家亚伯拉罕·马斯洛于1943年提出了人类基本需要层次论,这一理论已被广泛应用于心理学、社会学和护理学等许多学科领域。

(一)需要层次论的主要内容

马斯洛将人类的基本需要分为5个层次,并按照先后次序,由低向高依次排列,包括生理的需要、安全的需要、爱与归属的需要、尊敬的需要和自我实现的需要。

1.生理的需要

生理的需要是人类最基本的需要,包括食物、空气、水、温度(衣服和住所)、排泄、休息和避免疼痛。

2.安全的需要

人需要一个安全、有秩序、可预知、有组织的世界,以使其感到有所依靠,不被意外的、危险的事情所困扰,即包括安全、保障、受到保护以及没有焦虑和恐惧。

3.爱与归属的需要

人渴望归属于某一群体并参与群体的活动和交往,希望在群体或家庭中有一个适当的位置,并与他人有深厚的情感,即包括爱他人、被爱和有所归属,免受遭受遗弃、拒绝、举目无亲等痛苦。

4.尊敬的需要

尊敬的需要是个体对自己的尊严和价值的追求,包括自尊和被尊两方面。尊敬需要的满足可使人感到自己有价值、有能力、有力量和必不可少,使人产生自信心。

5.自我实现的需要

自我实现的需要是指一个人要充分发挥自己才能与潜力的要求,是力求实现自己可能之事的要求。

马斯洛在晚年时,又把人的需要概括为3大层次:基本需要、心理需要和自我实现需要。

(二)各需要层次之间的关系

马斯洛不仅将人的需要按照不同层次进行了划分,而且十分强调各层次之间的关系。他指出如下几点。

(1)必须首先满足较低层次的需要,然后再考虑满足较高层次的需要。生理需求是最低层次的,也是最重要的,人在最基本的生理需要满足后,才得以维持生命。

(2)通常一个层次的需要被满足后,更高一层的需要才会出现,并逐渐明显和强烈。例如,人的生理需要得到满足后，会争取满足安全的需要；同样，在安全的需要满足之后，才会提出爱和更高层次的需要。但是，有些人在追求满足不同层次的需要时会出现重叠，甚至颠倒。例如，有的科研工作者为探求科学真理（自我实现），不顾试验场所可能存在危害生命的因素（安全的需要）；有的运动员为夺冠军，为祖国争光（自我实现），不考虑自己可能会受伤甚至致残（生理和安全的需要），也要勇往直前。

(3)维持生存所必需的低层次需要是要求立即和持续予以满足的，如氧气；越高层次的需要越可被较长久地延后，如性的需要、尊敬的需要等。但是，这些可被暂时延缓或在不同时期有所变化的需要是始终存在的，不可被忽视。

(4)人们满足较低层次需要的活动基本相同，如对氧的需要，都是通过呼吸运动来满足。而越是高层次的需要越为人类所特有，人们采用的满足方式越具有差异性，如满足自我实现需要的需要时，作家从事写作，科学家作研究，运动员参加竞赛等。同时，低层次需要比高层次需要更易确认、更易观测、更有限度，如人只吃有限的食物，而友爱、尊重和自我实现需要的满足则是无限的。

(5)随着需要层次向高层次移动，各种需要满足的意义对每个人来说越具有差异性。这是受个人的愿望、社会文化背景以及身心发展水平所决定的。例如，有的人对有一个稳定的职业、受他人尊敬的职位就很满意了，而有的人还要继续学习，获得更高的学位，不断改革和创新。

(6)各需要层次之间可相互影响。例如，有些较高层次需要并非生存所必需，但它能促进生理机能更旺盛，使人的健康状态更佳、生活质量更高，如果不被满足，会引起焦虑、恐惧、抑郁等情绪，导致疾病发生，甚至危及生命。

(7)人的需要满足程度与健康成正比。当所有的需要被满足后，就可达到最佳的健康状态。反之，基本需要的满足遭受破坏，会导致疾病。人若生活在高层次需要被满足的基础上，就意味着有更好的食欲和睡眠、更少的疾病、更好的心理健康和更长的寿命。

(三)需要层次论对护理的意义

需要层次论为护理学提供了理论框架，它是护理程序的理论基础，可指导护理实践有效进行。①帮助护理人员识别患者未满足的需要的性质，以及对患者所造成的影响。②帮助护理人员根据需要层次和优势需要，确定需要优先解决的健康问题。③帮助护理人员观察、判断患者未感觉到或未意识到的需要，给予满足，以达到顶防疾病的目的。④帮助护理人员对患者的需要进行科学指导，合理调整需要间关系，消除焦虑与压力。

三、影响需要满足的因素

当人的需要大部分被满足时，人就能处于一种相对平衡的健康状态。反之，会造成机体环境的失衡，导致疾病的发生。因此，了解可能引起人的需要满足的障碍因素十分必要。

(一)生理的障碍

包括生病、疲劳、疼痛、躯体活动有障碍等，如因腹泻而影响水、电解质的平衡以及食物摄入的需要。

(二)心理的障碍

人处于焦虑、恐惧、愤怒、兴奋或抑郁等状态时会影响基本需要的满足，如引起食欲改变、失眠、精力不集中等。

(三)认知的障碍和知识缺乏

人要满足自身的基本需要是要具备相关知识的，如营养知识、体育锻炼知识和安全知识等。人的认知水平较低时会影响对有关信息的接受、理解和应用。

(四)能力障碍

一个人具备多方面能力，如交往能力、动手能力、创造能力等。当个体某方面能力较差，就会导致相应的需要难以满足。

(五)性格障碍

一个人性格与他的需要产生与满足有密切关系。

（六）环境的障碍

如空气污染、光线不足、通风不良、温度不适宜、噪音等都会影响某些需要的满足。

（七）社会的障碍

缺乏有效的沟通技巧、社交能力差、人际关系紧张、与亲人分离等会导致缺乏归属感和爱，也可影响其他需要的满足。

（八）物质的障碍

需要的满足需要一定的物质条件，当物质条件不具备时，以这些条件为支撑的需要就无法满足。如生理需要的满足需要食物、水；自我实现的需要的满足需要书籍、实验设备等。

（九）文化的障碍

如地域习俗的影响、信仰、观念的不同、教育的差别等，都会影响某些需要的满足。

四、患者的基本需要

一个人在健康状态下能够由自己来满足各类需要，但在患病时，情况就发生了变化，许多需要不能自行满足。这就需要护理人员作为一种外在的支持力量，帮助患者满足需要。

（一）生理的需要

1.氧气

缺氧、呼吸道阻塞、呼吸道感染等。

2.水

脱水、水肿、电解质紊乱、酸碱失衡。

3.营养

肥胖、消瘦、各种营养缺乏、不同疾病（如糖尿病、肾脏疾病）的特殊饮食需要。

4.体温

过高、过低、失调。

5.排泄

便秘、腹泻、大小便失禁等。

6.休息和睡眠

疲劳、各种睡眠形态紊乱。

7.避免疼痛

各种类型的疼痛。

（二）刺激的需要

患者在患病的急性期，对刺激的需要往往不很明显，当处于恢复期时，此需要的满足日趋重要。如长期卧床的患者，如果他心理上刺激的需要、生活上活动的需要不满足，那就意味着其心理上、生理上都在退化。因此，卧床患者需要翻身、肢体活动，以减轻或避免皮肤受损、肌肉萎缩等。

长期单调的生活不但引起体力衰退、情绪低落，智力也会受到影响。故应注意环境的美化，安排适当的社交和娱乐活动。长期住院的患者更应注意满足刺激的需要，如布置优美、具有健康教育性的住院环境，病友之间的交流和娱乐等。

（三）安全的需要

患病时由于环境的变化、舒适感的改变，安全感会明显降低，如担心自己的健康没有保障；寂寞和无助感；怕被人遗忘和得不到良好的治疗和护理；对各种检查和治疗产生恐惧和疑虑；对医护人员的技术不信任；担心经济负担问题等。具体护理内容包括以下两点。

1.避免身体伤害

应注意防止发生意外，如地板过滑、床位过高或没有护栏、病室内噪音、院内交叉感染等均会对患者造成伤害。

2.避免心理威胁

应进行入院介绍和健康教育，增强患者自信心和安全感，使患者对医护人员产生信任感和可信赖感，促进治疗和康复。

(四)爱与归属的需要

患病住院期间，由于与亲人的分离和生活方式的变化，这种需要的满足受到影响，就变得更加强烈，患者常常希望得到亲人、朋友和周围人的亲切关怀、理解和支持。护理人员要通过细微、全面的护理，与患者建立良好的护患关系，允许家属探视，鼓励亲人参与护理患者的活动，帮助患者之间建立友谊。

(五)自尊与被尊敬的需要

在爱和所属的需要被满足后，患者也会感到被尊敬和被重视，因而这两种需要是相关的。患病会影响自尊需要的满足，患者会觉得因生病而失去自身价值或成为他人的负担，护理人员在与患者交往中，始终保持尊重的态度、礼貌的举止。

注意帮助患者感到自己是重要的、是被他人接受的，如礼貌称呼患者的名字，而不是床号；初次与患者见面时，护士应介绍自己的名字；重视、听取患者的意见；让患者做力所能及的事，使患者感到自身的价值。

在进行护理操作时，应注意尊重患者的隐私，减少暴露；为患者保密；理解和尊重患者的个人习惯、价值观、宗教信仰等，不要把护士自己的观念强加给患者，以增加其自尊和被尊感。

(六)自我实现的需要

个体在患病期间最受影响而且最难满足的需要是自我实现的需要。特别是有严重的能力丧失时，如失明、耳聋、失语、瘫痪、截肢等对人的打击更大。但是，疾病也会对某些人的成长起到促进作用，从而对自我实现有所帮助。此需要的满足因人而异，护理的功能是切实保证低层次需要的满足，使患者意识到自己有能力、有潜力，并加强学习，为自我实现创造条件。

五、满足患者需要的方式

护理人员满足患者需要的方式有3种。

(一)直接满足患者的需要

对于暂时或永久丧失自我满足某方面需要能力的患者，护理人员应采取有效措施来满足患者的基本需要，以减轻痛苦，维持生存。

(二)协助患者满足需要

对于具有或恢复一定自我满足需要能力的患者，护理人员应有针对性地给予必要的帮助和支持，提高患者自护能力，促进早日康复。

(三)间接满足患者的需要

可通过卫生宣教、健康咨询等多种形式为护理对象提供卫生保健知识，避免健康问题的发生或恶化。

(程银花)

第三节 应激与适应理论

一、应激及其相关内容

(一)应激

应激，又称压力或紧张，是指内、外环境中的刺激物作用于个体而使个体产生的一种身心紧张状态。应激可降低个体的抵抗力、判断力和决策力，例如面对突如其来的意外事件或长期处于应激状态，可影响个体的健康甚至致病；但应激也可促使个体积极寻找应对方法、解决问题，如面临高考时紧张复习、护士护理患者时遇到疑难问题设法查阅资料、请教他人等。人在生活中随时会受到各种刺激物的影响，因此应激贯穿于人的一生。

（二）应激原

应激原又称压力原或紧张原，任何对个体内环境的平衡造成威胁的因素都称为应激原。应激原可引起应激反应，但并非所有的应激原对人体均产生同样程度的反应。常见的应激原分为以下3类：

1.一般性的应激原

(1)生物性：各种细菌、病毒、寄生虫等。

(2)物理性：温度、空气、声、光、电、外力、放射线等。

(3)化学性：酸、碱、化学药品等。

2.生理病理性的应激原

(1)正常的生理功能变化：如月经期、妊娠期、更年期，或基本需要没有得到满足，如饮食、性欲、活动等。

(2)病理性变化：各种疾病引起的改变，如缺氧、疼痛、电解质紊乱、乏力等，以及手术、外伤等。

3.心理和社会性的应激原

(1)一般性社会因素：如生离死别、搬迁、旅行、人际关系纠葛及角色改变，如结婚、生育、毕业等。

(2)灾难性社会因素：如地震、水灾、战争、社会动荡等。

(3)心理因素：如应付考试、参加竞赛、理想自我与现实自我冲突等。

（三）应激反应

应激反应是对应激原的反应，可分为两大类。

1.生理反应

应激状态下身体主要器官系统产生的反应包括心率加快、血压增高、呼吸深快、恶心、呕吐、腹泻、尿频、血糖增加、伤口愈合延迟等。

2.心理反应

如焦虑，抑郁，使用否认、压抑等心理防卫机制等。

一般来说，生理和心理反应经常是同时出现的，因为身心是持续互相作用的。应激状态下出现的应激反应常具有以下规律：①一个应激原可引起多种应激反应的出现，如当贵重物品被窃后，个体可能出现心悸、头晕，同时感觉愤怒、绝望，此时，头脑混乱无法做出正确决定。②多种应激原可引起同一种应激反应。③对极端的应激原如灾难性事件，大部分人都会以类似的方式反应。

二、有关应激学说

汉斯·塞尔耶是加拿大的生理学家和内分泌学家，也是最早研究应激的学者之一。早在1950年，塞尔耶在《应激》一书中就阐述了他的应激学说。他的一般理论对全世界的应激研究产生了影响。他认为应激是身体对任何需要做出的非特异性反应，例如，不论个人是处于精神紧张、外伤、感染、冷热、X光线侵害等任何情况下，身体都要发生反应，而这些反应是非特异性的。

塞尔耶还认为，当个体面对威胁时，无论是什么性质的威胁，体内都会产生相同的反应群，他称之为全身适应综合征(GAS)，并提出这些症状都是通过神经内分泌途径产生的(图2-1)。

全身适应综合征解释了为什么不同的应激原可以产生相同的应激反应，尤其是生理应激的反应。此外，塞尔耶还提出了局部适应综合征(LAS)的概念，即机体对应激原产生的局部反应，这些反应常发生在某一器官或区域，如局部的炎症、血小板聚集、组织修复等。

无论GAS还是LAS，塞尔耶认为都可以分为3个独立的阶段(图2-2)。

（一）警报反应期

这是应激原作用于身体的直接反应。应激原作用于人体，开始抵抗力下降，如果应激原过强，可致抵抗力进一步下降而引起死亡。但绝大多数情况下，机体开始防御，如激活体内复杂的神经内分泌系统功能，使抵抗水平上升，并常常高于机体正常抵抗水平。

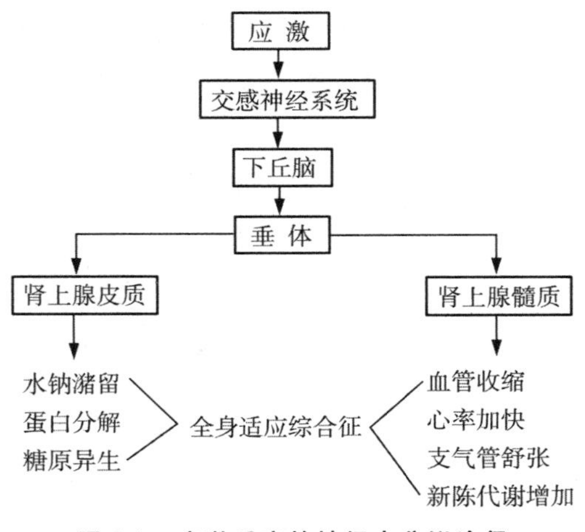

图 2-1　应激反应的神经内分泌途径

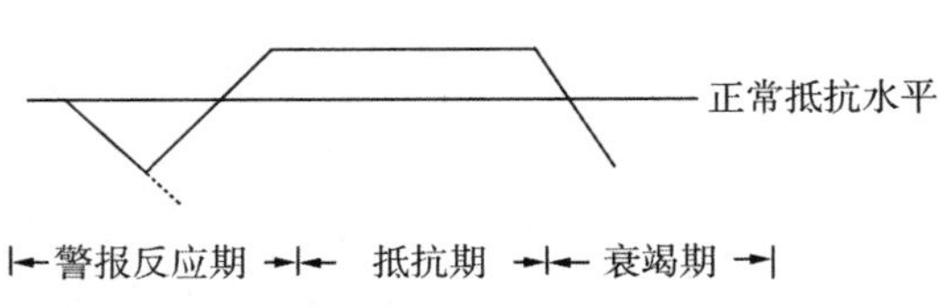

图 2-2　应激反应分期

（二）抵抗期

若应激原仍然存在，机体将保持高于正常的抵抗水平与应激原抗衡。此时机体也处于对应激适应的阶段。当机体成功地适应了应激之后，GAS 将在此期结束，机体的抵抗力也将由原有的水平有所提高。相反则由此期进入衰竭期。

（三）衰竭期

发生在应激原强烈或长期存在时，机体所有的适应性资源和能力被耗失殆尽，抵抗水平下降。表现为体重减轻，肾上腺增大，随后衰竭，淋巴腺增大，淋巴系统功能紊乱，激素分泌先增加后衰竭。这时若没有外部力量如治疗、护理的帮助，机体将产生疾病甚至死亡。

由此可见，为防止应激原作用于机体产生衰竭期的后果，运用内部或外部力量及时去除应激原、调整应激原的作用强度，保护和提高机体的低抗水平是非常重要的。

塞尔耶认为，不仅 GAS 分为以上三期，MS 也具有这样三期的特点，只是当 LAS 的衰竭期发生时，全身适应综合征的反应将开始被激活和唤起。

三、适应与应对

（一）适应

适应是指应激原作用于机体后，机体为保持内环境的平衡而做出改变的过程。适应是生物体区别于非生物体的特征之一，而人类的适应又比其他生物更为复杂。适应是生物体调整自己以适应环境的能力，或促使生物体更能适于生存的一个过程。适应性是生命的最卓越特性，是内环境平衡和对抗应激的基础。

（二）应对

应对即个体对抗应激原的手段。它具有两方面的功能：一个是改变个体行为或环境条件来对抗应激原，另一个是通过应对调节自身的情绪情感并维持内环境的稳定。

（三）适应的层次

人的适应层次不同于其他生物体，除生理层次的适应外，还有心理、社会文化、知识技术层次的适应。

1.生理层次

生理适应是指发生在体内的代偿性变化。如一个从事脑力劳动的人进行跑步锻炼,开始会感到肌肉酸痛、心跳加快,但坚持一段时间后,这些感觉就会逐渐消失,这是由于体内的器官慢慢地增加了强度和功效,适应了跑步对身体所增加的需求。

2.心理层次

心理适应是指当人们经受心理应激时,如何调整自己的态度去认识情况和处理情况。如癌症患者平静接受自己的病情,并积极配合治疗。

3.社会文化层次

社会适应是调整个人的行为,使之与各种不同群体,如家庭、专业集体、社会集团等信念、习俗及规范相协调。如遵守家规、校规、院规。

4.知识技术层次

知识技术是指对日常生活或工作中涉及的知识及使用的设备、技术的适应。例如电脑时代年轻人应学会使用电脑,护士能够掌握使用先进监护设备、护理技术的方法等。

(四)适应的特性

所有的适应机制,无论是生理的、心理的、文化的或技术的,都有共同特性。

(1)所有的适应机制都是为了维持最佳的身心状态,即内环境的平衡和稳定。

(2)适应是一种全身性的反应过程,可同时包括生理、心理、社会文化甚至技术各个层次。如护士学生在病房实习时,不仅要有充足的体力和心理上的准备,还应掌握足够的专业知识和操作技能,遵守医院、病房的规章制度,并与医生、护士、患者和其他同学做好沟通工作。

(3)适应是有一定限度的,这个限度是由个体的遗传因素:身体条件、才智及情绪的稳定性决定的。如人对冷热不可能无限制地耐受。

(4)适应与时间有关,应激原来得越突然,个体越难以适应;相反,时间越充分,个体越有可能调动更多的应对资源抵抗应激原,适应得就越好,如急性失血时,易发生休克,而慢性失血则可以适应,一般不发生休克。

(5)适应能力有个体差异,这与个人的性格、素质、经历、防卫机能的使用有关。比较灵活和有经验的人,能及时对应激原做出反应,也会应用多种防卫机制,因而比较容易适应环境而生存。

(6)适应机能本身也具有应激性。如许多药物在帮助个体对付原有疾病时,药物产生的不良反应又成为新的应激原给个体带来危害。

(五)应对方式

面对应激原个体所使用的应对方式、策略或技巧是多种多样的。常用的应对方式如下。

1.去除应激原

避免机体与应激原的接触,如避免食用引起变态反应的食物,远离过热、过吵及不良气味的地方等。

2.增加对应激的抵抗力

适当的营养、运动、休息、睡眠,戒烟、酒,接受免疫接种,定期做疾病筛查等,以便更有效地抵抗应激原。

3.运用心理防卫机能

心理上的防卫能力决定于过去的经验、所受的教育、社会支持系统、智力水平、生活方式、经济状况以及出现焦虑的倾向等。此外坚强度也应作为对抗应激原的一种人格特征。因为一个坚强而刻苦耐劳的人相信:人生是有意义的;人可以影响环境;变化是一种挑战。这种人在任何困境下都能知难而进,尽快适应。人的一生都在学习新的应对方法,以对抗和征服应激原。

4.采用缓解紧张的方法

包括:①身体运动,可使注意力从担心的事情上分散开来而减轻焦虑。②按摩。③松弛术。④幽默等技术。

5.寻求支持系统的帮助

一个人的支持系统是由那些能给予他物质上或精神上帮助的人组成的,常包括其家人、朋友、同事、邻居等,此外,曾有过与其相似经历并很好应对过的人,也是支持系统中的重要成员。当个体处于应激状态时，非常需要有人与他一起分组困难和忧愁，共同讨论解决问题的良策，支持系统在对应激的抵抗中起到了强有力的缓冲剂的作用。

6.寻求专业性帮助

包括医生、护士、理疗师、心理医生等专业人员的帮助。人一旦患有身心疾病，就必须及时寻找医护人员的帮助。由医护人员提供针对性的治疗和护理，如药物治疗、心理治疗、物理疗法等，并给予必要的健康咨询和教育来提高患者的应对能力，以利于疾病的痊愈。

四、应激与适应在护理中的应用

应激原作用于个体，使其处于应激状态时，个体会选择和采取一系列的应对方法对应激进行适应。若适应成功则机体达到内环境的平衡；适应失败，会导致机体产生疾病。为帮助患者提高应对能力，维持身心平衡，护理人员应协助住院患者减轻应激反应，措施如下。①评估患者所受应激的程度、持续时间、过去个体应激的经验等。②分析患者的具体情况，协助患者找出应激原。③安排适宜的住院环境。减少不良环境因素对患者的影响。④协助患者适应实际的健康状况，应对可能出现的心理问题。⑤协助患者建立良好的人际关系，并与家属合作减轻患者的陌生、孤独感。

（程银花）

第三章 护理程序

第一节 概 述

护理程序(nursing process)是一种系统而科学地安排护理活动的工作方法,目的是确认和解决护理对象对现存或潜在健康问题的反应。是指在护理服务活动中,通过一系列有目的、有计划、有步骤的行动,为护理对象提供生理、心理、社会、文化及发展的整体护理。

一、护理程序的特征

护理程序作为护理人员照顾护理对象的独特工作方法,具有以下几个方面的特征。

(一)个体性

根据患者的具体情况和需求设计护理活动,满足不同患者的需求。

(二)目标性

以识别及解决护理对象的健康问题,及对健康问题的反应为特定目标,全面计划及组织护理活动。

(三)系统性

以系统论为理论框架,指导护理工作的各个步骤系统而有序地进行,每一项护理活动都是系统中的一个环节,保证了护理活动的连续性。

(四)连续性

不限于某特定时间,而是随着护理对象反应的变化随时进行。

(五)科学性

综合了现代护理学的理论观点和其他学科的相关理论,如控制论、需要论等学说为理论基础。

(六)互动性

在整个过程中,护理人员与护理对象、同事、医生及其他人员密切合作,以全面满足服务对象的需要。

(七)普遍性

护理程序适合在任何场所、为任何护理服务对象安排护理活动。

二、护理程序的理论基础

护理程序在现代护理理论基础上产生,通过一系列目标明确的护理活动为服务对象的健康服务,可作为框架运用到面向个体、家庭和社区的护理工作中。相关的理论基础主要包括系统论、需要层次论、生长发展理论、应激适应理论、沟通理论等,具体见表 3-1。

表 3-1 护理程序的理论基础与应用

理论	应用
一般系统论	理论框架、思维方法、工作方法
需要层次论	指导分析资料、提出护理问题
生长发展理论	制定计划
应激适应理论	确定护理目标、评估实施效果
沟通理论	收集资料、实施计划、解决问题过程

三、护理程序的步骤

护理程序由评估、诊断、计划、实施和评价5个步骤组成，这5个步骤之间相互联系，互为影响（见图3-1）。

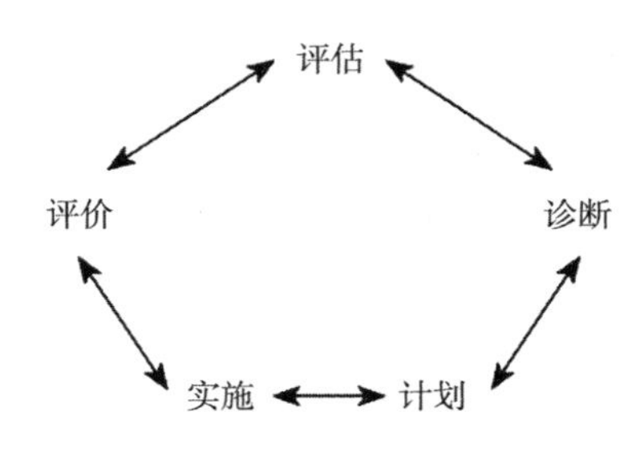

图3-1 护理程序模式图

（一）护理评估（nursing assessment）

护理评估是护理程序的第1步，收集护理对象生理、心理、社会方面的健康资料并进行整理分析，以发现和确认服务对象的健康问题。

（二）护理诊断（nursing diagnosis）

在评估基础上确定护理诊断，以描述护理对象的健康问题。

（三）护理计划（nursing plan）

对如何解决护理诊断涉及的健康问题作出决策，包括排列护理诊断顺序、确定预期目标、制定护理措施和书写护理计划。

（四）护理实施（nursing intervention）

即按照护理计划执行护理措施的活动。

（五）护理评价（nursing evaluation）

即将护理对象对护理的反应与预期目标进行比较，根据预期目标达到与否，评定护理计划实施后的效果。必要时，应重新评估服务对象的健康状况，引入护理程序的下一个循环（见图3-1）。

（赵秀娟）

第二节 护理评估

护理评估（nursing assessment）是有目的、有计划、有步骤地收集有关护理对象生理、心理、社会文化和经济等方面的资料，对此进行整理与分析，以判断服务对象的健康问题，为护理活动提供可靠的依据。具体包括收集资料、整理资料和分析资料3部分。

一、收集资料

（一）资料的来源

1. 直接来源

护理对象本人，是第一资料来源也是主要来源。

2. 间接来源

（1）护理对象的重要关系人，也就是社会支持性群体，包括亲属、关系亲密的朋友、同事等。

（2）医疗活动资料，如既往实验室报告、出院小结等健康记录。

（3）其他医护人员、放射医师、化验师、药剂师、营养师、康复师等。

(4)护理学及其他相关学科的文献等。

(二)资料的内容

在收集资料的过程中,各个医院均有自己设计的收集资料表,无论依据何种框架,基本内容主要包括一般资料、生活状况及自理程度、健康检查及心理社会状况等。

1.一般资料

包括患者姓名、性别、出生日期、出生地、职业、民族、婚姻、文化程度、住址等。

2.现在的健康状况

包括主诉、现病史、入院方式、医疗诊断及目前用药情况。目前的饮食、睡眠、排泄、活动、健康管理等日常生活型态。

3.既往健康状况

包括既往史、创伤史、手术史、家族史、有无过敏史、有无传染病。既往的日常生活型态、烟酒嗜好、女性还包括月经史和婚育史。

4.护理体检

包括体温、脉搏、呼吸、血压、身高、体重、生命体征、各系统的生理功能及有无疼痛、眩晕、麻木、瘙痒等,有无感觉(视觉、听觉、嗅觉、味觉、触觉)异常,有无思维活动、记忆能力、认知感受等障碍。

5.实验室及其他辅助检查结果

包括最近进行的辅助检查的客观资料,如实验室检查、X线检查、病理检查等。

6.心理方面的资料

包括对疾病的认知和态度、康复的信心,病后情绪、心理感受、应对能力等变化。

7.社会方面的资料

包括就业状态、角色问题和社交状况;有无重大生活事件,支持系统状况等;有无宗教信仰;享受的医疗保健待遇等。

(三)资料的分类

1.按照资料的来源划分

包括主观资料和客观资料。主观资料指患者对自己健康问题的体验和认识。包括患者的知觉、情感、价值、信念、态度、对个人健康状态和生活状况的感知。主观资料的来源可以是患者本人,也可以是患者家属或对患者健康有重要影响的人。客观资料指检查者通过观察、会谈、体格检查和实验等方法得到或被检测出的有关患者健康状态的资料。客观资料获取是否全面和准确主要取决于检查者是否具有敏锐的观察能力及丰富的临床经验。

当护理人员收集到主观资料和客观资料后,应将两方面的资料加以比较和分析,可互相证实资料的准确性。

2.按照资料的时间划分

包括既往资料和现时资料。既往资料是指与服务对象过去健康状况有关的资料,包括既往病史、治疗史、过敏史等。现时资料是指与服务对象现在发生疾病有关的状况,如现在的体温、脉搏、呼吸、血压、睡眠状况等。

护理人员在收集资料时,需要将既往资料和现时资料结合起来分析。

(四)收集资料的方法

1.观察

观察是指护理人员运用视、触、叩、听、嗅等感官获得患者、家属及患者所处环境的信息并进行分析判断,是收集有关服务对象护理资料的重要方法之一。观察贯穿在整个评估过程中,可以与交谈同时进行。护理人员应及时、敏锐、连续的对服务对象进行观察,如患者出现面容痛苦、呈强迫体位,就提示患者是否有疼痛,由此进一步询问持续时间、部位、性质等。观察作为一种技能,护理人员在实践中需要不断培养和锻炼,以期得到发展和提高。

2. 交谈

护患之间的交谈是一种有目的的医疗活动,使护理人员获得有关患者的资料和信息。一般可分为:①正式交谈:是指事先通知患者,有目的、有计划的交谈,如入院后的采集病史。②非正式交谈:是指护理人员在日常护理工作中与患者随意自然的交谈,不明确目的,不规定主题、时间,是一种"开放式交流",以便及时了解服务对象的真实想法和心理反应。交谈时护理人员应注意沟通技巧的运用,对一些敏感性话题应注意保护患者的隐私。

3. 护理体检

护理人员运用体检技能,为护理对象进行系统的身体评估,获取与护理有关的生命体征、身高、体重等,以便收集与护理诊断、护理计划有关的患者方面的资料,及时了解病情变化和发现护理对象的健康问题。

4. 阅读

包括查阅护理对象的医疗病历(门诊和住院)、各种护理记录及实验室和辅助检查结果,及有关文献等。也可以用心理测量及评定量表对服务对象进行心理社会评估。

二、整理资料

为了避免遗漏和疏忽相关和有价值的资料,得到完整全面的资料,常依据某个护理理论模式设计评估表格,护理人员依据表格全面评估,整理资料。

(一)按戈登(Gordon)的功能性健康型态整理分类

1. 健康感知一健康管理型态

指服务对象对自己健康状态的认识和维持健康的方法。

2. 营养代谢型态

包括食物的利用和摄入情况。如营养、液体、组织完整性、体温调节及生长发育等的需求。

3. 排泄型态

主要指肠道、膀胱及皮肤的排泄状况。

4. 活动一运动型态

包括运动、活动、休闲与娱乐状况。

5. 睡眠一休息型态

指睡眠、休息及精神放松的状况。

6. 认知一感受型态

包括与认知有关的记忆、思维、解决问题和决策及与感知有关的视、听、触、嗅等功能。

7. 角色一关系型态

家庭关系、社会中角色任务及人际关系的互动情况。

8. 自我感受一自我概念型态

指服务对象对于自我价值与情绪状态的信念与评价。

9. 性一生殖型态

主要指性发育、生殖器官功能及对性的认识。

10. 应对一压力耐受型态

指服务对象压力程度、应对与调节压力的状况。

11. 价值一信念型态

指服务对象的思考与行为的价值取向和信念。

(二)按马斯洛(Maslow)需要层次进行整理分类

1. 生理需要

体温 39 ℃,心率 120 次/分,呼吸 32 次/分,腹痛等。

2.安全的需要

对医院环境不熟悉,夜间睡眠需开灯,手术前精神紧张,走路易摔倒等。

3.爱与归属的需要

患者害怕孤独,希望有亲友来探望等。

4.尊重与被尊重的需要

如患者说:“我现在什么事都不能干了”“你们应该征求我的意见”等。

5.自我实现的需要

担心住院会影响工作、学习,有病不能实现自己的理想等。

(三)按北美护理诊断协会(NANDA)的人类反应型态分类

1.交换

包括营养、排泄、呼吸、循环、体温、组织的完整性等。

2.沟通

主要指服务对象与人沟通交往的能力。

3.关系

指社交活动、角色作用和性生活型态等项目。

4.价值

包括个人的价值观、信念、宗教信仰、人生观及精神状况。

5.选择

包括个人的应对能力、判断能力及寻求健康所表现的行为。

6.移动

包括身体活动能力、休息、睡眠、娱乐及休闲状况,日常生活自理能力等。

7.感知

包括自我概念,感知和意念。

8.知识

包括对健康的认知能力、学习状况及思考过程。

9.感觉

包括个人的舒适、情感和情绪状况。

三、分析资料

(一)检查有无遗漏

将资料进行整理分类之后,应仔细检查有无遗漏,并及时补充,以保证资料的完整性及准确性。

(二)与正常值比较

收集资料的目的在于发现护理对象的健康问题。因此,护理人员应掌握常用的正常值,将所收集到的资料与正常值进行比较,并在此基础上进行综合分析,以发现异常情况。

(三)评估危险因素

有些资料虽然目前还在正常范围,但是由于存在危险因素,若不及时采取预防措施,以后很可能会出现异常,损害服务对象的健康。因此,护理人员应及时收集资料评估这些危险因素。

护理评估通过收集服务对象的健康资料,对资料进行组织、核实和分析,确认服务对象对现存的或潜在的健康问题或生命过程的反应,为作出护理诊断和进一步制定护理计划奠定了基础。

四、资料的记录

(一)原则

书写全面、整洁、简练、流畅,客观资料运用医学术语,避免使用笼统、模糊的词,主观资料尽量引用护理对象的原话。

（二）记录格式

根据资料的分类方法，根据各医院，甚至各病区的特点自行设计，多采用表格式记录。与患者第一次见面收集到的资料记录称入院评估，要求详细、全面，是制定护理计划的依据，一般要求入院后 24 h 内完成。住院期间根据患者病情天数，每天或每班记录，反映了患者的动态变化，用以指导护理计划的制定、实施、评价和修订。

（赵秀娟）

第三节　护理诊断

护理诊断是护理程序的第 2 个步骤，是在评估的基础上对所收集的健康资料进行分析，从而确定服务对象的健康问题及引起健康问题的原因。护理诊断是一个人生命过程中的生理、心理、社会文化发展及精神方面健康状况或问题的一个简洁、明确的说明，这些问题都是属于护理职责范围之内，能够用护理的方法解决的问题。

一、护理诊断的概念

1990 年，北美护理诊断协会（NANDA）提出并通过了护理诊断的定义：护理诊断（nursing diagnosis）是关于个人、家庭、社区对现存或潜在的健康问题及生命过程反应的一种临床判断，是护理人员为达到预期的结果选择护理措施的基础，这些预期结果应能通过护理职能达到。

二、护理诊断的组成部分

护理诊断有 4 个组成部分：名称、定义、诊断依据和相关因素。

（一）名称

名称（label）是对服务对象健康状况的概括性的描述。应尽量使用 NANDA 认可的护理诊断名称，以有利于护理人员之间的交流和护理教学的规范。常用改变、受损、缺陷、无效或低效等特定描述语。例如，排便异常：便秘；有皮肤完整性受损的危险。

（二）定义

定义（definition）是对名称的一种清晰的、正确的表达，并以此与其他诊断相鉴别。一个诊断的成立必须符合其定义特征。有些护理诊断的名称虽然十分相似，但仍可从定义中发现彼此的差异。例如，“压力性尿失禁”的定义是“个人在腹内压增加时立即无意识地排尿的一种状态”，“反射性尿失禁”的定义是“个体在没有要排泄或膀胱满胀的感觉下可以预见的不自觉地排尿的一种状态”。虽然两者都是尿失禁，但前者的原因是腹内压增高，后者的原因是无法抑制的膀胱收缩。因此，确定诊断时必须认真区别。

（三）诊断依据

诊断依据（defining characteristics）是作出护理诊断的临床判断标准。诊断依据常常是患者所具有的一组症状和体征，及有关病史，也可以是危险因素。对于潜在的护理诊断，其诊断依据则是原因本身（危险因素）。

诊断依据依其在特定诊断中的重要程度分为主要依据和次要依据。

1. 主要依据

是指形成某一特定诊断所应具有的一组症状和体征及有关病史，是诊断成立的必要条件。

2. 次要依据

是指在形成诊断时，多数情况下会出现的症状、体征及病史，对诊断的形成起支持作用，是诊断成立的辅助条件。

例如,便秘的主要依据是"粪便干硬,每周排大便不到3次",次要依据是"肠鸣音减少,自述肛门部有压力和胀满感,排大便时极度费力并感到疼痛,可触到肠内嵌塞粪块,并感觉不能排空"。

(四)相关因素

相关因素(related factors)是指造成服务对象健康状况改变或引起问题产生的情况。常见的相关因素包括以下几个方面。

1.病理生理方面的因素

指与病理生理改变有关的因素。例如,"体液过多"的相关因素可能是右心衰竭。

2.心理方面的因素

指与服务对象的心理状况有关的因素。例如,"活动无耐力"可能是由疾病后服务对象处于较严重的抑郁状态引起。

3.治疗方面的因素

指与治疗措施有关的因素(用药、手术创伤等)。例如,"语言沟通障碍"的相关因素可能是使用呼吸机时行气管插管。

4.情景方面的因素

指环境、情景等方面的因素(陌生环境、压力刺激等)。例如,"睡眠型态紊乱"可能与住院后环境改变有关。

5.年龄因素

指在生长发育或成熟过程中与年龄有关的因素。如婴儿、青少年、中年、老年各有不同的生理、心理特征。

三、护理诊断与合作性问题及医疗诊断的区别

(一)合作性问题——潜在并发症

在临床护理实践中,护理人员常遇到一些无法完全包含在NANDA制定的护理诊断中的问题,而这些问题也确实需要护理人员提供护理措施。因此,1983年,Lynda Juall Carpenito提出了合作性问题(collaborative problem)的概念。她把护理人员需要解决的问题分为两类:一类经护理人员直接采取措施可以解决,属于护理诊断;另一类需要护理人员与其他健康保健人员尤其是医生共同合作解决,属于合作性问题。

合作性问题需要护理人员承担监测职责,及时发现服务对象身体并发症的发生和情况的变化,但并非所有并发症都是合作性问题。有些可通过护理措施预防和处理,属于护理诊断;只有护理人员不能预防和独立处理的并发症才是合作性问题。合作性问题的陈述方式是"潜在并发症(potential complication):××××"。如"潜在并发症:脑出血"。

(二)护理诊断与合作性问题及医疗诊断的区别

1.护理诊断与合作性问题的区别

护理诊断是护理人员独立采取措施能够解决的问题;合作性问题需要医生、护理人员共同干预处理,处理决定来自医护双方。对合作性问题,护理措施的重点是监测。

2.护理诊断与医疗诊断的区别

明确护理诊断和医疗诊断的区别对区分护理和医疗两个专业、确定各自的工作范畴和应负的法律责任非常重要。两者主要区别见表3-2。

四、护理诊断的分类方法及标准

(一)按照护理诊断或健康所处的状态来分类

可分为现存的、潜在的、健康的和综合的几种类型。

1.现存的护理诊断

现存的护理诊断(actual nursing diagnosis)是指服务对象评估时正感到的不适或存在的反应。书写

时，通常将“现存的”省略。例如，“清理呼吸道无效”和“焦虑”即为现存的护理诊断。

表 3-2 护理诊断与医疗诊断的区别

项目	护理诊断	医疗诊断
临床判断的对象	对个体、家庭、社会的健康问题/生命过程反应的一种临床判断	对个体病理生理变化的一种临床判断
描述的内容	描述的是个体健康问题的反应	描述的是一种疾病
决策者	护理人员	医疗人员
职责范围	在护理职责范围内进行	在医疗职责范围内进行
适应范围	适用于个体、家庭、社会的健康问题	适用于个体的疾病
数量	往往有多个	一般情况下只有一个
是否变化	随病情的变化而变化	一旦确诊则不会改变

2. 潜在的护理诊断

潜在的护理诊断(potential nursing diagnosis)是指服务对象目前尚未发生问题，但因为有危险因素存在，若不进行预防处理就一定会发生的问题。用“有……的危险”进行描述，如“有感染的危险”即为潜在的护理诊断。

3. 健康的护理诊断

健康的护理诊断(healthy nursing diagnosis)描述的是个人、家庭或社区人群具有的能进一步提高健康水平的临床判断。例如，“母乳喂养有效”。

4. 综合的护理诊断

综合的护理诊断(comprehensive nursing diagnosis)是指一组由某种特定的情境或事件所引起的现存的或潜在的护理诊断。

5. 可能的护理诊断

可能的护理诊断(possible nursing diagnosis)是指已有资料支持这一诊断的提出，但是目前能明确该诊断的资料尚不充分，需要进一步收集资料以确认或排除该护理诊断。

(二)确定护理诊断时究竟依据何种标准，哪些诊断可以得到医护人员的普遍认可

目前，我国普遍使用的是北美护理诊断协会(NANDA)的分类体系。包括以人类反应型态(human response patterns)的分类体系和功能性健康型态分类体系。

1. 人类反应型态分类体系

护理诊断的人类反应分类体系：交换(exchanging)，沟通(communicating)，关系(relating)，价值(valuing)，选择(choosing)，活动(moving)，感知(perceiving)，认知(knowing)，感觉(feeling)。

(1)交换(exchanging)：①营养失调：高于机体需要量；②营养失调：低于机体需要量；③营养失调：潜在高于机体需要量；④有感染的危险；⑤有体温改变的危险；⑥体温过低；⑦体温过高；⑧体温调节无效；⑨反射失调；⑩便秘；⑪感知性便秘；⑫结肠性便秘；⑬腹泻；⑭大便失禁；⑮排尿异常；⑯压迫性尿失禁；⑰反射性尿失禁；⑱急迫性尿失禁；⑲功能性尿失禁；⑳完全性尿失禁；㉑尿潴留；㉒组织灌注量改变(肾、脑、心肺、胃肠、周围血管)；㉓体液过多；㉔体液不足；㉕体液不足的危险；㉖心输出量减少；㉗气体交换受损；㉘清理呼吸道无效；㉙低效性呼吸型态；㉚不能维持自主呼吸；㉛呼吸机依赖；㉜有受伤的危险；㉝有窒息的危险；㉞有外伤的危险；㉟有误吸的危险；㊱自我防护能力改变；㊲组织完整性受损；㊳口腔黏膜改变；㊴皮肤完整性受损；㊵有皮肤完整性受损的危险；㊶调节颅内压能力下降；㊷精力困扰。

(2)沟通(communicating)：语言沟通障碍。

(3)关系(relating)：①社会障碍；②社交孤立；③有孤立的危险；④角色紊乱；⑤父母不称职；⑥有父母不称职的危险；⑦有父母亲子依恋改变的危险；⑧性功能障碍；⑨家庭作用改变；⑩照顾者角色障碍；⑪有照顾者角色障碍的危险；⑫家庭作用改变：酗酒；⑬父母角色冲突；⑭性生活型态改变。

(4)价值(valuing):①精神困扰;②增进精神健康:潜能性。

(5)选择(choosing):①个人应对无效;②调节障碍;③防卫性应对;④防卫性否认;⑤家庭应对无效:失去能力;⑥家庭应对无效:妥协性;⑦家庭应对:潜能性;⑧社区应对:潜能性;⑨社区应对无效;⑩遵守治疗方案无效(个人的);⑪不合作(特定的);⑫遵守治疗方案无效(家庭的);⑬遵守治疗方案无效(社区的);⑭遵守治疗方案有效(个人的);⑮抉择冲突(特定的);⑯寻求健康行为(特定的)。

(6)活动(moving):①躯体移动障碍;②有周围血管神经功能障碍的危险;③有围手术期外伤的危险;④活动无耐力;⑤疲乏;⑥有活动无耐力的危险;⑦睡眠状态紊乱;⑧娱乐活动缺乏;⑨持家能力障碍;⑩保持健康的能力改变;⑪进食自理缺陷;⑫吞咽障碍;⑬母乳喂养无效;⑭母乳喂养中断;⑮母乳喂养有效;⑯婴儿吸吮方式无效;⑰沐浴/卫生自理缺陷;⑱穿戴/修饰自理障碍;⑲入厕自理缺陷;⑳生长发育改变;㉑环境改变应激综合征;㉒有婴幼儿行为紊乱的危险;㉓婴幼儿行为紊乱;㉔增进婴幼儿行为(潜能性)。

(7)感知(perceiving):①自我形象紊乱;②自尊紊乱;③长期自我贬低;④情境性自我贬低;⑤自我认同紊乱;⑥感知改变(特定的)(视、听、运动、味、触、嗅);⑦单侧感觉丧失;⑧绝望;⑨无能为力。

(8)认知(knowing):①知识缺乏(特定的);②定向力障碍;③突发性意识模糊;④渐进性意识模糊;⑤思维过程改变;⑥记忆力障碍。

(9)感觉(feeling):①疼痛;②慢性疼痛;③功能障碍性悲哀;④预感性悲哀;⑤有暴力行为的危险:对自己或对他人;⑥有自伤的危险;⑦创伤后反应;⑧强奸创伤综合征;⑨强奸创伤综合征:复合性反应;⑩强奸创伤综合征:沉默性反应;⑪焦虑;⑫恐惧。

2.功能性健康型态分类体系

(1)健康感知一健康管理型态:①生长发育异常;②有生长异常的危险;③健康维护能力异常;④外科手术后恢复延迟;⑤寻求健康行为;⑥个人执行治疗计划无效;⑦社区执行治疗计划不当/无效;⑧家庭执行治疗计划不当/无效;⑨不合作;⑩有遭受损伤的危险;⑪有窒息的危险;⑫有中毒的危险;⑬有外伤的危险;⑭有围手术期体位性损伤的危险。

(2)营养一代谢型态:①有体温改变的危险;②体温过低;③体温过高;④体温调节无效;⑤体液不足;⑥体液过多;⑦有体液不平衡的倾向;⑧有感染的危险;⑨有感染他人的危险;⑩乳胶变态反应;⑪有乳胶变态反应的危险;⑫营养改变:低于机体需要量;⑬母乳喂养有效;⑭母乳喂养无效/不当;⑮母乳喂养中断;⑯出牙异常;⑰婴儿喂养不当/无效;⑱吞咽困难;⑲营养改变:高于机体需要量;⑳营养改变:有高于机体需要量的危险;㉑保护能力改变;㉒口腔黏膜异常;㉓皮肤完整性受损。

(3)排泄型态:①排便异常;②便秘;③有便秘的危险;④感知性便秘;⑤腹泻;⑥排便失禁;⑦排尿型态改变;⑧尿潴留;⑨完全性尿失禁;⑩反射性尿失禁;⑪急迫性尿失禁;⑫有急迫性尿失禁的危险;⑬压力性尿失禁;⑭功能性尿失禁;⑮成熟性遗尿。

(4)活动一运动型态:①活动无耐力;②适应能力下降:颅内的;③心输出量减少;④废用综合征;⑤娱乐活动缺乏;⑥持家能力障碍;⑦婴儿行为紊乱;⑧有婴儿行为紊乱的危险;⑨躯体移动障碍;⑩床上活动障碍;⑪步行活动障碍;⑫借助于轮椅活动障碍;⑬轮椅转移能力障碍;⑭有周围神经血管功能障碍的危险;⑮有呼吸功能异常的危险;⑯功能障碍性脱离呼吸机的危险;⑰清理呼吸道无效;⑱低效性呼吸型态;⑲气体交换受损;⑳不能维持自主呼吸;㉑自理缺陷综合征:特定的(使用器具、进食、沐浴、卫生、穿衣、修饰);㉒组织灌注量改变(肾、脑、心、肺、胃肠、外周神经)。

(5)睡眠一休息型态:①睡眠型态紊乱;②睡眠剥夺。

(6)认知一感知型态:①不舒适;②疼痛;③急性疼痛;④慢性疼痛;⑤恶心;⑥意识模糊/错乱;⑦急性意识模糊/错乱;⑧慢性意识模糊/错乱;⑨决策冲突;⑩反射失调;⑪有自主反射失调的危险;⑫环境解析障碍综合征;⑬知识缺乏:特定的;⑭有误吸的危险;⑮感知改变(特定的):(视、听、触、味、嗅、动觉);⑯思维过程异常;⑰记忆受损;⑱忽略单侧身体。

(7)自我认识一自我概念型态:①焦虑;②对死亡的恐惧;③疲乏;④恐惧;⑤绝望;⑥无能为力感;⑦自我形象紊乱;⑧自我认同紊乱;⑨自尊紊乱;⑩长期自尊低下;⑪情境性自尊低下。

(8)角色一关系型态:①沟通障碍;②语言沟通障碍;③家庭运作改变/异常;④家庭运作异常:酗酒;⑤悲伤;⑥预期性悲哀;⑦功能障碍性悲伤;⑧经常性悲伤;⑨有孤独的危险;⑩有亲子依附关系异常的危险;⑪父母不称职;⑫亲职角色冲突;⑬角色紊乱;⑭社交障碍;⑮社交孤立。

(9)性一生殖型态:①性功能障碍;②性生活改变。

(10)应对一应激耐受型态:①调节障碍;②照顾者角色困难;③个人应对能力失调;④防卫性应对;⑤否认性应对;⑥否认性应对失调;⑦家庭应对无效:无能性;⑧家庭妥协性应对能力失调;⑨家庭有潜力增强应对能力社区应对能力失调;⑩社区有潜力增强应对能力;⑪能量场紊乱;⑫创伤后反应;⑬强暴后创伤综合征;⑭有创伤后综合征的危险;⑮迁居压力综合征;⑯有自我伤害的危险;⑰有自虐的危险;⑱有自残的危险;⑲有自杀的危险;⑳有暴力行为的危险。

(11)价值一信念型态:①精神困扰;②有精神困扰的危险;③有潜力增强精神安适。

五、护理诊断的形成

护理诊断是针对护理评估整理的资料进行分析,与标准进行比较、判断,初步提出问题并进行分析,将符合护理诊断定义、属于护理职责范围、能用护理方法解决或缓解的问题列出。形成过程包括 3 个步骤:①分析资料;②确认健康问题、危险因素和服务对象的需求;③形成护理诊断(见表 3-3)。

表 3-3 某护理对象护理诊断形成的过程

临床资料	与标准比较、分析、判断	形成护理诊断
体温 40 ℃	高于正常	体温过高
心率 108 次/分	高于正常	
WBC:15×10^9/L	高于正常	
皮肤潮红、大汗、咳嗽、口渴、头晕、头痛等	可能感染、发热的表现	
住院两天,早餐均未进食,午餐连续喝一碗汤,晚餐进食半碗白米稀饭	不足以供应身体需要的营养	营养摄取低于机体需要量
(男)身高 175 cm,体重 50.2 kg	体重过轻	
走到厕所需靠墙休息数次	可能是活动耐力降低	活动无耐力

六、护理诊断的陈述

戈登(Gordon)主张护理诊断的陈述应包括 3 部分:健康问题、症状或体征和原因。

(一)健康问题(problem)

健康问题包括服务对象现存的和潜在的健康问题。

(二)症状或体征(symptoms or signs)

症状或体征是指与健康问题有关的症状或体征。临床症状或体征往往提示服务对象有健康问题存在。例如,急性心肌梗死时心前区疼痛是此人健康问题的重要特征。

(三)原因(etiology)

原因是指影响服务对象健康状况的直接因素、促发因素或危险因素。疾病的原因往往是比较明确的,而健康问题的原因往往因人而异,如失眠,其原因可能有焦虑、饥饿、环境改变、体位不舒适等,而且不同的疾病可能有相同的健康问题。

一个完整的护理诊断通常由 3 部分构成,即:①健康问题(problem);②原因(etiology);③症状或体征(symptoms or signs),又称 PES 公式。例如,营养失调:高于机体需要量(P);肥胖(S):与进食过多有关(E);排便异常(P):便秘(S),与生活方式改变有关(E)。但目前临床上趋向于将护理诊断简化为两部分,即:P+E 或 S+E。例如,①皮肤完整性受损(P):与局部组织长期受压有关(E);②便秘(S):与生活方式改变有关(E)。

无论 3 部分陈述还是两部分陈述，原因的陈述不可或缺，只有明确原因才能为制定护理计划指明方向，而且原因的陈述常用“与……有关”来连接，准确表述健康问题与原因之间的关系，有助于护理人员确定该诊断是否成立。

七、陈述护理诊断的注意事项

(一)名称清楚

护理诊断所列名称应明确、简单易懂。

(二)护理诊断并非医疗诊断

应是由护理措施能够解决的问题。

(三)勿将医学诊断当做导致问题的相关因素

如“潜在性皮肤受损：与糖尿病有关”。

(四)勿将护理对象的症状或体征当做问题

如“尿少：与水的摄入不足有关”。

(五)勿将护理诊断的问题与相关因素相混淆

如“糖尿病知识不足：与缺乏糖尿病知识有关”。

(六)全面诊断

列出的护理诊断应贯彻整体的观点，作全面的诊断。故一个患者可有多个护理诊断，并随病情发展而变化。

(七)避免作出带有价值判断的护理诊断

如“卫生不良：与懒惰有关”“社交障碍：与缺乏道德有关”。

(八)避免使用可能引起法律纠纷的语句

如“有受伤的危险：与护理人员未加床档有关”。

护理诊断对服务对象的健康状况进行了准确的描述，界定了护理工作的范畴，指出了护理的方向，为护理计划的制订提供了依据。

(张　红)

第四节　护理计划

护理计划(nursing planning)是护理程序的第 3 个步骤，是制定护理对策的过程。护理人员在评估及诊断的基础上，对患者的健康问题、护理目标及护理人员所要采取的护理措施的一种书面说明，通过护理计划，可以使护理活动有组织、有系统地满足患者的具体需要。

一、护理计划的种类

护理计划从与服务对象刚接触开始，直到因服务对象离开医疗机构终止护患关系而结束。计划的类型可分为入院护理计划、住院护理计划和出院护理计划。

(一)入院护理计划

入院护理计划指护理人员经入院评估后制订的综合护理计划。评估资料不仅来源于书面数据，而且来源于服务对象的身体语言和直觉信息。由于住院期有逐渐缩短的趋势，因此计划应在入院评估后尽早开始，并根据情况及时修改。

(二)住院护理计划

护理人员根据获取的新评估资料和服务对象对护理的反应，制订较入院计划更为个体化的住院护理计划。住院护理计划也可在护理人员接班后制订，主要确定本班为服务对象所提供的护理项目。根据住院评估资料，护理人员每日制订护理计划，以达到以下目的：①确定服务对象的健康状况是否发生改变。②排列本班护理活动的优先顺序。③决定本班需要解决的核心问题。④协调护理活动，通过一次护理活动解决服务对象多个问题。

（三）出院护理计划

随着平均住院期的缩短，患者出院后仍然需要护理。因此，出院护理计划是总体护理计划的重要组成部分。有效出院护理计划的制定从第 1 次与服务对象接触开始，护理人员以全面而及时的满足服务对象需要的信息为基础，根据服务对象住院和出院时的评估资料，推测如何满足服务对象出院后的需要而制定。

二、护理计划的过程

护理计划包括 4 方面的内容：①排列护理诊断的顺序；②制定预期目标；③制定护理措施；④书写护理计划。

（一）排列护理诊断的顺序

由于护理诊断往往不只是一个，因此，在拟定计划时首先应明确处理护理诊断提出问题的先后次序。一般对护理诊断的排序按首优、中优、次优进行排列，分出轻重缓急，先解决主要问题或以主要问题为重点，再依次解决所有问题，做到有条不紊。

1. 首优问题

涉及的问题是直接威胁生命，需要立即采取行动予以解决的问题。如心输出量减少、气体交换受损、清理呼吸道无效、不能维持自主呼吸、严重体液不足、组织灌流量改变等问题。

2. 中优问题

涉及的问题不直接威胁生命，但对护理对象的身心造成痛苦并严重影响健康的问题。如急性疼痛、组织或皮肤完整性受损、体温过高、睡眠型态紊乱、有受伤的危险、有感染的危险、焦虑、恐惧等。

3. 次优问题

涉及的问题需要护理人员的少量支持就可以解决或可以考虑暂时放后面的问题，虽然不如生理需要和安全需要问题迫切，但并非不重要，同样需要护理人员给予帮助，使问题得到解决，以便对象达到最佳健康状态。如社交孤立、家庭作用改变、角色冲突、精神困扰等。

首优、中优、次优的顺序在护理的过程中不是固定不变的，随着病情的变化，威胁生命的问题得以解决，生理需要获得一定程度的满足后，中优或次优的问题可以上升为“首优问题”。

（二）排列护理诊断顺序应遵循的原则

1. 结合护理理论模式

常用的有马斯洛的人类基本需要层次论。先考虑满足基本生活的需要，再考虑高水平的需要。即将对生理功能平衡状态威胁最大的问题排在最前面。如对氧气的需要优先于对水的需要，对水的需要优先于对食物的需要。

2. 紧急情况

危急生命的问题始终摆在护理行动的首位。

3. 与治疗计划相一致

要考虑不与医疗措施相抵触。

4. 取得护理对象的信任与合作

注重服务对象的个人需求，尊重护理对象的意愿，共同讨论达成一致，即服务对象认为最为迫切的问题，如果与治疗、护理原则无冲突，可考虑优先解决。

5. 尊重服务对象的健康价值观和信仰

根据服务对象的健康价值观和信仰排列护理诊断顺序。

6.考虑设备资源及所需的时间

一定要考虑在现有的条件下能否实施，否则计划形同虚设，措施无法实施，问题也就得不到解决。

7.潜在的问题要全面评估

一般认为现存问题应优先解决，但有时潜在的和需协同处理的问题并非首优问题，有时后者比前者更重要。护理人员应根据理论知识和临床经验对潜在的问题全面评估。例如，大面积烧伤处于休克期时，有体液不足的危险，如果不及时预防，就会危及服务对象生命，应列为首优问题。

（三）制定预期目标

预期目标也称预期结果，是期望的护理结果。指在护理措施实施之后，期望能够达到的健康状态或行为的改变，其目的是为制定的护理措施提供方向及为护理效果评价提供标准。

1.分类

根据实现目标所需的时间分为短期目标和长期目标。

（1）短期目标：是指在较短的时间内（几天、几小时）能够达到的目标，适合于住院时间较短、病情变化快者。例如，“3天后，服务对象下床行走50 m”“用药2 h后服务对象自述疼痛消失”等都是短期目标。

（2）长期目标：是指需要相对较长时间（数周、数月）才能够达到的目标。可以分为两类。

一类是需要护理人员针对一个长期存在的问题采取连续性行动才能达到的长期目标。例如，一个长期卧床的服务对象需要护理人员在整个卧床期间给予精心的皮肤护理以预防发生压疮，长期目标可以描述为“卧床期间皮肤完整无破损”。

另一类是需要一系列短期目标的实现才能达到的长期目标。例如，“半年内体重减轻12 kg”，最好通过一系列短期目标来实现，可以定为“每周体重减轻0.5 kg”。短期目标的实现使人看到进步，增强实现长期目标的信心。

2.陈述

目标的陈述方式：主语＋谓语＋行为标准＋条件状语。

（1）主语：是指服务对象或服务对象的一部分或与服务对象有关的因素。如护理对象的血压、脉搏、体重等。主语为护理对象本人时可以省略。

（2）谓语：是指主语将要完成且能被观察到的行为，用行为动词陈述。如说明、解释、走、喝等。

（3）行为标准：是指主语完成该行为将要达到的程度。如时间、距离、速度、次数、重量、计量单位（个、件等）、容量等。

（4）条件状语：是指服务对象完成该行为所必须具备的条件状况，即在什么样的条件下达到目标，并非所有目标陈述都包括此项。如在护理人员的帮助下、在学习后、在凭借扶手后等。

3.制定预期目标的注意事项

（1）目标应以服务对象为中心：目标陈述的是服务对象的行为，而非护理活动本身。目标应说明服务对象将要做什么、怎么做、什么时候做、做到什么程度，而不是描述护理人员的行为或护理人员采取的护理措施。

（2）目标应切实可行：既应在护理对象的能力范围之内，又要能激发服务对象的能动性，且与医疗条件相匹配。

（3）目标应有明确的针对性：一个预期目标只能针对一个护理诊断，一个护理诊断可有多个预期目标。

（4）目标应具体：预期目标应是可观察、可测量的，避免使用含糊不清、不明确的词，如活动适量、饮酒量减少等，不易被观察和测量，难以进行评价。

（5）目标应有时间限制：预期目标应注明具体时间。如：3 d后，2 h内、出院时等，为确定何时评价提供依据。

（6）目标必须有据可依：护理人员应根据医学、护理知识、个人临床经验及服务对象的实际情况制定目标，以保证目标的可行性。

（7）关于潜在并发症的目标：潜在并发症是合作性问题，仅通过护理往往无法阻止，护理人员只能监测并发症的发生与发展。因此，潜在并发症的目标可这样书写：并发症被及时发现并得到及时处理。

(四)制定护理措施

护理措施是指有助于实现预期目标的护理活动及其具体实施方法。护理措施的制定必须围绕已明确的护理诊断和拟定的护理目标，针对护理诊断提出的原因，结合服务对象的具体情况，运用护理知识和经验作出决策。

1. 护理措施的分类

(1)独立性护理措施：是指护理人员运用护理知识和技能可独立完成的护理活动，即护嘱。

(2)合作性护理措施：是指护理人员与其他医务人员共同合作完成的护理活动。例如，与营养师一起制定符合服务对象病情的饮食计划。

(3)依赖性护理措施：是指护理人员执行医嘱的护理活动。例如，给药。然而护理人员不是盲目地执行医嘱，应能够判别医嘱的正确与否。

2. 制定护理措施的原则

(1)护理措施必须具有一定的理论依据，应保证护理对象安全。

(2)护理措施针对护理诊断提出的原因而制订，其目的是为了达到预期的护理目标。

(3)应用现有资源，护理措施切实可行、因人而异，与个体情况相适应，与护理对象的价值观和信仰不相违背。

(4)与其他医务人员的处理方法不冲突，相辅相成。

(5)护理措施的描述应准确、明了。一项完整的护理措施应包括日期、具体做什么、怎样做、执行时间和签名。

(6)鼓励服务对象参与制订护理措施，保证护理措施的最佳效果。

(五)护理计划的书写

护理计划的书写就是将已明确的护理诊断、目标、措施书写成文，以便指导和评价护理活动。各个医疗机构护理计划的书写格式不尽相同，一般都有护理诊断、预期目标、护理措施和评价 4 个栏目。

书写时注意应用标准医学术语，包括护理活动的合作者，包括出院和家庭护理的内容，制定日期和责任护士都要书写完整。

标准护理计划的出现，简化了护理计划的书写工作。标准护理计划是根据临床经验。推测出在一个特定的护理诊断或健康状态下，服务对象所具有的共同的护理需要，根据需要预先印刷好的护理计划表格。护理人员只需在一系列护理诊断中勾画出与服务对象有关的护理诊断，按标准计划去执行。对于标准护理计划上没有列出，而服务对象却具备的护理诊断，须按护理计划格式填写附加护理计划单，补充服务对象特殊的护理诊断、预期目标、护理措施和评价。

随着计算机在病历管理中的应用，护理计划也逐渐趋向计算机化。标准护理计划被输入存贮器后，护理人员可以随时调阅标准护理计划或符合服务对象实际情况的护理计划。制定某服务对象具体的护理计划，步骤如下：①将护理评估资料输入计算机，计算机将会显示相应的护理诊断。②选定护理诊断后，计算机即可显示与护理诊断相对应的原因，预期目标。③在出现预期目标后，计算机即提示可行的护理措施。④选择护理措施，制定出一份个体化的护理计划。⑤打印护理计划。

护理计划明确了服务对象健康问题的轻重缓急及护理工作的重点，确定了护理工作的目标，制定了实现预期目标的护理措施，为护理人员解决服务对象健康问题，满足服务对象健康需要的护理活动提供了行动指南。

（张　红）

第五节　护理实施

护理实施(nursing implementation)是护理程序的第4个步骤,是将护理计划付诸实施的过程。通过实施,可以解决护理问题,并可以验证护理措施是否切实可行。其工作内容包括实施措施、写出记录、继续收集资料。这一步不仅要求护理人员具备丰富的专业知识,还要具备熟练的操作技能和良好的人际沟通能力,才能保证患者得到高质量的护理。

一、实施的过程

(一)实施前思考

要求护理人员在护理实施前思考以下问题:

1.做什么(what)

回顾已制订好的护理计划,保证计划内容是合适的、科学的、安全的、符合患者目前情况。然后,组织所要实施的护理措施。这样一次接触患者时可以根据计划有顺序地执行数个护理措施。

2.谁去做(who)

确定哪些护理措施是护理人员自己做,哪些是由辅助护理人员执行,哪些是由其他医务人员共同完成,需要多少人。一旦护理人员为患者制订好了护理计划,计划可由下列几种人员完成:①护理人员本人:由制订护理计划的护理人员将计划付诸行动。②其他医务人员:包括其他护理人员、医生和营养师。③患者及其家属:有些护理措施,需要患者及其家属参与或直接完成。

3.怎么做(how)

实施时将采取哪些技术和技巧,并回顾技术操作、仪器操作的过程。如果需要运用沟通交流,则应考虑在沟通中可能遇到的问题,可以使用的沟通技巧。

4.何时做(when)

根据患者的具体情况、健康状态,选择执行护理措施的时间。

(二)实施过程

1.落实

将所计划的护理活动加以组织,任务落实。

2.执行

执行医嘱,保持医疗和护理有机结合。

3.解答

解答服务对象及家属的咨询问题。

4.评价

及时评价实施的质量、效果,观察病情,处理突发急症。

5.收集资料

继续收集资料,及时、准确地完成护理记录,不断补充和修正护理计划。

6.协作

与其他医务人员保持良好关系,做好交班工作。

二、实施护理计划的常用方法

(一)提供专业护理

护理人员运用各种相应的护理技巧来执行护理计划,直接给护理对象提供护理服务。

（二）管理

将护理计划的先后次序进行安排、排序，并委托其他护理人员、其他人员执行护理措施，使护理活动能够最大限度地发挥护理人员的作用，使患者最大程度的受益。

（三）健康教育

对患者及其家属进行疾病的预防、治疗、护理等方面的知识教育。

（四）咨询指导

提供有助于患者健康的信息，指导患者进行自我护理或家属、辅助护理人员对患者的护理。

（五）记录

记录护理计划的执行情况。

（六）报告

及时向医生报告患者出现的身心反应、病情的进展情况。

三、护理实施的记录

护理记录是护理实施阶段的重要内容，是交流护理活动的重要形式。做好护理记录可以保存重要资料，为下一步治疗护理提供可靠依据。护理记录要求及时、准确、可靠地反映患者的健康问题及其进展状况；描述确切客观、简明扼要、重点突出；体现动态性和连续性。

（一）护理记录的内容

护理记录的主要内容包括：实施护理措施后服务对象、家属的反应及护理人员观察到的效果，服务对象出现的新的健康问题与病情变化，所采取的临时性治疗、护理措施，服务对象的身心需要及其满足情况，各种症状、体征，器官功能的评价，服务对象的心理状态等。

（二）护理记录的方法

护理文件记录与护理程序的实施同样重要。护理管理者提倡在临床实践中使用具体而统一的护理实践及程序表格，护理人员只需记录护理中所遇到的特殊问题。然而，这种方法有一定的法律争议，认为如果在表格中没有相应的记录，就证明护理人员没有做相应的工作。因此，医院及其他的健康机构要求护理人员认真、详细、完整地记录护理过程。

临床护理记录的方式很多，目前在以患者为中心的整体护理实践中，多采用 PIO 护理记录格式，这是一种简明而又能体现护理程序的记录法（见图 3-2）。

P（problem，问题），指护理诊断或护理问题。

I（intervention，措施），是针对患者的问题进行的护理活动。

O（outcome，结果），护理措施完成后的结果。

科别____ 病区____ 床号____ 姓名____ 年龄____ 住院号____

日期	护理诊断/问题(P)	护理目标(G)	护理措施(I)	签名	护理评价(O)	日期/签名

图 3-2 护理病程记录单

在护理实践中，护理人员需准确及时记录护理程序的实施过程，我国护理界也根据有关法律规定及护理专业组织的具体要求建立相应的记录标准。在执行护理措施的过程中，需要随时观察，继续收集资料，评估服务对象的变化，以便根据服务对象的动态变化修改护理计划。

护理实施是落实护理计划的实际行动，计划实施以后服务对象的健康状况是否达到了预期结果，下一步的护理活动应如何进行，还需要通过护理评价来完成。

（张　红）

第六节　护理评价

护理评价（nursing evaluation）是护理程序的最后一个步骤，是确定护理目标是否实现或判断实现的程度。护理评价按预期目标所规定的时间，将护理后服务对象的健康状况与预期目标进行比较并做出评定和修改，了解服务对象对健康问题的反应，验证护理效果，调控护理质量，积累护理经验。

一、列出已制定的护理目标

计划阶段所确定的预期目标可作为护理效果评价的标准。预期目标对评价的作用有以下两个方面：①确定评价阶段所需收集资料的类型；②提供判断服务对象健康资料的标准。例如，预期结果：①每日液体摄入量不少于 2 500 mL；②尿液输出量与液体摄入量保持平衡；③残余尿量低于 100 mL。根据以上预期目标，任何一名护理人员都能明确护理评价时所应收集资料的类型。

二、收集与目标有关的资料

为评价预期目标是否达到，护理人员应收集服务对象的相关主客观资料。有些主客观资料需要证实，如确认主观资料恶心或疼痛时，护理人员需依据服务对象的主诉，或该主观资料的客观指标（如脉搏、呼吸频率减慢，面部肌肉放松等可作为疼痛缓解的客观指标）。所收集资料应简明、准确地记录，以备与计划中的预期目标进行比较。

三、比较收集到的资料和预期目标

评价预期目标是否实现，即评价通过实施护理措施后，原定计划中的预期目标是否已经达到。评价分两步进行：

（一）服务对象实际行为的变化

列出实施护理措施后服务对象的反应。

（二）将服务对象的反应与预期目标比较，了解目标是否实现

预期目标实现的程度可分为 3 种：①预期目标完全实现；②预期目标部分实现；③预期目标未实现。为便于护理人员之间的合作与交流，护理人员在对预期目标实现与否作出评价后，应记录结论。记录内容为结论及支持资料，然后签名并注明评价的时间。结论即预期目标达到的情况，支持资料是支持评价结论的服务对象的反应。

四、重审护理计划

（一）分析原因

在评价的基础上，对目标部分实现或未实现的原因进行分析，找出问题之所在，可询问的问题包括：①所收集的基础资料是否欠准确？②护理诊断是否正确？③预期目标是否合适？④护理措施是否适当？是否得到了有效落实？⑤服务对象的态度是否积极，是否配合良好？⑥病情是否已经改变或有新的问题发生？原定计划是否失去了有效性？

（二）全面决定

对健康问题重新估计后，作出全面决定，一般有以下 4 种可能：①继续：问题仍然存在，目标与措施恰

当，计划继续进行。②停止：问题已经解决，停止采取措施。③确认或排除：对可能的问题，通过进一步的收集资料，给予确认或排除。④修订：对诊断、目标、措施中不适当之处加以修改。

护理程序是护理人员通过科学的解决问题的方法确定服务对象的健康状态，明确健康问题的身心反应，并以此为依据，制定适合护理对象的护理计划，采取适当的护理措施以解决确认的问题的过程。其目的是帮助护理对象满足其各种需要，恢复或达到最佳的健康状态。运用护理程序不仅能提高护理质量，促进服务对象健康得到恢复，而且能培养护理人员的逻辑思维，增强其发现问题和解决问题的能力，使业务知识和技能水平得以提高，护患关系也会因此得到改善，同时运用护理程序中完整的护理记录将为护理科研与护理理论的发展奠定基础。

（张　红）

第四章　生命体征的观察与护理

第一节　体　温

体温由三大营养物质糖、脂肪、蛋白质，氧化分解而产生。50%以上迅速转化为热能，50%贮存于三磷酸腺苷（ATP）内，供机体利用，最终仍转化为热能散发到体外。正常人体的温度是由大脑皮质和丘脑下部体温调节中枢所调节（下丘脑前区为散热中枢，下丘脑后区为产热中枢），并通过神经、体液因素调节产热和散热过程，保持产热与散热的动态平衡，所以正常人有相对恒定的体温。

一、正常体温及生理性变化

（一）正常体温

通常说的体温是指机体内部的温度，即胸腔、腹腔、中枢神经的温度，又称体核温度，较高且稳定。皮肤温度称体表温度。临床上通常用测量口温、肛温、腋温来衡量体温。在这三个部位测得的温度接近身体内部的温度，且测量较为方便。三个部位测得的温度略有不同，口腔温度居中，直肠温度较高，腋下温度较低。同时在三个部位进行测量，其温度差一般不超过去 1 ℃。这是由于血液在不断地流动，将热量很快地由温度较高处带往温度较低处，因而机体各部的温度一般差异不大。

体温的正常值不是一个具体的点，而是一个范围。机体各部位由于代谢率的不同，温度略有差异，常以口腔、直肠、腋窝的温度为标准，个体体温可以较正常的平均温度增减 0.3 ℃～0.6 ℃，健康成人的平均温度波动范围见表 4-1。

表 4-1　健康成人不同部位温度的波动范围

部位	波动范围
口腔	36.2 ℃～37.2℃
直肠	36.5 ℃～37.5 ℃
腋窝	36.0 ℃～37.0 ℃

（二）生理性变化

人的体温在一些因素的影响下，会出现生理性的变化，但这种体温的变化，往往是在正常范围内或是一闪而过的。

1. 时间

人的体温 24 h 内的变动大约在 0.5 ℃～1.5 ℃之间，呈周期性变化一般清晨 2～6 时体温最低，下午 2～6 时体温最高。这种昼夜的节律波动，与机体活动代谢的相应周期性变化有关。如长期从事夜间工作的人员，可出现夜间体温上升，日间体温下降的现象。

2. 年龄

新生儿因体温调节中枢尚未发育完全，调节体温的能力差，体温易受环境温度影响而变化；婴幼儿由于代谢率高，体温可略高于成人；老年人代谢率较低，血液循环变慢，加上活动量减少，因此体温略低于成年人。

3. 性别

一般来说，女性比男性有较厚的皮下脂肪层，维持体热能力强，故女性体温较男性高约0.3 ℃。并且女性的基础体温随月经周期出现规律变化，即月经来潮后逐渐下降，至排卵后，体温又逐渐上升。这种体温的规律性变化与血中孕激素及其代谢产物的变化有关。

4.环境温度

在寒冷或炎热的环境下，机体的散热受到明显的抑制或加强，体温可暂时性的降低或升高。另外，气流、个体暴露的范围大小亦影响个体的体温。

5.活动

任何需要耗力的劳动或运动活动，都使肌肉代谢增强，产热增加，体温升高。

6.饮食

进食的冷热可以暂时性地影响口腔温度，进食后，由于食物的特殊动力作用，可以使体温暂时性地升高 0.3 ℃左右。

另外，强烈的情绪反应、冷热的应用以及个体的体温调节机制都对体温有影响，在测量体温的过程中要加以注意并能够做出解释。

（三）产热与散热

1.产热过程

机体产热过程是细胞新陈代谢的过程。人体通过化学方式产热，即食物氧化、骨骼肌运动、交感神经兴奋、甲状腺素分泌增多，以及体温升高均可提高新陈代谢率，而增加产热量。

2.散热过程

机体通过物理方式进行散热。机体大部分的热量通过皮肤的辐射、传导、对流、蒸发来散热；一小部分的热量通过呼吸、尿、粪便而散发于体外。当外界温度等于或高于皮肤温度时，蒸发就是人体唯一的散热形式。

（1）辐射：是热由一个物体表面通过电磁波的形式传至另一个与它不接触物体表面的一种形式。在低温环境中，它是主要的散热方式，安静时的辐射散热所占的百分比较大，可达总热量的 60%。其散热量的多少与所接触物质的导热性能、接触面积和温差大小有关。

（2）传导：是机体的热量直接传给同它接触的温度较低的物体的一种散热方法，如冰袋、冰猫的使用。

（3）对流：是传导散热的特殊形式。是指通过气体或液体的流动来交换热量的一种散热方法。

（4）蒸发：由液态转变为气态，同时带走大量热量的一种散热方法，分为不显性出汗和发汗两种形式。

二、异常体温的观察

人体最高的耐受热为 40.6 ℃～41.4 ℃，低于 34 ℃或高于 43 ℃，则极少存活。升高超过41 ℃，可引起永久性的脑损伤；高热持续在 42 ℃以上 24 h 常导致休克及严重并发症。所以对于体温过高或过低者应密切观察病情变化，不能有丝毫的松懈。

（一）体温过高

体温过高又称发热，是由于各种原因使下丘脑体温调节中枢的功能障碍，产热增加而散热减少，导致体温升高超过正常范围。

1.原因

（1）感染性：如病毒、细菌、真菌、螺旋体、立克次体、支原体、寄生虫等感染引起的发热最多见。

（2）非感染性：无菌性坏死物质的吸收引起的吸收热、变态反应性发热等。

2.发热分类

以口腔温度为例，按照发热的高低将发热分为：

低热：37.5 ℃～38 ℃。

中等热：38.1 ℃～39 ℃。

高热：39.1 ℃～41 ℃。

超高热：41 ℃及以上。

3.发热过程

发热的过程常依疾病在体内的发展情况而定，一般分为三个阶段：

(1)体温上升期：特点是产热大于散热。主要表现：皮肤苍白、干燥无汗，患者畏寒、疲乏，体温升高，有时伴寒战。方式：骤升和渐升。骤升指体温在数小时内升至高峰，如肺炎球菌导致的肺炎；渐升指体温在数小时内逐渐上升，数日内达高峰，如伤寒。

(2)高热持续期：特点是产热和散热在较高水平上趋于平衡。主要表现：体温居高不下，皮肤潮红，呼吸加深加快，脉搏增快并有头痛、食欲不振、恶心、呕吐、口干、尿量减少等症状，甚至惊厥、谵妄、昏迷。

(3)体温下降期：特点是散热增加，产热趋于正常，体温逐渐恢复至正常水平。方式：骤降和渐降。主要表现：大量出汗、皮肤潮湿、温度降低为体温骤降。老年人易出现血压下降、脉搏细速、四肢厥冷等循环衰竭的休克症状。骤降指体温一般在数小时内降至正常，如大叶性肺炎、疟疾；渐降指体温在数天内降至正常，如伤寒、风湿热等。

4.热型

将不同的时间测得的体温绘制在体温单上，互相连接就构成体温曲线。各种体温曲线形状称为热型。有些发热性疾病有特殊的热型，通过观察体温曲线可协助诊断。但需注意，药物的应用可使热型变得不典型。常见的热型有：

(1)稽留热：体温持续在 39 ℃～40 ℃左右，达数日或数周，24 h 波动范围不超过 1 ℃。常见于大叶性肺炎、伤寒等急性感染性疾病的极期。

(2)弛张热：体温多在 39 ℃以上，24 h 体温波动幅度可超过 2 ℃，但最低温度仍高于正常水平。常见于化脓性感染、败血症、浸润性肺结核、风湿热等疾病。

(3)间歇热：体温骤然升高达高峰后，持续数小时又迅速降至正常，经过一天或数天间歇后，体温又突然升高，如此有规律地反复发作，常见于疟疾。

(4)不规则热：发热不规律，持续时间不定。常见于流行性感冒、肿瘤等疾病引起的发热。

(二)体温过低

体温过低是指由于各种原因引起的产热减少或散热增加，导致体温低于正常范围，称为体温过低。当体温低于 35 ℃时，称为体温不升。体温过低的原因如下。

(1)体温调节中枢发育未成熟：如早产儿、新生儿。

(2)疾病或创伤：见于失血性休克、极度衰竭等患者。

(3)药物中毒。

三、体温异常的护理

(一)体温过高

降温措施有物理降温、药物降温及针刺降温。

1.观察病情

加强对生命体征的观察，定时测量体温，一般每日测温 4 次，高热患者应每 4 h 测温一次，待体温恢复正常 3 天后，改为每日 1～2 次，同时观察脉搏、呼吸、血压、意识状态的变化；及时了解有关各种检查结果及治疗护理后病情好转还是恶化。

2.饮食护理

(1)补充高蛋白、高热量、高维生素、易消化的流质或半流质饮食，如：粥、鸡蛋羹、面片汤、青菜、新鲜果汁等。

(2)多饮水，每日补充液量 2500～3000 mL，必要时给予静脉点滴，以保证入量。

由于高热时，热量消耗增加，全身代谢率加快，蛋白质、维生素的消耗量增加，水分丢失增多，同时消化液分泌减少，胃肠蠕动减弱，所以宜及时补充水分和营养。

3.使患者舒适

(1)安置舒适的体位让患者卧床休息,同时调整室温和避免噪声。

(2)口腔护理:每日早、晚刷牙,饭前、饭后漱口,不能自理者,可行特殊口腔护理。由于发热患者唾液分泌减少,口腔黏膜干燥,机体抵抗力下降,极易引起口腔炎、口腔溃疡,因此口腔护理可预防口腔及咽部细菌繁殖。

(3)皮肤护理:发热患者退热期出汗较多,此时应及时擦干汗液并更换衣裤和大单等,以保持皮肤的清洁和干燥,防止皮肤继发性感染。

4.心理调护

注意患者的心理状态,对体温的变化给予合理的解释,以缓解患者紧张和焦虑的情绪。

(二)体温过低

(1)保暖:①给患者加盖衣被、毛毯、电热毯等或放置热水袋,注意小儿、老人、昏迷者,热水袋温度不宜过高,以防烫伤。②暖箱:适用于体重小于 2 500 克,胎龄不足 35 周的早产儿、低体重儿。

(2)给予热饮。

(3)监测生命体征:监测生命体征的变化,至少每小时测体温 1 次,直至恢复正常且保持稳定,同时观察脉搏、呼吸、血压、意识的变化。

(4)设法提高室温:维持室温在 22 ℃~24 ℃为宜。

(5)积极宣教:教会患者避免导致体温过低的因素。

四、测量体温的技术

(一)体温计的种类及构造

1.水银体温计

水银体温计又称玻璃体温计,是最常用的最普通的体温计。它是一种外标刻度以红线的真空玻璃毛细管。其刻度范围为 35 ℃~42 ℃,每小格 0.1 ℃,在 37 ℃刻度处以红线标记,以示醒目。体温计一端贮存水银,当水银遇热膨胀后沿毛细管上升;因毛细管下端和水银槽之间有一凹陷,所以水银柱遇冷不致下降,以便检视温度。

根据测量部位的不同可将体温计分为口表、肛表、腋表。口表的水银端呈圆柱形,较细长;肛表的水银端呈梨形,较粗短,适合插入肛门;腋表的水银端呈扁平鸭嘴形。临床上口表可代替腋表使用。

2.其他

如电子体温计、感温胶片、可弃式化学体温计等。

(二)测体温的方法

1.目的

通过测量体温,判断体温有无异常了解患者的一般情况及疾病的发生,发展规律,为诊断、预防、治疗提供依据。

2.用物准备

(1)测温盘内备体温计(水银柱甩至 35 以下)、秒表、纱布、笔、记录本。

(2)若测肛温,另备润滑油、棉签、手套、卫生纸、屏风。

3.操作步骤

(1)洗手、戴口罩,备齐用物,携至床旁。

(2)核对患者并解释目的。

(3)协助患者取舒适卧位。

(4)测体温:根据病情选择合适的测温方法:①测腋温:擦干汗液,将体温计放在患者腋窝,紧贴皮肤屈肘,臂过胸,夹紧体温计。测量 10 min 后,取出体温计用纱布擦拭,读数。②测口温法:嘱患者张口,将口表汞柱端放于舌下热窝处。嘱患者闭嘴用鼻呼吸,勿用牙咬体温计。测量时间 3~5 min。嘱患者张口,取出口表,用纱布擦拭并读数。③测肛温法:协助患者取合适卧位,露出臀部。润滑肛表前端,戴手套用手垫卫生纸分开臀部,轻轻插入肛表水银端3～4 cm。测量时间3～5 min并读数。用卫生纸擦拭肛表。

(5)记录,先记录在记录本上,再绘制在体温单上。

(6)整理床单位。

(7)消毒用过的体温计。

4.注意事项

(1)测温前应注意有无影响体温波动的因素存在,如30 min内有无进食、剧烈活动、冷热敷、坐浴等。

(2)体温值如与病情不符,应重复测量,必要时做肛温和口温对照复查。

(3)腋下有创伤、手术或消瘦夹不紧体温计者不宜测腋温;腹泻、肛门手术、心肌梗死的患者禁测肛温;精神异常、昏迷、婴幼儿等不能合作者及口鼻疾患或张口呼吸者禁测口温;进热食或面颊部热敷者,应间隔30 min后再测口温。

(4)对小儿、重症患者测温时,护士应守护在旁。

(5)测口温时,如不慎咬破体温计,应:①立即清除玻璃碎屑,以免损伤口腔黏膜。②口服蛋清或牛奶,以保护消化道黏膜并延缓汞的吸收。③病情允许者,进粗纤维食物,以加快汞的排出。

(三)体温计的消毒与检查

1.体温计的消毒

为防止测体温引起的交叉感染,保证体温计清洁,用过的体温计应消毒。

先将体温计分类浸泡于含氯消毒液内30 min后取出,再用冷开水冲洗擦干,放入清洁容器中备用。(集体测温后的体温计,用后全部浸泡于消毒液中)。

(1)5 min后取出清水冲净,擦干后放入另一消毒液容器中进行第二次浸泡,半小时后取出清水冲净,擦干后放入清洁容器中备用。

(2)消毒液的容器及清洁体温计的容器每周进行2次高压蒸汽灭菌消毒,消毒液每天更换一次,若有污染随时消毒。

(3)传染病患者应设专人体温计,单独消毒。

2.体温计的检查

在使用新的体温计前,或定期消毒体温计后,应对体温计进行校对,以检查其准确性。将全部体温计的水银柱甩至35 ℃以下,同一时间放入已测好的40 ℃水内,3 min后取出检视。若体温计之间相差0.2 ℃以上或体温计上有裂痕者,取出不用。

(陈　月)

第二节　脉　搏

一、正常脉搏及生理性变化

(一)正常脉搏

随着心脏节律性收缩和舒张,动脉内的压力也发生周期性的波动,这种周期性的压力变化可引起动脉血管发生扩张与回缩的搏动,该搏动在浅表的动脉可触摸到,临床简称为脉搏。正常人的脉搏节律均匀、规则,间隔时间相等,每搏强弱相同且有一定的弹性,每分钟搏动的次数为60～100次(即脉率)。脉搏通常与心率一致,是心率的指标。

(二)生理性变化

脉率受许多生理性因素影响而发生一定范围的波动,随年龄的增长而逐渐减慢,到高龄时逐渐增加。

1. 年龄

一般新生儿、幼儿的脉率较成人快，通常平均脉率相差5次/分钟。

2. 性别

同龄女性比男性快。

3. 情绪

兴奋、恐惧、发怒时脉率增快，忧郁睡眠时则慢。

4. 活动

一般人运动、进食后脉率会加快；休息、禁食则相反。

5. 药物

兴奋剂可使脉搏增快，镇静剂、洋地黄类药物可使脉搏减慢。

二、异常脉搏的观察

（一）脉率异常

1. 速脉

速脉指成人脉率在安静状态下大于100次/分，又称为心动过速。见于高热、甲状腺功能亢进（甲亢，由于代谢率增加而使脉率增快）、贫血或失血等患者。正常人可有窦性心动过速，为一过性的生理现象。

2. 缓脉

缓脉指成人脉率在安静状态下低于60次/分，又称心动过缓。见于颅内压增高、病窦综合征、Ⅱ度以上房室传导阻滞，或服用某些药物如地高辛、心可定、利血平、心得安等可出现缓脉。正常人可有生理性窦性心动过缓，多见于运动员。

（二）脉律异常

脉搏的搏动不规则，间隔时间不等，时长时短，称为脉律异常。

1. 间歇脉

间歇脉指在一系列正常均匀的脉搏中出现一次提前而较弱的脉搏，其后有一较正常延长的间歇（即代偿性间歇），亦称过早搏动。见于各种器质性心脏病或洋地黄中毒的患者；正常人在过度疲劳、精神兴奋、体位改变时也偶尔出现间歇脉。

2. 脉搏短绌

脉搏短绌指同一单位时间内脉率少于心率。绌脉是由于心肌收缩力强弱不等，有些心输出量少的搏动可发出心音，但不能引起周围血管搏动，导致脉率少于心率。特点为脉律完全不规则，心率快慢不一、心音强弱不等。多见于心房纤颤者。

（三）强弱异常

1. 洪脉

当心输出量增加，血管充盈度和脉压较大时，脉搏强大有力，称洪脉。多见于高热，甲状腺功能亢进、主动脉瓣关闭不全等患者；运动后、情绪激动时也常触到洪脉。

2. 细脉

当心输出量减少，外周动脉阻力较大，动脉充盈度降低时，脉搏细弱无力，扪之如细丝，称细脉或丝脉。多见于心功能不全，大出血、主动脉瓣狭窄和休克、全身衰竭的患者，是一种危险的脉象。

3. 交替脉

节律正常而强弱交替时出现的脉搏，称为交替脉。交替脉是提示左心室衰竭的重要体征。常见于高血压性心脏病、急性心肌梗死、主动脉瓣关闭不全等患者。

4.水冲脉

脉搏骤起骤落，急促而有力有如洪水冲涌，故名水冲脉。主要见于主动脉瓣关闭不全、动脉导管未闭、甲亢、严重贫血患者，检查方法是将患者前臂抬高过头，检查者用手紧握患者手腕掌面，可明显感知。

5.奇脉

在吸气时脉搏明显减弱或消失为奇脉。其产生主要与吸气时，左心室的搏出量减少有关。常见于心包腔积液、缩窄性心包炎等患者，是心包填塞的重要的体征之一。

（四）动脉壁异常

动脉壁弹性减弱，动脉变得迂曲不光滑，有条索感，如按在琴弦上为动脉壁异常，多见于动脉硬化的患者。

三、测量脉搏的技术

（一）部位

临床上常在靠近骨骼的大动脉测量脉搏，最常用最方便的是桡动脉，患者也乐于接受。

其次为颞动脉、颈动脉、肱动脉、腘动脉、足背动脉和股动脉等。如怀疑患者心搏骤停或休克时，应选择大动脉为诊脉点，如颈动脉，股动脉。

（二）测脉搏的方法

1.目的

通过测量脉搏，判断脉搏有无异常，也可间接了解心脏的情况，观察相关疾病发生、发展规律，为诊断、治疗提供依据。

2.准备

治疗盘内备带秒钟的表、笔、记录本及听必要时带诊器。

3.操作步骤

（1）洗手、戴口罩，备齐用物，携至床旁。

（2）核对患者，解释目的。

（3）协助患者取坐位或半坐卧位，手臂放在舒适位置，腕部伸展。

（4）以示指、中指、无名指的指端按在桡动脉表面，压力大小以能清楚地触及脉搏为宜，注意脉律，强弱，动脉壁的弹性。

（5）一般情况下 30 s 所测得的数值乘以 2，心脏病患者脉率异常者、危重患者则应以 1 min 记录。

（6）协助患者取舒适体位。

（7）记录在将脉搏绘制在体温单上。

4.注意事项

（1）诊脉前患者应保持安静，剧烈运动后应休息 20～30min 后再测。

（2）偏瘫患者应选择健侧肢体测量。

（3）脉搏细、弱难以测量时，用听诊器测心率。

（4）脉搏短细的患者，应由两名护士同时测量，一人听心率，另一人测脉率，一人发出“开始”“停止”的口令，记数 1 min，以分数式记录即心率/脉率，若心率每分钟 120 次，脉率 90 次，即应写成120/90 次/分。

（陈　月）

第三节 呼 吸

一、正常呼吸及生理性变化

(一)正常呼吸

机体不断地从外界环境摄取氧气并将二氧化碳排出体外的气体交换过程称为呼吸。它是维持机体新陈代谢和功能活动所必需的生理过程之一。一旦呼吸停止,生命也将终止。

正常成人在安静状态下呼吸是自发的,节律规则,均匀无声且不费力,每分钟16～20次。

(二)生理性变化

呼吸受许多因素的影响,在不同生理状态下,正常人的呼吸也会在一定范围内波动,见表4-2。

表4-2 各年龄段呼吸频率见表

年龄	呼吸频率(次/分)
新生儿	30～40
婴儿	20～45
幼儿	20～35
学龄前儿童	20～30
学龄儿童	15～25
青少年	15～20
成人	12～20
老年人	12～18

1.年龄

年龄越小,呼吸频率越快。

2.性别

同年龄的女性呼吸频率比男性稍快,如新生儿的呼吸约为44次/分。

3.运动

肌肉的活动可使呼吸系统加快,呼吸也因说话、唱歌、哭、笑以及吞咽、排泄等动作有所改。

4.情绪

强烈的情绪变化,如害怕、恐惧、愤怒、紧张等会刺激呼吸中枢,导致屏气或呼吸加快。

5.其他

如环境温度升高或海拔增加,均会使呼吸加快加深。

二、异常呼吸的观察

(一)频率异常

1.呼吸过速

呼吸过速指呼吸频率超过24次/分,但仍有规则,又称气促。多见于高热、疼痛、甲状腺功能亢进的患者。一般体温每升高1℃,呼吸频率大约增加3～4次/分。

2.呼吸过慢

呼吸过慢指呼吸频率缓慢，低于12次/分。多见于麻醉药或镇静剂过量、颅脑疾病等呼吸中枢受抵制者。

（二）节律异常

1.潮式呼吸（陈一施呼吸）

潮式呼吸其表现为呼吸由浅慢到深快，达高潮后又逐渐变浅变慢，经过5～30 s的暂停，又重复出现上述状态的呼吸，呈潮水般涨落。发生机制：由于呼吸中枢兴奋性减弱，血中正常浓度的二氧化碳不能引起呼吸中枢兴奋，只有当缺氧严重、动脉血二氧化碳分压增高到一定程度，才能刺激呼吸中枢，使呼吸加强；当积聚的二氧化碳呼出后，呼吸中枢失去有效刺激，呼吸逐渐减弱甚至停止。多见于脑炎、尿毒症等患者，常表现呼吸衰竭。一些老年人在深睡时也可出现潮式呼吸，是脑动脉硬化的表现。

2.间断呼吸（比奥呼吸）

有规律地呼吸几次后，突然停止呼吸，间隔一个短时期后又开始呼吸，如此反复交替。其产生机制与潮式呼吸一样，但预后更严重，常在临终前发生。见于颅内病变或呼吸系统中枢衰竭的患者。

3.点头呼吸

在呼吸时，头随呼吸上下移动，患者已处于昏迷状态，是呼吸中枢衰竭的表现。

4.叹气式呼吸

间断一段时间后作一次大呼吸，伴叹气声。偶然的一次叹气是正常的，可以扩张小肺泡，多见于精神紧张、神经官能征患者。如反复发作叹气式呼吸，是临终前的表现。

（三）深浅度异常

1.深度呼吸

深度呼吸又称库斯莫（Kussmaulis）呼吸，是一种深长而规则的大呼吸。常见于尿毒症、糖尿病等引起的代谢性酸中毒的患者。由于增加的氢离子浓度刺激呼吸感受器引起，有利于排出较多的二氧化碳调节血液中酸碱平衡。

2.浅快呼吸

呼吸浅表而不规则，有时呈叹息样。见于呼吸肌麻痹、胸肺疾患、休克患者，也可见于濒死的患者。

（四）声音异常

1.鼾声呼吸

由于气管或大支气管内有分泌物积聚，呼吸深大带鼾声。多见于昏迷或神经系统疾病的患者。

2.蝉鸣样呼吸

由于细支气管、小支气管堵塞，吸气时出现高调的蝉鸣音，多因声带附近有异物阻塞，使空气进入发生困难所致。多见于支气管哮喘、喉头水肿等患者。

（五）呼吸困难

呼吸困难是指因呼吸频率、节律或深浅度的异常，导致气体交换不足，机体缺氧。患者自感空气不足、胸闷、呼吸费力，表现为焦虑、烦躁、鼻翼扇动、口唇发紫等，严重者不能平卧。

三、呼吸的测量

（一）目的

通过测量呼吸，观察、评估患者的呼吸状况。以协助诊断，为预防、诊断、康复、护理提供依据。

（二）准备

治疗盘内备秒表、笔、记录本、棉签（必要时）。

（三）操作步骤

（1）测量脉搏后，护士仍保持诊脉手势，观察患者的胸、腹起伏情况及呼吸的节律、性质、声音、深浅，呼出气体有无特殊气味，呼吸运动是否对称等。

（2）以胸（腹）部一起一伏为一次呼吸，计数1 min。正常情况下测30 s。

(3)将呼吸次数绘制于体温单上。

(四)注意事项

(1)尽量去除影响呼吸的各种生理性因素，在患者精神松弛的状态下测量。

(2)由于呼吸受意识控制，所以测呼吸时，不应使患者察觉。

(3)呼吸微弱或危重患者，可用少许棉花置其鼻孔前，观察棉花纤维被吹动的次数，计数1 min。

(4)小儿、呼吸异常者应测 1 min。

(陈　月)

第四节　血　压

血压是指血液在血管内流动时对血管壁的侧压力。一般是指动脉血压，如无特别注明均指肱动脉的血压。当心脏收缩时，主动脉压急剧升高，至收缩中期达最高值，此时的动脉血压称收缩压。当心室舒张时，主动脉压下降，至心舒末期达动脉血压的最低值，此时的动脉血压称舒张压。

一、正常血压及生理性变化

(一)正常血压

在安静状态下，正常成人的血压范围为：(12.0～18.5)/(8.0～11.9)kPa，脉压为 4.0～5.3 kPa。

血压的计量单位，过去多用 mmHg(毫米汞柱)，后改用国际统一单位 kPa(千帕斯卡)。

目前仍用 mmHg(毫米汞柱)。两者换算公式：1 kPa＝7.5 mmHg、1 mmHg＝0.133 kPa

(二)生理性变化

在各种生理情况下，动脉血压可发生各种变化，影响血压的生理因素有：

1. 年龄

随着年龄的增长血压逐渐增高，以收缩压增高较显著。儿童血压的计算公式为：

收缩压＝80＋年龄×2

舒张压＝收缩压×2/3

2. 性别

青春期前的男女血压差别不显著。成年男子的血压比女性高 5 mmHg；绝经期后的女性血压又逐渐升高，与男性差不多。

3. 昼夜和睡眠

血压在上午 8～10 h 达全天最高峰，之后逐渐降低；午饭后又逐渐升高，下午 4～6 h 出现全天次高值，然后又逐渐降低；至入睡后 2 h，血压降至全天最低值；早晨醒来又迅速升高。睡眠欠佳时，血压稍增高。

4. 环境

寒冷时血管收缩，血压升高；气温高时血管扩张，血压下降。

5. 部位

一般右上肢血压常高于左上肢，下肢血压高于上肢。

6. 情绪

紧张、恐惧、兴奋及疼痛均可引起血压增高。

7. 体重

血压正常的人发生高血压的危险性与体重增加呈正比。

8. 其他

吸烟、劳累、饮酒、药物等都对血压有一定的影响。

二、异常血压的观察

(一)高血压

目前基本上采用1999年世界卫生组织(WHO)和国际抗高血压联盟(ISH)高血压治疗指南的高血压定义,即在未服抗高血压药的情况下,成人收缩压≥140 mmHg和(或)舒张压≥90 mmHg者。95%的患者为病因不明的原发性高血压,多见于动脉硬化、肾炎、颅内压增高等,最易受损的部位是心、脑、肾、视网膜。

(二)低血压

一般认为血压低于90/60～50mmHg正常范围且有明显的血容量不足表现如脉搏细速、心悸、头晕等,即可诊断为低血压。常见于休克、大出血等。

(三)脉压异常

脉压增大多见于主动脉瓣关闭不全、主动脉硬化等;脉压减小多见于心包积液、缩窄性心包炎等。

三、血压的测量

(一)血压计的种类和构造

1.水银血压计

水银血压计分立式和台式两种,其基本结构都包括输气球、调节空气的阀门、袖带、能充水银的玻璃管、水银槽几部分。袖带的长度和宽度应符合标准:宽度比被测肢体的直径宽20%,长度应能包绕整个肢体。充水银的玻璃管上标有刻度,范围为0～300 mmHg,每小格表示2 mmHg;玻璃管上端和大气相通,下端和水银槽相通。当输气球送入空气后,水银由玻璃管底部上升,水银柱顶端的中央凸起可指出压力的刻度。水银血压计测得的数值相当准确。

2.弹簧表式血压计

弹簧表式血压计由一袖带与有刻度(20～30 mmHg)的圆盘表相连而成,表上的指针指示压力。此种血压计携带方便,但欠准确。

3.电子血压计

电子血压计袖带内有一换能器,可将信号经数字处理,在显示屏上直接显示收缩压、舒张压和脉搏的数值。此种血压计操作方便,清晰直观,不需听诊器,使用方便、简单,但欠准确。

(二)测血压的方法

1.目的

通过测量血压有无异常,了解循环系统的功能状况,为诊断、治疗提供依据。

2.准备

听诊器、血压计、记录纸、笔。

3.操作步骤

(1)测量前,让患者休息片刻,以消除活动或紧张因素对血压的影响;检查血压计,如袖带的宽窄是否适合患者、玻璃管有无裂缝、橡胶管和输气球是否漏气等。

(2)向患者解释,以取得合作。患者取坐位或仰卧,被侧肢体的肘臂伸直、掌心向上,肱动脉与心脏在同一水平。坐位时,肱动脉平第4肋软骨;卧位时,肱动脉平腋中线。如手臂低于心脏水平,血压会偏高;手臂高于心脏水平,血压会偏低。

(3)放平血压计于上臂旁,打开水银槽开关,将袖带平整地缠于上臂中部,袖带的松紧以能放入一指为宜,袖带下缘距肘窝2～3 cm。如测下肢血压,袖带下缘距腘窝3～5 cm。将听诊器胸件置于腘动脉搏动处,记录时注明下肢血压。

(4)戴上听诊器,关闭输气球气门,触及肱动脉搏动。将听诊器胸件放在肱动脉搏动最明显的地方,但勿塞入袖带内,以一手稍加固定。

(5)挤压输气球囊打气至肱动脉搏动音消失，水银柱又升高20～30 mmHg后，以每秒4 mmHg左右的速度放气，使水银柱缓慢下降，视线与水银柱所指刻度平行。

(6)在听诊器中听到第一声动脉音时，水银柱所指刻度即为收缩压；当搏动音突然变弱或消失时，水银柱所指的刻度即为舒张压。当变音与消失音之间有差异时，或危重者应记录两个读数。

(7)测量后，驱尽袖带内的空气，解开袖带。安置患者于舒适卧位。

(8)将血压计右倾45°，关闭气门，气球放在固定的位置，以免压碎玻璃管；关闭血压计盒盖。

(9)用分数式即：收缩压/舒张压 mmHg 记录测得的血压值，如110/70 mmHg。

4.注意事项

(1)测血压前，要求安静休息20～30 min，如运动、情绪激动、吸烟、进食等可导致血压偏高。

(2)血压计要定期检查和校正，以保证其准确性，切勿倒置或震动。

(3)打气不可过猛、过高，如水银柱里出现气泡，应调节或检修，不可带着气泡测量。

(4)如所测血压异常或血压搏动听不清时，需重复测量。先将袖带内气体排尽，使水银柱降至“0”，稍等片刻再行第二次测量。

(5)对偏瘫、一侧肢体外伤或手术后患者，应在健侧手臂上测量。

(6)排除影响血压值的外界因素，如袖带太窄、袖带过松、放气速度太慢测得的血压值偏高，反之则血压值偏低。

(7)长期测血压应做到四定：定部位、定体位、定血压计、定时间。

（陈　月）

第五节　瞳　孔

正常瞳孔双侧等大等圆，直径2～5mm。瞳孔的改变在临床上有重要意义，尤其是对神经内、外科患者。瞳孔的变化是人体生理病理状态的重要体征，有时根据瞳孔变化，可对临床某些危重疑难病症做出判断和神经系统的定位分析。

一、异常性瞳孔扩大

(一)双侧瞳孔扩大

两侧瞳孔直径持续在6 mm以上，为病理状态。如昏迷患者双侧瞳孔散大，对光反应消失并伴有生命体征明显变化，常为临终前瞳孔表现；枕骨大孔疝患者双侧瞳孔先缩小后散大，直径超过6 mm，对光反应迟钝或消失；应用阿托品类药物时双侧瞳孔可扩大超过6 mm，伴有阿托品化的一些表现；另外还见于双侧动眼神经、视神经损害，脑炎、脑膜炎、青光眼等疾病。

(二)一侧瞳孔扩大

一侧瞳孔直径大于6 mm。常见于小脑幕切迹疝，病侧瞳孔直径先缩小后散大；单侧动眼神经、视神经受损害；艾迪综合征中表现为一侧瞳孔散大，只有在暗处强光持续照射瞳孔才出现缓慢收缩，光照停止后瞳孔缓慢散大(艾迪瞳孔或强直瞳孔)；还见于海绵窦综合征，结核性脑膜炎，眶尖综合征等多种疾病。

二、异常性瞳孔缩小

(一)双侧瞳孔缩小

双侧瞳孔直径小于2 mm。见于有机磷、镇静安眠药物的中毒；脑桥、小脑、脑室出血的患者。

(二)一侧瞳孔缩小

单侧瞳孔直径小于2 mm。见于小脑幕切迹疝的早期；由脑血管病，延髓、脑桥、颈髓病变引起的霍纳征(Horner sign),表现为一侧瞳孔缩小、眼裂变小、眼球内陷、伴有同侧面部少汗;另外由神经梅毒、多发性硬化眼部带状疱疹等引起的阿罗瞳孔,表现为一侧瞳孔缩小,对光反应消失,调节反射存在。

(三)两侧瞳孔大小不等

两侧瞳孔大小不等是颅内病变指征,如脑肿瘤、脑出血、脑疝等。

(四)瞳孔对光反应改变

瞳孔对光反射的迟钝或消失。常见于镇静安眠药物中毒、颅脑外伤、脑出血、脑疝等疾病,是病情加重的表现。

(陈　月)

第五章 患者的清洁护理

第一节 口腔护理

口腔是病原微生物侵入人体的主要途径之一。正常人口腔中有大量的细菌存在，其中有些是致病菌。当人体抵抗力降低，饮水、进食量少，咀嚼及舌的活动减少，唾液分泌不足，自洁作用受影响时，细菌可乘机在温湿度适宜的口腔中迅速繁殖，引起口臭、口腔炎症、溃疡、腮腺炎、中耳炎等疾病；甚至通过血液、淋巴，导致其他脏器感染；长期使用抗生素的患者，由于菌群失调可诱发口腔内真菌感染。口腔护理是保持口腔清洁、预防疾病的重要措施之一，所以，护理人员应正确地评估和判断患者的口腔卫生状况，及时给予相应的护理措施和必要的卫生指导。

一、评估

详细了解患者的口腔状况及卫生习惯，以便准确判断患者现存的或潜在的口腔健康问题，为制订护理计划、采取恰当护理措施提供可靠依据，从而减少口腔疾病的发生。

（一）口腔状况

正常人口唇红润，口腔黏膜光洁、完整、呈淡红色，舌苔薄白，牙齿、牙龈无疼痛，口腔无异味。评估患者时，要观察其口唇、口腔黏膜、牙龈、舌、软腭的色泽、湿润度与完整性，有无干裂、出血、溃疡、疱疹及肿胀，有无舌面积垢；牙齿是否齐全，有无义齿、龋齿、牙垢；有无异常口腔气味等。

（二）自理能力

患者口腔清洁的自理能力，有无意识障碍，有无躯体移动障碍或肢体活动障碍，有无吞咽障碍。

（三）口腔卫生保健知识

了解患者对保持口腔卫生、预防口腔疾病相关知识的掌握程度。主要包括：有无良好的刷牙习惯，刷牙方法是否正确，是否能选择合适的口腔清洁用具，是否能正确地护理义齿等。

（四）义齿佩戴情况

观察义齿是否合适。取下义齿，观察义齿内套有无结石、牙斑或食物残渣等，并检查义齿表面有无裂痕和破损。

二、口腔保健与健康教育

口腔保健与健康教育旨在帮助患者掌握口腔保健知识，养成良好的口腔卫生清洁习惯，预防口腔疾病。

（一）口腔卫生习惯

养成每日晨起、晚上临睡前刷牙，餐后漱口的习惯；睡前不应进食对牙齿有刺激性或腐蚀性的食物；减少食物中糖类及碳水化合物的含量。

（二）口腔清洁方法

1. 牙刷洁牙法

（1）刷牙工具选择：宜选用大小合适、刷毛软硬适中、表面光滑的牙刷。由于牙刷刷毛软化、散开、弯曲时清洁效果不佳，且易致牙龈损伤，故应及时更换牙刷，最好每月更换一次。牙膏应不具腐蚀性，且不宜常用一种，应轮换使用。

（2）刷牙方法：将牙刷的毛面轻轻放于牙齿及牙龈沟上，刷毛与牙齿呈 45°角，快速环形来回震颤刷洗；每次只刷 2～3 颗牙，刷完一处再刷邻近部位。前排牙齿的内面可用牙刷毛面的前端震颤刷洗；刷咬合面时，刷毛与牙齿平行来回震颤刷洗（图 5-1）。

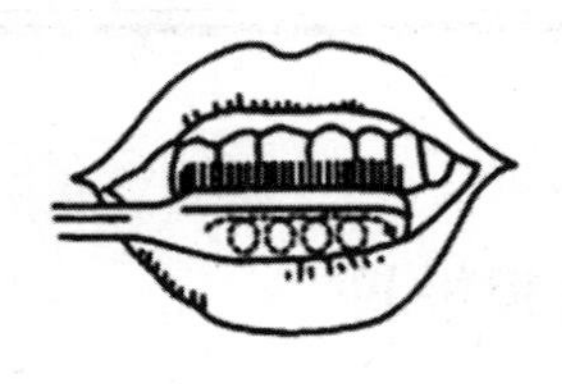

A. 牙齿外表面的刷牙方法

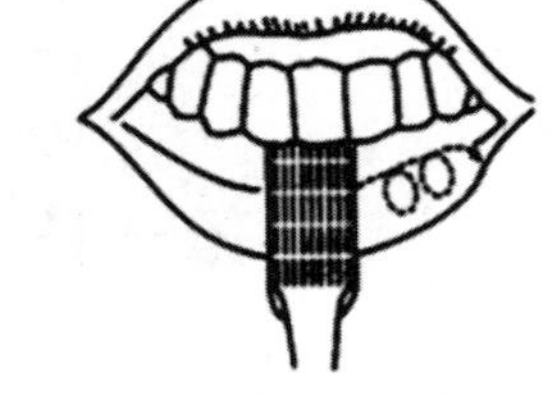

B. 牙齿内表面的刷牙方法

图 5-1　刷牙方法

2. 牙线剔牙法

牙线多用丝线、尼龙线、涤纶线等。取牙线 40 cm，两端绕于两手中指，指间留 14～17 cm 牙线，两手拇指、示指配合动作控制牙线，用拉锯式方法轻轻将牙线越过相邻牙接触点，将线压入牙缝，然后用力将线弹出，每个牙缝反复数次即可（图 5-2），每日剔牙两次，餐后更好。

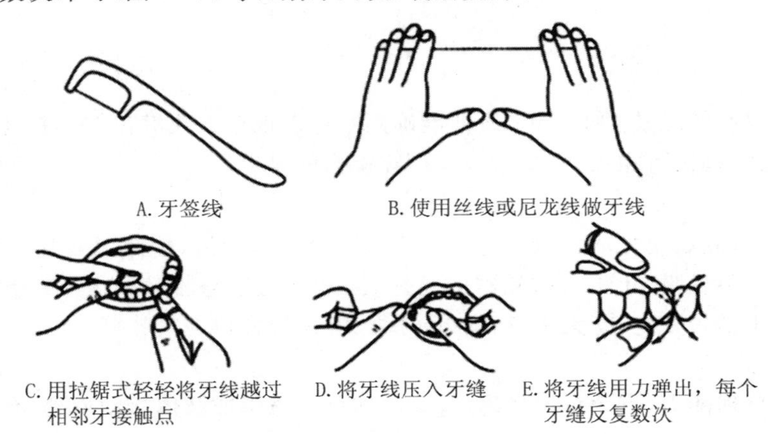

A. 牙签线　B. 使用丝线或尼龙线做牙线

C. 用拉锯式轻轻将牙线越过相邻牙接触点　D. 将牙线压入牙缝　E. 将牙线用力弹出，每个牙缝反复数次

图 5-2　牙线剔牙法

3. 义齿的护理

义齿俗称“假牙”。佩戴义齿可增进咀嚼功能、利于发音并保持良好面部形象，但长时间佩戴义齿则可能对软组织与骨质产生压力，且义齿易于积聚食物碎屑，不利于口腔卫生。对佩戴义齿者应告知：

（1）义齿在初戴 1～2 周若有疼痛，应去医院复查。如遇义齿松动、脱落、破裂、折断，但未变形时，应将损坏的部件保存好。全口义齿应每隔 3～6 个月去医院检查一次。

（2）义齿的承受力有限，佩戴者最好不要吃带硬壳的东西；糯米、软糖之类的食品要少吃，以防止将义齿粘住，使之脱离牙床。

（3）义齿应白天佩戴，晚间取下，并定时清洗。佩戴和取下义齿前后应洗净双手；取时先取上腭部分，再取下腭义齿；取下后用牙刷刷洗义齿的各面，再用冷水冲洗干净，然后让患者漱口后戴上。暂时不用的义齿可泡于盛有冷开水的杯中并加盖，每日换水一次。不可将义齿泡在热水或乙醇内，以免义齿变色、变形和老化。

（4）患者昏迷期间不宜佩戴义齿。应由护士协助取下，刷洗干净后浸泡在冷开水中保存。

三、口腔护理技术

根据患者情况，临床上对禁食、昏迷、高热、鼻饲、大手术后及口腔疾病等患者常采用特殊口腔护理。

一般每日进行口腔护理2～3次。

（一）目的

（1）保持口腔清洁、湿润，预防口腔感染等并发症，以保证口腔正常功能。

（2）去除牙垢和口臭，增进食欲，保证患者舒适。

（3）观察口腔黏膜、舌苔和特殊口腔气味，提供患者病情变化的动态信息，以协助诊断。

（二）评估

1.患者的身心状态

患者的病情、意识和自理能力，能否配合操作，有无经接触传播疾病，有无口腔健康问题，有无活动性义齿，口腔卫生习惯与保健知识掌握程度。

2.环境

温度是否适宜，场地是否宽敞，光线是否充足。

3.护士

手部皮肤黏膜的完整性。

4.用物

用物是否齐全适用，漱口液是否符合病情需要。常用漱口溶液及其作用见表5-1。

表5-1　常用漱口溶液及其作用

名称	作用
0.9%氯化钠注射液	清洁口腔，预防感染
0.02%呋喃西林溶液	清洁口腔，广谱抗菌
1%～3%过氧化氢溶液	抗菌除臭，用于口腔有溃烂、出血者
1%～4%碳酸氢钠溶液	改变细菌生长环境，用于真菌感染
2%～3%硼酸溶液	酸性防腐剂，抑制细菌生长
0.1%醋酸溶液	用于铜绿假单胞菌感染
0.08%甲硝唑溶液	用于厌氧菌感染
复方硼砂溶液（朵贝尔溶液）	除臭、抑菌

（三）计划

1.患者准备

患者理解口腔护理的目的、方法及注意事项，口唇干裂的清醒患者应预先用饮水管吸温开水含漱，以湿润口唇，避免张口时出血。

2.环境准备

环境宽敞、明亮，移去障碍物以便于操作。

3.用物准备

（1）治疗盘内铺无菌治疗巾内备：治疗碗2个（内盛含有漱口溶液的棉球若干个、弯血管钳1把、镊子1把）、压舌板、治疗巾、纱布（一次性口腔护理包内有以上物品，漱口溶液临时倒取）、弯盘、漱口杯、吸水管、棉签、手电筒，必要时备张口器。

（2）根据病情准备相应的漱口液。

（3）按需备外用药。常用的有液状石蜡、锡类散、冰硼散、新霉素、西瓜霜等。

（4）必要时备手套。

4.护士准备

衣帽整洁，洗手，戴口罩。

（四）实施

特殊患者口腔护理步骤见表5-2。

表 5-2　特殊口腔护理

流程	步骤详解	要点与注意事项
1.至床旁		
(1)核对	备齐用物，携至床旁放妥，核对	◇昏迷患者必须核对腕带
(2)解释	向患者及其家属解释操作配合及注意事项。与清醒患者约定操作不适时，示意停止操作的手势	◇取得患者的信任、理解与配合
(3)安置体位	协助患者侧卧或将头偏向一侧，面向护士	◇避免误吸多余水分，且便于操作
(4)观察	①颌下铺治疗巾，弯盘置于口角旁(图 5-3)	◇保护枕头、床单、患者衣服不被沾湿
	②湿润口唇，嘱患者张口，一手持手电筒，一手用压舌板轻轻撑开颊部，观察口腔情况	◇昏迷、牙关紧闭者用开口器张口，放置时应从臼齿处放入
(5)取义齿	有活动义齿者，协助取下义齿浸泡内冷水杯内。	◇取义齿前应戴手套
2.操作		
(1)助漱口	①酌情戴手套	◇患者有接触传播疾病，或操作者手上有伤口时，操作前应戴手套
	②协助患者用吸水管吸漱口液漱口	◇昏迷患者禁用漱口液漱口，以防患者将溶液吸入呼吸道内
(2)依序擦洗	①嘱患者咬合上下齿，用压舌板撑开一侧颊部，用弯血管钳夹取含漱口液的棉球，纵向擦洗牙齿外侧，从磨牙至门齿(图 5-4)	◇棉球不宜过湿，以不滴水为宜 ◇一次只能夹取一个棉球，且要夹紧 ◇擦洗顺序为先上后下，由里到外，一个棉球只擦一遍
	②同法擦洗对侧	◇擦洗时动作宜轻，避免钳尖触及牙龈或口腔黏膜，对凝血功能差者尤应注意
	③嘱患者张口，依次擦洗一侧牙齿的上内侧面、上咬合面、下内侧面、下咬合面，再弧形擦洗颊部	
	④同法擦洗对侧	◇勿触及咽部、软腭，以免引起恶心
	⑤弧形擦洗硬腭	
	⑥由内向外擦洗舌面、舌下襞周围，弧形擦洗硬腭	
(3)漱口	①擦洗完毕后协助患者漱口后，用纸巾擦去口角处水渍	◇昏迷患者禁忌漱口
	②必要时协助患者佩戴义齿	
(4)观察上药	再次观察口腔情况，检查口腔是否清洁酌情使用外用药	◇可用冰硼散、锡类散、西瓜霜等涂在溃疡处；口唇干裂可涂液状石蜡
3.操作后整理	①撤去治疗巾协助患者取舒适卧位，整理床单位	◇保持患者舒适，病房整洁、美观
	②清理用物，洗手，记录	

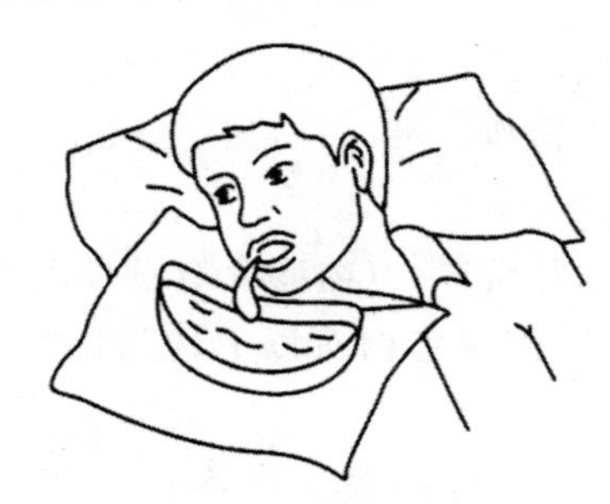

图 5-3　弯盘置于口角

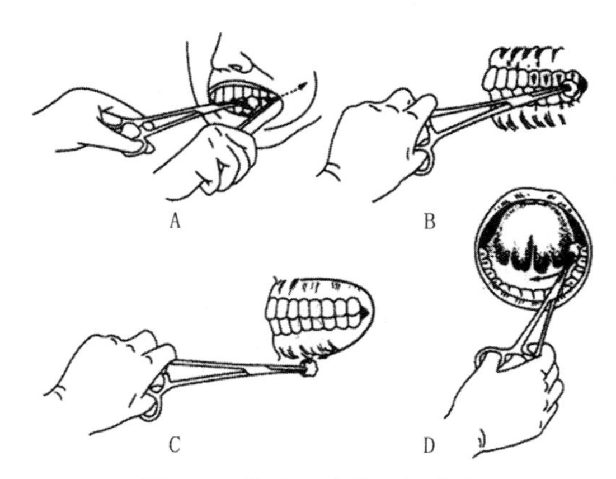

图 5-4 特殊口腔护理擦洗法

（五）评价

（1）护患沟通良好，患者获得口腔保健与护理的知识，主动配合操作。

（2）操作安全、顺利，患者口腔清洁，感觉舒适无异味，未发生误吸窒息。

（3）护士操作规范，动作快捷轻柔，未损伤患者口腔黏膜及牙龈。

（4）护士观察仔细，判断正确，及时获得患者病情变化的动态信息。

（六）健康教育

（1）向患者介绍口腔护理的目的、配合方法及注意事项，嘱患者保持口腔清洁卫生，避免感染。

（2）若有不适及时告诉护士，切勿自行用药，或用力摩擦。

（3）长期使用抗生素或激素类药物者，应注意观察口腔是否有真菌感染。

（七）其他注意事项

（1）昏迷患者口腔护理前后须清点棉球数量，以免棉球遗落口腔引起误吸窒息。

（2）按消毒隔离原则处置传染病患者的用物。

（颜　惠）

第二节　头发护理

保持头发的清洁、整齐是人们日常清洁卫生的一项重要内容。头面部是人体皮脂腺分布最多的部位。皮脂、汗液伴灰尘形成的污垢常黏附于毛发和头皮上，散发难闻气味，还可诱发脱发和其他头皮疾病。经常梳理和清洁头发，可以及时清除头皮屑及污垢，保持良好的外观，维护良好的个人形象，保持愉悦舒适的心情。同时，经常梳理和按摩头皮还能促进头部血液循环，增进上皮细胞的营养，促进头发生长，预防感染。因此，当患者生活自理能力下降时，护士应帮助或协助其进行头发护理。

一、头发和头皮评估

详细了解患者的头发和头皮的卫生状况，以便准确判断患者现存的或潜在的头部皮肤健康问题，为制订护理计划，采取恰当护理措施提供可靠依据，从而减少头皮疾病的发生。

健康的头发有光泽、浓密适度、分布均匀、清洁无头屑。评估时注意观察毛发的分布、颜色、密度、长度、脆性与韧性、干湿度、卫生情况等，注意毛发有无光泽，发质是否粗糙，尾端有无分叉，头发有无虱、虮。头皮是否清洁，有无瘙痒、抓痕、擦伤等情况。

二、头发护理技术

(一)床上梳发

长期卧床的患者，由于病重不能自行梳理头发，应帮助患者梳理头发以增进患者的舒适感。

1. 目的

(1)去除脱落的头发和头皮屑，保持头发清洁整齐，感觉舒适。

(2)刺激头皮，促进头部血液循环，促进头发的生长和代谢，增强抵抗力。

(3)维持患者良好的外观，增强患者的自信心，维护其自尊。

(4)建立良好的护患关系。

2. 方法

(1)核对解释：备齐用物，携至床旁放妥，向患者及其家属解释操作配合及注意事项。

(2)铺治疗巾：可坐起患者协助其坐起，铺治疗巾于肩上。卧床者铺治疗巾于枕头上，协助患者将头转向一侧。

(3)梳发：将头发从中间梳向两边。一手握住一股头发，一手持梳，从上至下，由发根梳至发梢(图 5-5)。若头发打结，可将头发缠绕于指上，由发梢开始梳理，逐渐向上梳至发根；或用 30%乙醇湿润打结处，再小心梳顺，同法梳理对侧。

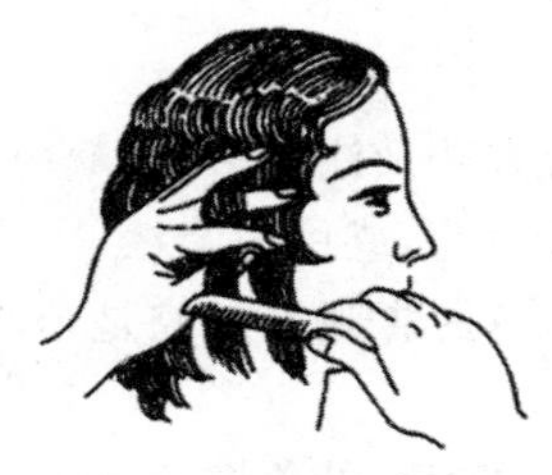

图 5-5　梳发

(4)束发：根据患者喜好，将长发编辫或扎成束。

(5)整理：将脱落头发缠绕成团置于纸袋中，撤下治疗巾，协助患者取舒适卧位，整理床单位，清理用物，洗手，记录。

3. 注意事项

(1)梳头应尽量使用圆钝齿的梳子，以防损伤头皮，不可强行梳理，避免患者疼痛或脱发。

(2)发辫不可扎得过紧，以免产生疼痛。

(二)床上洗发

对于自理能力不足而不能自行洗发的患者，帮助其洗发能增进舒适感，促进患者健康。根据患者的卫生习惯和头发的卫生状况决定洗发次数。

1. 目的

(1)去除头皮屑和污垢，保持头发清洁整齐，维持患者良好的外观，并使其感觉舒适，促进身心健康。

(2)刺激并按摩头皮，促进头部血液循环，促进头发的生长和代谢，增强抵抗力。

(3)为建立良好的护患关系搭建桥梁。

2. 评估

(1)患者的病情及头发卫生状况：患者的头发清洁度，有无头虱或虮卵；患者的病情对洗发护理是否有特殊要求，患者的意识状态和自理程度能否配合操作，是否需要排大小便。

(2)环境：温度是否适宜，光线是否充足。

(3)用物：患者自己有无面盆、毛巾、浴巾、梳子、洗发水等用物。

3. 计划

(1)患者准备：排空大小便，取舒适的体位，理解床上洗发的目的、方法及注意事项，主动配合操作。

(2)环境准备:环境宽敞、明亮,调节室温,关好门窗,移去障碍物以便于操作,冬季关门窗,调节室温至22 ℃~26 ℃,必要时使用屏风。

(3)用物准备(以马蹄形垫法洗发为例):①小橡胶单、眼罩或纱布、安全别针、棉球2只、弯盘、纸袋和电吹风等。橡胶马蹄形垫或浴毯卷扎马蹄形垫、水壶内盛40 ℃~45 ℃热水、盛水桶。②若患者自备相关物品,如梳子、洗发液、毛巾、大毛巾、小镜子、发夹或橡皮筋和护肤霜等,应尊重患者的选择。

(4)护士准备:熟悉护发的相关知识和床上洗发的操作技术,衣帽整洁,仪表端庄,态度和蔼,洗手,戴口罩。

4. 实施

床上洗发步骤见表5-3。

表5-3 床上洗发

流程	步骤详解	要点与注意事项
1. 床旁准备		
(1)核对解释	备齐用物,携至床旁放妥,核对,向患者及其家属解释操作配合方法及注意事项	◇确认患者无误;取得患者的信任、理解与配合
(2)安置体位	移开床旁桌、椅,协助患者取斜角仰卧,双腿屈膝	
(3)围毛巾	松开患者衣领向内反折,将毛巾围于颈部,用安全别针或胶布固定	◇冬季注意保暖防止患者受凉保护患者衣服不被沾湿
(4)垫巾移枕	垫小橡胶单及浴巾于枕上,移枕于肩下	◇保护床单枕头及盖被不被沾湿
(5)垫马蹄形垫	置马蹄形垫于枕头上方床沿,将头置于马蹄形垫内	
(6)保护眼耳	用棉球塞两耳,眼罩或纱布遮盖双眼	◇操作中防止水流入眼部和耳内
2. 洗发		
(1)湿发	松开头发梳顺,试水温后用热水充分湿润头发	◇清醒患者可请其确定水温是否合适
(2)洁发	倒洗发液于手掌,均匀涂遍头发,由发际向头顶揉搓头发和按摩头皮	◇按摩能促进头部血液循环;揉搓力度要适中,用指腹按摩,不用指尖搔抓
(3)冲净	用热水冲洗头发,至洗净为止(图5-6)	◇头发上若残留洗发液,会刺激头皮和头发
3. 撤用物	①解下颈部毛巾包住头发,一手托住头部,一手撤去马蹄形垫	◇若颈部毛巾潮湿,应另换干燥毛巾
	②将枕头、橡胶单、浴巾一并从肩下移至床头正中,协助患者卧于床正中及枕上	
	③除去眼罩及耳内棉花,酌情协助洗脸,酌情使用护肤霜	
4. 干发	①解下包发毛巾,初步擦干	◇及时擦干,避免着凉
	②用浴巾揉搓头发,再用梳子梳理,用电吹风吹干,梳理成型	
5. 操作后整理	①撤去用物并整理	◇确保患者舒适整洁
	②协助患者取舒适体位,整理床单位	
	③将脱落的头缠绕成团发置纸袋中,投入垃圾桶	
	④洗手,记录	

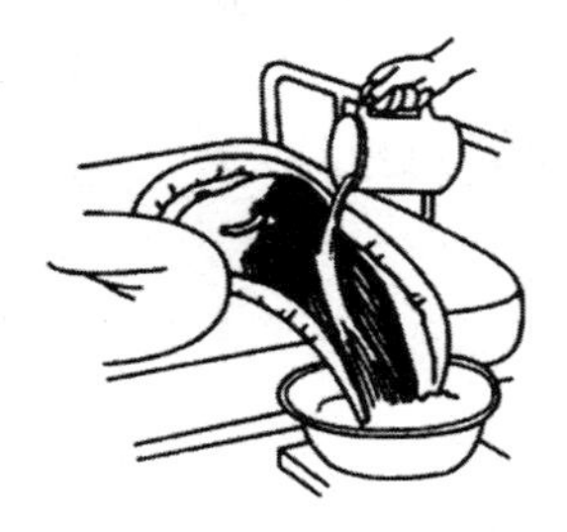
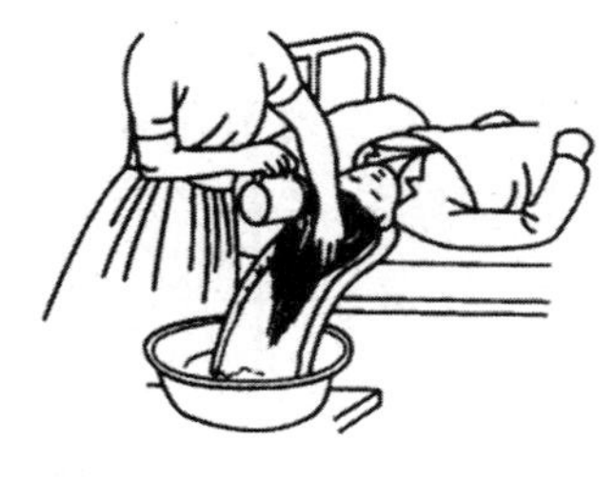

图5-6 马蹄形垫洗发法

5. 评价

(1)护患沟通良好，患者主动配合。

(2)护士操作规范，动作轻柔、安全、顺利，衣服、床单位未被沾湿，水未流入眼部和耳内。

(3)患者自觉舒适，无受凉、头皮牵扯疼痛或其他异常情况。

6. 健康教育

(1)向患者介绍床上洗发的目的、配合方法及注意事项。

(2)告诉患者操作中若有胸闷、气促和畏寒等不适应及时告诉护士。

(3)家庭陪床时，可指导家属掌握为卧床患者洗发的知识和技能。

7. 其他注意事项

(1)洗发过程中应密切观察患者病情变化，如有异常应立即停止操作。

(2)护士在操作过程中，应运用人体力学原理，注意节时省力。

(3)洗发时间不宜过久，防头部充血，引起不适。

(4)病情危重和极度虚弱的患者，不宜洗发。

(三)灭头虱法

虱由接触传染，寄生于人体可致局部皮肤瘙痒，抓伤皮肤可致感染，还可传播疾病，如流行性斑疹伤寒、回归热。发现患者有虱，应立即灭虱，以使患者舒适，预防患者之间相互传染和预防疾病传播。

1. 灭头虱常用药液

(1)30%含酸百部酊剂：取百部 30 g 放入瓶中，加 50%乙醇 100 mL(或 65°白酒 100 mL)，再加入纯乙酸 1 mL，盖严，48 h 后即制得此药。

(2)30%百部含酸煎剂：取百部 30 g，加水 500 mL 煮 30 min，以双层纱布过滤，将药液挤出。将药渣再次加水 500 mL 煮 30 min，再以双层纱布过滤挤出药液。将两次煎得的药液合并浓缩至 100 mL，冷却后加入纯乙酸 1 mL 或食醋 30 mL，即制得 30%百部含酸煎剂。

(3)白翎灭虱香波：市场有售，其成分是 1%二氯苯醚菊酯，可用于灭虱。使用时，将香波涂遍头发，反复揉搓 10 min，用清水洗净即可。3 d 后，按同法再次清洗一次，直至头虱清除为止。

2. 灭头虱的方法

(1)护士洗手穿隔离衣，戴口罩，备齐用物，携至床旁放妥。

(2)向患者及其家属解释口腔护理的目的、操作配合方法及注意事项，取得合作。协助患者取舒适的体位。

(3)戴手套，按洗发法将头发分成若干股，用纱布蘸药液，按顺序擦遍头发，并用手反复揉搓 10 min 以上，使之浸透全部头发。再给患者戴上帽子包住所有头发，以避免药液挥发，保证药效。24 h 后，取下帽子，用篦子篦去死虱和虮，并洗净头发。

(4)灭虱毕，脱下手套，更换患者的衣裤被服，将污衣物装入布口袋内。

(5)脱去隔离衣，装入布口袋，扎好袋口。

(6)整理床单位，协助患者取舒适卧位，清理用物。

3. 注意事项

(1)必要时，灭虱前动员患者剪短头发以便于彻底灭虱。剪下的头发装入纸袋内焚烧。

(2)防止药液沾污患者面部及眼部。

(3)注意观察患者的用药反应，如发现仍有活虱，须重复用药。

(颜　惠)

第三节　皮肤护理

皮肤与其附属物构成皮肤系统。皮肤是人体最大的器官，由表皮、真皮和皮下组织三层组成；皮肤的附属物包括毛发、汗腺、皮脂腺等。皮肤具有保护机体、调节体温、吸收、分泌、排泄及感觉等功能。完整的皮肤具有天然的屏障作用，可避免微生物入侵。皮肤的新陈代谢迅速，其代谢产物如皮脂、汗液及表皮碎屑等，能与外界细菌及尘埃结合形成污垢，黏附于皮肤表面，如不及时清除，可刺激皮肤，造成皮肤瘙痒，降低皮肤的抵抗力，以致破坏其屏障作用，成为微生物入侵的门户，造成各种感染和其他并发症。

健康的皮肤护理可满足患者身体清洁的需要，促进生理和心理的舒适，增进健康。因此，对于卧床患者或自理能力缺陷的患者，护士应帮助其进行皮肤护理。

一、评估

一个人的皮肤状况可反映其健康状况，皮肤的各种变化可反映机体的变化，为诊断和护理提供依据。护士评估患者的皮肤时应仔细检查，同时还应注意体位、环境等因素对评估准确性的影响。

（一）皮肤的颜色和温湿度

评估皮肤的颜色和温湿度，可以了解皮肤的血液循环情况和有无疾病，并为疾病的诊断提供依据，如皮肤苍白、湿冷，提示患者有休克的可能。

（二）皮肤的感觉和弹性

通过触摸可评估患者皮肤的感觉功能和弹性，当皮肤对温度、触摸等存在感觉障碍，提示皮肤具有广泛或局限性损伤。

（三）皮肤的完整性和清洁度

主要检查皮肤有无损伤，损伤的部位和范围；皮肤的清洁度可以通过皮肤的气味、皮肤的污垢油脂等情况来进行评估。

二、皮肤护理技术

（一）淋浴和盆浴

淋浴和盆浴适用于全身情况良好可以自行完成沐浴过程的患者，护士可根据患者的自理能力提供适当帮助。

1.目的

(1)去除皮肤污垢，保持皮肤清洁，使患者感觉舒适，促进健康。

(2)促进皮肤的血液循环，增强皮肤的排泄功能和对外界刺激的敏感性，预防皮肤感染和压疮等并发症的发生。

(3)促进患者肌肉放松，增加活动，满足其身心需要。

(4)为护士提供观察患者并建立良好护患关系的机会。

2.方法

(1)向患者及其家属解释沐浴的目的，取得合作。

(2)关闭浴室门窗，调节室温在 22 ℃～26 ℃左右，水温在 40 ℃～45 ℃。

(3)备齐用物，携带用物送患者进浴室，向患者交代有关事项。例如，调节水温的方法，呼叫铃的应用；不宜用湿手接触电源开关；浴室不宜闩门，以便发生意外时护士可以及时入内；用物放于易取之处。

(4)将“正在使用”的标志牌挂于浴室门上。

(5)注意患者入浴时间，如时间过久应予询问，以防发生意外；当呼叫铃响时，护士应询问或敲门后再进入浴室，协助患者解决相关问题。

3.注意事项

(1)进餐 1 h 后方能沐浴,以免影响消化。

(2)水不宜太热,室温不宜太高,时间不宜过长,以免发生晕厥或烫伤等意外。若遇患者发生晕厥,应立即抬出,平卧、保暖,并配合医生共同处理。

(3)妊娠 7 个月以上的孕妇禁用盆浴。创伤、衰弱、患心脏病需要卧床休息的患者,均不宜淋浴或盆浴。传染病患者的淋浴,根据病种按隔离原则进行沐浴。

(二)床上擦浴

床上擦浴适用于病情较重、长期卧床、活动受限和生活不能自理的患者。

1.目的

(1)去除皮肤污垢,保持皮肤清洁,使患者感觉舒适,促进健康。

(2)促进皮肤的血液循环,增强皮肤的排泄功能和对外界刺激的敏感性,预防皮肤感染和压疮等并发症的发生。

(3)促进患者肌肉放松,增加活动,满足其身心需要。

(4)观察患者情况,促进肢体活动,防止肌萎缩和关节僵硬等并发症发生。

2.评估

(1)患者:患者的病情、意识状态、自理程度和皮肤卫生状况、清洁习惯,患者及其家属对皮肤清洁卫生知识的了解程度和要求,是否需要大小便,对皮肤清洁剂有无特殊要求。

(2)环境:温度是否适宜,场地是否宽敞,光线是否充足,有无床帘或窗帘等遮挡设备。

(3)用物:用物是否备齐。

3.计划

(1)患者准备:理解操作目的,知晓操作配合方法,主动配合操作。按需给予便盆。

(2)环境准备:关闭门窗,调节室温 24 ℃左右,拉上窗帘或床帘,或用屏风遮挡维护患者自尊。

(3)用物准备:备脸盆,水桶 2 个(一个盛热水,另一个盛污水);清洁衣裤、清洁被服、大毛巾、浴巾、香皂、小剪刀、梳子、爽身粉、小毛巾 2 条、50%乙醇。必要时备便盆、便盆布。

(4)护士准备:衣帽整洁,剪短指甲,洗手,戴口罩,手套,熟悉床上擦洗的操作技术。

4.实施

床上擦浴步骤见表 5-4。

表 5-4 床上擦浴

流程	步骤详情	要点与注意事项
1.至床旁		
(1)核对解释	备齐用物,携至床旁放妥,核对,向患者及其家属解释操作配合及注意事项	◇患者无误;取得患者的信任、理解与配合
(2)安置体位	①酌情放平床头及床尾支架,松开床尾盖被	◇注意保暖,并保护患者隐私
	②协助患者移近护士侧并取舒适体位,保持平衡	◇确保患者舒适,同时注意省力
2.擦洗		
(1)脸、颈	①将脸盆放于床旁桌上,倒入温水至 2/3 满,并测试水温	◇温水可以促进血液循环和身体舒适,防止受凉
	②将微湿温热小毛巾包在手上呈手套状(图 5-7),一手扶托患者头顶部,另一手擦洗患者脸及颈部	◇避免指甲戳伤患者
	③先用温热毛巾的不同部分分别擦拭患者两眼,由内眦向外眦擦拭	◇避免交叉感染;不用肥皂,防引起眼部刺激症状;注意洗净耳后、耳郭等处;酌情使用肥皂
	④再依次擦洗额部、颊部、鼻翼、耳后、下颌,直至颈部	
	⑤用较干毛巾依次再擦洗一遍	

续表 5-4

流程	步骤详情	要点与注意事项
(2)上肢、双手	①协助患者脱上衣	◇先脱近侧,后脱远侧;如有外伤,先脱健侧,后脱患侧
	②用浴毯遮盖身体	◇尽量减少暴露,注意保护患者隐私,注意保暖,防止受凉
	③在近侧上肢下铺大毛巾	◇避免擦洗时沾湿床单位
	④移去近侧上肢上的浴毯,一手托患者手臂,另一手用涂浴皂的湿毛巾擦洗,由近心端到远心端	◇注意洗净肘部和腋窝等皮肤皱褶处
	⑤再用湿毛巾擦去皂液,清洗毛巾后再擦洗,最后用浴巾边按摩边擦干	
	⑥同法擦洗另一侧	◇酌情换水
	⑦浸泡双手于盆内热水中,洗净、擦干	◇酌情换水,需要时修剪指甲
(3)胸、腹	①将浴巾盖于患者的胸腹部	◇更换清洁用水;女性患者应注意擦净乳房下皱褶处和脐部;擦洗过程中注意观察病情,若患者出现寒战、面色苍白等情况,应立即停止擦洗,给予适当处理;擦洗时还应观察皮肤有无异常
	②一手掀起浴巾,另一手包裹湿毛巾擦洗胸腹部	
(4)背	①协助患者侧卧,背向护士,铺浴巾于患者身下,浴毯遮盖背部	◇更换清洁用水
	②依次擦洗后颈部、背部和臀部	◇擦洗后酌情按摩受压部位
	③协助患者穿衣,平卧	◇先穿远侧;如有伤口,先穿患侧
(5)下肢	①协助患者脱裤,铺浴巾于患者腿下	◇酌情换水
	②擦洗腿部,由近心端到远心端	◇擦洗时应尽量减少暴露,注意保护患者隐私
	③同法擦洗另一侧	
	④协助患者屈膝,置橡胶单、浴巾和足盆于患者足下	◇换水、换盆、换毛巾
	⑤逐一浸泡、洗净和擦干双脚	
(6)会阴	①铺浴巾于患者臀下	◇换水、换盆、换毛巾
	②协助或指导患者冲洗会阴	◇女患者应由前向后清洗
	③为患者换上清洁的裤子	
3.整理	①酌情为患者梳发、更换床单等	
	②整理床单位	
	③安置患者于舒适卧位,开窗通风	
	④清理用物,洗手,记录	

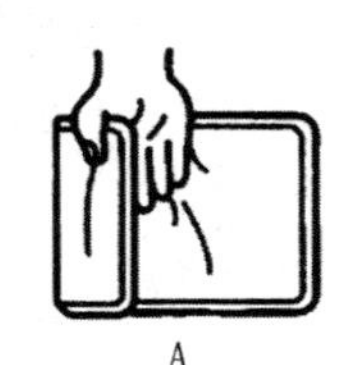

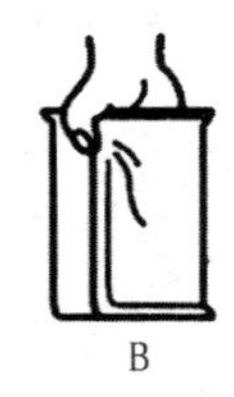

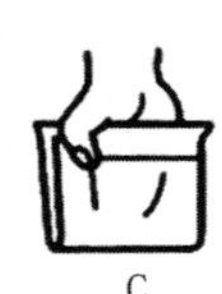

图 5-7　包小毛巾法

5.评价

(1)护患沟通良好,患者主动配合。

(2)护士操作规范,动作轻稳、协调,床单位未湿。

(3)患者感觉舒适,未受凉,对操作满意。

6.健康教育

(1)向患者介绍床上擦浴的目的、配合方法及注意事项,嘱患者保持皮肤清洁卫生,避免感染。

(2)教育患者经常观察皮肤,预防感染和压疮等并发症的发生。

7.其他注意事项

(1)擦浴过程中应注意保暖,操作一般应在15~30 min完成,以防患者受凉和劳累。

(2)护士在操作过程中,应运用人体力学原理,注意节时省力。

(颜　惠)

第四节　晨晚间护理

护理人员根据患者的病情需要及生活习惯,于晨间及晚间所提供的以满足日常清洁卫生需要为主的护理措施,称晨晚间护理。

一、晨间护理

(一)意义

(1)使患者清洁、舒适,预防压疮及肺炎等并发症的发生。

(2)保持病床和病房整洁。

(3)护士可借机观察和了解患者病情,为诊断、治疗和调整护理计划提供依据。

(4)密切护患关系。

(二)内容

晨间护理一般于晨间诊疗工作前完成。

1.能离床活动、病情较轻的患者

鼓励患者自行洗漱,包括刷牙、漱口、洗脸、梳发等,既可促进患者离床活动,使全身的肌肉、关节得到运动;又可增强其康复信心。护士协助整理床单位,根据清洁程度更换床单等。

2.病情较重、不能离床活动的患者

如危重、高热、昏迷、瘫痪、大手术后或年老体弱患者。

(1)协助患者完成日常清洁需要。例如,协助患者排便、刷牙、漱口,病情严重者应给予口腔护理;协助洗脸、洗手、梳头;协助患者翻身并检查全身皮肤有无受压变红,用湿热毛巾擦洗背部,酌情进行皮肤按摩。

(2)整理床单位,按需要更换衣服和床单。

(3)了解患者睡眠情况及病情变化,给予必要的心理护理和健康教育,鼓励患者早日康复。

(4)适当开窗通风,保持病房空气新鲜。

二、晚间护理

(一)意义

(1)创造良好的睡眠环境,使患者能舒适入睡。

(2)了解病情变化,并进行心理护理。

(二)内容

(1)协助患者进行日常清洁卫生工作,如刷牙、漱口或特殊口腔护理、洗脸、洗手,擦洗背部、臀部,女患者给予会阴清洁护理，用热水泡脚。睡前协助排便，整理床单位，酌情更换衣服、增减衣被。

(2)调节室内温度和光线，保持病房安静，空气流通。

(3)患者入睡后应加强巡视，观察患者睡眠情况。长期卧床生活不能自理者定时协助翻身，预防压疮。

(三)协助卧床患者使用便盆

1. 目的

保护病室整洁，空气清新，使患者清洁，舒适易入睡协助卧床患者排便，满足患者的生理需要观察了解病情和患者心理需求，做好心理护理。

2. 评估

(1)患者：自理程度、病情、意识和配合能力，目前卧位。

(2)环境：温度是否适宜，是否有其他人在场，是否有人进食等。

(3)用物：衣物及便器是否清洁、无破损。

3. 计划

(1)患者准备：了解便盆使用的目的及配合方法。

(2)环境准备：关闭门窗，屏风遮挡，请异性回避，冬季视情况调节室温。

(3)用物准备：便盆和便盆巾，一次性手套，手纸(患者自备)，必要时备温水和屏风。

(4)护士准备：衣帽整洁，洗手，戴口罩。

4. 实施

协助卧床患者使用便盆步骤见表 5-5。

表 5-5 协助卧床患者使用便盆

流程	步骤详情	要点与注意事项
1. 保护床单	解释后，酌情铺橡胶单和中单于患者臀下	◇或使用一次性垫巾，以保护床单位不被沾湿。已有垫巾者不需另铺
2. 脱裤	协助患者脱裤	◇必要时抬高床头以利于排便
3. 放便盆	(1)能配合患者(图 5-8A)：协助患者屈膝、一手托起患者腰骶部，同时嘱患者抬高臀部；另一手将便盆置于患者臀下后。嘱患者放下臀部	◇便盆阔边朝向患者头端，开口端朝向足部；患者臀部抬起足够高，才可放入便盆，不可强塞便盆
	(2)不能自主抬高臀部者或侧卧者，将便盆侧立患者臀后(图 5-8B)，护士一手扶住便盆使贴近臀部，另一手帮助患者转向平卧；检查患者的臀部是否在便盆中央	◇注意便盆方向正确
4. 待排便	把卫生纸和呼叫器放于患者易取处，告知呼叫器使用方法	◇患者排便时应避免不必要的打扰
5. 排便后处理	(1)确认患者已排便后，护士戴上手套	◇必要时
	(2)协助擦净肛门	
	(3)嘱患者抬高臀部，或托起患者腰骶部，迅速取出便盆	◇不可硬拉便盆
	(4)盖上便盆巾	
	(5)嘱患者自行穿裤，或协助患者穿裤	
	(6)处理便盆，脱去手套	◇注意观察患者大小便性状情况，以协助诊断和治疗
	(7)整理床单位，取舒适卧位，洗手	
	(8)记录大便的颜色、性质及量	◇必要时进行

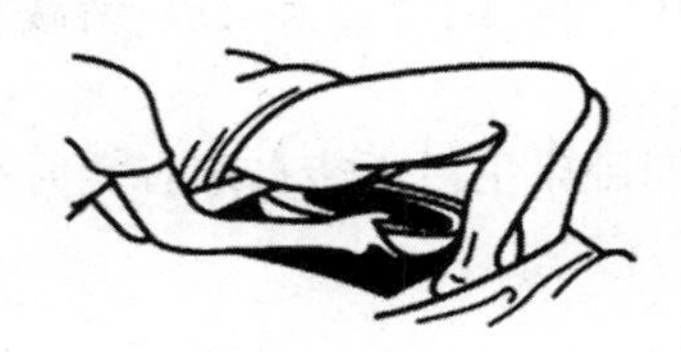

A. 协助能配合的患者使用便器

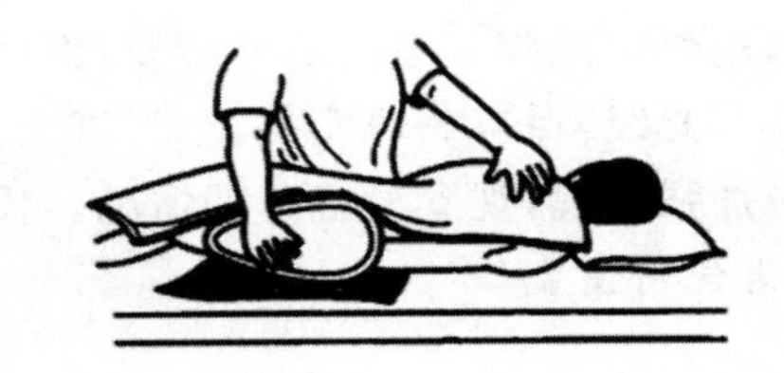

B. 协助不能自主抬高臀部的患者使用便器

图 5-8　给便盆法

5. 评价

(1)护患沟通良好,患者主动配合。

(2)护士操作规范,动作轻稳、协调、顺利。

(3)患者自觉舒适,满意,未受损伤。

6. 健康教育

(1)向患者介绍便盆的使用方法及注意事项。

(2)指导患者及其家属掌握便盆的具体使用方法。

(3)向患者及其家属讲解卧床患者使用便盆的必要性。

(四)卧有患者床整理法

1. 目的

(1)使病床平整无皱褶、无碎屑,患者睡卧舒适,预防压疮,保持病房整洁美观。

(2)整理床单位时,协助患者变换卧位姿势,减轻疲劳,预防压疮及坠积性肺炎。

2. 评估

(1)患者:自理程度、病情和意识,皮肤受压情况,有无各种导管,伤口牵引等能否翻身,床单位的具体情况(凌乱程度和清洁程度)等。

(2)环境:环境是否适宜进行床单位整理,如是否有人进食、换药或进行其他治疗等。

(3)用物:用物是否备齐,床档是否处于备用状态。

3. 计划

(1)患者准备:向患者及其家属解释卧有患者床整理法的目的和注意事项,取得合作,病情允许可暂时放平床头。

(2)环境准备:环境宽敞、明亮,安静必要时关闭门窗。

(3)用物准备:床刷,一次性刷套或半干的、浸有消毒液的扫床巾,污巾盆,必要时备床档。

(4)护士准备:衣帽整洁,洗手,戴口罩。

4. 实施

卧有患者床整理步骤见表 5-6。

5. 评价

(1)护患沟通良好,患者主动配合。

(2)护士操作规范,动作轻稳、协调、安全、顺利。

(3)患者自觉舒适,未发生坠床等意外事件,床单位美观舒适。

6. 健康教育

(1)向患者介绍卧有患者床整理的目的、配合方法及注意事项。

(2)使患者及其家属了解卧有患者床整理的重要意义。

(3)教会家庭病床的家属正确进行卧有患者床整理的方法。

表 5-6 卧有患者床整理法

流程	步骤详解	要点与注意事项
1. 核对解释	(1)备齐用物,携至床旁放妥,核对并检查床单位	◇确认患者的需要
	(2)向患者及其家属解释操作配合及注意事项	◇取得患者的信任、理解与配合
2. 安置体位	移开床旁桌椅,酌情放平床头和床尾支架	◇便于彻底清扫
3. 扫床单	(1)将枕头移向对侧,协助患者翻身侧卧于对侧,背向护士	◇必要时在对侧设床档,严防患者坠床
	(2)松开近侧各层被单,用扫床巾包裹床刷,依次扫净近侧中单、橡胶单	◇将患者枕下及身下各层彻底扫净
	(3)将近侧中单,橡胶单搭在患者身上	
	(4)自床头至床尾扫净大单上碎屑	
	(5)将扫净单逐层拉平铺好	
	(6)将枕头移向近侧,协助患者侧卧于已整理侧	◇面向患者协助翻身,必要时设床档以防坠床
	(7)转至对侧,同上法逐层扫净、铺好各单	
4. 整理盖被	协助患者取舒适卧位,整理盖被,将棉胎与被套拉平,叠成被筒为患者盖好	◇动作幅度勿过大,以免产生气流使患者受凉
5. 拍松枕头	取下枕头,拍松后放于患者头下	
6. 整理	(1)按需支起床上支架,还原床旁桌椅,保持病房整洁美观	
	(2)整理用物	◇一次性刷套投入医疗废物桶,非一次性扫床巾应一人一巾,用后集中清洗、消毒,传染病患者的用物应先消毒
	(3)洗手,酌情记录	

(五)卧有患者床更换床单法

1. 目的

(1)使病床保持洁净干燥,平整无皱褶、无碎屑,患者睡卧舒适,保持病房整洁美观。

(2)整理床单位时,协助患者变换卧位姿势,减轻疲劳,预防压疮及坠积性肺炎。

2. 评估

(1)患者:自理程度、病情和意识,能否翻身侧卧,床上用品的清洁程度,是否需要排便。

(2)环境:温度是否适宜,场地是否宽敞,光线是否充足。同室病友是否有人进食、换药或进行其他治疗等。

(3)用物:用物是否备齐,床档是否处于备用状态,必要时还需准备干净衣裤。

3. 计划

(1)患者准备:理解操作的目的、注意事项,主动配合操作。

(2)环境准备:环境宽敞、明亮,移去障碍物以便于操作。酌情调整室温,关闭门窗。

(3)用物准备:清洁的大单、中单、被套、枕套,床刷、一次性刷套或扫床巾,按需要备患者衣裤、床档等,必要时备便盆。

(4)护士准备:衣帽整洁,洗手,戴口罩。

4. 实施

卧有患者床更换床单法见表 5-7。

表 5-7 卧有患者床更换床单法

流程	步骤详情	要点与注意事项
1. 床旁		
(1)核对	备齐用物,携至床旁放妥,核对	◇确认患者的需要
(2)解释	向患者及其家属解释操作配合及注意事项	◇取得患者的信任、理解与配合
(3)移桌椅	①移开床旁桌距床边 20 cm,移开床旁椅距床尾 15 cm	◇移动距离与铺备用床同
	②将清洁被服按更换顺序放于床尾椅上	
	③病情允许可放平床头和床尾支架	
2. 换床单		
(1)松被	酌情拉起对侧床档,松开床尾盖被,协助患者侧卧对侧,背向护士,枕头随之移向对侧	◇能翻身者 ◇动作轻稳,防坠床
(2)扫单	①松开近侧各单,将污中单正面向内卷入患者身下	
	②扫净橡胶单上的碎屑,搭在患者身上	◇采用湿式方法清扫
	③将污大单正面向内卷入患者身下,扫净床褥碎屑,并拉平床褥	
(3)铺近侧单	①取清洁大单,将清洁大单中线与床中线对齐展开	◇中线与床中线对齐
	②将远侧半幅正面向内卷紧塞入患者身下(图 5-9),近侧半幅自床头、床尾、中部按顺序展开拉紧铺好	◇表面平整,无皱褶;拉紧各单,特别注意患者身下各层单子
	③放下橡胶单,铺上清洁中单,将远侧半幅正面向内卷紧塞入患者身下,近侧半幅中单连同橡胶单一并塞于床垫下铺好	◇大单包斜角,四角平整,无松散;表面平整,无皱褶
(4)改变卧位	移枕头并协助患者翻身侧卧于铺好的一侧,面向护士	◇酌情拉起近侧床档,放下对侧床档
(5)铺对侧单	①转至对侧,松开各单,将污中单卷至床尾大单上,扫净橡胶中单上的碎屑后搭于患者身上,然后将污大单从床头卷至床尾,与污中单一并放在护理车污衣袋内或护理车下层	
	②扫净床褥上碎屑,依次将清洁的大单、橡胶中单、中单逐层拉平铺好	◇采用湿式方法清扫;表面平整,无皱褶
	③移枕于床正中,协助患者平卧	
3. 换被套	①松开被筒,解开污被套尾端带子,取出棉胎盖患者身上,并展平	◇减少暴露患者;棉胎潮湿者应更换
	②将清洁被套正面向内平铺在棉胎上	
	③一手伸入清洁被套内,抓住被套和棉胎上端一角,翻转清洁被套,同法翻转另一角	
	④翻转清洁被套,整理床头棉被,一手抓棉被下端,一手将清洁被套往下拉平,同时顺手将污被套撤出放入护理车污衣袋或护理车下层	
	⑤棉被上端可压在枕下或请患者抓住,护士至床尾将清洁被套逐层拉平系好带子,铺成被筒为患者盖好	◇被筒对称,两边与床沿齐,被尾整齐,中线正,内外无皱褶
4. 换枕套	取出枕头,更换清洁枕套,拍松枕头	
5. 协助整理	①枕套开口背门,放于患者头下	
	②支起床上支架,还原床旁桌椅,协助患者取舒适卧位,整理床单位,保持病房整洁美观	
	③扫床巾集中消毒清洗,污被服送供应室	◇一次性刷套投入医疗废物桶
	④洗手,记录	

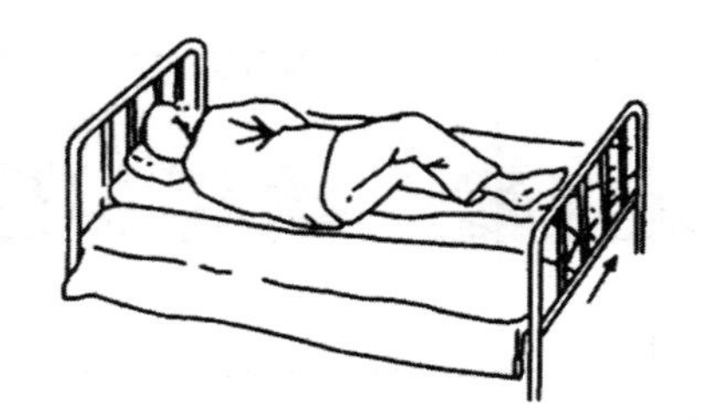

图 5-9 能侧卧患者更换床单法

5.评价

(1)护患沟通良好,解释符合临床实际,患者主动配合。

(2)护士操作规范熟练,手法轻稳,运用省力原则,动作应协调一致。

(3)患者舒适安全,未暴露。

6.健康教育

(1)向患者介绍卧有患者床更换床单的目的、配合方法及注意事项。

(2)让患者及其家属了解卧有患者床更换床单的意义。

(3)教会家庭病床患者的家属进行卧有患者床更换床单的方法。

(颜　惠)

第六章 给药护理

第一节 药物疗法概述

一、药物的基本知识

（一）药物的基本作用

1.药理效应

药理效应是药物作用的结果，是机体反应的表现，实际上是促使机体器官原有功能水平的改变。一般分为以下两点。

（1）兴奋剂：使机体系统和器官活性增高，如：呼吸兴奋剂。

（2）抑制剂：使机体系统和器官活性降低，如：镇静、安眠药。

2.药物作用的临床效果

（1）治疗作用：是指药物作用的结果有利于改变患者的生理、生化功能或病理过程，使患者机体恢复正常。包括以下几种。①对因治疗：用药目的在于消除原发致病因子，彻底治愈疾病。例如抗生素杀灭体内致病微生物，起“治本”作用。②对症治疗：用药目的在于改善疾病症状，起“治标”作用。如：休克、心力衰竭、脑水肿、哮喘时所采取的对症治疗。③补充治疗：也称替代治疗。用药的目的在于补充营养物质或内源性活性物质（如激素）的不足。可部分地起到对因治疗的作用，但应注意解决引起该物质缺乏的病因。

（2）不良反应：凡不符合用药目的，并为患者带来痛苦的反应统称为不良反应。包括：①副反应是药物固有的作用，指药物在治疗剂量下出现与治疗目的无关的作用，对患者可能带来不适或痛苦。如阿托品用于解胃肠痉挛时，可引起口干、心悸、便秘等副反应。②毒性反应：绝大多数药物都有一定的毒性，可发生急性或慢性中毒；致畸胎、致癌、致突变等。③后遗效应：指停药以后血浆药物浓度已降至阈浓度以下时残存的生物效应。如：服巴比妥类催眠药后，次日晨的宿醉现象。④特殊反应：与药理作用无关，难以预料的不良反应。包括变态反应、变态反应。

（二）药物的种类、领取和保管

1.药物的种类

常用药物的种类依据给药的不同途径可分为如下几点。

（1）内服药：包括片剂、丸剂、散剂、胶囊、溶液、酊剂和合剂等。

（2）注射药：包括水溶液、混悬液、油剂、结晶和粉剂等。

（3）外用药：包括软膏、搽剂、酊剂、洗剂、滴剂、粉剂、栓剂、涂膜剂等。

（4）其它类：粘贴敷片、胰岛素泵、植入慢溶药片等。

2.药物的领取

药物的领取需凭医生的处方进行。通常门诊患者按医生处方在门诊药房自行领取药物，住院患者的药物领取由住院药房（又称中心药房）根据医生处方负责配备、病区护士负责领取，一般如下。

（1）病区设有药柜，存放一定基数的常用药，按期根据消耗量领取补充。

（2）剧毒药、麻醉药类，病区内设有固定数，使用后凭专用处方和空瓶领取补充。

(3)患者日常治疗用药根据医嘱由中心药房专人负责配药、核对,病区护士负责再次核对并领取。

3.药物的保管

药物的性质通常决定了药物的保管方法。

(1)药柜位置符合要求并保持整洁:药柜应放在通风、干燥、光线明亮并应避免阳光直射处;药柜由专人负责并保持清洁;药物放置整齐,标签醒目。

(2)药物应分类存放标签明确:药物应按内服、外用、注射、剧毒等分类放置,并按有效期的先后序排列;剧毒药、麻醉药应加锁专人保管,班班交接。药瓶标签明确、字迹清楚,注明药物名称、剂量、浓度。一般内服药用蓝色边标签、外用药用红色边标签、剧毒药和麻醉药用黑色边标签,当标签脱落或辨认不清应及时处理。

(3)定期检查药品质量以确保安全:按照规定定期检查药品质量,如发现药品有沉淀、浑浊、异味、变色、潮解、变性,超过有效期等,应立即停止使用。

(4)根据药物不同性质分别保存。①易挥发、潮解、风化的药物以及芳香性药物均须装瓶密盖保存。如乙醇、干酵母、糖衣片等。②易燃、易爆的药物,须密闭并单独存放于阴凉低温处,远离明火,以防意外。如环氧乙烷、乙醚、乙醇等。③易氧化和遇光变质的药物,应用深色瓶盛装或放在黑纸遮光的纸盒内,置于阴凉处。如维生素C、氨茶碱、盐酸肾上腺素等。④遇热易破坏的药物,应置于干燥阴凉(约20℃)处或按要求冷藏于2℃～10℃的冰箱内:如疫苗、清蛋白、青霉素皮试液等。⑤患者个人专用药,应单独存放并注明床号、姓名。

(三)给药途径

根据患者和药物双方面的因素,确定给药的途径。不同途径给药时药物吸收的量和程度可不同,因而影响药物作用的快慢和强弱。目前临床常用的给药途径有以下几点。

1.口服给药法

口服给药法是最常用的给药途径。药物经口服至消化道,主要经肠壁吸收,经门脉至肝脏,再经血循环达全身各部分的组织细胞,从而发挥全身疗效。多数药物口服虽然方便有效,缺点肠道是吸收较慢,欠完全。不适用于昏迷及婴儿等不能口服的患者。

2.注射给药法

把无菌药液注射到皮内、皮下、肌肉或静脉,被毛细血管吸收,再经血循环被组织利用,药物可全部吸收,一般较口服快。

3.吸入给药法

雾化气体或挥发性药物自雾化装置从口、鼻吸入,从而达到局部或全身治疗的目的。

4.舌下含服法

药物舌下含服经口腔黏膜吸收,不经过肝门静脉,故可避免首关消除,吸收较迅速。

5.直肠给药法

一些油性栓剂可由肛门给药,由直肠吸收。

6.黏膜给药法

某些药物可经直肠、阴道、尿道、口腔、咽喉、眼结膜及鼻黏膜吸收。

二、给药原则

(一)根据医嘱给药

严格按医嘱执行,对有疑问的医嘱,了解清楚后才能给药,不能盲目执行。

(二)严格执行查对制度

1.三查

操作前、操作中、操作后查(查七对内容)。

2. 七对

对床号、姓名、药名、浓度、剂量、方法、时间。

(三)正确实施给药

1. 备药

严格遵守操作规程，认真负责，精力集中。正确掌握给药剂量备好的药物应及时使用，避免久置引起药物污染或药效降低等。

2. 给药

给药前查对无误后，向患者做好解释，以取得合作。护士要以真诚和蔼的态度、熟练的技术给药，以减轻患者的恐惧、不安与痛苦。并给予相应的用药指导，对易发生变态反应的药物，使用前了解过敏史，必要时做过敏试验。

(四)用药后的观察

观察用药后疗效和不良反应，对易引起变态反应及毒副反应较大的药物更应注意，必要时做好记录。发现给药错误，及时报告、处理。

三、给药次数和时间

给药次数和时间取决于药物的半衰期，以维持有效血药浓度和发挥最大药效为最佳选择，同时考虑药物的特性及人体的生理节奏。

(一)给药时间

1. 清晨空腹给药

由于胃肠内基本无食物干扰，服药后可迅速进入小肠，吸收并发挥药效，奏效快。但空腹给药应注意选择无刺激性或刺激性较小的药物，以免影响患者食欲，加重痛苦。

2. 饭前给药

指饭前 30 min 给药。如口服健胃药，能促进胃酸分泌，增进食欲；口服收敛剂鞣酸蛋白，可迅速进入小肠，分解出鞣酸，达到止泻作用；口服胃黏膜保护药，使其充分作用于胃壁，可起保护作用；应用抗酸药，由于胃空容易发生效应；应用肠道抗感染药和利胆药，使药物不被胃内容物稀释，尽快进入小肠，发挥疗效。

3. 饭时给药

饭前 10～15 min 或饭后给助消化药和胃蛋白酶合剂等，可及时发挥作用。

4. 饭后给药

临床用的口服药多在饭后给服，如阿司匹林、水杨酸钠、硫酸亚铁等，因饭后胃内容物多，与其混合可避免对胃黏膜的刺激，以便减轻恶心、呕吐等消化道症状。

5. 睡前治疗(睡前 15～30 min)

诱导催眠药应在睡前服，如安定、安眠酮、水合氯醛等，有利于适时入眠；缓泻药也在睡前服，如酚酞、液体石蜡、大黄等。服后 8～12 h 生效，于翌晨即可排便。

(二)给药次数

已经证明药物的生物利用度、血药浓度、药物的生物转化和排泄等均有其本身的昼夜节律性改变，即昼夜间的不同时间机体对药物的敏感性不同。如肾上腺皮质激素于每日上午 7～8 时为分泌高峰，午夜则分泌最小。如果早 7～8 时给予肾上腺皮质激素类药物，则对下丘脑垂体促皮质激素释放的抑制程度要比传统的分次给药轻得多。因此，临床上须长期应用皮质激素做维持治疗的患者，多采用日总量于早晨一次给予，这样可提高疗效，减轻不良反应。因此，最佳的给药时间和次数，要根据机体对药物反应的节律性来确定。另外，给药的次数还应根据半衰期确定，半衰期短的药物应增加给药次数，如每 4 小时 1 次，每 6 小时 1 次。在体内排泄慢的药物应延长给药时间。

四、护士在给药过程中的职责

给药是一个连续的过程，在这一过程中患者的安全至关重要，护士应做到以下几点。

(1)掌握药物的名称，主要成分，药理作用(包括相互作用和不良反应)和有期限性药的作用。

(2)为使药物达到应有的疗效，应掌握合理的给药时间。给药的时间是根据药物的吸收、有效血液浓度的持续时间与排泄的快慢而决定的。为了使药物在血液中保持有效浓度，以达到治疗目的，所以护士必须在指定时间给药，使药物能达到应有的疗效。

(3)掌握准确的给药途径：给药途径是根据患者疾病情况，预期疗效及药物种类不同而选用。同一药物可采用多种给药途径如口服、皮下、肌内注射、静脉等，而达到同一的治疗目的。

(4)掌握准确的剂量和浓度，了解药物的极量、中毒量与致死量，药物的剂量随年龄、体重与体表面积而异。用药需要达到一定剂量才能起到治疗作用。在一定范围内，药物的治疗作用随其剂量的加大而增强，但是超过了一定的范围，则会使患者发生中毒，甚至死亡，因此在用药时必须掌握准确的剂量。

(5)掌握哪些药物易发生变态反应：评估患者的药物史、过敏史，使用过程中应按需进行过敏试验，加强病情观察。

(6)服用某些特殊药物，应密切观察病情和疗效。记录患者用药期间的反应。计划并评价患者用药期间的护理措施。

(7)参与药物的保管、贮存。

(8)指导患者安全用药，如：指导患者掌握服药的剂量、时间等。

(9)保护用药者的权力，确保其安全与舒适。

(10)对有疑问的医嘱应“质疑”，拒绝提供不安全的药物。

五、给药的目的

采用不同途径、不同方法给药，能够满足患者的不同需要，通过给药可达到以下目的。

(一)预防疾病、增强体质

各种疫苗、免疫增强剂、维生素、微量元素可提高机体免疫力、抵抗疾病的能力，达到预防的作用。

(二)治疗疾病及减轻症状

如各种抗生素可控制感染，抗风湿、抗结核等药物都能达到治疗的目的。止痛药可减轻疼痛，缓解患者症状。

(三)协助诊断

可利用药物的特殊性质与排泄特点协助诊断：如造影剂可做心脏造影，协助诊断冠状动脉狭窄；利用酚红的排泄可检测肾功能等。

(冯军红)

第二节　口服给药法

药物经口服后，被胃肠道吸收和利用，起到局部治疗或全身治疗的作用。

一、摆药

(一)用物

药柜(内有各种药品)、药盘(发药车)、小药卡、药杯、量杯(10～20 mL)、滴管、药匙、纱布或小毛巾、小水壶内盛温开水、服药单。

（二）操作方法

1.准备

洗净双手，戴口罩，备齐用物，依床号顺序将小药卡插于药盘上，并放好药杯。

2.按服药单摆药

一个患者的药摆好后，再摆第二个患者的药，先摆固体药再摆水剂药。

（1）固体药：左手持药瓶（标签在外）、右手掌心及小指夹住瓶盖，拇指、示指和中指持药匙取药，不可用手取药。

（2）水剂：先将药水摇匀，左手持量杯，拇指指在所需刻度，使与视线处于同一水平，右手持药瓶，标签向上，然后缓缓倒出所需药液。应以药液低面的刻度为准。同时有几种水剂时，应分别倒入另一药杯内。更换药液时，应用温开水冲洗量杯。倒毕，瓶口用湿纱布擦净，然后放回原处。

3.其他

（1）药液不足 1 mL 须用滴管吸取计量。1 mL＝15 滴，滴管须稍倾斜。为使药量准确，应滴入已盛好少许冷开水药杯内，或直接滴于面包上或饼干上服用。

（2）患者的个人专用药，应注明姓名、床号、药名、剂量，以防差错。专用药不可借给他人用。

（3）摆完药后，应根据服药单查对一次，再由第二人核对无误后，方可发药。如需磨碎的药，可用乳钵研碎。用清洁巾盖好药盘待发。清洗滴管、乳钵等，清理药柜。

二、发药

（一）用物

温度适宜的开水、服药单、发药车。

（二）操作方法

1.准备

发药前先了解患者情况，暂不能服药者，应作交班。

2.发药查对，督促服药

按规定时间，携服药单送药到患者处，核对服药单及床头牌的床号、姓名，并呼唤患者姓名，准确听到回答后再发药，待患者服下后方可离开。

3.合理掌握给药时间

（1）抗生素、磺胺类药物应准时给药，以保持在血液中的有效浓度。

（2）健胃、助消化药物宜在饭前或饭间服。对胃黏膜有刺激的药宜在饭后服。

（3）对呼吸道黏膜有安抚作用的保护性止咳剂，服后不宜立即饮水，以免稀释药液降低药效。

（4）某些由肾脏排出的药物，如磺胺类，尿少时可析出结晶，引起肾小管堵塞，故应鼓励多饮水。

（5）对牙齿有腐蚀作用和使牙齿染色的药物，如铁剂，可用饮水管吸取，服后漱口。

（6）服用强心苷类药物应先测脉率、心率及节律，若脉率低于 60 次/分或节律不齐时不可服用。

（7）有配伍禁忌的药物，不宜在短时间内先后服用，如呋喃坦丁与碳酸氢钠溶液等碱性药液。

（8）安眠药应就寝前服用。

发药完毕，再次与服药单核对一遍，看有无遗漏或差错。药杯集中处理。清洁药盘放回原处。需要时做好记录。

（三）注意事项

（1）严格遵守三查七对制度（操作前、中、后查，对床号、姓名、药名、剂量、浓度、时间、方法），防止发生差错。

（2）老、弱、小儿及危重患者应协助服药，鼻饲者应先注入少量温开水，后将研碎溶解的药物由胃管注入，再注入少量温开水冲胃管。更换或停止药物，应及时告诉患者，若患者提出疑问，应重新核对清楚后再给患者服下。

（3）发药后，要密切观察服药后效果及有无不良反应，若有反应应及时与医生联系，给予必要的处理。

三、中心药站

有些医院设有中心药站，一般设在距各病房中心的位置，以便全院各病区领取住院患者用药。

病区护士每日上午于查房后把药盘、长期医嘱单送至中心药站，由药站专人处理医嘱、摆药、核对。口服药摆3次/日量，注射药物按一日总量备齐。然后由病区护士当面核对无误后，取回病区，按规定时间发药，发药前须经另一人核对。

各病区另设一药柜，备有少量常用药、贵重药、针剂等，作为临时应急用。所备之药须有固定基数，用后及时补充，交接班时按数点清。

（冯军红）

第三节　吸入给药法

一、氧气雾化吸入法

氧气雾化吸入法是利用氧气或压缩空气的压力，使药液形成雾状，使患者吸入呼吸道，以达到治疗目的。

（一）目的

（1）治疗呼吸道感染，消除炎症和水肿。

（2）解除支气管痉挛。

（3）稀释痰液，帮助祛痰。

（二）用物

（1）氧气雾化吸入器。

（2）氧气吸入装置一套（不用湿化瓶）或压缩空气机一套。

（3）药物根据病情而定。要求药液为水溶性、黏稠度低、对黏膜无刺激性、pH呈中性、对患者无变态反应时方可作雾化吸入用。

（三）氧气雾化吸入器的原理

雾化吸入器（图6-1）为一特制的玻璃装置，共有5个口，球形管内盛药液，A管口接上氧气或压缩空气，当手按住B管口时，迫使高速气流从C管口冲出，则D管口附近空气压力突然降低，形成负压，而球内药液面大气压强比D管口压强大。因此，球管内药液经D管被吸出上升至D管口时，又被C管口的急速气流吹散成为雾状微粒，从E管口冲出，被吸入患者呼吸道。

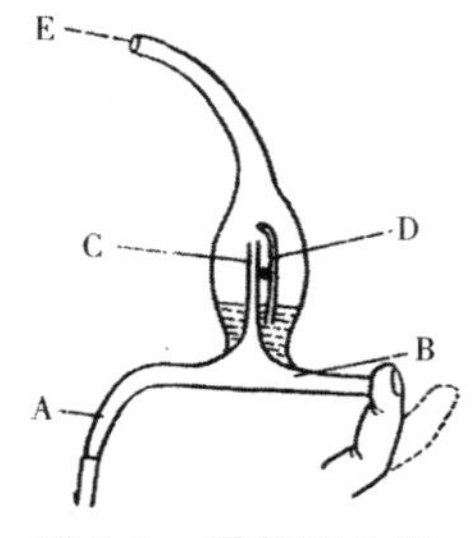

图6-1　雾化吸入器

（四）操作方法

（1）按医嘱抽取药液，并用生理盐水或蒸馏水稀释至3～5 mL后注入雾化器。

（2）能起床者可在治疗室内进行。不能下床者则将用物携至患者处，核对无误后向患者解释，以取得合作。

（3）助患者取舒适卧位，半卧位或坐位，助患者漱口，以清洁口腔。

(4)氧气将雾化器 A 管口与氧气胶管相连接,调节氧流量达 6～10 L/min,使药液喷成雾状,即可使用。

(5)助患者持雾化器,将喷气 E 管口放入口中,并嘱紧闭口唇,吸气时以手指按住 B 管口,呼气时松开 B 管口。如此反复进行,若患者感到疲劳,可松开手指,休息片刻再进行吸入,直到药液全部雾化为止。一般 10～15 min 即可将 5 mL 药液雾化完。

(6)治疗结束,取下雾化器,关闭氧气,助患者漱口,询问患者有无需要,整理床单。

(7)清理用物,按要求消毒、清洁雾化器,待干后备用。

(五)注意事项

(1)对初次治疗者,应教给使用氧气雾化器的方法。嘱患者吸入时,应作深吸气,以使药液到达支气管,呼气时,须将手指离开 B 管口,以防药液丢失。

(2)氧气雾化器的药液必须浸没 D 管底部,否则药液不能喷出。

(3)氧气装置上的湿化瓶要取下,否则湿润的氧气将使雾化器的药液被稀释。

二、超声波雾化吸入法

超声波雾化吸入是应用超声波声能,将药液变成细微的气雾,随患者的吸气而进入呼吸道及肺泡。超声波雾化的特点是雾量大小可以调节、雾滴小而均匀,直径在 5 μm 以下。药液随患者深而慢的呼吸可到达终末支气管及肺泡。

(一)目的

(1)消炎、镇咳、祛痰。

(2)解除支气管痉挛,使气道通畅,从而改善通气功能。

(3)呼吸道烧伤或胸部手术者,可预防控制呼吸道感染。

(4)配合人工呼吸器,湿化呼吸道或间歇雾化吸入药液。

(5)应用抗癌药物治疗肺癌。

(二)用物

治疗车上放超声波雾化器一套,药液,蒸馏水。

(三)超声波雾化的原理

超声波雾化器通电后超声波发生器输出高频电能,使水槽底部晶体换能器发生超声波声能,声能振动雾化罐底部的透声膜,作用于雾化罐内的液体,破坏了药液表面的张力和惯性,成为微细的雾粒,通过管道随患者吸气而进入呼吸道,吸入肺泡。

(四)操作方法

(1)水槽内放冷蒸馏水。蒸馏水要浸没雾化罐底部的透声膜。

(2)按医嘱将药液 30～50 mL 放入雾化罐内,检查无漏水后,放入水槽内,将水槽盖盖紧。

(3)备齐用物携至患者处,核对无误后说明情况,以取得合作。

(4)接通电源,先开电源开关,指示灯亮,预热 3 min,定时 15－20min 再开雾化开关,指示灯亮,根据需要调节雾量(高档 3 mL/min、中档 2 mL/min、低档 1 mL/min),一般用中档。

(5)患者吸气时,将面罩置于口鼻上,呼气时启开,或将口含嘴放口中,闭口作深吸气,呼气时张口。

(6)治疗毕,先关雾化开关,再关电源开关,否则电子管易损坏。若有定时装置则到“OFF”位雾化自动停止,这时要关上电源开关。助患者取舒适卧位,整理床单。

(7)放掉水槽内水,按要求消毒清洗雾化罐、送风管、面罩或吸气管等,并擦干备用。

(五)注意事项

(1)水槽内无水切勿开机,否则会烧毁机心。

(2)若需连续使用时,须间歇 30 min,并更换水槽内蒸馏水,保证水温不超过 50 ℃。

(3)水槽底部的压电晶体片和雾化罐的透声膜,质脆且薄易破损,操作中不可用力按压,操作结束只能用纱布轻轻吸水。

(4)每次用毕切断电源开关,雾量调节应旋至“0”位。

(聂永霞)

第四节　滴入给药法

一、眼滴药法

(一)目的

(1)防治眼病。

(2)眼部检查:如散瞳验光或查眼底。

(3)用于诊断性染色,如滴荧光素检查结膜、角膜上皮有无缺损或泪道通畅试验。

(二)用物

治疗盘内按医嘱备眼药水或眼药膏,消毒干棉球罐,弯盘,治疗碗内置浸有消毒液的小毛巾。

(三)操作方法

(1)洗净双手,戴口罩。备齐用物携至患者处,核对无误后向患者解释,以取得合作。

(2)助患者取仰卧位或坐位,头略后仰,用干棉球拭去眼分泌物、眼泪。

(3)嘱患者眼向上视,左手取一干棉球置于下眼睑处,并轻轻拉下,以露出下穹隆部,右手滴一滴眼药于下穹隆部结膜囊内后,轻提上眼睑覆盖眼球,使药液充满整个结膜囊内。

(4)以干棉球拭去溢出的眼药水,嘱患者闭眼 1～2 min。

(四)注意事项

(1)用药前严格遵守查对制度,尤其对散瞳、缩瞳及腐蚀性药物更要谨慎。每次为每位患者用药前,均须用消毒液消毒手指,以免交叉感染。

(2)药液不可直接滴在角膜上,并嘱患者滴药后勿用力闭眼,以防药液外溢。

(3)若用滴管吸药,每次吸入不可太多,亦不可倒置,滴药时不可距眼太近,应距眼睑 2～3 cm。勿使滴管口碰及眼睑或睫毛,以免污染。

(4)若滴阿托品、毒扁豆碱、呋索碘铵等有一定毒性的药液,滴药后应用棉球压迫泪囊区 2～3 min,以免药液经泪道流入泪囊和鼻腔,被吸收后引起中毒反应,对儿童用药时应特别注意。

(5)易沉淀的混悬液,如可的松眼药水,滴药前要充分摇匀后再用,以免影响药效。

(6)正常结膜囊容量为 0.02 mL,滴眼药每次一滴即够用,不宜太多,以免药液外溢。

(7)一般先右眼后左眼,以免用错药,如左眼病较轻,应先左后右,以免交叉感染。角膜有溃疡或眼部有外伤或眼球手术后,滴药后不可压迫眼球,也不可拉高上眼睑。

(8)数种药物同时用,前后两种药之间必须稍有间歇,不可同时滴入,如滴眼药水与涂眼膏同时用,应先滴药水,后涂眼膏。

二、鼻滴药法

(一)目的

治疗鼻部疾病或术前用药。

(二)用物

治疗盘内按医嘱备滴鼻药水或药膏、无菌干棉球罐、弯盘。

（三）操作方法

（1）备齐用物至患者处，说明情况，以取得合作。嘱患者先排出鼻腔内分泌物，或先行洗鼻。

（2）仰头位：适用于后组鼻窦炎或鼻炎患者。助患者仰卧，肩下垫枕头垂直后仰或将头垂直后仰悬于床缘，前鼻孔向上，手持一棉球以手指轻轻拉开鼻尖，使鼻孔扩张。一手持药液向鼻孔滴入每侧 2～3 滴，棉球轻轻塞于前鼻孔。

（3）侧头位：适用于前组鼻炎患者。卧向患侧，肩下垫枕，使头偏患侧并下垂，将药液滴入下方鼻孔 2～3 滴，棉球轻轻塞入前鼻孔。

（四）注意事项

（1）滴药时，滴瓶或滴管应置于鼻孔上方，勿触及鼻孔，以免污染药液。

（2）为使药液分布均匀和到达鼻窦的窦口，滴药后可将头部略向两侧轻轻转动，保持仰卧或侧卧 3～5 min，然后捏鼻起立。

三、耳滴药法

（一）目的

（1）治疗中耳炎、外耳道炎或软化耵聍。

（2）麻醉或杀死耳内昆虫类异物。

（二）用物

治疗盘内按医嘱备滴耳药无菌干棉球罐、弯盘、小棉签。

（三）操作方法

（1）备齐用物至患者处，说明情况，以取得合作。

（2）助患者侧卧，患耳向上或坐位偏向一侧肩部，使患耳向上。先用小棉签清洁耳道。

（3）手持棉球，然后轻提患者耳郭（成人向上方，小儿则向下方）以拉直外耳道。

（4）顺外耳道后壁缓缓滴入 3～5 滴药液，并轻提耳郭或在耳屏上加压，使气体排出，药液易流入。然后用棉球塞入外耳道口。

（5）滴药后保持原位片刻再起身，以免药液外流。

（四）注意事项

（1）若系麻醉或杀死耳内软化耵聍，每次滴药量可稍多些。以不溢出外耳道为度。滴药前也不必清洁耳道。每天滴5～6 次，3 d 后予以洗出或取出。并向患者说明滴药后耵聍软化，可能引起耳部发胀不适。若两侧均有耵聍，不宜两侧同时进行。

（2）若系昆虫类异物，滴药目的在于使之麻醉或窒息死亡便于取出，可滴乙醚（有鼓膜穿孔者忌用，因为可引起眩晕）或乙醇。也可用各种油类如 2% 酚甘油、各种植物油、甘油等。使其翅或足粘着以限制活动，并因空气隔绝使之窒息死亡。滴后 2～3 min 便可取出。

（聂永霞）

第五节　注射给药法

注射给药是将无菌溶液经皮内、皮下、肌内、静脉途径注入体内，发挥治疗效能的方法。

一、药液吸取法

（一）从安瓿内吸取药液

将安瓿尖端药液弹至体部，用乙醇消毒安瓿颈部及砂锯，用砂锯锯出痕迹，然后重新消毒安瓿颈部，以消毒棉签拭去细屑，掰断安瓿。将针尖的斜面向下放入安瓿内的液面中，手持活塞柄抽动活塞吸取所需药量。吸毕将安瓿套于针头上或套上针帽备用。

（二）从密封瓶内吸取药液

开启铅盖的中央部分，用碘酒、乙醇消毒瓶盖，待干。往瓶内注入与所需药液等量空气（以增加瓶内压，避免瓶内负压，无法吸取），倒转药瓶及注射器，使针尖斜面在液面下，轻拉活塞柄吸取药液至所需量，再以示指固定针栓，拔出针头，套上针帽备用。

若密封瓶或安瓿内系粉剂或结晶时，应先注入所需量的溶剂，使药物溶化，然后吸取药液。（密封瓶内注入稀释液后，必须抽出等量空气，以免瓶内压力过高，当再次抽吸药液时，会将注射器活塞顶出而脱屑）。

黏稠、油剂可先加温（遇热变质的药物除外），或将药瓶用双手搓后再抽吸；混悬液应摇匀后再吸取。

（三）注射器内空气驱出术

一手指固定于针栓上，拇指、中指扶持注射器，针头垂直向上，一手抽动活塞柄吸入少量空气，然后摆动针筒，并使气泡聚集于针头口，稍推动活塞将气泡驱出。若针头偏于一侧则驱气时，应使针头朝上倾斜，使气泡集中于针头根部，如上法驱出气泡。

二、皮内注射法

将少量药液注入表皮与真皮之间的方法。

（一）目的

（1）各种药物过敏试验。

（2）预防接种。

（3）局部麻醉的起始步骤。

（二）用物

（1）注射盘或治疗盘内盛2%碘酒、70%乙醇、无菌镊（浸泡于消毒液瓶内）、砂锯、无菌棉签、开瓶器、弯盘。

（2）1 mL注射器、$4\frac{1}{2}$号针头，药液按医嘱。

（三）注射部位

（1）药物过敏试验在前臂掌侧中、下段。

（2）预防接种常选三角肌下缘。

（四）操作方法

（1）备齐用物至患者处，核对无误，说明情况以取得合作。

（2）患者取坐位或卧位，选择注射部位，以70%乙醇消毒皮肤，待干。

（3）排尽注射器内空气，示指和拇指绷紧注射部位皮肤，右手持注射器，针尖斜面向上，与皮肤呈5°刺入皮内，放平注射器平行将针尖斜面全部进入皮内，左手拇指固定针栓，右手快速推注药液0.1 mL。也可右手持注射器左手推注药液，使局部可见半球形隆起的皮丘，皮肤变白，毛孔显露。

（4）注射毕，快速拔出针头。

（5）清理用物，归还原处，按时观察。

（五）注意事项

忌用碘酒消毒皮肤，并避免用力反复涂擦。注射后不可用力按揉，以免影响结果的观察。

三、皮下注射法

将少量药液注入皮下组织的方法。

（一）目的

（1）需迅速达到药效和此药不能或不宜口服时采用。

(2)局部供药,如局部麻醉用药。

(3)预防接种。

(二)用物

注射盘,1～2 mL 注射器,5～6 号针头,药液按医嘱。

(三)注射部位

上臂三角肌下缘、上臂外侧、股外侧、腹部、后背、前臂内侧中段。

(四)操作方法

(1)备齐用物携至患者处,核对无误,向患者解释以取得合作。

(2)助患者取坐位或卧位,选择注射部位,皮肤作常规消毒(用 2%碘酒以注射点为中心,呈螺旋形向外涂擦,直径在 5 cm 以上,待干,然后用 70%乙醇以同法脱碘两次,待干)。

(3)持注射器排尽空气。

(4)左手示指与拇指绷紧皮肤,右手持注射器、示指固定针栓,针尖斜面向上,与皮肤呈 30°～40°,过瘦者可捏起注射部位皮肤快速刺入针头 1/2～2/3,左手抽动活塞观察无回血后缓缓推注药液。

(5)推完药液,用干棉签放于针刺处,快速拔出针头后,轻轻按压。

(6)清理用物、归原处洗手记录。

(五)注意事项

(1)持针时,严格无菌操作右手示指固定针栓,切勿触及针柄,以免污染。

(2)针头刺入角度不宜超过 45°,以免刺入肌层。

(3)对皮肤有刺激作用的药物,一般不作皮下注射。

(4)少于 1 mL 药液时,必须用 1 mL 注射器,以保证注入药量准确无误。

(5)需经常作皮下注射者,应建立轮流交替注射部位的计划,以达到在有限的注射部位吸收最大药量的效果。

四、肌内注射法

将少量药液注入肌肉组织的方法。

(一)目的

(1)与皮下注射同,注射刺激性较强或药量较多的药液。

(2)注射药物用于不宜或不能作静脉注射口服,且要求比皮下注射发挥疗效更迅速。

(二)用物

注射盘、2～5 mL 或 10 mL 注射器,6～7 号针头,药液按医嘱。

(三)注射部位

一般选肌肉较丰厚、离大神经、大血管较远的部位,其中以臀大肌、臀中肌、臀小肌最为常选,其次为股外侧肌及上臂三角肌。

1.臀大肌内注射射区定位法

(1)十字法:从臀裂顶点向左或向右侧,引一水平线,然后从该侧髂嵴最高点作一垂直平分线,其外上 1/4 处为注射区,但应避开内角(即髂后上棘与大转子连线)。

(2)连线法:取髂前上棘和尾骨连线的外上 1/3 交界处为注射区。

2.臀中肌、臀小肌内注射射区定位法

(1)构角法:以示指尖与中指尖分别置于髂前上棘和髂嵴下缘处,由髂嵴、示指、中指所构成的三角区内为注射区。

(2)三横指法:髂前上棘外侧三横指处(以患者自己手指宽度为标准)。

3.股外侧肌内注射射区定位法

在大腿中部外侧,位于膝上 10 cm,髋关节下 10 cm,此处血管少,范围较大,约 7.5 cm,适用于多次注射。

4. 上臂三角肌内注射射区定位法

上臂外侧、自肩峰下 2～3 横指，但切忌向前或向后，以免损伤臂丛神经或桡神经，向后下方则可损伤腋神经。故此只能作小剂量注射。

（四）患者体位

为使患者的注射部位肌肉松弛，应尽量使患者体位舒适。

（1）侧卧位：下腿稍屈膝，上腿伸直。

（2）俯卧位：足尖相对，足跟分开。

（3）仰卧位：适用于病情危重不能翻身的患者。

（4）坐位：座位稍高，便于操作。非注射侧臀部坐于座位上，注射侧腿伸直。一般多为门诊或急诊患者所取。

（五）操作方法

（1）备齐用物携至患者处，核对无误后，向患者解释，以取得合作。

（2）助患者取合适卧位，选注射部位，戴手套按常规消毒皮肤，待干。

（3）排尽空气，左手拇指、示指分开并绷紧皮肤，右手执笔式持注射器，中指固定针栓，以前臂带动腕部的力量，将针头垂直快速刺入肌肉内。一般进针至针头 2/3，瘦者或小儿酌减，固定针栓（图 6-2）。

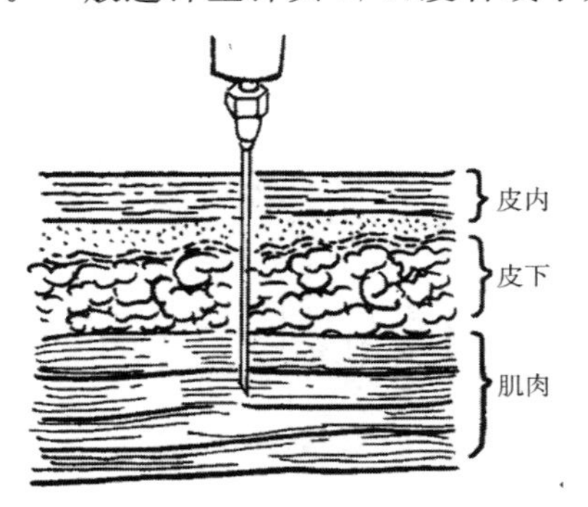

图 6-2　肌内注射进针深度

（4）松左手，抽动活塞，观察无回血后，缓慢推药液。如有回血，可拔出少许再行试抽，无回血方可推药，仍有回血，须另行注射。

（5）推完药用干棉签放于针刺处，快速拔出针头后，即轻压片刻。并对患者的配合致以谢意。

（6）清理用物、归还原处。

（六）肌内注射引起疼痛的原因

（1）注射针头不锐利或有钩，致使进针或拔针受阻。

（2）患者体位不良，致使注射部位肌肉处于紧张状态。

（3）注射点选择不当，未避开神经或注射部位肌肉不丰厚。

（4）操作不熟练，进针不稳，固定不牢，针头在组织内摆动，推药过快等。

（5）药物刺激性强，如硫酸阿托品、青霉素钾盐等。

（七）注意事项

（1）切勿将针柄全部刺入，以防从根部衔接处折断。万一折断，应保持局部与肢体不动，速用无菌止血钳夹住断端取出。若全部埋入肌肉内，即请外科医生诊治。

（2）臀部注射，部位要选择正确，偏内下方易伤及神经、血管，偏外上方易刺及髋骨，引起剧痛及断针。

（3）推药液时必须固定针栓，推速要慢，同时注意患者的表情及反应。如系油剂药液更应持牢针栓，以防用力过大针栓与针头脱开，药液外溢；若为混悬剂，进针前要摇匀药液，进针后持牢针栓，快速推药，以免药液沉淀造成堵塞或因用力过猛使药液外溢。

(4)需长期注射者,应经常更换注射部位,并用细长针头,以避免或减少硬结的发生。若一旦发生硬结,可采用理疗、热敷或外敷活血化瘀的中药如蒲公英、金黄散等。

(5)两岁以下婴幼儿不宜在臀大肌处注射,因幼儿尚未能独立行走,其臀部肌肉一般发育不好,有可能伤及坐骨神经,应选臀中肌、臀小肌处注射。

(6)两种药液同时注射又无配伍禁忌时,常采用分层注射法。当第一针药液注射完,随即拧下针筒,接上第二副注射器,并将针头拔出少许后向另一方向刺入拭抽无回血后,即可缓慢推药。

五、静脉注射法

(一)目的

(1)药物不宜口服、皮下或肌内注射时,需要迅速发生疗效者。

(2)作诊断性检查,由静脉注入药物,如肝、肾、胆囊等检查须注射造影剂或染料等。

(二)用物

注射盘、注射器(根据药液量准备)7～9 号针头或头皮针头,止血带、胶布、药液按医嘱。

(三)注射部位

(1)四肢浅静脉:肘部的贵要静脉、正中静脉、头静脉;腕部、手背及踝部或足背浅静脉等(图 6-3)。

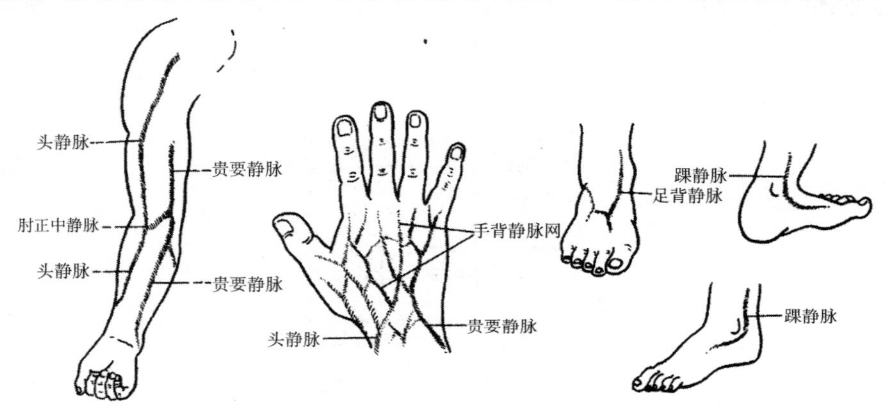

图 6-3 四肢浅静脉

(2)小儿头皮静脉:额静脉、颞静脉(图 6-4)。

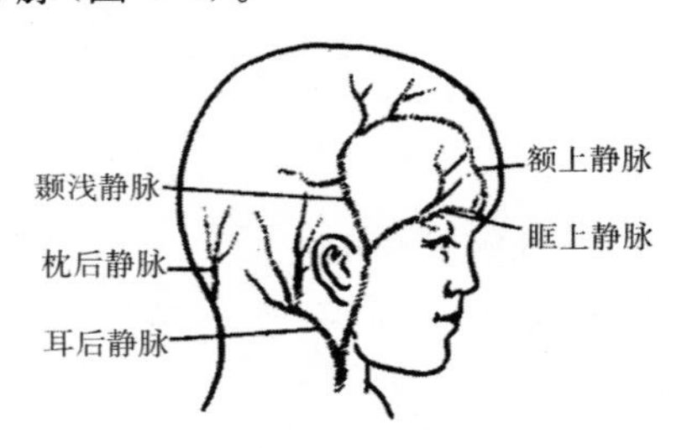

图 6-4 小儿头皮静脉

(3)股静脉:位于股三角区股鞘内,在腹股沟韧带下方,紧靠股动脉内侧约 0.5 cm 处,如在髂前上棘和耻骨结节之间划一连线,股动脉走向和该线的中点相交(图 6-5,图 6-6)。

(四)操作方法

1.四肢浅表静脉注射术

(1)备齐用物携至患者处,核对无误后,说明情况,以取得合作。

(2)选静脉,在注射部位上方近心端 6 cm 处扎止血带,止血带末端向上。皮肤常规消毒,待干,同时嘱患者握拳,使静脉显露。备胶布 2～3 条。

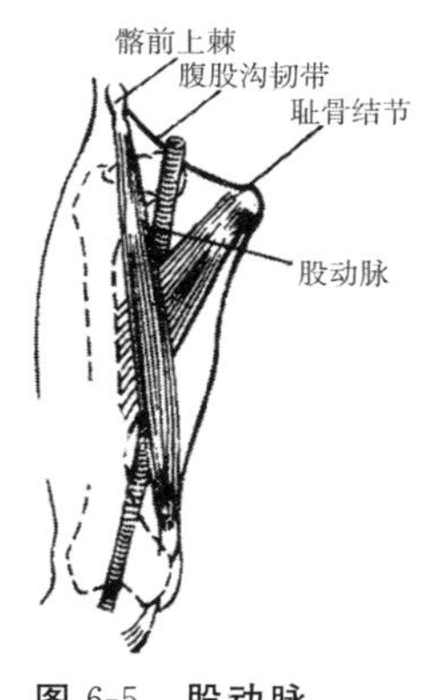

图 6-5 股动脉

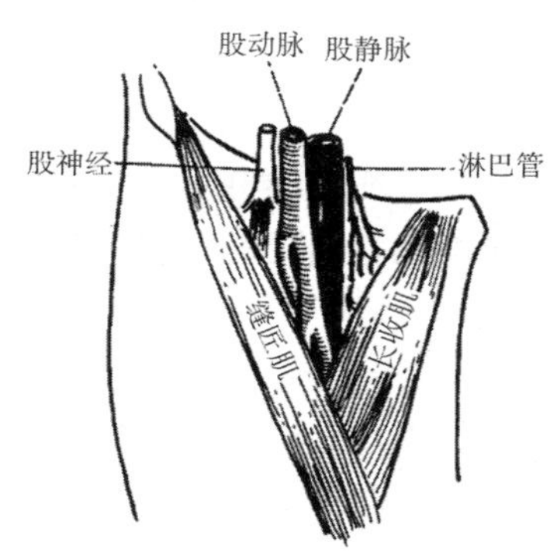

图 6-6 股静脉

(3)注射器接上头皮针头，排尽空气，在注射部位下方，以一手绷紧静脉下端皮肤并使其固定。另一手持针头使其针尖斜面向上，与皮肤呈 15°～30°，由静脉上方或侧方刺入皮下，再沿静脉走向刺入静脉，见回血后将针头与静脉的角度调整好，顺静脉走向推进 0.5～1 cm 左右后固定。

(4)松止血带，嘱患者松拳，用胶布固定针头。若采血标本者，则止血带不放松，直接抽取血标本所需量，也不必胶布固定持抽到需用量后，迅速拔出针头，干棉球压迫止血。

(5)推完药液，以干棉签放于穿刺点上方，快速拔出针头后按压片刻，无出血为止。对患者的配合致以谢意。

(6)清理用物，归原处。

2.股静脉注射术

常用于急救时作加压输液、输血或采集血标本。

(1)患者仰卧，穿刺侧下肢伸直略外展(小儿应有人扶助固定)，局部常规消毒皮肤，同时消毒术者左手示指和中指。

(2)于股三角区扪股动脉搏动最明显处，予以固定。

(3)右手持注射器，排尽空气，在腹股沟韧带下一横指、股动脉搏动内侧 0.5 cm 或呈 45°或 90°角刺入，抽动活塞见暗红色回血，提示已进入股静脉，固定针头，根据需要推注药液或采集血标本。

(4)注射或采血毕，拔出针头，用无菌纱布加压止血 3～5 min，以防出血或形成血肿。对患者或家属的配合致以谢意。

(5)清理用物，归原处，血标本则及时送检。

(五)注意事项

(1)严格执行无菌操作规则，防止感染。

(2)穿刺时务必沉着，切勿乱刺。一旦出现血肿，应立即拔出，按压局部，另选它处静脉注射。

(3)注射时应选粗直、弹性好、不易滑动而易固定的静脉，并避开关节及静脉瓣。

(4)需长期静脉给药者，为保护静脉，应有计划地由小到大，由远心端到近心端选血管进行注射。

(5)对组织有强烈刺激的药物，最好用一负等渗生理盐水注射器先行试穿，证实针头确在血管内后，再换注射器推药。在推注过程中，应试抽有无回血，检查针梗是否仍在血管内，经常听取患者的主诉，观察局部体征，如局部疼痛、肿胀或无回血时，表示针梗脱出静脉，应立即拔出，更换部位重新注射，以免药液外溢而致组织坏死。

(6)药液推注的速度，根据患者的年龄、病情及药物的性质而定，并随时听取患者的主诉和观察病情变化，以便调节。

(7)股静脉穿刺时，若抽出鲜红色血，提示穿入股动脉，应立即拔出针头，压迫穿刺点 5～10 min，直至无出血为止。一旦穿刺失败，切勿再穿刺，以免引起血肿，有出血倾向的患者，忌用此法。

(六)静脉注射失败的常见原因

(1)穿刺未及静脉，在皮下及脂肪层留针过多。

(2)针头刺入过深，穿过对侧血管壁，可见回血，如只推注少量药液时，患者有痛感，局部不一定隆起。

(3)针尖斜面刺入太少，一半在管腔外，虽可见回血，但当推注药液时局部隆起，患者诉胀痛。

(4)外观血管很清楚，触之很硬，针头刺入深度及方向皆正确，但始终无回血。大多因该血管注射次数过多，或药液的刺激，使血管壁增厚，管腔变窄，而难以刺入。

(5)皮下脂肪少，皮肤松弛，血管易滑动，针头不易刺入。

(七)特殊情况下静脉穿刺法

(1)肥胖患者：静脉较深，不明显，但较固定不滑动，可摸准后由静脉上方30°～40°再行穿刺。

(2)消瘦患者：皮下脂肪少，静脉较滑动，穿刺时须固定静脉上下端。

(3)水肿患者：可按静脉走向的解剖位置，用手指压迫局部，以暂时驱散皮下水分，显露静脉后再穿刺。

(4)脱水患者：静脉塌陷，可局部热敷、按摩，待血管扩张显露后再穿刺。

(陈　静)

第七章　胸心外科护理

第一节　胸部损伤

胸廓由胸椎、胸骨、肋骨和肋间组织组成，外有胸壁和肩部肌肉，内有胸膜。上口由胸骨上缘和第1肋组成，下口为膈所封闭，主动脉、胸导管、奇静脉、食管和迷走神经以及下腔静脉穿过各自裂孔进入腹腔。膈是重要呼吸肌，呼气时变为圆顶形，吸气时变为扁平以增加胸腔容量。

纵隔为两肺间的胸内空隙，前为胸骨，后为胸椎，两侧为左右胸膜。除两肺外，胸内器官均居于纵隔。纵隔的位置有赖于两侧胸膜腔压力的平衡。

胸膜腔左右各一。胸膜有内外两层，即脏层和壁层，两层间为潜在的胸膜腔，只有少量浆液。腔内压力约－0.79～－0.98 kPa（－8～－10 cmH_2O），如负压消失肺即萎陷，故在胸部损伤或开胸手术后，保持胸膜腔内的负压，至关重要。

一、病因与发病机制

胸部损伤（chest trauma）一般根据是否穿破壁层胸膜，造成胸膜腔与外界相通而分为闭合性和开放性损伤两类。闭合性损伤多由暴力挤压、冲撞或钝器打击胸部引起，轻者造成胸壁软组织挫伤或单根肋骨骨折，重者可发生多根多处肋骨骨折或伴有胸腔内器官损伤；开放性损伤多为利器或枪弹伤所致，胸膜的完整性遭到破坏，导致开放性气胸或血胸，并常伴有胸腔内器官损伤，若同时伤及腹部脏器，称之为胸腹联合伤。

二、临床表现

（一）胸痛

胸痛是胸部损伤的主要症状，常位于受损处，伴有压痛，呼吸时加剧。

（二）呼吸困难

胸部损伤后，疼痛可使胸廓活动受限、呼吸浅快。血液或分泌物堵塞气管、支气管，肺挫伤导致肺水肿、出血或淤血，气、血胸使肺膨胀不全等均致呼吸困难。多根多处肋骨骨折，胸壁软化引起胸廓反常呼吸运动，则加重呼吸困难。

（三）咯血

小支气管或肺泡破裂，出现肺水肿及毛细血管出血者，痰中常带血或咯血；大支气管损伤者，咯血量较多，且出现较早。

（四）休克

胸内大出血、张力性气胸、心包腔内出血、疼痛及继发感染等，均可导致休克的发生。

（五）局部体征

因损伤性质和轻重而不同，可有胸部挫裂伤、胸廓畸形、反常呼吸运动、皮下气肿、骨摩擦音、伤口出血、气管和心脏向健侧移位征象。胸部叩诊呈鼓音或浊音，听诊呼吸音减低或消失。

三、护理

(一)护理目标

(1)患者能采取有效的呼吸方式或维持氧的供应,肺内气体交换得到改善。

(2)患者掌握正确的咳嗽排痰方法,保持呼吸道通畅和胸腔闭式引流的效果。

(3)维持体液平衡和血容量。

(4)疼痛缓解或消失。

(5)患者情绪稳定,解除或减轻心理压力。

(6)防治感染,并发症及时发现或处理。

(二)护理措施

1.严密观察生命体征和病情变化

如患者出现烦躁、口渴、面色苍白、呼吸短促、脉搏快弱、血压下降等休克时,应针对导致休克的原因加强护理。失血性休克的患者,应在中心静脉压的监测下,迅速补充血容量,维持水、电解质和酸碱平衡。对开放性气胸,应立即在深呼气末用无菌凡士林纱布及厚棉垫加压封闭伤口,以避免纵隔扑动。张力性气胸则应迅速在患者锁骨中线第2肋间行粗针头穿刺减压,置管行胸腔闭式引流术,以降低胸膜腔压力,减轻肺受压,改善呼吸和循环功能。

经以上措施处理后,病情无明显好转,血压持续下降或一度好转后又继续下将,血红蛋白、红细胞计数、血细胞比容持续降低,胸穿抽出血很快凝固或因血凝固抽不出血液,X线显示胸膜腔阴影继续增大,胸腔闭式引流抽出血量≥200 mL/h,并持续>3 h,应考虑胸膜腔内有活动性出血,咯血或咯大量泡沫样血痰,呼吸困难加重,胸腔闭式引流有大量气体溢出,常提示肺、支气管严重损伤,应迅速做好剖胸手术准备工作。

2.多肋骨骨折

应紧急行胸壁加压包扎固定或牵引固定,矫正胸壁凹陷,以消除或减轻反常呼吸运动,维持正常呼吸功能,促使伤侧肺膨胀。

3.保持呼吸道通畅

严密观察呼吸频率、幅度及缺氧症状,给予氧气吸入,氧流量2～4L/min。鼓励和协助患者有效咳嗽排痰,痰液黏稠不易排出时,应用祛痰药以及超声雾化或氧气雾化吸入。疼痛剧烈者,遵医嘱给予止痛剂。及时清除口腔、上呼吸道、支气管内分泌物或血液,可采用鼻导管深部吸痰或支气管镜下吸痰,以防窒息。必要时行气管切开呼吸机辅助呼吸。

4.解除心包压塞

疑有心脏压塞患者,应迅速配合医生施行剑突下心包穿刺或心包开窗探查术,以解除急性心包压塞,并尽快准备剖胸探查术。术前快速大量输血、抗休克治疗。对刺入心脏的致伤物尚留存在胸壁,手术前不宜急于拔除。如发生心搏骤停,须配合医生急行床旁开胸挤压心脏,解除心包压塞,指压控制出血,并迅速送入手术室继续抢救。

5.防治胸内感染

胸部损伤尤其是胸部穿透伤引起血胸的患者易导致胸内感染,要密切观察体温的变化,定时测体温。在清创、缝合、包扎伤口时注意无菌操作,防止伤口感染,合理使用抗生素。高热患者,给予物理或药物降温。患者出现寒战、发热、头痛、头晕、疲倦等中毒症状,血象示白细胞计数升高,胸穿抽出血性混浊液体,并查见脓细胞,提示血胸已继发感染形成脓胸,应按脓胸处理。

6.行闭式引流

行胸穿或胸腔闭式引流术患者,按胸穿或胸腔闭式引流常规护理。

7.做好生活护理

因伤口疼痛及带有各种管道,患者自理能力下降,护士应关心体贴患者,根据患者需要做好生活护理。

协助患者床上排大小便，做好伤侧肢体及肺的功能锻炼，鼓励患者早期下床活动。

8. 做好心理护理

患者由于意外创伤的打击，对治疗效果担心，对手术恐惧，患者表现为心情紧张、烦躁、忧虑等。护士应加强与患者沟通，做好心理护理。向患者及其家属解释各项治疗、护理过程，愈后情况及手术的必要性，提供有关疾病变化及各种治疗信息，鼓励患者树立信心，积极配合治疗。

（陈国姣）

第二节 冠状动脉粥样硬化性心脏病

一、概述

冠状动脉粥样硬化性心脏病是指冠状动脉发生严重粥样硬化性狭窄或阻塞，或在此基础上合并痉挛，及血栓形成，造成管腔阻塞，引起冠状动脉供血不足、心肌缺血或心肌梗死的一种心脏病，简称冠心病。我国虽是冠心病的低发国家，但近年来冠心病发病率和病死率的逐年上升趋势是不容忽视的。目前，在我国每年估计新发生的心肌梗死的患者就高达300万之多。

冠状动脉的病变主要在动脉内膜，病变发展缓慢（一般约需要10～15年才能发展成为典型的动脉粥样硬化斑块），在早期无症状，临床不易检出。发病时通常表现为胸骨后的压榨感，闷胀感，持续3～5分钟，常发散到左臂、左肩、下颌、咽喉部、背部，也可放射到右臂。用力、情绪激动、受寒、饱餐等增加心肌耗氧情况下发作的称为劳力性心绞痛，休息或含服硝酸甘油缓解。若表现为持续性剧烈压迫感、闷塞感、甚至刀割样疼痛，伴有低热、烦躁不安、多汗和冷汗、恶心、呕吐、心悸、头晕、极度乏力、呼吸困难、濒死感，休息和含服硝酸甘油不能缓解，此种情况称为心肌梗死型。冠状动脉阻塞性病变主要位于冠状动脉前降支的上、中1/3，其次为右冠状动脉，再次为左回旋支及左冠状动脉主干，后降支比较少见。

冠心病的外科治疗主要是应用冠状动脉旁路移植术（coronary artery bypass grafting，CABG），简称“搭桥”。CABG为缺血心肌重建血运通道，改善心肌的供血和供氧，缓解和消除心绞痛症状，改善心肌功能，延长寿命。目前，CABG已成为治疗冠心病最常用和最有效的方法之一。自从美国临床上首例将大隐静脉应用在冠状动脉旁路移植术中取得成功后，大隐静脉作为冠状动脉旁路移植物被广泛应用，从1968年起，作为新发展的外科技术，乳内动脉（internal mammary artery，IMA）得到了广泛的应用。由于动脉移植物的远期通畅率明显高于自体大隐静脉，可提高手术的远期效果，因此，近年来大力提倡用动脉如胸廓内动脉、胃网膜右动脉、桡动脉等作为冠状动脉旁路移植术的移植物。并且，不用体外循环，在心脏跳动下进行的冠状动脉旁路移植术取得较大进展，加快了患者的恢复，缩短了住院时间，取得了良好的效果（见图7-1）。冠状动脉旁路移植术后约有90%以上的患者症状消失或减轻，心功能改善，可恢复工作，延长寿命。

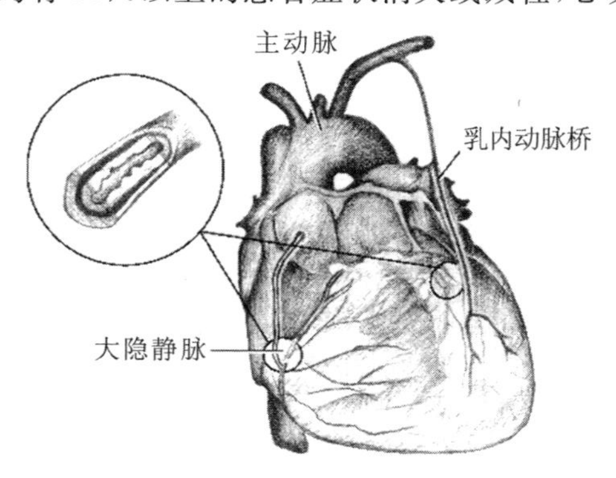

图7-1 冠状动脉旁路移植术

二、术前护理

(一)一般准备

1. 完成各项检查

各项血标本的化验,包括全血常规、血型、凝血象、生化系列、血气分析、尿常规,如近期有心肌梗死者,加做血清酶学检查。辅助检查包括 18 导联心电图、胸部 X 线片、超声心动图、核素心肌显像和冠状动脉选择性造影。

2. 呼吸道准备

患者入院 3 d 后,可教会患者练习深呼吸和有效咳嗽,每日进行训练直到手术。病情较平稳的患者(重度左主干狭窄和药物不能控制心绞痛的患者可先不参与此项训练),可进行吹气球训练。患者取卧位或坐位,吸氧(氧流量 4～5L/min),深吸气后平稳呼气,吹鼓气球。吹的时间尽量长,但以不感憋气为度,以免诱发心绞痛,每次 5～10 min,每天 6～8 次。训练期间,应鼓励患者做腹式呼吸。吹气球训练是一种深呼吸运动操,在吸氧的情况下进行,可增加肺活量和肺部功能残气量,提高血氧饱和度,改善心肌缺氧。

3. 术前功能训练

冠状动脉搭桥术常取用大隐静脉作为移植用材料,因此,术前必须保证其完好无损。患者入院后,向其健康宣教,了解保护好大隐静脉的重要性。同时指导患者切勿用手抓挠下肢,以免造成表面皮肤的损伤。如有下肢损伤、局部炎症等情况,需制订相应的护理方案。术前进行静脉注射时,为保证手术安全,禁忌选用双下肢血管进行静脉穿刺。对于长时间站立工作的患者,嘱咐其穿长筒弹力袜,休息时双下肢适当抬高,以预防下肢静脉曲张。对已发生下肢静脉曲张的患者,应及早治疗。对于长期卧床的患者,应适当协助其进行床上运动、按摩,经常用温水泡脚,以促进血液循环。

4. 常规准备

向患者介绍病情及注意事项,讲清楚避免情绪激动的重要性,向家属讲清手术的必要性及手术中、手术后可能发生的危险情况,术前请家属签字备同种血型。术野备皮,取下肢静脉,包括颈部以下所有部位均需准备,术前晚常规清洁灌肠。保证术前良好睡眠,必要时遵医嘱口服用药。

(二)其他疾病的治疗

患者如合并其他疾病,应内科治疗,做好如下准备。择期手术患者术前应停用抗血小板药 5 天,防止术后出血,糖尿病的患者术前应控制血糖在 6～8mmol/L。高血压是冠心病的诱发原因之一,尤其是舒张压与冠心病的发作呈因果关系,故保持血压稳定至关重要,理想血压控制在 120/75mmHg。药物控制血压同时,避免紧张、激动。不宜用力咳嗽、排便,注意卧床休息。

有心绞痛发作的患者,应将硝酸甘油片放置于患者易拿取的地方,并指导患者硝酸甘油的正确保存方法和重要性。吸烟患者,术前 3 周戒烟。呼吸功能不全者或出现呼吸道感染的患者,给予相应的治疗,控制感染、改善呼吸功能后方可手术。

对于急诊入院患者,应即给予吸氧 2～3L/min,限制活动,绝对卧床休息。床边心电监测,维持静脉通道,按医嘱使用硝酸甘油 0.5～2μg/(kg·min)持续微量注射泵泵入,使用时需用避光注射器、避光延长管及避光头皮针,定时巡视。严格控制液体的入量,避免加重心脏负荷。保持环境安静舒适,减少对患者的不良刺激,以免诱发心绞痛发作。紧急做好配血及备皮准备。

(三)术前心理准备

现代医学模式认为,冠心病是一种心身疾病,其发病、转归均与心理社会因素有关。因此,充分认识冠心病性格、心理特点,在冠心病的围术期过程中加强心理护理,对促进冠心病患者的康复有着重要意义。我们需要做到以下几个方面:①热情接待新入院的患者。②关心体贴患者。③帮助患者:满足患者的需要,遵医嘱,坚持治疗,树立恢复健康的信心,增加应变能力。帮助患者合理使用健康的适应行为,制止不良的适应行为。④防止消极情绪:解除紧张情绪,避免因过度焦虑、恐惧而引起疾病的变化。

（四）术前访视

冠心病旁路移植术后的患者都需要进入ICU进行监护，待生命体征等各项指标平稳，符合转出标准时再返回普通病房。研究表明，不少患者进入ICU后，难以适应这个陌生、密闭、而且与外界隔绝的环境，往往容易产生恐惧、焦虑甚至谵妄等一系列精神障碍现象，这种现象在医学界被称为“ICU综合征”。ICU综合征即监护室综合征，是指患者在ICU监护期间出现的以精神障碍为主、兼具其他一系列表现，如谵妄状态、思维紊乱、情感障碍、行为和动作异常等的一组临床综合征。国内相关文献报道其发生率为20%～30%，而机械通气患者的发生率高达60%～80%。对ICU患者进行研究表明，发生谵妄的机械通气患者病死率较其他患者明显增高。ICU综合征的出现不但影响患者的康复治疗，也会影响医护人员的工作效率和诊疗工作的开展。有关资料显示，加强术前访视的力度，应用人文护理可避免或减轻ICU综合征的发生。ICU护士可于术前1天前往心外病房访视，尽量避开患者进餐、治疗、休息的时候。首先，阅读病历，了解患者的一般情况。对患者的身体状况、个人性格、文化程度、经济条件有所掌握，对患者作出评估诊断。接下来再到床旁向患者做自我介绍，发放自制卡片，标明术前应注意的相关事项，具体为术前禁食水、防止着凉感冒并戒烟、术晨更换清洁病号服、义齿需在术前取下、贵重物品如首饰、手机、钱、物勿带入手术室，可在术前交家属妥善保管，术前一夜保证充足的睡眠，可遵医嘱适当应用艾司唑仑等药物。晨起排空大小便等，待手术室的护理员来接等内容。

请患者及家属翻阅ICU自制宣传画报，与患者逐条讲解，让患者充分理解术前准备的必要性，解除思想顾虑，轻松等待手术。由于冠心病患者以中老年患者为主，可交由患者自己阅读，记住照办。如果年纪很大，可让家人阅读解释、逐条落实。另外，画报可采用通俗易懂的少量文字，配以颜色鲜艳、生动的图片，可提高患者的阅读兴趣，使患者及家属了解ICU的工作流程，术后可能出现的不舒服、不适应症状，心理有所准备。同时，在宣传册中可加入针对患者家属的宣教内容，包括：指导患者家属在患者入住ICU期间需要准备的物品和询问病情的方式，知道应该如何配合医护人员的工作等。另外，还可以集中患者和家属观看ICU自制宣传片，以消除对ICU环境的陌生和恐惧。有需要时，可带领患者更换隔离服进入ICU病房内，熟悉各种监护仪器设备，包括监护仪、呼吸机的报警声音，以免在术后导致患者恐惧。

耐心询问了解患者对手术的认知和顾虑，评估患者的心理状态，并根据评估内容针对患者的职业特点、文化程度、心理素质及对健康和疾病的不同认识对症下药，有的放矢地进行心理疏导。介绍病房中的成功病例，树立患者的信心。详细解答患者提出的各种问题以提高术前访视的效果，可使患者准备充分积极主动应对手术。

随着医疗改革和医保的普及，患者对医院收费问题很敏感和很重视，所以术前应向患者及患者家属交代有关自费项目，让患者准备好这一部分费用，做到收费合理、实事求是、一视同仁，减少不必要的费用，避免经济纠纷的发生。

术前访视的工作是至关重要的，ICU的术前访视已开展了很多年。并且，ICU护士会不定时的对术前术后患者进行问卷调查，以便随时了解患者及家属关心和感兴趣的内容。根据内容随时调整和扩充访视所用的卡片和宣传手册。通过对患者的术前访视并进行护理干预，我们发现该方法可有效地减轻患者的焦虑和恐惧情绪，让患者主动配合医护人员并平稳度过在ICU的监护阶段，增强了患者对医护人员的依从性和配合程度，同时也提高了患者及家属的满意度，有利于构建和谐的医患、护患关系。

三、术中配合

提前将手术室温度调至24℃，等待患者进入手术室，防止术中低温引起心室颤动，备好各种抢救器材、药品。用亲切的语言缓解患者紧张情绪，取得其信任与支持，尽量避免患者由于过分紧张出现亢进症状，如心悸、出汗、烦躁不安、呼吸困难等，以免增加心肌耗氧量，诱发心绞痛甚至心肌梗死。患者入室后建立有效静脉通路，协助患者取仰卧位，胸骨正中对应的背部用小方软垫抬高15°～20°，双腿微屈，膝关节外展，臀下贴好电极板。安全、合理、舒适的体位是手术成功的保障。术中严密观察手术进展，及时提供手术所需物品，调节无影灯及手术床角度，并保证吸引器及血液回收机管道通畅。随时调节压力大小，及时、准确地调整电凝输出功率，取乳内动脉时调至30W/s，开胸和取大隐静脉时调至50W/s。备好30℃～35℃生理盐水冲洗吻合口，术中采取有效保暖措施，使患者体温维持在36℃以上，避免由于患者体温过低引起心室颤动。

手术室护士应熟练掌握冠状动脉旁路移植术手术特殊器械的性能、用途及使用方法，熟悉冠状动脉解剖及手术程序，术中主动积极配合医生操作，使手术迅速、顺利完成。术中注意妥善保管血管桥，轻拿轻放，保持湿润，防止牵拉及锐器伤，静脉瓣方向应做好标记，剩余血管桥应保留至手术结束。术中搭桥器械精细、尖锐、昂贵，应注意防止损坏或误伤手术人员。积极的护理配合是手术顺利进行的保障，有利于促进患者康复。

四、术后护理

(一)术后常规处理

ICU近年有了重大的发展，已成为临床医学的一门新兴学科，专业技术队伍不断壮大，仪器设备不断更新，监测项目更加完善。冠状动脉搭桥术后患者均被安置在心外监护室内进行严密监护。术后监护的目的是让患者尽快恢复到正常的生理状态，可转至普通病房开展治疗护理，并尽可能避免术后并发症的发生。

1.术后早期处理

(1)术后患者入ICU前：应做好准备工作。包括：清洁防压疮床垫的床单位，准备妥当；运行正常的治疗和监测设备，如呼吸机(按照千克体重已完成初调，并试用无误)、监护仪、负压吸引器、人工呼吸器、氧气装置、吸痰管等，使患者及时地处于监测条件下，一旦出现意外时，能及时发现和得到处理；配备控制升压药或血管扩张剂的微量输液泵、急救复苏的电除颤等装置、急救或常规必用的药物、常用的输液及冲洗管道的肝素液、主动脉球囊反搏机，各种观察记录表格。

(2)术终回室：患者手术结束后会由手术室送至ICU。回室后，由平车搬到病床之前，要注意血压是否平稳，各管道是否连接牢固。搬动患者时要分工明确，专人托住患者头部，轻抬轻放，避免管道脱落。抬到病床上后，马上连接呼吸机、心电导线、动脉血压、血氧饱和度，听诊双肺呼吸音以确定呼吸机送气正常。待血压处于平稳状态后，更换术中带回药物至ICU输液泵上，理清并保持每条输液管道的通畅。选择中心置管较粗的分支监测中心静脉压，三通连接口处应标示该路输注液体。标示引流刻度，记录各项指标。回室30 min后采集血气分析，根据化验回报再次调节呼吸机。

(3)与术中工作人员的交接班：向麻醉师与外科医生了解手术过程是否平稳，术中所见冠状动脉病变程度、分布，冠状动脉血运重建的满意度及是否经过体外循环。同时需要交接术中血压、心功能情况、尿量、电解质和酸碱，及用药的反应及其用量，手术过程的特殊情况，目前正在使用的药物剂量及配制方法。与手术室护士交接患者的衣物，带回的血制品和药品，交接患者的皮肤情况，各管路是否通畅等内容，并共同填写交接记录单。冠心病患者在ICU的监护项目(见表7-1)。

表7-1 冠心病患者在ICU的监护项目

生命体征	血流动力学	特殊检查	化验检查	出入量	其他
体温	动脉压	心电图	血尿常规	尿量	血氧饱和度
脉博	中心静脉压	床旁胸片	电解质	胸腔引流量	呼气末二氧化碳
呼吸	肺动脉嵌压/左心房压	床旁心脏彩超	血气		
神志	心输出量/心排血指数		血尿素氮/肌酐		
	外周血管阻力		心肌酶/肌钙蛋白		

2.冠状动脉旁路移植术后处理

与一般心脏手术后的处理原则相同，即维持生命体征的平稳，其特殊性是必须保持心脏血氧供需平衡、水与电解质平衡及酸碱平衡。针对左心功能状态不同的患者，术后处理侧重点有所不同。左心功能良好的患者，术后生命体征大多平稳，处理的重点是保持心脏血氧供需平衡，减慢心率和放宽负性肌力药物的运用。左心功能不全的患者，如缺血性心肌病，合并大的室壁瘤及严重的瓣膜病变，术后着重维护和提高心功能，通过维持适当的血压水平及保证心脏供血来实现心脏血氧供需平衡，减慢心率。

（1）保持心脏血氧供需平衡，补充血容量：冠心病的病理基础是由于冠状动脉发生严重粥样硬化性狭窄或阻塞而引起的心脏氧供需不平衡，术后保证心脏氧供，减少氧的消耗非常重要。导致心脏供氧量减少的原因通常包括血容量不足、低心排综合征、心包填塞、循环负荷过重、呼吸道阻塞、胸腔积液等。而血压高、心率快、躁动、高热等原因导致了搭桥术后患者的氧耗量增多。针对上述原因，冠状动脉搭桥术后早期应控制收缩压在 90～120mmHg，观察患者引流量的多少，如无出血倾向，可控制收缩压至 150mmHg 以下。由于冠心病患者术前多有高血压病史，术后可静脉应用硝酸甘油、罗红霉素（亚宁定）、硝普钠等药物控制血压。维持中心静脉压（CVP）在 6～12 cmH_2O，保持容量平衡，纠正低心排，保持呼吸道通畅，给予患者充分的镇静、镇痛，必要时可应用肌松剂。持续监测体温，如体温过高时，给予物理降温，若降温效果不佳时，可遵医嘱用药退热。

（2）保持电解质和酸碱平衡：冠状动脉搭桥术后，维持电解质平衡对于预防心律失常非常重要。通常每 4 小时查血钾 1 次，如果有异常，应 1～2 h 复查 1 次。血清钾的浓度应控制在 4.0～5.0mmol/L。低血钾症应在短时间内纠正，可在中心静脉处持续泵入 6％氯化钾溶液，在肾功能不良和尿量较少时，应适当减速。成人患者，每补给 2mmol 氯化钾可提高血钾 0.1mmol/L。当血钾高于 6.0mmol/L 时，则有心脏骤停的危险，应给予利尿剂、高渗葡萄糖加胰岛素、钙剂、碱性药物，使血钾迅速降至正常水平。临床上，一般容易忽视对镁剂的补充，它对室性心律失常有抑制作用，并能扩张冠状动脉。血清镁应维持在 1.3～2.1mmol/L范围，在 2～4 h 内可补充硫酸镁 5g。

（3）呼吸系统的管理：搭桥术后患者，通常给予呼吸模式的设置为容量控制。术后早期，如果患者病情稳定，清醒并配合治疗的患者，可应用间歇通气，潮气量设置为 8～12mL/kg，频率 10 次/分，呼气末正压（PEEP）5～8cmH_2O，以防止肺不张。使用呼吸机期间必须加强气道湿化，湿化液须使用蒸馏水，有利于肺部气体交换，防止纤毛干燥而不利于痰液的排除。若湿化使用生理盐水，会导致氯化钠颗粒沉积在气管壁上，影响纤毛活动。湿化吸入温度要求控制在 28℃～32℃，相对湿度＜70％。调整呼吸机参数后，应定时复查血气分析。冠状动脉搭桥术后的患者，患者清醒，循环稳定时，应使患者尽早拔除气管插管，脱离呼吸机，脱机过程太长是最常见的错误。搭桥术后早期拔管可改善静脉回流，降低右心负荷，并增加左心室充盈，从而增加心输出量。可促进患者更早咳痰，排出痰液，减少肺部并发症，缩短住 ICU 时间，最终节省医疗开支。拔除气管插管的指标，应根据患者的具体临床表现及各项监测指标决定，当患者神志清醒，可完全配合治疗，肌力正常后，即可考虑拔除气管插管。另外，需要血流动力学稳定、无出血并发症、无酸中毒及电解质紊乱，具体拔管指征见表 7-2。

据文献报道，冠状动脉搭桥术后患者常于术后 16～18 h 拔管。对于非体外循环下心脏不停跳搭桥患者，由于没有体温循环的打击，机体生理影响不大，平均拔管时间可缩短至术后 4～6 h。拔除气管插管后，可给予鼻导管吸氧或储氧面罩吸氧。每日给予雾化吸入 2～3 次，每次 15 h。在不影响患者休息的情况下，间断给予体疗。对于术前患有慢性阻塞性肺病患者，由于痰液多且黏稠，往往较难咳出，可遵医嘱静脉应用大剂量氨溴索化痰。拔除气管插管的患者，早期要严密观察生命体征。注意呼吸形态，观察是否存在鼻翼扇动，呼吸浅快、呼吸困难，三凹征、发绀、烦躁不安等缺氧现象。对于呼吸状态不佳的患者，可考虑使用序贯通气。序贯通气时，患者感觉舒适，可以经口进食，避免了气管插管带来的相关损伤，保护了气道的防御功能，降低了院内肺部感染的发生率。

（4）血流动力学的监测：冠状动脉搭桥术后患者常需植入 Swan－Ganz 导管监测血流动力学和持续监测心排量。对于血流动力学改变和处理见表 7-3。

表 7-2 拔管指征

神经系统	意识清醒 服从命令 没有脑卒中并发症
血流动力学	稳定 无出血并发症或胸腔引流量<200mL/h 平均动脉压 70～100mmHg 适量肌松药物或主动脉球囊反搏并非禁忌症
呼吸系统	pH≥7.32 PaO_2>80mmHg(FiO_2=50%) 自主呼吸时 $PaCO_2$<55mmHg 潮气量>5mL/kg 吸气负压>−25cmH_2O
放射影像学	无大量积液、积气 无大面积肺不张
生化指标	血清钾浓度 4.0～4.5mmol/L

表 7-3 血流动力学改变和处理

血流动力学改变				处理	
MAP	CO	PCWP	SVR	首先	其次
↓	↓	↓	↓↑	补充容量	
↓	↓	↓	↑	补充容量	扩张血管药
↓↑	↓	↑	↑	扩血管药	正性肌力药IABP
↓	↓	↑	N↑	正性肌力药	
↓	N↑	N	↓	缩血管药	
N	N	↑	↑↓	利尿剂	

(二)术后并发症的观察与处理

1.低心输出量综合征(LOCS)

冠状动脉搭桥术后出现 LOCS 是非常危险的,它会引起血管收缩或移植血管的痉挛,加之血管移植物内血流量的减少,从而加重心肌缺血,进一步导致心输出量的减少,最后造成难以扭转的低血压状态。低心排量可增加手术病死率和术后并发症发生率,如呼吸衰竭、肾衰竭、神经系统并发症等。冠状动脉搭桥术后,发生 LOCS 的最常见原因为低血容量,可由过度利尿、失血、外周血管过度扩张、心肌收缩功能不良、外周循环阻力增强等原因造成。其他常见原因还包括心包填塞、心律失常和张力性气胸。

(1)临床表现:烦躁或精神不振、四肢湿冷发绀、甲床毛细血管在充盈减慢、呼吸急促、血压下降、心率加快、尿量减少<0.5mL/(kg・h)、血气分析提示代谢性酸中毒。

(2)预防和处理:术后早期应用正性肌力药物(如多巴胺、多巴酚丁胺)等扩血管药,补足血容量,纠正酸中毒,预防 LOCS 的发生。一旦临床表现提示出现低心输出量综合征,应立即报告医生,详细分析,找出原因,尽早作出相应处理。补充血容量,纠正酸中毒、减轻组织水肿、保持容量平衡。每隔 30～60 分钟复查血气,观察分析器发展趋势,给予相应治疗。若药物治疗无效,要及时应用主动脉内球囊反搏(IABP),改善冠状动脉灌注,保护左心功能。

2.心律失常

(1)心房颤动和扑动:心房颤动是冠状动脉搭桥术后最常见的心律失常。美国胸外科学会(STS)报道，房颤发生率为20%～30%。一般发生在术后2～3 d，通常为阵发性，但可反复发作。多数心脏外科医生认为，冠状动脉搭桥术后房颤是一个较严重的问题，它对血流动力学有一定的影响。心房颤动通常由以下几个方面引起：①外科损伤；②手术引起的交感神经兴奋；③术后电解质和体液失平衡；④缺血性损伤；⑤体外循环时间过长等。

预防和处理：①心律的监测：术后心律、心率的变化，对高龄、术前有心功能不良或房颤病史等的高危患者进行重点监护。②术后尽早应用β肾上腺素能受体拮抗剂，预防性给予镁剂。若患者已出现房颤，治疗的首要任务是控制心室率，然后再进行复律治疗，尽量恢复并维持室性心律。

(2)室性心律失常：冠状动脉搭桥术后的偶发室性期前收缩，其通常不需要治疗。而出现室性心律失常如室性心动过速、心室颤动，术后并不常见，一般发生在术后1～3 d。产生的主要原因如下：①围术期心肌缺血和心肌梗死；②电解质紊乱，如低血钾和低血镁症；③血肾上腺素浓度过高；④术前已有左心室室壁瘤和严重的收缩功能减退。对大多数患者来说，术后室性心律失常及其诱发因素是能被纠正的。

预防和处理：①维持水、电解质及酸碱平衡：术后早期常规每4小时检查血气离子一次，根据化验回报补充离子、调整内环境。常规应用镁剂，即使血镁正常，应用镁剂不仅可有效控制室性心律失常，还可以扩张冠状动脉，增加冠状动脉血流。②给予患者充分镇静，由于强心药物，并应用利多卡因等抗心律失常药物。

3.急性心肌梗死

由于手术技术和心肌保护技术的改善，冠状动脉搭桥术后的心肌梗死已不常见。不稳定性心绞痛患者其术后心肌梗死发生率高于稳定性心绞痛患者。发生的原因可能与以下因素有关：①心肌血管重建不彻底；②术后血流动力学不稳定；③移植血管病变。

预防和处理：减少心肌氧耗，保证循环平稳。血流动力学支持、标准的药物治疗、纠正电解质紊乱和心律失常。术后早期，给予患者保暖有利于改善末梢循环并稳定循环，继而保护心肌供血，能有效防止心绞痛及降低心肌梗死再发生。对于心肌梗死继发低心输出量的患者，应尽早放置主动脉内球囊反搏或心室辅助装置，提供血流动力学支持，减轻心脏负荷。

4.出血

冠状动脉搭桥术后的出血发生率约为1%～5%，主要原因为外科手术因素和患者凝血机制障碍、长时间体外循环、高血压和低温等。患者引流量大于每小时200mL，持续3～4 h，临床上即认为有出血并发症。

预防和处理：术前对于稳定性心绞痛患者，提前1周停用抗血小板药物。对于不稳定性心绞痛患者，可改为低分子肝素抗凝。术后严格控制收缩压在90～100mmHg。定时挤压引流，观察引流的色、质、量，静脉采血检查活化凝血酶原时间(ACT)，使其达到基础值范围，确认肝素已完全中和。若出现大量快速出血，血压下降，应立即床旁紧急开胸止血。

5.急性肾衰竭

患者行冠状动脉搭桥术之前，若存在肾功能不全、高龄、瓣膜手术、糖尿病、严重左心室功能不全等情况，术后极易出现急性肾衰竭的并发症。它在术前血清肌酐正常的患者的发生率为1.1%，而术前血清肌酐升高患者的发生率为16%，其中20%的患者需行持续性肾替代治疗(CRRT)。急性肾衰竭增加手术病死率，可高达40%左右，并延长住院时间，增加患者负担。

预防和处理：对于有肾衰竭危险因素的患者，术前应避免使用肾毒性的药物。若术前出现血清肌酐升高者，在病情允许的情况下，可适当延迟手术时间，待血清肌酐值控制在较合适的范围内时，再行手术治疗。术前需合理限制液体入量以减少肾脏损害。术后小剂量的应用多巴胺2～3μg/(kg·min)，可扩张肾动脉，增加肾灌注。若患者出现严重的急性肾衰竭症状时，应及早给予CRRT支持，不能等到出现血流动力学紊乱、多脏器功能衰竭时才开始应用，宜早不宜迟。

6.脑卒中

脑卒中是造成冠状动脉搭桥术后并发症和死亡的主要原因之一。据Puskas多中心调查研究，脑卒中发生率为6%～13%。临床上将脑损害分为1型和2型。1型为严重的永久的神经系统损伤，发生率3%，病死率可达到21%。2型为轻度脑卒中，患者出院时可恢复神经系统和肢体功能，发生率为3%，病死率为10%。

预防和处理：早期的脑卒中治疗只是支持疗法，预防才是关键。造成术后脑卒中的原因有：①升主动脉粥样硬化；②房颤；③术前近期心肌梗死和脑血管意外；④颈动脉狭窄；⑤体外循环等。术后需每小时观察并记录瞳孔及对光反射，麻醉清醒患者，观察其四肢活动情况。出现脑卒中的患者中，需给予头部冰帽降温，降低氧耗；防止或减轻脑水肿；使用甘露醇、激素、利尿剂、清蛋白；神经细胞营养剂和全身营养支持。若患者出现抽搐时，应立即给予镇静剂和肌松剂抑制抽搐。定时给予患者翻身、叩背，促进痰液排除防止肺部感染。

7. 主动脉球囊反搏的应用

1）主动脉球囊反搏（intra－aortic balloon pump，IABP）是机械辅助循环方法之一，系通过动脉系统植入一根带气囊的导管到降主动脉内做锁骨下动脉开口远端，在舒张期气囊充气，主动脉舒张压升高，冠状动脉流量增加，心肌供氧增加；在心脏收缩前气囊排气，主动脉压力下降，心脏后负荷下降，心脏射血阻力减少，心肌耗氧量下降，以此起到辅助衰竭心脏的作用。对于冠状动脉搭桥术后出现心力衰竭、心肌缺血及室性心律失常等并发症而药物不能控制者，应及早使用IABP。但是由于IABP是有创植入性操作，并且使用期间需维持ACT在较高的水平。因此，在使用IABP期间易出现并发症，延长患者的住院时间。据文献报道，应用IABP的并发症发生率为13.5%～36%，可出现下肢缺血、球囊破裂、感染、出血、血肿、栓塞、动脉穿孔、主动脉夹层等并发症。

2）预防与处理。

（1）下肢缺血：下肢缺血为多见的并发症，由于IABP管堵塞动脉管腔或血管内血栓脱落栓塞影响下肢供血有关。表现为IABP术后，患侧疼痛、肌肉萎缩、颜色苍白、末梢变凉、足背动脉消失。

术前应选用搏动较好的一侧植入导管；选择合适的型号；适当抗凝；持续搏动，不能停，以防止停搏时在气囊表面形成血栓在搏动时脱落。术后每15 min对比观察双侧足背或胫后动脉搏动，注意患肢皮肤的温度、颜色变化。抬高下肢，4～6 h行功能锻炼，以促进下肢血液循环。遵医嘱给予肝素化，每2～4 h监测ACT，调整ACT在正常值的1.5倍左右。给予患者翻身时，避免患侧屈膝屈髋，防止球囊管打折引起停搏。若出现机器报警，应立即处理，避免机器停搏导致患者出现生命体征变化。

（2）球囊破裂：主要原因为在插入气囊导管时，尖锐物擦划气囊；动脉粥样硬化斑块刺破气囊；动脉内壁有突出的硬化斑块，气囊未全部退出鞘管或植入锁骨下动脉内形成打折、弯曲，该部位膜易打折破裂。

术前应常规检查气囊有无破裂，避免接受尖锐、粗糙物品。了解患者血管造影是否有斑块，了解术中置IABP管是否困难。临床表现为反搏波形消失，导管内有血液流出。一旦发现，需立即停止反搏，拔出气囊导管，否则进入气囊内的血液凝固，气囊将无法拔出，只能通过动脉切开取出。

（3）感染：常见于动脉切开植入导管。术后需加强无菌操作，及时更换被血、尿污染的敷料，并密切观察IABP置管处伤口有无红、肿、热、痛等感染征象。同时每日监测体温、血象的动态变化情况，如有异常及时报告。遵医嘱全身及切口局部应用抗生素。

（三）术后康复护理

冠状动脉搭桥术后患者，尽早进行科学的康复锻炼对术后顺利恢复有很大的帮助。有效的康复锻炼可以扩张冠状动脉，在一定程度上预防冠脉搭桥的狭窄和闭塞，促进血液循环，促进伤口愈合，促进心功能恢复，预防肺部、消化道等各器官并发症发生，使患者尽快恢复正常生活。并且，随着患者活动量的逐步增加可有效预防深静脉血栓形成，还能改善血液动力学状态。患者在由ICU转回病房后，病情趋于平稳，除进行必要的抗生素和相关药物治疗外，需加强康复护理。

为了有效地进行肺部扩张，尽早恢复吹气球训练，方法同术前，可防止肺不张，减轻肺间质水肿。据报道，此项训练能明显改善缺氧和二氧化碳潴留。吹气球训练的同时，配合定时雾化吸入每日4次，每次15min。雾化吸入后痰液稀释，较易咳出，此时可鼓励患者咳嗽，惧怕切口疼痛是患者不愿意咳嗽的主要原因，可采取胸带固定伤口、护士协助按压伤口等方法缓解咳嗽时引起的疼痛。同时，可教会患者采取“抱胸式”咳嗽的方法，即鼓励患者深吸气后双手交叉抱于胸前，每当用力咳出时，双手用力向身体内抱胸，此方法可减轻咳嗽时震动引起的疼痛，并且患者可自行控制抱胸的时机和力度。

鼓励患者进食高蛋白、高热量饮食，既为康复训练储备能量也可促进手术刀口的愈合。由ICU转回病房24～48小时后，在患者体力允许情况下，护士协助患者在床上慢慢坐起，待适应后再缓慢移到床边，直到搀扶站起。切记，患者由于卧床时间较长，初次活动会感到乏力、头晕、四肢无力，同时还有谨防体位性低血压的发生。早期活动可搀扶离床短距离步行，72小时后根据患者体力和心功能的恢复情况逐渐加大活动量，可沿病房走廊步行。若扩胸运动导致患者牵拉伤口引起疼痛，为防止关节僵硬，可鼓励患者多做一些柔软的伸展运动，例如，上肢缓慢抬起，举过头顶或者两手缓慢平举，以不引起疼痛为宜，逐步增加动作幅度。

鼓励患者生活自理包括洗脸、刷牙、自己进餐和大小便等，可促进上肢功能锻炼，又在一定程度上增加了运动量。此时，嘱患者多进食蔬菜、水果等易消化饮食，排便时切勿用力，如厕时动作宜迟缓，防止血压骤升骤降发生意外。患者一旦生活自理能力恢复后，既满足了患者自我实现的需求，也增加了患者的自信心，利于患者心态的调整，病情的恢复。

在进行康复锻炼时，要求患者逐渐加大运动量，不可急于求成，应以患者能自我耐受、不感过度疲劳、无心慌气短、不诱发心律失常和剧烈胸痛为度。

五、健康指导

患者术后状态平稳，复查心电图、X线胸片、心脏超声如无异常，即可出院。向患者宣讲和发放出院健康指导手册，包括指导患者饮食、功能锻炼、合理用药、定期复诊等内容。

(一)饮食指导

冠状动脉搭桥术后患者饮食宜清淡、高营养，应限制饮食中的高热量、高胆固醇食品如肥肉、动物脂肪、动物内脏、甜食等，可多食蔬菜、水果等富含维生素和膳食纤维的食物。一日三餐要规律，切勿暴饮暴食，合理控制体重，戒烟酒。

(二)功能锻炼

散步是一种全身性运动，可加快血流速度，保持血流畅通，防止冠状动脉狭窄，降低心脏并发症与再次手术率。对于冠状动脉搭桥术的患者，这是很好的一项运动，鼓励患者出院后养成散步的好习惯，可根据自行情况和耐受程度逐渐延长散步时间、增加散步的距离。在完全恢复体力前，会感觉乏力是正常的，如果出现胸痛、气短、轻度头晕、脉搏不规则应立即停止锻炼，及时到医院复查。

(三)用药指导

患者即将出院，很多患者会认为手术过后，症状消失或改善了就万事大吉了，此时需强调出院后定时服用口服药的重要性：减轻动脉硬化程度，延缓和控制病变的进程和冠状动脉再狭窄的发生。

服用口服药应注意：清楚了解和熟悉常用药物的名称和剂量；遵照医生医嘱按时服药，禁忌自行调整服药剂量或擅自停药；按照药品的使用说明合理保存药物，防止药物在阳光下暴晒影响药效，延误治疗。

(四)定期复查

一般术后3～6个月回手术医院复查一次，以后1、3、5、10年复查一次，复查项目包括心电图、X线胸片、心脏超声、生化系列等。

(五)维持情绪稳定

实践表明，脾气暴躁、易怒、易紧张的人很容易出现血压增高，冠脉血管张力增加而患心脏病。经历了手术的治疗后，应指导患者时刻保持愉快的心情，避免争吵和过度兴奋。让患者多听音乐，参加社会活动达到精神放松，从而提高生活质量，延长寿命。

(陈国姣)

第三节 风湿性心脏瓣膜病

一、概述

(一)二尖瓣狭窄

二尖瓣狭窄是由于各种因素致心脏二尖瓣瓣叶及瓣环等结构出现异常,造成功能障碍,造成二尖瓣开放受限,引起血流动力学发生改变(如左心室回心血量减少、左心房压力增高等),从而影响正常心脏功能而出现一系列症状。其中,由风湿热所致的二尖瓣狭窄最为常见。风湿性心瓣膜病中大约有40%为不合并其他类型的单纯性二尖瓣狭窄。在我国以北方地区较常见,女性发病率较高,二尖瓣狭窄多在发病2~10年出现明显临床症状。根据瓣膜病变的程度和形态,将二尖瓣狭窄分为隔膜型和漏斗型两类。

正常二尖瓣口面积为4~6cm²,当瓣口狭窄至2cm²时,左房压升高,导致左心房增大、肌束肥厚,患者首先出现劳累后呼吸困难、心悸,休息时症状不明显,当瓣膜病变进一步加重致狭窄至1cm²左右时,左房扩大超过代偿极限,导致肺循环淤血。患者低于正常活动即感到明显的呼吸困难、心悸、咳嗽。可出现咯血、表现为痰中带血或大量咯血。当瓣口狭窄至0.8cm²左右时长期肺循环压力增高。超过右心室可代偿能力,继发右心衰竭,表现为肝大、腹水、颈静脉怒张、下肢水肿等。此时患者除典型二尖瓣面容(口唇发绀、面颊潮红)外,面部、乳晕等部位也可出现色素沉着。

瓣膜狭窄病变不明显且症状轻、心功能受损轻者可暂时不手术,随诊观察。症状明显,瓣膜病变造成明显血流动力学改变致症状明显者宜及早手术,伴心衰者在治疗控制后方可手术。单纯狭窄,瓣膜成分好者可行闭式二尖瓣交界分离术或球囊扩张术。伴左房血栓、瓣膜钙化等,需在直视下行血栓清除及人工心脏瓣膜置换术。

(二)二尖瓣关闭不全

二尖瓣关闭不全是任何二尖瓣装置自身各组成结构异常或功能障碍致瓣膜在心室射血期闭合不完全,主要病因包括风湿性病变、退行性病变和缺血性病变等较为多见,50%以上病例合并二尖瓣狭窄。

左心室收缩时,由于二尖瓣两个瓣叶闭合不完全,一部分血液由心室通过二尖瓣逆向流入左心房,使排入体循环的血流量减少,左心房血流量增多,压力升高,左心房前负荷增加,左心房扩大,左心室也逐渐扩大和肥厚。同时二尖瓣环也相应扩大,使二尖瓣关闭不全加重,左心室长期负荷加重,最终产生左心衰竭。表现为咳嗽频繁,端坐呼吸,咳白色或粉红色泡沫样痰。同时导致肺循环压力增高,最后可引起右心衰竭。表现为颈静脉怒张、肝大、腹水、下肢水肿。

二尖瓣关闭不全症状明显,心功能受影响,心脏扩大时应及时行手术治疗。手术方法分为两种:第一,二尖瓣成形术,包括瓣环重建或缩小,腱索和乳头肌修复及人工腱索和人工瓣环植入。这种术式可以最大限度地保存自身瓣膜功能,对患者术后恢复及远期预后有较大意义,但要求患者二尖瓣瓣环、腱索、乳头肌等结构和功能病变较轻。近些年来,随着手术技术及介入技术的飞速发展,经皮介入二尖瓣成形术也逐渐成为治疗二尖瓣关闭不全的一种方法。第二,二尖瓣置换术。若二尖瓣结构和功能严重损坏,如瓣膜严重增厚、钙化,腱索,乳头肌严重粘连,伴或不伴二尖瓣狭窄,不适于实施瓣膜成形的患者需行二尖瓣置换术。二尖瓣置换术后效果较好,但需严格抗凝及保护心脏功能治疗。临床常使用的人工心脏瓣膜有机械瓣膜、生物瓣膜两大类。各有其优缺点,根据实际情况选用(见图7-2)。

(三)主动脉瓣狭窄

主动脉瓣狭窄(aortic stenosis,AS)指由于各种因素所致主动脉瓣膜及其附属结构病变,致使主动脉瓣开放受限。主动脉瓣狭窄。单纯主动脉瓣狭窄的病例较少,常伴有主动脉瓣关闭不全及二尖瓣病变等。

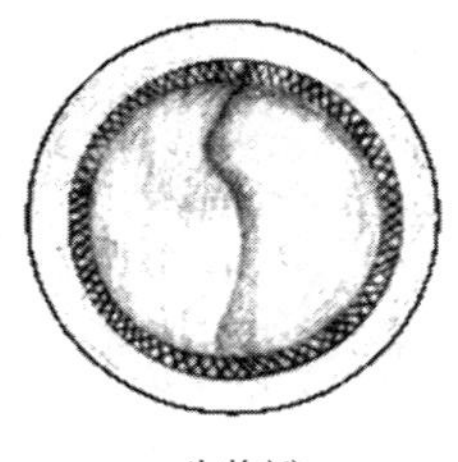

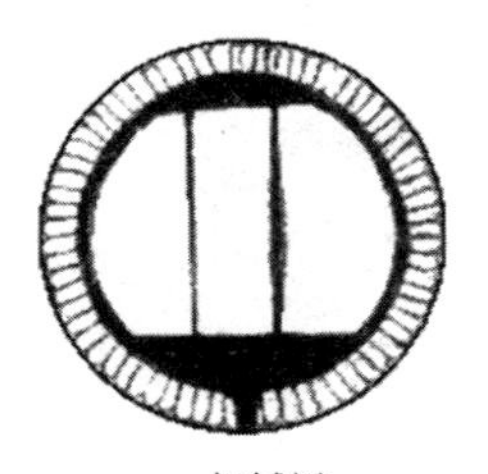

图 7-2 机械瓣膜、生物瓣膜

正常成人主动脉瓣口面积约为 3.0cm²，按照狭窄的程度可将主动脉瓣狭窄分为轻度狭窄、中度狭窄和重度狭窄。由于左心室收缩力强，代偿功能好，轻度狭窄并不产生明显的血流动力学改变。当瓣膜口面积<1.0cm² 时，左心室射血受阻，左室后负荷增加，长期病变的结果是左心室代偿性肥厚，单纯的狭窄左室腔常呈向心性肥厚。早期临床表现常不明显，病情加重后常出现心悸、气短、头晕、心绞痛等。心肌肥厚劳损后心肌供血不足更加明显，常呈劳力性心绞痛。心衰后左室扩大，舒张末压增高，导致左心房和肺毛细血管的压力也明显升高，患者出现咳嗽、呼吸困难等症状。在主动脉区可闻及 3～4 级粗糙的收缩期杂音，向颈部传导，伴或不伴有震颤。严重狭窄时，由于心输出量减低，导致收缩压降低，脉压缩小。继而病情发展累及右心功能致右心衰竭时，出现肝大、腹水、全身水肿表现。重症患者可因心肌供血不足发生猝死。

主动脉瓣狭窄早期常没有临床症状，有的重度主动脉瓣狭窄的患者也没有明显的症状，但有猝死和晕厥等潜在的风险，因此把握手术时机很关键，临床上呈现心绞痛、晕厥和心力衰竭的患者，病情往往迅速恶化，故应尽早实施手术治疗，切除病变的瓣膜，进行瓣膜置换术，也有少数报道用球囊扩张术，但远期效果很差，易造成瓣膜关闭不全和钙化赘生物脱落，导致栓塞并发症，因此已基本不使用此方法。

（四）主动脉瓣关闭不全

主动脉瓣关闭不全是指瓣叶变形、增厚、钙化、活动受限不能严密闭合，主动脉瓣关闭不全不常单独存在，常合并主动脉瓣狭窄。一般可由风湿热、细菌性心内膜炎、马方综合征（Marfan syndrome）、先天性动脉畸形、主动脉夹层动脉瘤等引起。

主动脉瓣关闭不全时左心室在舒张期同时接受来自左心房和经主动脉瓣逆向回流的血液，收缩力相应增强，并逐渐扩大、肥厚。当病变过重，超过了左室代偿能力，则出现左室舒张末压逐渐升高，心输出量减少，左心房和肺毛细血管的压力升高，出现心慌、呼吸困难、心脏跳动剧烈、颈动脉搏动加强等症状。由于舒张压降低，冠脉供血减少，加上左心室高度肥厚，耗氧量加大，心肌缺血明显，心前区疼痛也逐渐加重，最后出现心力衰竭。听诊时可在胸骨左缘第 3 肋间闻及舒张期泼水样杂音，脉压增大。

人工瓣膜置换术是治疗主动脉瓣关闭不全的主要手段，应在心力衰竭症状出现前实施。风湿热和绝大多数其他病因引起的主动脉瓣关闭不全均宜施行瓣膜置换术，常用瓣膜机械瓣和生物瓣均可使用。瓣膜修复术较少用，通常不能完全消除主动脉瓣反流。由于升主动脉动脉瘤使瓣环扩张所致的主动脉瓣关闭不全，可行瓣环紧缩成形术（见图 7-3）。

二、术前护理

（一）一般准备

1. 入院相关准备

护士应热情接待患者，介绍病区周围环境，负责医生、护士及入院须知，遵医嘱给予患者相应的护理及处置。

2. 完善术前检查

向患者讲解相关检查的意义及注意事项，并协助其完成。如心尖区有隆隆样舒张期杂音伴 X 线或心电图显示左心房增大，一般可诊断为二尖瓣狭窄；心尖区典型的吹风样收缩期杂音伴有左心房和左心室扩大，可诊断二尖瓣关闭不全，超声心动图检查均可明确诊断。

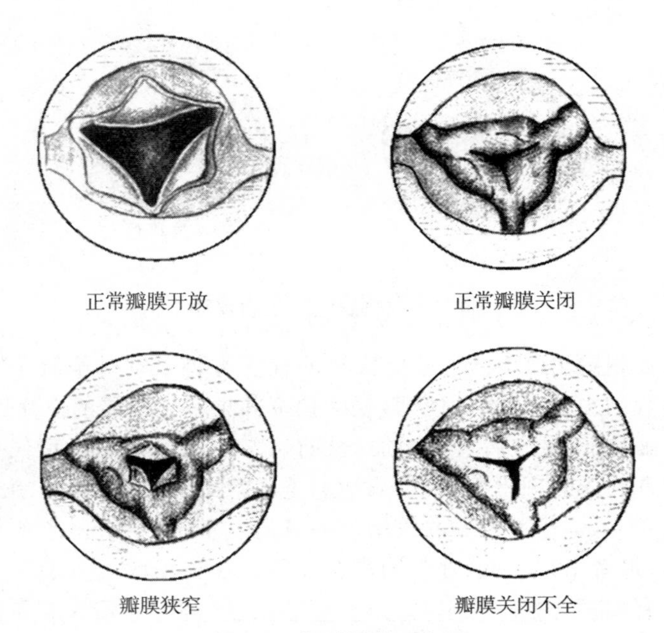

图 7-3 各型瓣膜示意图

3. 心功能准备

根据心功能情况分级，严密观察病情，注意有无发热、关节痛等风湿活动症状，心律、心率的变化，如心律不齐，脉搏短绌，应及时记录并报告医生给予患者强心、利尿药物治疗，调整心功能，并检查血钾、钠等，发现电解质失衡应及时纠正。

4. 呼吸功能准备

避免受凉，防止呼吸道感染的发生。做好口腔清洁。并检查全身有无感染病灶，如有应治愈后方能手术，术前 1 周遵医嘱给予抗生素治疗。合并气管痉挛、肺气肿及咳痰者，使用支气管扩张剂及祛痰药，必要时给予间断吸氧。对于并发急性左心衰的患者吸氧时湿化瓶里加入适量的 30% 乙醇，目的是降低肺泡表面张力，改善通气，改善缺氧。做深呼吸及咳嗽训练：指导患者将两手分别放于身体两侧，上腹部、肩、臂及腹部放松，使胸廓下陷，用口逐渐深呼气，每天 3 次，每次做 5～6 遍。有效咳嗽咳痰可预防呼吸道并发症的发生。尤其是对肺炎、肺不张有预防作用。可在深呼吸后，利用腹肌动作用力咳嗽，将痰液排出。

5. 练习床上大小便

患者术后拔除导尿管后仍不能下床者，要在床上进行排便。因此，术前 1 周应开始练习在床上排尿。成年人床上排尿比较困难，可指导患者用手掌轻压腹部，增加腹压，以利排尿。

6. 消化系统准备

告知患者于术前 12 h 起禁食，4 h 起禁水，以防因麻醉或手术引起呕吐导致窒息或吸入性肺炎。

7. 术区备皮准备

目的是清除皮肤上的微生物，预防切口感染。充分清洁术野皮肤并剃除毛发，范围大于预定切口范围。

8. 其他准备

备血、抗生素过敏试验。术前量身高、体重，为术中、术后用药和呼吸机潮气量的调节提供依据。

9. 活动与休息

适当进行活动，增强心肺功能，嗜烟者必须戒烟。术前晚上督促患者及时休息，充分的休息对于疾病的康复起着不容忽视的作用。

(二)心理准备

患者入院时，应主动热情迎接，护士应耐心听取患者的意见，向患者及家属讲解疾病的相关知识及手术治疗的重要性和必要性，介绍手术相关注意事项。告知患者心脏瓣膜手术是在全麻的情况下进行的。

另外，医院麻醉科的学术地位、临床经验都处于领先水平。针对文化程度不同的患者，负责医生应用恰当的语言交代手术情况及治疗方案，使患者深感医护人员对其病情十分了解，对手术是极为负责的。另外做过同类手术患者的信息，对术前患者的情绪影响较大，护士可有针对性地组织交流。护士还应介绍手术医生和护士情况，在患者面前树立手术医生的威信，以增加患者的安全感。并可使患者正视现实，稳定情绪，配合医疗和护理。对术后如需用深静脉置管、引流管、鼻饲管、留置尿管、呼吸机气管插管等，术前也应向患者说明，使患者醒来后不会惧怕。如需做气管插管的患者，耐心向患者解释由于个体的差异性，预后情况也各不相同，如保持良好的情绪、合理的饮食、充足的睡眠、适当的活动等，都能有利于术后早日恢复。经常与患者交流与沟通，及时发现引起情绪或心理变化的诱因，对症实施心理疏导，建立良好的护患关系，以缓解和消除患者及家属的焦虑和恐惧。

（三）术前访视

开展术前访视，让患者及家属了解手术治疗的基本情况、围手术期注意事项及手术室环境和监护室环境，手术方法、麻醉方式、术后监护期间可能发生的问题，术后可能留置的各类导管、约束用具及其目的、重要性，满足患者适应需要。可在一定程度上缓解患者的压力，减轻手术所带来的应激反应，使患者主动配合麻醉和手术。

说明来访的目的，向患者介绍自己，建立良好的护患关系。告知患者进入手术室的注意事项及术中有关情况，并详细介绍手术的重要性及安全性。向患者讲解手术前的注意事项：①术前 1 天洗澡更衣，注意保暖，成人术前 6～8 h 禁食，术前 4 h 禁饮；小儿术前 4 h 禁奶制品，术前 2 h 禁饮。②术晨洗脸刷牙，但不能饮水，将义齿、手表、首饰项链等贵重物品取下。③不化妆、不涂口红，以免掩盖病情变化，影响观察。④术日晨排空大小便，身着病号服，卧床静候，手术室人员将在 7：30～8：00 到床旁接患者。⑤患者告知手术室护士是否打了术前针，对药物及消毒液有无过敏史，如患者本身发热或来月经请告诉手术室护士。⑥因手术床较窄，在床上时不要随意翻身，以免坠床。⑦手术间各种手术仪器、麻醉机、监护仪发出声响时，不要紧张。⑧在手术过程中，如果有任何不适，请及时告诉医师、护士。⑨在病情及条件允许的情况下，可带领患者参观重症监护室，了解其环境，以消除术后回室后的紧张恐惧感，以防 ICU 综合征的发生。

三、术中护理

（一）手术体位

仰卧位。

（二）手术切口

一般常用胸骨正中切口。

（三）特殊用物

测瓣器、人工瓣膜、持瓣器、长无损伤镊、长持针器、55 号换瓣线、冠脉灌注器。

（四）配合要点

1. 巡回护士

（1）患者进入手术间后，尚未麻醉前与之交谈，分散其注意力并鼓励其树立手术成功的信心。

（2）体外循环建立后，可降低室温，复温后升高室温。

（3）摆好患者手术体位（取平卧位），在患者右侧放一骨盆架，右上肢固定于手术床中单下，协助麻醉师行颈内静脉和桡动脉穿刺。

（4）与器械护士共同清点器械，准备好胸骨锯，配制肝素盐水和鱼精蛋白。

（5）与器械护士共同核对术中所需的瓣膜大小，密切观察转机前、中、后尿量的多少、颜色，并记录及报告医生。

（6）正确控制手术床，行二尖瓣替换时，手术床向左倾斜，开放主动脉前手术床呈头低脚高位。

2. 器械护士

（1）开胸体外循环的建立：正中切口锯开胸骨，开胸器牵开胸骨，切开心包显露心脏。缝合主动脉插管荷包，插主动脉管，依次缝上腔荷包插上腔管，缝下腔荷包，插下腔管，与体外循环机管道连接，开始体外循环，再插左房吸引管。

(2)心肌保护：在阻断和切开主动脉后，向冠状动脉口内直接插入冠状动脉灌注管，左右冠状动脉灌注4：1的冷氧合血心肌麻痹液，心包腔内放冰屑，间歇向心腔内注入4℃的冷盐水，以维持心肌的均匀深低温状态(15℃左右)。

(3)手术程序：一般先替换二尖瓣，后替换主动脉瓣，但是切开左房探查二尖瓣后，必须探查主动脉瓣的病变程度和瓣环大小，再切除、缝合二尖瓣。

(4)缝瓣配合：①二尖瓣置换：切开左房，瓣膜剪下后测量瓣环大小，放置二尖瓣自动拉钩，缝合四点定点线，用2-0的20mm换瓣线，选用2种颜色交替缝合，一般缝14～16针，每缝好一象限后用蚊式钳夹住把针剪下，瓣膜缝合完毕用试瓣器检验瓣膜的开放和关闭功能。②主动脉替换：显露主动脉瓣后切除瓣膜，缝合三点定点线，用2-0的17mm换瓣线，选用2种颜色交替缝合，一般缝10～12针。如效果满意用4-0带垫片的prolene缝合主动脉切口，再用3-0带垫片的prolene缝合左房切口。

(5)排气方法：主动脉根部插入Y型排气管，然后取头低脚高位再缓慢松开主动脉阻断钳，闭合左房切口前挤肺排气后再打结。

(6)复跳和辅助循环：备好除颤板，心脏复跳后应保持心脏表面的湿润，如心率较慢应放置起搏导线，检查心脏切口有无漏血，辅助循环效果满意时，撤离体外循环。

(7)关胸：准备好纱布、骨蜡、电刀行伤口止血，放置心包和纵隔引流管，清点器械纱布无误后，逐层缝合伤口。

四、术后护理

(一)术后常规护理

1. 置监护病房加强护理

完善呼吸机、心电监护仪、有创动脉血压监测、中心静脉压及肺动脉压监测。连接好胸腔引流瓶、导尿管、起搏导线和肛温探头等，保持各项监测处于良好工作状态。约束四肢至患者清醒，能合作者可解除约束。向麻醉医生和术者了解术中情况，如有无意外，如何处理，术中出入量(含胶体和晶体)、输血量、尿量、电解质平衡、血气分析和肝素中和情况等，目前特殊用药的用法和用量。

2. 循环功能的维护

注意监测动态血流动力学的变化，根据病情变化调整血管活性药物如正性肌力药(洋地黄类、米力农、多巴胺、多巴酚丁胺等)和扩张血管药物的用量并注意药物的不良反应。术后护理应注意维护心功能，控制输液速度和量，以防发生肺水肿和左心衰竭，对于单独二尖瓣狭窄的患者尤为重要。

3. 监测心率和心律的变化

术后应严密监测有无期前收缩、房颤、房扑及心动过缓等心律失常的发生。如有异常变化应及时通知医生，及时处理。

4. 补充血容量，维持有效循环血量

患者因术中失血、体外循环稀释血液、术后尿量多及血管扩张药物的应用，往往会造成术后血容量不足，应及时补充有效循环血量。

5. 呼吸道管理

术后常规应用呼吸机治疗，根据患者的性别、年龄及体重设定呼吸机参数，对于术前有肺动脉高压或反复肺部感染者，应延长机械通气时间，加强呼吸道管理，保证供氧。加强人工气道的湿化、温化，保持呼吸道内湿润通畅，避免气道黏膜损伤。

拔管指征：停机24～48 h患者未出现呼吸窘迫，患者主观上舒适，HR＜120次/分或增加＜20次/分，呼吸＜35次/分，血气分析中无酸中毒或低氧血症。

6.引流管的护理

水封瓶装置要密闭,胸管长度适宜,保持管内通畅,经常挤压,同时注意观察引流液的量、颜色、性质,如每小时引流液＞100mL,持续达3小时,可能有活动性出血,应立即报告医生。

7.泌尿系统护理

记录每小时尿量,注意观察尿的颜色、比重、酸碱度等变化。当尿量减少至每小时20mL,持续2 h以上,可用利尿剂。若尿量仍不增加,应警惕急性肾衰竭的发生。若尿色为血红蛋白尿,应加强利尿。留置尿管的患者保持管道通畅,每日进行会阴护理两次,以防尿路感染的发生。

8.加强口腔护理

因应用机械通气24h内88%的吸气管路被来自患者口腔部的细菌寄殖,并随某些操作(如吸痰)进入下呼吸道,成为肺部感染的原因之一,因此要加强口腔护理。建立人工气道前加强口、鼻腔的清洁,插管后每日检查口腔情况,用生理盐水棉球擦拭,每日2次。口腔护理液要根据口腔pH选择,pH高时应选用2%～3%硼酸溶液;pH低时选用2%碳酸氢钠溶液,pH中性选用1%～3%的过氧化氢溶液。对长期应用机械通气患者,应对口腔分泌物进行常规细菌培养(每周1次),根据培养结果适当选择口腔冲洗液和抗生素,及时清除呼吸道的分泌物。必要时行气管切开者,按气管切开护理常规护理。

9.持续监测深部温度

低于36.0℃采取保暖复温措施,一般肛温达38.0℃,要积极作降温处理。术后常规预防感染治疗5～7 d,连续监测体温3 d,无发热后可改为每日一次测量。如有发热症状改换抗生素,必要时联合用药,发热时每日三次测量体温。待体温正常后,再监测3 d,如无异常,3 d后可改为每日一次测量。

10.维持电解质平衡

瓣膜置换术后的患者对电解质特别是血钾的变化要求很严格,低钾易诱发心律失常,一般血清钾宜维持在4～5mmol/L,为防止低血钾造成的室性心律失常,术后需高浓度补钾,注意补钾的原则,并及时复查血钾,以便为下一步诊疗提供依据。

11.定期测凝血酶原时间

要求凝血酶原时间维持在正常值1.5～2倍。置换机械瓣膜患者必须终身服用抗凝药物,注意观察患者有无出血倾向,如有血尿、鼻、牙龈出血、皮肤黏膜瘀斑及女患者月经量增多或栓塞偏瘫等症状出现,及时通报医生。口服华法林要掌握定时定量,药量准确原则。

12.饮食护理

患者清醒后,拔除气管插管后4～6 h无恶心呕吐者,可分次少量饮水。术后18～24 h,如无腹胀、肠鸣音恢复可进流质饮食,并逐渐增加进食量和更改品种。

13.疼痛护理

切口疼痛影响呼吸的深度和幅度,不利于肺扩张,不利于患者休息,增加体力消耗。遵医嘱适当给予止痛镇静等处理,减轻患者病痛。

14.鼓励患者早期适度活动

15.抗风湿治疗

(二)术后并发症护理

1.出血

出血是心脏瓣膜置换术后最常见的并发症之一,多发生在术后36小时内。主要原因有两点:一是凝血机制紊乱,二是止血不彻底。

对于此类患者,由于凝血机制差,术前应给予肌内注射维生素K_1,并检查凝血酶原时间及活动度。术后通过有创监测仪,监测血压,脉搏、中心静脉压、左房压的变化,注意尿量的变化,观察心包及纵隔引流的情况,计算和比较每0.5～1 h内引流量,若每小时大于100mL,连续3～4 h,则考虑有胸内出血。若出血较多或大量出血后突然中止,应警惕并发心脏填塞,注意心脏填塞的症状和体征,如胸闷气急、心搏过速、颈静脉怒张、中心静脉压逐渐上升、动脉血压和脉压逐渐下降、面色灰白、周围发绀、尿量减少等,后期会出现奇脉。另外，注意观察有无切口渗血，鼻腔出血，气管吸引时的血痰、血尿或皮下出血等。

2.心律失常

心房纤颤最为常见。早期有室上性心动过速，房性或室性期前收缩，可因创伤、应激、水、电解质紊乱所致。因此一旦出现心律失常，应首先明确病因并协助医生进行处理。可进行临时起搏或电复律等，包括给抗心律失常药如利多卡因、维拉帕米、毛花苷丙等，根据检验结果，及时补钾。

术后早期监测内容包括心率、心律、血压、脉搏、中心静脉压、尿量的变化，随时观测电解质的变化，动脉血气的分析，完善呼吸循环恢复。进入普通病房后仍然需注意病情的观察，保证饮食及睡眠良好，提供舒适安静的环境，稳定患者的情绪。

3.低心排综合征

低心排综合征是心脏瓣膜置换术后常见严重并发症之一，也是术后造成死亡的最常见因素。心输出量的下降，需低至心指数 2.5L/(min·m^2)时才出现一些临床症状，如心率增快，脉压变小，血压下降(收缩压低于 12kPa)，足背动脉脉搏细弱，中心静脉压上升，四肢末梢血管收缩，四肢末梢发冷苍白或发绀等。尿量每小时可减少至 0.5～1mL/kg 以下。发生原因一般有心包填塞、有效血容量不足、心功能不全所致。

术后严密监测患者各项生命体征，严格血管活性药物应用。保持心包、纵隔、胸腔引流管通畅。保证桡动脉及中心静脉置管通路通畅，根据病情合理安排晶体、胶体输液。纠正水、电解质、酸碱失调。

4.心包压塞

一旦确诊，需紧急再次开胸手术，清除血肿或血凝块，手术准备过程中，应继续反复挤压引流管，尽可能引流出部分积血。

5.有效血容量不足

根据血细胞比容(Hct)、CVP 合理搭配晶体液和胶体液比例，积极合理补液，维持水、电解质、酸碱平衡，必要时应用止血药物减少血容量丧失，参照激活全血凝固时间(ACT)值，合理应用鱼精蛋白。

6.心功能不全

合理应用血管活性药物，如多巴胺、肾上腺素等，可提高心肌收缩力，增加心输出量；硝普钠、酚妥拉明等，可降低后负荷，减少心肌耗氧，增加心输出量，改善冠脉血供。并同时严格记录并控制液体出入量，必要时做主动脉球囊反搏术(IABP)辅助循环。

7.感染

感染是心脏瓣膜置换术后较少见的并发症。术前有潜在性的感染来源或菌血症，如皮肤或鼻咽部的金葡菌感染、牙龈炎或尿路感染等应认真评估，查明并进行处理。术中牢固地对合胸骨，缩短手术时间，是预防继发纵隔感染最重要的环节。术后患者有创性插管很多，需严格遵守无菌操作原则，按规程做好管道护理。加强口腔护理，注意监测体温的变化。定时的心脏听诊，以便及时发现新的杂音。当患者咳嗽时，应尽量加强胸骨，避免发生感染的机会。对术后长期、大量使用广谱抗生素的患者，常同时服用抗真菌药物如酮康唑等，以预防真菌引起的二重感染。

(三)术后康复护理

术后康复护理根据心外科手术治疗护理常规，密切观察患者体温、心率、呼吸和血压，进行心电监护，并观察胸管及心包引流管的通畅情况和引流液颜色等，术后需记录尿量，观察尿液颜色，持续心电监护，若心率＞100 次/分以上，给予对症处理，若心率＜60 次/分，可按医嘱给阿托品或异丙肾上腺素等，必要时用体外临时起搏器调控，适当补充血容量，尿量每小时维持在＞1mL/kg。

患者从复苏室转入病房后开始进行床边康复护理，勤翻身，鼓励患者深呼吸及做有效的咳嗽，拍背排痰，当患者咳嗽时，用双手或枕头按着伤口深吸气后，用力咳痰。痰多伴黏稠不能咳出时，采用吸痰管将痰液吸出，保持呼吸道通畅。协助患者进行各关节屈伸运动，直至离床活动。在病情稳定情况下，鼓励并协助患者早期离床活动，教会患者测量脉搏。先平台慢步行走后再走阶梯，每次从 60m 增至 300m，每天 2 次，每次 20～30 分钟，以休息状态心率为基础值，运动强度保持在基础值心率加 20 次/分，运动应该循序渐进，指导患者纠正术后不正确姿势。

五、健康指导

(一)生活指导

(1)术后早期是恢复手术及其造成的创伤,改善体质,稳定各系统和器官平衡的重要阶段。原则上患者应充分休息和静养,可适当进行室内和室外活动,但要量力而行,以不引起心慌气促为度。

(2)预防感冒及肺部感染,同时要保证充足的睡眠,防过度劳累。

(3)出院后,一般不限制饮食,饮食注意多样化、少量多餐,进食清淡易消化的食物,保证蛋白质、维生素的摄入。

(4)瓣膜置换术后患者存在不同程度的心理压力,指导患者要保持精神愉快,心情舒畅,生活乐观,尽量消除来自于生理、心理的压力,正确认识、对待抗凝治疗,有利于病情的稳定和康复。

(5)生活要规律,早睡早起,不要过度劳累,避免酗酒与吸烟。

(二)用药指导

抗凝治疗将终生伴随心脏机械瓣膜置换术后的患者,而抗凝治疗的不足或过量都会引发严重的并发症。因此要将坚持按时按量服用抗凝药的重要性及必要性告诉患者及家属,不能擅自更改抗凝药的剂量。同时告知患者增加抗凝作用的药物,如氯霉素、阿司匹林等;减弱抗凝作用的药物,如维生素 K_1、雌激素、口服避孕药等,必须在医生指导下服用上述药物,尽量避免盲目服用活血化瘀类中药,教会患者自我监测出血征象,如有不适,及时来院就诊及监测凝血酶原时间(PT)值,以免抗凝过量引起出血或抗凝不足引起血栓形成。

(三)病情观察指导

指导患者有下述情况应尽快就医复查:身体任何部位有感染,不明原因的发热、呕吐、腹泻;有明显心慌气短,并出现水肿;咯泡沫血痰;有皮下出血、血尿、鼻血及牙龈出血、大便带血或暗黑色柏油状等出血倾向;巩膜及周身皮肤出现黄染;发生新的心律不齐、突然晕厥、偏瘫或下肢疼痛、发凉、苍白现象发生;女性怀孕或计划怀孕经血或阴道流血量增加或不规则;严重摔伤或遭受严重创伤;某部位疼痛、红肿不适或任何其他不正常症状或体征。

(四)复查指导

心脏手术患者出院时应保管好出院诊断证明书及相关病历,复查时应攜带出院通知书和其他医院所做的各项检查结果,如心电图、X 线胸片,化验检查等为参考。华法林抗凝治疗时 PT 值早期波动较大,出院后定期定点检查 PT,开始每周 1 次,逐渐延长至每个月 1 次,6 个月后病情稳定者延长至 3 个月 1 次,1 年后 3～6 个月 1 次,正确记录 PT 的测定值。

(陈国姣)

第四节　主动脉夹层动脉瘤

一、概述

主动脉夹层动脉瘤的准确定义是:主动脉壁中层内裂开,并且在这裂开间隙有流动或凝固的血液。中层裂开通常是在中层内 1/3 和外 2/3 交界面。夹层将完整的主动脉壁一分为二:即由主动脉壁内膜层和中层的内 1/3 组成的夹层内壁和由中层外 2/3 和外膜层组成的夹层外壁。夹层内、外壁间隙为夹层腔,或称为假腔,主动脉腔称为真腔。主动脉夹层的病因尚不明确,但其基本病变为含有弹力纤维的中膜的破坏或坏死,常与以下情况有关:高血压、遗传性结缔组织病(如马方综合征、Turner 和 Ehlers-Danlos 综合征)、多囊肾病、主动脉中膜变性、主动脉缩窄、先天性主动脉瓣病、妊娠、动脉硬化、主动脉炎性疾病、钝性或医源性创伤或肾上腺诱导性病变有关。

在夹层形成和发展过程中，主动脉壁中层撕裂导致的疼痛和主动脉夹层动脉瘤3个常见并发症(主动脉破裂、主动脉瓣反流、主动脉及其分支血管的阻塞)相应的表现是急性主动脉夹层动脉瘤常见的症状和体征。慢性主动脉夹层动脉瘤患者，主动脉扩大但常无症状。当扩大的主动脉侵犯邻近结构，则表现为相应部位的疼痛。扩大的主动脉压迫邻近组织也产生症状，如声音嘶哑、Hornor综合征、反复肺炎。近端主动脉发生慢性夹层时，多合并主动脉瓣的关闭不全，严重者产生急性左心衰竭症状。慢性主动脉夹层患者也可出现组织灌注不良，如慢性肾衰竭、跛行等。慢性夹层患者出现低血压，多是由于主动脉破裂或严重的主动脉瓣关闭不全、心力衰竭所致。慢性病症外周脉搏消失较急性常见。主动脉瓣关闭不全时，除典型的舒张期泼水样杂音外，多有外周血管征，如毛细血管搏动、枪击音、脉压增大，腹部体检可发现扩大的主动脉。

未经治疗的主动脉夹层动脉瘤预后很差。急性主动脉夹层动脉瘤患者，50%在夹层发生后48 h内死亡，75%的患者在2周内死亡。慢性夹层患者，5年生存率低于15%。主动脉夹层动脉瘤患者绝大多数死于主动脉破裂。临床实践结果表明，人造血管置换术是主动脉夹层动脉瘤外科治疗的最有效方法。理想的置换术是在一次手术中能用人工血管置换所有夹层病变累及的主动脉段，即所谓完全治愈。然而这是难以达到的，因为大范围的替换手术创伤大，术后并发症多，病死率高。因此，绝大多数仅置换破裂的、危险性很高的主动脉段，而通常是近端主动脉应尽可能大范围的替换。

二、术前护理

(一)一般准备

1.休息

绝对卧床休息，减少不必要的刺激，限制探视的人数。护理措施要相对集中，避免搬动患者，操作时动作要轻柔，避免发出噪声，尽量在患者床边完成相关的检查。

2.术前常规准备

术前停止吸烟，术前8小时禁食水，以免麻醉或手术过程中引起误吸。术前晚应常规清洁灌肠，术前一日备皮，剃去手术区及其附近的毛发，术前一晚按照医嘱给镇静药物。完善各项血、尿标本的化验，包括血常规、血型、凝血象、生化系列、血气分析、尿常规。辅助检查包括18导联心电图、胸部X线片、超声心动图、CT或MRI、主动脉造影等。

3.疼痛

主动脉夹层动脉瘤难以忍受的剧烈疼痛本身引起血压的升高，因此要做好疼痛护理。可以适当应用镇静和镇痛药物，止痛药物要选择对呼吸功能影响小的药物，通常是10mg吗啡皮下或肌内注射，必要时4～6 h后可重复给药，年老体弱者要减量。如果疼痛症状不明显，但是患者烦躁不安可给地西泮等镇静药物。在使用镇静药物后要观察患者的呼吸状况，如有异常立即通知医生。

4.吸氧

患者持续低流量吸氧，增加血氧含量。吸氧也可以改善心肌缺氧及应用血管扩张药物而引起的循环血容量减少导致的氧供应不足。另外，疼痛也会增加机体的耗氧量，吸氧后可增加患者的氧供应量，改善患者的不良情绪。

5.防止发生便秘

对于主动脉夹层动脉瘤的患者来说绝对卧床休息和心理的焦虑和抑郁是导致便秘发生的主要原因，另外患者的饮食结构和生活习惯也是造成便秘的原因，还有一部分患者因为怕用力排便造成动脉瘤破裂而不愿排便。患者要多食素食少食荤，多吃蔬菜水果软化粪便，给胃肠道休息的时间，减少胃肠道的负担，保持胃肠的正常蠕动。多饮水，促进新陈代谢，缩短粪便在胃肠道停留的时间，减少毒素的吸收。安排合理科学的饮食结构，粗细搭配，避免以猪肉、鸡肉等动物性食物为主食。每日睡前或晨起喝一杯温蜂蜜水或淡盐水以保持大便通畅。一旦发生便秘，给予开塞露灌肠，此方法作用迅速有效。服用麻仁软胶囊、蜂蜜水及香蕉虽然有效但作用较慢。禁忌做腹部按摩及运动疗法，以免诱发夹层动脉瘤破裂。因患者绝对卧床，要求床上排便，嘱患者建立定时排便的习惯，每日早餐后排便，早餐后易引起胃一结肠反射，此时锻炼排便，以建立条件反射。另外，患者排便时要注意环境隐私，用屏风遮挡，便后要帮患者做好清洁工作，病室通风，保持空气清新。

6.其他疾病治疗

(1)心血管系统的常见疾病。

缺血性心脏病：动脉瘤手术对患者心脏供血、供氧和氧耗影响都很大，术前如有缺血性心脏病，术中、术后易并发心肌梗死，一旦发生心肌梗死则病死率极高。术前应了解患者有无心绞痛症状或者有无心电图的异常改变。但约半数以上的冠心病患者无任何症状，因此对有冠状动脉疾病的患者，可做冠状动脉造影检查。

高血压：轻度高血压并不构成动脉瘤手术的危险因素，中度以上的高血压除非必须做急诊手术外，术前应控制好血压再行择期手术。长期服用降压药物的，要一直服药到术前，术后也要尽早恢复服药。术中要特别注意防止血压忽高忽低，术后要口服降压药维持血压平稳。

心律失常：房性期前收缩一般不需要特别处理。房颤者术中及术后应控制心率，偶发单源性室性期前收缩不需特殊处理，但频发或多源期前收缩需要用利多卡因或胺碘酮等有效药物治疗。新出现的恶性心律失常则应检查有无血生化异常、酸中毒、低氧血症，贫血等。

心脏瓣膜疾病：升主动脉瘤时常伴有主动脉半环扩大或瓣膜附着缘撕脱，一旦因此而出现主动脉瓣关闭不全，常出现急性左心功能不全的表现，因此应尽早进行手术治疗。这种患者不能平卧、心功能Ⅲ级或Ⅳ级，药物控制效果不佳的也应尽早手术或急诊手术，而不必等待心功能改善后再手术治疗。合并轻度主动脉瓣狭窄或轻度二尖瓣脱垂，术中可不处理，如中度以上的病症，术中应同时处理。

(2)呼吸系统疾病。

急性呼吸道、肺部炎症：呼吸系统急性炎症，气管分泌物或痰液增多，再加上麻醉和手术的侵袭，术后感染易扩散，发生肺不张和肺炎并发症的危险性增大。所以，除急诊手术外，术前应先治疗呼吸系统急性炎症，待炎症完全治愈后1～2周再行择期手术。

慢性支气管炎：慢性支气管炎要去除诱因，其次慢性支气管炎时气管内黏液分泌过多和易引起气管支气管痉挛，因此术前准备应以祛痰、排痰和解痉为中心，使用祛痰药物及雾化吸入。

慢性肺气肿：术前应锻炼呼吸以促进呼气，通常采用吹口哨及锻炼腹式呼吸改善肺内气体交换。其次术前也要口服祛痰解痉药物，合并感染要选用敏感抗生素。

(3)糖尿病：合并糖尿病的患者术后易发生感染，主要是因为机体免疫力下降，微血管病的血液循环障碍及白细胞功能降低等原因。术前要正确调节葡萄糖和胰岛素的用量，使血糖值在允许的范围内波动，防止发生酮症酸中毒。通常要求控制空腹血糖在正常范围或7.5mmol/L以内。但要注意防止发生低血糖。另外还要纠正患者的营养状态，特别是低蛋白现象，并消除潜在感染灶。

7.用药护理

目前临床上常用的药物有三类：血管扩张剂、β肾上腺素受体阻滞剂和钙离子阻滞剂。主动脉夹层动脉瘤的急性阶段(发病初48 h)，主动脉破裂的危险性最大，应选择静脉途径给药方法，待病情控制后再改为口服长期维持量。慢性主动脉夹层动脉瘤而无症状的则可提倡口服药物治疗。硝普钠应用输液泵准确输入体内。从小剂量[0.5μg/(kg·min)]开始，然后根据血压的高低逐渐增加用量，但一般不超过[10μg/(kg·min)]。当用大剂量硝普钠仍达不到满意的效果时，改用其他血管扩张剂。应用硝普钠时要现用现配，避光泵入，输液泵控制速度。应用硝普钠同时可应用β肾上腺素受体阻滞剂，如艾司洛尔，注射时要稀释并使用输液泵控制速度。值得注意的是艾司洛尔有很强的降压作用，如患者仅应用艾司洛尔就能维持满意的血压和心率，则不需要同时使用硝普钠。在应用艾司洛尔的过程中要密切观察患者的心率。普萘洛尔有很强的心肌收缩功能抑制作用，需要急诊手术的患者应避免使用或用量应小。临床中常用的钙离子阻滞剂是乌拉地尔，应用输液泵泵入，也可稀释后静脉注射。

8.预防瘤体破裂

夹层动脉瘤破裂引起失血性休克是导致患者死亡的常见原因。预防主动脉夹层破裂,及时发现病情变化是术前护理的重要内容。尤其是患者主诉突然发生的剧烈腰背部疼痛,常常是夹层动脉瘤破裂的前兆。高血压是夹层分离的常见原因,导致夹层撕裂和血肿形成的常见原因与收缩压和射血速率的大小有关。因此术前要将血压控制在100～130/60～90mmHg,心率70～100次/分。血压下降后疼痛会明显减轻或消失,是主动脉夹层停止进展的临床指征,而一旦发现血压大幅度下降,要高度怀疑夹层动脉瘤破裂。

9.周围动脉搏动的观察和护理

当主动脉夹层累及分支血管会引起相应脏器的缺血症状,主动脉分支急性闭塞可导致器官的缺血坏死,要预见性的观察双侧桡动脉、足背动脉的搏动情况,要注意观察末梢的皮肤温度及皮肤颜色。要勤巡视,勤观察,严格交班,做到早发现,早报告,早救治。

10.胃肠道及泌尿系统

观察动脉瘤向远端发展,可延伸到腹主动脉下端,累及肠系膜上动脉或肾动脉,引起器官缺血和供血不足症状,夹层累及肾动脉会出现腰疼、血尿、急性肾衰竭、尿量减少。夹层累及肠系膜上动脉时会出现恶心、呕吐、腹胀、腹泻等症状。每小时记录尿量,尿色,记录24 h出入量。

11.休克的观察

患者因刀割样疼痛而表现为烦躁不安、焦虑、恐惧和濒死感,且为持续性,一般镇痛药物难以缓解,患者会伴有皮肤苍白、四肢末梢湿冷、脉搏细速、呼吸急促等休克症状。护士要迅速建立静脉通路,抗休克治疗,观察患者尿量、皮肤温度、血压及心率变化。

12.其他并发症的观察

主动脉分支闭塞会引起器官的缺血坏死,如颈动脉闭塞表现为晕厥,冠状动脉缺血表现为急性心肌梗死,累及骶髂神经可出现下肢瘫痪。累及交感神经节可出现疼痛,累及喉返神经可以发生声音嘶哑,因此护士要严格观察有无呼吸困难、咳嗽、咯血、头痛、偏瘫、失语、晕厥、视力模糊、肢体麻木无力、大小便失禁、意识丧失等征象。

(二)心理护理

绝大部分患者在住院时可以了解自己的病情,对手术和疾病充满了紧张和恐惧,同时夹层动脉瘤的首发症状是胸背部剧烈的疼痛,难以忍受的撕裂样。刀割样疼痛伴有濒死感,严重者伴有短暂的晕厥,因此患者会有烦躁和焦虑,但是患者期盼着手术治疗以减轻痛苦,顾虑重重,同时也担心手术是否成功,这些心理问题会影响患者的休息,同时会使交感神经兴奋,血液中儿茶酚胺含量增加,使血压升高、心率加快,加重病情。不良的心理问题还会降低机体的免疫力,抵抗力下降,对手术治疗不利。首先我们要倾听患者的主诉,鼓励患者说出自己内心的不快、顾虑及身体的不适,与患者建立信任关系。向患者讲述成功病例,组织经验交流会,观看图片讲解疾病相关知识,增强患者战胜疾病的信心。与家属配合鼓励患者增强战胜疾病的信心。

(三)术前访视

术前一日ICU护士到病房对拟进行手术者进行访视,术前访视采用视频和发放宣传册及一对一咨询的方式进行,以确保患者及家属能够理解,并且在访视过程中一定要注意询问他们是否能听懂。护士除了常规介绍ICU工作环境,还需要向患者及家属解释患者在这里的这段时间内可能会发生什么,他们可能会有什么样的感受及会听到什么并看到什么;气管内插管的存在会对他们产生什么影响,及如何用另一种方式进行交流;重症监护室护士的角色,重症监护设备,及重症监护室的探视制度。所有这些信息都应记录细节备份,以便患者回顾需要说明或提醒的要点。护士需要评价患者心理生理状况,确定可能影响术后恢复的问题。

(四)急诊手术术前准备

急诊的主动脉夹层动脉瘤患者,绝大多数是主动脉瘤濒临破裂危险或已发生破裂、有严重的组织、器官灌注不良,病情危重。为了挽救患者的生命,应在密切的监护和药物治疗的同时,在最短的时间内进行必要的术前检查和作出明确的诊断，以便及早接受手术治疗。

1. 监测

所有夹层动脉瘤或可能急诊手术的患者，都必须送至重症监护室或直接到手术室，进行血流动力学连续监测。为了方便静脉应用药物治疗，快速输液和监测中心静脉压，要求建立中心静脉通路。建立动脉连续直接测压，达到实时监测血压的目的。放置尿管，便于对尿量进行监测，这是对液体的补充，抗高血压治疗效果判断的一个很好的观察指标，在双侧肾无灌注时常产生无尿症。定时触摸并对比四肢动脉脉搏的强弱，在监护过程中，护士用这种简单的方法判断有无组织灌注不良。有条件者还可放置Swan-Ganz漂浮导管，进行肺动脉、压肺毛细血管楔压，心输出量等进行监测。除上述监测外还要观察患者的神经系统功能及腹部状况，同时还要密切观察患者的动脉血气分析结果。

2. 药物治疗

临床实践中，仅有极少数主动脉夹层动脉瘤患者需要急诊手术。假如已在其他医院确定了主动脉夹层动脉瘤的诊断和明确了夹层累及的范围和有无并发症，来院就诊时可直接送入手术室进行治疗。药物治疗主要是静脉给药，普萘洛尔有很强的心肌收缩功能抑制作用，需急诊手术的患者应避免使用。需要急诊手术而又出现组织灌注不良的患者，术前是否进行降血压治疗仍存在分歧，反对者认为降低血压加重组织缺血，赞成者认为组织灌注不良是由于夹层所致，降低血压是可以防止夹层发展、预防夹层破裂的有力措施。在术前准备过程中，有些患者仍出现难以忍受的疼痛则应肌内或静脉注射止痛药和镇静药。

三、术中护理

由于夹层动脉瘤起病急骤，加上剧烈的疼痛，往往使患者出现恐惧、焦虑的情绪，在拟定手术方案后，手术室护士应当尽快到病房做好术前访视，以亲切的态度介绍手术成员及手术的成功经验，鼓励患者以放松的心态准备手术。洗手护士在术前准备好常规心脏大血管手术器械和敷料包，准备各种类型的人造血管及心血管补片、特殊血管缝线和可吸收缝线，大银夹钳和特殊鼻式针持，胸骨锯、骨蜡、无菌冰泥、除颤器、生物胶、止血粉、止血纱布，特细神经拉钩等。检查各种备用插管、手术器材的有效期，准备好充足的手术器械、用物、药品，保障术中及时准确地配合。

患者进入手术室后，巡回护士要热情接待，仔细核对患者姓名、床号、手术部位及术前用药。安慰关怀患者，减轻其紧张情绪。迅速建立两条良好的静脉通路。麻醉完成后，将患者放置平卧位，头下垫软头圈，胸后垫胸枕。肩胛骨、髂尾部、足跟处分别贴减压贴，减少因手术时间长和深低温体外循环导致皮肤压疮。由于手术位置在主动脉，而且是深低温环境条件下，会引起血流动力学和内环境的变化，术中密切配合麻醉师、体外循环灌注师工作，观察血压、血氧饱和度、尿量及体温的变化。遇异常情况，及时遵医嘱做好相应的处理。

心脏大血管手术器械种类繁多，要求器械护士提前30分钟刷手，与巡回护士一起仔细清点缝线、敷料和器械等物品。考虑到手术大，影响术式的不确定因素较多，皮肤消毒范围要足够大。消毒范围原则上同冠状动脉旁路移植手术，但双耳郭、乳突和双上肢也应充分消毒。铺单还是应预留双侧锁骨下动静脉和股动脉切口位置。暴露右侧腋动脉备体外循环插管用。大血管手术开胸时的风险较大，尤以二次开胸行大血管手术为甚。从开胸到完成心脏血管游离的过程中应做好随时应对大出血、心律失常和启动体外循环的准备。

四、术后护理

（一）常规护理

1. ICU常规护理

准备好麻醉床、心电监护仪、呼吸机、简易呼吸器、吸痰器、除颤仪等急救监测设备。患者回ICU后立即给予患者心电、血压、血氧饱和度监测。连接呼吸机进行机械辅助通气。与麻醉师进行交接包括患者使用药物如何配制、血气分析结果及术中是否出现异常情况。同时还要交接患者的衣物，带回的血制品及药物，血制品要严格交接，双人核对。病情允许可与手术室护士共同为患者翻身查看皮肤情况，出现异常要记录在重症护理记录单上，并填写压疮评估表，并且要把情况告知家属。

2.体位

麻醉未醒时采取平卧位，尽量减少搬动患者，如生命体征不稳定患者要禁止翻身。麻醉清醒后生命体征稳定的患者可将床头抬高30°。

3.管道护理

与麻醉师一起确定气管插管的位置，听诊呼吸音，观察双侧是否对称，常规进行X线检查，了解气管插管的位置及双肺的情况。交接深静脉及动脉压管路的位置，检查管路是否通畅。妥善固定尿管、引流管，在引流瓶上贴好标记，以便观察患者的引流量。保持各管路通畅，避免打折、扭曲、脱出、受压，每班需要确定各种管路的位置，每个小时记录深静脉及气管插管的位置。

4.保证外出检查安全

患者外出做检查时要备好抢救设备及药物，准备简易呼吸器、氧气袋、负压吸引器、吸痰管、除颤仪、肾上腺素，以保证患者发生意外情况能够给予及时的救治。

5.血糖监测

术后监测血糖每小时1次，连续3 h，如有异常立即应用胰岛素，以控制血糖在正常范围。

6.心理护理

患者进入ICU后要掌握患者的心理动态，及早告知患者手术成功，现在正在ICU接受治疗，对患者实施周到的护理及热情的鼓励。积极指导自我放松训练，转移注意力，使其配合治疗，促进康复。对患者提出的问题，要耐心细心解答，让患者信任ICU护士。

（二）并发症的观察与护理

1.控制血压

维持理想的血压，减少血压的波动是大血管术后护理的难点。术后难以控制的持续高血压可增加脑出血、吻合口出血及冠状动脉痉挛，有心肌缺血的危险。术后要给予患者镇痛、镇静，加强心理护理，使患者有安全感，防止由于过度的焦虑和烦躁而引起的血压升高。术后要给予缓慢复温，防止由于体温过低引起的外周血管收缩而导致血压的升高。当患者麻醉苏醒时，可应用丙泊酚镇静，同时血压有升高趋势时，要遵医嘱给硝普钠、亚宁定、利喜定等降压药物，使血压缓慢降低，收缩压维持在120mmHg左右。术后早期血压低多是因为渗血多、术中出血、失液，血容量不足引起的，应用药物血压仍控制不理想时，要警惕是否发生低心排。所有患者均采用有创血压监测，妥善固定穿刺针的位置，每班都要校对零点，保证测量血压的真实可靠。使用血管扩张药物要单路给药，使用微量注射泵是避免应用“快进”键，以免血压骤然降低。

2.心电监测

全主动脉置换涉及主动脉根部的置换及头臂干血管的再造，术前主动脉瓣关闭不全，冠状动脉病变，长时间的体外循环及心肌阻断，都会导致术后的心律失常、心肌缺血，低心排甚至心搏骤停。术后立即给予多参数的生理监测及血流动力学监测，定时观察心率、中心静脉压及心电图的变化。高龄患者中心功能较差、心输出量降低，易发生充血性心力衰竭，对于这样的患者术后可以给予主动脉内气囊泵动(IABP)辅助心脏功能，增加心脏射血、心脏灌注，改善肾脏的血液灌注。

3.纠正电解质紊乱、酸碱平衡失调及出入量失衡

术中血液稀释、利尿剂的应用、低流量灌注、应用呼吸机等都会引起酸碱平衡失调及电解质的紊乱。术后也要参照多方面的因素心率、血压、中心静脉压、尿量、引流量、血气分析结果及心肺功能。血容量不足时要以补充胶体为主，维持血红蛋白＞100g/L，血浆可以预防由于凝血因子减少而造成的引流多，补充胶体还可以防止由于胶体渗透压降低而造成的肺内液体增多，护理过程中不能机械的控制入量小于出量。

4.意识的监测

脑部的并发症是人工血管置换常见的并发症之一。临床表现为苏醒过缓、偏瘫、昏迷、抽搐等。护士

在患者未清醒前要观察并记录患者双侧瞳孔是否等大等圆,是否有对光反射及程度如何,清醒后要记录清醒的时间及程度,密切观察患者的认知情况、精神状态及有无脑缺氧。患者清醒后护士要观察和记录四肢的活动情况,皮肤的温度,感觉动脉搏动情况。

5. 胃肠道的护理

留置胃管持续胃肠减压是术后常见的护理措施,留置胃管禁食水的患者常有口渴、咽部疼痛等不适,每天要给予两次口腔护理,以促进患者舒适。每班听诊肠鸣音,观察腹部体征,有无腹胀、腹痛,定时测腹围,观察有无腹腔脏器缺血表现。患者肠道功能恢复后可给予胃肠道营养,以促进患者体力的恢复。

6. 呼吸道的护理

1)术后呼吸机辅助呼吸:根据血气分析结果及时调整呼吸机参数。术后带管时间长,不宜长时间持续镇静的患者易出现呼吸机对抗,随时监测呼吸频率、潮气量、气道压及患者的呼吸状态。调整呼吸机模式为SIMV+PS(压力支持)或者压力控制通气(PC),在PC情况下要注意观察患者的潮气量变化,及时调整压力。

2)预防呼吸机相关性肺炎(VAP):呼吸机相关性肺炎是指经气管插管行机械通气48 h以后发生的肺部感染,或原有肺部感染发生新的病情变化,临床上高度提示是一次新的感染,并经病原学证实者。机械通气是ICU常用的一种治疗方法,由于人工气道的建立破坏了呼吸道正常的生理防御机制,使机械通气并发的呼吸机相关性肺炎发生率增加4~12倍。呼吸机相关性肺炎的发生使得患者治疗时间延长,住院费用增加,病死率增高,影响疾病的预后。

(1)ICU环境管理:严格限制探视,减少人员流动,同时也要减少可移动设备的使用。必要探视时家属需要穿隔离服、戴口罩帽子、更换拖鞋后才能进入。每日要进行通风,地面每天用含氯消毒液拖擦,监护仪等设备定期消毒液擦拭,患者转出后对所用物品进行终末消毒处理。ICU应设立隔离病房,以收治特殊感染患者。使用空气层流装置时要定期清理排风口出的污物,以免影响空气质量。定期对ICU工作人员进行手消毒效果监测,洗手后细菌数小于5cfu/cm^2,并以未检出致病菌为合格。此外,还要进行定期体检,尤其要进行口咽部细菌培养,带有致病菌株者应停止治疗工作或更换工作岗位。

(2)保持人工气道的通畅:保持人工气道通畅最有效的方法是根据分泌物的颜色、量和黏稠度等情况,按需进行气管内吸痰。吸痰是利用机械吸引的方法,将呼吸道分泌物经口、鼻或人工气道吸除,以保持呼吸道通畅的一种治疗方法。

吸痰手法:可按照送、提、转手法进行操作。①送:在左手不阻塞负压控制孔的前提下,或先反折吸痰管以阻断负压,右手持吸痰管,以轻柔的动作送至气道深部,最好送至左右支气管处,以吸取更深部的痰液。②提:在吸痰管逐渐退出的过程中,再打开负压吸痰,或左手阻塞吸痰管负压控制孔产生负压,右手向上提拉吸痰管,切忌反复上下提插。③转:注意右手边向上提拉时,边螺旋转动吸痰管,能更彻底地充分吸引各方向的痰液,抽吸时间断使用负压,可减少黏膜损伤,而且抽吸更为有效。

吸痰后护理:与呼吸机连接,吸入纯氧。生理盐水冲洗吸痰管后关闭负压。检查气管套管和气囊。听诊。安慰患者取舒适体位,擦净面部,必要时行口腔护理。观察血氧饱和度变化,调节吸入氧浓度(FiO_2)。整理用物、洗手和记录:吸痰前后面色、呼吸频率的改善情况,痰液的颜色、性质、黏稠度、痰量及口鼻黏膜有无损伤。

(3)保持人工气道的湿化:人工气道的建立使患者丧失了上呼吸道对气体的加温和加湿的作用,吸入干燥低温的气体未经过鼻咽腔易引起气管黏膜干燥和分泌物黏稠,造成分泌物潴留,发生肺不张,增加了肺部感染的机会。所以,必须保证人工气道充分的湿化。

(4)雾化吸入治疗:有些呼吸机本身有雾化装置,使药液雾化成3~5 μm的微粒,可达小支气管和肺泡发挥其药理作用。昏迷患者也可将雾化吸入的面罩直接置于气管切开造口处或固定于其口鼻部,每日4~6次,每次10~20 min,患者清醒时嘱其深呼吸,尽量将气雾吸入下呼吸道。常用的药物有β_2受体激动剂和糖皮质激素等,以扩张支气管。更换药液前要清洗雾化罐,以免药液混淆。使用激素类药物雾化后,及时清洁口腔及面部。

7.并发症的观察及护理

(1)观察有无截瘫:密切观察患者的下肢肌力及感觉,一旦发现异常立即通知医生。胸降主动脉和胸腹主动脉远端的血管置换术,脊髓缺血时间长或者供给脊髓血液的肋间动脉和腰动脉没有重建等因素导致的偏瘫、截瘫等是主动脉夹层动脉瘤术后常见的严重并发症,迄今为止尚未有解决的方法。

(2)观察有无栓塞征象:主动脉人工血管置换术后,在重建血管吻合口、动静脉腔内易发生血栓和栓塞。为防止人工血管内发生血栓,术后3个月内给予抗凝治疗,抗凝药物的应用通常在术后6~12 h,如果引流多要推迟使用。

(3)预防出血和渗血:主动脉人工血管置换的创伤大,吻合技术难,吻合处多,术中和术后发生出血和弥散性渗血往往能够致命。术后对出血的观察和早期发现尤为重要。勤挤引流,保持引流通畅,观察记录引流的色、质和量,如果发现术后1 h引流量>10mL/kg,或者任何1 h的引流量>200mL,或2 h内达400mL,都提示有活动性出血,一旦发现要立即报告医生,给予开胸止血。同时术后控制血压也是预防出血的关键,主动脉人工血管置换手术复杂,技术难度大,吻合口多,吻合口出血是术后致死的首要原因。控制血压在90~120/50~80mmHg,以保证组织灌注,皮肤温度正常,以尿量为准,保证每小时尿量>1mL/kg,避免血压过低导致的组织灌注不足。早期引流偏多要排除血液稀释、鱼精蛋白不足、凝血功能障碍等原因,及时给鱼精蛋白,新鲜血浆、血小板、纤维蛋白等,有效地减少术后渗血。

(4)肾脏功能监测:肾脏是对缺血最敏感的腹腔脏器,肾衰竭是主动脉术后常见的并发症之一,发生率10%~20%,常在术后48 h内发生。防止血容量不足引起的少尿、无尿,每小时观察并记录尿量、颜色及性质,查肌酐、尿素氮,出现出入量失衡时及时汇报医生。补足血容量,血细胞比容低于35%时适当输血,维持血压稳定,必要时应用硝普钠降压,必须保持稳定的肾动脉灌注压,舒张压不低于60mmHg。血压过低者可应用小剂量多巴胺、肾上腺素以提高血压,扩张肾动脉,起到强心利尿作用。发生血红蛋白尿时要给予碱化尿液,防止管型尿形成,保持水电解质酸碱平衡,控制氮质血症,当尿量连续2 h<1mL/kg时,及时报告医生,应用利尿剂,必要时应用肾脏替代疗法。

8.预防感染

主动脉夹层人工血管置换手术时间长、创伤大,人工血管植入和术后带有引流管,中心静脉导管等侵入性导管多,易发生感染。术后各项操作要严格遵循无菌操作原则,应用广谱抗生素,严格按医嘱时间给药,以维持最佳的血药浓度。有发热的患者要根据血培养的结果选择应用抗生素。要密切观察体温,痰液的色、量及性质。观察皮肤有无红肿、疼痛,尿液有无混浊,一旦发现上述症状,要及时找到原因并及时处理。

(三)康复护理

患者病情平稳后可进行各关节的被动运动,清醒脱机后指导患者进行主动关节运动,练习床上坐起进食,为下床活动做准备。从术后第1天起按摩双下肢,每日两次,每次半小时。翻身叩背促进患者痰液排出,防止呼吸道感染的发生。鼓励患者早期下床活动,促进体力的恢复,初次下床时要注意保护患者安全以免发生摔伤。

五、健康指导

(一)生活指导

减少家庭生活中的不安全因素,防止跌倒,避免体力活动,从事比较轻松的职业。指导患者养成良好的饮食习惯,给予低盐、低胆固醇、富含粗纤维素且清淡易消化饮食,少量多餐,不食刺激性及易引起腹胀的食物,如饮料和咖啡等,以免加重心脏负担。限制摄盐量,限制高胆固醇、高脂肪食物,并适量摄取蛋白质饮食,多吃新鲜的蔬菜和水果,戒烟限酒,保持大便通畅,防止发生便秘而引起腹内压增高。根据天气增减衣物,避免发生感冒。

(二)用药指导

按医嘱服药,漏服后不能补服,缓释片不可掰开服用。控制血压,定期监测血压是药物治疗的关键。

合理降低血压，保持血压平稳，防止动脉破裂。每日定时、定部位、定血压计、定体位测量血压并记录数值，以便调整药物用量。

（三）卫生保健

急性期或恢复期患者都有可能因便秘而诱发夹层范围扩大或破裂。应指导患者养成床上排便习惯，必要时给予缓泻剂。加强腹部按摩，减轻患者精神上和心理上的不安，避免排便时用力屏气，可嘱患者食用蜂蜜、香蕉等，每1～2 d排便1次，同时注意及时记录排便情况，排便时应在旁密切观察血压和心电图变化。

（四）病情观察

一旦出现心前区或胸部、腹部等疼痛立即来医院就诊。

（五）复查指导

术后半年内每3个月门诊随访1次，半年复查增强螺旋CT，了解夹层愈合情况，如有不适随时就诊。

（陈国姣）

第五节　肺　癌

一、疾病概述

（一）概念

肺癌（lung cancer）多数起源于支气管黏膜上皮，因此也称支气管肺癌（bronchopulmonary carcinoma）。全世界肺癌的发病率和死亡率正在迅速上升。发病年龄大多在40岁以上，以男性多见，居发达国家和我国大城市男性恶性肿瘤发病率和死亡率的第一位。但近年来，女性肺癌的发病率和死亡率上升较男性更为明显。

（二）相关病理生理

肺癌起源于支气管黏膜上皮，局限于基底膜内者称为原位癌。癌肿可以向支气管腔内或（和）邻近的肺组织生长，并可以通过淋巴、血行转移或直接向支气管转移扩散。

肺癌的分布以右肺多于左肺，上叶多于下叶。起源于主支气管、肺叶支气管的癌肿，位置靠近肺门，称为中心型肺癌；起源于肺段支气管以下的癌肿，位置在肺的周围部分，称为周围型肺癌。

（三）病因与诱因

肺癌的病因至今尚不完全明确，认为与下列因素有关。

1.吸烟

是肺癌的重要致病因素。烟草内含有苯并芘等多种致癌物质。吸烟量越多、时间越长、开始吸烟年龄越早，则肺癌发病率越高。资料表明，多年每日吸烟40支以上者，肺鳞癌和小细胞癌的发病率比不吸烟者高4～10倍。

2.化学物质

已被确认可导致肺癌的化学物质包括石棉、铬、镍、铜、锡、砷、二氯甲醚、氡、芥子体、氯乙烯、煤烟焦油和石油中的多环芳烃等。

3.空气污染

包括室内污染和室外污染。室内空气污染主要指煤、天然气等燃烧过程中产生的致癌物。室外空气污染包括汽车尾气、工业废气、公路沥青在高温下释放的有毒气体等。

4.人体内在因素

如免疫状态、代谢活动、遗传因素、肺部慢性感染、支气管慢性刺激、结核病史等，也可能与肺癌的发病有关。

5.其他

长期、大剂量电离辐射可引起肺癌。癌基因(如 ras、erb-b2 等)的活化或肿瘤抑制基因(p53、RB 等)的丢失与肺癌的发病也有密切联系。

(四)临床表现

肺癌的临床表现与癌肿的部位、大小、是否压迫和侵犯邻近器官及有无转移等密切相关。

1.早期

多无明显表现,癌肿增大后常出现以下表现。

(1)咳嗽:最常见,为刺激性干咳或少量黏液痰,抗炎治疗无效。当癌肿继续长大引起支气管狭窄时,咳嗽加重,呈高调金属音。若继发肺部感染,可有脓性痰,痰量增多。

(2)血痰:以中心型肺癌多见,多为痰中带血点、血丝或断续地少量咯血;癌肿侵犯大血管可引起大咯血,但较少见。

(3)胸痛:为肿瘤侵犯胸膜、胸壁、肋骨及其他组织所致。早期表现为胸部不规则隐痛或钝痛。

(4)胸闷、发热:当癌肿引起较大支气管不同程度的阻塞,发生阻塞性肺炎和肺不张,临床上可出现胸闷、局限性哮鸣、气促和发热等症状。

2.晚期

除发热、体重减轻、食欲减退、倦怠及乏力等全身症状外,还可出现癌肿压迫、侵犯邻近器官、组织或发生远处转移的征象。

(1)压迫或侵犯膈神经:引起同侧膈肌麻痹。

(2)压迫或侵犯喉返神经:引起声带麻痹、声带嘶哑。

(3)压迫上腔静脉:引起上腔静脉压迫综合征,表现为上腔静脉回流受阻,面部、颈部、上肢和上胸部静脉怒张,皮下组织水肿,上肢静脉压升高。可出现头痛、头昏或晕厥。

(4)侵犯胸膜及胸壁:可引起剧烈持续的胸痛和胸腔积液。若侵犯胸膜则为尖锐刺痛,呼吸及咳嗽时加重;若压迫肋间神经,疼痛可累及其神经分布区;若侵犯肋骨或胸椎,则相应部位出现压痛。胸膜腔积液常为血性,大量积液可引起气促。

(5)侵入纵隔、压迫食管:可引起吞咽困难,支气管-食管瘘。

(6)上叶顶部肺癌:亦称 Pancoast 肿瘤。可侵入纵隔和压迫位于胸廓上口的器官或组织,如第一肋间、锁骨下动静脉、臂丛神经等而产生剧烈胸肩痛、上肢静脉怒张、上肢水肿、臂痛和运动障碍等;若压迫颈交感神经则会引起同侧上眼睑下垂、瞳孔缩小、眼球内陷、面部无汗等颈交感神经综合征(Horner 征)表现。

(7)肿瘤远处转移征象:①脑:头痛最为常见,出现呕吐、视觉障碍、性格改变、眩晕、颅内压增高、脑疝等。②骨:局部疼痛及压痛较常见,转移至椎骨等承重部位则可引起骨折、瘫痪。③肝:肝区疼痛最为常见,出现黄疸、腹水、食欲减退等。④淋巴结:引起淋巴结肿大。

3.非转移性全身症状

少数患者可出现非转移性全身症状,如杵状指(趾)、骨关节痛、骨膜增生等骨关节病综合征、Cushing 综合征、重症肌无力、男性乳房发育、多发性肌肉神经痛等,称为副癌综合征。副癌综合征可能与肺癌组织产生的内分泌物质有关,手术切除癌肿后这些症状可消失。

(五)辅助检查

1.X 线及 CT 检查

是诊断肺癌的重要手段。胸部 X 线和 CT 检查可了解癌肿大小及其与肺叶、肺段、支气管的关系。5%~10%无症状肺癌可在 X 线检查时被发现,CT 可发现 X 线检查隐藏区的早期肺癌病变。肺部可见块状阴影,边缘不清或分叶状,周围有毛刺;若有支气管梗阻,可见肺不张;若肿瘤坏死液化可见空洞;若有转移可见相应转移灶。

2. 痰细胞学检查

痰细胞学检查是肺癌普查和诊断的一种简便有效的方法。肺癌表面脱落的癌细胞可随痰咳出，故痰中找到癌细胞即可确诊。

3. 纤维支气管镜检查

诊断中心型肺癌的阳性率较高，可直接观察到肿瘤大小、部位及范围，并可钳取或穿刺病变组织作病理学检查，亦可经支气管取肿瘤表面组织检查或取支气管内分泌物行细胞学检查。

4. 正电子发射断层扫描(PET)

利用^{18}F-脱氧葡萄糖(FDG)作为示踪剂进行扫描显像。由于恶性肿瘤的糖酵解代谢高于正常细胞，FDG在肿瘤内聚积程度大大高于正常组织，肺癌PET显像时表现为局部异常浓聚。可用于肺内结节和肿块的定性诊断，并能显示纵隔淋巴结有无转移。目前，PET是肺癌定性诊断和分期的最好、最准确的无创检查。

5. 其他

如胸腔镜、纵隔镜、经胸壁穿刺活检、转移病灶活检、胸水检查、肿瘤标记物检查、剖胸探查等。

(六)治疗原则

尽管80%的肺癌患者在明确诊断时已失去手术机会，但手术治疗仍然是肺癌最重要和最有效的治疗手段。然而，目前所有的各种治疗肺癌的方法效果均不能令人满意，必须适当联合应用，现在临床上常采用个体化的综合治疗，以提高肺癌治疗的效果。一般非小细胞癌以手术治疗为主，辅以化学治疗和放射治疗；小细胞癌则以化学治疗和放射治疗为主。

1. 非手术治疗

(1)放射治疗：是从局部消除肺癌病灶的一种手段，主要用于处理手术后残留病灶和配合化学治疗。在各种类型的肺癌中，小细胞癌对放射治疗敏感性较高，鳞癌次之，腺癌最差。晚期或肿瘤再发患者姑息性放射治疗可减轻症状。

(2)化学治疗：分化程度低的肺癌，尤其是小细胞癌对化学治疗特别敏感，鳞癌次之，腺癌最差。化学治疗亦单一用于晚期肺癌患者以缓解症状，或与手术、放射治疗综合应用，以防止癌肿转移复发，提高治愈率。

(3)中医中药治疗：按患者临床症状、脉象、舌苔等辨证论治，部分患者的症状可得到改善；亦可用减轻患者的放射治疗及化学治疗的不良反应，提高机体的抵抗力，增强疗效并延长生存期。

(4)免疫治疗：①特异性免疫疗法：用经过处理的自体肺癌细胞或加用佐剂后，做皮下接种治疗。②非特异性免疫疗法：用卡介苗、短小棒状杆菌、转移因子、干扰素、胸腺素等生物制品或左旋咪唑等药物激发和增强人体免疫功能，以抵制肿瘤生长，增强机体对化疗药物的耐受性而提高治疗效果。

2. 手术治疗

目的是彻底切除肺部原发癌肿病灶和局部及纵隔淋巴结，尽可能保留健康的肺组织。目前基本手术方式为肺切除术加淋巴结清扫。肺切除术的范围取决于病变的部位和大小。周围型肺癌，实施肺叶切除加淋巴结切除术；中心型肺癌，实施肺叶或一侧全肺切除加淋巴结切除术。

二、护理评估

(一)一般评估

1. 生命体征(T、P、R、BP)

早期肺癌时，患者多无任何症状，生命体征一般表现正常，当癌肿继续长大引起较大支气管不同程度的阻塞，发生阻塞性肺炎和肺不张时，患者可出现体温偏高(发热)，心率和呼吸加快、胸闷、气促症状。

2. 患者主诉

有无咳嗽、血痰、胸痛、胸闷、气促、倦怠、乏力、骨关节疼痛等症状。

3. 相关记录

体重、体位、饮食、有无吸烟史、吸烟的时间和数量，有无其他伴随疾病，如糖尿病、冠状动脉粥样硬化性心脏病(冠心病)、高血压、慢性支气管炎等记录。

(二)身体评估

1. 全身

患者有无咳嗽,是否为刺激性;有无咳痰,痰量及性状;有无痰中带血或咯血,咯血的量、次数;有无疼痛,疼痛的部位和性质;有无呼吸困难,全身营养状况。

2. 局部

患者面部颜色有无贫血、口唇有无发绀、有无杵状指(趾);有无声音嘶哑,有无面部、颈部、上肢肿胀,有无持续胸背部疼痛、吞咽困难、甚至患侧上眼睑下垂等晚期肺癌侵犯邻近器官、组织的表现。

3. 听诊肺部

早期肺癌患者,大部分听诊双肺呼吸音清,当合并肺炎时可有啰音,若晚期肺癌引起肺实变,则呼吸音强;若出现胸积水,则呼吸音弱。(结合病例综合考虑)。

4. 叩诊

有胸积水时叩诊呈浊音。

(三)心理一社会评估

患者在疾病治疗过程中的心理反应与需求,了解患者对疾病的认知程度,对手术有何顾虑,有何思想负担。了解朋友及家属对患者的关心、支持程度,家庭对手术的经济承受能力。引导患者正确配合疾病的治疗和护理。

(四)辅助检查阳性结果评估

(1)血液检验:有无低蛋白血症。

(2)胸部X线检查:有无肺部肿块阴影,而CT检查因密度分辨率高,可发现一般X线检查隐藏区(如肺尖、膈上、脊柱旁、心后、纵隔处)的早期肺癌病变,对中心型肺癌的诊断有重要价值。

(3)PET/CT检查:肺部肿块经^{18}氟-脱氧葡萄糖(FDG)吸收、代谢显影是否明显增高(因为恶性肿瘤的糖酵解代谢高于正常细胞),并能观察纵隔淋巴结有无转移。

(4)各种内镜及其他有关手术耐受性检查等有无异常发现。

(五)治疗效果评估

1. 非手术治疗评估要点

咳嗽、血痰、胸痛、胸闷、气促等症状是否改善或消失,肺部肿块阴影有无缩小或消散。放、化疗引起的胃纳减退、骨髓造血功能抑制等毒副作用有无好转。

2. 手术治疗评估要点

术后患者生命体征是否平稳,呼吸状态如何,有无胸闷、呼吸浅快、发绀及肺部痰鸣音等;伤口是否干燥,有无渗液、渗血,伤口周围有无皮下气肿;各引流管是否通畅,引流量、颜色与性状等;术后肺膨胀情况;术后有无大出血、感染、肺不张、支气管胸膜瘘等并发症的发生。患者对术后康复训练和早期活动是否配合;对出院后的继续治疗是否清楚。

三、主要护理问题

1. 气体交换障碍

与肺组织病变、手术、麻醉、肿瘤阻塞支气管、肺膨胀不全、呼吸道分泌物潴留、肺换气功能降低等因素有关。

2. 营养失调

低于机体需要量 与肿瘤引起机体代谢增加、手术创伤等有关。

3. 焦虑与恐惧

与担心手术、疼痛、疾病的预后等因素有关。

4. 潜在并发症

(1)出血:与手术时胸膜粘连紧密、止血不彻底或血管结扎线脱落,胸腔内大量毛细血管充血及胸腔内负压等因素有关。

(2)感染、肺不张:与麻醉药的不良反应使患者的膈肌受抑制,患者术后软弱无力及疼痛等,限制了患者的呼吸运动,不能有效咳嗽排痰,导致分泌物滞留堵塞支气管有关。

(3)心律失常:与缺氧、出血、水电解质酸碱失衡有关。

(4)支气管胸膜瘘:与支气管缝合不严密、支气管残端血运不良或支气管缝合处感染、破裂等引发有关。

(5)肺水肿:与患者原有心脏疾病或病肺切除、余肺膨胀不全或输液量过多、速度过快,使肺泡毛细血管床容积明显减少有关,尤以全肺切除患者更为明显。

四、主要护理措施

(一)术前护理

(1)做好心理护理:护士应关心、同情患者,向患者讲解手术方式及注意事项,告知患者术后呼吸锻炼排痰,帮助患者消除焦虑、恐惧心理。

(2)指导患者戒烟:吸烟使气管分泌物增加,必须戒烟2周方可手术。

(3)教会患者正确呼吸方法:指导患者行缩唇式呼吸,平卧时练习腹式呼吸,坐位或站位时练习胸式呼吸,每天2~4次,每次15~20分钟。以增加肺通气量。

(4)指导行有效咳嗽、咳痰方法。频繁咳嗽、痰多者遵医嘱应用抗生素,雾化吸入治疗。

(5)加强营养:指导患者进食高热量、高蛋白质、富含维生素的饮食,以增强机体手术耐受力。

(6)术前准备:术前1天备皮,做好交叉配血,洗澡以保持皮肤清洁。指导患者练习床上排便,术前晚22时后禁食,术前4~6小时禁饮。

(7)遵医嘱执行术前用药。

(二)术后护理

(1)严密观察生命体征的变化。

(2)呼吸道的管理:①保持呼吸道通畅,给予氧气吸入(流量2~4 L/min)。术后第2天给予间断给氧或根据血氧饱和度监测结果,按需给氧。②协助患者有效排痰。患者取坐位或半卧位,进行5~6次深呼吸后,于深吸气末屏气,用力咳出痰液,同时指导家属双手保护伤口。③鼓励患者术后2~3天做吹水泡、吹气球运动,以促使患侧肺早期膨胀,利于呼吸功能的恢复。

(3)体位指导:①肺叶切除术后,麻醉未苏醒时采取去枕仰卧位,头偏向一侧;麻醉苏醒后应尽早改半卧位,患者头部和上身抬高30°~45°,以利膈肌下降,胸腔容量扩大,利于肺通气,便于咳嗽和胸腔液体引流;也可与侧卧位交替。但病情较重、呼吸功能差者应避免完全健侧卧位,以免压迫健侧肺,限制肺通气,从而影响有效气体交换。②一侧全肺切除术后患者取半卧位或1/4侧卧位,避免使患者完全卧于患侧或搬运患者时剧烈震动,以免使纵隔过度移位,大血管扭曲而引起休克;同时避免完全健侧卧位,以免压迫健侧肺,造成患者严重缺氧。

(4)做好皮肤护理,每1~2小时更换卧位1次,防止压疮发生。

(5)指导及早有效清理呼吸道痰液,术后第一天方可行拍背排痰,排痰机辅助排痰,防止肺不张及肺部感染发生。

(6)胸腔闭式引流的护理:①保持胸腔闭式引流瓶连接正确:将胸腔引流管与引流瓶管连接紧密,固定,防止松动拉拖。保持其通畅,防止扭曲,确保引流瓶内长管被水淹没3~4 cm。②保持引流通畅:如液面随呼吸运动而波动,表示引流良好;如液面波动消失,表示胸腔引流管不通或提示患侧肺已膨胀良好。如不通,可挤压引流管使之复通,仍然不通则立即通知医师处理。③保持引流处于无菌状态并防止气体进入胸腔:每日更换胸腔引流瓶1次。更换时注意无菌操作。先夹闭引流管再更换,以防气体进入胸腔。④术后密切观察胸腔闭式引流瓶内情况,监测生命体征,记录24小时胸腔引流量。可疑有活动性出血时,应立即夹闭胸腔引流管,通知医师给予止血、快速补液输血,必要时行二次开胸止血。⑤做好患者下床活动时的指导:指导患者下床活动时避免引流连接处脱落,防止气体进入胸腔;活动时胸腔引流瓶不要高于患者腰部,防止引流液倒吸进胸腔。外出检查或活动度大的时候应给予预防性夹管。

(7)疼痛的护理：开胸手术创面大，胸部肌肉肋骨的牵拉，会导致术后伤口疼痛感明显，而患者可能会为了避免疼痛不敢做深呼吸运动和咳嗽排痰。因此，术后48小时内给予PCA止痛泵，协助患者采取舒适体位，妥善固定引流管，避免牵拉引起疼痛，给患者创造安静、舒适的环境是非常必要的。

(8)输液的护理：严格控制输液的速度和量，防止心脏负荷过重，导致肺水肿和心力衰竭；一侧全肺切除者应控制钠盐摄入，24小时补液量控制在2000 mL以内，速度控制在30～40滴/分。

(9)并发症的护理：当患者术后出现大面积肺不张时，会出现胸闷、发热，气管向患侧移位等表现；出现张力性气胸时表现为严重的呼吸困难，气管向健侧移位；在术后第7～9天易发生支气管胸膜瘘，护士应观察患者有无发热、刺激性咳嗽、咳脓痰等感染症状。如有发生，应立即报告医师进行处理。

(三)活动与休息

适当的活动，进行呼吸功能训练是提高患者手术的耐受性，减少手术后感染的重要方法之一，术前可采用缩唇呼气训练、爬楼梯、吹气球和有效咳嗽排痰训练等改善患者的肺功能。而术后则鼓励及协助患者尽早活动，术后第一天，生命体征平稳后，可在床上坐起，坐在床边、双腿下垂或在床旁站立移步。术后第2日起，可扶持患者围绕病床在室内行走3～5分钟，以后根据患者情况逐渐增加活动量。活动期间，应妥善保护患者的引流管，严密观察患者病情变化，一旦出现头晕、气促、心动过速、心悸和出汗等症状时，应立即停止活动并休息。术后第一天开始作肩、臂关节运动，预防术侧胸壁肌肉粘连、肩关节强直及失用性萎缩。

(四)合理饮食

饮食对肺癌手术患者的康复非常重要，对术前伴营养不良者，除了经肠内增加高蛋白饮食外，也可经肠外途径补充营养，如脂肪乳剂和复方氨基酸等，以改善其营养状况。若术后患者进食后无任何不适，改为普食时，饮食宜高蛋白、高热量、丰富维生素、易消化，以保证营养，提高机体抵抗力，促进伤口愈合。

(五)用药护理

应严格按医嘱用药，严格掌握输液量和速度，防止前负荷过重而导致急性肺水肿。全肺切除术后应控制钠盐摄入量，24小时补液量控制在2000 mL内，速度宜慢，以20～30滴/分为宜。记录出入液量。对于非手术综合治疗的患者，应注意观察药物的毒副反应，发现问题及时处理。

(六)心理护理

多关心、体贴患者，对患者的担心表示理解并予以安慰，给予患者发问的机会，并认真耐心地回答，以减轻其焦虑或恐惧程度。指导患者正确认识癌症，向患者及家属详细说明手术方案，各种治疗护理的意义、方法、大致过程、配合要点与注意事项，让患者有充分的心理准备。说明手术的安全性、必要性，并介绍手术成功的实例，以增强患者的信心。动员家属给患者以心理和经济方面的全力支持。

(七)改善肺泡的通气与换气功能

1.戒烟

指导并劝告患者停止吸烟。让患者了解吸烟会刺激肺、气管及支气管，使气管、支气管分泌物增加，支气管上皮纤毛活动减少或丧失活力，妨碍纤毛的清洁功能，影响痰液咳出，引起肺部感染。因此术前应戒烟2周以上。

2.保持呼吸道通畅

对于支气管分泌物较多、痰液黏稠者，可给予超声雾化、应用支气管扩张剂、祛痰剂等药物，合并肺部感染者，遵医嘱给予抗生素，术后则及早鼓励患者深呼吸、咳嗽、排痰，对于咳痰无力者，必要时行纤维支气管镜吸痰，术后常规吸氧2～4 L/min，可根据血气分析结果调整给氧浓度。

(八)维持胸腔引流通畅

(1)按胸腔闭式引流常规护理。

(2)病情观察：定时观察胸腔引流管是否通畅，注意负压波动，定期挤压，防止堵塞。观察引流液量、色和性状，一般术后24小时内引流量约500 mL，为手术创伤引起的渗血、渗液及术中冲洗胸腔残余的液体。

(3)全肺切除术后胸腔引流管的护理：一侧全肺切除术后的患者，由于两侧胸膜腔内压力不平衡，纵隔易向手术侧移位。因此，全肺切除术后患者的胸腔引流管一般呈钳闭状态，以保证术后患侧胸壁有一定的渗液，减轻或纠正纵隔移位。随时观察患者的气管是否居中，有无呼吸或循环功能障碍。若气管明显向健侧移位，应立即听诊肺呼吸音，在排除肺不张后，可酌情放出适量的气体或引流液，气管、纵隔即可恢复中立位。但每次放液量不宜超过 100 mL，速度宜慢，避免快速多量放液引起纵隔突然移位，导致心搏骤停。

（九）健康教育

1. 早期诊断

40 岁以上人群应定期进行胸部 X 线普查，尤其是反复呼吸道感染、久咳不愈或咳血痰者，应提高警惕，做进一步的检查。

2. 戒烟

使患者了解吸烟的危害，戒烟。

3. 疾病康复

（1）指导患者出院回家后数周内，坚持进行腹式深呼吸和有效咳嗽，以促进肺膨胀。出院后半年不得从事重体力活动。

（2）保持良好的口腔卫生，如有口腔疾病应及时治疗。注意环境空气新鲜，避免出入公共场所或与上呼吸道感染者接近。避免居住或工作于布满灰尘、烟雾及化学刺激物品的环境。

（3）对需进行放射治疗和化学治疗的患者，指导其坚持完成放射治疗和化学治疗的疗程，并告知注意事项以提高疗效，定期返院复查。

（4）若有伤口疼痛、剧烈咳嗽及咯血等症状或有进行性倦怠情形，应返院复诊。

（5）保持良好的营养状况，注意每日保持充分休息与活动。

五、护理效果评估

（1）患者呼吸功能改善，无气促、发绀等缺氧征象；咳嗽咳痰减少或消失。

（2）营养状况改善；体重有所增加。

（3）焦虑减轻。

（4）未发生并发症，或并发症得到及时发现和处理。

（冯军红）

第六节　食管癌

一、疾病概述

（一）概念

食管癌（esophageal carcinoma）是常见的一种消化道癌肿。全世界每年约有 30 万人死于食管癌，我国每年死亡达 15 万余人。食管癌的发病率有明显的地域差异，高发地区发病率可高达 150/10 万以上，低发地区则只在 3/10 万左右。国外以中亚、非洲、法国北部和中南美洲为高发区。我国以太行山地区、秦岭东部地区、大别山区、四川北部地区、闽南和广东潮汕地区、苏北地区为高发区。

（二）相关病理生理

临床上将食管分为颈、胸、腹三段。胸段食管又分为上、中、下三段。胸中段食管癌较多见，下段次之，上段较少。95%以上的食管癌为鳞状上皮细胞癌，贲门部腺癌可向上延伸累及食管下段。

食管癌起源于食管黏膜上皮。癌细胞逐渐增大侵及肌层，并沿食管向上下、全周及管腔内外方向发展，出现不同程度的食管阻塞。晚期癌肿穿透食管壁、侵入纵隔或心包。食管癌主要经淋巴转移，血行转移发生较晚。

（三）病因与诱因

病因至今尚未明确，可能与下列因素有关。

1. 亚硝胺及真菌

亚硝胺是公认的化学致癌物，在高发区的粮食和饮水中，其含量显著增高，且与当地食管癌和食管上皮重度增生的患病率呈正相关。各种霉变食物能产生致癌物质，一些真菌能将硝酸盐还原为亚硝酸盐，促进二级胺的形成，使二级胺比发霉前增高 50～100 倍。少数真菌还能合成亚硝胺。

2. 遗传因素和基因

食管癌的发病常表现家族聚集现象，河南林县食管癌有阳性家族史者占 60%。在食管癌高发家族中，染色体数量及结构异常者显著增多。

3. 营养不良及微量元素缺乏

饮食缺乏动物蛋白、新鲜蔬菜和水果，摄入的维生素 A、B_1、B_2、C 缺乏，是食管癌的危险因素。食物、饮水和土壤内的微量元素，如钼、铜、锰、铁、锌含量较低，亦与食管癌的发生相关。

4. 饮食习惯

嗜好吸烟、长期饮烈性酒者食管癌发生率明显升高。进食粗糙食物，进食过热、过快等因素易致食管上皮损伤，增加了对致癌物的敏感性。

5. 其他因素

食管慢性炎症、黏膜损伤及慢性刺激亦与食管癌发病有关，如食管腐蚀伤、食管慢性炎症、贲门失弛缓症及胃食管长期反流引起的 Barrett 食管（食管末端黏膜上皮柱状细胞化）等均有癌变的危险。

（四）临床表现

1. 早期

常无明显症状，但在吞咽粗硬食物时可能有不同程度的不适感觉，包括咽下食物梗噎感，胸骨后烧灼样、针刺样或牵拉摩擦样疼痛。食物通过缓慢，并有停滞感或异物感。可能是局部病灶刺激食管蠕动异常或痉挛，或局部炎症、糜烂、表浅溃疡等所致。梗噎停滞感常通过饮水后缓解消失。症状时轻时重，进展缓慢。

2. 中晚期

食管癌典型的症状为进行性吞咽困难。先是难咽干的食物，继而只能进半流质、流质，最后水和唾液也不能咽下。常吐黏液样痰，为下咽的唾液和食管的分泌物。患者逐渐消瘦、脱水、无力。若出现持续胸痛或背部肩胛间区持续性疼痛表示为晚期症状，癌已侵犯食管外组织。当癌肿梗阻所引起的炎症水肿暂时消退，或部分癌肿脱落后，梗阻症状可暂时减轻，常误认为病情好转。若癌肿侵犯喉返神经，可出现声音嘶哑；若压迫颈交感神经节，可产生 Horner 综合征。若侵入气管、支气管，可形成食管、气管或支气管瘘，出现吞咽水或食物时剧烈呛咳，并发生呼吸系统感染。后者有时亦可因食管梗阻致内容物反流入呼吸道而引起。最后出现恶病质状态。若有肝、脑等脏器转移，可出现黄疸、腹水、昏迷等状态。

（五）辅助检查

1. 食管吞钡造影检查

食管吞钡造影检查是可疑食管癌患者影像学诊断的首选，采用食管吞钡 X 线双重对比造影检查方法。早期可见：

（1）食管黏膜皱襞紊乱、粗糙或有中断现象。

（2）局限性食管壁僵硬，蠕动中断。

（3）局限性小的充盈缺损。

（4）浅在龛影，晚期多为充盈缺损，管腔狭窄或梗阻。

2. 内镜及超声内镜检查（EUS）

食管纤维内镜检查可直视肿块部位、形态，并可钳取活组织作病理学检查；超声内镜检查可用于判断肿瘤侵犯深度、食管周围组织及结构有无受累，有无纵隔淋巴结或腹内脏器转移等。

3.放射性核素检查

利用某些亲肿瘤的核素,如^{32}磷、^{131}碘等检查,对早期食管癌病变的发现有帮助。

4.纤维支气管镜检查

食管癌外侵常可累及气管、支气管,若肿瘤在隆嵴以上应行气管镜检查。

5.CT、PET/CT 检查

胸、腹 CT 检查能显示食管癌向管腔外扩展的范围及淋巴结转移情况,而 PET/CT 检查则更准确地显示食管癌病变的实际长度,对颈部、上纵隔、腹部淋巴结转移诊断具有较高准确性,在寻找远处转移灶比传统的影像学方法如 CT、EUS 等具有更高的灵敏性。

(六)治疗原则

以手术为主,辅以放疗、化疗等综合治疗。主要治疗方法有内镜治疗、手术、放疗、化疗、免疫及中医中药治疗等。

1.非手术治疗

(1)内镜治疗:食管原位癌可在内镜下行黏膜切除,术后 5 年生存率可达 86%~100%。

(2)放射治疗:放射和手术综合治疗,可增加手术切除率,也能提高远期生存率。术前放疗后间隔 2~3 周再作手术较为合适。对手术中切除不完全的残留癌组织处作金属标记,一般在手术后 3~6 周开始术后放疗。而单纯放射疗法适用于食管颈段、胸上段食管癌,也可用于有手术禁忌证而病变不长、尚可耐受放疗的患者。

(3)化学药物治疗:食管癌对化疗药物敏感性差,与其他方法联合应用,有时可提高疗效。

(4)其他:免疫治疗及中药治疗等亦有一定疗效。

2.手术治疗

手术治疗是治疗食管癌首选方法。对于全身情况和心肺功能良好、无明显远处转移征象者,可采用手术治疗;对估计切除可能性小的较大的鳞癌而全身情况良好的患者,可先做术前放疗,待瘤体缩小后再手术;对晚期食管癌、不能根治或放射治疗、进食有困难者,可作姑息性减状手术,如食管腔内置管术、食管胃转流吻合术、食管结肠转流吻合术或胃造瘘术等,以达到改善、延长生命的目的。

二、护理评估

(一)一般评估

1.生命体征(T、P、R、BP)

患有食管癌的患者生命体征常无变化。如肿瘤较大压迫气管可引起呼吸急促、心率加快。

2.患者主诉

患者在吞咽食物时,有无哽噎感,胸骨后烧灼样、针刺样或牵拉摩擦样疼痛;有无进行性吞咽困难等症状。

3.相关记录

包括体重、有无消瘦、饮食习惯改变、吸烟、嗜酒、排便异常情况。有无其他伴随疾病,如糖尿病、冠状动脉粥样硬化性心脏病(冠心病)、高血压、慢性支气管炎等记录。

(二)身体评估

1.局部

了解患者有无吞咽困难、呕吐等;有无疼痛,疼痛的部位和性质,是否因疼痛而影响睡眠。

2.全身

评估患者的营养状况,体重有无减轻,有无消瘦、面部颜色(贫血)、脱水或衰弱;了解患者有无锁骨上淋巴结肿大和肝肿块;有无腹水、胸水等。

(三)心理—社会评估

患者对该疾病的认知程度以及主要存在的心理问题,患者家属对患者的关心程度、支持力度、家庭经济承受能力如何等。引导患者正确配合疾病的治疗和护理。

（四）辅助检查阳性结果评估

（1）血液化验检查：食管癌患者若长期进食困难，可引起营养失调低蛋白血症、贫血、维生素、电解质缺乏，但该类患者多有脱水、血液浓缩等现象，血液化验检查常不能正确判断患者的实际营养状况，应注意综合判断、科学分析。

（2）了解食管吞钡造影、内镜及超声内镜检查、CT、PET/CT 等结果，以判断肿瘤的位置、有无扩散或转移。

（五）治疗效果评估

1.非手术治疗评估要点

胸痛、背痛等症状是否改善或加重，吞咽困难是否改善或加重，放、化疗引起的胃纳减退、骨髓造血功能抑制等毒副作用有无好转。

2.手术治疗评估要点

术后患者生命体征是否平稳，有无发热、胸闷、呼吸浅快、发绀及肺部痰鸣音等；伤口是否干燥，有无渗液、渗血；各引流管是否通畅，引流量、颜色与性状等；术后有无大出血、感染、肺不张、乳糜胸、吻合口瘘等并发症的发生；患者术后进食情况，有无食物反流现象。

三、主要护理诊断（问题）

1.营养失调

与低于机体需要量与进食量减少或不能进食、消耗增加等有关。

2.体液不足

与吞咽困难、水分摄入不足有关。

3.焦虑

与对癌症的恐惧和担心疾病预后等有关。

4.知识缺乏

与对疾病的认识不足有关。

5.潜在并发症

（1）肺不张、肺炎：与手术损伤及术后切口疼痛、虚弱致咳痰无力等有关。

（2）出血：与术中止血不彻底、术后出现活动性出血及患者凝血功能障碍有关。

（3）吻合口瘘：与食管的解剖特点及感染、营养不良、贫血、低蛋白血症等有关。

（4）乳糜胸：与伤及胸导管有关。

四、主要护理措施

（一）术前护理

（1）心理护理：患者有进行性吞咽困难，日益消瘦，对手术的耐受能力差，对治疗缺乏信心，同时对手术存在着一定程度的恐惧心理。因此，应针对患者的心理状态进行解释、安慰和鼓励，建立充分信赖的护患关系，使患者认识到手术是彻底的治疗方法，使其乐于接受手术。

（2）加强营养：尚能进食者，应给予高热量、高蛋白、高维生素的流质或半流质饮食。不能进食者，应静脉补充水分、电解质及热量。低蛋白血症的患者，应输血或血浆蛋白给予纠正。

（3）呼吸道准备：术前严格戒烟，指导并教会患者深呼吸、有效咳嗽、排痰。

（4）胃肠道准备：①注意口腔卫生。②术前安置胃管和十二指肠滴液管。③术前禁食，有食物潴留者，术前晚用等渗盐水冲洗食管，有利于减轻组织水肿，降低术后感染和吻合口漏的发生率。④拟行结肠代食管者，术前需按结肠手术准备护理，见本章第七节“大肠癌的外科护理”。

（5）术前练习：教会患者深呼吸、有效咳嗽、排痰、床上排便等活动。

（二）术后护理

（1）严密观察生命体征的变化。

（2）保持胃肠减压管通畅：术后24～48小时引流出少量血液，应视为正常，如引出大量血液应立即报告医师处理。胃肠减压管应保留3～5天，以减少吻合口张力，以利愈合。注意胃管连接准确，固定牢靠，防止脱出。

（3）密切观察胸腔引流量及性质：胸腔引流液如发现有异常出血、混浊液、食物残渣或乳糜液排出，则提示胸腔内有活动性出血、食管吻合口漏或乳糜胸，应采取相应措施，明确诊断，予以处理。

（4）观察吻合口漏的症状：食管吻合口漏的临床表现为高热、脉快、呼吸困难、胸部剧痛、不能忍受；患侧呼吸音低，叩诊浊音，白细胞升高甚至发生休克。处理原则：①胸膜腔引流，促使肺膨胀。②选择有效的抗生素抗感染。③补充足够的营养和热量。目前多选用完全胃肠内营养（TEN）经胃造口灌食治疗，效果确切、满意。④严密观察病情变化，积极对症处理。⑤需再次手术者，积极完善术前准备。

（三）休息与活动

适当休息，保证充足的睡眠，进行呼吸功能锻炼，对手术后康复有重要的意义，可指导患者进行深呼吸、腹式呼吸、吹气球及呼吸功能训练仪（三球型）的训练，鼓励患者爬楼梯以及进行扩胸运动，以不感到疲劳为宜。

（四）饮食护理

1.术前

大多数食管癌患者因不同程度吞咽困难而出现摄入不足，营养不良，水、电解质失衡，使机体对手术的耐受力下降，故术前应保证患者营养素的摄入。

（1）能进食者，鼓励患者进食高热量、高蛋白、丰富维生素饮食；若患者进食时感食管黏膜有刺痛，可给予清淡无刺激的食物，告知患者不可进食较大、较硬的食物，宜进半流质或水分多的软食。

（2）若患者仅能进食流质而营养状况较差，可给予肠内营养或肠外营养支持。

2.术后饮食

（1）术后早期吻合口处于充血水肿期，需禁饮禁食3～4日，禁食期间持续胃肠减压，注意经静脉补充营养。

（2）停止胃肠减压24小时后，若无呼吸困难、胸内剧痛、患侧呼吸音减弱及高热等吻合口瘘的症状时，可开始进食。先试饮少量水，术后5～6日可进全清流质，每2小时100 mL，每日6次。术后3周患者若无特殊不适可进普食，但仍应注意少食多餐，细嚼慢咽，进食不宜过多、过快，避免进食生、冷、硬食物（包括质硬的药片和带骨刺的鱼肉类、花生、豆类等），以防后期吻合口瘘。

（3）食管癌、贲门癌切除术后，胃液可反流至食管，致反酸、呕吐等症状，平卧时加重，嘱患者进食后2小时内勿平卧，睡眠时将床头抬高。

（4）食管胃吻合术后患者，可由于胃拉入胸腔、肺受压而出现胸闷、进食后呼吸困难，建议患者少食多餐，1～2个月后，症状多可缓解。

（五）用药护理

严格按医嘱要求用药，注意控制输液速度和用量，必要时使用输液泵输注液体。注意观察有无药物不良反应，发现问题及时处理。

（六）心理护理

食管癌患者往往对进行性加重的吞咽困难、日渐减轻的体重感到焦虑不安；对所患疾病有部分认识，求生的欲望十分强烈，迫切希望能早日手术，恢复进食，但对手术能否彻底切除病灶、今后的生活质量、麻醉和手术意外、术后伤口疼痛及可能出现的术后并发症等表现出日益紧张、恐惧，甚至明显的情绪低落、失眠和食欲下降。

（1）加强与患者及家属的沟通，仔细了解患者及家属对疾病和手术的认知程度，了解患者的心理状况，并根据患者的具体情况，实施耐心的心理疏导。讲解手术和各种治疗与护理的意义、方法、大致过程、配合与注意事项。

(2)营造安静舒适的环境,以促进睡眠。必要时使用安眠、镇静、镇痛类药物,以保证患者充分休息。

(3)争取亲属在心理上、经济上的积极支持和配合,解除患者的后顾之忧。

(七)呼吸道管理

食管癌术后患者易发生呼吸困难、缺氧,并发肺不张、肺炎,甚至呼吸衰竭,主要与下列因素有关:年老的食管癌患者常伴有慢性支气管炎、肺气肿、肺功能低下等;开胸手术破坏了胸廓的完整性;肋间肌和膈肌的切开,使肺的通气泵作用严重受损;术中对肺较长时间的挤压牵拉造成一定的损伤;术后迷走神经功能亢进,引起气管、支气管黏膜腺体分泌增多;食管胃吻合术后,胃拉入胸腔,使肺受压,肺扩张受限;术后切口疼痛、虚弱致咳痰无力,尤其是颈、右胸、上腹三切口患者。护理措施包括以下几点。

(1)加强观察:密切观察呼吸型态、频率和节律,听诊双肺呼吸音是否清晰,有无缺氧征兆。

(2)气管插管者,及时吸痰,保持气道通畅。

(3)术后第 1 日每 1~2 小时鼓励患者深呼吸、吹气球、使用深呼吸训练器,促使肺膨胀。

(4)痰多、咳痰无力的患者若出现呼吸浅快、发绀、呼吸音减弱等痰阻塞现象时,立即行鼻导管深部吸痰,必要时行纤维支气管镜吸痰或气管切开吸痰,气管切开后按气管切开常规护理。

(八)胃肠道护理

1.胃肠减压的护理

(1)术后 3~4 日内持续胃肠减压,妥善固定胃管,防止脱出。

(2)加强观察:严密观察引流液的量、性状及颜色并准确记录。术后 6~12 小时可从胃管内抽吸出少量血性液或咖啡色液,以后引流液颜色逐渐变浅。若引流出大量鲜血或血性液,患者出现烦躁、血压下降、脉搏增快、尿量减少等,应考虑吻合口出血,需立即通知医生并配合处理。

(3)保持通畅:经常挤压胃管,避免管腔堵塞。胃管不通畅者,可用少量生理盐水冲洗并及时回抽,避免胃扩张使吻合口张力增加而并发吻合口瘘。胃管脱出后应严密观察病情,不应盲目再插入,以免戳穿吻合口,造成吻合口瘘。待肛门排气、胃肠减压引流量减少后,拔除胃管。

2.结肠代食管(食管重建)术后护理

(1)保持置于结肠袢内的减压管通畅。

(2)注意观察腹部体征,了解有无发生吻合口瘘、腹腔内出血或感染等,发现异常及时通知医生。

(3)若从减压管内吸出大量血性液或呕吐大量咖啡样液伴全身中毒症状,应考虑代食管的结肠袢坏死,需立即通知医生并配合抢救。

(4)结肠代食管后,因结肠逆蠕动,患者常嗅到粪便气味,需向患者解释原因,并指导其注意口腔卫生,一般此情况于半年后可逐步缓解。

3.胃造瘘术后的护理

(1)观察造瘘管周围有无渗液或胃液漏出。由于胃液对皮肤刺激性较大,应及时更换渗湿的敷料,并在瘘口周围涂氧化锌软膏或置凡士林纱布保护皮肤,防止发生皮炎。

(2)妥善固定用于管饲的暂时性的或永久性造瘘,防止脱出或阻塞。

(九)并发症的预防和护理

1.出血

观察并记录引流液的性状、量。若引流量持续 2 小时都超过 4 mL/(kg·h),伴血压下降、脉搏增快、躁动、出冷汗等低血容量表现,应考虑有活动性出血,及时报告医生,并做好再次开胸的准备。

2.吻合口瘘

吻合口瘘是食管癌手术后极为严重的并发症,多发生在术后 5~10 日,病死率高达 50%。发生吻合口瘘的原因有:食管的解剖特点,无浆膜覆盖、肌纤维呈纵形走向,易发生撕裂;食管血液供应呈节段性,易造成吻合口缺血;吻合口张力太大;感染、营养不良、贫血、低蛋白血症等影响吻合口愈合。应积极预防。术后应密切观察患者有无呼吸困难、胸腔积液和全身中毒症状,如高热、寒战;甚至休克等吻合口瘘的临床表现。一旦出现上述症状，立即通知医生并配合处理。包括：嘱患者立即禁食；协助行胸腔闭式引流并常规护理；遵医嘱予以抗感染治疗及营养支持；严密观察生命体征，若出现休克症状，积极抗休克治疗；再次手术者，积极配合医生完善术前准备。

3. 乳糜胸

食管、贲门癌术后并发乳糜胸是比较严重的并发症，多因伤及胸导管所致，多发生在术后 2～10 日，少数患者可在 2～3 周后出现。术后早期由于禁食，乳糜液含脂肪甚少，胸腔闭式引流可为淡血性或淡黄色液，但量较多；恢复进食后，乳糜液漏出量增多，大量积聚在胸腔内，可压迫肺及纵隔并使之向健侧移位。由于乳糜液中 95％以上是水，并含有大量脂肪、蛋白质、胆固醇、酶、抗体和电解质，若未及时治疗，可在短时期内造成全身消耗、衰竭而死亡，必须积极预防和及时处理。其主要护理措施包括以下几点。

(1)加强观察：注意患者有无胸闷、气急、心悸，甚至血压下降。

(2)协助处理：若诊断成立，迅速处理，即置胸腔闭式引流，及时引流胸腔内乳糜液，使肺膨胀。可用负压持续吸引，以利于胸膜形成粘连。

(3)给予肠外营养支持。

(十)健康教育

1. 疾病预防

避免接触引起癌变的因素，如减少饮用水中亚硝胺及其他有害物质、防霉去毒；应用维 A 酸类化合物及维生素等预防药物；积极治疗食管上皮增生；避免过烫、过硬饮食等。

2. 饮食指导

根据不同术式，向患者讲解术后进食时间，指导选择合理的饮食及注意事项，预防并发症的发生。

(1)宜少量多餐，由稀到干，逐渐增加食量，并注意进食后的反应。

(2)避免进食刺激性食物与碳酸饮料，避免进食过快、过量及硬质食物；质硬的药片可碾碎后服用，避免进食花生、豆类等，以免导致吻合口瘘。

(3)患者餐后取半卧位，以防止进食后反流、呕吐，利于肺膨胀和引流。

3. 活动与休息

保证充足睡眠，劳逸结合，逐渐增加活动量。术后早期不宜下蹲大小便，以免引起体位性低血压或发生意外。

4. 加强自我观察

若术后 3～4 周再次出现吞咽困难，可能为吻合口狭窄，应及时就诊。

定期复查，坚持后续治疗。

五、护理效果评估

通过治疗与护理，患者是否：

(1)营养状况改善，体重增加；贫血状况改善。

(2)水、电解质维持平衡，尿量正常，无脱水或电解质紊乱的表现。

(3)焦虑减轻或缓解，睡眠充足。

(4)患者对疾病有正确的认识，能配合治疗和护理。

(5)无并发症发生或发生后得到及时处理。

(冯军红)

第八章　普外科护理

第一节　甲状腺功能亢进症

一、概念

甲状腺功能亢进(简称甲亢)是由于甲状腺激素分泌过多引起的内分泌疾病,对人体身心都造成很大影响。女性患者多于男性,男女比例约为1∶4。甲亢分为原发性、继发性和高功能腺瘤三类。原发性甲亢:最常见,指在甲状腺肿大的同时出现功能亢进症状,患者多在20～40岁之间。继发性甲亢:较少见,指在结节性甲状腺肿基础上发生甲亢,患者先有结节性甲状腺肿大多年,以后才逐渐出现功能亢进症状,多发于单纯性甲状腺肿的流行地区,年龄多在40岁以上。高功能腺瘤:少见,腺体内有单个的自主性高功能结节,结节周围的甲状腺组织呈萎缩改变。

二、临床表现

(一)甲状腺肿大

一般不引起压迫。由于腺体内血管扩张、血流加速,可触及震颤,闻及杂音,尤其在甲状腺上动脉进入上极处更为明显。原发性甲亢的腺体肿大多为弥漫性,两侧常对称,而继发性甲亢的肿大腺体呈结节状,两侧多不对称。

(二)交感神经功能过度兴奋

患者常多语,性情急躁,容易激动,失眠,双手常有细而速的颤动,怕热,多汗,皮肤常较温暖。

(三)眼征

典型者双侧眼球突出、眼裂增宽、瞳孔散大。个别突眼严重者,上下眼睑难以闭合,甚至不能盖住角膜。其他眼征可有:凝视时瞬目减少,眼向下看时上眼睑不随眼球下闭,两眼内聚能力差等。原发性甲亢常伴有眼球突,故又称"突眼性甲状腺肿"。

(四)心血管功能改变

多诉心悸、胸部不适;脉快有力,脉率常在100次/分钟以上,休息和睡眠时仍快;收缩期血压升高、舒张期血压降低,因而脉压增大。其中,脉率增快及脉压增大尤为重要,常可作为判断病情严重程度和治疗效果的重要标志。如左心逐渐扩张、肥大可有收缩期杂音,严重者出现心律失常、心力衰竭。继发性甲亢容易发生心肌损害。

(五)基础代谢率增高

其程度与临床症状的严重程度平行。食欲亢进反而消瘦,体重减轻,易疲乏,工作效率降低。有的患者还出现停经、阳痿等内分泌功能紊乱或肠蠕动亢进、腹泻。极个别病例伴有局限性胫前黏液水肿,常与严重突眼同时或先后发生。

(六)心理状态

疾病本身可致情绪不稳、激动,由于环境改变,患者表现为焦躁不安、亢奋。害怕手术,担心术后疼痛。既希望早日安排手术又害怕手术日的来临。

三、辅助检查

(一)基础代谢率测定

用基础代谢检测装置(代谢车)测定,较可靠,也可按公式简单计算:基础代谢率=(脉率+脉压)−111,±10%为正常,+20%~30%为轻度甲亢,+30%~60%为中度甲亢,+60%以上为重度甲亢。测定必须在清晨空腹静卧时反复进行。

(二)甲状腺摄^{131}I率测定

正常甲状腺24小时内摄取的^{131}I量为人体总量30%~40%,如果2小时内甲状腺摄^{131}I量超过人体总量25%,24小时内超过50%,且吸^{131}I高峰提前出现,都表示有甲亢。但需说明,摄取的速度和积聚的程度并不能反映甲亢的严重程度。

(三)放射免疫法测定

血清中T_3、T_4含量对诊断有肯定价值。

四、护理措施

甲状腺大部分切除术是目前治疗甲亢的一种常用而有效方法。它能使90%~95%的患者获得痊愈,手术死亡率低于1%,4%~5%的患者术后复发甲亢。

(一)术前护理

(1)完善各项术前检查。除全面的体格检查和必要的化验检查外,还包括:①颈部透视或摄片,了解气管有无受压或移位,检查气管壁有无软化。②详细检查心脏有无扩大、杂音或心律不齐等,并做心电图。③喉镜检查,确定声带功能。④测定基础代谢率,了解甲亢程度,选择手术时机。测定基础代谢率要在完全安静、空腹时进行。⑤检查神经肌肉的应激性是否增高,测定血钙、血磷的含量,了解甲状旁腺功能状态。

(2)药物准备。降低基础代谢率是术前准备的重要环节。通常可开始即用碘剂,2~3周后甲亢症状得到基本控制。其标准是:患者情绪稳定,睡眠好转,体重增加,脉率稳定在每分钟90次以下,脉压恢复正常,基础代谢率+20%以下,便可进行手术,常用的碘剂是复方碘化钾溶液,每日3次,口服,第1日每次3滴,第2日每次4滴,依此逐日每次增加1滴至每次16滴为止,然后维持此剂量。症状减轻不明显者可加用硫氧嘧啶类药物,但停药后仍需继续单独服用碘剂1~2周,再行手术。

近年来,对于常规应用碘剂或合并应用硫氧嘧啶类药物不能耐受或不起作用的病例主张与碘剂合用或单用普奈洛尔作术前推备,每6小时给药1次,每次20~40 mg,口服,一般服用4~7日后脉率即降至正常水平。由于普奈洛尔半衰期不到8小时,故最末一次服用须在术前1~2小时,术后继续口服普奈洛尔4~7日。术前不用阿托品,以免引起心动过速。

(3)心理支持。消除患者的顾虑和恐惧心理,避免情绪激动。精神过度紧张或失眠者,适当应用镇静剂和安眠药,使患者情绪稳定。安排通风良好、安静的环境,指导患者减少活动,适当卧床休息,以免体力消耗;避免过多外来不良刺激。

(4)饮食护理。给予高热量、高蛋白和富含维生素的食物,并给予足够的液体摄入,加强营养支持。禁用对中枢神经有兴奋作用的浓茶、咖啡等刺激性饮料。

(5)体位训练。术前教会患者头低肩高体位,可用软枕每日练习数次,使机体适应手术时体位的改变。

(6)眼睛保护。对于突眼者,注意保护眼睛,可戴黑眼罩,睡前用抗生素眼膏敷眼,以胶布闭合眼睑或油纱布遮盖,以避免角膜的过度暴露,防止角膜干燥受损,发生溃疡。

(7)戒烟,控制呼吸道感染。指导患者深呼吸、有效咳嗽的方法。

(8)术日晨准备麻醉床时,床旁另备无菌手套、拆线包及气管切开包。

(二)术后护理

1.加强术后观察和护理

(1)体位:患者回病室后取平卧位,连接各种引流管道。血压平稳或全麻清醒后患者采用半卧位,以利呼吸和引流切口内积血。在床上变换体位、起身、咳嗽时,指导患者保持头颈部的固定。

(2)病情观察:加强巡视,密切注意患者的呼吸、体温、脉搏、血压的变化,定时测量生命体征。

(3)保持呼吸道通畅:鼓励患者深呼吸、有效咳嗽,必要时行雾化吸入,帮助其及时排出痰液,保持呼吸道通畅,预防肺部并发症。

(4)切口的观察与护理:手术野常规放置橡皮片或引流管引流24～48小时,观察切口渗血情况,注意引流液的量、颜色,及时更换浸湿的敷料,估计并记录出血量。以便了解切口内出血情况和及时引流切口内积血,预防术后气管受压。

2.术后特殊药物的给予

甲亢患者,术后继续服用复方碘化钾溶液,每日3次,每次16滴开始,逐日每次减少1滴。年轻患者术后常口服甲状腺制剂,每日30～60 mg,连服6～12个月,以抑制促甲状腺激素的分泌,对预防复发有一定的作用。

3.饮食与营养

术后清醒患者,即可给予少量温凉水,无呛咳、误咽等不适,可逐步给予便于吞咽的流质饮食,注意微温,不可过热,以免颈部血管扩张,加重创口渗血。以后逐步过渡到半流质和软饭。甲状腺手术对胃肠道功能影响很小,只是在吞咽时,感觉疼痛不适。鼓励患者加强营养,促进愈合。

4.术后并发症的防治与护理

(1)术后呼吸困难和窒息:是术后危及生命的并发症,多发生于术后48小时内。表现为进行性呼吸困难,烦躁、发绀,甚至窒息。可有颈部肿胀,切口渗出鲜血等。

常见原因:①切口内出血压迫气管,主要是手术时止血不完善,或因血管结扎线滑脱引起。②喉头水肿,主要是手术操作创伤所引起,也可由于气管插管引起。③气管塌陷,是由于气管壁长期受肿大的甲状腺压迫,发生软化,切除甲状腺体的大部分后,软化的气管壁失去支撑所致。④双侧喉返神经损伤,导致两侧声带麻痹,引起失音或严重的呼吸困难,甚至窒息。

术后经常巡视、密切视察生命体征和伤口情况。对于血肿压迫或气管塌陷者立即配合床边抢救,及时剪开缝线,敞开伤口,迅速除去血肿,如呼吸仍无改善则行气管切开、吸氧;待患者情况好转,再送手术室做进一步止血处理。喉头水肿者应用大剂量激素,地塞米松30 mg静脉滴入,呼吸困难无好转时可行环甲膜穿刺或气管切开。

(2)喉返神经损伤:主要是手术操作直接损伤引起,如切断、缝扎、挫夹或牵拉过度;少数由于血肿压迫或瘢痕组织的牵拉而发生。前者在术中立即出现症状,后者在术后数天才出现症状。切断、缝扎引起的是永久性损伤,挫夹、牵拉或血压肿迫所致的多为暂时性,经理疗后,一般3～6个月内可逐渐恢复。鼓励患者麻醉清醒后大声讲几句话,了解其发音情况,一侧喉返神经损伤,大都引起声音嘶哑,此种声嘶可由健侧声带过度向患侧内收而好转,护士应认真做好安慰解释工作。

(3)喉上神经损伤:多为结扎、切断甲状腺上动、静脉时,离开腺体上极较远,未加仔细分离,连同周围组织大束结扎时引起。若损伤外支,会使环甲肌瘫痪,引起声带松弛、音调降低,如损伤内支,则使喉部黏膜感觉丧失,患者失去喉部的反射性咳嗽,进食时,特别是饮水时,容易发生误咽、呛咳。应注意患者饮水进食情况,一般术后数日可恢复正常。

(4)手足抽搐:手术时甲状旁腺误被切除、挫伤或其血液供应受累,都可引起甲状旁腺功能低下,血钙浓度下降使神经肌肉的应激性显著提高,引起手足抽搐。症状多在术后1～2日出现,多数患者症状轻而短暂,只有面部、唇或手足部的针刺感、麻木感或强直感,经过2～3周后,未受损伤的甲状旁腺增生肥大、代偿,症状便可消失。预防的关键在于切除甲状腺体时,必须保留腺体背面部分的完整。护理:适当限制肉类、乳品和蛋类等食品,因其含磷较高,影响钙的吸收。抽搐发作时,立即静脉注射10%葡萄糖酸钙或氯化钙 10～20 mL。症状轻者指导患者口服葡萄糖酸钙或乳酸钙；症状较重或长期不能恢复者，可加服维生素 D_3。口服二氢速固醇油剂效果更好。

(5)甲状腺危象：发病原理迄今不明，可能是甲亢时肾上腺皮质激素的合成、分泌和分解代谢率加速，久之使肾上腺皮质功能减退，肾上腺皮质激素分泌不足，而手术创伤的应激可诱发危象，因此危象多发生于术前准备不够，甲亢症状未能很好控制者。临床表现为术后 12～36 小时内高热，脉快而弱(每分钟在 120 次以上)，大汗，烦躁不安，谵妄，甚至昏迷，常伴有呕吐、水泻。如处理不及时或不当，常很快死亡。使甲亢患者基础代谢率降至正常范围再施行手术是预防甲状腺危象的关键。对术后早期患者定期巡视，加强病情观察，一旦发生危象，立即配合治疗：①碘剂：口服复方碘化钾溶液3～5 mL，紧急时用 10%碘化钠 5～10 mL加入 10%葡萄糖 500 mL 中静脉滴注。②氢化可的松：每日 200～400 mg 分次静脉滴注。③利舍平 1～2 mg，肌内注射；或普奈洛尔 5 mg，加入葡萄糖溶液 100 mL 中静脉滴注。④镇静剂：常用苯巴比妥钠，或冬眠合剂Ⅱ号半量肌内注射，6～8 小时 1 次。⑤降温：用退热药物、冬眠药物、物理降温等综合措施，尽量保持患者体温在 37 ℃左右。⑥静脉输入大量葡萄糖溶液。⑦吸氧，减轻组织的缺氧。⑧心力衰竭者，加用洋地黄制剂。⑨保持病室安静，避免强光噪音的刺激。

5. 健康教育

讲解术后并发症的表现和预防办法，共同防治。鼓励患者保持精神愉快、建立良好人际关系。说明术后继续服药的重要性。教会患者术后早期床上活动，尽可能自理，合理安排休息与睡眠，促进康复。嘱咐其定期门诊复查，出现心悸、手足震颤、抽搐等情况及时来院诊治。

(颜　惠)

第二节　甲状腺癌

一、概述

甲状腺癌(thyroidcarcinomas)是头颈部肿瘤中常见的恶性肿瘤，是最常见的内分泌恶性肿瘤，占全身肿瘤的1%。发病率按国家或地区而异。甲状腺癌可发生于任何年龄，女性多于男性，男女比例为 1∶3，20～40 岁为发病高峰期，50 岁后明显下降。

(一)病因

发生的原因不明，相关因素如下。

1. 电离辐射

电离辐射是唯一一个已经确定的致癌因素。放射线对人体有明显的癌作用，尤其是儿童及青少年，被照射的小儿年龄越小、发生癌的危险度越高。

2. 碘摄入异常

摄碘过量或缺碘均可使甲状腺的结构和功能发生改变，高碘或缺碘地区甲状腺癌发病率升高。

3. 性别和激素

甲状腺的生长主要受促甲状腺素(TSH)支配，神经垂体释放的 TSH 是甲状腺癌发生的促进因子。有实验表明，甲状腺乳头状癌组织中女性激素受体含量较高。

4. 遗传因素

约 5%～10%甲状腺髓样癌患者及 3.5%～6.25%乳头状癌患者有明显的家族史，推测这类癌的发生可能与染色体遗传因素有关。

5. 甲状腺良性病变

如腺瘤样甲状腺肿和功能亢进性甲状腺肿等一些甲状腺增生性疾病偶尔发生癌变。

（二）病理分型

目前原发性甲状腺癌分为分化型甲状腺癌（乳头状癌、滤泡状癌）、髓样癌、未分化癌等。

1.分化型甲状腺癌

（1）乳头状癌：是甲状腺癌中最常见的类型，约占甲状腺癌的80%以上。一般分化良好，恶性程度低，病情发展缓慢、病程长、预后好。一般以颈淋巴结转移最为多见，血行转移较少见，血行转移中以肺转移为多见。

（2）滤泡状癌：较乳头状癌少见，世界卫生组织将嗜酸性细胞癌纳入滤泡状癌中。滤泡状癌约占甲状腺癌的10.6%～15%，居第二位，发展缓慢、病程长、预后较好。以滤泡状结构为主要组织学特征。患病年龄比乳头状癌患者大。播散途径主要是通过血液转移到肺、骨和肝，淋巴转移相对较少。在分化型甲状腺癌中，其预后不及乳头状癌好，以嗜酸性细胞癌的预后最差。

2.髓样癌

较少见，发生在甲状腺滤泡旁细胞，亦称为C细胞的恶性肿瘤。C细胞的特征主要为分泌甲状腺降钙素以及多种物质，并产生淀粉样物等。发病主要为散发性，少数为家族性。女性较多，以颈淋巴结转移较为多见。

3.未分化癌

较少见，约占甲状腺癌的1%，恶性程度较高，发展快，预后极差。以中年以上男性多见。未分化癌生长迅速，往往早期侵犯周围组织。常发生颈淋巴结转移，血行转移亦较多见。

（三）临床表现

1.症状

（1）颈前肿物：早期缺乏特征性临床表现，但95%以上的患者均有颈前肿块。乳头状癌、滤泡状癌、髓样癌等类型颈前肿物生长缓慢，而未分化癌颈前肿物发展迅速。

（2）周围结构受侵的表现：晚期常压迫喉返神经、气管、食管而产生声音嘶哑、呼吸困难或吞咽困难等症状。

（3）其他脏器转移的表现。

（4）内分泌表现：可伴有腹泻或阵发性高血压，甲状腺髓样癌可出现与内分泌有关的症状，如顽固性腹泻（多为水样便）和阵发性高血压。

2.体征

（1）甲状腺结节：多呈单发，活动受限或固定，质地偏硬且不光滑。

（2）颈淋巴结肿大：乳头状癌、未分化癌、髓样癌等类型颈淋巴结转移率高，多为单侧颈淋巴结肿大。滤泡状癌以血行转移为多见。

（四）辅助检查

1.影像学检查

（1）B超检查：甲状腺B超检查有助于诊断。恶性肿瘤的超声检查可见边界不清，内部回声不均匀，瘤体内常见钙化强回声。

（2）单光子发射计算机断层显像（SPECT）检查：可以明确甲状腺的形态及功能，一般将甲状腺结节分为三种：热结节、温结节、凉（冷）结节，甲状腺癌大多表现为凉（冷）结节。

（3）颈部CT、MRI检查：可提出良、恶性诊断依据。明确显示甲状腺肿瘤的癌肿侵犯范围。

（4）X线检查：颈部正侧位片可观察有无胸骨后扩展、气管受压或钙化等，常规胸片可观察有无转移等。

（5）PET检查：对甲状腺良恶性病变的诊断准确率高。

2.血清学检查

包括甲状腺功能检查、血清甲状腺球蛋白（Tg）、血清降钙素等。

3.病理学检查

（1）细胞学检查：细针穿刺细胞学检查是最简便的诊断方法，诊断效果取决于穿刺取材方法及阅片识别细胞的经验。

(2)组织学检查:确诊应由病理切片检查来确定。

(五)治疗

以外科手术治疗为主,配合采用内、外照射治疗、内分泌治疗、化学治疗等。

1. 手术治疗

如确诊为甲状腺癌,应及时行原发肿瘤和颈部转移灶的根治手术。

2. 放射治疗

(1)外放射治疗:甲状腺癌对放射线的敏感性与甲状腺癌的分化程度成正比,分化越好,敏感性越差;分化越差,敏感性越高。分化型甲状腺癌如甲状腺乳头状癌对放射线的敏感性较差,其邻近组织如甲状软骨、气管软骨、食管及脊髓等,均对放射线耐受性差,照射剂量过大时常造成严重合并症,一般不宜采用外放射治疗。未分化癌恶性程度高,肿瘤发展迅速,手术切除难以达到根治目的,临床以外放射治疗为主,放疗通常宜早进行。对于手术后有残余者或手术无法切除者,术后也可辅助放疗。常规放疗照射剂量为大野照射 50 Gy,然后缩野针对残留区加量至 60~70 Gy。如采用 IMRT 可以提高靶区治疗剂量,在保护重要器官的情况下,高危区的单次剂量可提高至 2.2~2.25 Gy。

(2)内放射治疗:分化好的乳头状癌与滤泡状癌具有吸碘功能,特别是两者的转移灶都可能吸收放射性核素^{131}碘(^{131}I)。临床上常采用^{131}I来治疗分化型甲状腺癌的转移灶,一般需行甲状腺全切或次全切除术后,以增强转移癌对碘的摄取能力后再行^{131}I治疗。不同组织类型肿瘤吸碘不同,未分化型甲状腺癌几乎不吸碘,其次是髓样癌。

3. 化学治疗

甲状腺癌对化疗敏感性差。分化型甲状腺癌对化疗反应差,化疗主要用于不可手术、摄碘能力差或远处转移的晚期癌,相比而言,未分化癌对化疗则较敏感,多采用联合化疗,常用药物为多柔比星及顺铂、多柔比星(ADM)、环磷酰胺(CTX),加紫杉类等。

4. 内分泌治疗

术后长期服用甲状腺素片可以抑制 TSH 分泌,对预防甲状腺癌复发有一定疗效。对生长缓慢的分化型甲状腺癌疗效较好,对生长迅速的未分化甲状腺癌无明显疗效。

甲状腺癌的预后与病理类型、临床分期、根治程度、性别与年龄有关。年龄<15 岁或>45 岁者预后较差,女性好于男性。殷蔚伯等报道甲状腺癌的 10 年生存率乳头状癌可达 74%~95%,滤泡状癌为 43%~95%。未分化癌预后极差,一般多在数月内死亡,中位生存率仅为 2.5~7.5 个月,2 年生存率仅为 10%。

二、护理

(一)护理措施

1. 术前护理

(1)心理支持:热情接待患者,介绍病房环境、甲状腺肿瘤及手术相关知识,讲解术后注意事项,消除其顾虑和烦躁情绪,并为患者提供安静舒适的住院环境,避免各种不良刺激,对于过度紧张或失眠的患者,可根据医嘱使用镇静剂。

(2)皮肤准备:术前剃须、备皮,范围为下唇至乳头连线,两侧到斜方肌前缘。

(3)物品准备:常规在床旁放置无菌的气管切开包和消毒手套,以备急需。

(4)术前指导:指导患者戒烟,练习手术时的头、颈过伸体位,练习有效咳嗽的方法。

2. 术后护理

(1)体位:术后患者清醒和血压平稳后,宜取半卧位,有利于呼吸及痰液咳出,有利于渗出物的引流。

(2)保持呼吸道通畅:及时清理呼吸道分泌物,鼓励和协助患者深呼吸及有效咳嗽,及时排出痰液,必要时行超声雾化吸入。

(3)保持颈部引流通畅:观察引流液的性质、颜色和量。观察并记录伤口有无渗血及渗血量,敷料污染及时更换;如有出血并压迫气管引起呼吸困难时,立即通知医师及时处理。

(4)饮食:术后1～2天,进流质饮食,但不可过热,以免引起颈部血管扩张和加重伤口渗血,若患者进流质饮食出现呛咳,应坐起进食半流质或固体食物。食物以高蛋白、高热量、高维生素饮食为宜。

(5)呼吸困难和窒息:是术后最危急的并发症。

常见原因:①切口内出血压迫气管,主要是手术时止血不彻底、不完全,或因血管结扎线滑脱所引起。术后剧烈咳嗽、频繁呕吐、颈部过频活动或较长时间说话常为诱因。②喉头水肿,由于手术操作创伤或气管插管而引起。③气管塌陷,由于气管壁长期受肿大的甲状腺压迫,发生软化,切除大部分甲状腺腺体后,软化的气管壁失去支撑所引起。④痰液阻塞。⑤双侧喉返神经损伤。

临床表现:多发生在术后48小时内,患者出现进行性呼吸困难、烦躁、发绀,甚至发生窒息。如因切口内出血所引起者,还可有颈部肿胀,切口渗出鲜血等表现。

处理:护士在巡视时应严密观察呼吸、心率、血氧饱和度、血压及切口渗血情况,如发现患者有颈部紧压感、呼吸费力、气急烦躁、心率加速、发绀等,应立即检查切口,排除血肿引起的压迫。如血肿清除后,患者呼吸仍无改善,应果断施行气管切开,同时吸氧。

(6)喉返神经损伤。

原因:暂时性损伤由术中钳夹、牵拉或血肿压迫神经所引起;永久性的损伤多因切断、缝扎引起。

临床表现:术后出现不同程度的声嘶或失声,喉镜检查可见患侧声带外展麻痹。

处理:暂时性挫伤经针刺、理疗可于3～6个月内逐渐恢复;一侧的永久性损伤也可由对侧代偿,一般6个月内发音有所好转。护士对已有喉返神经损伤的患者,应认真做好安慰解释工作,并适当应用促进神经恢复的药物,结合理疗、针灸,促进恢复。双侧喉返神经损伤会导致两侧声带麻痹,引起失音或严重呼吸困难,须作气管切开。

(7)喉上神经损伤。

原因及临床表现:手术时损伤喉上神经外支会使环甲肌瘫痪,引起声带松弛,音调降低;如损伤其内支,则喉部黏膜感觉丧失,进食时,特别是饮水时发生呛咳、误咽。

处理:一般经理疗后自行恢复。护理上应关心患者饮食,如进水及流质时发生呛咳,要协助患者坐起进食半流质或固体饮食。

(8)甲状旁腺损伤。

原因:手术时甲状旁腺被误切、挫伤或其血液供应受累,均可引起甲状旁腺功能减退,出现低血钙,从而使神经肌肉的应激性显著增高。

临床表现:多发生于术后1～3天,轻者只有面部、口唇周围和手、足针刺感和麻木感或强直感,于2～3周后经未损伤的甲状旁腺代偿性增生而症状消失;重者可出现面肌和手足阵发性疼痛性痉挛或手足抽搐,甚至可发生喉及膈肌痉挛,引起窒息死亡。

处理:患者的饮食要适当控制,限制含磷较高的食物,如牛奶、瘦肉、蛋黄、鱼类等。症状轻者可口服钙剂;症状较重或长期不能恢复者,可加服维生素 D_3,以促进钙在肠道内的吸收。最有效的治疗是口服二氢速固醇(AT_{10})油剂,有提高血中钙含量的特殊作用,从而降低神经肌肉的应激性。抽搐发作时,立即用压舌板或匙柄垫于上下磨牙间,以防咬伤舌头,并静脉注射10%葡萄糖酸钙或氯化钙。应用带血管的胎儿甲状腺——甲状旁腺移植至腹腔内或腹股沟区,有一定疗效。

3.放疗期间的护理

(1)^{131}I内放射治疗护理:放射性核素^{131}I是治疗分化型甲状腺癌转移的有效方法,其疗效依赖于肿瘤能否吸收碘。已有报道,^{131}I对分化型甲状腺癌肺转移及淋巴结转移治疗效果较好。给药前至少2周给予低碘饮食(日摄碘量在20～30 μg),避免食用含碘高的食物如海带、紫菜、海鱼、海参、山药等,碘盐可先在热油中炸烧使碘挥发后食用,同时鼓励患者多吃新鲜蔬菜、水果、蛋、奶、豆制品及瘦肉。并防止从其他途径进入人体的碘剂,如含碘药物摄入、皮肤碘酒消毒、碘油造影等。患者空腹口服^{131}I 2小时后方可进食,以免影响药物吸收。

口服^{131}I后应注意以下几点：①2小时后嘱患者口含维生素C含片，或经常咀嚼口香糖，促进唾液分泌，以预防放射性唾液腺炎，并多饮水，及时排空小便，加速放射性药物的排泄，以减少膀胱和全身照射。②注意休息，加强口腔卫生。避免剧烈运动和精神刺激，并预防感染、加强营养。③建立专用粪便处理室，勿随地吐痰和呕吐物，大小便应该使用专用厕所，便后多冲水，严禁与其他非核素治疗的患者共用卫生间，以免引起放射性污染。建立核素治疗患者专用病房。④服药后勿揉压甲状腺，以免加重病情。⑤2个月内禁止用碘剂、溴剂，以免影响^{131}I的重吸收而降低治疗效果。⑥服药后应住^{131}I治疗专科专用隔离病房或住单间7～14天，以减少对健康人不必要的辐射；指导患者正确处理排泄物和污染物，衣裤、被褥进行放置衰变处理且单独清洗。⑦女性患者1年内避免妊娠。^{131}I治疗后3～6个月定期随访，不适随诊，以便及时预测疗效。

(2)放疗时加强口腔护理，嘱患者多饮水，常含话梅或维生素C，促进唾液分泌，预防或减轻唾液腺的损伤。饭前、饭后及临睡时用朵贝尔液漱口。黏膜溃疡者进食感疼痛，可用2%利多卡因漱口或局部喷洒金因肽。

(3)观察放疗期间的咽喉部情况，对放疗引起的咽部充血、喉头水肿应行雾化吸入，根据病情需要在雾化器内可加入糜蛋白酶、地塞米松、庆大霉素等药物，雾化液现配现用，防止污染。每天1次，严重时可行2～3次。出现呼吸不畅甚至窒息时，应立即通知医师，并做好气管切开的准备。

(二)健康教育

1.服药指导

甲状腺癌行次全或全切除者，指导患者应遵医嘱终身服用甲状腺素片，勿擅自停药或增减剂量，目的在于抑制TSH的分泌，使血中的TSH水平下降，使残存的微小癌减缓生长，甚至消失，防止甲状腺功能减退和抑制TSH增高。所有的甲状腺癌术后患者服用适量的甲状腺素片可在一定程度上预防肿瘤的复发。

2.功能锻炼

卧床期间鼓励患者床上活动，促进血液循环和切口愈合。头颈部在制动一段时间后，可开始逐步练习活动，促进颈部的功能恢复。颈淋巴结清扫术者，斜方肌可能受到不同程度损伤，因此，切口愈合后应开始肩关节和颈部的功能锻炼，随时注意保持患肢高于健侧，以纠正肩下垂的趋势。特别注意加强双上肢的活动，应至少持续至出院后3个月。

3.定期复查

复查时间第1年应为每1～3个月复查1次，第2年可适当延长，每6～12个月复查1次，5年以后可每2～3年随诊1次。指导患者在日常生活中可间断性用双手轻柔触摸双侧颈部及锁骨窝内有无小硬结出现，有无咳嗽、骨痛等异常症状，一旦出现，随时复查及时就医。

(颜　惠)

第三节　急性乳腺炎

急性乳腺炎是乳房的急性化脓性感染，多见于初产妇哺乳期，有积乳、乳头破损史。一般发生在产后3～4周。

一、病因

急性乳腺炎的发病，有以下两个方面原因：①乳汁淤积。②细菌入侵：主要为金黄色葡萄球菌，乳头破损或皲裂是感染的主要途径。预防和治疗乳腺炎要从这两个病因着手。

二、辅助检查

血白细胞计数及中性粒细胞比例均升高。化脓时诊断性脓肿穿刺抽出脓液。

三、治疗原则

(1)患乳停止哺乳,用吸乳器吸净乳汁;热敷或理疗。

(2)用25%$MgSO_2$湿敷或采用中药水调散局部外敷。

(3)应用抗生素。

(4)脓肿形成后及时切开引流。

(5)出现乳瘘时(切口出现乳汁)需终止乳汁分泌,可口服己烯雌酚,1～2 mg/次,每日3次,共2～3天;或中药炒麦芽,每日60 g,煎服,分两次服用,连服2～3日。

四、护理

(一)评估

(1)临床表现。①局部表现:初期乳房肿胀疼痛,压痛性肿块,局部皮肤可有红热。若病情进一步发展,症状可加重,并形成脓肿,压之有波动感和疼痛,局部皮肤表面有脱屑,穿刺可抽出脓液。腋窝淋巴结肿大、疼痛。②全身表现:高热、寒战、食欲缺乏、全身不适、白细胞计数明显升高。

(2)健康史:患者有无乳头发育不良造成新生儿吸吮障碍,有无乳头破损等。

(3)心理和社会状态。

(二)护理诊断

主要包括:①体温过高。②疼痛。③知识缺乏。

(三)护理措施

1.预防措施

(1)避免乳汁淤积:养成定时哺乳、婴儿不含乳头睡觉等良好的哺乳习惯;每次哺乳时尽量让婴儿吸净;哺乳后应清洗乳头。

(2)在妊娠后期,每日用温水擦洗乳头;用手指按摩乳头,并用70%乙醇擦拭乳头,防止乳头破损。

(3)妊娠期应经常用肥皂水及温水清洗两侧乳头;妊娠后期每日清洗;哺乳前后应清洗乳头,并应注意婴儿口腔卫生;如有乳头破损,应停止哺乳,定期排空乳汁,局部涂抗生素软膏,待伤口愈合后再哺乳。

(4)妊娠期应每日挤捏、提拉乳头,多数乳头内陷者可以纠正,哺乳时有利于婴儿吸吮,防止乳汁淤积。

2.炎症的护理措施

(1)适当休息,注意个人卫生;给予高热量、高蛋白、高维生素、低脂肪、易消化饮食,并注意水分的补充。

(2)用乳罩托起肿大的乳房。

(3)消除乳汁淤积,保持乳管通畅。患乳停止哺乳,用吸乳器吸净乳汁。

(4)监测体温、脉搏、呼吸及白细胞变化;注意用药反应,高热患者可给予物理降温。全身应用抗生素。

(5)初期未成脓,局部理疗或热敷促进炎症吸收:每次20～30分钟,每天3～4次。

(6)脓肿形成后及时切开引流,切开引流应注意:为避免损伤乳管,乳房浅部脓肿应循乳管方向做放射状(轮辐状)切口至乳晕处止,深部或乳房后脓肿沿乳房下缘做弧形切口,乳晕下脓肿应沿乳晕边沿做弧形切口,切开后要注意分离多房脓肿的房间隔膜以利引流,切口要大,位置要低,引流条要深入放置,术后保持伤口引流通畅,及切口敷料清洁等。出现乳瘘,须回乳,停止乳汁分泌,可服用中药炒麦芽、口服己烯雌酚或肌内注射苯甲酸雌二醇。

(颜　惠)

第四节　乳腺癌

一、病因

病因尚不清楚，易患因素有：①性激素变化。②激素因素作用：初潮早于 12 岁，绝经晚于50 岁，未婚，未哺乳，35 岁以上未育者发病率高。③遗传因素：母女关系高 10 倍、姐妹高2～3 倍。④饮食习惯：高脂饮食者发病多，肥胖人发病率高。⑤癌前期病变：如乳房囊性增生病、乳腺纤维腺瘤及乳管内乳头状瘤等与乳癌发生也有关系。⑥其他因素：如放射线、致癌药物等。

二、病理

（一）乳腺癌分型

乳腺癌分型方法较多，目前我国多采用以下方法。

1. 非浸润性癌

包括导管内癌（癌细胞未突破导管壁基膜）、小叶原位癌（癌细胞未突破末梢乳管或腺泡基膜）及乳头湿疹样乳房癌（伴发浸润性癌者，不在此列），属早期，预后较好。

2. 早期浸润性癌

包括早期浸润性导管癌（癌细胞突破管壁基膜，开始向间质浸润）及早期浸润性小叶癌（癌细胞突破末梢乳管或腺泡基膜，开始向间质浸润，但未超过小叶范围），仍属早期，预后较好。

3. 浸润性特殊癌

包括乳头状癌、髓样癌（伴大量淋巴细胞浸润）、小管癌（高分化腺癌）、腺样囊性癌、黏液腺癌、大汗腺样癌、鳞状细胞癌、乳头湿疹样癌等。此型癌细胞一般分化程度高，预后尚好。

4. 浸润性非特殊癌

包括浸润性小叶癌、浸润性导管癌、硬癌、髓样癌（无大量淋巴细胞浸润）、单纯癌、腺癌等。此类癌是乳房癌中最常见的类型，占 70%～80%，一般分化低，预后较上述类型差。

5. 其他罕见癌

包括分泌型（幼年型）癌、富脂质型（分泌脂质）癌、纤维腺瘤癌变、乳头状瘤癌变等。

（二）转移途径

1. 局部扩散

癌细胞沿导管或筋膜间隙蔓延，继而侵及 Cooper 韧带和皮肤，后期可皮肤破溃形成癌性溃疡。深部癌肿可侵及胸肌筋膜及胸肌。

2. 淋巴转移

可循乳房淋巴液的四条输出途径扩散。转移部位与乳房癌细胞原发部位有一定关系，原发癌灶位于乳头、乳晕区及乳房外侧者，约 80%发生腋窝淋巴结转移；位于乳房内侧者，约 70%发生胸骨旁淋巴结转移。癌细胞也可通过逆行途径转移到对侧腋窝或腹股沟淋巴结。

3. 血运转移

乳房癌细胞可经淋巴途径进入静脉或直接侵入血液循环而发生远处转移。一般易侵犯肺、骨骼和肝脏。血运转移除见于晚期乳房癌患者外，亦可见于早期乳房癌患者。

三、临床分期

临床上根据癌肿的大小，与皮肤粘连程度以及腋窝淋巴结转移情况，将病程分为以下四期。

一期：肿块直径＜3 cm，与皮肤无粘连，无腋窝淋巴结肿大。

二期：肿块直径<5 cm，与皮肤粘连，尚能推动，同侧腋窝有可活动散在肿大淋巴结。

三期：肿块直径>5 cm，与皮肤广泛粘连或有溃疡，与深部筋膜、胸肌粘连固定，同侧腋窝肿大淋巴结融合成团，但尚能推动。

四期：癌肿广泛扩散，与皮肤或胸肌、胸壁粘连固定，同侧腋窝肿大淋巴结已融合固定，或锁骨下淋巴结肿大，或有远处转移等。

四、评估

（一）临床表现

1. 乳房肿块

多见于外上象限，其次是乳头、乳晕和内上象限。早期表现为无痛、单发、质硬、表面不光滑、与周围组织分界不清、不易推动。一般无自觉症状，常于洗澡、更衣或查体时发现。

2. 皮肤改变

癌肿块侵犯 Cooper 韧带，可使韧带收缩而失去弹性，导致皮肤凹陷，即所谓"酒窝征"；癌细胞阻塞皮下、皮内淋巴管，可引起局部淋巴水肿，皮肤呈"橘皮样"改变(晚期多见)。晚期，癌细胞侵入皮肤，可出现多个坚硬小结节，形成卫星结节在癌细胞侵入背部、对侧胸壁，可限制呼吸，称铠甲胸；有时皮肤破溃形成溃疡呈菜花状。

3. 乳头改变

乳头扁平、回缩、凹陷；若外上象限癌肿可使乳头抬高；乳头深部癌肿侵入乳管使乳头凹陷、两侧乳头不对称等。

4. 区域淋巴结肿大

常为患侧腋窝淋巴结肿大。

5. 全身症状

早期一般无全身症状，晚期患者可有恶性肿瘤转移表现，如：肺转移时出现胸痛、咳嗽、咯血、气急；骨转移时出现腰背痛、病理性骨折(椎体、骨盆、股骨)；肝转移时出现肝肿大、黄疸等。

6. 特殊乳癌表现

(1)炎性乳癌少见，一般发生于年轻女性，尤其在妊娠及哺乳期，发展迅速，转移早，预后极差。表现为：乳房增大，皮肤红肿热痛，似急性炎症表现，触诊整个乳房肿大发硬，无明显局限性肿块。

(2)乳头湿疹样癌(又称 Paget 病)：少见，恶性程度低，发展慢。发生在乳头区大乳管内，后发展到乳头。表现为：乳头刺痒、灼痛，湿疹样变，以后出现乳头、乳晕粗糙糜烂、脱屑，如湿疹样，进而形成溃疡。病变发展则乳头内陷、破损。淋巴转移出现晚。

7. 特殊检查

主要是疾病的特有检查及必要的术前检查。

（二）健康史及个人史

重点评估危险因素。内容包括既往史、月经史、生育史与哺乳史、家族史、乳腺外伤史、手术史、疾病史、内分泌治疗史、盆腔手术史、甲状腺疾病史等。

五、治疗

以手术为主的综合治疗。手术术式包括乳癌根治术、乳癌扩大根治术、乳癌改良根治术及乳房单纯切除或部分切除术。

（一）手术治疗

1. 乳癌标准根治术

切除乳腺＋癌肿周围至少 5 cm 皮肤＋乳腺周围脂肪，胸大、小肌和筋膜＋腋窝、锁骨下脂肪组织后和淋巴结，适用于一、二期的患者。

2.乳癌改良根治术

单纯乳腺切除,同时做腋窝淋巴结清扫,保留胸肌,适用于腋窝淋巴结无转移或仅少数尚能推动淋巴结转移的患者。

3.乳癌扩大根治术

根治术+2～4肋软骨及肋间肌+胸廓内动静脉及周围淋巴结,适用于肿瘤靠内侧的早期有胸骨旁淋巴结转移的患者。

4.乳房单纯切除或部分切除术

全部或部分切除乳房,适用于晚期或年老体弱不能耐受根治术者。

(二)化疗

化疗是一种必要的全身辅助治疗应在手术后及早应用。主要化疗反应有呕吐、静脉炎、肝功能异常、骨髓抑制等。化疗期间应定期检查肝肾功能,每次化疗前检查白细胞计数,如白细胞$<3\times10^{9}/L$,应延长用药间隔时间。

(三)放疗

放疗是乳腺癌局部治疗手段之一,以防止术后复发。①术前放疗可用于局部进展期乳癌,杀灭癌肿周围的癌细胞。②术后放疗可减少腋窝淋巴结阳性患者的局部复发率,提高5年生存率。③一般术后2～3周进行放疗,在锁骨上胸骨旁以及腋窝等区域进行照射,可缓解症状。

(四)激素治疗

对激素依赖的乳癌可进行内分泌治疗。①去势治疗:年轻妇女可采用卵巢去势治疗,包括药物、手术或X线去势。②抗雌激素治疗:适用于绝经前后妇女,常用三苯氧胺。③雌激素治疗:适用绝经5年以上的患者。

六、护理

(一)护理诊断

主要包括自我形象紊乱、体液过多、上肢活动受限、知识缺乏、潜在并发症。

(二)护理措施

(1)监测生命体征,尤其扩大根治术患者注意呼吸,及时发现气胸(胸闷、呼吸困难),鼓励患者深呼吸,有效咳嗽,防止肺部并发症。

(2)引流管接负压吸引,妥善固定,保持通畅;观察引流液的量、颜色,注意有无出血。一般引流管在术后3天拔除。若出现积血积液,可无菌操作下穿刺抽液,然后加压包扎。

(3)麻醉清醒后取半卧位,有效止痛。

(4)用弹性绷带加压包扎伤口;松紧合适;观察患侧手臂血液循环情况。如包扎过紧,可出现脉搏扪不清,皮肤发紫、发冷等;术后3天内患肢肩关节制动,防止腋窝皮瓣移动而影响伤口愈合。

(5)抬高患肢,并按摩,适当活动;保护患肢,避免意外伤害;不在患肢量血压、注射及抽血,患肢负重不宜过大,不宜用强力洗涤剂,不宜戴首饰或手表。

(6)功能锻炼:无特殊情况应早期进行功能锻炼,术后24小时内开始活动手指及腕部,可做伸指、握拳、屈腕等活动;3～5天活动患肢肘关节;7天后活动肩部,鼓励患者自己进食、梳理头发、洗脸等活动;10天左右进行手指爬墙活动、画圈、滑轮运动、手臂摇摆运动、用患侧手梳头或经头顶摸至对侧耳郭等。原则是在上肢活动在7天以后,7天之内不要上举,10天之内不外展,上肢负重不宜过大过久。

(7)健康教育:①患肢功能锻炼。②保护伤口,避免外伤,患肢不能过多负重。③遵医嘱继续化疗及放疗。④手术后5年之内避免妊娠。⑤定期检查,每月进行健侧乳房自我检查。

(颜　惠)

第五节　肠梗阻

肠腔内容物不能正常运行或通过肠道发生障碍时，称为肠梗阻，是外科常见的急腹症之一。

一、疾病概要

（一）病因和分类

1.按梗阻发生的原因分类

（1）机械性肠梗阻：最常见，是由各种原因引起的肠腔变窄、肠内容物通过障碍。主要原因：①肠腔堵塞：如寄生虫、粪块、异物等。②肠管受压：如粘连带压迫、肠扭转、嵌顿性疝等。③肠壁病变：如先天性肠道闭锁、狭窄、肿瘤等。

（2）动力性肠梗阻：较机械性肠梗阻少见。肠管本身无病变，梗阻原因是由于神经反射和毒素刺激引起肠壁功能紊乱，致肠内容物不能正常运行。可分为：①麻痹性肠梗阻：常见于急性弥漫性腹膜炎、腹部大手术、腹膜后血肿或感染等。②痉挛性肠梗阻：由于肠壁肌肉异常收缩所致，常见于急性肠炎或慢性铅中毒。

（3）血运性肠梗阻：较少见。由于肠系膜血管栓塞或血栓形成，使肠管血运障碍，继而发生肠麻痹，肠内容物不能通过。

2.按肠管血运有无障碍分类

（1）单纯性肠梗阻：无肠管血运障碍。

（2）绞窄性肠梗阻：有肠管血运障碍。

3.按梗阻发生的部位分类

高位性肠梗阻（空肠上段）和低位性肠梗阻（回肠末段和结肠）。

4.按梗阻的程度分类

完全性肠梗阻（肠内容物完全不能通过）和不完全性肠梗阻（肠内容物部分可通过）。

5.按梗阻病情的缓急分类

急性肠梗阻和慢性肠梗阻。

（二）病理生理

1.肠管局部的病理生理变化

（1）肠蠕动增强：单纯性机械性肠梗阻，梗阻以上的肠蠕动增强，以克服肠内容物通过的障碍。

（2）肠管膨胀：肠腔内积气、积液所致。

（3）肠壁充血水肿、血运障碍，严重时可导致坏死和穿孔。

2.全身性病理生理变化

（1）体液丢失和电解质、酸碱平衡失调。

（2）全身性感染和毒血症，甚至发生感染中毒性休克。

（3）呼吸和循环功能障碍。

（三）临床表现

1.症状

（1）腹痛：单纯性机械性肠梗阻的特点是阵发性腹部绞痛；绞窄性肠梗阻表现为持续性剧烈腹痛伴阵发性加剧；麻痹性肠梗阻呈持续性胀痛。

（2）呕吐：早期常为反射性，呕吐胃内容物，随后因梗阻部位不同，呕吐的性质各异。高位肠梗阻呕吐出现早且频繁，呕吐物主要为胃液、十二指肠液、胆汁；低位肠梗阻呕吐出现晚，呕吐物常为粪样物，若呕吐物为血性或棕褐色，常提示肠管有血运障碍；麻痹性肠梗阻呕吐多为溢出性。

（3）腹胀：高位肠梗阻，腹胀不明显；低位肠梗阻及麻痹性肠梗阻则腹胀明显。

(4)停止肛门排气排便:完全性肠梗阻时,患者多停止排气、排便,但在梗阻早期,梗阻以下肠管内尚存的气体或粪便仍可排出。

2.体征

(1)腹部:视诊,单纯性机械性肠梗阻可见腹胀、肠型和异常蠕动波,肠扭转时腹胀多不对称;触诊:单纯性肠梗阻可有轻度压痛但无腹膜刺激征,绞窄性肠梗阻可有固定压痛和腹膜刺激征;叩诊:绞窄性肠梗阻时腹腔有渗液,可有移动性浊音;听诊:机械性肠梗阻肠鸣音亢进,可闻及气过水声或金属音,麻痹性肠梗阻肠鸣音减弱或消失。

(2)全身:单纯性肠梗阻早期多无明显全身性改变,梗阻晚期可有口唇干燥、眼窝凹陷、皮肤弹性差、尿少等脱水征。严重脱水或绞窄性肠梗阻时,可出现脉搏细速、血压下降、面色苍白、四肢发冷等中毒和休克征象。

3.辅助检查

(1)实验室检查:肠梗阻晚期,血红蛋白和血细胞比容升高,并有水、电解质及酸碱平衡失调。绞窄性肠梗阻时,白细胞计数和中性粒细胞比例明显升高。

(2)X线检查:一般在肠梗阻发生4～6小时后,立位或侧卧位X线平片可见肠胀气及多个液气平面。

(四)治疗原则

1.一般治疗

(1)禁食。

(2)胃肠减压:是治疗肠梗阻的重要措施之一。通过胃肠减压,吸出胃肠道内的气体和液体,从而减轻腹胀,降低肠腔内压力,改善肠壁血运,减少肠腔内的细菌和毒素。

(3)纠正水、电解质及酸碱平衡失调。

(4)防治感染和中毒。

(5)其他:对症治疗。

2.解除梗阻

解除梗阻分为非手术治疗和手术治疗两大类。

(五)常见几种肠梗阻

1.粘连性肠梗阻

粘连性肠梗阻是肠粘连或肠管被粘连带压迫所致的肠梗阻,较为常见。其主要由腹部手术、炎症、创伤、出血、异物等所致,以小肠梗阻为多见,多为单纯性不完全性梗阻。粘连性肠梗阻多采取非手术治疗,如无效或发生绞窄性肠梗阻时应及时手术治疗。

2.肠扭转

肠扭转指一段肠管沿其系膜长轴旋转而形成的闭襻性肠梗阻,常发生于小肠,其次是乙状结肠。①小肠扭转:多见于青壮年,常在饱餐后立即进行剧烈活动时发病。表现为突发腹部绞痛,呈持续性伴阵发性加剧,呕吐频繁,腹胀不明显。②乙状结肠扭转:多见于老年人,常有便秘习惯,表现为腹部绞痛,明显腹胀,呕吐不明显。肠扭转是较严重的机械性肠梗阻,可在短时间内发生肠绞窄、坏死,一经诊断,应急症手术治疗。

3.肠套叠

肠套叠指一段肠管套入与其相连的肠管内,以回结肠型(回肠末端套入结肠)最多见。肠套叠多见于2岁以下婴幼儿。典型表现为阵发性腹痛、果酱样血便和腊肠样肿块(多位于右上腹),右下腹触诊有空虚感。X线空气或钡剂灌肠显示空气或钡剂在结肠内受阻,梗阻端的钡剂影像呈“杯口状”或“弹簧状”阴影。早期肠套叠可试行空气灌肠复位,无效者或病期超过48小时,怀疑有肠坏死或肠穿孔者,应行手术治疗。

4.蛔虫性肠梗阻

蛔虫性肠梗阻由于蛔虫聚集成团并刺激肠管痉挛致肠腔堵塞,多见于2～10岁儿童,驱虫不当常为诱因。主要表现为阵发性脐部周围腹痛,伴呕吐,腹胀不明显。部分患者腹部可触及变形、变位的条索状团块。少数患者可并发肠扭转或肠壁坏死穿孔,蛔虫进入腹腔引起腹膜炎。单纯性蛔虫堵塞多采用非手术治疗,包括解痉止痛、禁食、酌情胃肠减压、输液、口服植物油驱虫等，若无效或并发肠扭转、腹膜炎时，应行手术取虫。

二、肠梗阻患者的护理

（一）护理诊断/问题

1.疼痛

疼痛与肠内容物不能正常运行或通过障碍有关。

2.体液不足

体液不足与呕吐、禁食、胃肠减压、肠腔积液有关。

3.潜在并发症

肠坏死、腹腔感染、休克。

（二）护理措施

1.非手术治疗的护理

(1)饮食：禁食，梗阻缓解 12 小时后可进少量流质饮食，忌甜食和牛奶，48 小时后可进半流食。

(2)胃肠减压，做好相关护理。

(3)体位：生命体征稳定者可取半卧位。

(4)解痉挛、止痛：若无肠绞窄或肠麻痹，可用阿托品解除痉挛、缓解疼痛，禁用吗啡类止痛药，以免掩盖病情。

(5)输液：纠正水、电解质和酸碱失衡，记录 24 小时出入液量。

(6)防治感染和中毒：遵照医嘱应用抗生素。

(7)严密观察病情变化：出现下列情况时应考虑有绞窄性肠梗阻的可能，应及早采取手术治疗：①腹痛发作急骤，为持续性剧烈疼痛，或在阵发性加重之间仍有持续性腹痛，肠鸣音可不亢进。②早期出现休克。③呕吐早、剧烈而频繁。④腹胀不对称，腹部有局部隆起或触及有压痛的包块。⑤明显的腹膜刺激征，体温升高、脉快、白细胞计数和中性粒细胞比例增高。⑥呕吐物、胃肠减压抽出液、肛门排出物为血性或腹腔穿刺抽出血性液。⑦腹部 X 线检查可见孤立、固定的肠襻；⑧经积极非手术治疗后症状、体征无明显改善者。

2.手术前后的护理

(1)术前准备：除上述非手术护理措施外，按腹部外科常规行术前准备。

(2)术后护理：①病情观察，观察患者生命体征、腹部症状和体征的变化，伤口敷料及引流情况，及早发现术后并发症。②卧位：麻醉清醒、血压平稳后取半卧位。③禁食、胃肠减压，待排气后，逐步恢复饮食。④防止感染：遵照医嘱应用抗生素。⑤鼓励患者早期活动。

（颜　惠）

第六节　急性阑尾炎

急性阑尾炎是外科最常见的急腹症之一，多发生于青年人，男性发病率高于女性。

一、病因、病理

（一）病因

(1)阑尾管腔梗阻：是引起急性阑尾炎最常见的病因。阑尾管腔细长，开口较小，容易被食物残渣、粪石、蛔虫等阻塞而引起管腔梗阻。

(2)细菌入侵：阑尾内存有大量大肠杆菌和厌氧菌，当阑尾管腔阻塞后，细菌繁殖并产生毒素，损伤黏膜上皮，细菌经溃疡面侵入阑尾引起感染。

（3）胃肠道疾病的影响：急性肠炎、血吸虫病等可直接蔓延至阑尾或引起阑尾管壁肌肉痉挛，使管壁血运障碍而致炎症。

（二）病理

根据急性阑尾炎发病过程的病理解剖学变化，可分为急性单纯性阑尾炎、急性化脓性阑尾炎、坏疽性及穿孔性阑尾炎、阑尾周围脓肿四种病理类型。

急性阑尾炎的转归取决于机体的抵抗力和治疗是否及时，可有炎症消退、炎症局限化、炎症扩散三种转归。

二、临床表现

（一）症状

1. 腹痛

典型症状是转移性右下腹痛。因初期炎症仅限于阑尾黏膜或黏膜下层，由内脏神经反射引起上腹或脐部周围疼痛，范围较弥散。当炎症波及浆膜层和壁层腹膜时，刺激了躯体神经，疼痛固定于右下腹。单纯性阑尾炎的腹痛程度较轻，化脓性及坏疽性阑尾炎的腹痛程度较重。当阑尾穿孔时，腹痛可减轻，因阑尾管腔内的压力骤减，但随着腹膜炎的出现，腹痛可继续加重。

2. 胃肠道症状

早期可有轻度恶心、呕吐，部分患者可发生腹泻或便秘。盆腔阑尾炎时，炎症刺激直肠和膀胱，引起里急后重和排尿痛。

3. 全身症状

早期有乏力、头痛，炎症发展时，可出现脉快、发热等，体温多在 38 ℃内。坏疽性阑尾炎时，出现寒战、体温明显升高。若发生门静脉炎，可出现寒战、高热和轻度黄疸。

（二）体征

1. 右下腹固定压痛

右下腹固定压痛是急性阑尾炎最重要的体征。腹部压痛点常位于麦氏点。

2. 反跳痛和腹肌紧张

反跳痛和腹肌紧张提示阑尾已化脓、坏死或即将穿孔。

三、辅助检查

（1）腰大肌试验：若为阳性，提示阑尾位于盲肠后位贴近腰大肌。

（2）结肠充气试验：若为阳性，表示阑尾已有急性炎症。

（3）闭孔内肌试验：若为阳性，提示阑尾位置靠近闭孔内肌。

（4）直肠指诊：直肠右前方有触痛者，提示盆腔位置阑尾炎。若触及痛性肿块，提示盆腔脓肿。

四、治疗原则

急性阑尾炎诊断明确后应尽早行阑尾切除术。部分急性单纯性阑尾炎，可经非手术治疗而获得痊愈；阑尾周围脓肿，先行非手术治疗，待肿块缩小局限、体温正常，3 个月后再行阑尾切除术。

五、护理诊断/问题

（1）疼痛：与阑尾炎症、手术创伤有关。

（2）体温过高：与化脓性感染有关。

（3）潜在并发症：急性腹膜炎、感染性休克、腹腔脓肿、门静脉炎。

（4）潜在术后并发症：腹腔出血、切口感染、腹腔脓肿、粘连性肠梗阻。

六、护理措施

(一)非手术治疗的护理

(1)取半卧位。

(2)饮食和输液:流质饮食或禁食,禁食期间做好静脉输液的护理。

(3)控制感染:应用抗生素。

(4)严密观察病情:观察患者的生命体征、精神状态、腹部症状和体征、白细胞计数及中性粒细胞比例的变化。

(二)术后护理

(1)体位:血压平稳后取半卧位。

(2)饮食:术后1～2日胃肠蠕动恢复、肛门排气后可进流食,如无不适可改半流食,术后3～4日可进软质普食。

(3)早期活动:轻症患者术后当天麻醉反应消失后,即可下床活动,以促进肠蠕动的恢复,防止肠粘连的发生。重症患者应在床上多翻身、活动四肢,待病情稳定后,及早下床活动。

(4)并发症的观察和护理。①腹腔内出血:常发生在术后24小时内,表现为腹痛、腹胀、面色苍白、脉搏细速、血压下降等内出血表现或腹腔引流管有血性液引出。应嘱患者立即平卧,快速静脉输液、输血,并做好紧急手术止血的准备。②切口感染:是术后最常见的并发症,表现为术后2～3日体温升高,切口胀痛、红肿、压痛等,可给予抗生素、理疗等,如已化脓应拆线引流脓液。③腹腔脓肿:多见于化脓性或坏疽性阑尾炎术后,表现为术后5～7日体温升高或下降后又升高,有腹痛、腹胀、腹部压痛、腹肌紧张或腹部包块,常发生于盆腔、膈下、肠间隙等处,可出现直肠膀胱刺激症状及全身中毒症状。④粘连性肠梗阻:常为不完全性肠梗阻,以非手术治疗为主,完全性肠梗阻者应手术治疗。⑤粪瘘:少见,一般经非手术治疗后粪瘘可自行闭合。

七、特殊类型阑尾炎

(一)小儿急性阑尾炎

小儿大网膜发育不全,难以包裹发炎的阑尾。其临床特点:①病情发展快且重,早期出现高热、呕吐等胃肠道症状。②右下腹体征不明显。③小儿阑尾管壁薄,极易发生穿孔,并发症和死亡率较高。处理原则:及早手术。

(二)妊娠期急性阑尾炎

妊娠期急性阑尾炎较常见,发病多在妊娠前6个月。临床特点:①妊娠期盲肠和阑尾被增大的子宫推压上移,压痛点也随之上移。②腹膜刺激征不明显。③大网膜不易包裹炎症的阑尾,炎症易扩散。④炎症刺激子宫收缩,易引起流产或早产,威胁母子安全。处理原则:及早手术。

(三)老年人急性阑尾炎

老年人对疼痛反应迟钝,防御功能减退,其临床特点为:①主诉不强烈,体征不典型,易延误诊断和治疗。②阑尾动脉多硬化,易致阑尾缺血坏死或穿孔。③常伴有心血管病、糖尿病等,使病情复杂严重。处理原则:及早手术。

(颜　惠)

第七节 急性胰腺炎

一、病因

(一)梗阻因素

梗阻是最常见原因。常见于胆总管结石,胆管蛔虫症,Oddi 括约肌水肿和痉挛等引起的胆管梗阻以及胰管结石、肿瘤导致的胰管梗阻。

(二)乙醇中毒

乙醇引起 Oddi 括约肌痉挛,使胰管引流不畅、压力升高。同时乙醇刺激胃酸分泌,胃酸又刺激促胰液素和缩胆囊素分泌增多,促使胰腺外分泌增加。

(三)暴饮暴食

尤其是高蛋白、高脂肪食物、过量饮酒可刺激胰腺大量分泌,胃肠道功能紊乱,或因剧烈呕吐导致十二指肠内压骤增,十二指肠液反流,共同通道受阻。

(四)感染因素

腮腺炎病毒、肝炎病毒、伤寒杆菌等经血流、淋巴进入胰腺所致。

(五)损伤或手术

胃胆管手术或胰腺外伤、内镜逆行胰管造影等因素可直接或间接损伤胰腺,导致胰腺缺血、Oddi 括约肌痉挛或刺激迷走神经,使胃酸、胰液分泌增加亦可导致发病。

(六)其他因素

内分泌或代谢性疾病,如高脂血症、高钙血症等,某些药物,如利尿剂,吲哚美辛、硫唑嘌呤等均可损害胰腺。

二、病理生理

根据病理改变可分为水肿性胰腺炎和出血坏死性胰腺炎两种。基本病理改变是水肿、出血和坏死,严重者可并发休克、化脓性感染及多脏器衰竭。

三、临床表现

(一)腹痛

大多为突然发作,常在饱餐后或饮酒后发病。多为全上腹持续剧烈疼痛伴有阵发性加重,向腰背部放射,疼痛与病变部位有关。胰头部以右上腹痛为主,向右肩部放射;胰尾部以左上腹为主,向左肩放射;累及全胰则呈束带状腰背疼痛。重型患者腹痛延续时间较长,由于渗出液扩散,腹痛可弥散至全腹,并有麻痹性肠梗阻现象。

(二)恶心、呕吐

早期为反射性频繁呕吐,多为胃十二指肠内容物,后期因肠麻痹或肠梗阻可呕吐小肠内容物。呕吐后腹胀不缓解为其特点。

(三)发热

发热与病变程度相一致。重型胰腺炎继发感染或合并胆管感染时可持续高热,如持续高热不退则提示合并感染或并发胰周脓肿。

(四)腹胀

腹胀是重型胰腺炎的重要体征之一,其原因是腹膜炎造成麻痹性肠梗阻所致。

(五)黄疸

黄疸多在胆源性胰腺炎时发生。严重者可合并肝细胞性黄疸。

(六)腹膜炎体征

水肿性胰腺炎时,压痛只局限于上腹部,常无明显肌紧张;出血性坏死性胰腺炎压痛明显,并有肌紧张和反跳痛,范围较广泛或波及全腹。

(七)休克

严重患者出现休克,表现为脉细速,血压降低,四肢厥冷,面色苍白等。有的患者以突然休克为主要表现,称为暴发性急性胰腺炎。

(八)皮下淤斑

少数患者因胰酶及坏死组织液穿过筋膜与基层渗入腹壁下,可在季肋及腹部形成蓝棕色斑(Grey-turner 征)或脐周皮肤青紫(Cullen 征)。

四、辅助检查

(一)胰酶测定

1.血清淀粉酶

90%以上的患者血清淀粉酶升高,通常在发病后 3～4 小时后开始升高,12～24小时达到高峰,3～5 天恢复正常。

2.尿淀粉酶测定

通常在发病后 12 小时开始升高,24～48 小时达高峰,持续 5～7 天开始下降。

3.血清脂肪酶测定

在发病 24 小时升高至 1.5 康氏单位(正常值 0.5～1.0 U)。

(二)腹腔穿刺

穿刺液为血性混浊液体,可见脂肪小滴,腹水淀粉酶较血清淀粉酶值高 3～8 倍之多。并发感染时呈脓性。

(三)B 超检查

B 超检查可见胰腺弥漫性均匀肿大,界限清晰,内有光点反射,但较稀少,若炎症消退,上述变化持续 1～2 周即可恢复正常。

(四)CT 检查

CT 扫描显示胰腺弥漫肿大,边缘不光滑,当胰腺出现坏死时可见胰腺上有低密度、不规则的透亮区。

五、临床分型

(一)水肿性胰腺炎(轻型)

主要表现为腹痛、恶心、呕吐、腹膜炎体征、血和尿淀粉酶增高,经治疗后短期内可好转,死亡率低。

(二)出血坏死性胰腺炎(重型)

除上述症状、体征继续加重外,高热持续不退,黄疸加深,神志模糊和谵妄,高度腹胀,血性或脓性腹水,两侧腰部或脐下出现青紫淤斑,胃肠出血、休克等。实验室检查:白细胞增多(>16×10^9/L),红细胞和血细胞比容降低,血糖升高(>11.1 mmol/L),血钙降低(<2.0 mmol/L),PaO_2<8.0 kPa(60 mmHg),血尿素氮或肌酐增高,酸中毒等。甚至出现急性肾衰竭、DIC、ARDS 等,死亡率较高。

六、治疗原则

(一)非手术治疗

急性胰腺炎大多采用非手术治疗。①严密观察病情。②减少胰液分泌,应用抑制或减少胰液分泌的药物。③解痉镇痛。④有效抗生素防治感染。⑤抗休克,纠正水电解质平衡失调。⑥抗胰酶疗法。⑦腹腔灌洗。⑧激素和中医中药治疗。

（二）手术治疗

1. 目的

清除含有胰酶、毒性物质的坏死组织。

2. 指征

采用非手术疗法无效者；诊断未明确而疑有腹腔脏器穿孔或肠坏死者；合并胆管疾病者；并发胰腺感染者。应考虑手术探查。

3. 手术方式

有灌洗引流、坏死组织清除和规则性胰腺切除术、胆管探查，T形管引流和胃造瘘、空肠造瘘术等。

七、护理措施

（一）非手术期间的护理

1. 病情观察

严密观察神志，监测生命体征和腹部体征的变化，监测血气、凝血功能、血电解质变化，及早发现坏死性胰腺炎、休克和多器官衰竭。

2. 维持正常呼吸功能

给予高浓度氧气吸入，必要时给予呼吸机辅助呼吸。

3. 维护肾功能

详细记录每小时尿量、尿比重、出入水量。

4. 控制饮食、抑制胰腺分泌

对病情较轻者，可进少量清淡流质或半流质饮食，限制蛋白质摄入量，禁进脂肪。对病情较重或频繁呕吐者要禁食，行胃肠减压，遵医嘱给予抑制胰腺分泌的药物。

5. 预防感染

对病情重或胆源性胰腺炎患者给予抗生素，为预防真菌感染，应加用抗真菌药物。

6. 防治休克

维持水电解质平衡，应早期迅速补充水电解质，血浆，全血。还应预防低钾血症，低钙血症，在疾病早期应注意观察，及时矫正。

7. 心理护理

指导患者减轻疼痛的方法，解释各项治疗措施的意义。

（二）术后护理

（1）术后各种引流管的护理：①熟练掌握各种管道的作用，将导管贴上标签后与引流装置正确连接，妥善固定，防止导管滑脱。②分别观察记录各引流管的引流液性状、颜色、量。③严格遵循无菌操作规程，定期更换引流装置。④保持引流通畅，防止导管扭曲。重型患者常有血块、坏死组织脱落，容易造成引流管阻塞。如有阻塞可用无菌温生理盐水冲洗，帮患者经常更换体位，以利引流。⑤冲洗液、灌洗液现用现配。⑥拔管护理：当患者体温正常并稳定10天左右，白细胞计数正常，腹腔引流液少于5 mL，每天引流液淀粉酶测定正常后可考虑拔管。拔管后要注意拔管处伤口有无渗漏，如有渗液应及时更换敷料。拔管处伤口可在1周左右愈合。

（2）伤口护理：观察有无渗液、有无裂开，按时换药，并发胰外瘘时，要注意保持负压引流通畅，并用氧化锌糊剂保护瘘口周围皮肤。

（3）营养支持治疗与护理：根据患者营养评定状况，计算需要量，制订计划。第一阶段，术前和术后早期，需抑制分泌功能，使胰腺处于休息状态，同时因胃肠道功能障碍，此时需完全胃肠外营养（TPN）2～3周。第二阶段，术后3周左右，病情稳定，肠道功能基本恢复，可通过空肠造瘘提供营养3～4周，称为肠道营养（TEN）。第三阶段，逐渐恢复经口进食，称为胃肠内营养（EN）。

(4)做好基础生活护理和心理护理。

(5)并发症的观察与护理:①胰腺脓肿及腹腔脓肿:术后2周的患者出现高热,腹部肿块,应考虑其可能。一般均为腹腔引流不畅,胰腺坏死组织及渗出液局部积聚感染所致。非手术疗法无效时应手术引流。②胰瘘:如观察到腹腔引流有无色透明腹腔液经常外漏,其中淀粉酶含量高,为胰液外漏所致,合并感染时引流液可显脓性。多数可逐渐自行愈合。③肠瘘:主要表现为明显的腹膜刺激征,引流液中伴有粪渣。瘘管形成后用营养支持治疗。长期不愈者,应考虑手术治疗。④假性胰腺囊肿:多数需手术行囊肿切除或内引流手术,少数患者经非手术治疗6个月可自行吸收。⑤糖尿病:胰腺部分切除后,可引起内、外分泌缺失。注意观察血糖、尿糖的变化,根据化验报告补充胰岛素。

(6)心理护理:由于病情重,术后引流管多,恢复时间长,患者易产生悲观急躁情绪,因此应关心体贴鼓励患者,帮助患者树立战胜疾病的信心,积极配合治疗。

八、健康教育

(1)饮食应少量多餐,注意食用富有营养易消化食物,避免暴饮暴食及酗酒。

(2)有胆管疾病、病毒感染者应积极治疗。

(3)告知会引发胰腺炎的药物种类,不得随意服药。

(4)有高糖血症,应遵医嘱口服降糖药或注射胰岛素,定时查血糖、尿糖,将血糖控制在稳定水平,防治各种并发症。

(5)出院4～6周,避免过度疲劳。

(6)门诊应定期随访。

(颜　惠)

第八节　急性化脓性腹膜炎

一、概念

急性化脓性腹膜炎是指由化脓性细菌,包括需氧菌和厌氧菌或两者混合所引起的腹膜腔急性感染。急性化脓性腹膜炎累及整个腹腔称为急性弥漫性腹膜炎,腹膜腔炎症仅局限于病灶局部称为局限性腹膜炎,并可形成脓肿。根据腹腔内有无病变又分为原发性腹膜炎和继发性腹膜炎。腹腔内无原发病灶,而是血源性引起的,称为原发性腹膜炎,占2%。继发于腹腔内空腔脏器穿孔、损伤破裂、炎症扩散和手术污染等所引起的腹膜炎,称之为继发性腹膜炎,是急性化脓性腹膜炎中最常见的一种,占98%。

二、临床表现

(一)腹痛

腹痛是最主要的症状,一般都很剧烈,不能忍受,且呈持续性,当患者深呼吸、咳嗽、转动体位时加重,故患者多不愿意改变体位。疼痛先以原发病灶处最明显,随炎症扩散可波及全腹。

(二)恶心、呕吐

恶心、呕吐为早期出现的胃肠道症状。腹膜受到刺激,引起反射性恶心、呕吐,呕吐物为胃内容物。当出现麻痹性肠梗阻时,可吐出黄绿色胆汁,甚至粪质样内容物。

(三)全身症状

随着炎症发展,患者出现高热、大汗、口干、脉速、呼吸浅快等全身中毒症状,后期出现眼窝凹陷、四肢发冷、呼吸急促、脉搏细弱、血压下降、严重缺水、代谢性酸中毒及感染性休克的表现。但年老体衰或病情晚期者体温不一定升高，如脉搏加快，体温反而下降，提示病情恶化。

（四）腹部体征

腹胀明显，腹式呼吸减弱或消失。腹部有压痛、反跳痛、肌紧张，是腹膜炎的重要体征，称为腹膜刺激征。腹肌呈“木板样”多为胃十二指肠穿孔的临床表现，而老年、幼儿或极度虚弱的患者腹肌紧张可不明显，易被忽视。胃十二指肠穿孔时，腹腔可有游离气体，叩诊肝浊音界缩小或消失。腹腔内有较多积液时，移动性浊音呈阳性。

三、辅助检查

（一）血液检查

白细胞总数及中性粒细胞升高，可出现中毒性颗粒。病情危重或机体反应低下时，白细胞计数可不增高。

（二）腹部 X 线检查

立位平片，可见膈下游离气体；卧位片，在腹膜炎有肠麻痹时可见肠袢普遍胀气，肠间隙增宽及腹膜外脂肪线模糊以至消失。

（三）直肠指检

直肠前壁触痛、饱满，可判断有无盆腔感染或盆腔脓肿形成。

（四）B 超检查

B 超检查可帮助判断腹腔病变部位。

（五）腹腔穿刺

腹腔穿刺是指可根据抽出液性状、气味、混浊度作细菌培养、涂片，以及淀粉酶测定来帮助诊断及确定病变部位和性质。

四、护理措施

急性腹膜炎的治疗分为非手术和手术两种方法。非手术疗法主要适用于：原发性腹膜炎；急性腹膜炎原因不明，病情不重，全身情况较好；炎症已有局限化趋势，症状有所好转。手术疗法主要适用于：腹腔内病变严重；腹膜炎严重或腹膜炎原因不明，无局限趋势；患者一般情况差，腹腔积液多，肠麻痹重或中毒症状明显，甚至出现休克者；经短期（一般不超过 8～12 小时）非手术治疗症状及体征不缓解反而加重者。其治疗原则是：处理原发病灶，消除引起腹膜炎的病因，清理或引流腹腔，促使腹腔脓性渗出液尽早局限、吸收。

（一）术前护理

（1）病情观察：定时监测体温、脉搏、呼吸、血压，准确记录 24 小时出入量。观察腹部体征变化，对休克患者应监测中心静脉压及血气分析数值。

（2）禁食：尤其是胃肠道穿孔者，可减少胃肠道内容物继续溢入腹腔。

（3）胃肠减压：可减轻胃肠道内积气、积液，减少胃肠内容物继续溢入腹腔，有利或减轻腹膜的疼痛刺激，减少毒素吸收，降低肠壁张力，改善肠壁血液供给，利于炎症局限，并促进胃肠道蠕动恢复。

（4）保持水、电解质平衡：腹膜炎时，腹腔内有大量液体渗出，加之呕吐，患者不仅丧失水、电解质，也丧失了大量的血浆，应根据患者的临床表现和血生化测定、中心静脉压等监测，输入适量的晶体液和胶体液，纠正水、电解质和酸碱失衡，保持尿量每小时 30 mL 以上。

（5）抗感染：继发性腹膜炎常为混合感染，因此需针对性地、大剂量联合应用抗生素。

（6）对诊断不明确者，应严禁使用止痛剂，以免掩盖病情，贻误诊断和治疗。

（7）积极做好手术准备，做好患者及家属的工作，解除思想顾虑，积极配合治疗。

（二）术后护理

（1）定时监测体温、脉搏、呼吸、血压以及尿量的变化。

(2)患者血压平稳后,应取半卧位,以利于腹腔引流,减轻腹胀,改善呼吸。

(3)补液与营养:由于术前大量体液丧失,患者术后又需禁食,故要注意水、电解质平衡,酸碱平衡和营养的补充。

(4)继续胃肠减压:腹膜炎患者虽经手术治疗,但腹膜的炎症尚未清除,肠蠕动尚未恢复,故应禁食,同时采用有效的胃肠减压,直至肠蠕动恢复,肛门排气后,方可拔除胃管,开始进食。

(5)引流的护理:妥善固定引流管,避免受压、扭曲,保持通畅,观察并记录引流量、颜色、气味等。如需用负压吸引者应注意负压大小,如用双套管引流者,常需用抗生素盐水冲洗,冲洗时应注意无菌操作,记录冲洗量和引流量及性状。冲洗时注意保持床铺的干燥。

(6)应用抗生素以减轻和防治腹腔残余感染。

(7)为了减少患者的不适,酌情使用止痛剂。

(8)鼓励患者早期活动,防止肠粘连。

(9)观察有无腹腔残余脓肿,如患者体温持续不退或下降后又有升高,白细胞计数升高,全身有中毒症状,以及腹部局部体征的变化,大便次数增多等提示有残余脓肿,应及时报告医生处理。

(三)健康教育

(1)术后肠功能恢复后的饮食要根据不同疾病具体计划,先吃流质饮食,再过渡到半流饮食。应指导和鼓励患者吃易消化、高蛋白、高热量、高维生素饮食。

(2)向患者解释术后半卧位的意义。在病情允许的情况下,应鼓励患者尽早下床活动。

(3)出院后如突然出现腹痛加重,应及时到医院就诊。

(颜　惠)

第九节　胃十二指肠损伤

一、概述

由于有肋弓保护且活动度较大,柔韧性较好,壁厚,钝挫伤时胃很少受累,只有胃膨胀时偶有发生胃损伤。上腹或下胸部的穿透伤则常导致胃损伤,多伴有肝、脾、横膈及胰等损伤。胃镜检查及吞入锐利异物或吞入酸、碱等腐蚀性毒物也可引起穿孔,但很少见。十二指肠损伤是由于上中腹部受到间接暴力或锐器的直接刺伤而引起的,缺乏典型的腹膜炎症状和体征,术前诊断困难,漏诊率高,多伴有腹部脏器合并伤,病死率高,术后并发症多,肠瘘发生率高。

二、护理评估

1. 健康史

详细询问患者、现场目击者或陪同人员,以了解受伤的时间地点、环境,受伤的原因,外力的特点、大小和作用方向,坠跌高度;了解受伤前后饮食及排便情况,受伤时的体位,有无防御,伤后意识状态、症状、急救措施、运送方式,既往疾病及手术史。

2. 临床表现

(1)胃损伤若未波及胃壁全层,可无明显症状。若全层破裂,由于胃酸有很强的化学刺激性,可立即出现剧痛及腹膜刺激征。当破裂口接近贲门或食管时,可因空气进入纵隔而呈胸壁下气肿。较大的穿透性胃损伤时,可自腹壁流出食物残渣、胆汁和气体。

(2)十二指肠破裂后,因有胃液、胆汁及胰液进入腹腔,早期即可发生急性弥漫性腹膜炎,有剧烈的刀割样持续性腹痛伴恶心、呕吐,腹部检查可见有板状腹、腹膜刺激征症状。

3. 辅助检查

(1)疑有胃损伤者,应置胃管,若自胃内吸出血性液或血性物者可确诊。

(2)腹腔穿刺术和腹腔灌洗术:腹腔穿刺抽出不凝血液、胆汁,灌洗吸出 10 mL 以上肉眼可辨的血性液体,即为阳性结果。

(3)X 线检查:腹部 X 线片可显示腹膜后组织积气、肾脏轮廓清晰、腰大肌阴影模糊不清等有助于腹膜后十二指肠损伤的诊断。

(4)CT 检查:可显示少量的腹膜后积气和渗至肠外的造影剂。

4. 治疗原则

抗休克和及时、正确的手术处理是治疗的两大关键。

5. 心理、社会因素

胃十二指肠外伤性损伤多数在意外情况下发生,患者出现突发外伤后易出现紧张、痛苦、悲哀、恐惧等心理变化,担心手术成功及疾病预后。

三、护理问题

1. 疼痛

疼痛与胃肠破裂、腹腔内积液、腹膜刺激征有关。

2. 组织灌注量不足

这与大量失血、失液,严重创伤,有效循环血量减少有关。

3. 焦虑或恐惧

这种情绪与经历意外及担心预后有关。

4. 潜在并发症

出血、感染、肠瘘、低血容量性休克。

四、护理目标

(1)患者疼痛减轻。

(2)患者血容量得以维持,各器官血供正常、功能完整。

(3)患者焦虑或恐惧减轻或消失。

(4)护士密切观察病情变化,如发现异常,及时报告医生,并配合处理。

五、护理措施

1. 一般护理

(1)预防低血容量性休克:吸氧、保暖、建立静脉通道,遵医嘱输入温热生理盐水或乳酸盐林格液,抽血查全血细胞计数、血型和交叉配血。

(2)密切观察病情变化:每 15~30 分钟应评估患者情况。评估内容包括意识状态、生命体征、肠鸣音、尿量、氧饱和度、有无呕吐、肌紧张和反跳痛等。观察胃管内引流物颜色、性质及量,若引流出血性液体,提示有胃、十二指肠破裂的可能。

(3)术前准备:胃、十二指肠破裂大多需要手术处理,故患者入院后,在抢救休克的同时,尽快完成术前准备工作,如备皮、备血、插胃管及留置尿管、做好抗生素皮试等,一旦需要,可立即实施手术。

2. 心理护理

评估患者对损伤的情绪反应,鼓励他们说出自己内心的感受,帮助建立积极有效的应对措施。向患者介绍有关病情、损伤程度、手术方式及疾病预后,鼓励患者,告诉患者良好的心态、积极的配合有利于疾病早日康复。

3.术后护理

(1)体位:患者意识清楚、病情平稳,给予半坐卧位,有利于引流及呼吸。

(2)禁食、胃肠减压:观察胃管内引流液颜色、性质及量,若引流出血性液体,提示有胃、十二指肠再出血的可能。十二指肠创口缝合后,胃肠减压管置于十二指肠腔内,使胃液、肠液、胰液得到充分引流,一定要妥善固定,避免脱出。一旦脱出,要在医生的指导下重新置管。

(3)严密监测生命体征:术后15～30分钟监测生命体征直至患者病情平稳。注意肾功能的改变,胃十二指肠损伤后,特别有出血性休克时,肾脏会受到一定的损害,尤其是严重腹部外伤伴有重度休克者,有发生急性肾功能障碍的危险,所以,术后应密切注意尿量,争取保持每小时尿量在50 mL以上。

(4)补液和营养支持:根据医嘱,合理补充水、电解质和维生素,必要时输新鲜血、血浆,维持水、电解质、酸碱平衡。给予肠内、外营养支持,促进合成代谢,提高机体防御能力。继续应用有效抗生素,控制腹腔内感染。

(5)术后并发症的观察和护理:①出血。如胃管内24小时内引流出新鲜血液大于200～300 mL,提示吻合口出血,要立即配合医生给予胃管内注入凝血酶粉、冰盐水洗胃等止血措施。②肠瘘。患者术后持续低热或高热不退,腹腔引流管中引流出黄绿色或褐色渣样物,有恶臭或引流出大量气体,提示肠瘘发生,要配合医生进行腹腔双套管冲洗,并做好相应护理。

4.健康教育

(1)讲解术后饮食注意事项,当患者胃肠功能恢复,一般3～5天后开始恢复饮食,由流质逐步恢复至半流质、普食,进食高蛋白、高能量、易消化饮食,增强抵抗力,促进愈合。

(2)行全胃切除或胃大部分切除术的患者,因胃肠吸收功能下降,要及时补充微量元素和维生素等营养素,预防贫血、腹泻等并发症。

(3)避免工作过于劳累,注意劳逸结合。讲明饮酒、抽烟对胃、十二指肠疾病的危害性。

(4)避免长期大量服用非甾体抗炎药,如布洛芬等,以免引起胃肠道黏膜损伤。

(颜　惠)

第十节　脾破裂

一、概述

脾脏是一个血供丰富而质脆的实质性器官,脾脏是腹部脏器中最容易受损伤的器官,发生率几乎占各种腹部损伤的40%左右。它被与其包膜相连的诸韧带固定在左上腹的后方,尽管有下胸壁、腹壁和膈肌的保护,但外伤暴力很容易使其破裂引起内出血,以真性破裂多见,约占85%。根据不同的病因,脾破裂分成两大类。①外伤性破裂:占绝大多数,都有明确的外伤史,裂伤部位以脾脏的外侧凸面为多,也可在内侧脾门处,主要取决于暴力作用的方向和部位。②自发性破裂:极少见,且主要发生在病理性肿大(门静脉高压症、血吸虫病、淋巴瘤等)的脾脏。如仔细追询病史,多数仍有一定的诱因,如剧烈咳嗽、打喷嚏或突然改变体位等。

二、护理评估

1.健康史

了解患者腹部损伤的时间、地点以及致伤源、伤情、就诊前的急救措施、受伤至就诊之间的病情变化,如果患者神志不清,应询问目击人员。患者一般有上腹火器伤、锐器伤或交通事故、工伤等外伤史或病理性(门静脉高压症、血吸虫病、淋巴瘤等)的脾脏肿大病史。

2. 临床表现

脾破裂的临床表现以内出血及腹膜刺激征为特征，并常与出血量和出血速度密切相关。出血量大而速度快的很快就出现低血容量性休克，伤情十分危急；出血量少而慢者症状轻微，除左上腹轻度疼痛外，无其他明显体征，不易诊断。随着时间的推移，出血量越来越大，才出现休克前期的表现，继而发生休克。由于血液对腹膜的刺激而有腹痛，起始在左上腹，慢慢涉及全腹，但仍以左上腹最为明显，同时有腹部压痛、反跳痛和腹肌紧张。

3. 诊断及辅助检查

创伤性脾破裂的诊断主要依赖：①损伤病史或病理性脾脏肿大病史。②临床有内出血的表现。③腹腔诊断性穿刺抽出不凝固血液。④对诊断确有困难、伤情允许的病例，采用腹腔灌洗、B 型超声、核素扫描、CT 或选择性腹腔动脉造影等帮助明确诊断。B 型超声是一种常用检查，可明确脾脏破裂程度。⑤实验室检查发现红细胞、血红蛋白和血细胞比容进行性降低，提示有内出血。

4. 治疗原则

随着对脾功能认识的深化，在坚持“抢救生命第一，保留脾脏第二”的原则下，尽量保留脾脏的原则已被绝大多数外科医生接受。彻底查明伤情后尽可能保留脾脏，方法有生物胶黏合止血、物理凝固止血、单纯缝合修补、部分脾切除等，必要时行全脾切除术。

5. 心理、社会因素

导致脾破裂的原因均是意外，患者痛苦大、病情重，且在创伤、失血之后，处于紧张状态，患者常有恐惧、急躁、焦虑，甚至绝望，又担心手术能否成功，对手术产生恐惧心理。

三、护理问题

1. 体液不足

这与损伤致腹腔内出血、失血有关。

2. 组织灌注量减少

这与导致休克的因素依然存在有关。

3. 疼痛

这与脾部分破裂、腹腔内积血有关。

4. 焦虑或恐惧

这与意外创伤的刺激、出血及担心预后有关。

5. 潜在并发症

出血。

四、护理目标

(1)患者体液平衡能得到维持，不发生失血性休克。

(2)患者神志清楚，四肢温暖、红润，生命体征平稳。

(3)患者腹痛缓解。

(4)患者焦虑或恐惧程度缓解。

(5)护士要密切观察病情变化，如发现异常，及时报告医生，并配合处理。

五、护理措施

1. 一般护理

(1)严密观察监护伤员病情变化：把患者的脉率、血压、神志、氧饱和度(SaO_2)及腹部体征作为常规监测项目，建立治疗时的数据，为动态监测患者生命体征提供依据。

(2)补充血容量：建立两条静脉通路，快速输入平衡盐液及血浆或代用品，扩充血容量，维持水、电解质及酸碱平衡，改善休克状态。

(3)保持呼吸道通畅：及时吸氧，改善因失血而导致的机体缺氧状态，改善有效通气量，并注意清除口腔中异物、假牙，防止误吸，保持呼吸道通畅。

(4)密切观察患者尿量变化：怀疑脾破裂病员应常规留置导尿管，观察单位时间的尿量，如尿量>30 mL/h，说明病员休克已纠正或处于代偿期。如尿量<30 mL/h甚至无尿，则提示患者已进入休克或肾衰竭期。

(5)术前准备：观察中如发现继续出血(48小时内输血超过1 200 mL)或有其他脏器损伤，应立即做好药物皮试、备血、腹部常规备皮等手术前准备。

2.心理护理

对患者要耐心做好心理安抚，让患者知道手术的目的、意义及手术效果，消除紧张恐惧心理，还要尽快通知家属并取得其同意和配合，使患者和家属都有充分的思想准备，积极主动配合抢救和治疗。

3.术后护理

(1)体位：术后应去枕平卧，头偏向一侧，防止呕吐物吸入气管，如清醒后血压平稳，病情允许可采取半卧位，以利于腹腔引流。患者不得过早起床活动。一般需卧床休息10～14天。以B超或CT检查为依据，观察脾脏愈合程度，确定能否起床活动。

(2)密切观察生命体征变化：按时测血压、脉搏、呼吸、体温，观察再出血倾向。部分脾切除患者，体温持续在38 ℃～40 ℃约2～3周，化验检查白细胞计数不高，称为“脾热”。对“脾热”的患者，按高热护理及时给予物理降温，并补充水和电解质。

(3)管道护理：保持大静脉留置管输液通畅，保持无菌，定期消毒。保持胃管、导尿管及腹腔引流管通畅，妥善固定，防止脱落，注意引流物的量及性状的变化。若引流管引流出大量的新鲜血性液体，提示活动性出血，及时报告医生处理。

(4)改善机体状况，给予营养支持：术后保证患者有足够的休息和睡眠，禁食期间补充水、电解质，避免酸碱平衡失调，肠功能恢复后方可进食。应给予高热量、高蛋白、高维生素饮食，静脉滴注复方氨基酸、血浆等，保证机体需要，促进伤口愈合，减少并发症。

4.健康教育

(1)患者住院2～3周后出院，出院时复查CT或B超，嘱患者每月复查1次，直至脾损伤愈合，脾脏恢复原形态。

(2)嘱患者若出现头晕、口干、腹痛等不适，均应停止活动并平卧，及时到医院检查治疗。

(3)继续注意休息，脾损伤未愈合前避免体力劳动，避免剧烈运动，如弯腰、下蹲、骑摩托车等。注意保护腹部，避免外力冲撞。

(4)避免增加腹压，保持排便通畅，避免剧烈咳嗽。

(5)脾切除术后，患者免疫力低下，注意保暖，预防感冒，避免进入拥挤的公共场所。坚持锻炼身体，提高机体免疫力。

(颜　惠)

第十一节　小肠破裂

一、概述

小肠是消化管中最长的一段肌性管道，也是消化与吸收营养物质的重要场所。人类小肠全长3～9 m，平均5～7 m，个体差异很大。其分为十二指肠、空肠和回肠三部分，十二指肠属上消化道，空肠及其以下肠段属下消化道。

各种外力的作用所致的小肠穿孔称为小肠破裂。小肠破裂在战时和平时均较常见，多见于交通事故、工矿事故、生活事故如坠落、挤压、刀伤和火器伤。小肠可因穿透性与闭合性损伤造成肠管破裂或肠系膜撕裂。小肠占满整个腹部，又无骨骼保护，因此易于受到损伤。由于小肠壁厚，血运丰富，故无论是穿孔修补或肠段切除吻合术，其成功率均较高，发生肠瘘的机会少。

二、护理评估

1. 健康史

了解患者腹部损伤的时间、地点及致伤源、伤情、就诊前的急救措施、受伤至就诊之间的病情变化，如果患者神志不清，应询问目击人员。

2. 临床表现

小肠破裂后在早期即产生明显的腹膜炎的体征，这是因为肠管破裂肠内容物溢出至腹腔所致。症状以腹痛为主，程度轻重不同，可伴有恶心及呕吐，腹部检查肠鸣音消失，腹膜刺激征明显。

小肠损伤初期一般均有轻重不等的休克症状，休克的深度除与损伤程度有关外，主要取决于内出血的多少，表现为面色苍白、烦躁不安、脉搏细速、血压下降、皮肤发冷等。若为多发性小肠损伤或肠系膜撕裂大出血，可迅速发生休克并进行性恶化。

3. 辅助检查

(1)实验室检查：白细胞计数升高说明腹腔炎症；血红蛋白含量取决于内出血的程度，内出血少时变化不大。

(2)X 线检查：X 线透视或摄片，检查有无气腹与肠麻痹的征象，因为一般情况下小肠内气体很少，且损伤后伤口很快被封闭，不但膈下游离气体少见，且使一部分患者早期症状隐匿。因此，阳性气腹有诊断价值，但阴性结果也不能排除小肠破裂。

(3)腹部 B 超检查：对小肠及肠系膜血肿、腹腔积液均有重要的诊断价值。

(4)CT 或磁共振检查：对小肠损伤有一定诊断价值，而且可对其他脏器进行检查，有时可能发现一些未曾预料的损伤，有助于减少漏诊。

(5)腹腔穿刺：有混浊的液体或胆汁色的液体，说明肠破裂，穿刺液中白细胞、淀粉酶含量均升高。

4. 治疗原则

小肠破裂一旦确诊，应立即进行手术治疗。手术方式以简单修补为主。肠管损伤严重时，则应做部分小肠切除吻合术。

5. 心理、社会因素

小肠损伤大多在意外情况下突然发生，加之伤口、出血及内脏脱出的视觉刺激和对预后的担忧，患者多表现为紧张、焦虑、恐惧。应了解其患病后的心理反应，对本病的认知程度和心理承受能力，家属及亲友对其支持情况、经济承受能力等。

三、护理问题

1. 有体液不足的危险

这与创伤致腹腔内出血、体液过量丢失、渗出及呕吐有关。

2. 焦虑、恐惧

这与意外创伤的刺激、疼痛、出血、内脏脱出的视觉刺激及担心疾病的预后等有关。

3. 体温过高

这与腹腔内感染毒素吸收和伤口感染等因素有关。

4. 疼痛

这与小肠破裂或手术有关。

5.潜在并发症

腹腔感染、肠瘘、失血性休克。

6.营养失调,低于机体需要量

这与消化道的吸收面积减少有关。

四、护理目标

(1)患者体液平衡得到维持,生命体征稳定。

(2)患者情绪稳定,焦虑或恐惧减轻,主动配合医护工作。

(3)患者体温维持正常。

(4)患者主诉疼痛有所缓解。

(5)护士密切观察病情变化,如发现异常,及时报告医生,并配合处理。

(6)患者体重不下降。

五、护理措施

1.一般护理

(1)伤口处理:对开放性腹部损伤者,妥善处理伤口,及时止血和包扎固定。若有肠管脱出,可用消毒或清洁器皿覆盖保护后再包扎,以免肠管受压、缺血而坏死。

(2)病情观察:密切观察生命体征的变化,每15分钟测定脉搏、呼吸、血压一次。重视患者的主诉,若主诉心慌、脉快、出冷汗等,及时报告医生。不注射止痛药(诊断明确者除外),以免掩盖伤情。不随意搬动伤者,以免加重病情。

(3)腹部检查:每30分钟检查一次腹部体征,注意腹膜刺激征的程度和范围变化。

(4)禁食和灌肠:禁食和灌肠可避免肠内容物进一步溢出,造成腹腔感染或加重病情。

(5)补充液体和营养:注意纠正水、电解质及酸碱平衡失调,保证输液通畅,对伴有休克或重症腹膜炎的患者可进行中心静脉补液,这不仅可以保证及时大量的液体输入,而且有利于中心静脉压的监测,根据患者具体情况,适量补给全血、血浆或人血清蛋白,尽可能补给足够的热量和蛋白质、氨基酸及维生素等。

2.心理护理

关心患者,加强交流,讲解相关病情、治疗方式及预后,使患者了解自己的病情,消除患者的焦虑和恐惧,保持良好的心理状态,并与其一起制定合适的应对机制,鼓励患者,增加治疗的信心。

3.术后护理

(1)妥善安置患者:麻醉清醒后取半卧位,有利于腹腔炎症的局限,改善呼吸状态。了解手术的过程,查看手术的部位,对引流管、输液管、胃管及氧气管等进行妥善固定,做好护理记录。

(2)监测病情:观察患者血压、脉搏、呼吸、体温的变化。注意腹部体征的变化。适当应用止痛药,减轻患者的不适。若切口疼痛明显,应检查切口,排除感染。

(3)引流管的护理:腹腔引流管保持通畅,准确记录引流液的性状及量。腹腔引流液应为少量血性液,若为绿色或褐色渣样物,应警惕腹腔内感染或肠瘘的发生。

(4)饮食:继续禁食、胃肠减压,待肠功能逐渐恢复、肛门排气后,方可拔除胃肠减压管。拔除胃管当日可进清流食,第2日进流质饮食,第3日进半流食,逐渐过渡到普食。

(5)营养支持:维持水、电解质和酸碱平衡,增加营养。维生素主要是在小肠被吸收,小肠部分切除后,要及时补充维生素C、D、K和复合维生素B等维生素和微量元素钙、镁等,可经静脉、肌内注射或口服进行补充,预防贫血,促进伤口愈合。

4.健康教育

(1)注意饮食卫生,避免暴饮暴食,进易消化食物,少食刺激性食物,避免腹部受凉和饭后剧烈活动,保持排便通畅。

(2)注意适当休息,加强锻炼,增加营养,特别是回肠切除的患者要长期定时补充维生素 B_{12} 等营养素。

(3)定期门诊随访。若有腹痛、腹胀、停止排便及伤口红、肿、热、痛等不适,应及时就诊。

(4)加强社会宣传,增进劳动保护、安全生产、安全行车、遵守交通规则等知识,避免损伤等意外的发生。

(5)普及各种急救知识,在发生意外损伤时,能进行简单的自救或急救。

(6)无论腹部损伤的轻重,都应经专业医务人员检查,以免贻误诊治。

(颜　惠)

第十二节　腹外疝

一、疾病概述

(一)概念

体内某个脏器或组织离开其正常解剖部位,通过先天或后天形成的薄弱点、缺损或孔隙进入另一部位,成为疝(hernia)。疝多发生于腹部,腹部疝分为腹内疝和腹外疝。腹内疝(abdominal internal hernia)是由脏器或组织进入腹腔内的间隙囊内形成,如网膜孔疝。腹外疝(abdominal external hernia)是腹腔内的脏器或组织连同壁腹膜,经腹壁薄弱点或孔隙,向体表突出所形成。常见的有腹股沟疝、股疝、脐疝、切口疝等。临床上以腹外疝多见。

(二)相关病理生理

典型的腹外疝由疝环、疝囊、疝内容物和疝外被盖等组成。

1.疝环

也称为疝门,是疝突出体表的门户,也是腹壁薄弱点或缺损所在。各类疝多以疝门而命名,如腹股沟疝、股疝、脐疝、切口疝等。

2.疝囊

疝囊是壁腹膜经疝门向外突出形成的囊袋。一般分为疝囊颈、疝囊体、疝囊底三部分。疝囊颈是疝囊与腹腔的连接部,其位置相当于疝环,常是疝囊比较狭窄的部分,也是疝内容物脱出和回纳的必经之处,因疝内容物进出反复摩擦刺激易产生瘢痕而增厚,若疝囊颈狭小易使疝内容物在此处受到嵌闭和狭窄,如股疝和脐疝等。

3.疝内容物

疝内容物是进入疝囊的腹内脏器和组织,以小肠多见,大网膜次之。比较少见的还可有盲肠、阑尾、乙状结肠、横结肠、膀胱等。卵巢及输卵管进入则罕见。

4.疝外被盖

疝外被盖是指疝囊以外的腹壁各层组织,一般为筋膜、皮下组织及皮肤。

(三)病因与诱因

1.基本病因

腹壁强度降低是腹外疝发病的基本病因。腹壁强度降低有先天性和后天性两种情况。

(1)先天性因素:最常见的是在胚胎发育过程中某些组织穿过腹壁的部位,如精索或子宫圆韧带穿过腹股沟管、腹内股动静脉穿过股管、脐血管穿过脐环等处;其他如腹白线发育不全等。

(2)后天性因素:见于手术切口愈合不良、外伤、感染造成的腹壁缺损,腹壁神经损伤、年老、久病、肥胖等所致肌萎缩等。

2.诱发因素

腹内压力增高易诱发腹外疝的发生。引起腹内压力增高的常见原因有慢性咳嗽、慢性便秘、排尿困难（如前列腺增生症、膀胱结石）、腹水、妊娠、搬运重物、婴儿经常啼哭等。正常人因腹壁压力强度正常，虽时有腹内压增高的情况，但不致发生疝。

（四）临床表现

腹外疝有易复性、难复性、嵌顿性和绞窄性等临床类型，其临床表现各异。

1.易复性疝

最常见，疝内容物很容易回纳入腹腔，称为易复性疝。在患者站立、行走、咳嗽等导致腹内压增高时肿块突出，平卧、休息或用手将疝内容物向腹腔推送时可回纳入腹腔。除疝块巨大者可有行走不便和下坠感，或伴腹部隐痛外，一般无不适。

2.难复性疝

疝内容物不能或不能完全回纳入腹腔内，但并不引起严重症状者，称为难复性疝。此类疝内容物大多数为大网膜，滑动性疝也属难复性疝的一种。患者常有轻微不适、坠胀、便秘或腹痛等。

3.嵌顿性疝

疝环较小而腹内压突然增高时，较多的疝内容物强行扩张疝环挤入疝囊，随后由于疝囊颈的弹性回缩，使疝内容物不能回纳，称为嵌顿性疝。此时疝内容物尚未发生血运障碍。多发生于股疝、腹股沟斜疝等。患者可有腹部或包块部疼痛，若嵌顿为肠管可有腹痛、恶心呕吐、肛门停止排便排气等。

4.绞窄性疝

嵌顿若不能及时解除，嵌闭的疝内容物持续受压，出现血液回流受阻而充血、水肿、渗出，并逐渐影响动脉血供，成为绞窄性疝。发生绞窄后，包块局部出现红、肿、痛、热，甚至形成脓肿，全身有畏寒、发热、脱水、腹膜炎、休克等症状。

（五）辅助检查

1.透光试验

用透光试验检查肿块，因疝块不透光，故腹股沟斜疝呈阴性，而鞘膜积液多为透光（阳性），可以此鉴别。但幼儿的疝块，因组织菲薄，常能透光，勿与鞘膜积液混淆。

2.实验室检查

疝内容物继发感染时，血常规检查提示白细胞和中性粒细胞比例升高；粪便检查显示隐血试验阳性或见白细胞。

3.影像学检查

疝嵌顿或绞窄时X线检查可见肠梗阻征象。

（六）治疗原则

除少数特殊情况外，腹股沟疝一般均应尽快施行手术治疗。腹股沟疝早期手术效果好、复发率低；若历时过久，疝块逐渐增大后，加重腹壁的损伤而影响劳动力，也使术后复发率增高；而斜疝又常可发生嵌顿或绞窄而威胁患者的生命。股疝因极易嵌顿、绞窄，确诊后应及时手术治疗。对于嵌顿性或绞窄性股疝，则应紧急手术。

1.非手术治疗

(1)棉线束带法或绷带压深环法：适用于1岁以下婴幼儿。因为婴幼儿腹肌可随躯体生长逐渐强壮，疝有自行消失的可能。可采用棉线束带或绷带压住腹股沟深环，防止疝块突出。

(2)医用疝带的使用：此方法适用于年老体弱或伴有其他严重疾病而禁忌手术者，可用疝带压迫阻止疝内容物外突。但长期使用疝带可使疝囊颈增厚，增加疝嵌顿的发病率，易与疝内容物粘连，形成难复性疝和嵌顿性疝。

(3)嵌顿性疝的复位：复位方法是将患者取头低足高位，注射吗啡或哌替啶以止痛、镇静并放松腹肌，后用手持续缓慢地将疝块推向腹腔，同时用左手轻轻按摩浅环和深环以协助疝内容物回纳。复位方法应轻柔，切忌粗暴，以防损伤肠管，手法复位后必须严密观察腹部体征，若有腹膜炎或肠梗阻的表现，应尽早手术探查。

2. 手术治疗

手术是治疗腹外疝的有效方法，但术前必须处理慢性咳嗽、便秘、排尿困难、腹水、妊娠等腹内压增高因素，以免术后复发。常用的手术方式有以下几种。

(1)疝囊高位结扎术：暴露疝囊颈，予以高位结扎或是贯穿缝合，然后切去疝囊。单纯性疝囊高位结扎适用于婴幼儿或儿童，以及绞窄性斜疝因肠坏死而局部严重感染者。

(2)无张力疝修补术：将疝囊内翻入腹腔，无需高位结扎，而用合成纤维网片填充疝环的缺损，再用一个合成纤维片缝合于后壁，替代传统的张力缝合。传统的疝修补术是将不同层次的组织强行缝合在一起，可引起较大张力，局部有牵拉感、疼痛，不利于愈合。现代疝手术强调在无张力情况下，利用人工高分子修补材料进行缝合修补，具有创伤小、术后疼痛轻、无需制动、复发率低等优点。

(3)经腹腔镜疝修补术：其基本原理是从腹腔内部用网片加强腹壁缺损或用钉(缝线)使内环缩小，可同时检查双侧腹股沟疝和股疝，有助于发现亚临床的对侧疝并同时予以修补。该术式具有创伤小、痛苦少、恢复快、美观等特点，但对技术设备要求高，需全身麻醉，手术费用高，目前临床应用较少。

(4)嵌顿疝和绞窄性疝的手术处理：手术处理嵌顿或绞窄性疝时，关键在于准确判断肠管活力。若肠管坏死，应行肠切除术，不做疝修补，以防感染使修补失败；若嵌顿的肠袢较多，应警惕有无逆行性嵌顿，术中必须把腹腔内有关肠管牵出检查，以防隐匿于腹腔内坏死的中间肠袢被遗漏。

二、护理评估

(一)一般评估

1. 生命体征(T、P、R、BP)

发生感染时可出现发热、脉搏细速、血压下降等征象。

2. 患者主诉

突出于腹腔的疝块是否可回纳，有无压痛和坠胀感，有无肠梗阻和腹膜刺激征等。

3. 相关记录

疝块的部位、大小、质地等；有无腹内压增高的因素等。

(二)身体评估

(1)视诊：腹壁有无肿块。

(2)触诊：疝块的部位、大小、质地、有无压痛，能否回纳，有无压痛、反跳痛、腹肌紧张等腹膜刺激征。

(3)叩诊：无特殊。

(4)听诊：无特殊。

(三)心理—社会评估

了解患者有无因疝块长期反复突出影响工作和生活并感到焦虑不安，对手术治疗有无思想顾虑。了解家庭经济承受能力，患者及家属对预防腹内压升高等相关知识的掌握程度。

(四)辅助检查阳性结果评估

了解阴囊透光试验是否阳性，血常规检查有无白细胞计数及中性粒细胞比例的升高，粪便潜血试验是否阳性等，腹部 X 线检查有无肠梗阻等。

(五)治疗效果的评估

1. 非手术治疗评估要点

(1)有无病情变化：观察患者疼痛性状及病情有无变化，若出现明显腹痛，伴疝块突然增大、发硬且触痛明显、不能回纳腹腔，应高度警惕嵌顿疝发生的可能。

(2)有无引起腹内压升高的因素：患者是否戒烟，是否注意保暖防感冒，有无慢性咳嗽、腹水、便秘、排尿困难、妊娠等引起腹内压增高的因素。

(3)棉线束带或绷带压深环的患者:注意观察局部皮肤的血运情况;棉束带是否过松或过紧,过松达不到治疗作用,过紧则使患儿感到不适而哭闹;束带有无被粪尿污染等应及时更换,防止发生皮炎。

(4)使用医用疝带的患者:患者是否正确佩戴疝带,以防因疝带压迫错位而起不到效果;长期戴疝带的患者是否因疝带压迫有不舒适感而产生厌烦情绪,应详细说明戴疝带的作用,使其能配合治疗。

(5)行手法复位的患者:手法复位后 24 小时内严密观察患者的生命体征,尤其脉搏、血压的变化,注意观察腹部情况,注意有无腹膜炎或肠梗阻的表现。

2. 手术治疗评估要点

(1)有无引起腹内压升高的因素:患者是否注意保暖防感冒,是否保持大小便通畅,有无慢性咳嗽、便秘、尿潴留等引起腹内压增高的因素。

(2)术中有无损伤肠管或膀胱:患者是否有急性腹膜炎或排尿困难、血尿、尿外渗等表现,应怀疑术中可能有肠管或膀胱损伤。

(3)局部切口的愈合情况:注意观察有无伤口渗血;有无发生切口感染,注意观察体温和脉搏的变化,切口有无红、肿、疼痛,阴囊部有无出血、血肿。术后 48 小时后,患者如仍有发热,并有切口处疼痛,则可能为切口感染。

(4)有无发生阴囊血肿:注意观察阴囊部有无水肿、出血、血肿。术后 24 小时内,阴囊肿胀,呈暗紫色,穿刺有陈旧血液,则可能为阴囊血肿。

三、主要护理诊断(问题)

1. 疼痛

与疝块嵌顿或绞窄、手术创伤有关。

2. 知识缺乏

与缺乏腹外疝成因、预防腹内压增高及促进术后康复的知识有关。

3. 有感染的危险

与手术、术中使用人工合成材料有关。

4. 潜在并发症

(1)切口感染:与术中无菌操作不严,止血不彻底,或全身抵抗力弱等有关。

(2)阴囊水肿:与阴囊比较松弛、位置低,容易引起渗血、渗液的积聚有关。

四、主要护理措施

(一)休息与活动

术后当日取平卧位,膝下垫一软枕,使髋关节微屈,以降低腹股沟区切口张力和减少腹腔内压力,利于切口愈合和减轻切口疼痛,次日可改为半卧位。术后卧床期间鼓励床上翻身及活动肢体。传统疝修补术后 3～5 日患者可离床活动,采用无张力疝修补术的患者一般术后次日即可下床活动,年老体弱、复发性疝、绞窄性疝、巨大疝等患者可适当推迟下床活动的时间。

(二)饮食护理

术后 6～12 小时,若无恶心、呕吐,可进流食,次日可进软食或普食,应多食粗纤维食物,利于排便。行肠切除、肠吻合术者应待肠功能恢复后方可进食。

(三)避免腹内压增高

术后注意保暖,防止受凉、咳嗽,若有咳嗽,教患者用手掌按压伤口处后再咳嗽。保持大小便通畅,及时处理便秘,避免用力排便。术后有尿潴留者应及时处理。

(四)预防阴囊水肿

术后可用丁字带托起阴囊,防止渗血、渗液积聚阴囊。

（五）预防切口感染

术后切口一般不需加沙袋压迫，有切口血肿时应予适当加压。术后遵医嘱使用抗菌药物，并注意保持伤口敷料干燥、清洁，不被粪尿污染，发现敷料脱落或污染应及时更换。

（六）健康教育

1. 活动指导

患者出院后生活要规律，避免过度紧张和劳累，应逐渐增加活动量，3个月内应避免重体力劳动或提举重物等。

2. 饮食指导

调整饮食习惯，多饮水，多进食高纤维食物，养成定时大便习惯，保持排便通畅。

3. 防止复发

减少和消除引起腹外疝复发的因素，并注意避免增加腹内压的动作，如剧烈咳嗽、用力排便等。防止感冒，若有咳嗽应尽早治疗。

4. 定期随访

若疝复发，应及早诊治。

五、护理效果评估

（1）患者自述疼痛减轻，舒适感增强。

（2）患者能正确描述形成腹外疝的原因，预防腹内压升高及促进术后康复的有关知识。

（3）患者伤口愈合良好，使用人工合成材料无排斥、感染现象。

（4）患者未发生阴囊水肿、切口感染；若发生，得到及时发现和处理。

（颜　惠）

第十三节　胃　癌

一、概述

胃癌是我国最常见的恶性肿瘤之一。据Parkin等最新报道，2002年全世界约有934 000例胃癌新发病例，死亡病例700 000例。胃癌的流行病学有明显的地理差别，日本、中国、智利、远东、欧洲和俄罗斯为高发地区，而美国、澳大利亚、丹麦和新西兰发病最低。2/3的胃癌患者在发展中国家，其中中国占42％。在我国，西北地区和东南沿海地区发病率较高，广西、广东、贵州发病率低。

（一）病因

1. 亚硝基化合物

亚硝酸盐主要来自食物中的硝酸盐，特别是在大量使用氮肥后的蔬菜中，硝酸盐的含量极高。硝酸盐进入胃中经硝酸盐还原酶阳性菌将其还原成亚硝酸盐。亚硝酸盐的含量与胃内硝酸盐还原酶阳性菌的数量呈正相关。据报道，低胃酸患者中胃癌的发生率比正常胃酸者高出4.7倍，这与胃内亚硝胺类化合物合成增多有关。

2. 幽门螺杆菌

幽门螺杆菌为带有鞭毛的革兰阴性菌，在胃黏膜生长。幽门螺杆菌在发达国家人群中感染率低于发展中国家30％～40％，在儿童期即可受到感染，如我国广东1～5岁儿童中，最高感染率可达31％。幽门螺杆菌是胃黏膜肠上皮化生和异型性增生及癌变前期的主要危险因素。在正常胃黏膜中很少分离到幽门螺杆菌，而随胃黏膜病变加重，幽门螺杆菌感染率增高。

3.遗传因素

胃癌在少数家族中显示有聚集性。在胃癌患者调查中,一级亲属患胃癌比例明显高于二级、三级亲属。血型与胃癌存在一定关系,A型血人群患胃癌的比例高于一般人群。

4.饮食因素

高浓度食盐可使胃黏膜屏障损伤,造成黏膜细胞水肿,腺体丢失。摄入亚硝基化合物的同时摄入高盐可增加胃癌诱发率,诱发时间也较短,有促进胃癌发生的作用。新鲜蔬菜、水果有预防胃癌的保护性作用。含有巯基类的新鲜蔬菜,如大蒜、大葱、韭菜、洋葱和蒜苗等也具有降低胃癌危险的作用。

5.其他因素

吸烟为胃癌的危险因素,吸烟量越大,患胃癌的危险性越高。烟雾中含有多种致癌物质,可溶于口腔唾液进入胃内。此外,吸烟者口腔中硫氰酸含量增高,可使经血液进入口腔的硝酸盐还原成亚硝酸盐。

6.慢性疾患

慢性萎缩性胃炎以胃黏膜腺体萎缩、减少为主要特征,常伴有不同程度的肠上皮化生。

(二)病理分型

1.大体形态

胃癌因生长方式的不同,致使其大体形态各异。向胃腔内生长者,呈蕈伞样外观;有的沿胃壁向深层浸润很明显,呈弥漫性生长。Borrmann分类主要根据肿瘤的外生性和内生性部分的相对比例来划分类型,侵至固有层以下的进展期胃癌分为4个类型。

(1)Ⅰ型息肉样型:肿瘤主要向胃腔内生长,隆起明显,呈息肉状,基底较宽,境界较清楚,可有小的糜烂,在进展期胃癌中占3%～5%。

(2)Ⅱ型局限溃疡型:肿瘤有较大溃疡形成,边缘隆起明显,境界比较清楚,向周围浸润不明显。占30%～40%。

(3)Ⅲ型浸润溃疡型:肿瘤有较大溃疡形成,边缘部分隆起,部分被浸润破坏,境界不清,向周围浸润较明显,癌组织在黏膜下的浸润范围超过肉眼所见的肿瘤边界。约占半数左右。

(4)Ⅳ型弥漫浸润型:呈弥漫性浸润生长,触摸时难以界定肿瘤边界。由于癌细胞的弥漫浸润及纤维组织增生,可导致胃壁增厚、僵硬,形成“革袋胃”。

2.组织学分型

国内目前多采用世界卫生组织1990年的国际分类法,分为腺癌(乳头状腺癌、管状腺癌、黏液腺癌、印戒细胞癌)及其他组织学类型(腺鳞癌、鳞癌、肝样腺癌、壁细胞样腺癌、绒毛膜上皮癌、未分化癌)。有研究显示,在全部胃癌中,高、中分化腺癌占47%,低分化腺癌及印戒细胞癌占56.3%。

3.活检组织的病理诊断

胃癌活检病理诊断的准确率不可能达到100%。肿瘤的生长浸润方式(如主要在黏膜下浸润生长),肿瘤所在部位(如穹隆部取材困难),标本取材不当(如主要取到变形坏死组织)及病理漏诊(将高分化腺癌诊断为重度异型增生或漏掉小的癌灶)都可能致假阴性。

胃癌的前体可分为两个类别:癌前状态和癌前病变。癌前状态是一种临床状态,由此可导致胃癌的发病率较正常人群增高;癌前病变是经过病理检查诊断的特定的组织学改变,在此基础上可逐渐演变发展成胃癌。

(三)临床表现

1.症状

早期胃癌无特异性症状,甚至毫无症状。随着肿瘤的进展,影响胃的功能时才出现较明显的症状,但这种症状也并非胃癌所特有,常与胃炎、溃疡病等慢性胃部疾患相似。常见症状如下。

(1)胃部疼痛:是胃癌最常见的症状,即使是早期胃癌患者,除了少部分无症状的患者外,大部分均有胃部疼痛的症状。起初仅感上腹部不适,或有胀痛、沉重感,常被认为是胃炎、胃溃疡等,给予相应的治疗,症状也可暂时缓解。胃窦部胃癌可引起十二指肠功能改变,出现节律性疼痛,易被忽视,直至疼痛加重甚至黑便才引起重视，此时往往已是疾病的中晚期，治疗效果不佳。

(2)食欲减退、消瘦、乏力：这也是一组常见又不特异的胃恶性肿瘤症状，有可能是胃癌的首发症状。很多患者在饱餐后出现饱胀、嗳气而自动限制饮食，体重逐渐减轻。

(3)恶心、呕吐：早期可仅有进食后饱胀和轻度恶心感，常因肿瘤引起梗阻或胃功能紊乱所致。贲门部肿瘤开始可出现进食不顺利感，以后随病情进展而发生吞咽困难及食物反流。胃窦部癌引起幽门梗阻时可呕吐有腐败气味的隔夜饮食。

(4)出血和黑便：早期胃癌有出血黑便者约为20%。小量出血时仅有大便隐血阳性，当出血量较大时可有呕血及黑便。凡无胃病史的老年人出现黑便时必须警惕有胃癌的可能。

(5)其他患者可因为胃酸缺乏、胃排空加快而出现腹泻或便秘及下腹部不适。胃癌血行转移多发生于晚期，以转移至肝、肺最为多见。在腹腔种植转移中，女性患者易转移至卵巢，称为 Krukenberg 瘤。

2. 体征

一般胃癌尤其是早期胃癌常无明显体征，可有上腹部深压痛，有时伴有轻度肌抵触感。上腹部肿块、直肠前触及肿物、脐部肿块、锁骨上淋巴结肿大等均是胃癌晚期或已出现转移的体征。

(四)诊断

胃癌的诊断和治疗需要多学科专家(肿瘤放射科专家、肿瘤外科专家、肿瘤内科专家、营养学专家及内镜专家)共同参与。

1. 胃癌的 X 线检查法

X 线检查法主要用于观察胃腔在钡剂充盈下的自然伸展状态，胃的大体形态与位置的变化，胃壁的柔软度及获得病变的隆起高度等，有充盈法、黏膜法、压迫法、双对比法和薄层法。

2. 胃癌的 CT 诊断

(1)胃壁增厚：癌肿沿胃壁浸润造成胃壁增厚，增厚的胃壁可为局限性或弥漫性，根据癌肿浸润深度不同，浆膜面可光滑或不光滑，但黏膜面均显示不同程度的凹凸不平是胃癌的特点之一。

(2)腔内肿块：癌肿向胃腔内生长，形成突起在胃腔内的肿块。肿块可为孤立的隆起，也可为增厚胃壁胃腔内明显突出的一部分。肿块的表面不光滑，可呈分叶、结节或菜花状，表面可伴有溃疡。

(3)溃疡：CT 图像可以更好的显示胃癌腔内形成的溃疡。溃疡所形成的凹陷的边缘不规则，底部多不光滑，周边的胃壁增厚较明显，并向胃腔内突出。

(4)环堤：环堤表现为环绕癌性溃疡周围的堤状隆起。环堤的外缘可锐利或不清楚。

(5)胃腔狭窄：CT 表现为胃壁增厚基础上的胃腔狭窄，狭窄的胃腔边缘较为僵硬并不规则，多呈非对称性向心狭窄，伴环形周围非对称性胃壁增厚。

(6)黏膜皱襞改变：黏膜皱襞在 CT 横断面图像上，表现为类似小山嵴状的黏膜面突起，连续层面显示嵴状隆起间距和形态出现变化，间距的逐渐变窄、融合、消失标志着黏膜皱襞的集中、中断和破坏等改变。

(7)对于女性患者需要进行盆腔 CT 扫描。

3. 胃癌的内镜诊断

(1)早期胃癌：癌组织浸润深度仅限于黏膜层或黏膜下层，而不论有无淋巴结转移，也不论癌灶面积。符合以上条件癌灶面积 5.1～10 mm 为小胃癌；小于 5 mm 为微小胃癌。原位癌指癌灶仅限于腺管内，未突破腺管基底膜。

(2)进展期胃癌：癌组织已侵入胃壁肌层、浆膜层或浆膜外，不论癌灶大小或有无转移均称为进展期胃癌。

4. 胃癌的超声诊断

水充盈胃腔法及超声显像液的应用，可显示胃壁蠕动状况。在 X 线及内镜的定位下，可以显示肿瘤的大小、形态、内部结构、生长方式、癌变范围。

5. 实验室检查

对胃癌较早诊断有意义的检查是大便隐血试验。

（五）治疗

1.胃癌的治疗原则

经术前分期性检查，包括纤维内镜、腹部CT、女性患者盆腔CT或B超、胸部X线等，根据检查结果，可考虑如下治疗原则：

（1）无远处转移的患者，临床评价为可手术切除的，首选手术治疗。对有高危因素如低分化腺癌、有脉管瘤栓、年轻（＜35岁）患者应行术后含5-FU方案的化疗或同步化放疗。任何有淋巴结转移及局部晚期的患者，均应在术后进行化放疗。

（2）无远处转移的患者，临床评价为不可手术切除的，可行放疗同时5-FU增敏。治疗结束后评价疗效，如肿瘤完全或大部分缓解，可观察，或合适的患者行手术切除；如肿瘤残存或出现远处转移，考虑全身化疗，不能耐受化疗的给予最好的支持治疗。

（3）有远处转移的患者，考虑全身化疗为主，或参加临床试验。不能耐受化疗的，给予最好的支持治疗。

2.外科手术

手术方式分为内镜下黏膜切除术、腹腔镜下胃改良切除术、胃癌的根治性切除术、联合脏器切除术、姑息性手术。

3.化学治疗

迄今为止，胃癌的治疗仍以手术治疗为主，但是多数患者仅通过手术难以治愈。化疗在胃癌的治疗中占有重要地位，分为以下三种。

（1）术后辅助化疗：由于单纯的手术治疗疗效欠佳，也由于不少有效的化疗药物或联合化疗方案对胃癌的有效率常可达40%以上，因此，希望应用术后辅助化疗处理根治术后可能存在的转移灶，以达到防止复发、提高疗效的目的。有效的化疗药物仍以5-FU（或卡培他滨）＋甲酰四氢叶酸（LV）为主。

（2）术前新辅助化疗：一般用于局部分期较晚的病例，该类患者不论能否手术切除，都有较高的局部复发率。术前化疗的目的是降低期别，便于切除及减少术后复发。常用的联合化疗方案有FUP方案（顺铂＋5-FU），紫杉醇＋顺铂＋5-FU方案，FOLFOX4方案（奥沙利铂＋顺铂＋亚叶酸钙）。

（3）晚期或转移性胃癌的化疗：晚期胃癌不可治愈，但是化疗对有症状的患者有姑息性治疗效果。有几种单药对晚期胃癌有肯定的疗效，这些药物包括5-FU、丝裂霉素、依托泊苷和顺铂。有几种新药及其联合方案对胃癌有治疗活性，包括紫杉醇、多西他赛、伊立替康、表柔比星、奥沙利铂、口服依托泊苷和优福定（尿嘧啶和替加氟的复合物）。近年来常用的化疗方案有：FAM（5-FU、多柔比星、甲氨蝶呤）、ECF（表柔比星、顺铂、5-FU）、DCF（多西他赛、顺铂、5-FU）等。

（4）腹腔内化疗：由于绝大多数胃癌手术失败的病例均因腹膜或区域淋巴结等的腹腔内复发，现已知在浆膜有浸润的胃癌常可在腹腔内找到游离的癌细胞，甚至报告浸润性胃癌的腹腔内游离的癌细胞阳性率可达75%。对病期较晚已切除的胃癌，在术中进行腹腔温热灌注化疗，有可能提高疗效。

4.放射治疗

放射治疗包括术前、术后或姑息性放疗，是胃癌治疗中的一部分。外照射与5-FU联合应用于局部无法切除的胃癌的姑息治疗时，可以提高生存率。使用三维适形放疗和非常规照射野照射可以精确地对高危靶区进行照射且剂量分布更加均匀。

5.最佳支持治疗

目的是预防、降低和减轻患者的痛苦并改善其生活质量，是晚期及转移性胃癌患者完整治疗中的一部分。缓解晚期胃癌患者症状的治疗包括内镜下放置自扩性金属支架（SEMS）缓解食管梗阻症状，手术或外照射或内镜治疗可能对出血患者有效。疼痛控制可使用放疗或镇痛剂。

胃癌的预后取决于诊断时的肿瘤分期情况。国内胃癌根治术后的5年生存率在30%。约有50%的患者在诊断时胃癌已经超过了局部范围，近70%～80%的胃癌切除标本中可以发现局部淋巴结转移。因此，晚期胃癌在临床更为常见。局部晚期和转移性胃食管癌的不良预后因素包括：体力状况（PS）评分不良(≥2),肝转移,腹腔转移和碱性磷酸酶≥100 U/L。

二、护理

(一)护理要点

1.术前护理

(1)心理支持:缓解患者的焦虑或恐惧,以增强患者对手术治疗的信心,使其积极配合治疗和护理。

(2)营养支持护理:胃癌患者往往由于食欲减退、摄入不足、消耗增加和恶心呕吐等原因导致不同程度的营养不良。为了改善患者的营养状态,提高其对手术的耐受性,对能进食者应根据患者的饮食习惯给予高蛋白、高热量、高维生素、低脂肪、易消化的饮食;对不能进食者遵医嘱予以静脉输液、静脉营养支持。

(3)特殊准备:胃癌伴有幽门梗阻者术前3天起每晚用300~500 mL温生理盐水洗胃,以减轻胃黏膜水肿和炎症,有利于术后吻合口愈合;如癌组织侵犯大肠则要做好肠道准备:术前3天口服肠道不易吸收的抗生素,清洁肠道。

2.术后护理

(1)病情观察:严密观察生命体征的变化,观察伤口情况、胃肠减压及腹腔引流情况等。准确记录24小时出入水量。

(2)体位:全麻清醒前去枕平卧,头偏向一侧,以免呕吐时发生误吸。麻醉清醒后若血压平稳取低半卧位,有利于呼吸和循环;减少切口张力,减轻疼痛与不适;有利于腹腔渗出液集聚于盆腔,便于引流。

(3)维持有效的胃肠减压和腹腔引流,观察引流液颜色、性状及量的变化。

(4)营养支持护理。

肠外营养支持:由于禁食、胃肠减压及手术的消耗,术后需及时输液补充水、电解质和营养素,必要时输清蛋白或全血,以改善患者的营养状况促进术后恢复。

早期肠内营养支持:早期肠内营养支持可改善患者的营养状况,维护肠道屏障结构和功能,促进肠道功能恢复,增强机体的免疫功能,促进伤口和肠吻合口的愈合。一般经鼻肠管或空肠造瘘管输注实施。护理上应注意:根据患者的个体情况,制定合理的营养支持方案;保持喂养管的功能状态,妥善固定,保持通畅,每次输注营养液前后用生理盐水或温开水20~30 mL冲管,持续输注过程中每4~6小时冲管一次;控制营养液的温度、浓度、输注速度和输注量,逐步过渡;观察有无恶心、呕吐、腹痛、腹胀、腹泻及水、电解质失衡等并发症的发生。

饮食护理:术后禁饮食,肠蠕动恢复后可拔除胃管,拔管当天可饮少量水或米汤;第2天进半量流质,每次50~80 mL;第3天进全量流质,每次100~150 mL,若无腹痛、腹胀等不适,第4天可进半流质饮食;第10~14天可进软食。注意少量多餐,避免生、冷、硬及刺激性饮食,少食易产气食物。

(5)活动:鼓励患者早期活动,定时做深呼吸,进行有效咳嗽和排痰。一般术后第1天即可协助患者坐起并做轻微的床上活动,第2天协助下床、床边活动,应根据患者的个体差异决定活动量。

(6)并发症的观察和护理。

术后出血:胃手术后可有暗红色或咖啡色液体自胃管引出,一般24小时内不超过300 mL,并且颜色逐渐转清。若短时内从胃管或腹腔引流管内引出大量鲜红色液体,持续不止,应警惕术后出血,应及时报告医师,遵医嘱给予止血、输血等处理,必要时做好紧急术前准备。

感染:术前做好呼吸道准备,术后做好口腔护理,防止误吸,鼓励患者定时深呼吸,进行有效咳嗽和排痰等,以防止肺部感染;保持切口敷料干燥,注意无菌操作,保持尿管、腹腔引流管通畅,防止切口、腹腔及泌尿系等部位感染。

吻合口漏或十二指肠残端破裂:密切观察生命体征和腹腔引流情况,如术后数日腹腔引流量不减、伴有黄绿色胆汁或呈脓性、带臭味,伴腹痛,体温再次上升,则应警惕其发生。及时报告医师,遵医嘱给予抗感染、纠正水电解质紊乱和酸碱平衡失调、肠内外营养支持等护理,保护好瘘口周围皮肤。

消化道梗阻:如患者在术后短期内再次出现恶心、呕吐、腹胀,甚至腹痛和停止排便排气等症状,则应警惕是否有消化道梗阻的发生，遵医嘱予以禁食、胃肠减压、输液及营养支持等治疗。

3. 饮食护理

(1)放疗期间的饮食护理：放射治疗后 1～2 小时，患者可能出现恶心、呕吐等不良反应，告知患者是由于射线致使胃黏膜充血水肿所致。指导患者放疗前避免进食，以减轻可能发生的消化道反应。鼓励患者进食富含维生素 B_{12} 和含铁、含钙丰富的食物。

(2)化疗期间的饮食护理：常出现的不良反应表现有恶心、畏食、腹痛、腹泻等。食欲减退时，可选用易消化、新鲜、芳香的食品；消化不良时，可选择粥作为主食，也可以吃助消化、开胃的食品。化疗前0.5～1小时和化疗后 4～6 小时给予镇吐剂，会有助于减轻恶心、呕吐。

4. 倾倒综合征的护理

由于胃大部切除术后失去对胃排空的控制，导致胃排空过速所产生的一系列综合征。根据进食后症状出现的时间可分为早期与晚期两种。

(1)早期倾倒综合征：多发生在进食后半小时内，患者以循环系统和胃肠道症状为主要表现。应指导患者通过饮食调整来缓解症状，避免过浓、过甜、过咸的流质食物，宜进低碳水化合物、高蛋白饮食，餐时限制饮水喝汤，进餐后平卧 10～20 分钟。术后半年到 1 年内逐渐自愈，极少数症状严重而持久的患者需手术治疗。

(2)晚期倾倒综合征：餐后 2～4 小时患者出现头晕、心慌、出冷汗、脉搏细弱甚至虚脱等表现。主要因进食后，胃排空过快，含糖食物迅速进入小肠而刺激胰岛素大量释放，继之发生反应性低血糖，故晚期倾倒综合征又被称为低血糖综合征。指导患者出现症状时稍进饮食，尤其糖类即可缓解。

5. 腹腔灌注热化疗的护理

腹腔化疗前常规检查血常规、肝肾功能、心电图；有腹水引流者充分补液，以防引流过程中或引流后发生低血容量性反应；指导患者排空膀胱，避免穿刺时误伤膀胱。灌注化疗药物前确认导管在腹腔内，防止化疗药物渗漏到皮下组织；灌注过程观察患者反应，每 15～20 分钟改变体位，使药物均匀的与腹腔组织和脏器接触。

6. 静脉化疗的护理

观察药物特殊不良反应。

(1)氟尿嘧啶：观察有无心绞痛、心律失常，如有发生应立即停药，出现腹泻甚至血性腹泻时应立即停药，通知医师及时处理。静脉推注或静脉滴注可引起血栓性静脉炎，需经 PICC 或 CVC 输入。

(2)紫杉醇：可出现变态反应，多数为Ⅰ型变态反应，表现为支气管痉挛性呼吸困难、荨麻疹和低血压。大多数发生在用药 10 分钟以内。为防止发生变态反应，应在静脉滴注紫杉醇之前 12 小时、6 小时给予地塞米松 10～20 mg 口服。紫杉醇可发生神经系统毒性，多数为周围神经病变，表现为轻度麻木及感觉异常，可发生闪光暗点为特征的视神经障碍。

(3)奥沙利铂：有神经系统毒性，一般为蓄积的、可逆的周围神经毒性，停药后症状逐渐缓解。主要表现为手足末梢麻木感，甚至疼痛，影响到感觉、运动功能，遇冷加重。偶尔出现咽部异样感，甚至呼吸困难，可通过吸氧、地塞米松推注等缓解，必要时使用肾上腺素皮下注射；注射前应用还原型谷胱甘肽及每日口服 B 族维生素可能有减轻症状的作用。大约 3/4 患者的神经毒性在治疗结束 13 周后可逆转。在治疗期间应指导患者注意保暖。奥沙利铂只能用注射用水或 5%葡萄糖稀释，不能用生理盐水或其他含氯的溶液稀释。每瓶 50 mg 加入稀释液 10～20 mL，在原包装内可于 2 ℃～8 ℃冰箱中保存 4～48 小时。加入 5%葡萄糖 250～500 mL 稀释后的溶液应尽快滴注，在室温中只能保存 4～6 小时。禁止和碱性液体或碱性药物配伍输注，避免药物接触铝制品，否则会产生黑色沉淀和气体。

7. 胃癌患者放疗的护理

(1)告知患者在模拟定位和治疗前 3 小时不要饱食。可使用口服或静脉造影剂进行 CT 模拟定位。

(2)胃的周围有对射线敏感的肾、肝、脾、小肠等器官，放疗前，技术人员应精确摆位，最好使用固定装置，以保证摆位的可重复性。指导患者采用仰卧位进行模拟定位和治疗。

(3)放疗中使用定制的挡块来减少正常组织不必要的照射剂量,包括肝脏(60%肝脏<30 Gy)、肾脏(至少一侧肾脏的2/3<20 Gy)、脊髓(<45 Gy)、心脏(1/3心脏<50 Gy,尽量降低肺和左心室的剂量,并使左心室的剂量降到最低)。指导患者稳定体位,以避免射线对周围组织和器官的损伤。放疗中需要暴露受照部位,需注意为患者肩部及上肢保暖,防止受凉。

(4)放射性胃炎的护理:遵医嘱预防性使用止吐剂,预防性使用保护胃黏膜的药物。食欲减退、恶心、呕吐及腹痛常发生于放疗后数日,对症处理即可缓解,一般患者可以耐受不影响放疗进行。

(5)放射性小肠炎的护理:多发生于放疗中或放疗后,可表现为高位不完全性肠梗阻。由于肠黏膜细胞早期更新受到抑制,以后小动脉壁肿胀、闭塞,引起肠壁缺血,黏膜糜烂。晚期肠壁引起纤维化,肠腔狭窄或穿孔,腹腔内形成脓肿、瘘管和肠粘连等。主要护理措施为遵医嘱给予解痉剂及止痛剂,给予易消化、清淡饮食。

(6)其他并发症的护理:胃癌放疗还可出现穿孔、出血与放射性胰腺炎,放疗期间应注意观察有无剧烈腹痛、腹胀、恶心、呕吐、呕血等表现。

(二)健康指导

1.注意饮食习惯

长期不良的饮食习惯很容易引起慢性胃病、胃溃疡甚至发生胃癌。经常吃过热的食物可破坏口腔和食管的黏膜,可导致细胞癌变。吃饭快,食物咀嚼不细易对消化道黏膜产生机械性损伤,产生慢性炎症,吃团块的食物易对贲门产生较强的机械刺激,久之会损伤甚至癌变。养成定时定量、细嚼慢咽的饮食习惯,避免进食生硬、过冷、过烫、过辣及油腻食物,戒烟、酒。少食含纤维较多的蔬菜、水果(橘子)或黏聚成团的食物(如糖葫芦、黏糕、糯米饭、柿饼),易发生肠梗阻。避免过浓、过甜、过咸的流质食物。宜进低碳水化合物、高蛋白饮食,餐时限制饮水喝汤。进餐后平卧10~20分钟,以预防倾倒综合征。维生素C具有较强阻断亚硝基化合物的能力,β-胡萝卜素具有抗氧化能力,可以在小肠转化成维生素A,维持细胞生长和分化。可鼓励患者进食富含维生素C和β-胡萝卜素的食品。

2.积极治疗胃病和幽门螺杆菌

长期慢性胃炎和长期不愈的溃疡均要考虑幽门螺杆菌的感染,要积极治疗。

3.避免高盐饮食

食盐中的氯离子能损伤胃黏膜细胞,破坏胃黏膜和黏膜保护层,使胃黏膜易受到致癌物质攻击,要减少食物中盐的摄入量。

4.避免进食污染食物

煎、烤、炸的食物含有大量致癌物质。我国胃癌高发区居民有食用储存的霉变食物的习惯,其胃液中真菌检出率明显高于低发区。

5.多食牛奶、奶制品和富含蛋白质的食物

良好的饮食构成有助于减少胃癌发生的危险性。食物应多样化和避免偏食,在满足热量需要和丰富副食供应的基础上,增加蛋白质的摄入水平。

6.经常食用富含维生素的新鲜蔬菜和水果

每天增加蔬菜和水果的摄入量可降低人类恶性肿瘤发生的危险性。蔬菜和水果含有防癌的抗氧化剂,食用黄绿色蔬菜可以明显降低胃癌的发生率。

7.戒烟与戒酒

饮酒加吸烟,两者有致癌的协同作用,患胃癌的危险更大。

8.告知患者用药禁忌

告知患者慎用阿司匹林、保泰松、肾上腺皮质激素类药物,因可引起胃黏膜损伤。

9.密切监视血清

监视血清维生素B_{12}、铁和钙水平,尤其是术后患者可口服补充铁剂,同时应用酸性饮料如橙汁,可以维持血清铁水平。

10.如出现下列情况随时就诊

上腹部不适、疼痛、恶心、呕吐、呕血、黑便、体重减轻、疲乏无力、食欲减退等。

（颜 惠）

第十四节 大肠癌

一、概述

（一）病因

大肠癌的流行病学研究显示，社会发展、生活方式改变及膳食结构与大肠癌有密切的关系。

1.饮食因素

高脂、高蛋白、低纤维素饮食使患大肠癌的概率升高。大肠癌高发的美国人饮食中脂肪含量占总热量的41.8%，以饱和脂肪酸为主；日本人大肠癌发病较美国人低一倍左右，其饮食中脂肪含量占总热量的12.2%，以不饱和脂肪酸为主。大量的流行病学分析表明，过多的摄入脂肪与能量可明显增加患大肠癌的危险性。油煎炸食品中可能含有作用于结肠的致癌物；腌渍食品在制作过程中产生的致癌物使患大肠癌的危险性增高。

2.遗传因素

遗传性家族性息肉病和大肠癌的发病密切相关。有大肠癌家族史者，死于大肠癌的风险比正常人高4倍。

3.疾病因素

患慢性溃疡性结肠炎超过10年者，发生大肠癌的危险性较一般人群高4～20倍。出血性溃疡性结直肠炎突变风险更大，病程超过10年者，有50%发展为癌。

4.其他因素

胆囊切除后的患者，大肠癌特别是右半结肠癌发生率明显增加。输尿管乙状结肠吻合术后，患者大肠癌发生率比一般人群高100～500倍，多数发生于手术后20年左右，肿瘤多生长在吻合口附近。

（二）病理分型

大肠癌发病部位的发病率依次为直肠、乙状结肠、盲肠、升结肠、降结肠及横结肠。

1.大肠癌的大体类型

(1)隆起型：表现为肿瘤的主体向肠腔内突出。肿瘤可呈结节状、息肉状或菜花状隆起，境界清楚，有蒂或广基。

(2)溃疡型：是最常见的大体类型。肿瘤中央形成较深溃疡，溃疡底部深达或超过肌层。根据溃疡外形可分为2种亚型：局限溃疡型和浸润溃疡型。

(3)浸润型：此型肿瘤以向肠壁各层呈浸润性生长为特点。病灶处肠壁增厚，表面黏膜皱襞增粗、不规则或消失变平。

(4)胶样型：当肿瘤组织形成大量黏液时，肿瘤剖面可呈半透明之胶状，称胶样型。此类型见于黏液腺癌。

上述四种大体类型中，以溃疡型最为常见。大体类型与肿瘤发生的部位有一定关系。右半结肠癌以隆起型及局限溃疡型多见，左半结肠癌以浸润型多见，且常导致肠管的环形狭窄。

2.组织学分型

大肠癌的组织学分型国内外较为统一。我国参照WHO的大肠癌分型原则并结合国内的经验提出以下分型原则。

(1)来源于腺上皮的恶性肿瘤:①乳头状腺癌:肿瘤组织全部或大部分呈乳头状结构。在大肠癌的发生率为0.8%~18.2%,平均为6.7%。②管状腺癌:是大肠癌中最常见的组织学类型,占全部大肠癌的66.9%~82.1%。根据癌细胞及腺管结构的分化及异型程度又分为高分化腺癌、中分化腺癌、低分化腺癌。③黏液腺癌:此型癌肿以癌细胞分泌大量黏液并形成"黏液湖"为特征。④印戒细胞癌:肿瘤由弥漫成片的印戒细胞构成,不形成腺管状结构。⑤未分化癌:癌细胞弥漫成片或呈团块状浸润性,未分化癌在大肠癌中约占2%~3%。⑥腺鳞癌:此类肿瘤细胞中的腺癌与鳞癌成分混杂存在。⑦鳞状细胞癌:大肠癌中以鳞状细胞癌为主要成分者,非常罕见。腺鳞癌和鳞癌在大肠癌中所占的比例均少于1%。

(2)类癌:类癌起源于神经嵴来源的神经内分泌细胞,在大肠癌中所占比例小于2%。

(三)临床表现

1.肿瘤出血引起的症状

(1)便血:肿瘤表面与粪便摩擦后出血。低位大肠癌由于粪便干结,故便血较为常见。直肠癌便血最为多见,左半结肠癌其次,右半结肠的大便尚处于半流状态,故出血量相对较少,混于粪便后色泽改变,有时呈果酱状。

(2)贫血:长期的失血超过机体代偿功能时可发生贫血。

2.肿瘤阻塞引起的症状

肿瘤部位因肠蠕动增加而引起腹痛,肠管狭窄时可出现肠鸣、腹痛、腹胀、便秘、排便困难等。直肠病灶可引起大便变细、变形,进一步发展可导致部分甚至完全性肠梗阻。左半结肠肠腔相对较小,以肠梗阻症状多见;右半结肠癌临床特点是贫血、腹部包块、消瘦乏力,肠梗阻症状不明显。

3.肿瘤继发炎症引起的症状

肿瘤本身可分泌黏液,当肿瘤继发炎症后,不仅使粪便中黏液增加,还可出现排便次数增多及腹痛,肿瘤部位越低,症状越明显。

4.其他症状

40%结肠癌患者在确诊时已可触及肿块。当腹部肿块伴有腹痛时,尤其肿块压痛明显时,可能为肿瘤穿破肠壁全层引起肠周继发感染或穿孔后引起局限性脓肿或急腹症。直肠癌侵及肛管时可出现肛门疼痛,排便时加剧,易被误认为肛裂。

5.肿瘤转移引起的症状

直肠癌盆腔有广泛浸润时,可引起腰骶部坠胀感、坐骨神经痛、阴道出血或血尿等症状。癌肿侵及浆膜层,癌细胞可脱落进入腹腔,种植于腹膜面、膀胱直肠窝等部位,直肠指诊可触及种植结节。左锁骨上淋巴结转移为肿瘤晚期表现。

6.肿瘤穿孔

肿瘤穿孔后,肠腔与腹腔相通,引起弥漫性腹膜炎。癌肿穿透入邻近空腔脏器可形成肠瘘,如横结肠癌穿透入胃、小肠,引起高位小肠结肠瘘,呕吐物可出现粪便样物;直肠癌或乙状结肠癌穿透入膀胱,可引起直肠膀胱瘘、直肠阴道瘘。

(四)诊断

1.直肠指诊

直肠指诊是诊断直肠癌最主要和最直接的方法,简单易行,可发现距肛门7~8 cm之内的直肠肿物,如嘱患者屏气增加腹压,则可触及更高的部位。检查时先用示指按住肛门后壁,使肛门括约肌松弛,嘱患者做深呼吸同时缓慢推进示指,检查时了解肛门有无狭窄,有肿块时注意肿块部位、大小、活动度、硬度、黏膜是否光滑、有无溃疡、有无压痛、是否固定于骶骨或盆骨。了解肿块与肛门的距离有助于选择手术方式。

2.内镜检查

凡有便血或大便习惯改变,经直肠指诊无异常者,应常规进行乙状结肠镜或纤维结肠镜检查。乙状结肠镜可检查距肛缘25 cm以内的全部直肠及部分乙状结肠。距离肛缘25 cm以上的结肠癌,纤维结肠镜为最可靠的检查方法。可观察病灶部位、大小、形态、肠腔狭窄的程度等,并可在直视下取活组织进行病理学检查。纤维结肠镜检查是对大肠内病变诊断最有效、最安全、最可靠的检查方法,绝大部分早期大肠癌可由内镜检查发现。

3. 实验室检查

(1)大便隐血试验可作为高危人群的初筛方法及普查手段,持续阳性者应进一步检查。

(2)癌胚抗原(CEA)测定:不具有特异性的诊断价值,具有一定的假阳性和假阴性,因此不适合作为普查或早期诊断,但对估计预后、监测疗效和复发有帮助。

(3)血红蛋白:凡原因不明的贫血,血红蛋白低于 100 g/L 者应建议做钡剂灌肠检查或纤维结肠镜检查。

4. 双重对比造影

相对传统钡剂灌肠 X 线检查,气钡双重对比造影技术大大提高了早期大肠癌和小腺瘤的发现率和诊断准确率。

5. CT 诊断

由于粪便的存在和大肠的不完全性扩张,CT 对结肠黏膜表面异常和小于 1 cm 的病灶难以发现,因此不能作为早期诊断的方法。CT 对诊断结肠癌的分期有重要意义。

6. 超声检查

相比常规超声,肠内超声能更正确的诊断出肿瘤所侵犯的部位及大小。

7. 磁共振检查

磁共振对结直肠癌术后发现盆腔肿块有很高的敏感性,但缺乏特异性。

(五)治疗

手术切除是治疗大肠癌的主要方法,同时辅以化疗、放疗等综合治疗。

1. 放射治疗

(1)直肠癌的放疗:主要用于直肠癌的综合治疗,按进行的先后顺序可分为术前、术中、术后放疗。①直肠癌的术前放疗:对于局部晚期直肠癌,术前放疗能缩小肿瘤体积,减轻肠壁及周围组织的肿瘤浸润,使原来手术困难的直肠癌降期为可能切除,从而提高手术切除率;术前放疗既可杀灭已转移淋巴结内的癌灶,又可通过降低肿瘤细胞活性和闭塞癌组织周围脉管而达到降低淋巴结转移率、降低局部复发率的目的;术前放疗最重要的进展是低位直肠癌术前放疗+保肛手术,可以提高患者生存质量。②直肠癌的术中放疗:为了提高肿瘤组织的照射剂量和减少正常组织的照射不良反应,手术中暴露肿瘤及受累组织,保护小肠等敏感器官,根据照射组织的厚度选择适当能量的电子线,予一次性照射(10～25 Gy)肿瘤残留灶及瘤床。③直肠癌的术后放疗:直肠癌的术后局部复发率取决于肠壁浸润深度、直肠周围组织及盆腔淋巴结受累程度等因素,术后放疗可减少直肠癌局部复发率。

(2)结肠癌的放疗:①放射剂量为 45～50 Gy,分 25～28 次照射。②对于距离切缘较近或切缘阳性者给予追加剂量。③小肠的照射剂量应限制在 45 Gy 之内。④以 5-FU 为基础的化疗与放疗同步给予可进一步提高疗效。

2. 化学治疗

化疗是大肠癌综合治疗的重要手段之一。可分为晚期大肠癌的化疗、新辅助化疗和术后辅助化疗。

(1)晚期大肠癌的化疗。

单一用药:①卡培他滨(capecitabine),又称希罗达(Xeloda)。卡培他滨作为一种高选择性的口服的氟尿嘧啶药物,无静脉注射带来的不便,又有较高的抗肿瘤活性和良好的耐受性,有可能逐渐取代 5-FU 用于单药或联合化疗之中。主要限制性毒性是腹泻和中性粒细胞减少以及手足综合征。②持续静脉输注 5-FU:5-FU 是治疗结直肠癌最主要的药物。过去 40 年来,5-FU 单独用药的有效率在 20%。5-FU 长时间的静脉输注可使毒性下降,药物剂量得以增加,持续 5-FU 输注的疗效要显著高于 5-FU 一次性推注。③5-FU 与亚叶酸钙(calcium folinate,CF):CF 可以促进 5-FU 的活性代谢产物(5-氟尿嘧啶脱氧核苷酸)与胸苷酸合成酶共价形成三元复合物,从而加强 5-FU 的抗癌作用。④伊立替康、奥沙利铂也是晚期大肠癌常用的单用化疗药物。

联合化疗：尽管目前出现许多新的对结直肠癌有效的化疗药物，但是单药治疗的效果仍不尽人意，为了提高疗效，常采用多种细胞毒药物联合应用。5-FU+CF+伊立替康(CPT-11)，此方案已被FDA批准用于晚期大肠癌的一线治疗；其他常用方案还有卡培他滨+CPT-11，5-FU+CF+奥沙利铂(L-OHP)。

化疗药物与单克隆抗体联合应用：①阿伐他汀：即贝伐单抗，是一种重组的人类单克隆抗体 IgG_1 抗体，通过抑制人类血管内皮生长因子VEGF的生物学活性而起作用。②西妥昔单抗：是针对EGFR的单克隆抗体，与其具有高度的亲和力。上述两种靶向治疗药物主要与化疗联合应用治疗晚期大肠癌，可明显提高化疗的效果。

(2)奥沙利铂和伊立替康为主的新辅助化疗药物可增加根治性肝转移切除患者的生存率，术前化疗有效可增加手术成功的机会。

(3)大肠癌的术后辅助化疗有5-FU+LV，FOLFOX系列的双周方案，卡培他滨口服14天、休7天的3周方案。

大肠癌患者术后总的5年生存率在50%左右。病变限于黏膜下层，根治术后5年生存率可达90%，如有淋巴结转移，则在30%以下。术前CEA测定可提示患者预后，CEA升高者复发率高，预后较CEA不升高者为差。术前CEA增高者，根治术后1～4个月内应恢复正常，仍持高不下者可能残存肿瘤。95%肝转移者CEA升高。

二、护理

(一)护理要点

1. 术前护理要点

(1)心理护理：指导患者及家属通过各种途径了解疾病的治疗护理进展，以提高战胜疾病的信心和勇气。对需行造口手术者可通过图片、模型、实物等向患者及家属介绍造口的目的、功能、术后可能出现的情况及应对方法，同时争取社会、家庭的积极配合，从多方面给患者以关怀和心理支持。

(2)营养支持：指导患者摄入高蛋白、高热量、高维生素、易消化的少渣饮食；遵医嘱纠正水电解质紊乱、酸碱失衡以及静脉营养支持，改善患者的营养状况，提高手术耐受力。

(3)充分的肠道准备：肠道准备的方法包括控制饮食、药物使用、清洁肠道三方面。具体措施为：术前3天进少渣半流质饮食，术前2天起进流质饮食；术前3天口服肠道不易吸收抗生素；术前2～3天给予缓泻药物，术前晚及术晨行清洁灌肠。也可采用等渗电解质液口服行全肠道灌洗、口服甘露醇清洁肠道等方法。

(4)术前阴道冲洗：为减少女性患者术中污染、术后感染，尤其癌肿侵犯阴道后壁时，术前3天每晚行阴道冲洗。

(5)手术日晨留置尿管。

2. 术后护理要点

(1)病情观察：严密观察生命体征的变化，观察伤口情况、胃肠减压及腹腔引流情况等。准确记录24小时出入水量。

(2)体位：全麻清醒前去枕平卧，头偏向一侧，以免呕吐时发生误吸。麻醉清醒后若血压平稳取半卧位，有利于呼吸和循环；减少切口张力，减轻疼痛与不适；有利于腹腔渗出液集聚于盆腔，便于引流。

(3)维持有效的胃肠减压和腹腔引流，观察引流液颜色、性状及量的变化。

(4)饮食护理：早期禁食、胃肠减压，经静脉输液及营养支持。非造口患者肛门排气、拔除胃管后开始进流质饮食，术后1周进少渣半流质饮食，2周可进少渣软食；造口患者造口开放后进食易消化的饮食，注意饮食的清洁卫生，避免可产生刺激性气味或胀气的食物及可致便秘的食物。

(5)保持会阴部清洁：对会阴部切口，可于术后4～7天行0.02%高锰酸钾液温水坐浴。

(6)做好留置尿管的护理。

3. 患者沟通

帮助患者正视并参与造口的护理。

4.指导患者正确使用人工造口袋

(1)结肠造口开放时间一般于术后2～3天,根据患者情况及造口大小选择适宜的肛门袋。

(2)及时清洁造口分泌物、渗液和保护造口周围皮肤,敷料避免感染。观察造口周围皮肤有无湿疹、充血、水疱、破溃等。

(3)当造口袋内充满1/3的排泄物时,需及时更换清洗,涂氧化锌软膏保护局部皮肤,防止糜烂。更换时防止排泄物污染伤口。

(4)造口底盘与造口黏膜之间保持适当缝隙(1～2 mm),缝隙过大粪便刺激皮肤引起发炎,缝隙过小底盘边缘与黏膜摩擦将会导致不适甚至出血。

(5)如使用造口辅助产品应当在使用前认真阅读产品说明书,如使用防漏膏应当按压底盘15～20分钟。

(6)撕离造口袋时注意保护皮肤,由上向下撕离,粘贴造口袋时由下向上。

5.泌尿系统损伤感染的预防及护理

直肠癌患者术后常有永久性或暂时性神经源性膀胱。可术前留置导尿,进行排尿训练。多数患者能在术后4周逐渐恢复正常排尿功能。

6.预防造口狭窄

观察患者是否有腹痛、腹胀、恶心、呕吐、停止排气、排便等肠梗阻症状。永久性造口患者,造口术后2～3个月内每1～2周扩张造口1次。

7.靶向治疗的护理

(1)使用西妥昔单抗(爱必妥)的护理:西妥昔单抗注射液必须低温保存(2 ℃～8 ℃),禁止冷冻,物理和化学的稳定性在室温(20 ℃～25 ℃)为8小时,开启后立即使用。滴注前后使用无菌生理盐水冲洗输液管,给药期间必须使用0.2 μm或0.22 μm微孔径过滤器进行过滤,联合其他化疗时,必须在本品滴注结束1小时之后开始。开始滴注的前10分钟滴速应控制在15滴/分左右,观察患者无异常反应后再逐渐加快滴速,最大输液速率为5 mL/min。使用前应进行过敏试验,静脉注射20 mg并观察10分钟以上,结果呈阳性的患者慎用,因部分变态反应发生于后续用药阶段,因此阴性结果并不能完全排除严重变态反应的发生,故应在心电监护下用药。严重变态反应发生率为3%,致死率为2%～3%。其中90%发生于第1次使用时,以突发性气道梗阻、荨麻疹和低血压为特征。发生轻至中度输液反应时,可减慢输液速度或服用抗组胺药物;若发生严重的输液反应需立即停止输液,静脉注射肾上腺素、糖皮质激素、抗组胺药物并给予支气管扩张剂及输氧等处理。

(2)使用贝伐单抗(Avastin)的护理:①贝伐单抗首次给药在约90分钟的时间中连续静脉滴注,若第一次无不良反应,那么第二次的输注时间可以减少到约60分钟,如果60分钟的输注也耐受良好,那么以后所有的输注时间都可以减少到约30分钟。如果患者在接受60分钟的输注时出现不良反应,那么以后输注都应该在约90分钟时间内完成;如果患者在接受30分钟的输注时出现不良反应,那么以后输注都应该在约60分钟时间内完成。滴完后用0.9%氯化钠溶液冲洗输液管道。建议使用PICC输注。②贝伐单抗与其他化疗药物联用可能增加肿瘤患者出现胃肠道穿孔的风险。这些在胃壁、小肠和大肠中出现的穿孔可能会致死。在贝伐单抗治疗过程中,护士应指导患者进易消化饮食,观察有无突发剧烈腹痛等表现。③出血:有两种情况的出血,一种为少量出血,以鼻出血常见;另一种为严重的致命性的肺出血。④高血压:半数的患者舒张压升高超过110 mmHg(14.6 kPa)。⑤肾病综合征:表现为蛋白尿。⑥充血性心力衰竭。⑦其他:输液反应、衰弱、疼痛、腹泻、白细胞减少等。此外,至少术后28天才能开始贝伐单抗治疗,术前28天内不能应用贝伐单抗,有严重心血管和免疫性疾病的患者慎用。

8.静脉化疗的护理

化疗药物特殊不良反应及护理。

(1)腹泻为伊立替康的限制性毒性。一旦患者出现第1次稀便,应积极补液并立即给予适当的抗腹泻治疗。用药前皮下注射阿托品0.25～1 mg能预防或减轻早期腹泻,晚期腹泻(用药24小时后可使用洛哌丁胺治疗)。出现严重腹泻者,应推迟至下周期给药并减量。

(2)奥沙利铂:迟发型外周神经毒性,此为奥沙利铂特征性毒性反应,表现为手足末梢麻木感,甚至疼痛,影响到感觉、运动功能。注射前应用还原型谷胱甘肽及每日口服B族维生素可能有减轻症状的作用,应避免冷刺激。建议患者戴手套,穿袜子;保持室温在22 ℃~24 ℃;减少金属物品的放置;床栏上铺床单;避免用冷水洗手洗脸;向患者不断强调保暖和避免冷刺激的重要性。

咽喉部异常感觉主要表现为呼吸困难、吞咽困难、喉痉挛。一旦出现症状,立即给氧;遵医嘱给予镇静剂、抗组胺药及支气管扩张剂;稳定患者情绪;保暖;化疗前指导患者避免进食冷食,温水刷牙、漱口,水果用热水加温后食用。

(3)卡培他滨:手足综合征分为Ⅲ度。Ⅰ度:麻木、瘙痒、无痛性红斑和肿胀;Ⅱ度:疼痛性红斑和肿胀;Ⅲ度:潮湿性蜕皮、溃疡、水疱和重度疼痛。发生手足综合征者遵医嘱给予维生素 B_6 静脉滴注,各级手足综合征的处理如下:Ⅰ度手足综合征时指导患者保持受累皮肤湿润,防寒防冻,避免接触冷水;穿软暖合适的鞋袜、手套,鞋袜不宜过紧,以防摩擦伤;避免剧烈运动;避免接触洗衣粉、肥皂等化学洗涤剂。Ⅱ度手足综合征时指导患者睡觉时用枕头适当垫高上、下肢体,促进肢体静脉回流。Ⅲ度手足综合征时指导患者不要搔抓局部皮肤及撕去脱屑,给予柔软纱布保护;避免涂刺激性药物及酒精、碘酒;局部皮肤出现水疱后要避免水疱破裂,水疱已破裂者给予清洁换药处理,直至创面痊愈;指导患者外出时避免阳光照射。

9.放疗的护理

(1)放射性直肠炎的护理:早期为放射性黏膜炎,表现为大便次数增加、腹痛、腹泻,严重者可有血便。遵医嘱给予止泻剂,指导患者进食无刺激性、易消化饮食。后期可有肠纤维化、肠粘连、肠营养吸收不良,较严重的会出现肠穿孔。

(2)放射性膀胱炎的护理:放射性膀胱炎表现为尿频、尿急、尿痛等膀胱刺激征,指导患者多饮水,并告诉患者膀胱功能在放疗结束后可以恢复正常。

(3)指导盆腔放疗后骨盆疼痛者遵医嘱检查骨质密度。如放疗后发生盆骨疼痛,指导患者活动时避免盆骨沉重,动作缓慢,以防止发生病理性骨折。

(4)盆腔放疗者可能出现勃起障碍和性交痛,应做好配偶的思想工作,如症状不能缓解则请泌尿科或妇产科医师会诊。

(二)健康指导

1.做好大肠癌的三级预防

在肿瘤发生之前,消除或减少大肠黏膜对致癌物质的暴露,抑制或阻断上皮细胞的癌变过程。积极预防和治疗各种结肠癌的癌前病变,如结直肠息肉、腺瘤、溃疡性结肠炎等;多食新鲜蔬菜、水果等高纤维饮食。对结肠癌的高危人群进行筛查,一发现无症状的癌前病变,实现早期诊断、早期治疗,提高生存率,降低人群死亡率的目的。

2.永久性结肠造口患者健康指导

(1)造口术后2~3个月内每1~2周扩张造口1次。若发现腹痛、腹胀、排便困难等造口狭窄表现及时就诊。

(2)有条件者参加造口患者协会,学习、交流经验和体会,使患者重拾信心。

(3)指导患者学会结肠造口自我护理方法:让患者观看护理全过程1~2次,之后让患者逐步参与到造口护理中,直至患者能够完全自我护理。指导患者选择自己不过敏的造口袋,使用前用生理盐水彻底清洁造口及周围皮肤。

(4)定时反复刺激以养成良好的排便习惯:应用定时结肠灌洗及造口栓,能定时排便、减少异味及降低对造口周围皮肤的刺激。待患者完全掌握后再独立操作。造口栓隐蔽性好,可提高患者在社交活动及性生活中的生活质量。

(5)适当掌握活动强度,6周内不要提举超过6 kg的重物,进行中等强度的锻炼(如散步),增加耐受力,避免过度增加腹压,防止人工肛门结肠黏膜脱出。

(6)气味的处理:气味较大时,可使用带有碳片的造口袋或在造口袋内放入适量清新剂。

3.大肠癌随诊

治疗结束后每3个月体检1次,共2年;然后每6个月1次,总共5年。监测CEA,每3~6个月1次,共2年;然后每6个月1次,总共5年。3年内每年行腹、盆腔CT检查。术后1年内行肠镜检查,以后根据需要进行。

(冯军红)

第十五节 胰腺癌

一、概述

(一)病因

胰腺癌的病因至今尚不完全清楚。各方面流行病学调查显示,有些因素与胰腺癌的发病相关,有些存在分歧。

1.人口因素和地区分布

胰腺癌多见于西方工业化国家。

2.家族和遗传因素

患以下6种遗传性疾病者胰腺癌的发病机会增多:遗传性非息肉症型直肠癌;家族性乳腺癌;Paget病;共济失调-毛细血管扩张症;家族性非典型多发性痣-黑色素瘤综合征;遗传性胰腺炎。

3.与其他疾病的关系

慢性胰腺炎、糖尿病、甲状腺肿瘤、其他良性内分泌瘤、囊性纤维变形等可能与胰腺癌的发病相关。

4.生活与环境因素

无论男女,吸烟者胰腺癌发病率高于不吸烟者2~16倍不等。高能量、高蛋白、高脂肪摄入与胰腺癌相关。此外,高碳水化合物、肉类、高胆固醇、亚硝胺和高盐食品均属不利因素。饮食中的纤维素、维生素C、水果、蔬菜都是预防胰腺癌的有利因素;不进食或少进食保藏食品,进食生、鲜、压力锅或微波炉制备的食品起保护作用。

(二)病理分型

1.胰腺癌部位分布

(1)胰头癌:约占胰腺癌之2/3以上,常压迫和浸润导致胰管管腔狭窄或闭塞,远端易继发胰腺炎。

(2)胰体、胰尾部:约占胰腺癌之1/4。胰体、胰尾部肿瘤体积较大,常由于浸润生长而致胰体、尾部周围有严重的癌性腹膜炎。

(3)全胰癌:约占胰腺癌之1/20。

2.组织学分类

(1)导管细胞癌:最常见,约占90%。

(2)胰泡细胞癌。

(3)少见类型胰腺癌:多形性癌、腺鳞癌、黏液癌、大嗜酸性细胞癌以及胰腺囊一实性肿瘤等。

(三)临床表现

1.腹痛

腹痛是最常见的临床症状,近半数为首发症状。在胰腺癌的整个病程中,几乎所有病例都有不同性质和不同程度的疼痛出现。

2.黄疸

梗阻性黄疸是胰腺癌的另一重要症状,是胰头癌的主要症状和体征,由癌肿侵及胆总管所致。

3.消化道症状

由于胰液和胆汁排出受阻,患者常有食欲不振、上腹饱胀、消化不良、便秘或腹泻。上腹部不适多为上腹闷堵感觉,食后饱胀。约10%～30%患者以此为首发症状。

4.消瘦

体重减轻也是胰腺癌的常见症状。其特征是发展速度快,发病后短期内即出现明显消瘦,短期内体重减轻10 kg甚至更多。可能是胰腺癌及癌旁胰岛细胞因子干扰糖原代谢,引起胰岛素抵抗,使机体不能有效利用葡萄糖而致消瘦。

5.发热

至少有10%胰腺癌患者病程中有发热出现,表现为低热、高热、间歇热或不规则发热等,可伴有畏寒,黄疸也随之加深,易被误诊为胆石症。

6.血栓性静脉炎

中晚期胰体、胰尾部癌患者可并发下肢游走性或多发性血栓性静脉炎,表现为局部红、肿、热、痛等并可扪及条索状硬块;偶可发生门静脉血栓性静脉炎,出现门静脉高压。

7.症状性糖尿病

部分胰腺癌患者可在上述症状出现之前发生症状性糖尿病,也可能原已控制的糖尿病无特殊原因突然加重。

8.精神症状

部分患者可出现焦虑、抑郁、失眠、急躁及个性改变等精神症状。

(四)诊断

1.实验室检查

肿瘤标志物检测包括CEA、CA19-9、CA724、CA50等。CEA胰腺癌阳性率83%～92%,术后CEA升高提示复发;CA19-9对胰腺癌具有高度敏感性和特异性,应用免疫过氧化酶法检测CA19-9,胰腺癌准确率高达86%。大多数浸润型胰腺癌可检测到K-ras基因突变。Ras基因的突变激活可引起血管内皮生长因子(VEGF)表达上调。约73%的胰腺癌患者发现P53基因突变。

2.影像学检查

(1)逆行胰胆管造影(ERCP):将内镜插至十二指肠降段,在乳头部经内镜活检孔道插入造影导管,并进入乳头开口部、胆管和胰管内,注入对比剂,使胰管、胆管同时或先后显影,称为ERCP。胰头癌ERCP的诊断准确率可高达95%。通过ERCP收集胰液做脱落细胞学检查,对胰腺癌的阳性诊断率可达75%。

(2)血管造影检查:胰腺血管造影的适应证为确定胰腺内分泌肿瘤的位置,判断有无浸润、胰腺癌手术切除可能性等。

(3)胰腺CT检查:CT目前仍是检测胰腺癌及做肿瘤分期的最常用方法,其检出肿瘤的阳性预测值可超过90%;在判定肿瘤不能切除时,阳性率100%。

(4)胰腺MRI检查:磁共振胰胆管成像(MRCP)是今年迅速发展起来的技术。

(5)超声成像:彩色超声血流具有无创、价廉、无须对比剂等优点,可单独判断和量化肿瘤的心血管化程度,肿瘤侵犯血管的情况以及血管性疾病。

(五)治疗

胰腺癌恶性程度高,局部发展快,转移早,治疗效果不佳。

1.手术治疗

手术是胰腺癌获得根治的唯一机会,只有10%的胰腺癌患者获得手术的机会。能被切除的胰腺癌为:肿瘤可被完全切除,而无癌组织残留;肿瘤未侵及重要邻近器官;无血源性或远处淋巴结转移。

2.放射治疗

对于手术不能切除病例,采用放疗+化疗可以提高胰腺癌的疗效,明显延长患者生存期。单纯放疗者中位生存期明显低于放化疗结合患者。

3.化学治疗

全身化疗可作为胰腺癌的辅助治疗，也可作为局部晚期不能切除或有转移病变胰腺癌的主要治疗。可作为胰腺癌的新辅助治疗，也可作为术后复发的姑息治疗。常见化疗药物有：5-FU、吉西他滨、奥沙利铂、顺铂、伊立替康。

吉西他滨 1000 mg/m^2，静脉滴注超过 30 分钟，3 周内每周 1 次，连续 3 次，然后休息 1 周为一周期。对于不能切除的转移性胰腺癌，单药吉西他滨是标准治疗。含吉西他滨的联合化放疗可用于局部晚期不能切除的胰腺癌患者，也可作为辅助治疗。吉西他滨两药联合可选择（GP，吉西他滨＋顺铂）、（GEME，吉西他滨＋厄洛替尼 3 周方案）、（GC，吉西他滨＋卡培他滨）等。奥沙利铂联合 5-FU 可作为二线治疗。

4.靶向治疗

胰腺癌的生物靶向治疗逐渐引起重视。有研究显示特罗凯联合吉西他滨治疗使胰腺癌中位生存期延长。

5.晚期胰腺癌的解救治疗

有梗阻及黄疸者可采用放置支架、激光手术、光动力治疗、放射治疗等迅速退黄；严重疼痛可联合放疗与吗啡类药物止痛，必要时给予神经毁损性治疗；肿瘤活动性出血可考虑姑息性手术或放疗；对于营养不良者及时给予肠道或肠道外营养。

胰腺癌由于诊断困难、病变进展迅速以及缺乏有效的根治手段，诊断后仅 1%～4%的患者能够活到5 年（2005 年 UICC）。临床特点为病程短、进展快、死亡率高，中位生存期为 6 个月左右，被称为“癌中之王”。

二、护理

（一）术前护理

1.心理护理

评估患者焦虑程度及造成其焦虑、恐惧的原因；鼓励患者说出不安的想法和感受；及时向患者列举同类手术后康复的病例，鼓励同类手术患者间互相访视；同时加强与家属及其社会支持系统的沟通和联系，使患者获得情感上的支持。

2.饮食护理

了解患者喜欢的饮食和饮食习惯，与营养师制定患者食谱。指导患者进食高蛋白、高糖、低脂、富含维生素、易消化的食物，如瘦肉、鸡蛋、鱼、豆类等，对于有摄入障碍的患者，按医嘱合理安排补液，补充营养物质，纠正水、电解质、酸碱失衡等。

3.按医嘱用药

输注清蛋白、氨基酸、新鲜血、血小板等，纠正低蛋白血症、贫血、凝血机制障碍等。

4.疼痛护理

胰腺癌患者 70%～90%具有疼痛症状，应为患者创造安静的环境，协助取舒适的卧位，减少压迫引起的疼痛，还可以运用音乐转移注意力、按摩、热敷等疗法减少患者的痛苦，对仍不能缓减的患者可以按三级药物疗法方案，对患者使用镇痛药进行止痛。对于因压迫胰管及胆总管引起的疼痛可通过介入放置支架解除梗阻达到镇痛的目的。

5.皮肤护理

保持床单的整洁和舒适。对于黄疸的患者每日用温水擦浴 1～2 次，擦浴后涂止痒剂（炉甘石洗剂）；并静脉补充维生素 K。出现瘙痒时，可用手拍打，切忌用手抓；瘙痒部位尽量不用肥皂等清洁剂清洁；瘙痒难忍影响睡眠者，按医嘱予以镇静催眠药物。

6.肠道准备

术前 3 天进食半流质食物，术前第 2 天进食流质饮食，手术前一天禁食，并行肠道准备，如灌肠、口服肠道抗菌药物（甲硝唑、新霉素）。

7.术前宣教

介绍术前检查的必要性和重要性，指导患者正确的配合。向患者和家属讲解手术方式、过程及效果。

教会患者正确的咳嗽和床上排便的方法，为术后做准备。

（二）术后护理

1.密切监测生命体征

观察患者的神志，每30～60分钟测量生命体征1次，平稳后改为2～4小时监测1次，并做好记录。

2.保暖

因术中暴露的时间长，术中大量的输液，以及麻醉药物的使用，患者往往体温过低，可在患者回病房之前准备好电热毯帮助患者保暖，尽量少用热水袋，防止烫伤。

3.观察腹部伤口

观察腹部伤口有无渗血，如有渗血应及时通知医师更换敷料，并准确地做好记录。

4.保持各种管道的通畅

妥善固定各种管道，防止扭曲、折叠、滑脱，每1～2小时挤捏1次。观察引流物的颜色、量和性状。如为大量血性的液体，考虑为出血，应通知医师；如引流物中含有胃肠液、胆汁或胰液，考虑瘘的可能；如引流的液体混浊或有脓性液体，则可能继发感染。

5.疼痛护理

评估患者疼痛的程度，向患者解释术后疼痛的原因，协助患者取舒适体位，必要时使用镇痛剂，并记录用药后的效果。

6.纠正水、电解质失衡，监测血糖。

对于不能进食的患者应使用TPN，当患者情况好转后可从TPN过渡到EN。全胰切除后的患者，由于胰腺外分泌功能受到影响，应根据胰腺功能每天给予消化酶。

7.并发症的观察和护理

（1）出血：术后24～48小时内的出血常因术中止血不彻底，或者是凝血功能异常引起。腹腔的严重感染、胰液腐蚀血管引起的出血发生在手术后1～2周，甚至更晚；手术创伤、胃潴留、胃黏膜屏障受损可导致胃黏膜糜烂引起的上消化道大出血一般在术后3～7天。如患者出现神志的改变、面色苍白、四肢湿冷、脉数、血压下降、呕血、黑便、腹痛等，胃管或是腹腔引流管内出现大量的血性液体，应马上通知医师查明原因，按大出血的患者进行处理，如是严重感染所引起应积极控制感染。补充凝血因子，必要时行介入治疗。

（2）胰瘘：可致腹腔感染和腹内腐蚀性出血，危害大，是术后死亡的主要原因之一。表现为腹痛、发热、胰肠吻合口附近的引流液多，液体无黏性，色浅淡，引流液淀粉酶水平增高。胰瘘一经证实要积极进行治疗。关键是采取有效的引流措施，在营养支持和抗感染措施下，大多数的胰瘘在2～4周可自行愈合。对于胰瘘对皮肤的腐蚀，可以使用氧化锌软膏对皮肤进行保护。对于迁延不愈的患者应做好心理护理，鼓励患者树立战胜疾病的信心。做窦道加压造影，了解窦道的行径、解剖，是否还有残腔存在，是否与其他的脏器相通。并使用生长抑制剂减少胰液量，必要时使用手术治疗。

（3）胆瘘：多发生于术后5～7天，表现为腹痛、发热、T管引流液突然减少，沿腹腔引流管或伤口溢出大量胆汁样的液体，每日数百毫升至1000 mL以上不等。术后应保持T管的引流通畅。每日观察并记录引流量。

（4）腹腔脓肿：术后发生率为4%～10%，引流不畅而导致积液、继发感染，形成脓肿。表现为畏寒、高热、腹胀、胃肠蠕动障碍、白细胞计数增高等。术后应保持引流管引流通畅，每1～2小时挤捏引流管1次。病情稳定后指导患者取半卧位以利引流。出现上述所描述的症状行B超或CT检查诊断定位。可在B超引导下行脓腔的穿刺置管引流术，并留取引流液做细菌培养，指导使用抗生素。

（5）胃排空延迟：多见于PPPD术式，该手术术后发生胃排空障碍的约占50%。主要表现为上腹饱胀、钝痛、呕吐等，应给予禁食、持续胃肠减压、高渗盐水洗胃、肠外营养支持，可用小剂量红霉素静脉缓慢滴注，有利于促进胃肠功能恢复。对于长时间留置胃管的患者应严格记录出入量，定时检查血电解质水平，并做好口腔护理。

（三）健康指导

（1）年龄在40岁以上，短期内出现持续性上腹部疼痛、腹胀、食欲减退、消瘦等症状时，应注意对胰腺做进一步检查。

（2）饮食宜少量多餐。

（3）告知患者出现进行性消瘦、贫血、乏力、发热等症状，及时就诊。

（冯军红）

第九章　骨外科护理

第一节　骨科常用护理技术

一、翻身

协助患者翻身是护士的基本功，因此，掌握正确的翻身方法至关重要。翻身总的原则是保证患者舒适、安全，被压迫的部位能得到减轻或改善，避免压疮的发生。如何在翻身时既可预防压疮发生又使患者感觉舒适、无痛或疼痛减轻，这是骨科护理的重点之一，也是最能体现人性化关怀的一面。

(一)翻身方法

1. 四肢骨折患者翻身

(1)协助患者翻身：一人站在患者翻身部位的对侧，一手扶住肩膀，一手扶住腰部，另一人站在床尾，抓住患肢稍作牵引，随着身体的翻转而同步转动患肢，并臀下垫软枕，每2h 1次。

(2)指导患者翻身：指导患者如何利用肩膀、腹肌及健肢进行翻转身体和抬高臀部动作。首先，健肢屈曲，用力蹬床，一手扶住床栏，侧转身体。其次，指导其用两侧肩膀及健肢三点一线，辅以腹肌用力使腰背及臀部抬高，并用双手掌轻托髋部，手指平伸轻揉臀部及骶尾部，从而提高自护能力，避免臀部长期受压，促进血液循环。

2. 昏迷、瘫痪及各种原因不能起床的患者翻身

患者仰卧，一手放于腹部，另一手(侧卧方向的手)上臂平放外展与身体成45°角，前臂屈曲放于枕旁，护士站立于床旁一侧，轻轻将患者推向对侧，使患者背向护士。

3. 脊柱骨折患者的翻身方法

保持受伤的局部固定，不弯曲、不扭转。例如，给一个伤在胸腰椎的患者翻身时，要用手扶着患者的肩部和髋部同时翻动。如伤在颈椎，则须保持头部和肩部同时翻动，以保持颈部固定不动。患者自己翻身时，也要掌握这个原则。其方法是：挺直腰背部再翻动，以绷紧背肌，使形成天然的内固定夹板，不要上身和下身分别翻转。伤在颈椎的患者，也不可以随意低头、仰头或向左右扭转。对于脊柱骨折患者不可随便使用枕头。

4. 髋部人工假体置换术后翻身方法

患者术后1～3d最好采取两人翻身方法。护士分别站在患者患侧的床边，先将患者的双手放在胸前，让患者屈曲健侧膝关节。一人双手分别放至患者的肩和腰部，另一人将双手分别放至患者的臀部和患肢膝部，并让患者的健侧下肢配合用力，同时将身体抬起移向患侧床沿。然后让患者稍屈曲健侧膝关节，在两膝间放置2～3个枕头，高度以患者双侧髂前上棘之间距离再加5 cm，操作者一人双手再分别放至患者的肩和腰部，另一人双手分别放至臀部和患肢膝部，同时将患者翻向健侧，将患肢置于两膝间的枕头上。保持患肢呈外展15°～20°，屈髋10°～20°，屈膝45°，然后在患者的背部垫一软枕，胸前放一软枕置上肢，注意保持患者的舒适。

(二)护理注意事项

(1)心理护理：承认患者翻身的痛苦，耐心倾听，提出解决痛苦的方式。了解他们的心理动态，坦承翻

身的痛苦，拉近与患者间的距离，增加亲切感。其次，让患者了解不翻身的危害，并告知如何翻身可避免疼痛，让其接受帮助，并掌握方法，待其感到接受帮助后确实能有效的减轻疼痛时，便能对护士产生信任感，从而消除敌视及恐惧心理。

(2)鼓励患者尽量自主活动，调动患者的主观能动性和潜在能力，配合患者的文化需求，调动患者的参与意识，使患者积极配合疾病的治疗、护理，做一些力所能及的自护。

(3)下肢牵引的患者在翻身时不可放松牵引，石膏固定术的患者翻身后应注意将该肢体放于适当功能位置，观察患肢的血运，避免石膏受压断裂。

(4)若患者身上带有多种导管，应先将各种导管安置妥当，翻身后注意检查各导管是否扭曲脱落，保持各引流管的通畅。

(5)若伤口敷料已脱落或已被分泌物浸湿，应先换药后再翻身。翻身时避免推、拉、拖等动作，以免皮肤受损。

(6)注意记录患者翻身前后各项生理指标的变化(血压、心率、呼吸次数、血氧饱和度等)及患者翻身过程中各项主观感觉指标的变化。

(7)在翻身工作中，正确应用人体力学原理，使患者身体各部分保持平衡，保证患者有舒适和稳定的卧位，预防拮抗的肌肉长期过度伸张或挛缩，提高患者的安全性。护士如能在工作中掌握身体平衡，使用最小的能量，发挥最大的效能，减轻疲劳，提高工作效率，则具有重大意义。

二、牵引术及牵引患者的护理

牵引(traction)是利用力学作用原理对组织或骨骼进行牵引，是治疗脱位的关节或错位的骨折及矫正畸形的医疗措施。牵引患者的护理工作是疾病得以治疗的重要手段。

(一)牵引的目的和作用

牵引在治疗骨与关节损伤中占有重要的地位，骨科临床应用广泛，牵引对脱位的关节或错位的骨折既有复位作用又有固定作用，可以稳定骨折断端，减轻关节面所承受的压力，缓解疼痛和促进骨折愈合，保持功能位，便于关节活动，防止肌肉萎缩，矫正畸形。

(二)牵引的种类

1.皮肤牵引(skin traction)

借助胶布贴于伤肢皮肤上或用泡沫塑料布包压伤肢皮肤上，利用肌肉在骨骼上的附着点，牵引力传递到骨骼，故又称间接牵引。

皮牵引的特点是操作简便，不需穿入骨组织，为无创性；缺点是不能承受过大拉力，重量一般不超过5 kg，否则容易把胶布拉脱而不能达到治疗的目的；应用较局限，适用于少儿或老年患者；牵引时间不能过久，一般为2～4周。

(1)胶布牵引：多用于四肢牵引。贴胶布前，皮肤要用肥皂、清水洗净。皮脂要用乙醚擦拭，因皮肤上有皮脂、汗水或污垢者，都能影响胶布的黏着力。目前，国内对成年人，一般都剃毛。对于小儿患者，则一般不剃毛。胶布的宽度以患肢最细部位周径的1/2为宜。胶布粘贴范围以下肢为例，大腿牵引起自大腿中上1/3的内外侧，小腿牵引起自胫骨结节下缘的内外侧，胶布下界绕行并距离足底约10 cm，在足远端胶布中央贴一块比远端肢体稍宽、且有中央孔的扩张板(距足底4～5 cm)，从中央孔穿一牵引绳备用；将近侧胶布纵向撕开长达2/3，粘贴时稍分开，使牵引力均匀分布于肢体。将胶布平行贴于肢体两侧，不可交叉缠绕，在骨隆突部位加纱布衬垫，以保护局部不受压迫。将胶布按压贴紧后，用绷带包扎肢体，以免胶布松脱，但缠绕时松紧必须合适，太松则绷带容易散开、脱落，太紧也会影响血循环。缠贴时，要从远心端开始向近心端，顺着静脉回流的方向进行。半小时后加牵引锤，进行牵引(图9-1)。

(2)海绵带牵引：利用市售泡沫塑料布，包压于伤肢皮肤，远端也置有扩张板，从中央穿一牵引绳进行牵引。

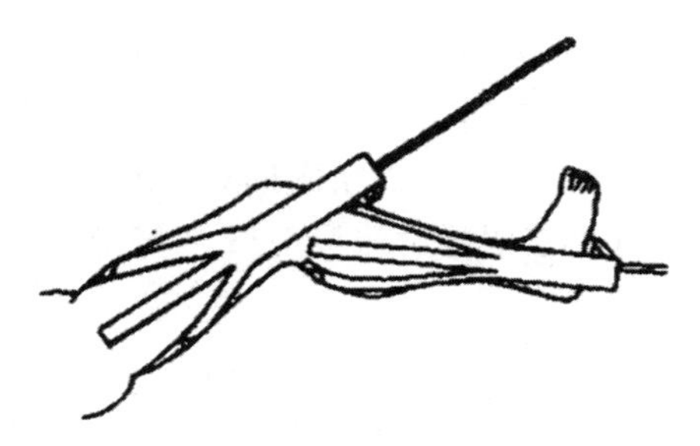

图 9-1　皮牵引示意图

2. 兜带牵引

利用布带或海绵兜带托住身体突出部位施加牵引力。

(1)枕颌带牵引:用枕颌带托住下颌和枕骨粗隆部,向头顶方向牵引,牵引时使枕颌带两上端分开,保持比头稍宽的距离,重量 3～10 kg。适用于颈椎骨折、脱位,颈椎间盘突出症和神经根型颈椎病等(图 9-2)。

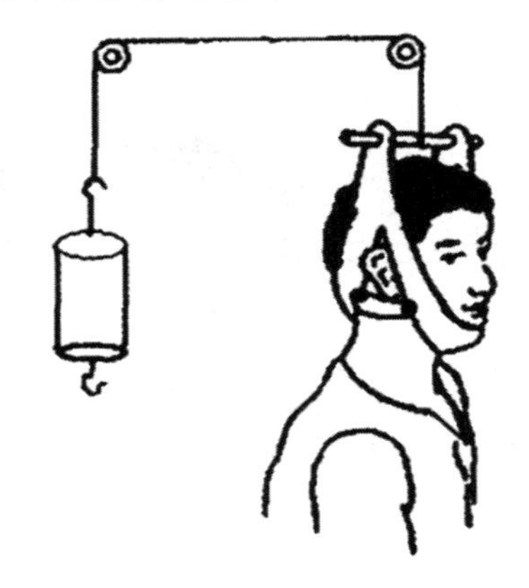

图 9-2　枕颌带牵引

(2)骨盆带牵引:用骨盆牵引带包托于骨盆,保证其宽度的 2/3 在髂嵴以上的腰部,两侧各一个牵引带,所牵重量相等,总重量为 10 kg,床脚抬高 20～25 cm,使人体重量作为对抗牵引(图 9-3)。适用于腰椎间盘突出症及腰神经根刺激症状者。

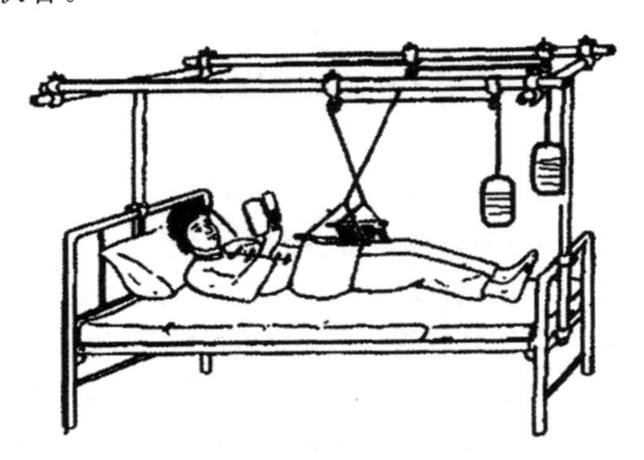

图 9-3　骨盆带牵引

(3)骨盆悬吊牵引:使用骨盆悬吊带通过滑轮及牵引支架进行牵引,同时可进行两下肢的皮肤或骨牵引。适用于骨盆骨折有明显分离移位或骨盆环骨折有向上移位和分离移位者。

3. 骨牵引(skeletal traction)

骨牵引通过贯穿于骨端松质骨内的骨圆针或不锈钢针和牵引弓、牵引绳及滑轮装置,对骨折远侧端施加重量直接牵引骨骼,又称直接牵引。

骨牵引常用部位:颅骨骨板、尺骨鹰嘴、股骨髁上、胫骨结节、跟骨等。

骨牵引特点是牵引力大，而且时间持久，且能有效的调节，效果确实对青壮年人，肌力强大处，以及不稳定骨折等，疗效很好。缺点是因需要在骨骼上穿针，对患者具有一定痛苦和感染机会。

(1)适应证：股骨颈囊内骨折手术前准备、肱骨粗隆间粉碎性骨折、股骨骨折、胫骨骨折及小腿开放性损伤、肱骨干骨折、肱骨髁上骨折伴有关节明显肿胀及肱骨髁部骨折、颈椎骨折脱位或伴有神经损伤症状的高位截瘫。

(2)操作方法：将穿刺部位的皮肤洗净、剃毛，消毒皮肤作局麻，然后由医生于穿刺部位在无菌条件下，用手术刀刺破皮肤，将骨针固定在手摇钻上，通过皮肤切口，沿与骨干垂直方向横穿骨端或骨隆起处，到达对侧皮下时，再用手术刀刺破该处皮肤，使骨针穿出。穿针的针眼用酒精消毒，用无菌纱布包盖骨针两端，可插上无菌小瓶，以免骨针刺伤健肢或他人，然后安装牵引弓，将牵引绳连接在牵引弓上，通过滑车，在牵引绳末端系挂重量，即可对骨直接牵引(图 9-4)。

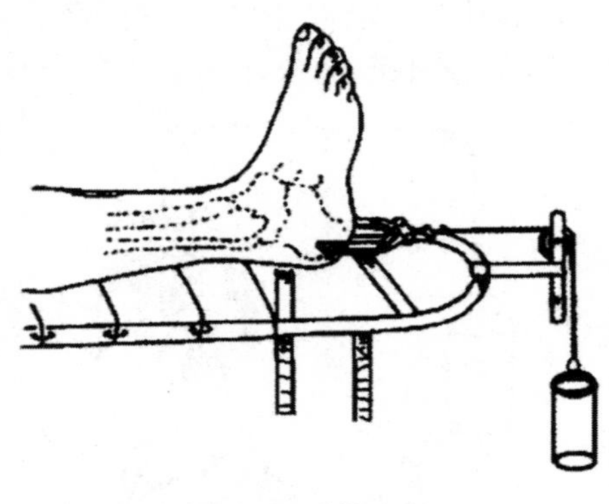

图 9-4　跟骨牵弓

(三)牵引患者的护理

1. 配合医生用物准备

(1)牵引器：牵引弓、马蹄铁、颅骨钳等。

(2)穿针用具：手摇钻或手钻、锤子等。

(3)牵引针：有克氏针和骨圆针两种。

(4)局麻、手术等用品。

2. 患者准备

向患者及家属解释实施牵引的必要性、重要性及步骤，取得患者配合，并摆正体位，协助医生进行牵引。

3. 牵引术后护理

(1)设置对抗牵引：一般将床头或床尾抬高 15～30 cm，利用体重形成与牵引方向相反的对抗牵引力。

(2)保持有效牵引：皮牵引时，应注意防止胶布或绷带松散、脱落；颅骨牵引时，注意定期拧紧牵引弓的螺母，防止脱落；保持牵引锤悬空、滑车灵活；适当垫高患者的床头、床尾或床的一侧，牵引绳与患肢长轴平行；明确告知患者及其亲属不能擅自改变体位，以达到有效牵引；牵引重量不可随意增减，重量过小可影响畸形的矫正和骨折的复位；过大可因过度牵引造成骨折不愈合；定期测量患肢长度，并与健侧对比，以便及时调整。

(3)维持患肢有效血液循环：加强指(趾)端血液循环的观察，重视患者的主诉。如有肢端皮肤颜色变深、温度下降，说明发生了血液循环障碍，应及时查明原因，如是否包扎过紧、牵引重量过大等，须及时予以对症处理。

(4)并发症的预防：①皮肤水疱、溃疡和压疮：牵引重量不宜过大；胶布过敏或因粘贴不当出现水泡者应及时处理；胶布边缘溃疡，若面积大，须去除胶布暂停皮牵引，或改为骨牵引，嘱患者如有不适应及时报告而不能擅自撕下胶布，否则影响治疗效果；长期卧床者应在骨隆突部位，如肩背部、骶尾部、双侧髂嵴、膝踝关节、足后跟等处放置棉圈、气垫等，并定时按摩，每日温水擦浴，保持床单清洁、平整和干燥。②血管和神经损伤：骨牵引穿针时，如果进针部位定位不准、进针深浅、方向不合适及过度牵引均可导致相关血管、神经损伤，出现相应的临床征象。如颅骨牵引钻孔太深、钻透颅骨内板时，可损伤血管，甚至形成颅内血肿。故牵引期间应加强观察。③牵引针、弓滑落：四肢骨牵引针若仅通过骨前方密质，牵引后可撕脱骨密质；若颅骨牵引钻孔太浅，未钻通颅骨外板，螺母未拧紧可引起颅骨牵引弓脱落。故应每日检查并拧紧颅骨牵引弓螺母，防止其松脱。④牵引针眼感染：保持牵引针眼干燥、清洁，针眼处每日滴70%酒精2次，无菌敷料覆盖。针眼处有分泌物或结痂时，应用棉签拭去，以免发生痂下积脓。避免牵引针滑动移位，骨牵引针两端套上木塞或胶盖小瓶，以防伤及他人及挂钩被褥。定期加强观察，发现牵引针偏移时，局部经消毒后再调整至对称位或及时通知医生，切不可随手将牵引针推回。继发感染时，积极引流；严重者，须拔去钢针，换位牵引。⑤关节僵硬：患肢长期处于被动体位、缺乏功能锻炼，关节内浆液性渗出物和纤维蛋白沉积，易致纤维性粘连和软骨变性；同时由于关节囊和周围肌肉的挛缩，关节活动可有不同程度的障碍。故牵引期间应鼓励和协助患者进行主动和被动活动，包括肌肉等长收缩，关节活动和按摩等，以促进血液循环，维持肌肉和关节的正常功能。⑥足下垂：膝关节外侧腓骨小头下方有腓总神经通过，因位置较浅，容易受压。若患者出现足背伸无力时，应高度警惕腓总神经损伤的可能。故下肢水平牵引时应注意：在膝外侧垫棉垫，防止压迫腓总神经；应用足底托板，将足底垫起，置踝关节于功能位；加强足部的主动和被动活动；经常检查局部有无受压，认真听取主诉。应及时去除致病因素。⑦坠积性肺炎：长期卧床及抵抗力差的老年人，易发生此并发症。应鼓励患者利用牵引床上的拉手做抬臂运动；练习深呼吸，用力咳嗽；协助患者定期翻身，拍背促进痰液排出。⑧便秘：保证患者有足够的液体摄入量；鼓励多饮水，多摄入膳食纤维；按摩腹部，刺激肠蠕动；在不影响治疗的前提下，鼓励和协助患者变换体位；已发生便秘者，可遵医嘱口服润肠剂、缓泻剂、开塞露肛塞或肥皂水润肠等，以缓解症状，必要时协助排便。

三、石膏绷带固定术及患者的护理

随着科学的进步和工业的发展以及对骨关节损伤机制研究的进展，陆续出现了一些新的固定方法、固定器材，但传统的石膏绷带外固定，由于价格便宜，使用方便，应用甚广，是骨科医生必须熟悉掌握的一项外固定技术。其优点是可透气及吸收分泌物，对皮肤无不良反应，适用于骨关节损伤及骨关节手术后的外固定，易于达到符合三点固定的治疗原则，固定效果较好，护理方便，且适合于长途运送骨关节损伤患者，缺点是无弹性，不能随意调节松紧度，也不利于肢体功能锻炼。

(一)石膏特性

(1)医用石膏：是生石膏煅制、研磨制成的熟石膏粉。当熟石膏遇到水分时，可重新结晶而硬化。利用此特性可达到固定骨折、制动肢体的目的。

(2)石膏粉从浸湿到硬固定型，约需10～20min。石膏包扎后从初步硬固到完全干固需24～72h。水中加入少量食盐或提高水温，可缩短硬化时间。包扎后石膏中水分的蒸发时间与空气的潮湿度、气温以及空气流通程度有关。

(3)石膏粉应储存在密闭容器内，以防受潮吸水而硬化失效；也不能放在过热之处干烤以免石膏粉过分脱水，影响硬化效果。

(4)石膏的X线穿透性较差。

(二)常用的石膏固定类型

(1)固定躯干的石膏：石膏床、石膏背心、石膏围腰及石膏围领。

(2)固定肩部和髋部的肩人字石膏和髋人字石膏。

(3)上肢的长臂石膏管型及石膏托，短臂石膏管型及石膏托。

(4)固定下肢的长腿石膏管型及石膏托，短腿石膏管型及石膏托。

(三)石膏固定技术操作步骤

1.术前准备

(1)材料设备的准备：①预先将石膏绷带拣出放在托盘内，以便及时做石膏条带，供包制石膏用。②其他石膏用具，如石膏剪、石膏刀、剪刀、线织纱套、棉卷、绷带、纱布块及有色铅笔等准备齐全，在固定地方排放整齐，以便随用随拿，用后放回原处。

(2)局部准备：用肥皂水及水清洗石膏固定部位的皮肤，有伤口者应更换敷料，套上纱套，摆好肢体功能位或特殊位置，并由专人维持或置于石膏牵引架上；将拟行固定的肢体擦洗干净，如有伤口应更换敷料，胶布要纵形粘贴，便于日后石膏开窗时揭取和不影响血液循环。对骨隆突部位应加衬垫，衬垫物可用棉织套、棉纸或棉花，以免石膏绷带硬固后软组织受压。

2.石膏绷带包扎手法

用盆或桶盛40 ℃左右的温水，桶内水面要高过石膏绷带。待气泡停止表明绷带已被浸湿，取出后用手握其两端向中间轻轻挤压，挤出多余的水分后即可使用。助手将患肢保持在功能位或治疗需要的特殊位置。包扎管形石膏时，术者将石膏绷带始端平铺在肢体上，自近端向远端环绕肢体包扎。包扎时动作要敏捷，用力均匀，不能拉紧，每圈应重叠1/3，并随时用手将每层绷带安抚妥帖，才能使石膏绷带层层凝固成一个整体。助手托扶肢体时，不能在石膏绷带上留下手指压痕，以免干固后压迫肢体。包扎完毕应将边缘部分修齐并使表面光滑，用彩色笔在石膏表面作好包扎日期等标记。为了更换敷料方便，伤口的部位需在石膏未干固前开窗。处理完毕后，将肢体垫好软枕，10～20min内保持不动，以防止石膏绷带变形或折裂(图9-5)。

四肢石膏包扎时要暴露手指、足趾，以便观察肢体的血运、感觉及活动功能。不在固定范围内的关节要充分暴露，以免影响功能。

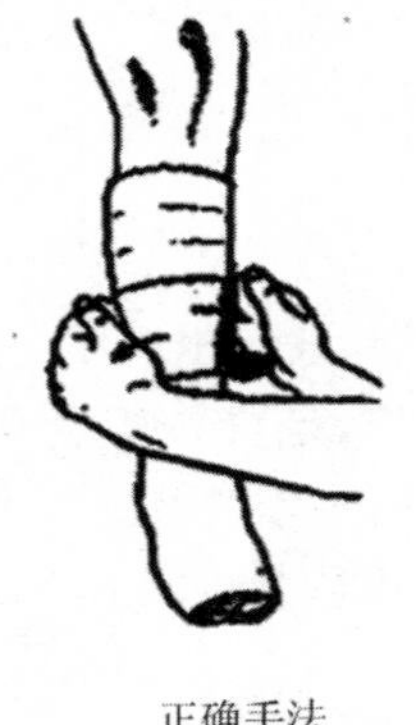

正确手法

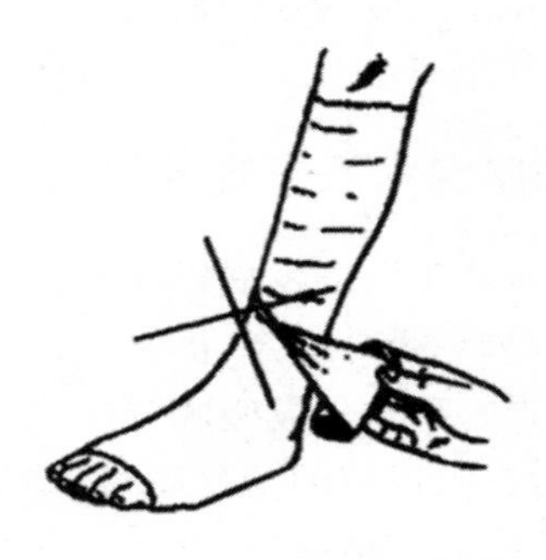

错误手法

图9-5　石膏绷带包扎手法

(四)石膏绷带包扎的护理

(1)对刚刚完成石膏固定的患者应进行床头交接班。

(2)未干石膏的护理。①促进石膏干燥：石膏固定完成以后，需用两日左右时间才能完全干固。石膏完全干固前容易发生断裂或受压引起凹陷变形。为了促进石膏迅速干固，夏天可暴露在空气中，不加覆盖，冬天可用电灯烘烤。②保持石膏完整：不要按压石膏或将用石膏固定的患肢放置在硬物上，防止产生凹陷压迫皮肤。抬高患肢时，应托住主要关节以防关节活动引起石膏断裂。③抬高患肢：石膏固定后应让患肢高于心脏水平，有利于静脉血及淋巴液回流，减轻肢体肿胀。④观察肢端循环及神经功能：若患者主诉固定肢端疼痛或跳痛、麻木，检查时发现肢端出现发绀、温度降低、肿胀，可能预示着血液循环障碍应及时检查，必要时做减压处理或拆除石膏。石膏内有局限性疼痛时也应该及时开窗观察。并应经常检查石膏边缘及骨突处防止压伤。

(3)已干石膏的护理。①防止石膏折断：石膏完全干固后，应按其凹凸的形状垫好枕头。②保持石膏清洁：防止被水、尿、粪便浸渍和污染。③注意功能锻炼：没有被石膏完全固定的关节需加强活动。即使是包裹在石膏里的肢体也要遵照医嘱练习肌肉收缩运动。

四、骨科患者功能锻炼

功能锻炼是通过主动和被动活动，维持患肢的肌肉、关节活动功能，防止肌肉萎缩、关节僵直或因静脉回流缓慢而造成的肢体远端肿胀。功能锻炼应循序渐进，活动范围由小到大，次数由少渐多，时间由短至长，强度由弱至强。

（一）心理护理

功能锻炼是骨科护士的一项重要工作任务。为此，护士要善于观察患者的思想状态，做好患者的思想工作，还要指导、督促、检查患者能否进行正确、适量的功能锻炼以促进功能恢复。如患者有时怕痛或怕损坏了伤处而不敢活动，护士应以表扬、鼓励的形式调动患者的积极心理因素，提高情绪，主观能动地参与锻炼。通过指导患者的活动，促进康复。同时进一步掌握骨科患者的护理要点，提高护理水平。

（二）锻炼方式

(1)有助于主动锻炼的被动活动。①按摩：对损伤的部位以远的肢体进行按摩，为主动锻炼做准备。②关节的被动活动：如截瘫患者。③起动与加强：肌肉无力带动关节时，可在开始时给予被动力量作为起动，以弥补肌力不足。④挛缩肌腱的被动延长：主要是前臂的肌腱挛缩，既影响了该肌腱本身的作用，也限制了所支配关节的反向运动。通过逐渐增加不重复的、缓和的被动牵拉，可使之延长。⑤被动功能运动：CPM 器械的应用。

(2)主动活动，强调主动锻炼为主，被动锻炼为辅的原则。被动锻炼固然可以预防关节粘连僵硬，或使活动受限的关节增加其活动范围，但最终仍由神经支配下的肌肉群来运动关节的肢体。完全以被动代替主动锻炼的做法，必须禁止。强力牵拉时患者的拮抗肌更加紧张，反而达不到活动关节的效果。并非任何主动活动都是有利的，概括来说，凡是不增加或减弱骨折端压力的活动锻炼都是有利的，反之都是不利的。

（程银花）

第二节　锁骨骨折

一、基础知识

（一）解剖生理

锁骨又名“锁子骨”“缺盆骨”，位于胸廓前上部两侧，全骨浅居皮下，桥架于胸骨与肩峰之间，是联系肩胛带与躯干的唯一支架。其骨干较细，内侧 2/3 呈三棱棒形，凸向前，有胸锁乳突肌和胸大肌附着，中外 1/3 交界处是骨折的好发部位。锁骨的功能是支持肩胛骨，使上肢骨与胸廓之间保持一定的距离，从而保证上肢的灵活运动。骨折后，近折端受胸锁乳突肌的牵拉而向上向后移位，远折端因上肢本身重量牵拉而向下移位，又因胸大肌、斜方肌、背阔肌的牵拉而向前向内移位，造成断端重叠（图 9-6）。锁骨骨折可发生于各种年龄，但多见于儿童及青壮年，约有 2/3 为儿童患者，又以幼儿多见。

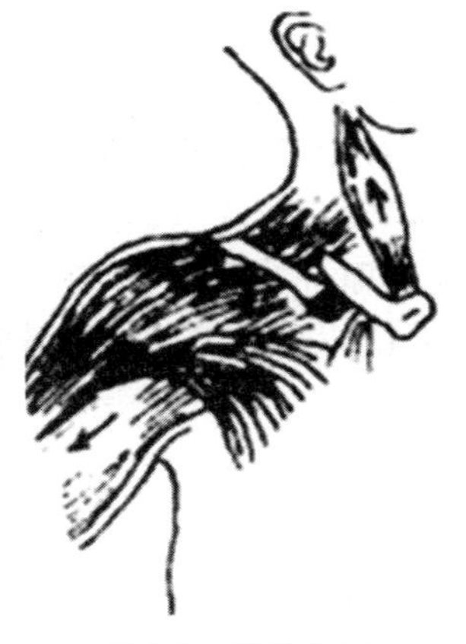

图 9-6　锁骨骨折

（二）病因

直接暴力和间接暴力均可造成锁骨骨折，但多为间接暴力所致。

（三）分类

1. 横断骨折

跌倒时肩部外侧或手掌先着地，向上传导的外力经肩锁关节传至锁骨而发生骨折，以斜形或横断骨折为多。除有重叠移位，内侧段因胸锁乳突肌的牵拉向后上方移位，外侧段则由于上肢的重力和胸大肌、斜方肌、三角肌的牵拉而向前下方移位。

2. 青枝骨折

幼儿骨质柔嫩而富有韧性，多发生青枝骨折。

3. 粉碎骨折

直接暴力所致者，多因棒打、撞击等外力直接作用于锁骨而造成横断或粉碎骨折。粉碎骨折若严重移位，骨折片向下、向内移位时刺破胸膜或肺尖，可造成气胸、血胸。

（四）临床表现

骨折后局部疼痛、肿胀明显，锁骨上、下窝变浅或消失，骨折处异常隆起，出现功能障碍，患肩下垂并向前、内倾斜。患者常以健手托着患侧肘部，以减轻上肢重力牵拉而引起的疼痛。幼儿如不愿活动上肢，穿衣伸袖时哭闹，提示有锁骨骨折。X 线检查，可了解骨折和移位情况。

二、治疗原则

（1）幼儿青枝骨折用三角巾悬吊即可，有移位骨折用“8”字绷带固定 1～2 周。

（2）少年或成年人有移位骨折，手法复位“8”字石膏固定。手法复位可在局麻下进行。患者坐在木凳上，双手叉腰，肩部外旋后伸挺胸，医生站于背后，一脚踏在凳上，顶在患者肩胛间区，双手握住两肩向后、向外、向上牵拉纠正移位。复位后用纱布棉垫保护腋窝，用绷带缠绕两肩在背后交叉呈“8”字形，然后用石膏绷带同样固定，使两肩固定在高度后伸、外旋和轻度外展位置。固定后即可练习握拳、伸屈肘关节及双手叉腰后伸，卧木板床休息，肩胛区可稍垫高，保持肩部后伸。3～4 周后拆除。锁骨骨折复位并不难，但不易保持位置，愈合后上肢功能无影响，所以临床不强求解剖复位。

（3）锁骨骨折合并神经、血管压迫症状，畸形愈合影响功能，不愈合或少数要求解剖复位者，可切开复位内固定。

三、护理

（一）护理要点

（1）手法复位固定患者，要经常检查固定情况，既保持有效固定，又不能压迫腋窝。若发现患肢有麻木、发凉、运动障碍时，说明固定过紧，压迫血管神经，应及时调整固定。

（2）对粉碎性骨折，不必强行按压碎片使之复位，以防其刺伤肺尖及臂丛神经。对此种类型患者要严密观察呼吸及患肢运动情况，以便及时发现有无气、血胸及神经症状。

（3）术后患者要严密观察伤口渗血及末梢血循、感觉、运动情况，发现问题及时记录并处理。

（4）保持正常固定姿势。复位后，站立时保持挺胸提肩，卧位时应去枕仰卧于硬板床上。两肩胛间垫一窄枕，以使两肩后伸、外展，维持良好的复位位置。局部未加固定的患者，不可随便更换卧位。

（二）护理问题

有肩关节强直的可能。

（三）护理措施

（1）向患者解释功能锻炼的目的是促进气血运行，防止患肢肿胀，避免肩关节僵直，以取得患者配合。

（2）正确适时指导患者功能锻炼。

(四)出院指导

(1)锁骨骨折复位固定后,极少发生骨折不愈合,即使复位稍差,骨折畸形愈合,也不影响上肢功能,应先向患者及家属说明情况。

(2)复位固定后即出院的患者,应告诉其保持正确姿势,早期禁止做肩前屈动作,防止骨折移位;解除外固定出院的患者,应告诉其全面练习肩关节活动的要求:首先分别练习肩关节每个方向的动作,重点练习薄弱方面如肩前屈,活动范围由小到大,次数由少到多,然后进行各方面动作的综合练习,如肩关节环转活动,两臂做“箭步云手”等。不可过于急躁,活动幅度不可过大,力量不可过猛,以免造成软组织损伤。

(3)按时用药,患者出院时将药的名称、剂量、时间、用法、注意事项,向患者介绍清楚。

(4)饮食调养,骨折早期宜进清淡可口、易消化的半流食或软食;骨折中后期,饮食宜富有营养,增加钙质、胶质和滋补肝肾食品。

(5)注意休息,保持心情愉快,勿急躁。

(程银花)

第三节 肱骨干骨折

一、基础知识

(一)解剖生理

肱骨干是指肱骨外科颈下 1cm 至肱骨髁上 2cm 之间的部分,肱骨干中下 1/3 交界处后外侧有桡神经沟,此处骨折易损伤桡神经;肱骨中段有营养动脉穿入下行,中段以下骨折易损伤营养血管而影响骨折愈合。此外,肱骨干骨折有时也伤及由上臂经过的肱动脉、肱静脉、正中神经和尺神经。

(二)病因

直接暴力和间接暴力均可造成肱骨干骨折,肱骨干的上 1/3、中 1/3 骨质较为坚硬。该段骨折多由直接暴力引起,如棍棒打击、重物挤压和机器缠绞等,折线多为横断或粉碎。肱骨干周围有许多肌肉附着,由于肩部和上臂周围肌肉牵拉,在不同平面的骨折可造成不同方向的移位。

(三)分类

1.肱骨干上 1/3 骨折

骨折线若在胸大肌附着点以下,三角肌止点以上,则近折端受三角肌、喙肱肌、肱二头肌和肱三头肌的牵拉而向上向外移位。

2.肱骨干中 1/3 骨折

骨折线若在三角肌止点以下,近折端受三角肌牵拉向前、向外移位,远折端受肱二头肌、肱三头肌牵拉而向上移位。如患者将患肢屈肘悬于胸前,远折端将向内旋转移位。

3.肱骨干下 1/3 骨折

多为间接暴力引起,折线多为斜形或螺旋形,暴力方向、前臂和肘关节的位置不同可引起不同移位,大多都有成角移位(图 9-7)。

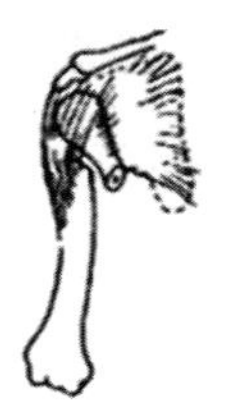

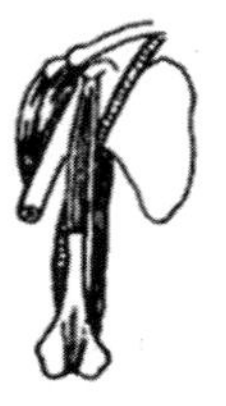

图 9-7 肱骨干骨折

（四）临床表现

伤后患臂疼痛、肿胀明显、活动障碍，患肢不能抬举，局部有明显环形压痛和纵向叩击痛。检查时必须注意腕及手指的功能，以便确定是否合并有神经损伤。肱骨中下1/3骨折常易合并桡神经损伤，桡神经损伤后，可出现腕下垂、掌指关节不能伸直，拇指不能伸展，手背第1、2掌骨间（虎口区）皮肤感觉障碍。

二、治疗原则

（一）手法复位小夹板固定

肱骨干各型骨折均可在局麻下或臂丛麻醉下行手法整复，根据X片移位情况，分析受伤机制，采取复位手法。麻醉后，纵向牵引纠正重叠，推按骨折两断端复位，小夹板固定。长管型石膏也可固定，但限制肩、肘关节活动。若石膏过重造成骨端分离，影响骨折愈合。

（二）骨折合并桡神经损伤

骨折无移位，神经多为挫伤，用小夹板或石膏固定，观察1～3月，神经无恢复可手术探查。骨折移位明显，桡神经有嵌入骨折断端可能。手法复位可造成神经断裂，应特别小心。手术探查神经时，同时做骨折复位内固定。晚期神经损伤多为压迫或粘连，应考虑手术治疗。

（三）开放骨折

伤势轻、无神经受损，可彻底清创，关闭伤口，闭合复位外固定，变开放伤为闭合伤。伤情重、错位多可彻底清创，探查神经、血管，同时复位固定骨折。

（四）陈旧性肱骨干骨折不愈合

肱骨干骨折无论用石膏或小夹板固定，都因肢体重量悬吊作用很少发生重叠、旋转及成角畸形，而因牵拉过度造成延迟愈合或不愈合者则多见，用石膏固定尤为常见。治疗肱骨干骨折时，要注意骨折断端分离，早期发现及时处理。已经不愈合者，应手术内固定并植骨促进愈合。

三、护理要点

（一）非手术治疗及术前护理

（1）减轻或预防不良情绪。

（2）给予高蛋白、高热量、高维生素、含钙丰富的饮食。

（3）U形石膏托固定时可平卧。患肢以枕垫起，悬垂固定，2周内只能取坐位或半坐位。

（4）合并桡神经损伤者应注意预防皮肤溃疡。

（5）外固定期间注意观察伤肢血液循环；合并桡神经损伤者观察感觉和运动功能恢复情况；注意肱动脉、肱静脉损伤情况。如发生可出现肢端皮肤苍白、皮温低、肿胀、发绀、湿冷等。

（6）功能锻炼：①早、中期：骨折固定后立即进行伤臂肌肉的舒缩活动。握拳、腕伸屈及主动耸肩等动作，每日3次。②晚期：去除固定后逐渐行摆肩。肩屈伸、内收、外展、内外旋等练习。

（二）术后护理

（1）内固定术后或使用外展架固定者，宜半卧位，平卧位时患肢下垫软枕。

（2）疼痛的护理：①找出引起疼痛的原因。②手术切口疼痛可用镇痛药；缺血性疼痛及时解除压迫；感染时及时处理伤口，应用抗生素。③移动时保护患处。

（3）预防血管痉挛：进行神经修复和血管重建术后，可能出现血管痉挛，应做到以下几点：①避免一切不良刺激。②一周内应用扩血管、抗凝药物。③密切观察患肢血液循环变化。④功能锻炼。

四、健康指导

（1）注意保持功能体位。

（2）合并桡神经损伤者遵医嘱服用神经营养药物。

（3）继续进行功能锻炼：复位固定后即可进行手指主动伸屈运动。外固定或手术内固定者，2～3周后进行腕、肘关节的主动运动和肩关节的内收、外展运动;4～6 周后进行肩关节的旋转活动。

(4)复诊:U 形石膏固定者,肿胀消退后复诊;悬吊石膏固定 2 周后更换长臂石膏托,维持 6 周左右;伴桡神经损伤者,定期复查肌电图。

(程银花)

第四节 肱骨髁上骨折

肱骨髁上骨折指在肱骨干与肱骨髁交界处发生的骨折。多发生于 10 岁以下儿童。易损伤神经和血管,导致前臂缺血性肌挛缩,引起爪形手畸形。

一、病因与发病机制

(一)伸直型骨折

肘关节处于过伸位跌倒时,手掌着地,暴力经前臂向上,加上身体前倾,向下产生剪式应力,尺骨鹰嘴向前的杠杆力,使肱骨干与肱骨髁交界处发生骨折。骨折远端向后上移位,近折端向前下移位,尺神经、桡神经可因肱骨髁上骨折的侧方移位受伤。

(二)屈曲型骨折

此型较少见,由间接暴力引起。跌倒时,肘关节屈曲,肘后方着地,暴力向上传导至肱骨下端,导致髁上屈曲型骨折。较少合并血管和神经损伤。

二、临床表现

肘部明显疼痛、肿胀、皮下瘀斑和功能障碍,伸直型骨折肘部向后突出,近折端向前移,并处于半屈位。局部明显压痛,有骨摩擦音及假关节活动,与肘关节脱位相比较肘后三角关系正常。如果合并有正中神经、尺神经、桡神经、肱动脉损伤,则出现前臂和手相应的神经支配区的感觉减弱或消失,及相应的功能障碍。如复位不当可致肘内翻畸形。

三、实验室及其他检查

肘部正、侧位 X 线摄片可以明确骨折部位、类型、移位方向,为选择治疗方法提供依据。

四、诊断要点

根据 X 线片和受伤病史可以明确诊断。

五、治疗要点

(一)手法复位外固定

若受伤时间短,血循环良好,局部肿胀不明显者,可行手法复位后外固定。给予局部麻醉或臂丛神经阻滞麻醉。在持续牵引下,行手法复位,使患肢肘关节屈曲 60°～90°给予后侧石膏托固定 4～5 周,X 线摄片证实骨折愈合良好,即可拆除石膏。

(二)持续牵引

对于手法复位不成功,受伤时间较长,肢体肿胀明显者,可行尺骨鹰嘴牵引,牵引重量1～2 kg,牵引时间控制在 4～6 周。

(三)手术复位

对于骨折移位严重,手法复位失败,有神经、血管损伤者,采取手术复位。复位方法有经皮穿针内固定、切开复位内固定。

六、护理要点

（一）保持有效的固定

观察固定的屈曲角度，离床活动时要用三角巾悬吊患肢于胸前。发现固定体位改变时，要及时给予纠正。

（二）严密观察

重点观察患肢的血液循环、感觉、活动情况，以利于及时发现外伤后肱动脉、正中神经、尺桡神经的损伤。

（三）康复锻炼

复位固定后当日可作握拳、屈伸手指练习，1 周后可作肩部主动活动，并逐渐加大运动幅度。3 周后去除外固定，可作腕、肘、肩部的屈伸练习。伸直型骨折注意恢复屈曲活动，屈曲型骨折注意恢复增加伸展活动。

（程银花）

第五节　尺、桡骨干骨折

尺、桡骨干骨折可由直接暴力、间接暴力、扭转暴力引起，青少年多见，占各类骨折的 6%。

一、病因与发病机制

（一）直接暴力

由重物打击、机器或车轮的直接碾压，导致同一平面的横形或粉碎性骨折。

（二）间接暴力

跌倒时手掌着地，暴力通过腕关节向上传导，暴力作用首先使桡骨骨折。若暴力较强，则通过骨间膜向内下方传导，可引起低位尺骨斜形骨折。

（三）扭转暴力

跌倒时前臂旋转、手掌着地，或手遭受机器扭转暴力，导致不同平面的尺桡骨螺旋形骨折或斜形骨折。可并发软组织撕裂、神经血管损伤，或合并他处骨折。

二、临床表现

伤侧前臂出现疼痛、肿胀、成角畸形及功能障碍，主要不能进行旋转活动。局部明显压痛，严重者出现剧痛、患肢肿胀、手指屈曲。可扪及骨折端、骨摩擦感及假关节活动。听诊骨传导音减弱或消失。严重者可发生骨筋膜室综合征。

三、实验室及其他检查

正位及侧位 X 线片可见骨折的部位、类型及移位方向，及是否合并有桡骨头脱位或尺骨小头脱位。

四、诊断要点

可依据临床检查、X 线正侧位片确诊。

五、治疗要点

（一）手法复位外固定

可在局部麻醉或臂丛神经阻滞麻醉下进行，重点是矫正旋转移位，恢复骨膜紧张度，紧张的骨间膜牵动骨折端复位。复位成功后，用小夹板或石膏托固定。

（二）切开复位内固定

不稳定骨折或手法复位失败者倾向于切开复位，螺钉钢板或髓内针内固定术治疗。

六、护理要点

（一）保持有效的固定

注意观察石膏或夹板是否有松动和移位。

（二）维持患肢良好血液循环

术后抬高患肢，观察患肢皮肤的颜色、温度、有无肿胀及桡动脉搏动情况。如出现剧痛，手部皮肤苍白、发凉、麻木，被动伸指疼痛，桡动脉搏动减弱或消失等表现时，提示骨筋膜室综合征的发生。如有缺血表现，立即通知医生处理。

（三）康复锻炼

术后 2 周开始练习手指屈伸活动和腕关节活动。4 周后开始练习肘、肩关节活动。8～10 周后 X 线片证实骨折愈合后，可进行前臂旋转活动。

（程银花）

第六节　桡骨远端骨折

桡骨远端骨折（Colles 骨折）指距桡骨远端关节面 3 cm 内的骨折，约占全身骨折的6.7%～11%，多见于有骨质疏松的中老年人。

一、病因与发病机制

多由间接暴力引起，通常跌倒时腕关节处于背伸位、手掌着地、前臂旋前，应力由手掌传导到桡骨下端发生骨折。骨折远端向背侧及桡侧移位。

二、临床表现

骨折部疼痛、肿胀，可出现典型畸形，由于骨折远端向背侧移位，侧面看呈“银叉”畸形，骨折远端向桡侧移位，并有缩短桡骨茎突上移畸形，正面看呈“枪刺刀样”畸形（见图9-8）。检查局部压痛明显，腕关节活动障碍，皮下出现瘀斑。

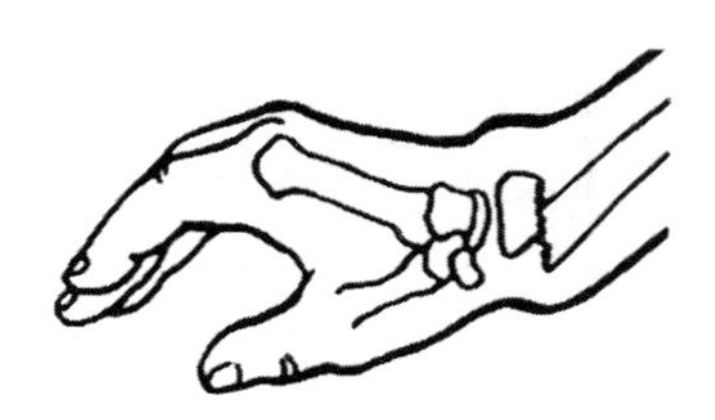

图 9-8　骨折后典型移位

三、实验室及其他检查

X线片可见骨折端移位表现有：桡骨远骨折端向背侧移位，远端向桡侧移位，骨折端向掌侧成角。可同时有下尺桡关节脱位及尺骨茎突撕脱骨折。

四、诊断要点

根据X线检查结果和受伤史可明确诊断。

五、治疗要点

(一)手法复位外固定

局部麻醉下手法复位后，用超过腕关节的小夹板固定或石膏夹板在屈腕、尺偏位固定2周，消肿后，腕关节中立位继续用小夹板或改用前臂管型石膏固定。

(二)切开复位内固定

严重粉碎性骨折有明显移位者，桡骨下端关节面破坏；手法复位失败，或复位后不能维持固定者，应切开复位，用松质骨螺钉或钢针固定。

六、护理要点

(一)保持有效的固定

骨折复位固定后不可随意移动位置，注意维持骨折远端旋前、掌曲、尺偏位。避免腕关节旋后或旋前。肿胀消除后要及时调整石膏或夹板的松紧度。

(二)密切观察患肢血液循环情况

如有无腕部肿胀、疼痛、颜色异常、皮温降低等。

(三)康复锻炼

复位当天或手术后次日可做肩部的前后摆动练习，2～3 d后可做肩肘部的主动活动。2～3周后可进行手和腕部的抗阻力练习。后期做腕部的主动屈伸练习和前臂的旋前、旋后牵引练习。

(程银花)

第七节　股骨颈骨折

一、基础知识

(一)解剖生理

1. 内倾角

股骨颈指股骨头下至粗隆间的一段较细部，股骨颈与股骨干相交处形成夹角称颈干角，又名内倾角。正常成人颈干角为125°～135°，平均127°，幼儿可达150°，若小于125°为髋内翻，大于135°为髋外翻。内翻时股骨颈变短，大粗隆位置升高，沿大粗隆顶端向内的水平线高于股骨头凹，内、外翻均可引起功能障碍，影响正常步态。但临床多发生髋内翻畸形，股骨颈骨折治疗时应注意恢复正常的颈干角。

2. 前倾角

下肢中立位时，股骨头与股骨干还在同一冠状面上，股骨头居前，因而股骨颈向前倾斜与股骨干之冠状面形成一个夹角，称前倾角。新生儿为20°～40°，随年龄增长而逐渐减小，成人为12°～15°。股骨上端大部分为松质骨，股骨颈近乎中空。股骨头表层有0.5～1.0 cm的致密区，股骨颈内侧骨皮质最为坚厚，称股骨距。因此当股骨颈骨折进行内固定时，理想的位置是靠近内侧皮质深达股骨头表层的致密区，固定最为牢固。

3.血液供应

股骨头、颈供血较差，其主要供血来源有三。

(1)关节囊支为股骨头、颈的主要供血来源，来自由股动脉发出的旋股内动脉，分成上、下干骺端动脉，分别由上、下方距股骨头软骨缘下 0.5 cm 处，经关节囊进入股骨头，彼此交通形成血管网。

(2)网韧带支来自闭孔动脉的髋臼支，沿圆韧带进入股骨头，供血范围较小，仅供股骨头内下方不到 1/3 的范围，但为儿童生长期的重要血供来源。

(3)骨干营养支在儿童期不穿过骺板，在成年一般也只达股骨颈，仅小部分与关节囊支有吻合，故当股骨颈骨折或股骨头脱位时，均可损伤关节囊支和圆韧带支而影响血液供应，导致骨折愈合迟缓或不愈合，甚或发生股骨头缺血性坏死。

(二)病因

股骨颈骨折多发于老人，平均年龄在 60 岁以上。由于老人肾气衰弱，股骨颈骨质疏松、脆弱，不需太大外力即可造成骨折。骨折多为间接外力引起，如平地滑倒，大粗隆部着地；或下肢于固定情况下，躯体猛烈扭转；或自高坠下足跟着地时沿股骨纵轴的冲击应力，均可引起股骨颈骨折。而青壮年的股骨颈骨折，多由严重损伤引起，如工、农业和交通事故，或由高处跌坠等引起，偶有因过量负重、行走过久而引起的疲劳性骨折。

(三)分型

股骨颈骨折，从不同方面有多种分型方法，而正确的分型对指导治疗和预后都有很重要的意义。

(1)按外力作用方向和损伤机制，可分为内收型和外展型：①内收型骨折骨折移位大时将严重损伤关节囊血管，使骨折愈合迟缓，股骨头缺血坏死率增高。②外展型骨折骨折比较稳定，血循环破坏少，愈合率高，预后较好。

(2)按骨折移位程度，分为有移位型骨折和无移位型骨折。

(3)按骨折部位，可分为头下型、颈型和基底型三种，以颈型最多，头下型次之，基底型多见于儿童。前两型骨折部位均在关节囊内，故又称囊内骨折；后一型的骨折部位在关节囊外，故又称囊外骨折。

(4)按骨折线倾斜度可分为稳定型和不稳定型。

(5)按骨折时间可分为新鲜型和陈旧型，一般以骨折在三周以内者为新鲜性骨折，若骨折后由于某种原因失治或误治，超过三周者为陈旧性骨折。

除以上各型外，还有因负重过度、长久行走而引起的股骨颈疲劳性骨折。

(四)临床表现

1.肢体功能障碍

虽因不同类型而有很大差异，但都有程度不等的功能受限。无移位的线形或嵌插型骨折，伤后尚可站立或勉强行走，特别是疲劳性骨折，能坚持较长时间的劳动。

2.肿胀

在不同类型的股骨颈骨折中，差异很大。关节囊内骨折多无明显肿胀和瘀斑，有些可在腹股沟中点出现小片瘀斑。外展嵌插型骨折也无明显肿胀，股骨颈基底部骨折多有明显肿胀，甚或可沿内收肌向下出现大片瘀血斑。

3.畸形

在不同类型的股骨颈骨折中，差异很大。无移位骨折，外展嵌插型骨折和疲劳性骨折的早期，均无明显畸形。而有移位的内收型骨折和股骨颈基底部骨折，多有明显畸形。

4.疼痛

腹股沟中点部的压痛，大粗隆部的叩击痛，沿肢体纵轴的推、顶、叩击、扭旋等的疼痛和大腿滚动试验阳性，为股骨颈骨折所共有。

二、治疗原则

(一)新鲜股骨颈骨折的治疗

1. 无移位或外展嵌插型骨折

无需整复,卧床休息和限制活动即可。患肢外展 30°,膝下垫枕使髋、膝关节屈曲 30°～40°位,大粗隆部外贴止痛膏,挤砖法固定维持体位。也可于上述体位下采用皮肤牵引,以对抗肌肉收缩,预防骨折移位。一般牵引 6～8 周,骨折愈合后,可扶拐下床进行不负重活动。

2. 内收型股骨颈骨折

临床上最多见的一种,治疗比较困难,不愈合率和股骨头坏死率也较高。为提高治愈率,减少并发症,在全身情况允许的情况下,应尽早整复固定,常用的固定方法为经皮进行三根鳞纹钉内固定。术后置患肢于外展 30°中立位,膝关节微屈,膝下垫软枕或其他软物,固定 3～4 周,可下床扶拐不负重行走。

(二)陈旧性股骨颈骨折的治疗

可根据不同情况,采取下述方法处理。

(1)骨折时间在 1 个月左右,可先用胫骨结节或皮肤牵引,1 周后拍 X 线片检查。若仍未完成复位者,可实行“牵拉推挤内旋外展”手法复位。复位后进行鳞纹针经皮内固定,3～4 周后可扶拐下床不负重活动。

(2)骨折时间在 2～3 个月者,可进行股骨髁上牵引,1～2 周拍 X 线片检查。若复位仍不满意者,可辅以手法矫正残余错位,然后进行鳞纹针固定术,3～4 周后扶拐下床不负重活动。

(3)若骨折日久,折端上移,吸收均较严重,骨折不易愈合并有股骨头坏死的可能者,或陈旧性股骨颈骨折不愈合者,可以采用鳞纹针固定加股骨颈植骨手术。植骨方法多采用带肌蒂骨瓣或带血管蒂骨瓣,如股方肌骨瓣移植或带旋髂深血管的髂骨瓣移植较为常用,以改善局部血供,有利于骨折愈合和股骨头复活。

三、护理

(一)护理要点

(1)股骨颈骨折多见于老年人,感觉及反应都比较迟钝,生活能力低下,并且有不少老年人合并有其他疾病,如心脏病、高血压、糖尿病、脑血栓、偏瘫、失语、大小便失禁、气管炎、哮喘病等。因此,护理人员首先应细致地观察、了解病情,给予及时适当的治疗和护理,同时要加强基础护理,预防肺炎、泌尿系感染、褥疮等并发症的发生。

(2)鳞纹钉内固定术后,应严密观察患者体位摆放是否正确,正确的体位应保持患肢外展中立位,严禁侧卧、患肢内收、外旋、盘腿坐,以防鳞纹钉移位。

(3)陈旧性股骨颈骨折进行“带血管骨瓣移植术”后,4 周内禁止患者坐起,以防骨瓣、血管蒂脱落。伤口置负压引流管的患者,应注意观察引流液的量、颜色、性质,以及时发现出血的速度及量,为治疗提供依据。

(二)护理问题

(1)疼痛。

(2)肿胀。

(3)应激的心理反应。

(4)有发生意外的可能。

(5)营养不良。

(6)生活自理能力下降。

(7)失眠。

(8)伤口感染。

(9)有发生并发症的可能。

(10)纳差。

(11)不能保持正确体位。

(12)功能锻炼主动性差。

(13)移植的骨瓣和血管有脱落的可能。

(14)股骨头置换有脱位的可能。

(三)护理措施

1)一般护理措施。

(1)创伤骨折、外固定过紧、压迫、伤口感染等均可引起疼痛,针对引起疼痛的不同原因对症处理,对疼痛严重而诊断已明确者,在局部对症处理前可应用吗啡、哌替啶、强痛定、曲马多等镇痛药物,减轻患者的痛苦。

(2)适当抬高患肢,如无禁忌应尽早恢复肌肉、关节的功能锻炼,促进损伤局部血液循环,以利于静脉血液及淋巴液回流,防止、减轻或及早消除肢体肿胀。

(3)突然的创伤刺激的较重的伤势,可能会遗留较严重的肢体功能障碍或丧失,患者会有焦虑、恐惧、忧郁、消沉、悲观失望等应激的心理反应,要有针对性地进行医疗卫生知识宣教,及时了解患者的思想情绪波动,通过谈心、聊天,有的放矢地进行心理护理。

(4)有些骨折及老年患者合并有潜在的心脏病、高血压、糖尿病等疾患,受到疼痛刺激后,可能诱发脑血管意外、心肌梗死、心脏骤停等意外的发生,应予以密切观察,以防发生意外。

(5)加强营养,提高机体的抗病能力,对严重营养缺乏的患者可从静脉补充脂肪乳剂、氨基酸、人血清蛋白等。

(6)股骨颈骨折因牵引、手术或保持有效固定的被迫体位,长期不能下床,导致生活自理能力下降。应从生活上关心体贴患者,以理解宽容的态度主动与患者交往,了解生活所需,尽量满足患者的要求,并引导患者做一些力所能及的事,以助于锻炼和增强信心。同时告诫患者力所不及的事不要勉强去做,以免影响体位引起骨折错位。

(7)因疼痛、恐惧、焦虑、对环境不熟悉、生活节奏被打乱等常导致患者失眠,应同情、关心、体贴患者,消除影响患者情绪的不良因素,使患者尽快适应医院环境。避免一切影响患者睡眠的不良刺激,如噪声、强光等,为患者创造一个安静舒适的优良环境,鼓励患者适当娱乐,分散患者对疾病的注意力。

(8)注意观察伤口情况,伤口疼痛的性质是否改变,有无红肿、波动感。对于伤口污染或感染严重的,应根据情况拆除缝线,敞开伤口、中药外洗、抗生素湿敷等。同时定期细菌培养,合理有效使用抗生素,积极控制感染。

(9)保持病室空气新鲜,温湿度适宜,定期紫外线消毒,预防感染。鼓励患者做扩胸运动、深呼吸、拍背咳痰、吹气球等,以改善肺功能,预防发生坠积性肺炎。保持床铺平整、松软、清洁、干燥、无皱褶、无渣屑。经常为患者温水擦浴,保持皮肤清洁。每日定时按摩骶尾部、膝关节、足跟等受压部位,预防褥疮发生。督促患者多饮水,便后清洗会阴部,预防泌尿系感染。多食新鲜蔬菜和水果,以防发生胃肠道感染和大便秘结。鼓励患者及早进行正确的活动锻炼,如肌肉的等长收缩、关节活动,辅以肌肉按摩,指导髌骨以及关节的被动活动,以促进血液循环、维持肌力和关节的正常活动度,以防止发生肌肉萎缩、关节僵硬、骨质疏松等并发症。

2)老年患者胃肠功能差,常发生紊乱:损伤早期,因情绪不佳,肝失条达,横逆返胃,往往导致消化功能减弱。

(1)指导患者食素淡可口、易消化吸收的软食物,如米粥、面条、藕粉、青菜、水果等,忌食油腻或不易消化的食物,同时要注意色、香、味俱全,以提高患者食欲。

(2)深入病房与之亲切交谈,进行思想、情感上的勾通,使患者心情舒畅、精神愉快。

(3)做好口腔护理、保持口腔清洁。

(4)加强功能锻炼，在床上进行一些力所能及的活动，促进消化功能恢复。

(5)必要时，少食多餐，口服助消化的药物，以利消化。

3)骨折整复后，要求患者被动体位，且时间较长，老年患者因耐受力差等因素，往往不能保持正确体位。

(1)可向患者讲解股骨颈的生理解剖位置，说明保持正确体位的重要性和非正确体位会出现的不良后果，以取得患者积极合作。

(2)患者应保持患肢外展中立位(内收型骨折外展20°～30°，外展型骨折外展15°左右即可)，忌侧卧、盘腿、内收、外旋，以防鳞纹钉移位，造成不良后果。

(3)老年患者因皮下脂肪较薄，长时间以同一姿势卧床难免不适，因此应保持床铺清洁平整、干燥，硬板床上褥子应厚些，并经常按摩受压部位，同时可协助患者适当半坐位，避免时间过长，以减轻不适。

(4)抬高患肢，以利消肿止痛。

(5)必要时穿丁字鞋，两腿之间放一枕头，以防患肢外旋、内收。

4)由于对功能锻炼的目的不甚了解，甚至误认为功能锻炼会影响骨折愈合和对位，老年患者体质差，懒于活动等因素可导致功能锻炼主动性差。

(1)向患者说明功能锻炼的目的及意义，打消思想顾虑，使其主动进行功能锻炼，配合治疗和护理。

(2)督促和指导患者功能锻炼，使其掌握正确的功能锻炼方法，如股四头肌的等长收缩，踝、趾关节的自主运动。同时应给患者经常推拿、按摩髌骨，以防肌肉萎缩，髌骨粘连，膝、踝关节强直等。功能锻炼应循序渐进，量力而行，以不感到疲劳为度。

(3)患者下床活动时，应指导患者正确使用双拐，患肢保持外展、不负重行走，2～3个月摄X线片复查后，再酌情负重行走。

5)移植的骨瓣和血管束在未愈合的情况下，如果髋关节活动度过大或患肢体位摆放不正确，均有造成脱落的可能。

(1)术后4周内患者保持平卧位，禁止坐起和下床活动。患肢需维持在外展20°～30°中立位，禁止外旋、内收。

(2)术后4～6周后，移植的骨瓣和血管束已部分愈合，方可鼓励和帮助患者坐起并扶拐下床做不负重活动。待3个月后拍X线片检查，再酌情由轻到重进行负重行走。

6)护理搬动方法不当、早期功能锻炼方法不正确、患者个体差异等因素均可造成所置换股骨头脱位的可能。

(1)了解患者的手术途径、关节类型，以便做好术后护理，避免关节脱位。

(2)术后应保持患肢外展中立位，必要时穿防外旋鞋，以防外旋引起脱位。

(3)搬动患者时需将髋关节及患肢整个托起，指导患者将患肢保持水平位，防止内收及屈髋，避免造成髋脱位。

(4)鼓励患者尽早进行床上功能锻炼，并使其掌握正确的功能锻炼方法，即在术后疼痛消失后，在床上锻炼股四头肌、臀肌，足跖屈、背伸等，以增强髋周围的肌肉力量，固定股骨头，避免过早进行直腿抬高活动。

(5)如发生髋关节脱位，应绝对卧床休息，制动，以防发生血管、神经损伤，然后酌情处理。

(程银花)

第八节　股骨干骨折

股骨干骨折是指由小转子下至股骨髁上部位骨干的骨折。

一、病因与发病机制

由强大的直接暴力或间接暴力所致，多见于30岁以下的男性。直接暴力可引起横形或粉碎形骨折，间接暴力多为坠落伤，可引起斜形骨折或螺旋形骨折。

二、临床表现

股骨干骨折后出血多，当高能损伤时，软组织破坏，出血和液体外渗，肢体明显肿胀。常导致低血容量性休克。患侧肢体短缩、成角、旋转和功能障碍，可有骨擦感。如果损伤腘窝血管和神经，可出现远端肢体的血液循环、感觉、运动功能障碍。常见的并发症有低血容量性休克、脂肪栓塞综合征、深静脉血栓、创伤性关节炎等。

三、实验室及其他检查

X线正侧位摄片应包括其近端的髋关节和远端的膝关节。骨折早期进行血气监测，可监测脂肪栓塞的发生。

四、诊断要点

根据受伤史及受伤后患肢缩短、外旋畸形，X线正侧位片可明确骨折的部位和类型。

五、治疗要点

(一)儿童股骨干骨折的治疗

3岁以下儿童股骨干骨折常用Bryant架行双下肢垂直悬吊牵引。牵引重量以臀部稍悬空为宜。牵引时间为3～4周。由于儿童骨骼愈合塑形能力强，骨折断端即使重叠1～2 cm，轻度向前、外成角是可以自行纠正的。但不能有旋转畸形。

(二)成人股骨干骨折的治疗

一般采用骨牵引，持续股骨髁上或胫骨结节骨牵引，直到骨折临床愈合，一般需6～8周。牵引过程中要复查X线，了解复位情况。非手术治疗失败或合并有神经、血管损伤或伴有多发性损伤不宜卧床过久的老年人可采用切开复位内固定，钢板、螺钉、带锁髓内针固定。

六、护理要点

(一)牵引的护理

小儿垂直悬吊牵引时，经常触摸患儿足部温度、颜色及足背动脉的搏动情况，以防血液循环障碍及皮肤破损。为有效产生反牵引力，注意牵引时臀部要离开床面，两腿牵引重量要相等。成人牵引时要抬高床尾，保持牵引力方向与股骨干纵轴成直线。定期测量下肢长度和力线以保持有效牵引。骨牵引针处每日消毒，严禁去除血痂。注意检查足背伸肌功能。腓骨头处加垫软垫，以防腓总神经受损伤。防止发生压疮。

(二)功能锻炼

1. 小儿骨折

炎性期卧床进行股四头肌的静力收缩。骨痂形成期，患儿从不负重行走过渡到负重行走。骨痂成熟期，由部分负重行走过渡到完全负重行走。

2. 成人骨折

除疼痛减轻后进行股四头肌等长收缩外，还要练习踝关节、足关节等小关节的活动。去除外固定后，可进行行走训练，适应下床行走后，逐渐进行负重行走。

(程银花)

第九节　股骨粗隆间骨折

一、基础知识

（一）解剖生理

股骨粗隆间骨折也叫转子间骨折，是指发生在大小粗隆之间的骨折。股骨大粗隆呈长方形，罩于股骨颈后上部，它的后上面无任何结构附着，由直接暴力引起骨折机会较大。小粗隆在股骨干之后上内侧，在大粗隆平面之下，髂腰肌附着其上。股骨粗隆部的结构主要是骨松质，老年时变得脆而疏松，易发生骨折，其平均年龄较股骨颈骨折还要高。骨折多沿粗隆间线由外上斜向小粗隆，移位多不大。由于该部周围有丰富的肌肉层，血运丰富，且骨折的接触面大，所以容易愈合，极少发生不愈合或股骨头缺血性坏死。但复位不良或负重过早常会造成畸形愈合，较常见的为髋内翻，并由于承重线的改变，可能在后期引起患侧创伤性关节炎。

（二）病因

股骨粗隆间骨折，多为间接外力损伤，好发于 65 岁以上老人，由于年老肝肾衰弱，骨质疏松变脆，关节活动不灵，应变能力较差，突遭外力身体失去平衡，仰面或侧身跌倒，患肢因过度外旋或内旋，或内翻而引起；或下肢于固定情况下，上身突然扭旋，以及跌倒时大粗隆与地面碰撞等扭旋、内翻和过伸综合伤所致。

（三）分型

股骨粗隆间骨折，根据损伤机制、骨折线的走行方向和骨折的局部情况，可分为顺粗隆间型、反粗隆间型和粉碎型骨折三种，其中以顺粗隆间型骨折最为多见。根据骨折后的移位情况，可分为无移位型和移位型两种，而无移位型骨折较为少见。根据受伤时间长短，可分为新鲜性和陈旧性骨折两种。

（四）临床表现

肿胀、疼痛、功能受限，有些可沿内收大肌和阔筋膜张肌向下、后出现大片瘀血斑，患肢可有程度不等的短缩，多有明显外旋畸形。X 线检查可明确骨折的类型和移位程度。

二、治疗原则

（一）无移位骨折

无需整复，只需在大粗隆部外贴接骨止痛之消定膏，患肢固定于 30°～40°外展位，或配合皮牵引。6 周左右骨折愈合后，可扶拐下床活动。

（二）顺粗隆间型骨折

手法整复，保持对位，以 5 kg 重量皮肤或胫骨结节牵引，维持患肢于 45°外展位，6～8 周后酌情去除牵引，扶拐下床活动。此型骨折也可用外固定器固定，固定后根据患者全身情况，1～2 周后下床扶拐活动，2～3 月 X 线检查骨折愈合后，去除固定。

（三）粉碎性粗隆间骨折

手法复位后以胫骨结节或皮肤牵引，维持肢体于外展 45°位 8～10 周，骨折愈合后去除牵引，扶拐下床活动。

（四）反粗隆间型骨折

手法复位后采用股骨髁上或胫骨结节牵引，以 5～8 kg 重量，维持肢体于外展 45°位，固定 10 周左右，骨折愈合后去除牵引，扶拐下床活动。

（五）陈旧性粗隆间骨折

骨折时间 1 个月左右，全身情况允许，可在麻醉下进行手法复位，用胫骨结节或股骨髁上牵引，重量 6～8 kg，维持患肢外展 45°位，6～8 周骨折愈合后，去除牵引，扶拐下床活动。

三、护理

（一）护理要点

1.股骨粗隆间骨折

多见于老年人，感觉及反应都比较迟钝，生活能力低下，并且有不少老年人合并有其他疾病，如心脏病、高血压、糖尿病、脑血栓、偏瘫、失语、大小便失禁、气管炎、哮喘病等。因此，护理人员首先应细致地观察、了解病情，给予及时适当的治疗和护理，同时要加强基础护理，预防肺炎、泌尿系感染、褥疮等并发症的发生。

2.牵引固定

应严密观察患者体位摆放是否正确，应保持患肢外展中立位，切忌内收，保持有效牵引。

（二）护理问题

有发生髋内翻的可能。

（三）护理措施

1.一般护理措施

(1)创伤骨折、外固定过紧、压迫、伤口感染等均可引起疼痛，针对引起疼痛的不同原因对症处理，对疼痛严重而诊断已明确者，在局部对症处理前可应用吗啡、哌替啶、强痛定、曲马多等镇痛药物，减轻患者的痛苦。

(2)适当抬高患肢，如无禁忌应及早恢复肌肉、关节的功能锻炼，促进损伤局部血液循环，以利于静脉血液及淋巴液回流，防止、减轻或及早消除肢体肿胀。

(3)突然的创伤刺激及较重的伤势，可能会遗留较严重的肢体功能障碍或丧失，患者会有焦虑、恐惧、忧郁、消沉、悲观失望等应激的心理反应，要有针对性地进行医疗卫生知识宣教，及时了解患者的思想情绪波动，通过谈心、聊天，有的放矢地进行心理护理。

(4)有些骨折的老年患者合并有潜在的心脏病、高血压、糖尿病等疾患，受到疼痛刺激后，可能诱发脑血管意外、心肌梗死、心脏骤停等意外的发生，应予以密切观察，以防发生意外。

(5)加强营养，提高机体的抗病能力，对严重营养缺乏的患者可从静脉补充脂肪乳剂、氨基酸、人血清蛋白等。

(6)股骨粗隆间骨折因牵引、手术或保持有效固定的被迫体位，长期不能下床，导致生活自理能力下降。应从生活上关心体贴患者，以理解宽容的态度主动与患者交往，了解生活所需，尽量满足患者的要求，并引导患者做一些力所能及的事，以助于锻炼和增强信心，并告诫患者力所不及的事不要勉强去做，以免影响体位，引起骨折错位。

(7)因疼痛、恐惧、焦虑、对环境不熟悉、生活节奏被打乱等常导致患者失眠，应同情、关心、体贴患者，消除影响患者情绪的不良因素，使患者尽快适应医院环境。避免一切影响患者睡眠的不良刺激，如噪声、强光等，为患者创造一个安静舒适的优良环境，鼓励患者适当娱乐，分散患者对疾病的注意力。

(8)注意观察伤口情况，伤口疼痛的性质是否改变，有无红肿、波动感。对于伤口污染或感染严重的，应根据情况拆除缝线敞开伤口、中药外洗、抗生素湿敷等。定期细菌培养，合理有效使用抗生素，积极控制感染。

(9)保持病室空气新鲜，温湿度适宜，定期紫外线消毒，预防感染。鼓励患者做扩胸运动、深呼吸、拍背咳痰、吹气球等，以改善肺功能，预防发生坠积性肺炎。保持床铺平整、松软、清洁、干燥、无皱褶、无渣屑。经常为患者温水擦浴，保持皮肤清洁。每天定时按摩骶尾部、膝关节、足跟等受压部位，预防褥疮发生。督促患者多饮水，便后清洗会阴部，预防泌尿系感染。多食新鲜蔬菜和水果，以防发生胃肠道感染和大便秘结。鼓励患者及早进行正确的活动锻炼，如肌肉的等长收缩、关节活动，辅以肌肉按摩，指导髌骨以及关节的被动活动，以促进血液循环、维持肌力和关节的正常活动度，以防止发生肌肉萎缩、关节僵硬、骨质疏松等并发症。

2.股骨粗隆间骨折的特殊护理

(1)早期满意的整复和有效固定是防止发生髋内翻畸形的关键。因此,在整复对位后应向患者说明保持正确体位的重要性和必要性,以取得他们的配合。

(2)保持患肢外展、中立位,切忌内收,保持有效牵引,预防内收肌牵拉引起髋内翻畸形。

(3)为了防止患肢内收,应将骨盆放正,必要时进行两下肢同时外展中立位牵引,预防髋内翻畸形。

(4)牵引或外固定解除后,仍应保持患肢外展位,避免过早离拐。应在X线片检查骨折已坚固愈合后,方可弃拐负重行走。

(程银花)

第十节 髌骨骨折

髌骨古称连骸骨,俗称膝盖骨、镜面骨。《素问·骨空经》云:"膝解为骸关,侠膝之骨为连骸。"髌骨为人体最大的籽骨,位于膝关节之前。髌骨骨折占全部骨折损伤的10%,多见成年人。

髌骨略呈三角形,尖端向下,被包埋在股四头肌腱部,其后方是软骨面,与股骨两髁之间软骨面相关节,即髌股关节。髌骨后方之软骨面有条纵嵴,与股骨髁滑车的凹陷相适应,并将髌骨后软骨面分为内外两部分,内侧者较厚,外侧者扁宽。髌骨下端通过髌韧带连于胫骨结节。

髌骨是膝关节的一个组成部分,切除髌骨后,在伸膝活动中可使股四头肌肌力减少30%左右。因此,髌骨有保护膝关节、增强股四头肌肌力、伸直膝关节最后10°~15°的作用,除不能复位的粉碎性骨折外,应尽量保留髌骨。髌骨后面是完整的关节面,其内外侧分别与股骨内外髁前面形成髌股关节,在治疗中应尽量使关节面恢复平整,减少髌骨关节炎的发生。横断骨折有移位者,均有股四头肌腱扩张部断裂,致使肌四头肌失去正常伸膝功能,故治疗髌骨骨折时,应修复肌腱扩张部的连续性。

一、病因

骨折病因为直接暴力和肌肉强力收缩所致。直接暴力多因外力直接打击在髌骨上,如撞伤、踢伤等,骨折多为粉碎性,其髌前腱膜及髌骨两侧腱膜和关节囊多保持完好,骨折移位较小,亦可为横断骨折、边缘骨折或纵形劈裂骨折。肌肉强力收缩者,多由于股四头肌猛力收缩所形成的牵拉性损伤,如突然滑倒时,膝关节半屈曲位,股四头肌骤然收缩,牵拉髌骨向上,髌韧带则固定髌骨下部,而股骨髁部向前顶压髌骨形成支点,三种力量同时作用造成髌骨骨折。肌肉强力收缩多造成髌骨横断骨折,上下骨块有不同程度的分离移位,髌前筋膜及两侧扩张部撕裂严重。

二、诊断要点

有明显外伤史,伤后膝前方疼痛、肿胀,膝关节活动障碍。检查时在髌骨处有明显压痛,粉碎骨折可触及骨擦感,横断骨折有移位时可触及一凹沟。膝关节正侧位X线片可明确诊断。

X线检查时需注意:侧位片虽然对判明横断骨折以及骨折块分离最为有用,但不能了解有无纵形骨折以及粉碎骨折的情况。而斜位片可以避免髌骨与股骨髁重叠,既可显示其全貌,更有利于诊断纵形骨折、粉碎骨折及边缘骨折。斜位摄片时,若为髌骨外侧损伤可采用外旋45°位。如怀疑内侧有损伤时,则可取内旋45°。如临床高度怀疑有髌骨骨折而斜位及侧位X线片均未显示时,可再照髌骨切位X线片(图9-9)。

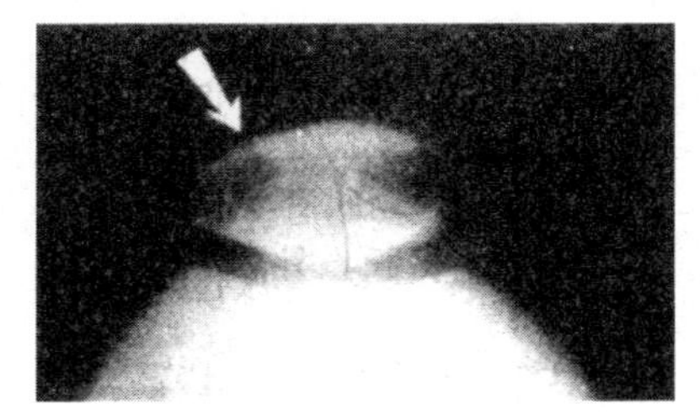

图 9-9 髌骨切线位 X 线片

三、治疗方法

髌骨骨折属关节内骨折，在治疗时必须达到解剖复位标准并修复周围软组织损伤，才能恢复伸膝装置的完整，防止创伤性关节炎的发生。

（一）整复固定方法

1. 手法整复外固定

（1）整复方法：复位时先将膝关节内积血抽吸干净，注入 1%普鲁卡因 5～10 mL，起局部麻醉作用，而后患膝伸直，术者立于患侧，用两手拇食指分别捏住上下方骨块，向中心对挤即可合拢复位。

（2）固定方法。①石膏固定法：用长腿石膏固定患膝于伸直位。若以管型石膏固定，则应在石膏塑形前摸出髌骨轮廓，并适当向髌骨中央挤压使骨折块断面充分接触，这样固定作用可靠，可在早期进行股四头肌收缩锻炼，预防肌肉萎缩和粘连。外固定时间不宜过长，一般不要超过 6 周。髌骨纵形骨折一般移位较小，用长腿石膏夹固定 4 周即可。②抱膝圈固定法：可根据髌骨大小，用胶皮电线、纱布、棉花做成套圈，置于髌骨处，并将四条布带绕于托板后方收紧打结，托板的两端用绷带固定于大小腿上。固定 2 周后，开始进行股四头肌收缩锻炼，3 周后下床练习步行，4～6 周后去除外固定，做膝关节不负重活动。此方法简单易行，操作方便，但固定效果不够稳定，有再移位的可能，注意固定期间应定时检查纠正。同时注意布带有否压迫腓总神经，以免造成腓总神经损伤。③闭合穿针加压内固定：适用于髌骨横形骨折者。方法是：皮肤常规消毒、铺巾后，在无菌操作下，用骨钻在上下骨折块分别穿入一根钢针，注意进针方向须与髌骨骨折线平行，两根针亦应平行，穿针后整复。骨折对位后，将两针端靠拢拉紧，使两骨折块接触，稳定后再拧紧固定器螺钉，如无固定器亦可代之以不锈钢丝。然后用乙醇纱布保护针孔，防止感染，术后用长木板或石膏托将膝关节固定于伸直位（图 9-10）。④抓髌器固定法：方法是患者取仰卧位，股神经麻醉，在无菌操作下抽净关节内积血，用双手拇、食指挤压髌骨使其对位。待复位准确后，先用抓髌器较窄的一侧钩刺入皮肤，钩住髌骨下极前缘和部分髌腱。如为粉碎性骨折，则钩住其主要的骨块和最大的骨块，然后再用抓髌器较宽的一侧，钩住近端髌骨上极前缘即张力带处。如为上极粉碎性骨折，则先钩住上极粉碎性骨块，再钩住远端骨块。注意抓髌器的双钩必须抓牢髌骨上下极的前侧缘，最后将加压螺旋稍加拧紧使髌骨相互紧密接触。固定后要反复伸屈膝关节以磨造关节面，达到最佳复位。骨折复位后应注意抓髌器螺旋盖压力的调整，因为其为加压固定的关键部位，松则不能有效地维持对位，紧则不能产生骨折自身磨造的效应（图 9-11）。⑤髌骨抱聚器固定法：电视 X 线透视下无菌操作，先抽尽膝关节腔内积血，利用胫骨结节髌骨外缘的关系，在胫骨结节偏内上部位，将抱聚器的下钩刺穿皮肤，进入髌骨下极非关节面的下方，并向上提拉，确定是否抓持牢固。并用拇指后推折块，让助手两手拇指在膝关节两旁推挤皮肤及皮下组织向后以矫正翻转移位。然后将上针板刺入皮肤，扎在近折块的前侧缘上，术者一手稳住上下针板，令助手拧动上下手柄，直至针板与内环靠近；术者另一手的拇指按压即将接触的折端，并扪压内外侧缘，以防侧方错位，并加压固定。再利用髌骨沿股间窝下滑及膝关节伸屈角度不同和髌股关节接触面的变化，伸屈膝关节，纠正残留成角和侧方移位。应用髌骨抱聚器治疗髌骨骨折具有骨折复位稳定、加速愈合、关节功能恢复理想的优点（图 9-12）。

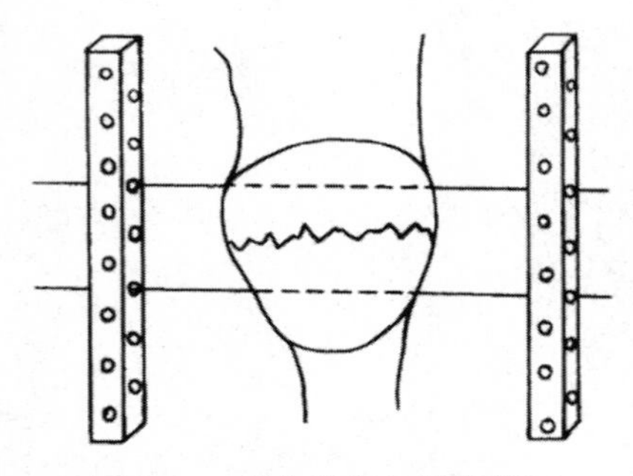

图 9-10　闭合穿针加压内固定

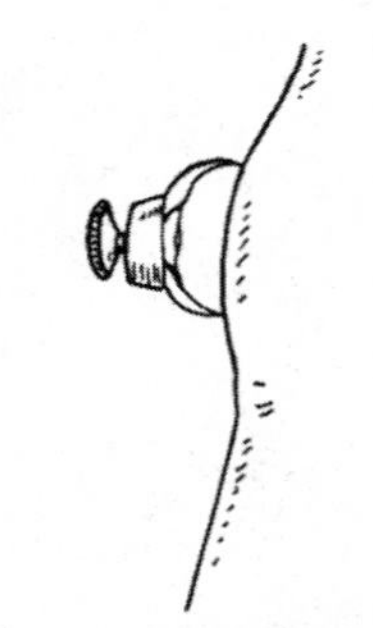

图 9-11　抓髌器固定法

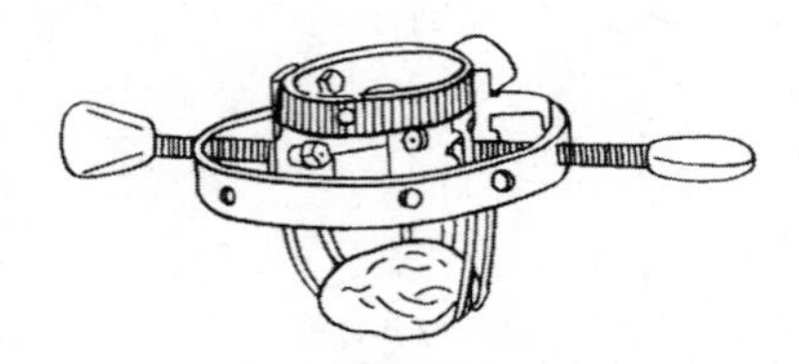

图 9-12　髌骨抱聚器固定法

2. 切开复位内固定

适用于髌骨上下骨折块分离在 1.5 cm 以上、不易手法复位或其他固定方法失败者。方法是在硬膜外麻醉或股神经加坐骨神经阻滞麻醉下，取膝前横弧形切口，切开皮肤皮下组织后，即进入髌前及腱膜前区，此时可见到髌骨的折面及撕裂的支持带，同时有紫红色血液由裂隙涌出，吸净积血，止血，进行内固定。目前以双 10 号丝线、不锈钢丝、张力带钢丝固定为常用(图 9-13)。

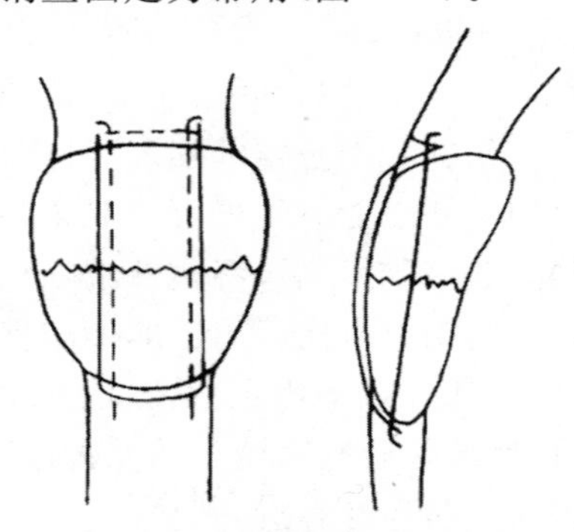

图 9-13　张力带钢丝内固定

(二)药物治疗

髌骨骨折多瘀肿严重，初期可用利水逐瘀法以祛瘀消肿，具体药方参照股骨髁间骨折。若采用穿针或外固定器治疗者，可用解毒饮加泽泻、车前子；肿胀消减后，可服接骨丹。后期关节疼痛活动受限者，可服养血止痛丸。外用药初期肿胀严重者，可外敷消肿散。无移位骨折，可外贴接骨止痛膏。去固定后，关节僵硬疼痛者，可按摩展筋丹或展筋酊，并可用活血通经舒筋利节的苏木煎外洗。

(三)功能康复

复位固定肿胀消退后，即可下床活动，让膝关节有小量的伸屈活动，使髌骨关节面得以在股骨滑车的磨造中愈合，有利于关节面的平复。第 2～3 周，有托板固定者应解除，有限度地增大膝关节的活动范围。6 周后骨折愈合去固定后，可用指推活髌法解除髌骨粘连，以后逐步加强膝关节屈伸活动锻炼，使膝关节功能早日恢复。

四、术后康复和护理

骨折固定稳定，可实施早期被动关节活动练习，用 CPM 或铰链型关节固定支具。24～48 h 后拔除关节腔内引管，疼痛消失后指导患者进行股四头肌等长收缩练习及踝、髋关节主动活动，直腿抬高练习可于术后1～2 d开始。股四头肌等长运动练习和早期关节活动练习可防止粘连并维持股四头肌的紧张度。X线证实骨折愈合后4～6周，就应开始抗阻力运动。体育运动或充分的活动应该待持续康复完成后进行，这需要3～6个月的时间。在髌骨部分切除术后，功能的恢复主要依赖腱一骨交界面的愈合和修复情况。术后应对膝关节进行保护并制动3～4周，对于伸肌结构大范围的修复或者软组织缺陷的补救的病例来说，至少需要制动4～6周。在这期间患者可在铰链型膝关节固定支具保护下进行有限的活动。这些患者需要几个月的功能锻炼、系统康复，才能获得最大的活动度和力量。

（程银花）

第十一节　胫腓骨干骨折

胫腓骨干骨折指胫骨平台以下到踝上的部分发生的骨折。在长骨骨折中最多见，双骨折、粉碎性骨折及开放性骨折居多。

一、病因与发病机制

（一）直接暴力

主要的致病因素，如重物撞击、直接暴力打击、车轮碾轧等，胫腓骨骨折线在同一平面，呈横形、短斜形，高能损伤有严重肢体软组织损伤，骨高度粉碎。常见开放性骨折。

（二）间接暴力

常见于弯曲和扭转暴力，如高处坠落足着地、滑倒等。局部软组织损伤轻，可发生长斜形、螺旋形骨折，双骨折时腓骨的骨折线高于胫骨骨折线，亦可造成开放性骨折。

（三）胫骨骨折分类

胫骨骨折可分为三类，胫骨上1/3骨折，骨折远端向上移位，腘动脉分叉处受压，可造成小腿缺血或坏疽，易损伤腓总神经。胫骨中1/3骨折，可导致骨筋膜室综合征。胫骨下1/3骨折，由于血运差，软组织覆盖少，影响骨折愈合。

二、临床表现

疼痛、肿胀、畸形和功能障碍。伴有腓总神经、胫神经损伤时，出现足下垂。如果继发有骨筋膜室综合征，远端肢体出现疼痛、肿胀、麻木、肢体苍白、感觉消失。但儿童青枝骨折及成人腓骨骨折后可负重行走。

三、实验室及其他检查

正侧位的X线检查可明确骨折的部位、类型、移位情况。

四、诊断要点

根据受伤史，膝、踝关节和胫腓骨X线片，对小腿肿胀明显者，警惕有无骨筋膜室综合征。

五、治疗要点

（一）非手术治疗

适合于稳定性骨折。熟悉骨折软组织损伤情况，包括可能的重要血管、神经损伤，可按逆创伤机制实施手法复位，复位后长腿石膏外固定，利用石膏塑形维持骨折的对位、对线。对于骨折手法复位失败，软组织损伤严重，合并骨筋膜室综合征者，可行跟骨骨牵引。

（二）手术治疗

切开复位内固定适于不稳定骨折，多段骨折及污染不重、受伤时间较短的开放性骨折。切开复位后，螺丝钉或加压钢板、带锁髓内钉内固定。

六、护理要点

（一）牵引和固定的护理

石膏固定要密切观察患肢的疼痛程度和足趾背伸和跖屈及末梢循环情况。如怀疑神经受压，应立即减压。保持有效的牵引，做好皮肤护理，预防压疮。外固定后要把小腿抬高置于中立位。每日 2 次消毒固定针针眼周围皮肤，预防固定针感染。内固定时要观察伤口渗血渗液，以防感染。采用螺丝钉或钢板固定后，要注意预防关节僵硬。

（二）功能锻炼

早期进行股四头肌的等长收缩，足趾和髌骨的被动及主动活动。跟骨牵引者，要进行髌骨被动活动和抬臀运动，以防跟腱挛缩。内固定早期做膝关节屈曲活动。除去外固定后，逐渐负重活动。

（程银花）

第十二节　踝关节骨折

一、基础知识

（一）解剖生理

踝关节由胫腓骨下段和距骨组成，胫骨下端后缘稍向下突出、呈唇状者为后踝，外踝比内踝宽而长，其尖端在内踝尖端下 0.5～1 cm，且位置比内踝偏后约 1 cm，内、外、后三踝构成踝穴，将距骨包裹于踝穴内。胫腓二骨下端形成胫腓联合，被坚强而有弹性的骨间韧带、胫腓下前后联合韧带及横韧带联合在一起。当踝背伸时，因较宽的距骨体前部进入踝穴，胫腓二骨可稍分开；跖屈时二骨又相互接近。踝关节的周围有肌腱包围，但缺乏肌肉和其他软组织遮盖。关节的活动范围因人而异，一般背伸可达 70°，跖屈可达 140°，有 70°活动范围。

（二）病因

踝部骨折是最常见的关节内骨折，因外力作用的方向、大小和肢体受伤时所处位置的不同，可造成各种不同类型的骨折，或合并各种不同程度的韧带损伤和不同方向的关节脱位。在检查踝部骨折时，必须了解受伤原因，详细检查临床体征，对照 X 线片，确定骨折类型，决定治疗、护理措施。

（三）分型

踝部骨折可分为外旋，外翻，内翻，纵向挤压，侧方挤压，踝关节强力跖屈、背伸和踝上骨折七型，前三型又按其损伤程度各分为三度。

（四）临床表现

（1）局部疼痛、肿胀甚至有水泡。广泛性瘀斑，踝关节内翻或外翻畸形，如外翻的内踝撕脱骨折，肿胀疼痛及压痛都局限于内踝骨折部；足外翻时内踝部疼痛加剧，内翻内踝骨折则不然，外侧韧带一般都有严重撕裂，断裂部疼痛加剧。

（2）局部压痛明显，可检查出骨擦音。

（3）活动踝关节时，受伤部位疼痛加剧。

（4）功能受限。

（5）X 线检查可明确骨折类型和移位程度，必要时进行内翻或外翻摄片，以鉴别有无合并韧带损伤及距骨移位。

二、治疗原则

踝关节骨折，属关节内骨折，应力求复位准确，固定可靠。在不影响骨折复位稳定的情况下，尽早指导踝关节功能活动，使骨折得以在距骨的磨造活动中愈合。复位可在坐骨神经阻滞麻醉下进行，其治疗原则是反伤因情况下的复位固定。

（一）踝关节闭合性骨折

（1）闭合性的外旋外翻、内翻和侧方挤压的第一、二度骨折，均可采用手法整复，外贴消定膏止痛，用踝关节塑形夹板，固定踝关节于中立位，4～5 周即可拆除。

（2）单纯的下胫腓分离，手法挤压复位后，于无菌和局部麻醉下，进行内、外踝上部经皮钳夹固定。其方法为：保持对位，选好进针点，钳的两尖端同时刺入或先刺进一侧、再刺另一侧，亦可以直达骨皮质，加压使下胫腓分离复位固定、旋紧旋钮，去除把柄。将钳尖刺进皮部用无菌敷料包扎，4～5 周即可拆除。

（3）内翻双踝、三踝骨折，手法整复后，踝关节两侧衬以棉垫或海绵垫，用踝关节塑形夹板固定踝关节于外翻位。

（4）外旋型双踝、三踝骨折复位后，若后踝折块较大，超过踝关节面 1/4 且复位后不稳定者，可在无菌、局部麻醉和 X 线监视下，用直径为 2 mm 的钢针固定或交叉固定。上述内翻、外翻、外旋三型骨折，复位后若内踝前侧张口而背伸位难以维持者，也可采用 U 型石膏托固定。

（5）纵向挤压骨折关节面紊乱者，经手法整复后，应用超踝夹板固定，控制侧方移位，结合跟骨牵引，防止远近段重叠。

（6）新鲜 Lange-Hansen 旋后外旋型，旋前外旋型、旋后内收型，旋前外展型不稳定型踝关节骨折，可采用在股神经、坐骨神经阻滞麻醉、C 型臂电视机透视下进行。无菌条件，按孟氏整复方法进行复位后，用仿手法式踝关节骨折复位固定器固定。6 周左右骨折愈合后去除固定器，下地负重活动。

（7）侧方挤压的内外踝骨折虽移位不多，但多呈粉碎性，局部外固定后，应尽早活动。

（8）胫骨下关节面前缘大块骨折，复位后不稳定者，可于无菌、局部麻醉和 X 线监视下，进行 1 或 2 根钢针交叉固定，用后石膏托固定踝关节于中立位，骨折愈合后拔针扶拐活动。

（二）踝关节开放性骨折

彻底清创、直观复位后，外踝可用长螺钉或钢针交叉固定，然后在无张力下缝合伤口，无菌包扎，前后以石膏托固定踝关节于中立位，小腿抬高置于枕上以利消肿。第 2 周拍 X 线片，5～6 周骨折愈合后，可去除固定、扶拐活动，直到骨折愈合坚牢，方可去除钢针及螺钉。

三、护理

（一）护理要点

（1）观察患者神志、体温、脉搏、呼吸、血压、尿量、贫血征象，以及情绪、睡眠、饮食营养状况及大小便等变化。手法整复牵拉时应严密观察患者面色及生命体征的变化，以防诱发心脑血管系统疾病。

（2）观察固定针是否脱出，针锁、钳夹固定栓有无松动。如发现钢针被衣被挂松脱出，针锁、钳夹松动者，应及时调整，必要时拍片检查，以防骨折移位。

（3）观察夹板、石膏固定的骨突部皮肤，如内外踝部是否受压，发现红肿、有水泡破溃者，应及时调换衬垫，薄者应加厚，脱落者应重新垫好；观察皮牵引时皮肤有无过敏起水泡，发现过敏者，立即改换其他方法；有水泡者穿刺抽液，破溃者及时换药，并保持清洁干燥，避免感染；各种针、钳经皮处有无渗血、渗液等，如有压伤、渗血、渗液者应及时换药处理。

（4）观察牵引、外固定装置是否合适有效，如夹板的松紧度应以绑扎以后带子上下推移活动1 cm为度，因为过松则起不到固定作用，过紧会影响血液运行，造成肢体肿胀和缺血挛缩甚至坏死。应确保石膏无挤压、无断裂或过松，保持牵引重量适宜，轴线对应，滑轮灵活，重力锤悬空等，发现异常，及时调整。

(5)观察肢端血液循环是否障碍，血管、神经有无损伤。由于肢体过度肿胀、外固定过紧等因素可致末梢血循环障碍。因此，应经常触摸足背及胫后动脉搏动，如发现搏动减弱或摸不清晰，末梢皮肤温度降低，感觉运动异常，应及时报告医生进行处理。

(6)观察踝关节固定后的摆放位置及肿胀的程度，若踝部骨折肿胀较甚，应抬高患侧小腿略高于心脏的位置，以利于肿胀消退。如果严重肿胀，皮肤紧张发亮，出现张力性水泡，应注意观察患肢远端皮肤温度、颜色、足背动脉搏动等情况。

(7)手术后患者除观察生命体征外，应注意观察伤口有无渗血、渗液，引流管是否通畅及有无感染征象等。

(二)护理问题

(1)对功能锻炼方法缺乏了解。

(2)有踝关节僵硬的可能。

(三)护理措施

(1)讲明功能锻炼的重要性，取得主动合作。

(2)有计划地指导功能锻炼，贯彻筋骨并重原则，预防后期并发症：①一般骨折整复固定者麻醉消退后，应对肿胀足背进行按摩，并鼓励患者主动活动足趾，自我操练踝背伸蹬腿和踝背伸、膝关节伸屈、抬举等活动。双踝骨折从第 2 周起，可以加大踝关节自主活动范围，并辅助以被动活动。被动活动时，只能做背伸及跖屈活动，不能旋转及翻转。2 周后患者可扶拐下地轻负重步行。三踝骨折对上述活动步骤可稍晚 1 周，使残余的轻微错位随距骨的活动磨造而恢复，可通过收缩肌肉尽早消除肿胀，从而减少并发症。②踝关节骨折复位固定器固定者，在麻醉消失后，即指导患者做踝关节跖背屈功能锻炼。大块后踝骨折未固定者，跖屈幅度不可过大，以防距骨压迫使后踝骨折错位。术后 1 周无疼痛反应，针孔干燥，双踝骨折和后踝骨折不足关节 1/4 的三踝骨折患者，可下地负重活动，以促使患者快速康复。③骨折愈合去固定后，可做摇足旋转、斜坡练步、站立屈膝背伸和下蹲背伸等踝关节的自主操练，再逐步练习行走。

(3)骨折愈合后期，在外用展筋酊按摩，中药熏洗踝部的基础上，配合捏摆松筋，牵扯抖动等方法以理筋通络，并可采用推足背伸、按压跖屈、牵拉旋转、牵扯伸屈等手法活动，以加快关节功能恢复，预防踝关节僵硬。

(程银花)

第十三节　脊柱骨折

脊柱骨折和脱位发生在活动度大的胸、腰椎交界处及 C_5、C_6 部位。多因间接暴力引起，如由高处坠落，头、肩或臀、足着地造成脊柱猛烈屈曲；或弯腰工作时，重物打击头、肩、背部使脊柱急剧前屈。直接暴力损伤为枪弹伤或车祸直接撞伤。

一、分类

根据受伤时暴力的方向可分为：①屈曲型损伤。②过伸型损伤。③屈曲旋转型损伤。④垂直压缩型损伤。

根据损伤的程度又可分为：①单纯椎体压缩骨折。②椎体压缩骨折合并附件骨折。③椎骨骨折脱位。单纯压缩骨折，椎体压缩不超过原高度的 1/3 和 $L_{4\sim5}$ 以上的单纯附件骨折，不易再移位，为稳定性骨折。椎体压缩超过 1/3 的单纯压缩骨折或粉碎压缩骨折(图 9-14)、骨折脱位、第 1 颈椎前脱位或半脱位、$L_{4\sim5}$ 的椎板或关节突骨折，复位后易再移位，为不稳定性骨折。

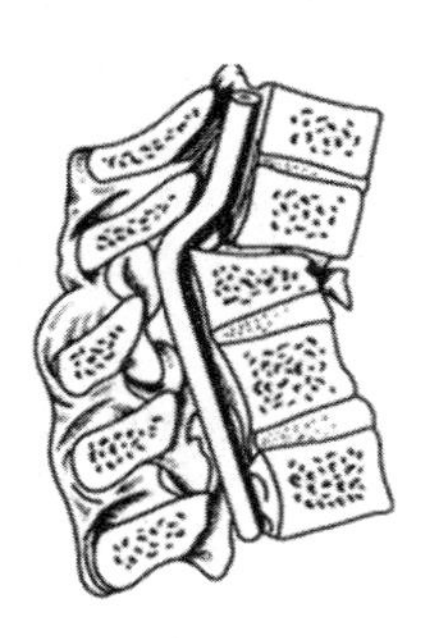

图 9-14　脊柱骨折椎体压缩

二、临床表现

颈椎损伤者伤后头颈部疼痛、不敢活动，常用双手扶着颈部；合并脊髓损伤者，可出现四肢瘫痪、呼吸困难、尿潴留等；胸、腰段骨折，脊柱出现后突畸形，局部疼痛、不能站立，翻身困难，检查局部压痛明显，伴腹膜后血肿刺激腹腔神经节，可出现腹痛、腹胀甚至肠麻痹等症状；合并脊髓损伤者，可出现双下肢感觉、运动功能障碍。

三、诊断

根据外伤史、临床表现及 X 线表现可以确定诊断。X 线检查不仅可明确诊断，还可以确定骨折类型、移位情况。CT、MRI 检查，可进一步明确骨折移位、脊髓受损情况。

四、急救

现场急救的正确搬动方法对伤员非常重要。对疑有脊柱骨折者，必须三人同时搬运，保持脊柱伸直位，平托或轴向滚动伤员，用硬板担架运送(图 9-15)。严禁一人搂抱或两人分别抬上肢和下肢的错误搬运。对颈椎损伤者，应有专人托扶固定头部，并略加牵引，始终使头部伸直与躯干保持一致，缓慢移动，严禁强行搬头。

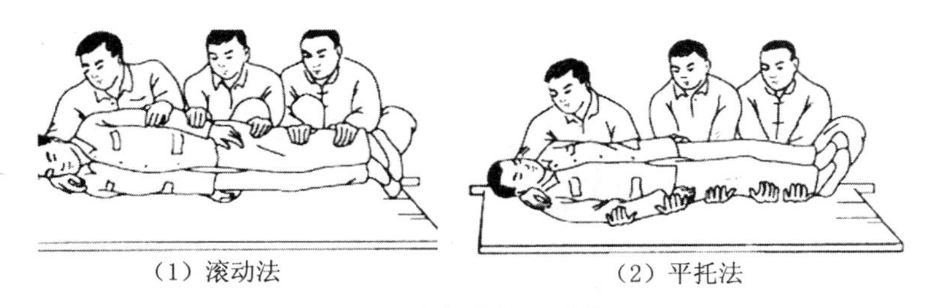

(1) 滚动法　　(2) 平托法

图 9-15　脊柱骨折正确搬运

五、治疗

合并其他重要组织器官损伤者，应首先抢救危及生命的损伤，待病情平稳后再处理骨折。

(一)颈椎骨折压缩或移位较轻者

可用枕颌带卧位牵引，重量 3～5 kg。复位后，用头颈胸石膏固定 3 个月。有明显压缩和脱位者，可用持续颅骨牵引，重量从 3～5 kg 开始，可逐渐增加到 6～10 kg。应及时摄片，观察复位情况。骨折复位后，用头颈胸石膏固定 3 个月。

(二)胸腰段单纯椎体压缩骨折不到 1/3 者

可卧硬板床，骨折部加垫，使脊柱后伸，指导患者及早做腰背肌功能锻炼。患者仰卧位由五点支撑弓腰开始，逐渐进行三点支撑弓腰、两点支撑弓腰。然后转换为腹卧位，抬头挺胸，两小腿后伸抬高腹部着床，如“燕飞”姿势。

（三）骨折脱位伴脊髓损伤者

手术治疗，实行椎管减压术，脊柱骨折 DCP 钢板、椎弓根钢板螺丝钉内固定术。

六、护理

（一）术前护理

（1）疼痛：剧烈者可使用止痛药。

（2）密切观察其心理变化，耐心讲解手术的目的、必要性及简单过程，使患者主动积极配合治疗。

（3）每 2h 翻身一次，预防压疮，采用轴线翻身法。

（二）术后护理

（1）严密观察生命体征并了解术中情况、出血量、检查各管道是否通畅。

（2）密切观察伤口敷料有无渗血、引流液性质及量并记录，引流管妥善固定，避免扭曲和受压。

（3）术后认真检查患者肢体感觉及运动情况。

（程银花）

第十四节　脊髓损伤

SCI 患者的康复时间长、复杂、牵涉面广，任务艰巨，包括系统、动态的康复评定，各种并发症的预防、处理、功能训练及心理调适，ADL 训练，自助具、轮椅、矫形器的使用训练，残留肌力、耐力、协调能力的训练及心肺耐力的训练，转移和步行训练，四肢瘫者手功能的重建和康复等；经过康复训练生活可以自理者，可进行进一步的生活自理和残留部分的功能强化训练、就业能力评定、适当的就业前训练，训练成功者可重新受雇，训练失败者可至庇护性工厂就业；经过康复训练生活不能自理者，需训练家人进行护理并可回家生活，如家人不能胜任护理任务，只能到公共护理机构中寻求专业护理。

一、康复原则及护理措施

SCI 患者的康复护理从伤后即应开始，卧床期应注意保持正确体位，经常翻身以防压疮；进行呼吸训练以保持肺部通气良好；肢体被动及主动运动；正确使用功能拉力器；利用床上拉手锻炼上肢及上身肌肉；躺在床上锻炼腰背肌，如提胸、背伸、五点支撑、三点支撑、四点支撑法等，循序渐进。康复初期或轮椅阶段应在康复人员辅助和指导下进行翻身训练、坐起训练、坐位训练、床边或轮椅坐位平衡训练，床到轮椅或轮椅到床的转移，轮椅到坐便器或坐便器到轮椅转移的训练，通过掌握体位变换、坐起和躺下、坐位支撑、坐位移动坐位平衡等动作来完成床上翻身、各种转移和穿脱衣等大多数日常生活动作的基础。康复中后期或步行阶段应开始倾斜床站立训练、平行杠内站立训练、拐杖行走训练、上下阶梯训练、安全跌倒和重新爬起训练、重新站立训练、日常生活动作训练，如穿脱衣动作、穿脱套头衫、穿脱前开襟衣服、穿脱裤子、进餐动作、个人卫生等。

（一）维持脊柱稳定性

脊柱骨折造成的脊髓损伤，搬运过程中应注意尽最大可能保持脊柱稳定，防止二次损伤或继发性损害加重。搬运动作要轻、稳、准，协调一致，脊椎不可扭曲或转动，要平抬平放。颈椎外伤者，至少需要 3 个人搬动。方法是：3 名救护者同时位于伤员同一侧，一人用手分别托扶伤员的头肩部和腰部，另外 2 个人托起伤员臀部和双下肢，如果伤员神志清醒而上肢没受伤时，可让伤员用手臂勾住近处救护者的项部，2 个人同时用力，将伤员平托起来后轻放于担架上。

对怀疑有颈椎损伤的伤员更应特别注意，如果搬运不当会引起高位脊髓损伤，伤员立即发生高位截瘫，甚至短时间内死亡。因此，宜多人参加用“平托法”搬运，并安排专人托扶伤员头部以保持中立位，并沿身体纵轴向上略加牵引或由伤员自己用双手托住头部，缓慢转移。严禁盲目搬动或活动伤员头颈部。

对胸腰椎损伤者，无论是仰卧或俯卧位，尽可能不变动原来的体位。先将伤员四肢伸直、并拢，把担架放置伤员身旁。由3～4名救护者协同用“滚动法”或“平托法”将伤员移上担架。滚动法的具体操作方法：3个人分别扶持伤员躯干、下肢，像卷地毯或滚圆木样使伤员成一整体滚动。无论采用哪一种搬运方法，都必须要求救护者动作协调一致，绝不能使伤员躯干扭转、屈曲。绝对禁止一人托肩，一人抬腿的搬运方法或一人背、拖的方法。

（二）体位

躯干和肢体的正确体位，有助于预防关节挛缩和压疮。各主要关节的正确摆放位置如下：肩关节于外展位可减少后期挛缩和疼痛；腕关节通常用夹板固定于功能位，即腕背伸、拇指外展背伸；手指应处于微屈位，利于后期发展抓握功能；髋关节处于伸直外展位；膝关节处于伸直位；踝关节处于背屈90°功能位，防足下垂。此外，定期采取俯卧位，可使髋关节伸展，防止髋关节屈曲挛缩。应用夹板或穿高腰运动鞋，使踝关节处于背屈90°，防止踝关节屈曲挛缩。

（三）ROM训练

ROM(range of motion)即关节活动范围，是SCI患者康复护理中的重要环节。

1.肌力训练

上下肢均瘫痪、肌力小于3级的患者做被动活动，等张练习，如肩关节做内收、耸肩、外展、外旋运动；肘关节做屈伸、前臂旋前、旋后运动；腕关节做掌屈尺桡偏、背伸尺偏运动，掌指关节做屈伸等运动；髋关节做屈伸、内收、外展、内外旋运动；膝关节做屈伸运动；踝关节做跖屈、背伸、内外翻跖屈运动；趾关节做屈伸运动。每天1～2次，每个动作重复次数由少到多。肌力大于3级时鼓励患者做主动活动，等速和渐进抗阻练习。从单关节到多关节、从单方向到多方向、从近端到远端大关节运动。

2.某些特定关节的ROM训练

脊髓损伤后，改变一些特定关节的活动范围可有益于患者功能的发挥，在这类训练过程中常用的方法有选择性地牵拉肌肉或选择性使肌肉紧张两种。

选择性牵拉特定肌群有利于SCI患者完成功能性作业。如牵拉腘绳肌使患者仰卧位直腿抬高能达到120℃，有利于进行转移性活动和穿裤、袜、鞋及应用膝—踝—足支具。若长期坐位未进行牵拉腘绳肌的ROM活动，会导致腰过屈，再进一步可导致坐位不稳如骶坐位和姿势对线差。牵拉胸前肌使肩关节充分后伸，有利于进行床上运动、转移和轮椅上的作业。牵拉髋肌和跖屈肌对行走摆动和站立稳定非常重要。

选择性使某些肌肉紧张，可提高功能，增强瘫痪的代偿功能。如C_6四肢瘫患者指屈肌的缩短对其尤为重要，当腕主动背屈时，指屈肌的缩短可使手达到指掌抓握的目的。四肢瘫和高位截瘫患者，下背部脊柱伸肌紧张，有利于稳定躯干和坐位姿势，达到坐位不用上肢支撑的目的。

3.手功能训练

保持适当的ROM对提高手功能非常重要，特别是腕关节、指掌关节、近端指间关节和虎口的保持尤为重要。在康复护理中常用夹板来保持这些关节的活动度。

四肢瘫患者应注意多花些时间来训练手功能。可通过指屈肌的缩短促使出现功能性屈肌紧张性抓握。指导有伸腕功能的患者利用这种抓握功能进行抓握，在完成抓握动作后再利用重力协助屈曲的腕松开，达到松手的目的。对于不能主动伸腕的患者，可教会患者运用支具完成作业。

（四）肌肉代偿模式

SCI患者可运用工作肌群完成平时不能做的活动，代偿丧失功能的肌群。如C_5水平的患者可用肩外展和外旋并通过重力来使肘伸展。而肩的外展和内旋可产生前臂旋前；外旋导致旋后。同理可在重力帮助下进行腕的屈伸，以给予关节活动的最大力量。

经过两个关节的瘫痪肌可通过使一个关节紧张而产生第二个关节的运动。如C_6水平的患者腕伸展，可使指屈肌被动紧张，产生手掌抓握功能。

此外还可通过形成闭合运动链或使肌群起止关系颠倒来完成某些运动功能。如 C_6 四肢瘫的患者可用前三角肌和胸大肌促进肘伸展；截瘫的患者依靠骨盆上背阔肌的活动帮助推动重心转移；四肢瘫患者可运用胸大肌产生主动的呼气等。

（五）运动和转移

1. 用倾斜床站立训练

脊髓损伤患者应尽早用倾斜床（tilt table）进行站立训练，早期用倾斜床站立有如下优点：①调节血管紧张性，预防体位性低血压；②牵拉易于缩短的软组织如髋屈肌、膝屈肌和跟健，保持髋、膝、踝关节有正常活动度；③使身体负重，防止骨质疏松及骨折的发生；④刺激内脏功能如肠蠕动和膀胱排空，防止泌尿系感染；⑤改善通气，预防肺部感染。使用过程中每天逐渐增加倾斜的角度，以不出现头晕等低血压不适症状为度。下肢可用弹力绷带，腹部可用腹带，以增加回心血量。一般来说，从平卧位到直立位需 1 周时间的适应。适应时间与损伤平面有关。损伤平面高，适应时间长，反之则短。

2. 轮椅的运用

训练上肢的力量和耐力，是使用轮椅的前提，技术上包括前后轮操纵，左右转。进退操纵，前轮跷起行走和旋转操纵，上楼梯训练以及下楼梯训练。注意每坐 30 分钟，就应抬起臀部，以免坐骨结节受压发生压疮。

3. 功能性转移

训练功能性转移活动如床上运动、轮椅推进和转移等应与一般的训练项目一同进行。可根据身体的功能状况，在独立、监护、帮助或依赖情况下进行一些选择性的活动。

训练应遵循的基本原则有：①技巧性活动应由简到繁；②将整个作业分解成若干个简单的部分，然后将这些部分重组为整体；③运用身体未瘫痪肌肉的代偿运动来代替或帮助瘫痪或无力肌的运动，如胸腹肌无力的患者，摆动上肢从一侧到另一侧，能帮助从仰卧到侧卧的翻身；④训练中可将身体重量作为阻力进行训练；⑤应在功能性体位下训练肌群。

功能性移动包括的活动有：①床上移动：滚动、仰卧及坐起，腿放到及离开床，从床一侧移向另一侧，从床头到床尾等的移动；②各种坐位下，用或不用滑板进行床与轮椅之间的转移；③进一步的转移：地板和轮椅、汽车转移、不用轮椅的移动及把轮椅放入汽车内；④一般性轮椅移动技巧：户内外驱动、不同地形、上锁、前轮抬起、自动扶梯使用、用轮椅上、下台阶等。

4. 行走的训练

行走的训练包括单纯站立、功能性行走、治疗性行走 3 种类型。完整的行走项目应包括如下技术：穿/脱支具、转移、行走的水平、从地板上起来、上下楼梯和斜坡、侧方行走和在不平的地面上行走。对于不完全损伤的患者行走训练应成为神经肌肉功能治疗项目的

一部分，对于完全损伤的患者，何时开始训练行走尚存在争议。一种方法认为初期开始训练行走；另一种认为完成了在轮椅水平康复几个月后，根据社区生活的需要再考虑行走问题。

功能性步行：有功能的步行应符合下述标准。①安全：即独立行走时稳定，不用他人帮助而且无须忧虑跌倒；②姿势基本正常；③不用步行框架等笨重的助行器；④站立时双手能游离作其他活动；⑤较不费力；⑥注意力不会过度集中在步行上，因而不影响将注意力集中在其他活动上；⑦心血管功能能够负担，表现为步行效率≥30%；⑧有一定的速度和耐力，即能连续走 5 分钟，并走过 550 m 左右。

功能性步行又有社区性和家庭性之分，社区性功能性步行的具体表现为有能力在家庭周围地区采购、散步、上公园、到附近医疗机构就诊等。对于 SCI 患者来说，符合下列标准即可认为达到社区功能性步行：①终日穿戴矫形器并能耐受；②能一次连续走 900 m 左右；③能上、下楼梯；④能独立进行 ADL 活动。除②外均能达到者，可列为家庭性功能性步行，即速度和耐力达条件；但在家中是可以胜任的。

治疗性步行：凡上述社区功能性步行的标准①至④均不具备，但可用 KAFO 及拐作短暂步行者，称为治疗性步行，$T_{3\sim12}$ 损伤患者的步行即属此类。治疗性步行虽无实用性，但有明显的治疗价值：①给患者以

能站能走的感觉，形成巨大的心理支持；②减小对坐骨结节等处的压迫，减少压疮发生的机会；③机体负重可防止骨质疏松的发生；④下肢活动改善血液淋巴循环；⑤减缓肌萎缩；⑥促进尿便排出；⑦减少对他人的依赖。因此，即便无功能也应积极练习。

可根据患者的具体情况如环境、动力等确定上述行走训练的具体目标。在使用支具时应特别注意患者的需要或环境中存在的障碍，帮助患者运用支具和助行器解决问题。

（六）日常生活功能训练

1. 四肢瘫

具有不同程度躯干和上肢障碍的四肢瘫患者，训练日常生活活动尤为重要。先训练在床上完成自理活动如吃饭、梳洗、上肢穿衣，然后再过渡到轮椅水平。如果可能，鼓励在床上完成下肢穿脱衣服，在他人帮助下完成洗澡，在洗澡椅上独立完成洗澡。为提高患者日常生活活动能力，可适当的运用一些辅助用具以补偿功能性缺陷和运动限制。

2. 截瘫

大多数的截瘫患者可独立完成修饰和个人卫生活动，首先在床上，然后在轮椅上。这些活动包括梳头、剃须、化妆、口腔卫生和剪指甲等。洗澡开始在床上有人帮助下进行，逐渐过渡到在洗澡椅上独立完成。随着平衡功能的改善，患者在穿衣方面将更加独立。下肢衣服的穿脱可能需要一些适当器具的帮助，最常用的有取物器械、穿衣棍、穿鞋用具及提腿带等。

（七）排尿功能障碍及康复护理

1. 常见排尿障碍

脊髓损伤后排尿障碍可立即表现出来，是脊髓损伤后早期处理的重要内容。主要的排尿障碍有：①脊髓休克期，此时患者的膀胱类型为无张力性膀胱，膀胱完全丧失神经支配，逼尿肌麻痹，内括约肌收缩、外括约肌松弛，膀胱无张力，无收缩功能，只能储尿，不能排尿。患者有明显尿潴留，膀胱高度充盈，容量扩充至 600～1 200 mL，存在大量残余尿。②休克期后，若脊髓反射中枢圆锥部或马尾遭到破坏，膀胱无感觉神经和运动神经支配，成为自主器官，无膀胱收缩，临床表现为膀胱膨胀，容量在600～1 000 mL，咳嗽、屏气、哭笑时出现无意识性渗溢性排尿或间歇性渗溢部分尿液，排尿不全，经常存在大量残余尿，极易发生泌尿系的反复感染。

若骶髓以上的脊髓损伤，骶髓排尿中枢完好，大脑和排尿髓中枢联系被阻断，脊髓反射中枢完全失去脊上反射中枢的控制，不能接受意识控制和调节，成为反射性膀胱。患者出现尿潴留，膀胱容量减小至 50～300 mL，膀胱胀满后只能通过低级排尿中枢的反射引起排尿，如下肢受到某种刺激时可反射性引起排尿，从而产生间歇不随意的反射性排尿。这种排尿仓促、不受意识控制、尿频、量少、多不完全，可有残余尿。

2. 护理措施

1）留置导尿：留置导尿能避免膀胱过度膨胀，改善膀胱壁血液循环，促进膀胱功能的恢复；但留置导尿管破坏了膀胱尿道的无菌状态，置管 24 小时，菌尿发生率为 50%；置管 96 小时后，菌尿发生率为 98%～100%，因此，使用时应慎重。以下情况适用留置尿导：重症和虚弱不能排空膀胱的患者；尿潴留或尿失禁（女性患者）；应用间歇性导尿术有困难；上尿路受损或膀胱输尿管反流患者。

留置导尿管后，细菌可沿导尿管周围及内腔进入膀胱形成菌尿，引起感染。为预防感染发生，必须严格遵守无菌技术；选择软硬合适、粗细适中、刺激性小、外径较细、易固定的硅胶气囊尿管；用闭式尿引流袋，引流袋置于膀胱水平以下，以避免尿液反流进膀胱，保持引流通畅；插管动作要轻柔，多用滑润剂避免刺激或损伤黏膜；尿袋每周更换 2 次，尿道口消毒 2 次/天，分泌物多时酌情增加次数，男患者可用无菌纱布包住龟头；嘱患者每日饮水 3 000 mL 以上，以加强尿路生理性冲洗作用；每周留中段尿监测尿路有无感染，如有感染可选用特异性冲洗液行膀胱冲洗；需要较长时间留置导尿时，可应用维生素 C、乌洛托品、萘啶酸等酸化尿液，抑制细菌生长；尿管留置时间应尽可能地短，膀胱功能开始恢复即可拔除。判断标准：肛门有收缩，即牵拉有气囊的导尿管时，伸入肛门的手指能感到肛门收缩，或挤压龟头或阴蒂时，肛门有收缩感；刺激肛门皮肤与黏膜交界处，肛门有收缩反应或并发 60 mL 无菌生理盐水由导尿管注入膀胱内，然后夹住的导尿管突然放开，盐水 1 分钟内排出。

留置导尿的合并症有：尿路感染；膀胱结石；慢性膀胱挛缩；阴茎、阴囊部并发症包括尿道脓肿、尿瘘、尿道狭窄、附睾及睾丸炎；血尿及膀胱痉挛；高位截瘫患者，因尿管堵塞、膀胱胀满，可诱发自主神经功能亢进。

2）间歇性导尿（intermittent catheterization，IC）及间断清洁导尿。

3）膀胱排尿训练：本章介绍脊柱脊髓损伤患者常用的膀胱训练方法。

（1）马尾圆锥以上损伤的尿潴留：通过训练膀胱达到平衡。

平衡膀胱指标：自动排尿不多于每 2 小时1 次；排尿后残留尿少于 100 mL。

训练方法：①间歇导尿（IC）：一昼夜间每 4 小时用 12～14 号导尿管导尿1 次；限制入液量，早、午、晚餐各 400 mL；10 am，4 pm，8 pm 各 200 mL，从 8 pm 至次日 6 am 不饮水，如两次导尿间能自动排出 100 mL的尿，且残留尿仅 300 mL 或更少时，可改为每 8 小时导尿一次；如两次导尿间能自动排出 200 mL 的尿，且残留尿少于 200 mL，可改为 8 小时导尿一次。达到平衡后，终止导尿。②耻骨上区轻叩法：用于骶髓以上损伤或病变引起逼尿肌反射亢进的患者。通过逼尿肌对牵拉反射的反应，经骶髓排尿中枢引起逼尿肌收缩。患者用手指轻叩耻骨上区，引起逼尿肌收缩而不伴尿道括约肌收缩，即可产生排尿。

（2）圆锥及以下损伤的尿潴留，通过治疗达到平衡膀胱。①刺激法：挤压阴茎区；牵拉阴毛；在耻骨联合上进行有节奏地拍打，拍 7～8 次，停 3 秒，反复进行 2～3 分钟；刺激直肠；进行电针刺激：第一组取三阴交、膀胱俞、委阳、下焦俞；第二组取水道，两组交替使用，通以较高频率的调制脉冲电流。②压迫法（crede）：适合于逼尿肌无力患者。先用指尖部对着膀胱进行深部按摩，可以增加膀胱张力。再把手指握成拳状，坐直，身体前倾，深吸气，闭住会厌，缩腹，用手四指压在脐下 3 cm 耻骨上方处，加大压力，引起排尿。改变加压方向，直至尿流停止。③屏气法（Valsalva 法）：增加腹部力量来提高膀胱压力并使膀胱颈开放而引起排尿的方法。患者身体前倾，快速呼吸 3～4 次延长屏气时间增加腹压，作一次深吸气，然后屏住呼吸，向下用力作排便动作。这样反复间断数次，直到没有尿液流出为止。④膀胱平衡标准：用本法可排出适当的尿；残留尿少于 150 mL；泌尿路无病理变化，即达平衡。

二、不同损伤平面的临床特征及康复护理措施

按照成人脊髓末端止于第一腰椎下端的解剖特点，脊髓损伤时椎节平面应该是颈椎＋1，上胸椎＋2，下胸椎＋3，腰髓位于 T_{10} 与 T_{12} 上半椎体，脊髓圆锥位于 T_{12} 与 L_1 椎体之间处。

椎骨有外伤存在，与脊髓受累节段多相一致，其定位依赖于详细的神经系统检查、X 线、CT 或 MRI 等检查，结合病史和临床表现，一般并不困难。但需注意的是如果损伤波及脊髓的大动脉时，则脊髓受累的实际节段明显高于受伤平面。因此，临床判定脊髓受累平面时，切忌仅凭 X 线平片来决定，以防片面。不同平面、部位脊髓损伤临床特征及康复措施如下。

（一）上颈髓损伤

上颈段主要指第 1、2 颈椎节段，为便于表达，现将颈髓分为 $C_{1\sim4}$ 及 $C_{5\sim8}$ 上下两段。$C_{1\sim4}$ 之间受损时，病情多较危笃，且死亡率高，约半数死于现场或搬运途中。

1. 临床与康复特点

患者面肌、咽喉肌的自主功能完好，而四肢肌、呼吸肌、躯干肌完全瘫痪。主要临床表现如下。

（1）呼吸障碍：多较明显，尤以损伤在最高位时，常死于现场。根据膈神经损伤的程度不同而表现为呃逆、呕吐、呼吸困难或呼吸肌完全麻痹等。患者自主呼吸功能多丧失，需用人工辅助呼吸维持生命。如需乘轮椅活动，需要有用舌或颏开关控制的带有呼吸机的电动轮椅。

（2）运动障碍：指头、颈及提高肩胛等运动受限，视脊髓受损程度不同而出现轻重不一的四肢瘫痪。肌张力多明显增高。

（3）感觉障碍：受损平面可出现根性痛，多表现在枕部、颈后部或肩部。在受损平面以下出现部分或完全性感觉异常，甚至消失。

(4)反射:深反射亢进;浅反射,如腹壁反射、提睾反射或肛门反射多受波及,并可有病理反射出现,如霍夫曼征、巴宾斯基征及掌颌反射等均有临床意义。

2.康复护理措施

(1)$C_{1\sim3}$节段损伤:训练坐在轮椅上的耐力;学习用舌、颏开关控制带呼吸机的电轮椅;学习控制可倾斜靠背的电动轮椅给臀部定期减压;患者可通过环境控制系统(environmental control unit,ECU)使生活达到部分自理。

(2)C_4节段损伤:患者能够自主呼吸和耸肩,并能完全控制头的活动。但由于肋间肌和腹肌功能不足,患者的呼吸储备仍然低下。因此,可训练患者使用口棍或头棍按下电源,在面板上做选择,使用气管式的气控开关控制 ECU,更有效和自如地使用上述电动轮椅,做力所能及的各种活动。

(二)下颈髓损伤

下颈髓损伤指$C_{5\sim8}$段颈髓受累。在临床上比较为多见,且病情较严重。

1.临床特点

(1)呼吸障碍:因胸部肋间肌受累而膈神经正常故呼吸障碍较轻,由于肋间肌麻痹而致呼吸储备低下。

(2)运动障碍:肩部以下的躯干和下肢完全瘫痪,受累局部呈下神经元性瘫痪,而其下方则为上神经元性,患者能完成肩关节外展、屈曲和伸展活动以及肘关节的部分屈曲活动,但这些运动是无力的,前臂及手部肌肉多呈萎缩状,患者不能推转轮椅,因此基本上不能自理生活,需他人大量的帮助。

(3)感觉障碍:根性痛多见于上臂以下部位,其远端视脊髓受累程度不同而表现为感觉异常或完全消失。

(4)反射:肱二头肌、肱三头肌及桡反射多受波及而出现异常。

2.康复护理措施

(1)C_5节段损伤:①训练使用轮椅和坐在轮椅上的耐力,学习利用上肢的移动功能,操纵杆式开关的电动轮椅,体力较差者需要使用气控轮椅,因C_5患者膈肌功能较好,气流可主动控制,通过吸管呼吸控制轮椅。此外,还要学会使用系于椅靠背柱子上的套索前倾臀部减压。②ADL训练:在他人帮助下,用屈肘功能,使上肢勾住帮助者的颈部,臀离坐位进行转移。双上肢伸进同定于轮椅靠背柱子上的环套,躯干前倾使臀部尽量离椅使坐骨区减压,学会应用前臂平衡支具和腕手支具。③训练患者在斜床上站立,逐渐增加斜床的角度,直到能站立为止。④训练残留肌的肌力,主要为三角肌、肱二头肌等的训练。通过滑轮、重锤进行减重的抗阻或渐进性抗阻训练、功能性电刺激、肌电生物反馈等治疗。

(2)C_6节段损伤:伸肘、屈腕、屈指及指内收、外展功能障碍。躯干和下肢完全麻痹,肋间肌受累,呼吸储备下降,仰卧位时清洁呼吸道需他人辅助。患者可以伸腕、屈肘,能独立驱动手轮圈改装的轮椅。

训练方法:①用手驱动手轮圈改装过的轮椅;②学会应用腕驱动抓捏支具补偿手的功能,这种支具是通过主动伸腕的机械驱动形成拇指与中、示指抓捏的动作;③同C_5损伤一样,训练患者的斜床站力,训练残留肌的肌力,肌力和耐力训练可用肌电生物反馈或一般中频电刺激,增强残存肌的肌力,也可用抗阻训练进行主动肌力训练;④训练患者坐位下臀部减压,防止坐骨结节区出现压疮;⑤利用滑板进行床一轮椅训练,因伸肘无力不能做撑起动作,需要利用头上的横木或框架进行训练或他人帮助训练;⑥对C_6损伤的患者一定要注意避免牵拉前臂屈肌,使手处于屈曲挛缩状态,主动伸腕产生指掌抓握的功能。

(3)C_7节段损伤:①患者能够握物,但握力极其微弱以及手不能捏;②下肢完全麻痹,可依靠轮椅行动;③呼吸储备仍低。

训练方法:①由于伸肘肌有力,可作撑起动作,因此可借助支撑物进行锻炼;②利用滑板作床一轮椅转移活动;③利用背阔肌训练器、人工训练器、重锤滑车等装置,训练三角肌、胸大肌、肱三头肌、背阔肌的肌力;④训练斜床站立。

(三)胸髓损伤

根据损伤节段不同而表现受累范围不同的运动及感觉障碍。

1.C_8～T_2节段损伤

(1)临床特点:C_8——上臂和前臂姿势正常,曲型爪形手;T_1——轻度爪形手;T_2——上肢功能正常但躯干控制无力，下肢完全瘫痪，呼吸储备不良，依靠轮椅行动，在轮椅上能独立，生活能自理。

(2)训练方法。①减压训练：坐位下可独立完成减压，由于能做撑起动作，坐位下使身体左右倾斜用力支撑，使坐骨结节区交替减压。②肌力和耐力训练：肌力训练应以主动练习为主。借助于弹簧、哑铃、滑轮加重锤以及其他可利用的训练器具，如等动训练器等，重点训练背阔肌、胸大肌、三角肌和肱三头肌，特别是背阔肌对身体的稳定及撑起时下压和固定肩胛有着重要的作用。③转移活动：患者经训练可以独立完成转移，包括床到轮椅、轮椅到汽车、驱动标准轮椅上下马路及轮椅后轮平衡等技巧较高的轮椅操作技能等，使用滑板更易完成转移动作。做轮椅与床转移时，将轮椅与床平行，前轮尽量靠近床，去掉床侧轮椅扶手，把滑板架于轮椅与床上，靠撑起动作，将臀部放在滑板上，再撑起向床移动，把双腿搬到床上，再从相反顺序依次做以上动作，由床向轮椅转移，但由轮椅到地板或由地板到轮椅转移，则需他人帮助。④倾斜床站立：将患者膝、骨盆、胸部用宽布带固定于简易或电动倾斜床上，而后逐渐直立，由于患者上肢可以伸屈肘，可在站立的同时做一些诸如投篮球之类的活动，在提高患者兴趣的同时，起到训练上肢的作用。

2. $T_{3\sim12}$节段损伤

(1)临床特点：上肢正常，躯干部分麻痹，损伤平面越向下肋间肌功能越好，下肢仍完全麻痹，但可训练患者站立和治疗性行走，只是必需使用腋杖、膝踝足矫形器(knee ankle foot orthosis，KAFO)。

(2)训练方法：①训练利用上肢力量搬动下肢，予以下肢按摩以及被动运动下肢各关节；②需要用双腋杖(拐)、腰背支架的辅助用具，然后在治疗师的辅助下，在双杠内进行站立平衡训练；③站立平衡稳定后，在治疗师辅助下练习迈步；④扶拐杖在屋内自我来回移动，并能将原放好的物品来回移动、整理、摆放好用过的东西。

(四)胸腰段或膨大部分损伤

主要表现为腰髓膨大部或稍上方处的脊髓受累。

1. 临床特点

(1)运动障碍：髋部以下多呈周围性瘫痪征，视脊髓损伤程度而表现为完全性或不全性瘫痪，轻者肌力减弱影响步态，重者双下肢呈软瘫状。

(2)感觉障碍：指髋部以下温觉、痛觉等浅感觉障碍，脊髓完全性损伤者，则双下肢感觉丧失。

(3)排尿障碍：因该节段位于排尿中枢以上，因此表现为中枢性排尿障碍，即呈间歇性尿失禁。膀胱在尿潴留情况下出现不随意反射性排尿，此与周围性排尿障碍有所差异。

2. 康复护理措施

(1) $L_{1\sim2}$节段损伤：生活能自理，能进行家庭性功能性步行。患者双上肢正常，呼吸肌完全正常，身体耐力好，躯干稳定，下肢大部分肌肉麻痹，可以完成 T_{12}脊髓损伤平面以上的全部活动，使用器具主要为腋杖、肘杖或手杖，KAFO 或踝足矫形器(ankle foot orthosis，AFO)训练功能性步行。

训练方法：①下肢各关节进行全范围被动运动，卧位做足蹬木板的支重运动。②在平行杠内由治疗师辅助训练矫形器具的使用，站位平衡。③扶床沿或扶拐杖(双腋杖)练习迈步和走路功能练习，即摆至步、摆过步或四点步训练。并逐渐增加难度，例如，在不平路面上、上下斜坡行走，跨越马路镶边石、进出站槛等，护理人员要给一定保护，并随时进行指导，及时纠正不正确步态。步行练习时要反复进行，宜循序渐进。④训练摔倒后重新站立及上下台阶。⑤户外活动为减少体力消耗，仍需使用轮椅。

(2) L_3 及其以下节段损伤：下肢仍有部分麻痹，利用手杖可做社区功能的步法，基本同 $L_{1\sim2}$节段损伤的训练方法。

(五)圆锥部脊髓损伤

该处位于脊髓的末端，呈锥状，故名。由于 T_{12}至 L_1 处易引起骨折，故此处脊髓损伤临床上十分多见，在损伤时主要表现为：①运动：多无影响；②感觉障碍：表现为马鞍区麻木、过敏及感觉迟钝或消失；③排尿障碍：因系排尿中枢所在地，如脊髓完全损伤，则因尿液无法在膀胱内滞留而出现小便失禁。如系不完全性损伤，括约肌尚保留部分作用，当膀胱充盈时出现尿液滴出现象，但在空虚时则无尿液滴出。其康复护理措施基本同 $L_{1\sim2}$节段损伤的训练方法。

(六)马尾受损

见于上腰椎骨折,临床上亦多见。其主要表现:①运动障碍:指下肢周围性软瘫征,其程度视神经受累状况差异较大,从肌力减弱到该支配肌肉的完全瘫痪;②感觉障碍:其范围及程度亦与运动障碍一致,除感觉异常外,常伴有难以忍受的根性痛;③排尿障碍:亦属周围性排尿障碍。其康复护理措施基本同腰1～2节段损伤的训练方法。

三、脊髓损伤的疗效评定

目前尚无统一的标准,依据患者治疗前后的ADL能力评分的改变来评定仍不失一种有效的办法。

(一)SCI患者ADL能力的等级

1.截瘫患者的ADL能力等级

截瘫患者由于上肢仍有功能,ADL活动多能完成,但由于他们下肢功能受损,步行能力是不健全的。对于他们的ADL评定,可采用修订的Barthel指数(MBI),但步行方面的分数不应考虑。因此,其评分的等级可采用下述的标准:①优:得分大于或等于70分;②中:25～69分;③差:得分小于25分。

2.四肢瘫患者ADL能力的等级

四肢瘫患者由于四肢均难于活动,不宜用MBI等量表评定,需用后述的四肢瘫功能指数(QIF)评定,其能力等级:①优:得分大于50分;②中:25～50分;③差:得分小于25分。

(二)根据ADL能力变化作出的疗效评定

1.显著有效

疗后ADL评分比疗前增加一整级者,即疗前级别为差或中,但疗后升为中或优者。

2.有效

疗后ADL评分较疗前虽有增加,但达不到升一整级的水平。

3.无效

疗后ADL评分与疗前无差别。

4.恶化

疗后ADL评分较疗前减少者。

(程银花)

第十五节　骨盆骨折

一、基础知识

在多发性损伤中,骨盆骨折多见。除颅脑损伤外,骨盆骨折也是常见的致死原因,其死亡率可高达20%。主要致死原因是由血管损伤引起的难以控制的大出血,以及并发的脂肪栓塞;或由于腹内脏器、泌尿生殖道损伤和腹膜血肿继发感染所产生的严重败血症和毒血症。骨盆骨折合并神经损伤,日后也可能影响患者的肢体、膀胱、直肠功能和性功能。故骨折脱位的早期复位固定,辅以正确的护理,不仅有助于控制出血,减少并发症,也有利于功能康复。

(一)解剖生理

1.骨盆

骨盆是由骶骨、尾骨和两侧髋骨(髂骨、耻骨和坐骨)连接而成的坚强骨环,形如漏斗。两髂骨与骶骨构成骶髂关节,髋臼与股骨头构成髋关节,两侧耻骨借纤维软骨构成耻骨联合,三者均有坚强的韧带附着。骨盆是躯干与下肢连接的桥梁,有承上启下、保护盆腔脏器和传递重力的功能。骨盆分为前后两部,后方有两个负重的主弓：一是在站立位时由两侧髋臼斜行向上通过髂骨增厚部到达骶髂关节与对侧相交而成，称骶股弓(图 9-16)，此弓站立时支持体重；二是由两侧坐骨结节向上经髋骨后部至骶髂关节与对侧相交而成，称骶坐弓(图 9-17)，在直立位或坐位时承受体重。此二弓较坚固，不易骨折。前方上下各有 1 个起约束稳定作用的副弓，称连接弓，由双侧耻骨相连合，上束弓经耻骨体及耻骨上支，防止骶股弓分离；下束弓经耻骨下支及坐骨下支，支持骶坐弓，防止骨盆向两侧分开。副弓远不如主弓坚强有力，受外伤时副弓必会先分离或骨折。当负重主弓骨折时，副弓大多同时骨折(耻骨联合分离时可无骨折)。

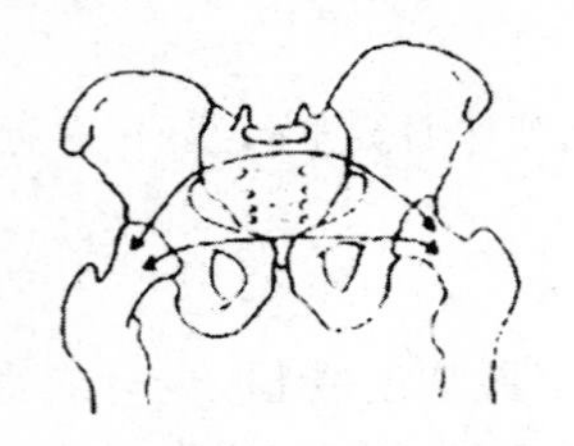
图 9-16 骶股弓

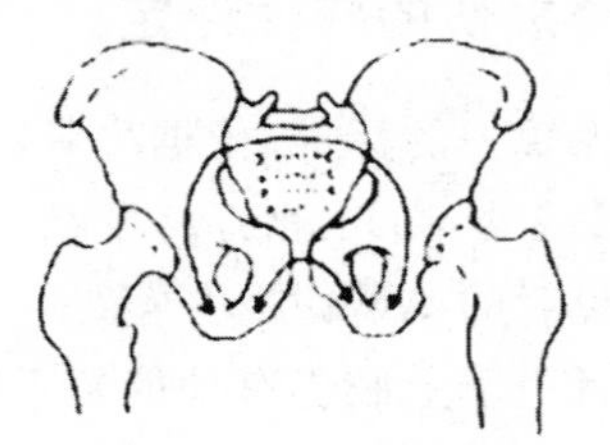
图 9-17 骶坐弓

2. 骨盆外围

骨盆外围是上身与下肢诸肌的起止处，如后方有臀部肌肉附着(臀大、中、小肌)；坐骨结节处有二头肌、半腱肌、半膜肌附着；缝匠肌起于髂前上棘，股直肌抵止于髂前下棘；在耻骨支、坐骨支及坐骨结节处有内收肌群附着；骨盆的上方，在前侧有腹直肌、腹内斜肌、腹横肌分别抵止于耻骨联合及耻骨结节和髂嵴上；在后侧有腰方肌抵止于髂嵴。这些肌肉的急骤收缩均可引起附着点的撕脱骨折，同时也是骨盆骨折发生移位的因素之一。

3. 盆腔内

盆腔内的主要血管与骨盆的关系密切，耻骨上支前后方各有髂外动、静脉及闭孔动、静脉经过，耻骨下支、坐骨支内缘有阴部内动、静脉经过，当耻骨、坐骨骨折或耻骨联合分离时，上述血管由于贴近骨面易受损伤；髋臼窝处有闭孔动、静脉经过，髋臼骨折或中心型脱位时可伤及此血管；骨盆后段的骶髂关节周围有髂内动、静脉及其主要分支，如臀上动、静脉经坐骨切迹到髂骨后面，骶外侧动脉走在骶骨前面，髂腰动、静脉越过骶髂关节到髂骨前面，髂内动、静脉壁支紧靠盆壁行走，此段血管排列稠密，骨折时常引起损伤，若伴骶髂关节脱位则髂腰动、静脉的分支最易撕裂；骨盆对盆腔内的内脏器官和组织(如膀胱、直肠、输尿管、性器、血管和神经)有保护作用，严重的骨盆骨折除影响负重功能外，常引起血管神经的损伤，尤其是大量出血会造成休克；盆腔脏器破裂可造成腹膜炎而危及生命。

(二)病因

骨盆骨折多由强大的外力所致，也可通过骨盆环传达暴力而发生他处骨折，如车轮辗轧碰撞、房屋倒塌、矿井塌方、机械挤压等外伤所造成。由于暴力的性质、大小和方向的不同，常可引起各种形式的骨折或骨折脱位。

(1)前后方向的暴力主要作用于骶骨和耻骨，在外力作用下，骨盆前倾，既增加了负重弓前份的宽度，又使骶髂关节接触面更加紧密，加之其后部有非常坚强的韧带，故常造成耻骨下支双侧骨折、耻骨联合分离，并发骶髂关节脱位、骶骨骨折和髂骨骨折等，引起膀胱和尿道损伤。

(2)侧方暴力挤压骨盆，可造成耻骨单侧上下支骨折或坐骨上下支骨折、耻骨联合分离、骶髂关节分离、骶骨纵形骨折、髂骨翼骨折。

(3)间接传导暴力经股骨头作用于髋臼时，还可引起髋臼骨折，甚至发生髋关节中心型脱位，与骶髂关节平行的剪式应力则可导致该关节的后上脱位。

(4)牵拉伤，如急剧的跑跳，肌肉强力收缩，则会引起肌肉附着点撕脱性骨折，常发生在髂前上棘和坐骨结节处。

(5)直接暴力，如由高处坠落，滑倒臀部着地，可引起尾骨骨折或脱位、骶骨横断骨折。

（三）分类

骨盆骨折的严重性，取决于骨盆环的破坏程度以及是否伴有盆腔内脏、血管、神经的损伤。因此，在临床上可将骨盆骨折分为两大类：即稳定型和不稳定型。

1. 稳定型骨折

稳定型骨折指骨折线走向不影响负重，骨盆整个环形结构未遭破坏，其中包括不累及骨盆环的骨折如髂骨翼骨折，一侧耻骨支或坐骨支骨折，髂前上、下棘或坐骨结节处撕脱骨折，骶骨裂纹骨折或尾骨骨折脱位（图 9-18）。

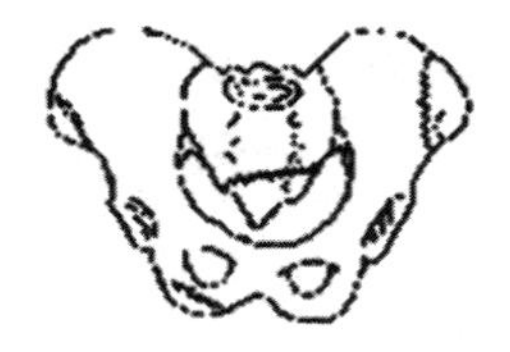
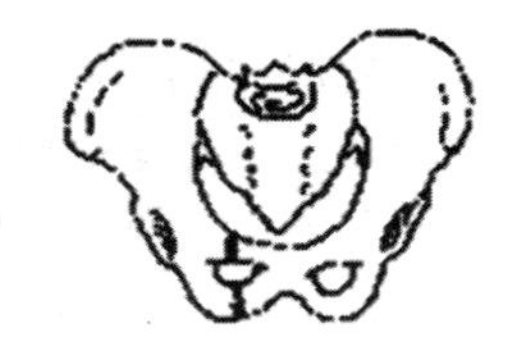

图 9-18　稳定性骨折

2. 不稳定型骨折与脱位

不稳定型骨折与脱位指骨盆环的连接性遭到破坏，至少有前后两处骨折或骶髂关节松弛、脱位、骨折错位、骨盆变形，如耻骨或坐骨上、下支骨折伴耻骨联合分离，耻骨或坐骨上、下支骨折伴骶髂关节错位，耻骨联合分离并伴骶髂关节错位等（图 9-19）。上述骨折共同的特点是不稳定性。骨折同时发生在耻骨及髂骨部，将骨盆纵向分裂为两半，半侧骨盆连同下肢向后上移位，造成畸形和肢体短缩，导致晚期活动和负重功能严重障碍，而且常伴有其他骨折或内脏损伤，尤以尿道、膀胱损伤多见。也可发生盆腔大血管或肠道损伤，产生严重后果。治疗时需要针对不同情况进行处理。

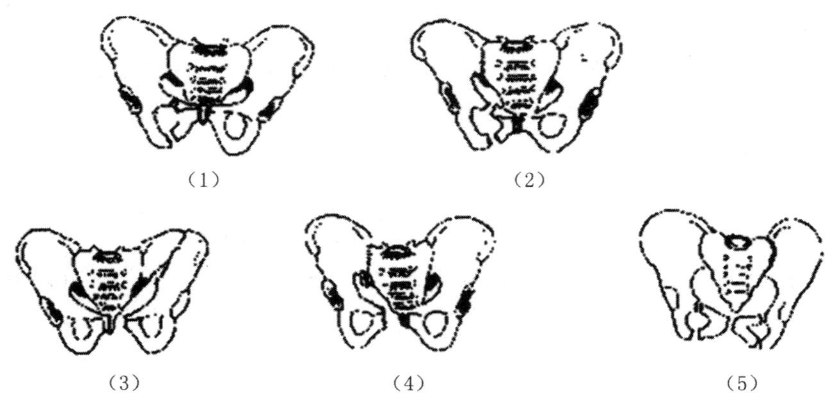

图 9-19　骨盆不稳定型骨折与脱位

(1)一侧耻骨上下支骨折合并耻骨联合分离；(2)一侧耻骨上下支骨折合并同侧骶髂关节脱位；
(3)髂骨翼骨折合并耻骨联合分离；(4)单侧骶髂关节脱位合并耻骨联合分离；
(5)双侧耻骨上下支骨折合并骶髂关节脱位。

（四）临床表现

有明显的外伤史，伤后局部疼痛、肿胀、瘀斑。骨盆骨折多由强大暴力造成，可合并有膀胱、尿道、直肠及血管神经损伤而造成大出血。因此，常有不同程度的休克表现。单处骨折骨盆环保持完整者，除局部有压痛外，多无明显症状。其他较重的骨折，如骨盆环的完整性被破坏，患者多不能翻身、坐起或站立，下肢移动时疼痛加重，局部肿胀、皮下瘀斑及压痛明显。在骶髂关节脱位时，患侧髂后上棘较健侧明显凸起，并较健侧为高，与棘突侧间距离也较健侧缩短，从脐到内踝的长度也是患侧缩短。交叉量诊对比测量两侧肩峰至对侧髂前上棘之间的距离，可发现变短的一侧骶髂关节错位或耻骨联合分离，或骨折向上移位。骨盆挤压试验和分离试验时，在骨折处出现疼痛。尾骨骨折或脱位可有异常活动和纵向挤压痛，肛门指诊能摸到向前移位的尾骨。X 线检查可显示骨折类型和移位情况，可摄左、右 45°斜位片及标准前后位片，必要时做 CT 检查。

二、治疗原则

(一)稳定性骨盆骨折的治疗

1. 单纯前环耻骨支、坐骨支骨折

不论单侧或双侧,除个别骨折块游离突出于会阴部皮下,需手法推挤到原位,以免影响坐骑之外,一般不需整复。卧硬板床休息,对症治疗,3～4 周即可下床活动。

2. 撕脱性骨折

需改变体位,松弛牵拉骨折块的肌肉,有利于骨折块的稳定和愈合。如髂前上、下棘撕脱骨折,可在屈膝屈髋位休息,3～4 周即可下床活动。坐骨结节骨折,可在伸髋屈膝位休息,4～6 周下床锻炼。

3. 尾骨骨折移位

可通过肛门内整复,如遗留疼痛或影响排便者,可进行切除术。

(二)不稳定性骨折的治疗

对不稳定性骨折的治疗,关键在于整复骶髂关节脱位和骨盆骨折的变位,最大限度地恢复骨盆环的原状。治疗方法应根据骨折脱位的不同类型,采取相应手法,配合单相或双相牵引,或用外固定架、石膏短裤、沙袋垫挤等综合措施来保证复位后的稳定和愈合。

(1)单纯耻骨联合分离,分离轻者用侧方对挤法使之复位,两侧髂骨翼外侧放置沙袋保持固定。分离宽者,用上法复位后再用布兜悬吊以维持对位,或用多头带固定即可。

(2)骶髂关节脱位合并骶骨骨折或髂骨翼骨折,半侧骨盆向上移位而无髂翼内、外翻者,可在牵拉下手法复位,并配合同侧髁上牵引或皮牵引,重量 10～15 kg。维持牵引重量不宜过早减轻,以免错位。8 周后拆除牵引,下床锻炼。

(3)骶髂关节脱位并伴髂翼骨折外翻变位者,手法复位后给单向下肢牵引即可。

(4)髂翼骨折外翻变位伴耻骨联合分离,骶髂关节往后上脱位者,可用骨盆夹固定;耻骨上、下支或坐骨上、下支骨折伴同侧骶髂关节错位,或耻骨联合分离并一侧骶髂关节错位者,复位后多不稳定,除用多头带固定外,患肢需用皮牵引或骨牵引,床尾抬高;如错位严重进行骨牵引者,健侧需用一长石膏裤做反牵引,一般牵引时间为 6～8 周。

(5)髋臼骨折伴股骨头中心型脱位,采用牵伸扳拉复位法和牵引复位法。牵引固定 6～8 周方可解除。

三、护理

(一)护理要点

(1)骨盆骨折一般出血较多,且多伴有休克征象。急诊入院时,病情急,变化快。接诊人员首先应迅速、敏捷、沉着冷静地配合抢救,及时测量血压、脉搏以判断病情,同时输氧、建立静脉通道,并备好手套、导尿包、穿刺针等,以便待病情稳定后配合医生检查腹部、尿道、会阴及肛门。若有膀胱、尿道、直肠、血管损伤需要紧急手术处理者,护士应迅速做好术前准备:备皮、留置尿管、配血、抗休克、补充血容量、做各种药物过敏试验。操作时动作要轻柔,以免加重损伤,同时要给患者以心理安慰,解除其紧张恐惧情绪。对病情较轻者,除密切观察生命体征的变化外,还要注意腹部、排尿、排便等情况,警惕隐匿性内脏损伤发生。

(2)牵引治疗期间,要观察患者的体位、牵引重量和肢体外展角度,保证牵引效果,要将患者躯干、骨盆、患肢的体位联系起来观察。要求躯干要放直,骨盆要摆正,脊柱与骨盆要垂直。同时要注意倾听患者的主诉,如牵引针眼疼痛、牵引肢体麻木、足部背伸无力等,警惕因循环障碍而导致的缺血性痉挛,或因腓总神经受压而致的足下垂发生。

(3)预防并发症:长期卧床患者要加强基础护理,预防褥疮及呼吸、泌尿系统并发症发生。尤其是年老体弱者,长期卧床,呼吸变浅,分泌物不易排出,容易引起坠积性肺炎及排尿不全、尿渣沉淀。因此要鼓励患者加强深呼吸,促进血液循环。病情允许者,可利用牵引架向上牵拉抬起上身,有助于排净膀胱中尿液。

（二）护理问题

（1）有腹胀、排便困难或便秘的可能。

（2）有发生卧床并发症的可能。

（3）活动受限，自理能力下降。

（4）有骨折再移位的可能。

（5）患者体质下降。

（6）不了解功能锻炼方法。

（三）护理措施

（1）由于腹膜后血肿的刺激，造成肠麻痹或自主神经功能紊乱，可导致腹胀、排便困难或便秘，加之患者长期卧床，肠蠕动减弱，也可引起便秘。具体措施：①鼓励患者多食富含粗纤维的蔬菜、水果，必要时服用麻仁润肠丸、果导片等缓泻剂。②在排除内出血情况下，可进行腹部热敷，并做环形按摩，以促进肠蠕动。按摩时动作要轻柔，不可用力过猛过重。③通过暂禁食，肛管排气，必要时进行胃肠减压以减轻肠胀气，逐步恢复胃肠功能。

（2）骨盆骨折后需要牵引、固定，故卧床时间长，易发生褥疮、肺部及泌尿系统感染等并发症，应予以积极预防。

（3）由于骨折的疼痛或因牵引固定，患者活动功能明显受到限制，给生活起居带来诸多不便。具体措施：①对于轻患者或有急躁情绪者，应讲明卧床制动的重要性和必要性，以及过早活动的危害，取得患者的配合。②主动关心患者，帮助患者解决饮食、生活起居所需，鼓励患者要安心养病。

（4）预防骨折再移位的发生。具体措施：①每日晨晚间护理时，检查患者的卧位与牵引装置，及时调整患者因重力牵引而滑动的体位、外展角度，保证脊柱放直，骨盆摆正，肢体符合牵引力线。②指导并教会患者床上排便的方法，避免因抬臀坐便盆而致骨折错位。③告知患者保持正确卧位的重要性，以及扭动、倾斜上身的危害，以取得配合。

（5）因出血量多，卧床时间长，气虚食少、营养不足而致患者体质下降。具体措施：①做好饮食指导，给高热量、高营养饮食，早期宜食清淡的牛奶、豆腐、大枣米汤，水果和蔬菜，后期给予鸡汤、排骨汤、牛羊肉、核桃、桂圆等。②每日做口腔护理2次，以增进食欲。③病情稳定后，可指导患者床上练功活动，如扩胸、举臂等上肢活动，以促进血液运行，增强心肺功能；每日清晨醒后做叩齿、鼓漱、咽津，以刺激胃肠蠕动。

（6）指导功能锻炼。①无移位骨折。单纯耻骨支或髂骨无移位骨折又无合并伤，仅需卧床休息者，取仰卧与侧卧交替（健侧在下）。早期可在床上做股四头肌舒缩和提肛训练以及患侧踝关节跖屈背伸活动。伤后1～2周可指导患者练习半坐位，做屈膝屈髋活动。三周后可根据患者情况下床站立、行走，并逐渐加大活动量。四周后经拍片证明临床愈合者可练习正常行走及下蹲。②对耻骨上、下支骨折合并骶髂关节脱位，髂骨翼骨折或骶髂关节脱位合并耻骨联合分离者，仰卧硬板床。早期可根据情况活动上肢，忌盘腿、侧卧，以防骨盆变形。2周后可进行股四头肌等长收缩及踝关节的跖屈背伸活动，每日2次推拿髌骨，以防关节强直。4周后可做膝、髋关节的被动伸屈活动，动作要缓慢，幅度由小到大，逐渐过度到主动活动。6～8周去除固定后，可先试行扶拐不负重活动，经X线摄片显示骨折愈合后，可逐渐练习扶拐行走。

（四）出院指导

（1）轻症无移位骨折回家疗养者，要告知患者卧床休息的重要性，禁止早期下床活动，防止发生移位。

（2）对耻骨联合分离而要求回家休养的患者，要教会其家属正确使用骨盆兜，或掌握沙袋对挤的方法以及皮肤护理和会阴部清洁的方法，防止压疮和感染，禁止侧卧。

（3）临床愈合后出院的患者，要继续坚持功能锻炼。

（4）加强营养，以补虚弱之躯，促进早日康复。

（宋亚美）

第十六节　肩关节脱位

一、基础知识

（一）解剖生理

肩关节由肩胛骨的关节盂与肱骨头构成，为上肢最大最灵活的关节。关节盂周缘有盂唇，略增加关节盂的深度。关节囊在肩胛骨附着于关节盂的周缘，肱骨则附着于解剖颈。肩关节囊薄而松弛，囊的上部有韧带，囊的后部和前方有肌肉，以增强联结。此外，关节腔内有肱二头肌腱通过，经结节间沟出关节囊。在肩关节的上方还有喙肩韧带和肌肉，最为薄弱，因此，临床上常见的肩关节脱位以前下方脱位最常见，好发于青壮年，在全身关节脱位中居第 2 位。肩关节在冠状轴上可做屈、伸运动；矢状轴上可做内收、外展运动；垂直轴上可做内旋、外旋运动，此外还可做旋转运动。

（二）病因

肩关节脱位多由间接暴力所致，当跌倒时手掌或肘部撑地，肩关节外展、外旋，使肩关节前方关节囊破裂，肱骨头滑出肩胛盂而脱位。肩关节脱位的主要病理改变是关节囊撕裂和肱骨头移位。

（三）分类

肩关节脱位分为前脱位、后脱位、下脱位和盂上脱位，以前脱位多见。前脱位根据肱骨头的位置可分为喙突下脱位、盂下脱位和锁骨下脱位。脱位时可合并肱骨大结节撕脱骨折。

1. 喙突下脱位

患者侧向跌倒，上肢呈高度外展、外旋位，手掌或肘部着地，地面的反作用力由下向上，经手掌沿肱骨纵轴传递到肱骨头，肱骨头向肩胛下肌与大圆肌的薄弱部分冲击，将关节囊的前下部顶破而脱出，加之喙肱肌等的痉挛，将肱骨头拉至喙突下凹陷处，形成喙突下脱位。

2. 锁骨下脱位

在形成喙突下脱位的同时，若外力继续作用，肱骨头可被推至锁骨下部，形成锁骨下脱位。

3. 胸腔内脱位

若暴力强大，则肱骨头可冲破肋骨进入胸腔，形成胸腔内脱位。

（四）临床表现

1. 症状

患肩疼痛、肿胀、功能障碍，患者不敢活动肩关节。

2. 体征

三角肌塌陷，肩部失去正常轮廓，成方肩畸形，关节盂空虚，在关节盂外可触及肱骨头。搭肩试验阳性，即患侧手掌搭于健侧肩部时，肘部不能紧贴胸壁。如果肘部紧贴胸壁，患侧手掌无法搭于健侧肩部，而正常情况下则可以做到。

3. X 线检查

能明确脱位的类型及有无合并骨折。

二、治疗原则

新鲜肩关节脱位，一般采用手法复位，肩部“∞”字绷带贴胸固定即可；大结节骨折，腋神经及血管受压，往往可随脱位整复使骨折复位，血管神经受压解除；陈旧性脱位先试行手法复位，若不能整复，则根据年龄、职业及其他情况，考虑做切开复位；合并肱骨外科颈骨折，新鲜者，可先试行手法复位；若手法复位不成功或陈旧者，应考虑切开复位内固定；习惯性脱位，可做关节囊缩紧术。

（一）手法复位

一般在局麻下行手法复位，复位手法有：牵引推拿法、手牵足蹬法、拔伸托入法、椅背整复法、膝顶推拉法、牵引回旋法等。临床最常用的为手牵足蹬法和牵引回旋法。

（二）固定

复位后，一般采用胸壁绷带固定，将肩关节固定于内收、内旋位，肘关节屈曲 90°～120°，前臂依附胸前，用绷带将上臂固定在胸壁，前臂用颈腕带或三角巾悬吊于胸前、腋下。患侧腋下及肘部内侧放置纱布棉垫，固定时间为 2～3 周，如合并撕脱骨折，可适当延长固定时间。肩关节后脱位不能用腕颈带悬吊。悬吊即又脱位，需用外展石膏管型或外展支架将患肢固定于肩关节外展 80°、背伸 30°～40°的位置，肘关节屈曲位 3～4 周。

（三）功能锻炼

固定期间须活动腕部与手指，解除固定后，鼓励患者主动进行肩关节各方向活动的功能锻炼。

三、护理

（一）护理问题

（1）焦虑：与自理能力下降有关。

（2）疼痛。

（3）知识缺乏：缺乏有关功能锻炼的方法。

（二）护理措施

1.对自理能力下降的防护措施

（1）护理人员应热情接待患者，关心体贴患者，消除其紧张恐惧心理，使患者尽快进入角色转位，以利配合治疗。

（2）患者固定后，生活很不方便，护理人员应帮助患者生活所需，真正做到“急患者所急，想患者所想”。

（3）加强饮食调护，宜食易消化、清淡且富有营养之品，忌食辛辣之物。

2.疼痛护理

（1）给予活血化瘀、消肿止痛药物：如内服舒筋活血汤、活血止痛汤或筋骨痛消丸等，外敷活血散、消定膏等。

（2）分散患者注意力，如听一些轻松愉快的音乐或针刺止痛等，必要时口服止痛药物。

3.指导患者功能锻炼

（1）向患者介绍功能锻炼的目的和方法，尤其是老年人，以提高其对该病的认识，取得合作。

（2）固定后即鼓励患者做手腕及手指活动：新鲜脱位 1 周后去绷带，保留三角巾悬吊前臂，开始练习肩关节前屈，后伸运动；2 周后去除三角巾，开始逐渐做有关关节向各方向的主动功能锻炼，如手拉滑车、手指爬墙等运动，并配合按摩理疗等，以防肩关节周围组织粘连和挛缩，加快肩关节功能恢复。

（3）在固定期间，禁止做上臂外旋活动，以免影响软组织修复；固定去除后，禁止做强力的被动牵拉活动，以免造成软组织损伤及并发骨化性肌炎。

（4）陈旧性脱位，固定期间应加强肩部按摩理疗。

（宋亚美）

第十七节　肘关节脱位

全身大关节中，肘关节脱位的发生率相对低，约占总发病数的 1/5。脱位后如不及时复位，容易导致前臂缺血性痉挛。

一、病因与脱位机制

肘关节脱位可有后脱位、外侧方脱位、内侧方脱位和前脱位，其中后脱位最常见（见图 9-20），多为间接暴力所致。摔倒时前臂旋后位手掌撑地，由于肱骨滑车横轴线向外倾斜，使所传达的暴力达到肘部时转成肘外翻及前臂旋后过伸的应力，尺骨鹰嘴突在鹰嘴窝内呈杠杆作用，导致尺桡骨近端同时被推向后外侧，产生后脱位。肘前关节囊及肱前肌撕裂，后关节囊及内侧副韧带损伤，可合并肱骨内上髁骨折、正中神经和尺神经损伤。晚期可发生骨化性肌炎。

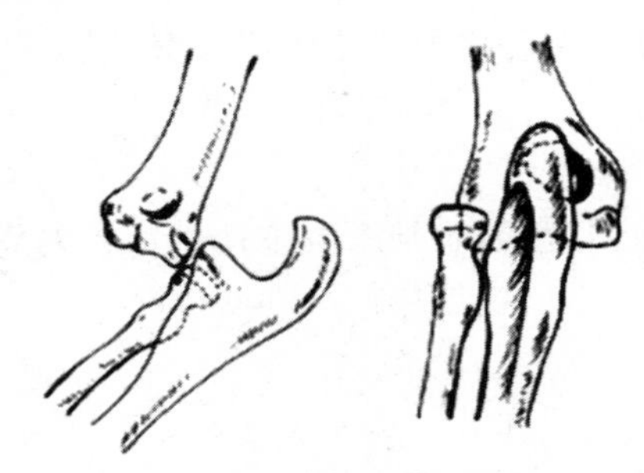

图 9-20　肘关节后脱位

二、临床表现

（一）一般表现

伤后局部疼痛、肿胀、功能和活动受限。

（二）特异体征

1. 畸形

肘后突，前臂短缩，肘后三角相互关系改变，鹰嘴突出内外髁，肘前皮下可触及肱骨下端。

2. 弹性固定

肘处于半屈近于伸直位，屈伸活动有阻力。

3. 关节窝空虚

肘后侧可触及鹰嘴的半月切迹。

（三）并发症

脱位后，由于肿胀而压迫周围神经血管。后脱位时可伤及正中神经、尺神经、肱动脉。

1. 正中神经损伤

成“猿手”畸形，拇指、示指、中指感觉迟钝或消失，不能屈曲，拇指不能外展和对掌。

2. 尺神经损伤

成“爪状手”畸形，表现为手部尺侧皮肤感觉消失，小鱼际及骨间肌萎缩，掌指关节过伸，拇指不能内收其他四指不能外展及内收。

3. 动脉受压

患肢血循环障碍，表现为患肢苍白、发冷、大动脉搏动减弱或消失。

三、实验室及其他检查

X 线检查用以证实脱位及发现合并的骨折。

四、诊断要点

有外伤史，以跌倒手掌撑地最常见，根据临床表现和 X 线检查可明确诊断。

五、治疗要点

（一）复位

一般均能通过闭合方法完成复位。助手沿畸形关节方向对前臂和上臂作牵引和反牵引，术者从肘后用双手握住肘关节，以指推压尺骨鹰嘴向前下，同时矫正侧方移位，助手在复位过程中配合维持牵引并逐渐屈肘，出现弹跳感则表示复位成功。

（二）固定

用长臂石膏或超关节夹板固定肘关节于功能位，3周后去除固定。

（三）功能锻炼

要求主动渐进活动关节，避免超限和被动牵拉关节。固定期间，可主动伸掌、握拳、屈伸手指等，去除固定后练习肘关节屈伸旋转以利功能恢复。

六、护理要点

（一）固定

注意观察固定的正确有效，固定期间保持肘关节的功能位，不可随意放松。

（二）保持清洁、平整

肘关节周围皮肤保持清洁，石膏夹板内衬物保持平整。

（三）指导活动

指导患者活动患侧掌指，按摩患肢，防止肌肉萎缩。（宋亚美）

第十八节　髋关节脱位

一、基础知识

（一）解剖生理

髋关节是由股骨头和髋臼构成，股骨头呈球形，约占圆球的2/3，股骨头的方向朝向上、内、前方；髋臼为半球形，深而大，能容纳股骨头的大部分，属杵臼关节，其关节面部分是马蹄形，覆以关节软骨，周围有坚强的韧带及肌肉保护，结构稳固，脱位的发生率较低。髋关节是全身最深最大的关节，也是最完善的球窝关节（杵臼关节），髋关节位于全身的中间部分，其主要功能是负重和维持相当大范围的活动。因此，髋关节的特点是稳定、有力而灵活，当髋部损伤时，以上功能就会丧失或减弱。

（二）病因

髋关节脱位多由强大的外力作用导致，且致伤暴力多为杠杆暴力、传导暴力、旋扭暴力等间接暴力。

（三）分类

按股骨头脱位后的位置可分为后脱位、前脱位和中心脱位，其中以后脱位最为常见。当髋关节屈曲或屈曲内收时，暴力从膝部向髋部冲击，使股骨头穿出后关节囊；或者在弯腰工作时，重物砸于腰骶部，使股骨头向后冲破关节囊，造成髋关节后脱位。

（四）临床表现和诊断

1.症状

患侧髋关节疼痛，主动活动功能丧失，被动活动时引起剧痛。

2.体征

患侧下肢呈屈曲、内收、内旋和短缩畸形，臀后隆起，可触及脱位的股骨头。

3. X线检查

可了解脱位及有无合并髋臼或股骨头骨折。

二、治疗原则

(一)复位

1. 手法复位

在全麻或腰麻下进行手法复位，力争在24 h内复位，常用的复位方法有提拉法和旋转法。

2. 手术复位

对闭合复位失败者应采用手术切开复位加内固定。

(二)固定

复位后置下肢于外展中立位，皮肤牵引3～4周。

(三)功能锻炼

制动早期，应鼓励患者进行患肢肌肉等长收缩锻炼，以后逐步开始关节的各方向活动锻炼。

三、护理

(一)护理问题

(1)肿胀。

(2)疼痛。

(3)有患肢感觉运动异常的可能。

(4)有患肢血液循环障碍的可能。

(5)有发生意外的可能。

(6)有髋关节再脱位的可能。

(7)知识缺乏：缺乏有关功能锻炼的知识。

(二)护理措施

(1)髋关节前脱位尤其是前上方脱位时，股骨头可挤压致损伤股动、静脉，所以应密切观察患肢末梢血液循环情况。

(2)当股骨头后脱位时，易顶撞、牵拉或挤夹坐骨神经，因此，应注意观察患肢感觉、运动情况。

(3)经常观察患肢髋部畸形是否消失，两下肢是否等长，预防发生再脱位。

(4)如进行切开复位者，应注意观察伤口渗血情况，如渗血较多，应及时更换敷料。同时应严密观察生命体征的变化，为治疗提供依据。

(5)固定开始即嘱患者做股四头肌的收缩运动，加强功能锻炼，并经常督促检查，使其积极配合。

(6)保持有效的牵引固定，防止再脱位。

(7)牵引固定期间，应指导患者进行股四头肌等长收缩，同时，可配合手指推拿髌骨的锻炼，以防膝关节僵硬。

(8)解除固定后，指导患者进行髋关节自主功能锻炼并按摩活筋，可持拐下床行走，但不宜过早负重。

(三)出院指导

(1)继续加强髋关节功能锻炼，以促使关节早日恢复正常活动度。

(2)股骨头脱位后有发生缺血性坏死的可能，因此患肢不宜过早负重。3个月后拍片复查，证实股骨头血循环良好，再逐渐负重行走。

(3)不能从事站立和过多行走的工作，5年内应定期拍X线片复查，如发现有股骨头无菌性坏死或骨性关节炎征象，应尽早接受治疗。

(宋亚美)

第十九节　膝关节脱位

膝关节脱位，中医无相应病名，膝关节外伤性脱位不多见，但损伤的严重程度和涉及组织之广，居各类关节损伤之首。近年其发病率有明显增长趋势，多为高能量创伤所致。

膝关节是人体最复杂的关节，其骨性结构由股骨远端、胫骨近端和髌骨构成。膝关节缺乏球与窝，仅胫骨内、外髁关节面轻度凹陷。缺乏骨结构的自然稳定性，关节的稳定主要靠周围软组织来维持。

膝关节囊宽阔松弛，各部厚薄不一，周围有许多韧带。主要有前方的髌韧带，两侧的胫侧副韧带及腓侧副韧带，可防止膝关节向前及侧方移动。关节腔内有前、后交叉韧带，可防止胫骨的前、后移位。膝部前方有股四头肌，外侧有股二头肌，髂胫束止于腓骨小头等，其中尤以股四头肌及内侧韧带对稳定膝关节起重要作用（图 9-21）。

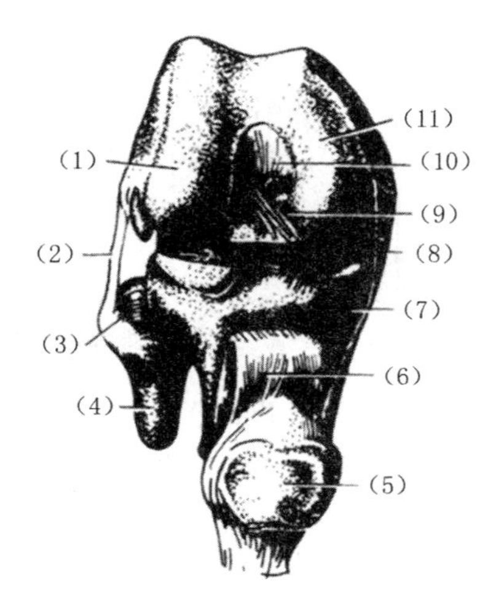

图 9-21　膝关节及其周围结构

(1)外侧髁；(2)腓侧副韧带；(3)腓骨头韧带；(4)腓骨；(5)髌骨；(6)髌韧带；
(7)胫侧副韧带；(8)膝横韧带；(9)前交叉韧带；(10)后交叉韧带；(11)内侧髁

膝关节后方的腘窝内，由浅入深走行有胫神经、腘静脉及腘动脉，在膝关节脱位时，上述血管神经有可能受到损伤。

膝关节的稳定性，主要依靠关节周围坚强的软组织来维持，在遭受强大暴力发生脱位时，可并发关节周围软组织损伤，甚至出现骨折及血管神经损伤。当合并腘动脉损伤时，若诊治不当，有导致下肢截肢的危险，必须高度重视。

一、病因病机

膝关节脱位多由强大的直接暴力或间接暴力引起，以直接暴力居多。如从高处跌下、车祸、塌方等暴力直接撞击股骨下端或胫骨上端而致脱位。

（一）脱位类型（图 9-22）

1. 前脱位

膝关节屈曲时，外力由前方作用于股骨下端，或外力由后向前作用于胫骨上端，使胫骨向前移位。

2. 后脱位

当屈膝时，暴力由前向后作用于胫骨上端，使其向后移位。这类脱位较少见，但损伤极为严重。由于膝关节内侧关节囊与内侧副韧带和胫骨、股骨内侧紧密相连，故有限制后脱位的作用，另外，伸膝装置也有同样的限制作用。故膝关节后脱位时，必然合并严重的交叉韧带、内侧副韧带、内侧关节囊的撕裂伤，并可能发生肌腱断裂及髌骨撕脱骨折。同时，也常并发腓总神经损伤。

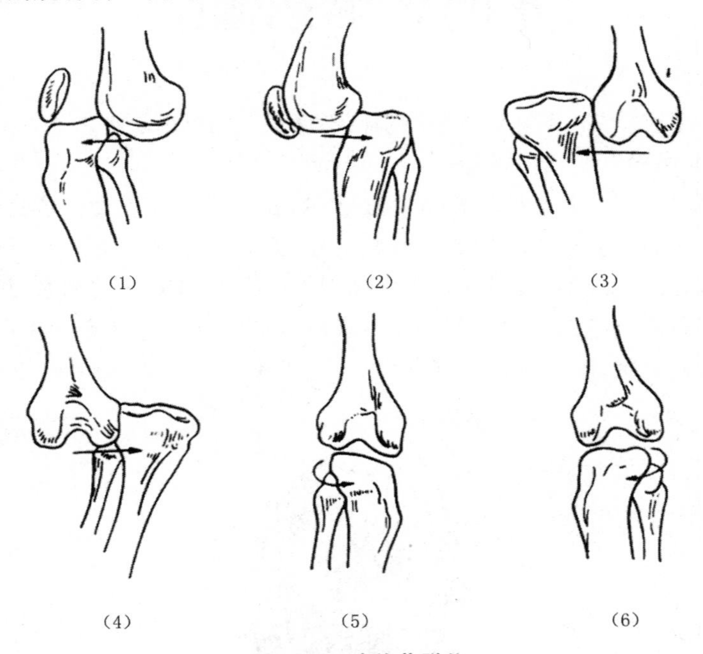

图 9-22 膝关节脱位

(1)前脱位；(2)后脱位；(3)外侧脱位；(4)内侧脱位；(5)、(6)旋转脱位

3. 外侧脱位

强大外翻暴力或外力直接由外侧作用于股骨下端，而使胫骨向外侧移位。

4. 内侧脱位

强大外力由外侧作用于胫腓骨上端，使胫骨向内侧脱位。

5. 旋转脱位

为旋转暴力所引起，多发生在膝关节微屈位，小腿固定，股骨头发生旋转，迫使膝关节承受扭转压力而产生膝关节旋转脱位。这种旋转脱位可因位置不同分为前内、前外、后内、后外 4 种类型，以向后外侧脱位居多。

(二)并发症

1. 关节囊损伤

关节脱位时，多伴有关节囊撕裂。如外侧脱位时，关节囊及内侧副韧带断裂后嵌入关节内，可造成手法复位困难。后外侧旋转脱位时，股骨外髁可被关节囊纽扣状裂口卡住影响复位。

2. 韧带损伤

可见有前、后交叉韧带，内、外侧副韧带，髌韧带的损伤，这些韧带损伤可单独发生，也可合并出现。韧带损伤后，影响关节的稳定性。

3. 肌腱损伤

脱位时，膝关节周围肌腱，如腘绳肌、腓肠肌、股四头肌、腘肌等会有不同程度损伤。

4. 骨折

(1)肌腱、韧带附着部的撕脱骨折。如胫骨结节、胫骨髁间嵴、股骨髁、胫骨髁撕脱骨折。

(2)挤压骨折。如内、外侧脱位时，合并对侧胫骨平台挤压骨折。

5. 半月板损伤

脱位时，可合并内外侧半月板不同程度损伤。

6. 血管损伤

脱位后可造成腘动、静脉的损伤，轻者为血管受压狭窄，供血下降；重则血管内膜撕裂形成动脉栓塞，引起肢端缺血坏死，甚至动脉断裂，膝以下组织血供中断，腘窝部大量出血而形成巨大血肿，出血后向下流入小腿筋膜间隔，加重膝以下缺血，处理不及时，可导致肢体坏死而截肢。

7. 神经损伤

脱位后，神经受压迫或牵拉，重者出现挫伤及撕裂伤。神经损伤后，出现支配区肌肉运动及皮肤感觉功能障碍。

二、诊断要点

（一）症状体征

有严重外伤史，伤后膝关节剧烈疼痛、肿胀、功能丧失。不全脱位者，由于胫骨平台和股骨髁之间不易交锁，脱位后常自行复位而没有畸形。完全脱位者，患膝明显畸形，下肢缩短，筋肉在膝部松软堆积，可出现侧方活动与弹性固定，在患膝的前、后或侧方可摸到脱出的胫骨上端与股骨下端。

前、后交叉韧带断裂时，抽屉试验阳性；内外侧副韧带断裂时，侧向试验阳性。值得注意的是，韧带损伤早期难以做出正确判断，因脱位早期关节肿痛，肌肉紧张，影响上述检查结果的真实性。如有血管损伤迹象时，上述试验被视为禁忌，可在病情稳定或闭合复位数日后复查。

血管损伤的主要体征是足背动脉、胫后动脉无搏动，足部温度降低，小腿与足趾苍白，足趾感觉减退，腘部进行性肿胀。即使足部动脉可触及和足部温暖，绝不能排除血管损伤，足趾感觉消失是明确的缺血征象。此外，膝以下虽尚温暖，但动脉搏动持续消失，亦有动脉损伤的可能。

腓总神经损伤时，可见胫前肌麻痹，足下垂，踝及足趾背伸无力，小腿与足背前外侧皮肤感觉减弱或消失。注意区分神经本身损伤和缺血所致损伤。

（二）辅助检查

1. X线片检查

膝关节正、侧位片可明确脱位的类型及有无骨折。

2. CT、MRI检查

CT对股骨髁、胫骨髁间嵴、胫前平台骨折的显示优于X线平片，有时可发现X线片上表现不明显的骨折。MRI对韧带及半月板损伤诊断有帮助。

3. 关节镜检查

可在直视下了解前后交叉韧带、关节囊及半月板的损伤情况。

4. 多普勒及血管造影

当有血管损伤征象时，需要血管超声多普勒或动脉造影检查。有专家建议，对前、后交叉韧带同时断裂的脱位，无论有无真正的脱位表现，均应行多普勒和动脉造影，尤其是后脱位患者，至少先做多普勒检查，必要时再进一步进行动脉造影，以免造成不可挽救的后果。

5. 肌电图检查

有神经损伤者，肌电图检查可进一步了解神经损伤的具体情况。

三、治疗方法

（一）整复固定方法

1. 手法复位外固定

膝关节脱位属急症，一旦确诊，应在充分麻醉下及早手法复位。

（1）整复方法：患者取仰卧位，一助手用双手握住患侧大腿，另一助手握住患侧踝部及小腿做对抗牵引，保持膝关节半屈伸位置。术者用双手按脱位的相反方向推挤或提托股骨下端与胫骨上端，如有入臼声，畸形消失，即表明已复位。复位后，将膝关节轻柔屈伸数次，检查关节间是否完全吻合，并可理顺被卷入关节间的关节囊、韧带和移位的半月板。

（2）固定方法：脱位整复后，可用长腿石膏托将膝关节固定在20°～30°中立位，固定6～8周。禁止伸直位固定,以免加重血管神经损伤。适当抬高患肢,以利消肿。

外固定期间应注意观察伤肢肿胀情况及外固定松紧、位置,及时调整。注意观察患肢末梢血运、感觉、运动功能,发现异常,及时处理。

2. 手术治疗

(1)适应证:①韧带、肌腱或关节囊嵌顿,手法难以复位者。②严重半月板损伤者。③合并骨折、韧带、血管及神经损伤者。

(2)手术方法。①切开复位:将关节囊纽扣状裂口纵向延长,使股骨髁还纳,同时修复关节囊、韧带、肌腱,清理关节内软骨碎屑,对严重损伤的半月板给予修复。②切开复位内固定:合并髁部骨折者,应及时手术撬起塌陷的髁部,并以螺栓、拉力螺钉或特制的"T"形钢板固定,否则骨性结构紊乱带来的关节不稳定将在后期给患者造成严重后遗症。③韧带修复、重建:需掌握修复的时机和范围。全面的韧带修复,只有在肯定无血管合并症时才可急性期进行。如有血管损伤或血运障碍,不应在急性期修复,可进行二期修复或重建。④血管探查及修复术:有血管损伤时,应毫不迟疑地进行手术探查、修复,不能只切除腘动脉血栓或结扎动脉,否则有肢体坏死而截肢可能。目前主张利用大隐静脉修复腘动脉,同时处理损伤的腘静脉,并同期进行筋膜切开术。⑤神经探查及修复术:一般不必立即处理,在血运改善后神经功能随之改善者,可继续观察治疗,3 个月后如无恢复,可进行二期手术探查、修复。对确有神经撕裂者,则应及早修复。

(二)药物治疗

初期以活血化瘀,消肿止痛为主,服用桃红四物汤加牛膝、延胡索、川楝子、泽泻、茯苓或服用跌打丸等;中后期选用强筋壮骨的正骨紫金丹或健步虎潜丸。脱位整复后,早期可外敷消肿止痛膏;中期可用消肿活血汤外洗以活血舒筋;后期可用苏木煎熏洗以利关节。若有神经损伤,早期内服药中可加全虫、白芷;后期宜益气通络,祛风壮筋,服用黄芪桂枝五物汤加川断、五加皮、桑寄生、牛膝、全虫、僵蚕、制马钱子等。

(三)功能康复

复位固定后,即可做股四头肌舒缩及踝、趾关节屈伸练习。4～6 周后,可在外固定下,进行扶双拐不负重步行锻炼,8 周后可解除外固定。先在床上练习膝关节屈伸,待股四头肌肌力量恢复及膝关节屈伸活动等稳定以后,才可逐步负重行走。

四、术后康复及护理

康复有赖于手术执行的情况和外伤的程度。在伤后 3～5 d 内进行关节内修复和重建关节结构时,如果固定时间长于 3～5 d,可能会产生严重的关节纤维化。在非手术治疗时,仅靠物理治疗的方法难以恢复关节活动度,应该直接在麻醉下进行手法活动。不同的手术设计需要不同的康复手段,早期的 PCL 修复术可在铰链膝支架保护下很快恢复关节活动度,这样下一阶段的 ACL 重建通常可在 6 周内进行。当进行急性手术时,PCL 重建需进行早期积极的关节活动练习,密切观察患者以确保能完全伸直且屈曲度逐渐改进。不推荐在 PCL 重建后用缓慢的活动度练习手段,且对于行急性或亚急性膝关节脱位的重建是不适合的。必须制定积极的关节活动度练习,但在任何进行自体同侧中 1/3 髌腱重建时,均需要严密监测。

(宋亚美)

第二十节　颈椎病

颈椎病指因颈椎间盘本身退变及其继发性改变刺激或压迫相邻脊髓、神经、血管和食管等组织引起相应的症状或体征。依次以 $C_{5\sim6}$、$C_{4\sim5}$、$C_{6\sim7}$ 为好发部位,以中老年人、男性多见。

一、病因与发病机制

(一)颈椎间盘退行性变

颈椎间盘退行性变是颈椎病发生和发展中最基本的原因。

颈椎是脊椎骨中体积最小、活动度最大的椎体，很容易引起退行性变。退变导致椎间盘生物力学性能改变，继而纤维环的胶原纤维变性、出现裂隙。在外力作用下髓核可从此裂隙向后方突出。由于纤维环血运缺乏和生物力学改变，断裂的纤维难以愈合，使髓核的营养障碍。同时，椎间盘高度下降，颈椎出现不稳，形成凸向椎体前方或凸向椎管内的骨赘。逐渐累及软骨下骨产生创伤性关节炎，引起颈痛和颈椎运动受限。在椎间盘、椎骨退变的基础上，连接颈椎的前/后纵韧带、黄韧带及项韧带发生松弛使颈椎失去稳定性，逐渐增生、肥厚，特别当后纵韧带及黄韧带增生情况下，椎管和椎间孔容积变小。颈椎间盘退变进展到一定程度，就会影响脊髓、神经和椎动脉等，产生相应的症状。

(二)颈椎骨慢性劳损

长期的屈颈工作姿势和不良的睡眠姿势导致颈椎骨慢性劳损。而慢性劳损是颈椎关节退行性变的主要影响因素。

(三)发育性颈椎椎管狭窄

颈椎先天性椎管狭窄者更易发生退变，而产生临床症状和体征。

(四)其他因素

颈椎外伤、运动型损伤、交通意外等都可引起颈椎病。

二、分型

根据受压部位和临床表现分为以下几种。

(一)神经根型颈椎病

占颈椎病的50%～60%，是最常见类型。本型主要由于颈椎间盘向后外侧突出，钩椎关节或椎间关节增生、肥大，刺激或压迫神经根所致。

(二)脊髓型颈椎病

占颈椎病的10%～15%。颈椎退变致中央后突之髓核、椎体后缘骨赘、增生肥厚的黄韧带及钙化的后纵韧带等压迫脊髓，为颈椎病诸型中症状最严重的类型。

(三)椎动脉型颈椎病

由于颈椎退变机械性与颈椎节段性不稳定因素，致使椎动脉受到刺激或压迫。

(四)交感神经型颈椎病

本型发病机制尚不明确，可能和颈椎各种结构病变刺激或压迫颈椎旁的交感神经节后纤维所致。

三、临床表现

(一)神经根型颈椎病

表现为：①神经干性痛或神经丛性痛：神经末梢受到刺激时，出现颈痛和颈部僵硬。病变累及神经根时，则有明显的颈痛和上肢痛。患者表现为颈肩痛、前臂桡侧痛、手的桡侧3指痛。②感觉障碍、感觉减弱和感觉过敏等。上肢有沉重感，可有皮肤麻木或过敏等感觉。③神经支配区的肌力减退、肌萎缩，以大小鱼际和骨间肌为明显。压头试验阳性，表现为颈痛并向患侧手臂放射等诱发根性疼痛。

(二)脊髓型颈椎病

表现为：①颈痛不明显，主要表现为手足无力、麻木，双手持物不稳，握力减退，手不能做精细活动。走路不稳，有足踩棉花感。胸腹部有紧束感。后期可出现大小便功能障碍。②体征：上、下肢感觉、运动和括约肌功能障碍，肌力减弱，四肢腱反射活跃，而腹壁反射、提睾反射、肛门反射减弱甚至消失。Hoffmann征、Babinski征、髌阵挛、踝阵挛等阳性。

(三)椎动脉型颈椎病

表现为一过性脑或脊髓缺血症状,如头痛、眩晕、听力减退、视力障碍、语言不清、猝倒等。头部活动时可诱发或加重,体位改变或血供恢复后症状可缓解。椎动脉周围的交感神经纤维受压后,也可出现自主神经症状。

(四)交感神经型颈椎病

交感型颈椎病多与长期低头、伏案工作有关,体征较少,症状较多,表现为颈痛、头痛头晕,面部或躯干麻木发凉、痛觉迟钝、无汗或多汗,眼睛干涩或流泪,瞳孔扩大或缩小,听力减退,视力障碍或失眠,记忆力减退,也可以表现为血压不稳定、心悸、心律失常、胃肠功能减退等症状。

四、实验室及其他检查

临床诊断必须依据临床表现结合影像学检查,而不能单独依靠影像学诊断作为诊断颈椎病的依据。

(一)X线检查

可示颈椎曲度改变,生理前凸减小、消失或反常,椎间隙狭窄,椎体后缘骨赘形成,椎间孔狭窄。在动力位过伸、过屈位摄片可示颈椎节段性不稳定。表现为在颈椎过伸和过屈位时椎间位移距离大于3 mm。颈椎管测量狭窄,矢状径小于13 mm。

(二)CT检查

可示颈椎间盘突出,颈椎管矢状径变小,黄韧带肥厚,硬膜间隙脂肪消失,脊髓受压。

(三)MRI检查

T_2像硬膜囊间隙消失,椎间盘呈低信号,脊髓受压或脊髓内出现高信号区。T_1像示椎间盘向椎管内突入等。

五、治疗要点

(一)非手术治疗

椎动脉型、神经根型和交感型颈椎病一般能经非手术治疗而治愈。

(1)颈椎牵引:临床常用的是枕颌带牵引,取坐位或卧位,头微屈,牵引重量3~5 kg,每日2~3次,每次20~30 min。也可行持续牵引,每日6~8 h,2周为一个疗程。脊髓型一般不采用此方法。

(2)理疗按摩:可以改善局部血循环,减轻肌痉挛,次数不宜过多,手法不宜过重,脊髓型颈椎病不宜采用推拿按摩。

(3)改善不良工作体位和保持良好的睡眠姿势。

(4)可以对症服用复方丹参片和硫酸软骨素等。

(二)手术治疗

经保守治疗半年后效果不明显影响到正常生活和工作,神经根性疼痛剧烈,保守治疗无效,上肢一些肌肉无力萎缩,经保守治疗后仍有发展趋势者,则应采取手术治疗。

对于脊髓型颈椎病,应在确诊后及时手术治疗。根据颈椎病变情况可选择颈椎前路手术、前外侧手术和后路手术。手术包括切除压迫脊髓、神经的组织,行颈椎融合术,以增加颈椎的稳定性。

六、护理评估

(一)术前评估

1.一般情况

(1)一般资料:性别、年龄、职业等。

(2)既往史:有无颈肩部急、慢性损伤史和肩部长期固定史,以往的治疗方法和效果。

(3)家族史:家中有无类似病史。

2.身体状况

(1)局部:疼痛的部位和性质,诱发及加重的因素,缓解疼痛的措施及效果,有无四肢的感觉、活动、肌力及躯干的紧束感。

(2)全身:意识状态和生命体征,生活能力,有无大小便失禁。

(3)辅助检查:患者的各项检查有无阳性发现。

3.心理一社会状况

观察患者的情绪,了解其对疾病的认知程度及对手术的了解程度。评估患者的家庭支持系统对患者的支持帮助能力等。

(二)术后评估

1.手术情况

麻醉方式、手术名称、术中情况、引流管的数量和位置等。

2.身体状况

动态评估生命体征、伤口情况及引流液颜色、性状、量。评估患者有无排尿困难和尿潴留,有无并发症发生的征象等。

七、常见护理诊断/问题

(1)低效性呼吸型态:与颈髓水肿、术后颈部水肿有关。

(2)有受伤害的危险:与肢体无力及眩晕有关。

(3)潜在并发症:术后出血、脊髓神经损伤。

(4)躯体功能活动障碍:与颈肩痛及活动受限有关。

八、护理目标

(1)患者呼吸正常、有效。

(2)患者安全、无眩晕和意外发生。

(3)术后出血、脊髓神经损伤等并发症得到有效预防或及时发现和处理。

(4)患者肢体感觉和活动能力逐渐恢复正常。

九、护理要点

(一)病情观察

重点观察患者有无眩晕、头痛、耳鸣、视力模糊、猝倒、颈肩痛、肢体萎缩等症状,及患者的工作姿势、休息姿势。

(二)非手术治疗的护理

1.病情观察

观察患者颈部及上肢是否有麻木、压痛,活动是否受限。牵引过程中保持牵引的有效性,观察有无头晕、心悸、恶心等症状,如发现上述症状及时调整牵引。

2.心理护理

颈椎病病程缓慢,治疗过程漫长,并且没有特效药物。应鼓励患者说出内心感受,积极解答其提出的问题,增加信心,消除焦虑、悲观的心理。

(三)手术护理

1.术前护理

(1)心理护理:向患者介绍手术全过程,指导患者调节情绪、缓解焦虑以配合医师手术。

(2)拟行颈椎后路手术的患者,术中需要俯卧时间较长,因此要在术前进行体位训练,以适应术中卧位。拟行颈椎前路手术的患者,为适应术中牵拉气管,可做正确、系统的气管推移训练。

(3)训练床上大小便。

(4)进行深呼吸及有效咳嗽训练,防止术后肺不张、坠积性肺炎的发生。

2.术后护理

(1)密切观察生命体征的变化,尤其是呼吸功能,及时发现因颈椎前路手术牵拉气管后产生黏膜水肿、呼吸困难。

(2)术后搬动患者时保持颈部平直,切忌扭转,术后患者平卧位,维持脊柱平直,颈肩两侧沙袋固定。颈部垫软枕,保持颈部稍前屈的生理弯曲。

(3)观察伤口敷料渗血情况,引流液的颜色、性质、量,准确记录。发现切口肿胀、发音改变、呼吸困难,要迅速配合医师拆开缝线、取出血肿。如症状不缓解可行气管切开。

(四)健康指导

对于非手术治疗患者,嘱保持正确的工作姿势,经常变换体位。卧床休息时选择高低合适的枕头,以保持脊椎的生理弯曲。根据患者情况行肢体的主动和被动活动。增强肌肉的力量,防止肌肉萎缩和关节僵硬。对手术患者在术后第 1 天可指导进行上、下肢的小关节主、被动功能锻炼。术后 2～3 d 可进行上肢的抓握训练,下肢的屈伸训练。术后3～5 d可带颈托下床活动。颈围固定要延续到术后 3～4 个月,逐步解除固定。注意寒冷季节保暖。

十、护理评价

通过治疗患者是否:①维持正常、有效的呼吸。②未发生意外发伤害、能陈述预防受伤的方法。③未发生并发症,若发生得到及时处理和护理。④患者肢体感觉和活动能力逐渐恢复正常。 **(宋亚美)**

第二十一节 腰椎间盘突出症

腰椎间盘突出症指由于腰椎间盘变性、纤维环破裂、髓核突出致使相邻的组织神经受到压迫或刺激而引起的一种临床综合征。发病年龄多在 20～50 岁,男性多见。

一、病因与发病机制

随年龄增长,纤维环和髓核水分减少,弹性降低,椎间盘变薄,易于脱出,因此腰椎间盘退行病变是腰椎间盘突出症的基本病因。腰椎间盘大约从 18 岁就开始发生退变,腰椎间盘在脊柱的负重与运动中承受强大力量,致使腰椎间盘发生力学、生物化学的一些改变。腰椎间盘突出诱发因素有以下几点。

(一)损伤

是引起腰椎间盘突出的重要原因,在儿童与青少年期的损伤与椎间盘突出的发病密切相关。如投掷铁饼或标枪时,脊柱轻度负荷时躯干快速旋转,纤维环可水平破裂,椎间盘突出。

(二)遗传因素

腰椎间盘突出症家族发病也有报道,印第安人、爱斯基摩人和非洲黑种人发病率较低。

(三)妊娠

妊娠期间整个韧带系统处于松弛状态,腰骶部又要承受大于平时的重力,加上后纵韧带松弛,增加了椎间盘膨出的机会。

(四)职业

职业与腰椎间盘突出症也有密切关系,如驾驶员长期处于坐位和颠簸状态,重体力劳动者和举重运动员因过度负荷可造成椎间盘病变。

二、病理生理

椎间盘由髓核、纤维环和软骨终板构成。在日常生活工作中，椎间盘承受了人体大部分重量，劳损程度严重；椎间盘血液供应不丰富，营养物质不易渗透。另外，随着年龄增长，椎间盘中蛋白多糖、硫酸软骨素、Ⅱ型胶原含量明显下降，极易发生退行性变。

腰椎间盘突出分为4种病理类型。

（一）椎间盘膨出型

纤维环部分破裂，呈环状凸起，表面完整无断裂，均匀性的向椎管内膨出，可压迫神经根。

（二）椎间盘突出型

椎间盘纤维环断裂，髓核突向纤维环薄弱处或突入椎管，到达后纵韧带前方，引起临床症状。

（三）椎间盘脱出型

纤维环完全破裂，髓核突出到后纵韧带下抵达硬膜外间隙，突出的髓核可位于神经根内侧、外侧或椎管前方。

（四）游离型

纤维环完全破裂，椎间盘髓核碎块穿过后纵韧带、游离于椎管内或位于相邻椎间隙平面，有马尾神经或神经根受压的表现。

三、临床表现

（一）症状

（1）腰腿痛：是椎间盘突出的主要症状，咳嗽、喷嚏、排便等腹压增高时疼痛加重。腰椎间盘突出症95%发生在 $L_{4\sim5}$ 或 L_5S_1，多有腰痛和坐骨神经痛。疼痛常为放射性神经根性痛，$L_{4\sim5}$ 突出时，疼痛沿大腿后外侧经腘窝、小腿外侧到足背及拇趾，L_5S_1 突出时，疼痛沿大腿后侧，经腘窝到小腿后侧、足背外侧。患者常取弯腰、屈髋、屈膝位。不能长距离步行。

（2）麻木：当椎间盘突出刺激了本体感觉和触觉纤维，可仅出现下肢麻木而不疼痛，麻木区为受累神经支配区。

（3）马尾神经受压症状：多见于中央型腰椎间盘突出症。纤维环和髓核组织突出压迫马尾神经，出现左右交替的坐骨神经痛和会阴区的麻木感，大、小便和性功能障碍。

（4）间歇性跛行：由于受压，神经根充血、水肿、炎性反应，患者长距离行走时，出现腰背痛或患侧下肢痛或麻木感加重。取蹲位或坐位休息后症状可缓解，再行走症状又出现，称为间歇性跛行。由于老年人腰椎间盘突出多伴腰椎管狭窄，易引起间歇性跛行。

（5）肌瘫痪：神经根受压时间长、压力大时神经麻痹，肌瘫痪。表现足下垂或足跖屈无力。

（二）体征

（1）脊柱变形和腰椎运动受限：腰椎前凸减小或消失或反常，常出现腰椎侧凸，腰椎各方向的活动度都会受到影响而减低。以前屈受限最明显。因腰椎前屈时，促使更多的髓核物质从破裂的纤维环向后方突出，加重了对神经根的压迫。

（2）压痛：在病变间隙的棘突旁有不同程度的压痛，疼痛可向同侧臀部和下肢放射，放射性的压痛点对腰椎间盘突出症有诊断和定位价值。压痛点在L4～5椎间盘较明显。

（3）感觉、肌力与腱反射改变：感觉障碍按受累神经根所支配的区域分布，可表现为主观和客观的麻木。受累神经根所支配的肌肉，有不同程度的肌萎缩与肌力减退。膝反射、跟腱反射减弱或消失。

（三）特殊体征

（1）直腿抬高试验和加强试验：检查时，患者仰卧，患肢轻度内收、内旋位，膝关节伸直，抬高患肢，出现坐骨神经痛时为直腿抬高试验阳性。将患肢直腿抬高直到出现坐骨神经痛，然后将抬高的肢体稍降低，使其放射痛消失，然后再突然被动屈曲踝关节，出现坐骨神经放射痛为加强试验阳性。

(2)健肢抬高试验:患者仰卧,直腿抬高健侧肢体时,患侧出现坐骨神经痛者为阳性。

(3)股神经牵拉试验:患者俯卧位,患肢膝关节完全伸直。检查者上提患肢使髋关节处于过伸位,出现大腿前方疼痛者为阳性。

四、实验室及其他检查

(一)X 线检查

腰椎间盘突出症患者,部分患者腰椎平片可示正常,部分患者腰椎正位片可示腰椎侧弯;侧位片腰椎生理前凸变小或消失,甚至反常,病变椎间隙宽度失去规律性。X 线检查对腰椎间盘突出症的诊断和鉴别诊断有重要参考价值。

(二)CT 检查

CT 诊断椎间盘突出,除观察椎间盘对神经的影响外,还能判断出椎间盘是否突出及突出的程度和范围。

(三)MRI 检查

通过不同层面的矢状像及椎间盘的轴位像,可以观察腰椎间盘突出的部位、类型、变性程度、神经根受压情况。MRI 检查对诊断椎间盘突出有重要意义。

五、诊断要点

影像学检查是诊断腰椎间盘突出症不可缺少的手段。可与临床表现相结合做出正确诊断。

六、治疗要点

(一)非手术治疗

适宜初次发作经休息后症状明显缓解,影像学检查病变不严重者。

(1)卧床休息:卧硬板床休息可以减少椎间盘承受的压力,减轻临床症状,是基本的治疗方法。一般卧床 3～4 周就能缓解症状。

(2)牵引:可使腰椎间隙增大,后纵韧带紧张,纤维环外层纤维张力减低,利于突出的髓核部分还纳。一般采用骨盆牵引,牵引重量 7～15 kg,抬高床脚作反牵引,每日 2 次,每次 1～2 h,持续 10～15 d。

(3)理疗按摩:适宜发病早期的患者,局部按摩和热疗可增加血液循环,缓解肌痉挛,但中央型椎间盘突出者不宜进行推拿按摩。

(4)药物治疗:可减轻神经根无菌性炎性水肿,以消除腰腿痛。镇痛药物常用非甾体类抗炎药,如阿司匹林、布洛芬等;硬膜外注射类固醇和麻醉药物,可起到消炎止痛作用。常用的硬膜外注射药物有醋酸泼尼松龙 75 mg、2%利多卡因 4～6 mL,每周注射 1 次,共3～4 周;髓核化学溶解法,将胶原蛋白酶注入椎间盘内,以溶解髓核和纤维环,使其内压降低或突出髓核缩小。

(二)手术治疗

有 10%～20%的腰椎间盘突出症患者需手术治疗,其适应证有:腰椎间盘突出症病史大于半年,症状或马尾神经损伤严重,经过保守治疗无效;腰椎间盘突出症并有腰椎椎管狭窄。治疗方法有后路经椎板间髓核切除术、经腹膜后椎间盘前路切除术、经皮髓核切除术、脊柱植骨融合术等。

七、护理评估

(一)术前评估

1.一般情况

(1)一般资料:性别、年龄、职业、营养状况、生活自理能力,压疮、跌倒/坠床的危险性评分。

(2)既往史:有无先天性的椎间盘疾病、既往有无腰外伤、慢性损伤史,是否做过腰部手术。

(3)外伤史:评估患者有无急性腰扭伤或损伤史。询问受伤时患者的体位、受伤后的症状和腰痛的特点和程度，有无采取制动和治疗措施。

2. 身体状况

(1)症状：疼痛的部位和性质，诱发及加重的因素，缓解疼痛的措施及效果，本次疼痛发作后的治疗情况。

(2)体征：评估下肢的感觉、运动和反射情况，患者行走的姿势、步态，有无大小便失禁现象。

(3)辅助检查：患者的各项检查有无阳性发现。

3. 心理一社会状况

观察患者的情绪，了解其对疾病的认知程度及对手术的了解程度。评估患者的家庭支持系统对患者的支持帮助能力等。

(二)术后评估

1. 手术情况

麻醉方式、手术名称、术中情况、引流管的数量和位置等。

2. 身体状况

动态评估生命体征、伤口情况及引流液颜色、性状、量。评估患者有无排尿困难和尿潴留，下肢感觉运动功能，有无并发症发生的征象等。

八、常见护理诊断/问题

(1)慢性疼痛：与椎间盘突出压迫神经、肌肉痉挛及术后切开疼痛有关。

(2)躯体活动障碍：与疼痛、牵引或手术有关。

(3)潜在并发症：脑脊液漏、神经根粘连等。

九、护理目标

(1)患者疼痛减轻或消失。

(2)患者能够使用适当的辅助器具增加活动范围。

(3)患者未发生并发症，或发生并发症能够及时发现和处理。

十、护理要点

(一)非手术护理

(1)心理护理：腰腿疼痛会影响患者正常生理功能，给患者带来极大的痛苦。所以要倾听患者的倾诉，正确疏导，消除其疑虑。

(2)卧床休息：急性期绝对卧硬板床休息 3～4 周，症状缓解后可戴腰围下床活动。

(3)保持正确睡眠姿势：枕头高度适宜，仰卧位时腰部、膝部垫软枕使其保持一定曲度，放松肌肉。

(4)保持有效的骨盆牵引：牵引重量依患者个体差异在 7～15 kg 之间调整，以不疼痛为标准。牵引期间注意观察患者体位、牵引是否有效，注意预防压疮的发生。

(二)手术护理

1. 术前护理

向患者及家属解释手术方式及术后可能出现的问题，训练患者正确翻身、练习床上大小便，以适应术后的卧床生活。

2. 术后护理

(1)术后移动患者时要用 3 人搬运法，保持患者身体轴线平直。术后 24 h 内要保持平卧。

(2)密切观察生命体征，保持呼吸道通畅。注意下肢颜色、温度、感觉及运动情况。

(3)保持引流管通畅，观察并记录引流液的颜色、性质、量的变化。观察切口敷料渗液情况。

(4)每 2 h 为患者进行轴式翻身一次，在骨隆凸处加垫保护，并适当按摩受压部位。

(5)术后给予清淡、易消化、富含营养、适当粗纤维的饮食,如新鲜蔬菜、水果、米粥,预防便秘。

3.并发症的护理

椎间隙感染是术后严重并发症,表现为发热、腰部疼痛、肌肉痉挛。遵医嘱正确应用抗生素。术后开始腰部和臀部肌肉的锻炼和直腿抬高训练,以防肌肉萎缩和神经根粘连。

(三)健康指导

指导患者正确功能锻炼,防止肌肉萎缩、肌力下降。术后早期,可做深呼吸和上肢的运动,以防并发肺部感染和上肢失用综合征。下肢可做静力舒缩、屈伸移动、直腿抬高练习,以防发生神经根粘连。根据患者情况进行腰背肌的锻炼。术后 7 d 开始可为"飞燕式",1～2 周以后为"五点式""三点法",每日 3～4 次,每次动作重复 20～30 次。循序渐进持之以恒。指导患者出院后注意腰部保暖,减少腰部扭转承受挤压,拾物品时,要保持腰部的平直,下蹲弯曲膝部,取高处物品时不要踮脚伸腰,以保护腰椎。加强自我调理,保持心情愉快,调理饮食,增强机体抵抗力。出院后继续卧硬板床,3 个月内多卧床休息。防止身体肥胖,减少腰椎负担。

十一、护理评价

通过治疗患者是否:①疼痛减轻,舒适增加。②肢体感觉、运动等功能恢复。③未发生并发症,或发生并发症被及时发现。

(宋亚美)

第二十二节 腰椎管狭窄症

腰椎管狭窄是指由于先天或后天原因造成的椎管、神经根管和神经孔狭窄,使马尾神经或神经根受压而引起的一系列临床表现。临床上以退行性椎管狭窄多见。

一、病因与发病机制

因腰椎退变发生椎间盘膨出,黄韧带肥厚,椎体后外侧骨赘形成,关节突关节增生,使椎管容积缩小,马尾受压缺血。神经根受压或被增生组织摩擦充血水肿,炎性介质释放,发生炎性反应产生疼痛,引起马尾神经或神经根症状。

按病因分类为:①先天性椎管狭窄,由于先天软骨发育不良所致。②后天性椎管狭窄,由于退行性变或医源性所致。

按腰椎管狭窄发生的部位分为:①中央型椎管狭窄。②神经根管狭窄。③侧隐窝狭窄。

二、临床表现

由于退行性椎管狭窄多见,发患者群以中老年和重体力劳动者居多。

1.腰腿痛

患者有下腰痛、一侧或两侧下肢痛或麻木感,站立、行走后疼痛加重。平卧、坐、蹲位疼痛自行缓解。

2.间歇性跛行

是腰椎管狭窄症诊断的重要依据,其特点是,活动行走数百米甚至数十米后,下肢出现疼痛、麻木、酸胀、乏力,休息、下蹲可缓解,继续行走症状重复出现。

3.体征

检查时表现为体征不如症状严重,仅有腰椎前凸减小,背伸受限。下肢肌或臀肌可萎缩,一般无感觉障碍,跟腱反射减弱或消失,直腿抬高试验阴性。

三、实验室及其他检查

1. X 线检查

示腰椎退行性改变，如椎间隙狭窄、腰椎生理前凸减小或反常，X 线平片上也可测腰椎管管径。

2. CT 检查

腰椎 CT 可示腰椎间盘膨出，关节突关节增生、关节突内聚，黄韧带肥厚，椎管管径变小，马尾神经和神经根受压变形情况。可显示侧隐窝狭窄。

3. MRI 检查

腰椎 MRI 可示多个椎间盘突出、多个椎间盘信号减低，可明确骨性椎管与硬膜囊、脊髓的关系，但不能显示侧隐窝狭窄。

四、诊断要点

依据临床症状和体征，再根据情况选择 X 线平片、CT 及 MRI 影像学检查，即可确诊。

五、治疗要点

腰椎管狭窄轻症可行非手术治疗，患者卧床休息尽量减少活动，参见腰椎间盘突出症行腰椎管硬膜外封闭。经非手术治疗无效，症状严重，影像学检查示椎管狭窄严重，则行手术治疗，包括椎管减压和脊柱骨融合术，以减小椎管狭窄对神经根和马尾神经的压迫，保持脊柱的稳定性。

六、护理要点

参见“腰椎间盘突出症”的护理。

（宋亚美）

第二十三节　肩关节周围炎

肩关节周围炎表现为肩痛及运动功能障碍的综合征，包括肩关节、滑囊、肌腱及肩周肌的慢性炎症，俗称“冻结肩”，由于好发于 50 岁左右的人群，又被称为“五十肩”。

一、病因与发病机制

由于中老年人软组织发生退行性改变，对各种外力的承受能力减弱是发病的基本因素。肩部急性损伤治疗不当、长期过度活动、姿势不良等所致的慢性损伤是主要诱发因素。另外，上肢外伤、手术等原因，肩部固定时间过长，肩关节周围组织继发萎缩、粘连，也可诱发该病。

病理变化包括滑囊渗出性炎症、粘连和钙质沉积。根据其发病部位及病理变化分为肩周围滑液囊病变、盂肱关节腔病变、肌腱和腱鞘的退行性病变及肩周围其他病变。肩关节周围炎可累及肩峰下滑囊、喙突表面滑囊。

二、临床表现

冻结肩是中老年常见的肩关节疼痛症，具有自愈倾向的自限性疾病。经数月乃至数年时间炎症逐渐消退，症状得到缓解。疾病过程分为急性期、慢性期和功能恢复期三个阶段。

1. 急性期

又称冻结进行期。疼痛剧烈，起病急，肌肉痉挛、关节活动受限。夜间疼痛加重影响睡眠。肩部有广泛压痛，急性期可持续 2～3 周。

2.慢性期

又称冻结期。此期疼痛相对减轻，压痛范围仍广泛，发生关节挛缩性功能障碍，关节僵硬，举臂托物等动作均感困难。肩关节周围肌肉萎缩，软组织呈"冻结"状态。慢性期可持续数月至1年。

3.功能恢复期

关节腔和滑囊的炎症逐渐吸收，关节容积和功能状态逐渐得到恢复，但肌肉萎缩尚需长期功能锻炼才能恢复。

三、实验室及其他检查

1.X线检查

一般无改变，偶可见局部骨质疏松。

2.关节镜检查

可见滑膜充血，绒毛肥厚、增殖，关节腔狭窄。

四、诊断要点

根据辅助检查结果和临床症状体征进行诊断。

五、治疗要点

1.非手术治疗

(1)急性期疼痛剧烈，治疗原则是止痛并缓解肌痉挛。三角巾悬吊制动，选择镇静止痛药物，也可做肩胛上神经封闭治疗。

(2)慢性期可在止痛的前提下做适当功能锻炼，防止关节挛缩加重。

(3)功能恢复期，要坚持有效的关节功能锻炼，如爬墙训练、弯腰垂臂做前后、左右钟摆式运动、滑车带臂上举运动等(见图9-23)。

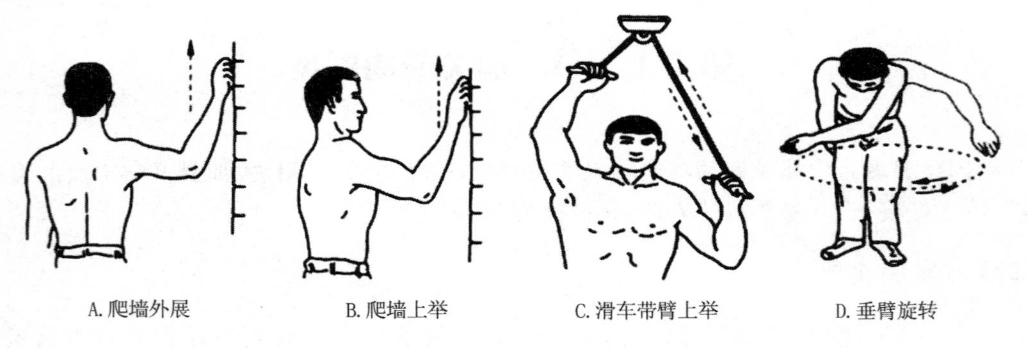

A.爬墙外展　B.爬墙上举　C.滑车带臂上举　D.垂臂旋转

图9-23　功能锻炼

2.手术治疗

适宜冻结期患者，重度关节挛缩严重影响关节功能，经非手术治疗无效，可手术剥离粘连，松解关节囊。

六、护理要点

1.日常生活能力的训练

肩周炎疼痛缓解后，要指导患者进行日常生活能力的训练。

2.功能锻炼

肩关节功能锻炼，要贯穿治疗全过程，早期以被动活动为主，保持肩关节活动度。恢复期以主动锻炼肩关节为主，制订合理训练计划，坚持锻炼，争取最大限度恢复肩关节功能。

（宋亚美）

第二十四节　骨肿瘤

骨肿瘤指发生于骨内或起源于各种骨组织成分的肿瘤，无论是原发性、继发性还是转移性肿瘤统称为骨肿瘤。分为原发性和继发性两种。原发性骨肿瘤源自骨及其附近组织，发病率约为2/10万～3/10万人，占全部肿瘤的2%左右，其本身又可分为良性和恶性，其中以良性肿瘤居多。继发性骨肿瘤是由身体其他组织或器官的肿瘤转移而来，发病率为原发性骨肿瘤的35～40倍，属于恶性肿瘤。男性比女性稍多。

骨肿瘤的发病与年龄和解剖部位有关，如骨肉瘤多发生于儿童和青少年（10～30岁），骨巨细胞瘤多见于20～40岁的成年人。骨肿瘤好发于长骨生长活跃的干骺端，如股骨下端、胫骨上端和肱骨上端。

一、病因与发病机制

1.遗传因素

研究表明骨肉瘤的形成与病灶粘连激酶、抑癌基因（如视网膜母细胞瘤及肿瘤蛋白TP53基因）有关，如骨肉瘤患者中15%～35%伴有视网膜母细胞癌基因改变，28%～65%患者伴有TP53基因突变。

2.骨骼生长迅速

骨肿瘤在儿童及青少年中发病率高，尤其是骨骼生长较快的干骺端，支持骨肿瘤发病与骨骼生长迅速的关系。

3.延迟生长或超刺激代谢

骨肿瘤的形成与延迟生长或超刺激代谢存在一定的相关性，如Paget病与骨巨细胞瘤、骨肉瘤的形成；甲状旁腺功能亢进与棕色肿瘤等。

4.骨结构异常压应力

骨肿瘤发病以股骨下端、胫骨上端的膝关节为主，而膝关节是人体骨关节在直立体位时承受压力最大的部位，此部位的高发病率说明异常压应力是骨肿瘤发病的一个重要影响因素。

5.环境因素

辐射、感染与骨肿瘤的形成有关。如放疗后骨肿瘤多发生于放疗部位的骨骼，多见于放疗强度大的患者。感染因素，如肉瘤病毒与肿瘤形成已在其他生物试验中获得证实，但在人类尚待进一步验证。

二、分类及外科分期

（一）骨肿瘤分类

根据肿瘤组织学分化将其分为原发于骨的良恶性肿瘤及各种瘤样病变，不包括转移瘤。常见骨肿瘤：软骨肿瘤（良性如骨软骨瘤、软骨瘤；恶性如软骨肉瘤）、成骨性肿瘤（良性如骨样肿瘤、成骨细胞瘤；恶性如骨肉瘤）、成纤维性肿瘤（恶性如纤维肉瘤）和组织来源不明肿瘤（良性如骨巨细胞瘤，恶性如尤为肉瘤）。

1.良性骨肿瘤

（1）骨软骨瘤：骨软骨瘤是一种多发于长骨干骺端的骨性突起，又称外生骨疣。其发病率约占良性骨肿瘤的40%，多见于未成年男性。单发或多发，以单发多见，多发性患者常有家族史，常合并骨骼发育异常。单发骨软骨瘤的恶变率小于1%，而多发遗传性骨软骨瘤其单个瘤体恶变率达5%～10%。该肿瘤多见于四肢长骨的干骺端，当骨骺线闭合后，骨软骨瘤的生长也停止。

患者长期自觉无症状，多因发现骨性肿块而就诊，肿块多见于股骨下端、胫骨上端及肱骨上端。当肿块增长到一定程度时，即压迫肌腱、血管、神经等，可产生疼痛。X线检查特点为：长骨干骺端有骨性突起，由骨皮质和骨松质构成，分为有蒂和无蒂两种（见图9-24）。

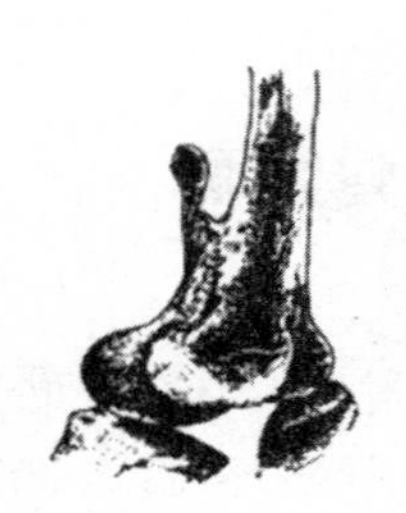
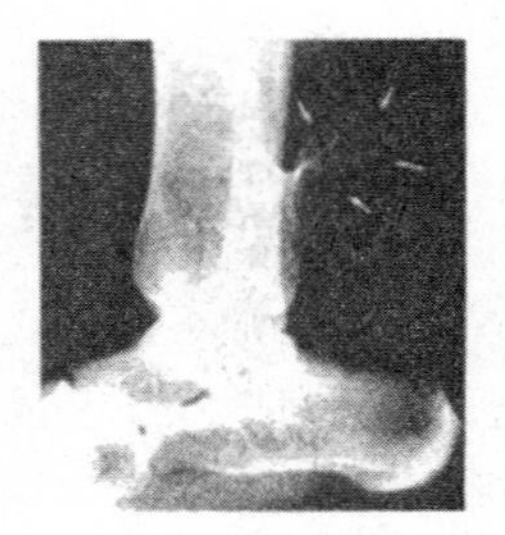

A. 股骨下端骨软骨瘤　　B. 踝部骨软骨瘤

图 9-24　骨软骨瘤

(2)软骨瘤:软骨瘤是以透明软骨病变为主的良性肿瘤。任何年龄、男女均可发病,可累及任何骨骼,如肋骨、胸骨、脊柱等,但好发于手或足部管状骨。其中位于骨干中心(如髓腔)的肿瘤,称为内生软骨瘤,较多见,其占原发良性骨肿瘤的 15%,仅次于骨软骨瘤和骨巨细胞瘤。如果肿瘤偏心向外突出,称骨膜下软骨瘤,少见。

软骨瘤生长较慢,患者常因无痛性肿块或病理性骨折就诊。X 线检查特征:内生软骨瘤可见髓腔内出现椭圆形透亮点,溶骨区内有点状或条纹状钙化斑(见图 9-25)。

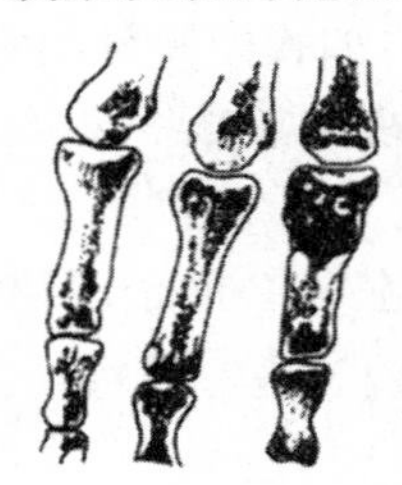
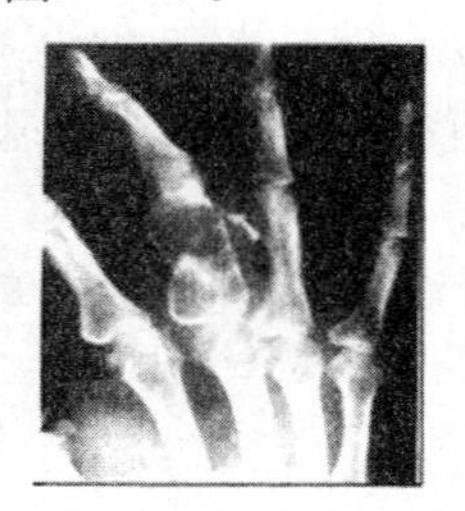

图 9-25　指骨的内生性软骨瘤

(3)骨巨细胞瘤:骨巨细胞瘤是一种侵袭性强,起源不明的介于良恶性之间的溶骨性肿瘤,WHO 将其定位为侵袭性潜在恶性肿瘤。好发年龄为 20～40 岁,女性多于男性,好发部位为股骨下端、胫骨上端等。

患者以进行性加重性疼痛为主要症状,增大的肿瘤使局部触诊呈乒乓球样感觉,可使关节活动受限。可发生肺部转移。X 线检查特征为:骨端偏心溶骨性破坏而无骨膜反应,骨皮质膨胀变薄,可见"肥皂泡"样(见图 9-26)。

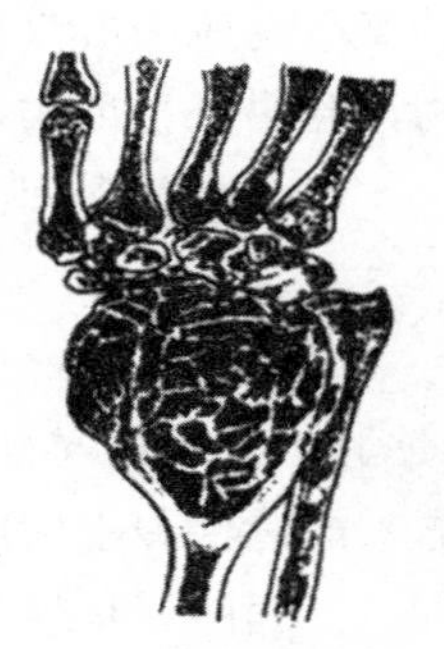
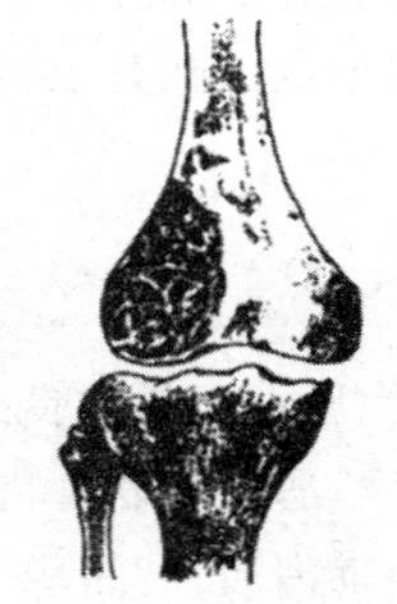

A. 桡骨远端骨巨细胞瘤　　B. 股骨下端骨巨细胞瘤

图 9-26　骨巨细胞瘤

2. 恶性骨肿瘤

(1)骨肉瘤:骨肉瘤是最常见的原发性恶性骨肿瘤。其好发年龄为 10～30 岁,其中男女患病比例为(1.5～2):1。好发部位依次为,股骨远端、胫骨近端和肱骨近侧干骺端。

骨肉瘤恶性程度高,病损较大,表现为瘤细胞直接形成骨样组织或未成熟骨。骨密质或髓腔中有成骨性、溶骨性或混合性骨质破坏,骨膜反应明显。当新生骨与长骨纵轴呈直角时,可见 Codman 三角或呈"日光射线"状(图 9-27)。患者主要表现为疼痛,逐渐加剧,尤以夜间为甚。肿瘤表面皮温升高,静脉怒张,可导致病理性骨折。肺转移是患者死亡的主要原因。

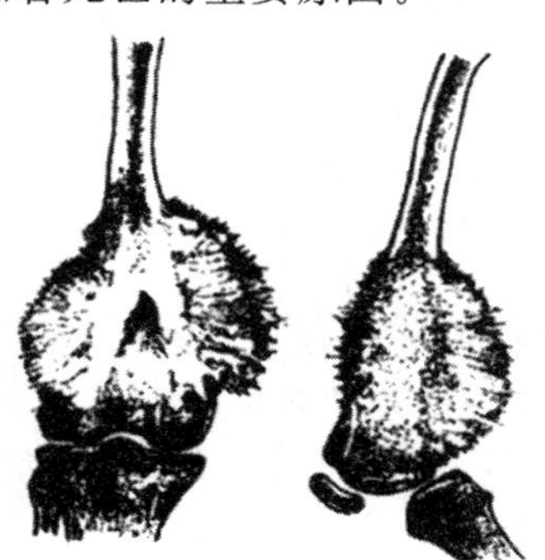
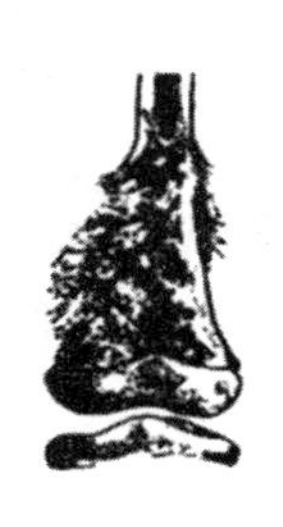
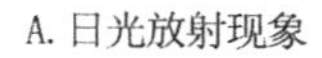

A. 日光放射现象　　B. 可见骨破坏和骨膜增生

图 9-27　股骨下端骨肉瘤

(2)尤文肉瘤:尤文肉瘤是一种高度恶性且来源不明骨肿瘤,仅次于骨肉瘤的青少年好发原发恶性骨肿瘤,男性多于女性。好发部位为股骨、胫骨、腓骨、髂骨等。患者除常见疼痛、肿胀外,部分患者可出现全身症状,如间断低热、白细胞升高、核左移、贫血等。由于较广泛的溶骨性浸润性骨破坏,骨皮质呈现虫蛀样,新生骨沿骨膜长轴生长,呈现"板层状"或"葱皮状"骨膜反应(图 9-28)。晚期通过血行播散或直接侵犯骨骼其他部位,90%患者在一年内肺转移而致死。

(3)转移性骨肿瘤:转移性骨肿瘤是指原发于骨外器官或组织的恶性肿瘤,通过血行或淋巴转移至骨骼,形成子瘤。好发年龄为 40～60 岁,好发于躯干骨。成人转移肿瘤的来源多为乳腺癌、肺癌、肾癌、直肠癌等;儿童多由神经细胞瘤转移。患者主要症状为疼痛、病理性骨折和脊髓压迫,尤以疼痛常见。

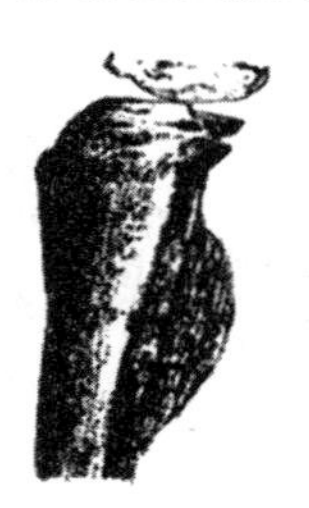

A. 腓骨尤文肉瘤

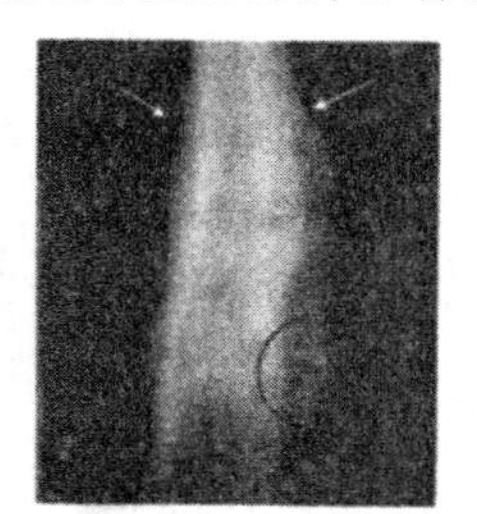

B. 股骨尤文肉瘤

图 9-28　尤文肉瘤

(二)骨肿瘤外科分期

目前骨肿瘤外科分期多采用 Ennecking 的 G－T－M 分期体系,包括:①肿瘤病理分级 G(grade):分为 3 级,即 G_0 为良性、G_1 为低度恶性及 G_2 为高度恶性。②肿瘤解剖定位 T:T_0 囊内、T_1 间室内及 T_{02} 间室外。③远处转移 M:M_0 无远处转移及 M_1 有远处转移。

三、临床表现

骨肿瘤的临床表现与肿瘤类型、疾病进程等有关。

1. 疼痛

是恶性肿瘤的早期症状,随着病程进展可表现为持续性剧痛,局部压痛明显,常影响患者休息、睡眠和工作。夜间痛是骨肿瘤疼痛的一个重要特征。疼痛多由肿瘤破坏骨组织或肿瘤对周围组织刺激引起。良性肿瘤多无疼痛,但骨样肿瘤则可表现为持续性剧烈疼痛;良性肿瘤疼痛加剧,应考虑病理性骨折及恶变的可能。

2. 肿胀及压迫症状

良性肿瘤生长缓慢,多以肿块为首发症状,质硬而无压痛。恶性肿瘤生长迅速,局部皮温增高和静脉怒张。当肿块巨大时,可压迫长骨干骺端、关节周围组织而引起相应症状,如位于盆腔肿瘤可引起便秘和排尿困难。同时,由于疼痛、肿胀及压迫,可致患者相关关节功能障碍。

3.病理性骨折

是骨肿瘤、骨转移瘤的常见并发症,其与单纯外伤骨折症状体征相似。临床上如果患者因轻微外伤导致骨折,要考虑骨肿瘤致病理性骨折的可能。

4.复发及转移

晚期恶性肿瘤多发生远处转移,以血行转移常见,偶见淋巴转移。患者可出现贫血、消瘦、食欲缺乏、体重下降、发热等。良性肿瘤复发后,有恶变的可能,恶性肿瘤治疗后可复发。

四、实验室及其他检查

1.影像学检查

X线检查显示肿瘤的位置、大小、形态及骨与软组织的病变。良性肿瘤生长缓慢,以形成界限清楚、密度均匀的膨胀性骨病损为特点。恶性肿瘤则病灶多不规则、密度不均、边界不清,骨破坏区可呈虫蛀样或筛孔样,可见骨膜反应阴影,如骨肉瘤呈现"Codman三角"或"日光射线"现象,尤文肉瘤表现为"葱皮"现象。CT检查有助于识别肿瘤对周围软组织的浸润程度及与邻近器官组织的关系。MRI对判断骨肿瘤与血管、脊髓的关系有一定的帮助。

2.实验室检查

除常规血象检查外,恶性肿瘤患者可有血钙增高,提示骨质迅速破坏并持续进行。血清碱性磷酸酶(ALP)升高是骨肉瘤患者肿瘤活动度的重要标记,提示机体新骨形成活跃。肿瘤相关因子检查,如Bence-Jones蛋白为浆细胞骨髓瘤的实验室依据。肿瘤抑制基因(如Rb基因、P53基因)等与肿瘤的形成相关。

3.组织病理学检查

是确诊骨肿瘤的可靠手段。

4.其他检查

免疫组化技术、流式细胞学、电子显微镜技术等在提高骨肿瘤诊断、治疗中很有前景。

五、诊断要点

骨肿瘤诊断主要根据临床表现,如疼痛、肿胀、病理性骨折等,结合影像学、实验室及病理学检查,患者存在的病因进行诊断。

六、治疗要点

根据骨肿瘤的外科分期,选择不同的治疗方法。尽量达到既切除肿瘤,又可保全肢体。对于良性肿瘤以手术切除为主,恶性肿瘤则采用手术、放疗、化疗等综合治疗手段。

1.手术治疗

(1)良性骨肿瘤:手术方式主要包括刮除植骨术和单纯性骨肿瘤切除术。若瘤体较小,可采用保守治疗并观察;若肿瘤生长较快或较大时,应手术切除以缓解压迫症状及由其引起的功能障碍。对于刮除术患者,可填充自体骨、生物活性骨修复材料,重建受损骨质。单纯性骨肿瘤切除术后应防止复发。

(2)恶性骨肿瘤:①保肢术:大量病例对照实验表明,保肢术和截肢术的3年、5年生存率和复发率相同,这奠定了保肢术在恶性骨肿瘤患者治疗中的重要地位。通过采用合理的手术方式,在正常组织中完整切除肿瘤,包括瘤体、包膜、反应区及周围部分正常组织。对由于瘤段骨切除而导致的骨缺损,可通过肢体功能重建术,如肿瘤骨灭活重建术、人工假体置换术等完成保肢。②截肢术:对晚期骨质破坏严重且治疗无效,已失去保肢条件的患者,则考虑截肢。

2.化学治疗

目前骨肉瘤的5年生存率可达70%~80%。化疗可单独使用,亦可结合手术或放疗,多采用联合化疗的方法。常用骨肿瘤化疗的药物包括：烷化剂（环磷酰胺、丙氨酸氮芥）、抗代谢药物（甲氨蝶呤、氟尿嘧啶）、抗生素（多柔比星、博来霉素）、植物生物碱（长春新碱、足叶乙苷）、激素类（雌激素、雄激素）及其他类（顺铂、卡铂）。

3. 放射疗法

适用于对其敏感的肿瘤，如尤文肉瘤；也适用于术前治疗，使瘤体缩小，为保肢及肢体重建术创造条件。对于恶性肿瘤广泛切除后，局部可以辅助放疗。需要注意放疗在治疗肿瘤的同时，也可对骨及其周围软组织带来损害。

4. 其他免疫治疗

如肿瘤疫苗治疗、细胞因子治疗等，对骨肿瘤治疗仍有一定前景。

七、护理要点

1. 疼痛护理

对于骨肿瘤患病的“人群”特性，护理人员可以采用“症状管理模式”对患者的疼痛进行管理，即了解患者疼痛的感受，并以“7W”的方式采取恰当的护理措施，最后对疼痛干预效果进行评价。

(1)疼痛评估：常用自我描述疼痛评估工具，如 NRS、VAS、Wong－Baker 疼痛量表等。

(2)药物性疼痛管理：根据 WHO 推荐的癌症 3 阶段疼痛疗法来缓解患者的疼痛。护理人员应对疼痛症状的控制进行连续监测。

(3)非药物性疼痛管理：教会患者及家属配合非药物疼痛管理措施来缓解疼痛，如听音乐、指导性意念疗法、放松技巧（呼吸练习、肌肉放松等）、按摩和针灸等疗法。

2. 化疗、放疗患者的护理

(1)化疗患者的护理：护理人员应做好健康宣教工作，增加患者的用药依从性。密切观察药物的毒性作用，严密监测患者的相关身体状况，如体重、营养饮食特点、实验室检查等。尤其须注意化疗患者常见不良反应的观察及护理：①胃肠道反应：主张联合用药，增强止吐效果。指导患者在餐后服用化疗药。②骨髓抑制及严重感染：若白细胞降至 $3\times10^9/L$，血小板降至 $80\times10^9/L$，应停止用药。密切观察有无感染征象，严格无菌操作规程。③心、肝及肾损害：定期监测心电图及肝肾功能。④皮肤及黏膜损害：化疗药物对血管、皮肤等刺激性较大，静脉给药最好行中心静脉置管，如经外周中心静脉置管（PICC）。避免化疗药物外渗，一旦外渗，立即停药，局部 50%硫酸镁湿敷。

(2)放疗患者的护理：①护理人员应向患者及其家属解释放疗作用的原理、作用目的及可能的副作用。提供心理支持，缓解其对放疗的不确定感。②护理人员应按时观察患者的皮肤、黏膜情况。指导患者注意皮肤清洁干燥，保护照射部位皮肤。③护理人员应告知患者定期复诊的重要性，指导患者对轻微症状进行处理，必要时联系医护人员。

3. 围手术期护理

(1)术前护理：①心理准备：护理人员应向患者提供疾病治疗、护理相关知识；同时，医护人员应鼓励患者表达其感受，给予与疾病相关的咨询和支持，为手术做好准备。②全面评估：完善患者的健康史采集、全身健康评估、相关实验室及影像学等检查。护理人员要告诉患者全面健康评估的重要性，以增加配合。③健康指导：教会患者如何使用拐、助行器、轮椅等辅助术后康复训练。

(2)术后护理：①了解患者麻醉、手术情况，监测生命体征，观察全身情况。②抬高患肢，减轻患肢肿胀，注意观察肢体末梢血液循环，有无包扎固定过紧及神经损伤等。③疼痛护理：对于应用自控性镇痛泵者，观察有无恶心、呕吐、呼吸功能异常等；对于中重度疼痛者，遵医嘱联合使用其他镇痛药，如吗啡、双氯芬酸钠等；④改善营养状况：鼓励患者摄入蛋白、能量及维生素丰富的食物，尽量经口进食；同时可据医嘱提供肠内或肠外营养，增强身体抵抗力。⑤制订功能锻炼计划：麻醉清醒后，患者即可做患处肌肉的等长收缩，活动正常关节，促进血液循环，增强肌力，防止失用性肌萎缩。持续性被动运动（CPM）可借助 CPM 机于术后数日进行，根据医嘱执行，循序渐进，逐渐增大角度。术后 2～3 周后开始患处远侧和近侧关节的活动。患者下床活动时，护理人员应辅助患者使用拐、助行器等。

(3)截肢患者护理：①体位：术后患肢抬高，预防肿胀。②残端观察：观察截肢残端渗血、渗液情况，伤口引流液的性质、量等。③疼痛：大多数患者在截肢术后一段时间内主观感觉已切除的肢体仍然存在，并有不同程度、不同性质疼痛的幻觉现象，称为幻肢痛，对于此类患者护士应该指导患者面对现实，可采用各种非药物镇痛来减轻疼痛。④早期功能锻炼：一般术后 1 周开始协助患者坐起活动，2 周拆线后指导患者开始下床活动。残端可用弹性绷带包扎，按摩、拍打及踩蹬，增加其负重能力，为使用假肢做准备。

4. 恶性骨肿瘤临终前护理

(1)护理人员主要是预防各种并发症的发生，如呼吸道(常见为坠积性肺炎)、泌尿道感染、压疮。

(2)有效地缓解患者的疼痛。

(3)护理人员应采取措施缓解家属悲哀、压抑的情绪。和家属一起做好患者晚期的护理，如翻身、清洁，尽力帮助患者达成最后的心愿，使其安详、舒适地离开人世。

(宋亚美)

第十章　肝胆外科护理

第一节　胆囊结石

一、概述

胆囊结石(cholecystolithiasis)是指原发于胆囊的结石，是胆石症中最多的一种疾病。近年来随着卫生条件的改善及饮食结构的变化，胆囊结石的发病率呈升高趋势，已高于胆管结石。胆囊结石以女性多见，男女之比为1∶3～1∶4；其以胆固醇结石或以胆固醇为主要成分的混合性结石为主。少数结石可经胆囊管排入胆总管，大多数存留于胆囊内，且结石越聚越大，可呈多颗小米粒状，在胆囊内可存在数百粒小结石，也可呈单个巨大结石；有些终身无症状而在尸检中发现(静止性胆囊结石)，大多数反复发作腹痛症状，一般小结石容易嵌入胆囊管发生阻塞引起胆绞痛症状，发生急性胆囊炎。

二、诊断

(一)症状

1.胆绞痛

胆绞痛是胆囊结石并发急性胆囊炎时的典型表现，多在进油腻食物后胆囊收缩，结合移位并嵌顿于胆囊颈部，胆囊压力升高后强力收缩而发生绞痛。小结石通过胆囊管或胆总管时可发生典型的胆绞痛，疼痛位于右上腹，呈阵发性，可向右肩背部放射，伴恶心、呕吐，呕吐物为胃内容物，吐后症状并不减轻。存留在胆囊内的大结石堵塞胆囊腔时并不引起典型的胆绞痛，故胆绞痛常反映结石在胆管内的移动。急性发作特别是坏疽性胆囊炎时还可出现高热、畏寒等显著的感染症状，严重病例由于炎性渗出或胆囊穿孔可引起局限性腹膜炎，从而出现腹膜刺激症状。胆囊结石一般无黄疸，但30%的患者因伴有胆管炎或肿大的胆囊压迫胆管，肝细胞损害时也可有一过性黄疸。

2.胃肠道症状

大多数慢性胆囊炎患者有不同程度的胃肠道功能紊乱，表现为右上腹隐痛不适、厌油、进食后上腹饱胀感，常被误认为“胃病”。有近半数的患者早期无症状，称为静止性胆囊结石，此类患者在长期随访中仍有部分出现腹痛等症状。

(二)体征

1.一般情况

无症状期间患者大多一般情况良好，少数急性胆囊炎患者在发作期可有黄疸，症状重时可有感染中毒症状。

2.腹部情况

如无急性发作，患者腹部常无明显异常体征，部分患者右上腹可有深压痛；急性胆囊炎患者可有右上腹饱满、呼吸运动受限、右上腹触痛及肌紧张等局限性腹膜炎体征，Murphy征阳性。有1/3～1/2的急性胆囊炎患者，在右上腹可扪及肿大的胆囊或由胆囊与大网膜粘连形成的炎性肿块。

（三）检查

1. 化验检查

胆囊结石合并急性胆囊炎有血液白细胞升高，少数患者丙氨酸转氨酶也升高。

2. B超检查

B超检查简单易行，价格低廉，且不受胆囊大小、功能、胆管梗阻或结石含钙多少的影响，诊断正确率可达96%以上，是首选的检查手段。典型声像特征是胆囊腔内有强回声光团并伴声影，改变体位时光团可移动。

3. 胆囊造影

能显示胆囊的大小及形态并了解胆囊收缩功能，但易受胃肠道功能、肝功能及胆囊管梗阻的影响，应用很少。

4. X线检查

腹部X线平片对胆囊结石的显示率为10%～15%。

5. 十二指肠引流

有无胆汁可确定是否有胆囊管梗阻，胆汁中出现胆固醇结晶提示结石存在，但此项检查目前已很少用。

6. CT、MRI、ERCP、PTC检查

在B超不能确诊或者怀疑有肝内胆管、肝外胆管结石或胆囊结石术后多年复发又疑有胆管结石者，可酌情选用其中某一项或几项诊断方法。

（四）诊断要点

1. 症状

20%～40%的胆囊结石可终生无症状，称“静止性胆囊结石”。有症状的胆囊结石的主要临床表现：进食后，特别是进油腻食物后，出现上腹部或右上腹部隐痛不适、饱胀，伴嗳气、呃逆等。

2. 胆绞痛

胆囊结石的典型表现，疼痛位于上腹部或右上腹部，呈阵发性，可向肩胛部和背部放射，多伴恶心、呕吐。

3. Mirizzi综合征

持续嵌顿和压迫胆囊壶腹部和颈部的较大结石，可引起肝总管狭窄或胆囊管瘘，及反复发作的胆囊炎、胆管炎及梗阻性黄疸，称“Mirizzi综合征”。

4. Murphy征

右上腹部局限性压痛、肌紧张，阳性。

5. B超检查

胆囊暗区有一个或多个强回声光团，并伴声影。

（五）鉴别诊断

1. 肾绞痛

胆绞痛需与肾绞痛相鉴别，后者疼痛部位在腰部，疼痛向外生殖器放射，伴有血尿，可有尿路刺激症状。

2. 胆囊非结石性疾病

胆囊良、恶性肿瘤、胆囊息肉样病变等，B超、CT等影像学检查可提供鉴别线索。

3. 胆总管结石

可表现为高热、黄疸、腹痛，超声等影像学检查可以鉴别，但有时胆囊结石可与胆总管结石并存。

4. 消化性溃疡性穿孔

多有溃疡病史，腹痛发作突然并很快波及全腹，腹壁呈板状强直，腹部X线平片可见膈下游离气体。较小的十二指肠穿孔，或穿孔后很快被网膜包裹，形成一个局限性炎性病灶时，易与急性胆囊炎混淆。

5. 内科疾患

一些内科疾病如肾盂肾炎、右侧胸膜炎、肺炎等，亦可发生右上腹疼痛症状，若注意分析不难获得正确的诊断。

三、治疗

（一）一般治疗

饮食宜清淡，防止急性发作，对无症状的胆囊结石应定期 B 超随诊；伴急性炎症者宜进食，注意维持水、电解质平衡，并静脉应用抗生素。

（二）药物治疗

溶石疗法服用鹅去氧胆酸或熊去氧胆酸对胆固醇结石有一定溶解效果，主要用于胆固醇结石。但此种药物有肝毒性，服药时间长，反应大，价格贵，停药后结石易复发。其适应证为：胆囊结石直径在 2 cm 以下；结石为含钙少的 X 线能够透过的结石；胆囊管通畅；患者的肝脏功能正常，无明显的慢性腹泻史。目前多主张采取熊去氧胆酸单用或与鹅去氧胆酸合用，不主张单用鹅去氧胆酸。鹅去氧胆酸总量为 15 mg/(kg·d)，分次口服。熊去氧胆酸为 8～10 mg/(kg·d)，分餐后或晚餐后 2 次口服。疗程 1～2 年。

（三）手术治疗

对于无症状的静止胆囊结石，一般认为无须施行手术切除胆囊。但有下列情况时，应进行手术治疗：①胆囊造影胆囊不显影；②结石直径超过 2～3 cm；③并发糖尿病且在糖尿病已控制时；④老年人或有心肺功能障碍者。

腹腔镜胆囊切除术适于无上腹创伤及手术史者，无急性胆管炎、胰腺炎和腹膜炎及腹腔脓肿的患者。对并发胆总管结石的患者应同时行胆总管探查术。

1. 术前准备

择期胆囊切除术后引起死亡的最常见原因是心血管疾病。这强调了详细询问病史发现心绞痛和仔细进行心电图检查注意有无心肌缺血或以往心肌梗死证据的重要性。此外还应寻找脑血管疾病特别是一过性缺血发作的症状。若病史阳性或有问题时应做非侵入性颈动脉血流检查。此时对择期胆囊切除术应当延期，按照指征在冠状动脉架桥或颈动脉重新恢复血管流通后施行。除心血管病外，引起择期胆囊切除术后第 2 位的死亡原因是肝胆疾病，主要是肝硬化。除术中出血外，还可发生肝功能衰竭和败血症。自从在特别挑选的患者中应用预防性措施以来，择期胆囊切除术后感染中毒性并发症的发生率已有显著下降。慢性胆囊炎患者胆汁内的细菌滋生率占 10%～15%；而在急性胆囊炎消退期患者中则高达 50%。细菌菌种为肠道菌如大肠杆菌、产气克雷伯杆菌和粪链球菌，其次也可见到产气荚膜杆菌、类杆菌和变形杆菌等。胆管内细菌的发生率随年龄而增长，故主张年龄在 60 岁以上、曾有过急性胆囊炎发作刚恢复的患者，术前应预防性使用抗生素。

2. 手术治疗

对有症状胆石症已成定论的治疗是腹腔镜胆囊切除术。虽然此技术的常规应用时间尚短，但是其结果十分突出，以致仅在不能施行腹腔镜手术或手术不安全时，才选用开腹胆囊切除术，包括无法安全地进入腹腔完成气腹，或者由于腹内粘连，或者解剖异常不能安全地暴露胆囊等。外科医师在遇到胆囊和胆管解剖不清及遇到止血或胆汁渗漏而不能满意地控制时，应当及时中转开腹。目前，中转开腹率在 5%以下。

（四）其他治疗

体外震波碎石适用于胆囊内胆固醇结石，直径不超过 3 cm，且胆囊具收缩功能。治疗后部分患者可发生急性胆囊炎或结石碎片进入胆总管而引起胆绞痛和急性胆管炎，此外碎石后仍不能防止结石的复发。因并发症多，疗效差，现已基本不用。

四、护理措施

(一)术前护理

1.饮食

指导患者选用低脂肪、高蛋白质、高糖饮食。因为脂肪饮食可促进胆囊收缩排出胆汁,加剧疼痛。

2.术前用药

严重的胆石症发作性疼痛可使用镇痛剂和解痉剂,但应避免使用吗啡,因吗啡有收缩胆总管的作用,可加重病情。

3.病情观察

应注意观察胆石症急性发作患者的体温、脉搏、呼吸、血压、尿量及腹痛情况,及时发现有无感染性休克征兆。注意患者皮肤有无黄染及粪便颜色变化,以确定有无胆管梗阻。

(二)术后护理

1.症状观察及护理

定时监测患者生命体征的变化,注意有无血压下降、体温升高及尿量减少等全身中毒症状,及时补充液体,保持出入量平衡。

2.T形管护理

胆总管切开放置T形管的目的是为了引流胆汁,使胆管减压:①T形管应妥善固定,防止扭曲、脱落;②保持T形管无菌,每日更换引流袋,下地活动时引流袋应低于胆囊水平,避免胆汁回流;③观察并记录每日胆汁引流量、颜色及性质,防止胆汁淤积引起感染;④拔管:如果T形管引流通畅,胆汁色淡黄、清澄、无沉渣且无腹痛无发热等症状,术后10~14 d可夹闭管道。开始每日夹闭2~3 h,无不适可逐渐延长时间,直至全日夹管。在此过程中要观察患者有无体温增高、腹痛、恶心、呕吐及黄疸等。经T形管造影显示胆管通畅后,再引流2~3 d,及时排出造影剂。经观察无特殊反应,可拔除T形管。

3.健康指导

进少油腻、高维生素、低脂饮食。烹调方式以蒸煮为宜,少吃油炸类的食物。

4.适当体育锻炼,提高机体抵抗力

(陈　月)

第二节　胆囊炎

胆囊炎是最常见的胆囊疾病,常与胆石症同时存在。女性多于男性。胆囊炎分为急性和慢性两种。

一、临床表现

急性胆囊炎可出现右上腹撑胀疼痛,体位改变和呼吸时疼痛加剧,右肩或后背部放射性疼痛,高热,寒战,并可有恶心,呕吐。慢性胆囊炎,常出现消化不良,上腹不适或钝疼,可有恶心,腹胀及嗳气,进食油腻食物后加剧。

胆囊炎并发胆石症者,结石嵌顿时,可引起穿孔,导致腹膜炎,疼痛加重,甚至出现中毒性休克或衰竭。胆囊炎胆石症可加重或诱发冠心病,引起心肌缺血性改变。专家认为:胆囊结石是诱发胆囊癌的重要因素之一。胆囊炎胆石症常可引起胰腺炎,由胆管疾病引起的急性胰腺炎约占50%。

二、治疗原则

(1)无症状的胆囊结石根据结石大小数目,胆囊壁病变确定是否手术及手术时机。应择期行胆囊切除术，有条件医院应用腹腔镜行胆囊切除术。

(2)有症状的胆囊结石用开放法或腹腔镜方法。

(3)胆囊结石伴有并发症时，如急性、胆囊积液或积脓，急性胆石性胰腺炎胆管结石或胆管炎，应即刻行胆囊切除术。

三、护理措施

(一)术前护理

(1)按一般外科术前常规护理。

(2)低脂饮食。

(3)急性期应给予静脉输液，以纠正电解质紊乱，输血或血浆，以改善全身情况。

(4)患者如有中毒性休克表现，应先补足血容量，用升压药等纠正休克，待病情好转后手术治疗。

(5)黄疸严重者，有皮肤瘙痒，做好皮肤护理，防止瘙痒时皮肤破损，出现皮肤感染，同时注意黄疸患者，由于胆管内胆盐缺乏，维生素 K 吸收障碍，容易引起凝血功能障碍，术前应注射维生素 K。出现高热者，按高热护理常规护理。

(6)协助医生做好各项检查，如肝功能、心电图、凝血酶原时间测定、超声波、胆囊造影等，肝功能损害严重者应给予保肝治疗。

(7)需做胆总管与胆管吻合术时，应做胆管准备。

(8)手术前一日晚餐禁食，术晨按医嘱留置胃管，抽尽胃液。

(二)术后护理

(1)按一般外科手术后护理常规及麻醉后护理常规护理。

(2)血压平稳后改为半坐卧位，以利于引流。

(3)禁食期间，给予静脉输液。维持水电解质平衡。

(4)停留胃管，保持胃管通畅，观察引流液性质并记录量，术后 2～3 d 肠蠕动恢复正常，可拔除胃管，进食流质，以后逐渐改为低脂半流，注意患者进食后反应。

(5)注意腹部伤口渗液，如渗液多应及时更换敷料。

(6)停留 T 管引流，保持胆管引流管通畅，并记录 24 h 引流量及性质。

(7)引流管停留时间长，引流量多者，要注意患者饮食及消化功能，食欲差者，可口服去氧胆酸、胰酶片或中药。

(8)胆总管内有残存结石或泥沙样结石，术后两周可行 T 管冲洗。

(9)防止 T 管脱落，除手术时要固定牢靠外，应将 T 管用别针固定于腹带上。

(10)防止逆行感染。T 管引流所接的消毒引流瓶(袋)每周更换两次，更换引流袋要在无菌操作下进行。腹壁引流伤口每日更换敷料一次。

(11)注意水电解质平衡，注意有无低钾、低钠症状出现，注意黄疸消退情况。

(12)拔 T 管指征及注意事项：一般术后 10～14 d，患者无发热、无腹痛、大便颜色正常，黄疸消退，胆汁引流量逐日减少至 50 mL 以下，胆汁颜色正常，呈金黄色、澄清时，用低浓度的胆影葡胺作 T 管造影，以了解胆管远端是否通畅，如通畅可试行钳夹 T 管或提高 T 管距离腋后线 10～20 mL，如有上腹胀痛、发热、黄疸加深等情况出现，说明胆管下端仍有梗阻，应即开放引流管，继续引流，如钳夹 T 管 48 h 后无任何不适，方可拔管。拔管后1～2 d可有少量胆汁溢出，应及时更换敷料，如有大量胆汁外溢应报告医生处理。拔管后还应观察患者食欲及腹胀、腹痛、黄疸、体温和大便情况。

(陈　月)

第三节 肝脓肿

一、细菌性肝脓肿患者的护理

当全身性细菌感染，特别是腹腔内感染时，细菌侵入肝脏，如果患者抵抗力弱，可发生细菌性肝脓肿。细菌可以从下列途径进入肝脏：①胆道：细菌沿着胆管上行，是引起细菌性肝脓肿的主要原因。包括胆石、胆囊炎、胆道蛔虫、其他原因所致胆管狭窄与阻塞等。②肝动脉：体内任何部位的化脓性病变，细菌可经肝动脉进入肝脏。如败血症、化脓性骨髓炎、痈、疔等。③门静脉：已较少见，如坏疽性阑尾炎、细菌性痢疾等，细菌可经门静脉入肝。④肝开放性损伤：细菌可直接经伤口进入肝，引起感染而形成脓肿。细菌性肝脓肿的致病菌多为大肠埃希菌、金黄色葡萄球菌、厌氧链球菌等。肝脓肿可以是单个脓肿，也可以是多个小脓肿，数个小脓肿可以融合成为一个大脓肿。

（一）护理评估

1. 健康史

注意询问有无胆道感染和胆道疾病、全身其他部位的化脓性感染特别是肠道的化脓性感染、肝脏外伤病史。是否有肝脓肿病史，是否进行过系统治疗。

2. 身体状况

通常继发于某种感染性先驱疾病，起病急，主要症状为骤起寒战、高热、肝区疼痛和肝大。体温可高达39 ℃～40 ℃，多表现为弛张热，伴有大汗、恶心、呕吐、食欲缺乏。肝区疼痛多为持续性钝痛或胀痛，有时可伴有右肩牵涉痛，右下胸及肝区叩击痛，增大的肝有压痛。肝前下缘比较表浅的脓肿，可有右上腹肌紧张和局部明显触痛。巨大的肝脓肿可使右季肋区呈饱满状态，甚至可见局限性隆起，局部皮肤可出现凹陷性水肿。严重时或并发胆道梗阻者，可出现黄疸。

3. 心理一社会状况

细菌性肝脓肿起病急剧，症状重，如果治疗不彻底容易反复发作转为慢性，并且细菌性肝脓肿极易引起严重的全身性感染，导致感染性休克，患者产生焦虑。

4. 辅助检查

（1）血液检查：化验检查白细胞计数及中性粒细胞增多，有时出现贫血。肝功能检查可出现不同程度的损害和低蛋白血症。

（2）X线胸腹部检查：右叶脓肿可见右膈肌升高，运动受限；肝影增大或局限性隆起；有时伴有反应性胸膜炎或胸腔积液。

（3）B超：在肝内可显示液平段，可明确其部位和大小，阳性诊断率在96%以上，为首选的检查方法。必要时可作CT检查。

（4）诊断性穿刺：抽出脓液即可证实本病。

（5）细菌培养：脓液细菌培养有助于明确致病菌，选择敏感的抗生素，并与阿米巴性肝脓肿相鉴别。

5. 治疗要点

（1）全身支持疗法：给予充分营养，纠正水和电解质及酸碱平衡失调，必要时少量多次输血和血浆以纠正低蛋白血症，增强机体抵抗力。

（2）抗生素治疗：应使用大剂量抗生素。由于肝脓肿的致病菌以大肠杆菌、金黄色葡萄球菌和厌氧性细菌最为常见，在未确定病原菌之前，可首选对此类细菌有效的抗生素，然后根据细菌培养和抗生素敏感试验结果选用有效的抗生素。

（3）经皮肝穿刺脓肿置管引流术：适用于单个较大的脓肿。在B型超声引导下进行穿刺。

（4）手术治疗：对于较大的单个脓肿，估计有穿破可能，或已经穿破胸腹腔；胆源性肝脓肿；位于肝左外叶脓肿，穿刺易污染腹腔；慢性肝脓肿，应施行经腹切开引流。病程长的慢性局限性厚壁脓肿，也可行肝叶切除或部分肝切除术。多发性小脓肿不宜行手术治疗，但对其中较大的脓肿，也可行切开引流。

（二）护理诊断及合作性问题

1. 营养失调

低于机体需要量，与高代谢消耗或慢性消耗病程有关。

2. 体温过高

其与感染有关。

3. 急性疼痛

其与感染及脓肿内压力过高有关。

4. 潜在并发症

急性腹膜炎、上消化道出血、感染性休克。

（三）护理目标

患者能维持适当营养，维持体温正常，疼痛减轻；无急性腹膜炎休克等并发症发生。

（四）护理措施

1. 术前护理

（1）病情观察，配合抢救中毒性休克。

（2）高热护理：保持病室空气新鲜、通风、温湿度合适，物理降温。衣着适量，及时更换汗湿衣。

（3）维持适当营养：对于非手术治疗和术前的患者，给予高蛋白、高热量饮食，纠正水、电解质平衡失调和低蛋白血症。

（4）遵医嘱正确应用抗生素。

2. 术后护理

（1）经皮肝穿刺脓肿置管引流术术后护理：术前做术区皮肤准备，协助医生进行穿刺部位的准确定位。术后向医生询问术中情况及术后有无特殊观察和护理要求。患者返回病房后，观察引流管固定是否牢固，引流液性状，引流管道是否密闭。术后第 2 天或数天开始进行脓腔冲洗，冲洗液选用等渗盐水（或遵医嘱加用抗生素）。冲洗时速度缓慢，压力不宜过高，估算注入液与引出液的量。每次冲洗结束后，可遵医嘱向脓腔内注入抗生素。待到引流出或冲洗出的液体变清澈，B 型超声检查脓腔直径小于 2 cm 即可拔管。

（2）切开引流术术后护理：切开引流术术后护理遵循腹部手术术后护理的一般要求。除此之外，每日用生理盐水冲洗脓腔，记录引流液量，少于 10 mL 或脓腔容积小于 15 mL，即考虑拔除引流管，改凡士林纱布引流，致脓腔闭合。

3. 健康指导

为了预防肝脓肿疾病的发生，应教育人们积极预防和治疗胆道疾病，及时处理身体其他部位的化脓性感染。告知患者应用抗生素和放置引流管的目的和注意事项，取得患者的信任和配合。术后患者应加强营养和提高抵抗力，定期复查。

（五）护理评价

患者是否能维持适当营养，体温是否正常；疼痛是否减轻，有无急性腹膜炎、上消化道出血、感染性休克等并发症发生。

二、阿米巴性肝脓肿患者的护理

阿米巴性肝脓肿（amebic liver abscess）是阿米巴肠病的并发症，阿米巴原虫从结肠溃疡处经门静脉血液或淋巴管侵入肝内并发脓肿。常见于肝右叶顶部，多数为单发性。原虫产生溶组织酶，导致肝细胞坏死、液化组织和血液、渗液组成脓肿。

（一）护理评估

1.健康史

注意询问有无阿米巴痢疾病史。

2.身体状况

阿米巴性肝脓肿有着跟细菌性肝脓肿相似的表现，两者的区别详见表10-1。

表10-1 细菌性肝脓肿与阿米巴性肝脓肿的鉴别

鉴别要点	细菌性肝脓肿	阿米巴性肝脓肿
病史	继发于胆道感染或其他化脓性疾病	继发于阿米巴痢疾后
症状	病情急骤严重，全身中毒症状明显，有寒战、高热	起病较缓慢，病程较长，可有高热，或不规则发热、盗汗
血液化验	白细胞计数及中性粒细胞可明显增加。血液细菌培养可阳性	白细胞计数可增加，如无继发细菌感染液细菌培养阴性。血清学阿米巴抗体检查阳性
粪便检查	无特殊表现	部分患者可找到阿米巴滋养体或结肠溃面（乙状结肠镜检）黏液或刮取涂片可找阿米巴滋养体或包囊
脓液	多为黄白色脓液，涂片和培养可发现细菌	大多为棕褐色脓液，无臭味，镜检有时可到阿米巴滋养体。若无混合感染，涂片和培养无细菌
诊断性治疗	抗阿米巴药物治疗无效	抗阿米巴药物治疗有好转
脓肿	较小，常为多发性	较大，多为单发，多见于肝右叶

3.心理一社会状况

由于病程长，忍受较重的痛苦，担忧预后或经济拮据等原因，患者常有焦虑、悲伤或恐惧反应。

4.辅助检查

基本同细菌性肝脓肿。

5.治疗要点

阿米巴性肝脓肿以非手术治疗为主。应用抗阿米巴药物，加强支持疗法纠正低蛋白、贫血等，无效者穿刺置管闭式引流或手术切开引流，多可获得良好的疗效。

（二）护理诊断及合作性问题

（1）营养失调：低于机体需要量，与高代谢消耗或慢性消耗病程有关。

（2）急性疼痛：与脓肿内压力过高有关。

（3）潜在并发症：合并细菌感染。

（三）护理措施

1.非手术疗法和术前护理

（1）加强支持疗法：给予高蛋白、高热量和高维生素饮食必要时少量多次输新鲜血、补充丙种球蛋白，增强抵抗力。

（2）正确使用抗阿米巴药物，注意观察药物的不良反应。

2.术后护理

除继续做好非手术疗法护理外，重点做好引流的护理。宜用无菌水封瓶闭式引流，每日更换消毒瓶，接口处保持无菌，防止继发细菌感染。如继发细菌感染需使用抗生素。

（陈　月）

第四节　原发性肝癌

原发性肝癌(primary carcinoma of the liver)是指由肝细胞或肝内胆管上皮细胞发生的恶性肿瘤，是我国常见的恶性肿瘤之一，病死率较高，在恶性肿瘤死亡排位中居第2位。近年来发病率有上升趋势，肝癌的五年生存率很低，预后凶险。原发性肝癌的发病率有较高的地区分布性，本病多见于中年男性，男女性别之比在肝癌高发区中约3∶1～4∶1，低发区则为1∶1～2∶1。高发区的发病年龄高峰约为40～49岁。

一、病因及发病机制

病因及发病机制尚不清楚，根据高发区的流行病学调查结果表明，下列因素与肝癌的发病关系密切。

(一)病毒性肝炎

在我国，乙型肝炎是原发性肝癌发生的最重要病因，原发性肝癌患者中1/3曾有慢性肝炎病史。肝癌患者血清中乙型肝炎标志物高达90%以上，近年来丙型肝炎与肝癌的关系也逐渐引起关注。

(二)肝硬化

原发性肝癌合并肝硬化者占50%～90%，乙肝病毒持续感染与肝细胞癌有密切关系。其过程可能是乙型肝炎病毒引起肝细胞损害继而发生增生或不典型增生，从而对致癌物质敏感。在多病因参与的发病过程中可能有多种基因发生改变，最后导致癌变。

(三)黄曲霉毒素

在肝癌高发区，尤其南方以玉米为主粮的地方调查提示，肝癌流行可能与黄曲霉毒素对粮食的污染有关，其代谢产物黄曲霉毒素 B_1 有强烈致癌作用。

(四)饮水污染

江苏启东的流行病学调查结果发现，饮用池塘水者与饮用井水者的肝癌发病率和病死率有明显差异，可能与池塘水的蓝绿藻产生的微囊藻毒素污染饮用水源有关。

(五)遗传因素

在高发区肝癌有时出现家族聚集现象，尤以共同生活并有血缘关系者的肝癌罹患率高。可能与肝炎病毒垂直传播有关。

(六)其他

饮酒、亚硝胺、农药、某些微量元素含量异常，如铜、锌、钼等，肝吸虫等因素也被认为与肝癌有关。吸烟和肝癌的关系还待进一步明确。

二、临床表现

(一)症状

肝癌起病隐匿，早期缺乏典型症状，多在肝病随访中或体检普查中，应用血清甲胎蛋白(AFP)及B超检查偶然发现肝癌，此时患者既无症状，体格检查亦缺乏肿瘤本身的体征，此期称之为亚临床肝癌。一旦出现症状而来就诊者其病程大多已进入中晚期。不同阶段的肝癌，其临床表现有明显差异。

1. 肝区疼痛

这最常见，半数以上患者呈间歇性或持续性的钝痛或胀痛，是由于肿块生长迅速、使肝包膜绷紧牵拉所致。当肿瘤侵犯膈肌时，疼痛可向右肩或右背部放射。向右后生长的肿瘤可致右腰疼痛。突然出现剧烈腹痛和腹膜刺激征提示癌结节包膜下出血或向腹腔破溃。

2. 消化道症状

食欲缺乏、恶心、呕吐、腹泻、消化不良等，缺乏特异性。

3.全身症状

低热,发热与癌肿坏死物质吸收有关。此外还有乏力、消瘦、贫血、全身衰弱等,少数患者晚期呈恶病质,这是由于癌症所致的能量消耗和代谢障碍所致。

4.转移灶症状

如肺转移可出现咳嗽、咯血;胸膜转移可引起胸痛和血性胸水;癌栓栓塞肺动脉,引起肺梗死,可突然出现严重呼吸困难和胸痛;癌栓栓塞下肢静脉,可出现下肢严重水肿;骨转移和脊柱转移,可引起局部压痛或神经受压症状;颅内转移可出现相应的神经定位症状和体征。

5.伴癌综合征

癌肿本身代谢异常,癌组织对机体发生影响而引起的内分泌或代谢异常的一组症候群称之为伴癌综合征。如自发性低血糖症、红细胞增多症,其他罕见的有高脂血症、高钙血症、类癌综合征等。

(二)体征

1.肝肿大

进行性肝肿大是常见的特征性体征之一。肝质地坚硬,表面及边缘不光滑,有大小不等结节,伴不同程度的压痛。如癌肿突出于右肋弓下或剑突下,上腹可出现局部隆起或饱满。

2.脾肿大

这多见于合并肝硬化门静脉高压患者。因门静脉或脾静脉有癌栓或癌肿压迫门静脉引起。

3.腹水

腹水因合并肝硬化门静脉高压、门静脉或肝静脉癌栓所致。当癌肿表面破溃时可引起血性腹水。

4.黄疸

当癌肿浸润、破坏肝细胞时,可引起肝细胞性黄疸;当癌肿侵犯肝内胆管或压迫胆管时,可出现阻塞性黄疸。

5.转移灶相应体征

其包括锁骨上淋巴结肿大、胸腔积液的体征,截瘫、偏瘫等。

(三)并发症

主要的并发症有肝性脑病、上消化道出血、肝癌结节破裂出血、血性胸腹水和继发感染。上述并发症可由肝癌本身或并存的肝硬化引起,常为致死的原因。

三、辅助检查

(一)血清甲胎蛋白(AFP)测定

AFP是目前诊断肝细胞肝癌最特异性的标志物,是体检普查的项目之一。肝癌患者AFP阳性率70%~90%,诊断标准为:①AFP大于500μg/L持续4周。②AFP在大于200μg/L的中等水平持续8周。③AFP由低浓度升高后不下降。

(二)影像学检查

(1)超声显像是目前肝癌筛查的首选检查之一,有助于了解占位性病变的血供。

(2)CT在反映肝癌的大小、形态、部位、数目等方面有突出的优点,被认为是补充超声显像检查的非侵入性诊断的首选方法。

(3)肝动脉造影是肝癌诊断的重要补充方法,对直径2cm以下的小肝癌的诊断较有价值。

(4)MRI优点是除显示如CT那样的横断面外,还能显示矢状位、冠状位及任意切面。

(三)肝组织活检或细胞学检查

在超声或CT引导下活检或细针穿刺行组织学或细胞学检查,是目前确诊直径2cm以下小肝癌的有效方法。缺点是易引起近边缘的肝癌破裂,有促进转移的危险。在非侵入性操作未能确诊时考虑使用。

四、诊断要点

有慢性肝炎病史,原因不明的肝区不适或疼痛,或原有肝病症状加重伴有全身不适、明显的食欲缺乏和消瘦、乏力、发热;肝进行性肿大、压痛、质地坚硬、表面和边缘不光滑。对高危人群血清 AFP 的检测及影像学检查。对既无症状也无体征的亚临床肝癌的诊断主要靠血清 AFP 的检测联合影像学检查。

五、治疗要点

早期治疗是改善肝癌预后的最主要的因素,而治疗方案的选择取决于肝癌的临床分期及患者的体质。

(一)手术治疗

这是首选的治疗方法,也是影响肝癌预后的最主要因素,同时是提高生存率的关键。

(二)局部治疗

1. 肝动脉化疗栓塞治疗(TACE)

此为原发性肝癌非手术的首选方案,效果较好,应反复多次治疗。机制为:先栓塞肿瘤远端血供,再栓塞肿瘤近端肝动脉,使肿瘤难以建立侧支循环,最终引起病灶缺血性坏死,并在动脉内灌注化疗药物。常用栓塞剂有明胶海绵和碘化油。

2. 无水酒精注射疗法(PEI)

这是肿瘤直径小于 3cm,结节数在 3 个以内,伴肝硬化不能手术患者的首选治疗方法。在 B 超引导下经皮肝穿刺入肿瘤内注入无水酒精,促使肿瘤细胞脱水变性、凝固坏死。

3. 物理疗法

局部高温疗法,如微波组织凝固技术、射频消融、高功率聚焦超声治疗、激光等。

(三)其他治疗方法

1. 放射治疗

放射治疗在肝癌治疗中仍有一定地位。适用于肿瘤较局限,但不能手术者,常与其他治疗方法组成综合治疗。

2. 化学治疗

其常用阿霉素(ADM)及其衍生物、顺铂(CDDP)、氟尿嘧啶(5-FU)、丝裂霉素(MMC)和甲氨喋呤(MTX)等。主张联合用药,单一用药疗效较差。

3. 生物治疗

生物治疗常用干扰素、白细胞介素、LAK 细胞、TIL 细胞等,作为辅助治疗之一。

4. 中医中药治疗

此用于晚期肝癌患者和肝功能严重失代偿无法耐受其他治疗者,可作为辅助治疗之一。

5. 综合治疗

根据患者的具体情况,选择一种或多种治疗方法联合使用,为中晚期患者的主要治疗方法。

六、常用护理诊断

(一)疼痛:肝区痛

肝区痛与肿瘤迅速增大、牵拉肝包膜有关。

(二)预感性悲哀

其与获知疾病预后有关。

(三)营养失调:低于机体需要量

这与肝功能严重损害、摄入量不足有关。

七、护理措施

(一)一般护理

1. 休息与体位

给患者创造安静舒适的休息环境,减少各种不良刺激,协助并指导患者取舒适卧位。为患者创造安静、舒适环境，提高患者对疼痛的耐受性。

2.饮食护理

鼓励进食，给予高蛋白、适量热量、高维生素、易消化饮食，如出现肝性昏迷，禁食蛋白质。伴腹水患者，限制水钠摄入。如出现恶心、呕吐现象，做好口腔护理。在化疗过程中患者往往胃肠道反应明显，可根据其口味适当调整饮食。

3.皮肤护理

晚期肝癌患者极度消瘦，严重营养不良，因为疼痛影响，常拒绝体位变动。因此要加强翻身，皮肤按摩，如出现压疮，做好相应处理。

(二)病情观察

监测生命体征，观察有无肝区疼痛、发热、腹水、黄疸、呕血、便血、24h尿量等，及实验室各项血液生化和免疫学指标。观察有无转移征象。

(三)疼痛护理

晚期癌症患者大部分有中度至重度的疼痛，多为顽固性的剧痛，严重影响生存质量。通过询问病史、观察或运用评估工具来判断疼痛的部位、性质、程度。

1.三阶梯疗法

目前临床普遍推行WTO推荐的三阶梯疗法，其原则为：①按阶梯给药：依药效的强弱顺序递增使用。②无创性给药：可选择口服给药，直肠栓剂或透皮贴剂给药等方式。③按时给药，而不是按需给药。④剂量个体化。按此疗法多数患者能满意止痛。

(1)第1阶梯：轻度癌痛，可用非阿片类镇痛药，如阿司匹林等。

(2)第2阶梯：中度癌痛及第1阶梯治疗效果不理想时，可选用弱阿片类药，如可卡因。

(3)第3阶梯：重度癌痛及第2阶梯治疗效果不理想者，选用强阿片类药，如吗啡。多采用口服缓释或控释剂型。癌痛的治疗中提倡联合用药的方法，加用一些辅助药以协同主药的疗效，减少其用量与不良反应，常用辅助药物有：①弱安定药，如地西泮和艾司唑仑等。②强安定药，如氯丙嗪和氟哌利多等。③抗抑郁药，如阿米替林。

向患者说明接受治疗的效果及帮助患者正确用药，对于已掌握的规律性疼痛，在疼痛发生前使用镇痛剂。疼痛减轻或停止时应及时停药，观察止痛疗效及不良反应。

2.其他方法

(1)放松止痛法：通过全身松弛可以阻断或减轻疼痛反应。

(2)心理暗示疗法：可结合各种癌症的治疗方法，暗示患者进行自身调节，告诉患者配合治疗就一定能战胜疾病。

(3)物理止痛法：可通过刺激疼痛周围皮肤或相对应的健侧达到止痛目的。

(4)转移止痛法：让患者取舒适体位，通过回忆、冥想、听音乐、看书报等方法转移注意力，减轻疼痛反应。

(四)肝动脉栓塞化疗护理

这是肝癌非手术治疗的首选方法，已在临床上广泛应用，是一种创伤性的非手术治疗。

1.术前护理

(1)向患者和家属解释治疗的必要性、方法、效果。

(2)评估患者的身体状况，必要时先给予支持治疗。

(3)做好各种检查，如血常规、出凝血时间、肝肾功能、心电图、影像学检查等；检查股动脉和足背动脉搏动的强度。

(4)做好碘过敏试验和普鲁卡因过敏试验，如碘过敏试验阳性可用非离子型造影剂。

(5)术前6h禁食禁饮。

(6)术前0.5h可给予镇静剂，并测量血压。

2.术中护理

(1)准备好各种抢救用品和药物。

(2)护士应尽量陪伴在患者的身边,安慰及观察患者。

(3)注射造影剂时,应严格控制注射速度,注射完毕后应密切观察患者有无恶心、心悸、胸闷、皮疹等过敏症状,观察血压的变化。

(4)注射化疗药物后应观察患者有无恶心、呕吐,一旦出现应帮助患者头偏向一侧,备污物盘,指导患者做深呼吸,如使用的化疗药物胃肠道反应很明显,可在注入化疗药物前给予止吐药。

(5)观察患者有无腹痛,如出现轻微腹痛,可向患者解释腹痛的原因,安慰患者,转移注意力;如疼痛较剧,患者不能耐受,可给予止痛药。

3.术后护理

(1)预防穿刺部位出血:拔管后应压迫股动脉穿刺点15min,绷带包扎后,用砂袋(1～2kg)压迫6～8h;保持穿刺侧肢体平伸24h;术后8h内,应每隔1h观察穿刺部位有无出血和渗血,保持敷料的清洁干燥;一旦发现出血,应立即压迫止血,重新包扎,砂袋压迫;如为穿刺点大血肿,可用无菌注射器抽吸,24h后可热敷,促进其吸收。

(2)观察有无血栓形成:应检查两侧足背动脉的搏动是否对称,患者有无肢体麻木、胀痛、皮肤温度降低等,出现上述症状与体征,应立即报告医师及时采取溶栓措施。

(3)观察有无栓塞后综合征:发热、恶心、呕吐、腹痛。如体温超过39℃,可物理降温,必要时用退热药。术中或术后用止吐药,可有效地预防和减轻恶心、呕吐的症状,鼓励患者进食,尽可能满足患者对食物的要求。腹痛是因肿瘤组织坏死、局部组织水肿而引起的,可逐渐缓解,如疼痛剧烈,可使用药物止痛。

(4)密切观察化疗后反应,及时检查肝、肾功能和血常规,及时治疗和抢救。补充足够的液体,鼓励患者多饮水、多排尿,必要时应用利尿剂。

(五)心理护理

肝癌患者的5个阶段的心理反应往往比其他癌症患者更为明显。要充分认识患者的心理反应,对部分出现过激行为,如绝望甚至自杀的患者,要给予正确的心理疏导;同时建立良好的护患关系,减轻患者恐惧。对于晚期患者,特别要维护其尊严,并做好临终护理。

(六)健康教育

1.疾病知识指导

原发性肝癌应以预防为主。临床证明,肝炎-肝硬化-肝癌的关系密切。因此,患病毒性肝炎的患者应及时正确治疗,防止转变为肝硬化,非乙型肝炎病毒携带者应注射乙型肝炎疫苗。加强锻炼,增强体质,注意保暖。

2.生活指导

禁食含有黄曲霉素的霉变食物,特别是发霉的花生和玉米,禁饮酒。肝癌伴有肝硬化者,特别是伴食管-胃底静脉曲张的患者,应避免粗糙饮食。

3.用药指导

在化疗过程中,应向患者做好解释工作,消除紧张心理,并介绍药物性质、毒副反应,使患者心中有数。①药物反应较重者,宜安排在睡前或饭后用药,以免影响进食。呕吐严重者应少食多餐,辅以针刺足三里、合谷、曲池等穴,对减轻胃肠道反应有一定作用。②注意防止皮肤破损,观察皮肤有无瘀斑、出血点,有无牙龈出血、鼻出血、血尿及便血等症状。③鼓励患者多饮水或强迫排尿,使尿液稀释。遵医嘱适量地服用碳酸氢钠以碱化尿液。④常选用1 : 5000高锰酸钾溶液坐浴,预防会阴部感染。

4.自我监测指导

出现右上腹不适、疼痛或包块者应尽早到医院检查。肝癌的疗效取决于早发现、早治疗,一旦确诊应尽早治疗,以手术为主的综合治疗可明显延长患者生命。观察肿瘤有无并发症和有无远处转移的表现,应警惕肝癌结节破裂、肝性脑病、消化道出血和感染等。手术后的癌肿患者应观察有无复发,定期复诊。化疗患者应定期检查肝肾功能、心电图、血象、血浆药物浓度等，及时了解脏器功能和有无药物蓄积。

（陈　月）

第五节　胆管肿瘤

一、疾病概述

（一）概念

胆管肿瘤包括胆囊和胆管的肿瘤。胆管良性肿瘤不常见。胆管癌发病率存在地区、性别和人群差异。在世界上大部分地区，胆管癌的发病率是比较低的。

1.胆囊息肉样病变(polypoid lesions of gallbladder)

胆囊息肉样病变是指来源于胆囊壁，并向胆囊腔内突出或隆起的局限性息肉样病变的总称。良性多见。形态多样，有球形或半球形，带蒂或基底较宽。

2.胆囊癌(carcinoma of gallbladder)

胆囊癌是指发生在胆囊的癌性病变，以胆囊体和底部多见。发病率不高。但在胆管系统恶性肿瘤中却是较常见的一种，约占肝外胆管癌的25%。发病年龄在50岁以上者占82%，其中女性发病率约为男性的3～4倍。胆囊癌是为数很少的女性发病率高于男性的一种恶性肿瘤。我国胆囊癌的发生率在消化系统肿瘤中占第6位。

3.胆管癌(cholangiocarcinoma)

包括肝内胆管细胞癌、肝门胆管癌和胆总管癌3种。肝门胆管癌和胆总管癌属肝外胆管癌，男女发病率无差异，50岁以上多见。肝外胆管癌发病率低于胆囊癌。我国是胆管癌发病率低的国家。由于胆管癌的预后甚差，故是一个值得重视的问题。女性胆管癌发病率增长速度在所有恶性肿瘤中名列前茅，而男性的增长速度仅次于前列腺癌和肾癌，位居第三。

（二）相关病理生理

1.胆囊息肉样病变

在病理上分为肿瘤性息肉和非肿瘤性息肉。肿瘤性息肉包括：腺瘤、腺癌、血管瘤、脂肪瘤、平滑肌瘤、神经纤维瘤等；非肿瘤性息肉包括：胆固醇息肉、炎性息肉、腺肌性增生等。由于术前难以确诊病变性质，故统称为胆囊息肉样病变。

2.胆囊癌

约有40%以上的胆囊癌患者合并有胆囊结石，同时胆囊结石患者中有1.5%～6.3%发生胆囊癌。多发生在胆囊体部和底部。癌细胞浸润可使胆囊壁呈弥漫性增厚，乳头状癌突出于囊腔可阻塞胆囊颈和胆囊管而引起胆囊积液。以腺癌多见，约占胆囊癌的85%，其次是未分化癌、鳞状细胞癌、腺鳞癌等。病理上分为肿块型和浸润型，前者表现为胆囊腔内大小不等的息肉样病变，后者表现为胆囊壁增厚与肝牢固粘连。转移方式主要为直接浸润肝实质及邻近组织器官，如十二指肠、胰腺、肝总管和肝门胆管。也可通过淋巴结转移，通常先累及胆囊周围和门静脉及胆总管淋巴结，然后转移至胰头部、肠系膜上动脉、肝动脉周围淋巴结以及腹主动脉旁淋巴结。血行转移少见。

3.胆管癌

胆管癌较少见。国外资料报道尸检发现率为0.012%～0.85%，在胆管手术中的发现率为0.03%～1.8%。男性略多于女性(男∶女=1.3∶1)，发病年龄在17～90岁之间，平均发病年龄约60岁。大多数胆管癌为腺癌，约占95%，分化好；少数为低分化癌、未分化癌、乳头状癌或鳞癌。胆管癌生长缓慢，主要沿胆管壁向上、下浸润生长。肿瘤多为小病灶，呈扁平纤维样硬化、同心圆生长，引起胆管梗阻，并直接浸润相邻组织。沿肝内、外胆管及其淋巴分布和流向转移，并沿肝十二指肠韧带内神经鞘浸润是其转移的特点。亦可经腹腔种植或血行转移。

(三)危险因素

胆管肿瘤的病因尚不十分明确，但与下列因素密切相关。

1.胆石

胆石是迄今所知与胆管癌尤其是胆囊癌关系最密切的危险因素。在胆囊未切除的胆石症患者随访的队列研究中发现，随访20年后胆囊癌的累计发病率约为1%；与非胆石症者比较，胆石症者胆囊癌的相对危险度为3，有20年以上胆囊症状者的相对危险度更高达6倍。约85%的胆囊癌患者合并有胆囊结石，可能与胆囊黏膜受结石长期物理性刺激、慢性炎症及细菌代谢产物中的致癌物质等因素的作用而导致细胞异常增生有关。

2.炎症与感染

胆管癌患者常有慢性胆囊炎病史，尤其是萎缩性胆囊炎患者患癌的危险性很高。手术史、先天畸形，如胰管和胆管的异常联合与胆囊癌和肝外胆管癌有关，患癌的危险性增高20倍。

3.遗传因素

研究中发现，一级亲属中有胆石症史者不仅胆石症危险性增高，胆囊癌和肝外胆管癌的危险性也升高。

4.其他危险因素

测定肥胖程度的身体质量指数(BMI)与胆囊癌危险性之间有紧密的联系性，尤其是女性胆囊癌。肥胖也与男、女性肝外胆管癌危险性升高有关。有些研究发现妊娠次数与胆石症及胆囊癌间有正相关，也曾报道月经生育史与胆管癌有联系。吸烟、饮酒与胆管癌的关系尚不明确，有待进一步研究。

近年的流行病学调查显示胆囊癌发病与萎缩性胆囊炎、胆囊息肉样病变有一定的关系，胆囊空肠吻合术后、完全钙化的瓷化胆囊和溃疡性结肠炎等亦可能成为致癌因素。胆管癌与胆管结石、原发性硬化性胆管炎、先天性胆管扩张症、慢性炎性肠病、胆管空肠吻合术后及肝吸虫等有关。近年的研究提示，胆管癌的发生还与乙型肝炎、丙型肝炎病毒感染有关。

(四)临床表现

1.胆囊息肉样病变

常无特殊临床表现，部分患者有右上腹部疼痛或不适，偶尔有恶心呕吐、食欲减退、消化不良等轻微的症状。体格检查可有右上腹部深压痛。若胆囊管梗阻，可扪及肿大的胆囊。

2.胆囊癌

发病隐匿，早期无特异性症状，但并非无规律可循。按出现频率由高至低临床表现依次为腹痛、恶心呕吐、黄疸和体重减轻等。部分患者可因胆囊结石切除时意外发现。合并胆囊结石或慢性胆囊炎者，早期表现类似胆囊结石或胆囊炎的症状，如上腹部持续性隐痛、食欲减退、恶心、呕吐等。当肿瘤侵犯浆膜层或胆囊床时，出现右上腹痛，可放射至肩背部，胆囊管梗阻时可触及肿大的胆囊。胆囊癌晚期，可在右上腹触及肿块，并出现腹胀、体重减轻或消瘦、贫血、黄疸、腹水及全身衰竭等。少数肿瘤可穿透浆膜，导致胆囊急性穿孔、急性腹膜炎、胆管出血等。

3.胆管癌

(1)症状：①腹痛：少数无黄疸者有上腹部隐痛、胀痛或绞痛，可向腰背部放射。②寒战、高热：合并胆管炎时，体温呈持续升高达39 ℃～40 ℃或更高，呈弛张热热型。③消化道症状：许多患者在黄疸出现之前，感上腹部不适、饱胀、食欲下降、厌油、易乏等症状。但这些并非特异性症状，常常被患者忽视。

(2)体征：①黄疸：临床上，90%的患者出现无痛性黄疸。包括巩膜黄染、尿色深黄、无胆汁大便(呈灰白色或陶土样)、皮肤黄染及全身皮肤瘙痒等；肝外胆管癌常常在相对早期时出现梗阻性黄疸，其程度可迅速进展或起伏。黄疸常在肿瘤相对小、未广泛转移时出现。②胆囊肿大：肿瘤发生在胆囊以下胆管时，常可触及肿大的胆囊，Murphy征可呈阴性；当肿瘤发生在胆囊以上胆管和肝门部胆管时，如发生在近端胆管癌(左右肝管、肝总管)，患者的肝内胆管常常扩张，胆囊不能触及，胆总管常常萎陷。③肝大：部分患者出现肝大、质硬，有触痛或叩痛；晚期可在上腹部触及肿块，可伴有腹水和下肢水肿。

（五）辅助检查

1.实验室检查

（1）胆囊癌：患者的血清癌胚抗原（CEA）或肿瘤标记物、CA125 等均可升高，但无特异性。

（2）胆管癌：患者的血清总胆红素、直接胆红素、AKP、ALP 显著升高，肿瘤标记物 CA19-9 也可能升高。

2.影像学检查

（1）胆囊息肉样病变：B 超是诊断本病的首选方法，但很难分辨其良、恶性；CT 增强扫描、常规 B 超加彩色多普勒超声、内镜超声及超声引导下经皮细针穿刺活检等可帮助明确诊断。

（2）胆囊癌：B 超、CT 检查可见胆囊壁呈不同程度增厚或显示胆囊内新生物，亦可发现肝转移或淋巴结肿大；增强 CT 或 MRI 可显示肿瘤的血供情况；B 超引导下细针穿刺抽吸活检，可帮助明确诊断。经皮肝穿刺胆管造影（percutaneous transhepatic cholangiography，PTC）在肝外胆管梗阻时操作容易，诊断价值高，对早期胆囊癌诊断帮助不大。

（3）胆管癌：B 超可见肝内、外胆管扩张或查见胆管肿瘤，作为首选检查，其诊断胆管癌的定位和定性准确性分别为 96%和 60%～80%。CT 扫描对胆管癌的诊断负荷率优于 B 超，其定位和定性准确性分别约为 72%和 60%。磁共振胰胆管成像（MRCP）目前已成为了解胆系解剖和病理情况的一种理想的检查方法，其总体诊断精度已达 97%以上，能清楚显示肝内、外胆管的影像，显示病变的部位效果优于 B 超、PTC、CT 和 MRI。

（六）主要治疗原则

1.胆囊息肉样病变

有明显症状者，排除精神因素、胃十二指肠和其他胆管疾病后，宜行手术治疗。无症状者，有以下情况需考虑手术治疗：胆囊多发息肉样变；单发息肉，直径超过 1 cm；胆囊颈部息肉；胆囊息肉伴胆囊结石；年龄超过 50 岁者，短期内病变迅速增大者，若发生恶变，则按胆囊癌处理。暂不手术的患者，应每 6 个月 B 超复查一次。

2.胆囊癌

首选手术治疗。化疗及放疗效果均不理想。手术方法有单纯胆囊切除术、胆囊癌根治性切除术或扩大的胆囊切除术、姑息性手术。

3.胆管癌

手术切除是本病的主要治疗手段。化疗和放疗效果均不肯定。手术方法有肝门胆管癌可行肝门胆管癌根治切除术；中、上段胆管癌在切除肿瘤后行胆总管-空肠吻合术；下段胆管癌多需行十二指肠切除术。肿瘤晚期无法手术切除者，为解除梗阻，可选择胆总管-空肠吻合术、U 形管引流术、PTBD 或放置支架引流等。

二、护理评估

（一）术前评估

1.健康史及相关因素

（1）病因与发病：发病与饮食、活动的关系，有无明显诱因，有无肝内、外胆管结石或胆囊炎反复发作史，有无类似疼痛史等，以及发病的特点、病情及其程度。

（2）既往史：有无胆管手术史、有无用药史、过敏史及腹部手术史。

2.身体状况

（1）全身：生命体征（T、P、R、BP）患者在发病过程中体温变化情况。有无伴呼吸急促、出冷汗、脉搏细速及血压升高或下降等，有无神志改变，有无巩膜及皮肤黄染及黄染的程度等。

（2）局部：腹痛的部位、性质、程度及有无放射痛等；肝区有无压痛、叩击痛；腹膜刺激征是否为阳性；腹部有无不对称性肿大等。

(3)辅助检查:①实验室检查:检测患者的血清癌胚抗原(CEA)或肿瘤标记物、CA125,血清总胆红素、直接胆红素、AKP、ALP,肿瘤标记物 CA19-9 水平。②影像学检查:B 超检查是胆囊息肉样病变首选的检查方法,胆囊癌患者 B 超、CT 检查可见胆囊壁呈不同程度增厚或显示胆囊内新生物,亦可发现肝转移或淋巴结肿大;增强 CT 或 MRI 可显示肿瘤的血供情况;B 超引导下细针穿刺抽吸活检,可帮助明确诊断。胆管癌患者 B 超可见肝内、外胆管扩张或查见胆管肿瘤,作为首选检查。MRCP 能清楚显示肝内、外胆管的影像,显示病变的部位效果优于 B 超、PTC、CT 和 MRI。

3. 心理和社会支持状况

了解患者和家属对疾病的认知、家庭经济状况、心理承受程度及对治疗的期望。

(二)术后评估

1. 手术中情况

了解手术方案、术中探查、减压及引流情况;术中生命体征是否平稳;肿瘤清除及引流情况;各种引流管放置位置和目的等。

2. 术后病情

术后生命体征及手术切口愈合情况;T 管及其他引流管引流情况等。

3. 心理一社会评估

患者及其家属对术后康复的认知和期望程度。

三、主要护理诊断(问题)

1. 焦虑

与担心肿瘤预后及病后家庭、社会地位改变有关。

2. 疼痛

与肿瘤浸润、局部压迫及手术创伤有关。

3. 营养失调

低于机体需要量与肿瘤所致的高代谢状态、摄入减少及吸收障碍有关。

四、主要护理措施

1. 减轻焦虑

根据患者的心理特点及心理承受能力提供相应的护理措施和心理支持。

(1)积极主动关心患者,鼓励患者表达内心的感受,让患者产生信赖感。

(2)说明手术的意义、重要性及手术方案,使患者积极配合检查、手术和护理。

(3)及时为患者提供有利于治疗和康复的信息,增强战胜疾病的信心。

2. 缓解疼痛

根据疼痛的程度,采取非药物和药物法止痛。

3. 营养支持

营造良好的进食环境,提供清淡饮食;对于因疼痛、恶心、呕吐而影响食欲者,餐前可适当用药控制症状,鼓励患者尽可能经口进食;不能经口进食或摄入不足者,根据其营养状况,给予肠内、外营养支持,以改善患者的营养状况,提高对手术及其他治疗的耐受性,促进康复。

五、护理效果评估

(1)患者对疾病的心理压力得到及时的调适与干预。依从性较好,并对疾病的诊治有一定的了解。

(2)患者自觉症状好转,腹痛得到有效缓解,能叙述自我缓解疼痛的方法。

(3)患者的营养状况保持良好。

(4)有效预防、处理并发症的发生。

(陈　月)

第六节　门静脉高压症

门静脉的正常压力是 1.27～2.35 kPa(1324 cmH_2O)，当门静脉血流受阻、血液淤滞时，压力 2.35 kPa(24 cmH_2O)时，称为门静脉高压症，临床上常有脾肿大及脾功能亢进、食管胃底静脉曲张破裂出血、腹水等一系列表现。

门静脉主干由肠系膜上、下静脉和脾静脉汇合而成。门静脉系统位于两个毛细血管网之间，一端是胃、肠、脾、胰的毛细血管网，另一端连接肝小叶内的肝窦。门静脉流经肝脏的血液约占肝血流量的 75%，肝动脉供血约占 25%，由此可见肝脏的双重供血以门静脉供血为主。门静脉内的血含氧量较体循环的静脉血高，故门静脉对肝的供氧几乎和肝动脉相等。此外门静脉系统内无控制血流方向的静脉瓣，与腔静脉之间存在 4 个交通支：①胃底、食管下段交通支；②直肠下段、肛管交通支；③前腹壁交通支；④腹膜后交通支。这些交通支中，最主要的是胃底、食管下段交通支，上述交通支在正常情况下都很细小，血流量很少。

门静脉血液淤滞或血流阻力增加均可导致门脉高压，但以门静脉血流阻力增加更为常见。按阻力增加的部位，可将门静脉高压症分为肝前、肝内和肝后 3 型。在我国肝内型多见，其中肝炎后肝硬化是引起门静脉高压症的常见病因；但在西方国家，酒精性肝硬化是门脉高压最常见的原因。由于增生的纤维束和再生的肝细胞结节挤压肝小叶内的肝窦，使其变窄或闭塞，导致门静脉血流受阻，其次由于位于肝小叶间汇管区的肝动脉小分支和门静脉小分支之间的许多动静脉交通支大量开放，引起门静脉压力增高。肝前型门静脉高压症的常见病因是肝外门静脉血栓形成(脐炎、腹腔内感染、胰腺炎、创伤等)、先天畸形(闭锁、狭窄或海绵样变等)和外在压迫。肝前型门静脉高压症患者肝功能多正常或轻度损害，预后较好。肝后型门静脉高压症常见病因包括 Budd－Chiari 综合征、缩窄性心包炎、严重右心衰竭等。

一、护理评估

(一)健康史

应注意询问患者有无肝炎病史、酗酒、血吸虫病病史。既往有无出现肝昏迷、上消化道出血的病史，及诱发的原因。对于原发病是否进行治疗。

(二)身体状况

(1)脾大、脾功能亢进：脾大程度不一，早期质软、活动，左肋缘下可扪及；晚期，脾内纤维组织增生而变硬，活动度减少，左上腹甚至左下腹可扪及肿大的脾脏并能出现左上腹不适及隐痛、胀满，常伴有血白细胞、血小板数量减少，称脾功能亢进。

(2)侧支循环建立与开放：门静脉与体静脉之间有广泛的交通支，在门静脉高压时，为了使淤滞在门静脉系统的血液回流，这些交通支大量开放，经扩张或曲张的静脉与体循环的静脉发生吻合而建立侧支循环。主要表现有：①食管下段与胃底静脉曲张：最常见，出现早，一旦曲张的静脉破裂可引起上消化道大出血，表现为呕血和黑便，是门静脉高压病最危险的并发症。由于肝功能损害引起凝血功能障碍，加之脾功亢进引起的血小板减少，因此出血不易自止。②脐周围的上腹部皮下静脉曲张。③直肠下、肛管静脉曲张形成痔。

(3)腹水：是由于门静脉压力增高，使门静脉系统毛细血管床滤过压增高；同时肝硬化引起的低蛋白血症，造成血浆胶体渗透压下降；及淋巴液生成增加，使液体从肝表面、肠浆膜面漏入腹腔形成腹水。此外，由于中心血流量减少，刺激醛固酮分泌过多，导致水、钠潴留而加剧腹水形成。

(4)肝性脑病：门静脉高压症时由于门静脉血流绕过肝细胞或肝实质细胞功能严重受损，导致有毒物质(如氨、硫醇、γ－氨基丁酸)不能代谢与解毒而直接进入体循环，从而对脑产生毒性作用并出现精神综合征，称为肝性脑病，是门静脉高压的并发症之一。肝性脑病常因胃肠道出血、感染、大量摄入蛋白质、镇静药物、利尿剂而诱发。

(5)其他:可伴有肝肿大、黄疸、蜘蛛病、肝掌、男性乳房发育、睾丸萎缩等。

(三)心理一社会状况

患者因反复发作、病情逐渐加重、面临手术、担心出现严重并发症和手术后的效果而有恐惧心理。另外由于治疗费用过高,长期反复住院治疗,及生活工作严重受限产生长期的焦虑情绪。

(四)辅助检查

(1)血象常规:脾功亢进时,血细胞计数减少,以白细胞计数降至 3×10^9/L 以下和血小板计数至(70~80)$\times10^9$/L以下最为明显。出血、营养不良、溶血、骨髓抑制都可引起贫血。

(2)肝功能检查:常有血浆清蛋白降低,球蛋白增高,白、球比例倒置;凝血酶原时间延长;还应作乙型肝炎病原学和甲胎蛋白检查。

(3)食管吞钡 X 线检查:在食管为钡剂充盈时,曲张的静脉使食管及胃底呈虫蚀样改变,曲张的静脉表现为蚯蚓样或串珠状负影。

(4)腹部超声检查:可显示腹水、肝密度及质地异常、门静脉扩张。

(5)腹腔动脉造影的静脉相或直接肝静脉造影:可以使门静脉系统和肝静脉显影,确定静脉受阻部位及侧支回流情况,还可以为手术提供参考资料。

(五)治疗要点

外科治疗门静脉高压症主要是预防和控制食管胃底曲张静脉破裂出血。

1.食管胃底曲张静脉破裂出血

主要包括非手术治疗和手术治疗。

(1)非手术治疗:①常规处理:绝对卧床休息,立即建立静脉通道,输液、输血扩充血容量;维持呼吸道通畅,防止呕吐物引起窒息或吸入性肺炎。②药物止血:应用内脏血管收缩药,常用药物有垂体后叶素、三甘氨酚酸加压素和生长抑素。③内镜治疗:经纤维内镜将硬化剂直接注入曲张静脉,使之闭塞及黏膜下组织硬化,达到止血和预防再出血目的。④三腔管压迫止血:利用充气的气囊分别压迫胃底和食管下段的曲张静脉,达到止血目的。⑤经颈静脉肝内门体分流术:采用介入放射方法,经颈静脉途径在肝内静脉与门静脉主要分支间建立通道,置入支架以实现门体分流。主要适用于药物和内镜治疗无效、肝功能差不宜急诊手术的患者,或等待肝移植的患者。

(2)手术治疗:上述治疗无效时,应采用手术治疗,多主张行门一奇静脉断流术,目前多采用脾切除加贲门周围血管离断术;若患者一般情况好,肝功能较好的可行急诊分流术。血吸虫性肝硬化并食管胃底静脉曲张且门脉压力较高的,主张行分流术常用术式有门静脉一下腔静脉分流术,脾一肾静脉分流术。

2.严重脾肿大,合并明显的脾功能亢进

多见于晚期血吸虫病,也见于脾静脉栓塞引起的左侧门静脉高压症。这类患者单纯脾切除术效果良好。

3.肝硬化引起的顽固性腹水

有效的治疗方法是肝移植。其他方法包括 TIPS 和腹腔一上腔静脉转流术。

4.肝移植

已成为外科治疗终末期肝病的有效方法,但供肝短缺,终身服用免疫抑制药的危险,手术风险,及费用昂贵,限制了肝移植的推广。

二、护理诊断及合作性问题

(一)焦虑或恐惧

其与担心自身疾病的愈后不良,环境改变,对手术效果有疑虑,害怕检查、治疗有关。

(二)有窒息的危险

其与呕吐、咯血和置管有关。

(三)体液不足

其与呕吐、咯血、胃肠减压、不能进食有关。

(四)营养失调

其与摄入低于人体需要量有关。

(五)潜在并发症

上消化道大出血、肝性脑病。

三、护理目标

患者无焦虑和恐惧心情,无窒息发生,能得到及时的营养补充,肝功能及全身营养状况得到改善,体液平衡得到维持,无上消化道大出血、肝性脑病等并发症发生。

四、护理措施

(一)非手术治疗及术前护理

1.心理护理

通过谈话、观察等方法,及时了解患者心理状态,医护人员要针对性地做好解释及思想工作,多给予安慰和鼓励,使之增强信心、积极配合,以保证治疗和护理计划顺利实施。对急性上消化道大出血患者,要专人看护,关心体贴。工作中要冷静静沉着,抢救操作应娴熟,使患者消除精神紧张和顾虑。

2.注意休息

术前保证充分休息,必要时卧床休息。可减轻代谢方面的负担,能增进肝血流量,有利于保护肝功能。

3.加强营养,采取保肝措施

(1)给低脂、高糖、高维生素饮食,一般应限制蛋白质饮食量,但肝功尚好者可给予富含蛋白质饮食。

(2)营养不良、低蛋白血症者静脉输给支链氨基酸、人血清蛋白或血浆等。

(3)贫血及凝血机制障碍者可输给鲜血,肌内注射或静脉滴注维生素 K。

(4)适当使用肌苷、辅酶 A、葡萄糖醛酸内脂(肝泰乐)等保肝药物,补充维生素 B、维生素 C、维生素 E,避免使用巴比妥类、盐酸氯丙嗪、红霉素等有害肝功能的药物。

(5)手术前 3~5 日静脉滴注 GIK 溶液(即每日补给葡萄糖200~250 g,并加入胰岛素及氯化钾),以促进肝细胞营养储备。

(6)在出血性休克及合并较重感染的情况下应及时吸氧。

4.防止食管胃底曲张静脉破裂出血

避免劳累及恶心、呕吐、便秘、咳嗽等使腹内压增高的因素;避免干硬食物或刺激性食物(辛辣食物或酒类);饮食不宜过热;口服药片应研成粉末冲服。手术前一般不放置胃管,必要时选细软胃管充分涂以液状石蜡,以轻巧手法协助患者徐徐吞入。

5.预防感染

手术前 2 日使用广谱抗生素。护理操作要遵守无菌原则。

6.分流手术前准备

除以上护理措施外,手术前 2~3 d 口服新霉素或链霉素等肠道杀菌剂及甲硝唑,减少肠道氨的产生,防止手术后肝性脑病;手术前 1 日晚清洁灌肠,避免手术后肠胀气压迫血管吻合口;脾一肾静脉分流术前要检查明确肾功能正常。

7.食管胃底静脉曲张大出血三腔管压迫止血的护理

(1)准备:置管前先检查三腔管有无老化、漏气,向患者解释放置三腔管止血的目的、意义、方法和注意事项,以取得患者的配合;将食管气囊和胃气囊分别注气约 150 mL 和 200 mL,观察后气囊是否膨胀均匀、弹性良好，有无漏气，然后抽空气囊，并分别做好标记备用。

（2）插管方法：管壁涂液体石蜡，经患者一侧鼻孔或口腔轻轻插入，边插边嘱患者做吞咽动作，直至插入 50～60 cm；用注射器从胃管内抽得胃液后，向胃气囊注入 150～200 mL 空气，用止血钳夹闭管口，将三腔管向外提拉，感到不再被拉出并有轻度弹力时，利用滑车置在管端悬以 0.5 kg 重物作牵引压迫。然后抽取胃液观察止血效果，若仍有出血，再向食管气囊注入 100～150 mL 空气以压迫食管下端。置管后，胃管接胃肠减压器或用生理盐水反复灌洗，观察胃内有无新鲜血液吸出。若无出血，同时脉搏、血压渐趋稳定，说明出血已得到控制；反之，表明三腔管压迫止血失败。

（3）置管后护理：①患者半卧位或头偏向一侧，及时清除口腔、鼻咽腔分泌物，防止吸入性肺炎；②保持鼻腔黏膜湿润，观察调整牵引绳松紧度，防止鼻黏膜或口腔黏膜长期受压发生糜烂、坏死；三腔管压迫期间应每 12 h 放气 10～20 min，使胃黏膜局部血液循环暂时恢复，避免黏膜因长期受压而糜烂、坏死；③观察、记录胃肠减压引流液的量、颜色，判断出血是否停止，以决定是否需要紧急手术；若气囊压迫 48 小时后，胃管内仍有新鲜血液抽出，表明压迫止血无效，应紧急手术止血；④旁备剪刀，若气囊上移阻塞呼吸道，可引起呼吸困难甚至窒息，应立即剪断三腔管；⑤拔管：三腔管放置时间不宜超过 3～5 d，以免食管、胃底黏膜长时间受压而缺血、坏死。气囊压迫 24 小时如出血停止，可考虑拔管。放松牵引，先抽空食管气囊、再抽空胃气囊，继续观察 12～24 小时，若无出血，让患者口服液体石蜡 30～50 mL，缓慢拔出三腔管；若再次出血，可继续行三腔管压迫止血或手术。

（二）术后护理

（1）观察病情变化：密切注视有无手术后各种并发症的发生。

（2）防止分流术后血管吻合口破裂出血，48 小时内平卧位或 15°低半卧位；翻身动作宜轻柔；一般手术后卧床 1 周，做好相应生活护理；保持排尿排便通畅；分流术后短期内发生下肢肿胀，可予适当抬高。

（3）防止脾切除术后静脉血栓形成：手术后 2 周内定期或必要时隔天复查 1 次血小板计数，如超过 600×10^9/L时，考虑给抗凝处理，并注意用药前后凝血时间的变化。脾切除术后不再使用维生素 K 及其他止血药物。

（4）饮食护理：分流术后应限制蛋白质饮食，以免诱发肝性脑病。

（5）加强护肝，警惕肝性脑病：遵医嘱使用高糖、高维生素、能量合剂，禁用有损肝功能的药物。对分流术后患者，特别注意神志的变化，如发现有嗜睡、烦躁、谵妄等表现，警惕是肝性脑病发生，及时报告医生。

（三）健康指导

指导患者保持心情乐观愉快，保证足够的休息，避免劳累和较重体力劳动；禁忌烟酒、过热、刺激性强的食物；按医嘱使用护肝药物，定期来医院复查。

五、护理评价

患者有无焦虑和恐惧心情，有无窒息发生，能否得到及时的营养补充，肝功能及全身营养状况是否得到改善，体液平衡是否得到维持，有无上消化道大出血、肝昏迷等并发症发生。

（陈　月）

第十一章　内科护理

第一节　蛛网膜下隙出血

蛛网膜下隙出血(SAH)系指脑底部或脑表面的血管破裂,血液直接流入蛛网膜下隙,又称自发性蛛网膜下隙出血,以先天性脑动脉瘤为多见。由脑实质内或脑外伤出血破入脑室系统或蛛网膜下隙者,称继发性蛛网膜下隙出血。故本病为多种病因引起的临床综合征。

一、病因及发病机制

(一)病因

蛛网膜下隙出血最常见的病因为先天性动脉瘤,其次为动静脉畸形和脑动脉硬化性动脉瘤,再次为各种感染所引起的脑动脉炎、脑肿瘤、血液病、胶原系统疾病、抗凝治疗并发症等。部分病例病因未明。颅内动脉瘤多为单发,多发者仅占15‰。好发于脑基底动脉环交叉处。脑血管畸形多见于天幕上脑凸面或中深部,脑动脉硬化性动脉瘤则多见于脑底部。动脉瘤破裂处脑实质破坏并继发脑血肿、脑水肿。镜下可见动脉变性、纤维增生和坏死。

(二)发病机制

由于先天性及病理性血管的管壁薄弱,内弹力层和肌层纤维的中断,有的血管发育不全及变性,尤其在血管分叉处往往承受压力大,在血流冲击下血管易自行破裂,或当血压增高时被冲裂而出血。此外由于血液的直接刺激,或血细胞破坏释放大量促血管痉挛物质(去甲肾上腺素等),使脑动脉痉挛,如果出血量大将会引起严重颅内压增高,甚至脑疝。

二、临床表现

在活动状态下急性起病,任何年龄组均可发病,以青壮年居多,其临床特点如下所述。

(一)头痛

患者突感头部剧痛难忍如爆炸样疼痛,先由某一局部开始,继而转向全头剧痛,这往往指向血管破裂部位。

(二)呕吐

呕吐常并发于头痛后,患者反复呕吐,多呈喷射性。

(三)意识障碍

患者可出现烦躁不安,躁动不宁、谵妄及胡言乱语,意识模糊,甚至昏迷或抽搐,大小便失禁。

(四)脑膜刺激征

脑膜刺激征为常见且具有诊断意义的体征。在起病早期或深昏迷状态下可能缺如,应注意密切观察病情变化。

(五)其他

定位体征往往不明显,绝大部分病例无偏瘫,但有的可出现附加症状,低热、腰背痛、腹痛、下肢痛等。如为脑血管畸形引起常因病变部位不同,而表现为不同的局灶性体征。如为脑动脉瘤破裂引起,多位于脑底 Willis 环，其临床表现为：①后交通动脉常伴有第Ⅲ脑神经麻痹。②前交通动脉可伴有额叶功能障碍。③大脑中动脉可伴有偏瘫或失语。④颈内动脉可伴有一过性失明，轻偏瘫或无任何症状。

三、辅助检查

(一)腰椎穿刺

出血后两小时，脑脊液压力增高，外观呈均匀，血性且不凝固，此检查具诊断价值。3～4 d内出现胆红质，使脑脊液黄变，一般持续 3～4 周。

(二)心电图

心电图可有心肌缺血缺氧性损伤，房室传导阻滞，房颤等改变。

(三)脑血管造影或数字减影

脑血管造影或数字减影以显示有无脑动脉瘤或血管畸形，并进一步了解动脉瘤的部位，大小或血管畸形的供血情况，以利手术治疗。

(四)CT 扫描

CT 平扫时可见出血部位、血肿大小及积血范围(脑基底池、外侧裂池、脑穹隆面、脑室等)。增强扫描可发现动脉瘤或血管畸形。

(五)经颅多普勒超声波检查

此检查对脑血流状况可做出诊断，并对手术适应证能提供客观指标。

四、诊断要点

(一)诊断

(1)病史：各年龄组均可发病，以青壮年居多，青少年以先天性动脉瘤为多，中老年以动脉粥样硬化性动脉瘤出血为多。既往可有头痛史及有关原发病病史。

(2)诱因：可有用力排便、咳嗽、情绪激动、过劳、兴奋紧张等诱因。

(3)临床征象：急性起病，以剧烈头痛、呕吐，脑膜刺激征阳性，绝大部分患者无偏瘫，腰椎穿刺为血性脑脊液即可确诊。但脑动脉瘤和脑血管畸形主要靠脑血管造影或数字减影来判断病变部位、性质及范围大小。

(二)鉴别诊断

本病应与脑出血、出血性脑炎及结核性脑膜炎相鉴别，后者具有明显的脑实质受损的定位体征，及全身症状突出并有特征性脑脊液性状。CT 扫描脑出血显示高密度影，血肿位于脑实质内。

五、治疗要点

总的治疗原则为控制脑水肿，预防再出血及脑血管痉挛、脑室积水的产生，同时积极进行病因治疗。急性期首先以内科治疗为主。

(1)保持安静，头部冷敷，绝对卧床 4～6 周，烦躁时可选用镇静剂。保持大便通畅，避免用力排便、咳嗽、情绪激动等引起颅内压增高的因素。

(2)减轻脑水肿，降低颅内压，仍是治疗急性出血性脑血管病的关键。发病 2～4 h 内脑水肿可达高峰，严重者导致脑疝而死亡。

(3)止血剂对蛛网膜下隙出血有一定帮助。①6-氨基己酸(EACA)。18～24 g 加入5%～10%葡萄糖液 500～1000 mL 内静脉滴注，1～2 次/日，连续使用 7～14 d 或口服6～8 g/d，3 周为 1 疗程。但肾功能障碍应慎用。②抗血纤溶芳酸(PAMBA)。可控制纤维蛋白酶的形成。每次 500～1000 mg 溶于5%～10%葡萄糖液 500 mL 内静脉滴注，1～2 次/日，维持 2～3 周，停药采取渐减。③其他止血剂。酌情适当相应选用如止血环酸(AMCHA)、仙鹤草素溶液、卡巴克络(安络血)、酚磺乙胺(止血敏)及云南白药等。

(4)防治继发性脑血管痉挛:在出血后 96 h 左右开始应用钙通道阻滞剂尼莫地平,首次剂量 0.35 mg/kg,以后按 0.3 mg/kg,每 4 h 1 次,口服,维持 21 d,疗效颇佳。还可试用前列环素、纳洛酮、血栓素等。

(5)预防再出血:一般首次出血后 2 周内为再出血高峰,第 3 周后渐少。临床上在 4 周内视为再出血的危险期,故需绝对安静卧床,避免激动,用力咳嗽或打喷嚏,并低盐少渣饮食,保持大便通畅。

(6)手术治疗:一旦明确动脉瘤应争取早期手术根除治疗,可选用瘤壁加固术,瘤颈夹闭术,用微导管血管内瘤体填塞等手术,以防瘤体再次破裂出血。动静脉畸形部位浅表,而不影响神经功能障碍,也可用电凝治疗或手术切除。如出现脑积水可采用侧脑室分流术。

六、护理评估

(一)病史评估

起病形式,有无诱因;检查及治疗经过;心理一社会状况。

(二)身体评估

意识、瞳孔、生命体征、精神状态、头痛程度、颈项强直、生活自理状况。

(三)实验室及其他

腰穿、CT、MRI、DSA 检查。

七、护理诊断及合作性问题

(一)疼痛

与颅内压增高、血液刺激脑膜或继发性脑血管痉挛有关。

(二)恐惧

与剧烈疼痛、担心再次出血有关。

(三)潜在并发症

再出血、脑疝。

八、护理目标

(1)患者的头痛减轻或消失。

(2)患者未发生严重并发症。

(3)患者的基本生活需要得到满足。

九、护理措施

与脑出血护理相似。主要是防止再出血:

(1)一般护理:应绝对卧床休息 4～6 周,抬高床头 15°～30°,避免搬动和过早离床活动,保持环境安静,严格限制探视,避免各种刺激。

(2)饮食护理:多食蔬菜、水果,保持大便通畅,避免过度用力排便;避免辛辣刺激性强的食物,戒烟酒。

(3)保持乐观情绪,避免精神刺激和情绪激动。防止咳嗽和打喷嚏,对剧烈头痛和躁动不安者,可应用止痛剂、镇静剂。

(4)密切观察病情,初次发病第 2 周最易发生再出血。如患者再次出现剧烈头痛、呕吐、昏迷、脑膜刺激征等情况,及时报告医师并处理。

十、护理评价

患者头痛逐渐得到缓解。患者情绪稳定,未发生严重并发症。

十一、健康指导

(一)预防再出血

告知患者情绪稳定对疾病恢复和减少复发的意义,使患者了解遵医嘱绝对卧床并积极配合治疗和护理。指导家属关心、体贴患者,在精神和物质上对患者给予支持,减轻患者的焦虑、恐惧等不良心理反应。日常生活指导见本节“脑出血”。告知患者和家属再出血的表现,发现异常,及时就诊。女性患者1~2年内避孕。

(二)疾病知识指导

向患者和家属介绍疾病的病因、诱因、临床表现、应进行的相关检查、病程和预后、防治原则和自我护理的方法。SAH患者一般在首次出血后3 d内或3~4周后进行数字减影血管造影(DSA)检查,以避开脑血管痉挛和再出血的高峰期。应告知脑血管造影的相关知识,使患者和家属了解进行DSA检查以明确和去除病因的重要性,积极配合。

(聂永霞)

第二节　脑梗死

脑梗死又称缺血性脑卒中,是指由于脑供血障碍引起脑缺血、缺氧,使局部脑组织发生不可逆性损害,导致脑组织缺血、缺氧性坏死。临床常按发病机制,将脑梗死分为脑血栓形成、脑栓塞、脑分水岭梗死、脑腔隙性梗死等。下面重点介绍脑血栓形成和脑栓塞。

一、脑血栓形成

脑血栓形成是脑梗死中最常见的类型,是指由于脑动脉粥样硬化等原因导致动脉管腔狭窄、闭塞或血栓形成,引起急性脑血流中断,脑组织缺血、缺氧、软化、坏死;又称为动脉粥样硬化血栓形成性脑梗死。

(一)病因和发病机制

最常见的病因是动脉粥样硬化,其次为高血压、糖尿病、高血脂等。血黏度增高、血液高凝状态也可以是脑血栓形成的原因。

神经细胞在完全缺血、缺氧后十几秒即出现电位变化,随后大脑皮质、小脑、延髓的生物电活动也相继消失。脑动脉血流中断持续5 min,神经细胞就会发生不可逆性损害,出现脑梗死。急性脑梗死病灶由缺血中心区及其周围的缺血半暗带组成。其中,缺血中心区由于严重缺血、细胞能量衰竭而发生不可逆性损害;缺血半暗带由于局部脑组织还存在大动脉残留血液和(或)侧支循环,缺血程度较轻,仅功能缺损,具有可逆性,故在治疗和神经功能恢复上具有重要作用。

(二)临床表现

好发于中老年人。多数患者有脑血管病的危险因素,如冠心病、高血压、糖尿病、血脂异常等。部分患者有前驱症状,如肢体麻木、头痛、眩晕、短暂性脑缺血(TIA)反复发作等。多在安静状态下或睡眠中起病,如晨起时发现半身不遂。症状和体征多在数小时至1~2 d达高峰。患者一般意识清楚,但当发生基底动脉血栓或大面积脑梗死时,病情严重,可出现意识障碍,甚至有脑疝形成,最终导致死亡。

临床症状复杂多样,取决于病变部位、血栓形成速度及大小、侧支循环状况等,可表现为运动障碍、感觉障碍、语言障碍、视觉障碍等。

1.颈内动脉系统受累

可出现三偏征(对侧偏瘫、偏身感觉障碍、同向性偏盲),优势半球受累可有失语,非优势半球病变可有体像障碍;还可出现中枢性面舌瘫、尿潴留或尿失禁。

2.椎一基底动脉系统受累

常出现眩晕、眼球震颤、复视、交叉性瘫痪、构音障碍、吞咽困难、共济失调等,还可出现延髓背外侧综合征、闭锁综合征等各种临床综合征。如基底动脉主干严重闭塞导致脑桥广泛梗死,可表现为四肢瘫、双侧瞳孔缩小、意识障碍、高热,常迅速死亡。

(三)实验室及其他检查

(1)头颅 CT 扫描:发病 24 h 内图像多无改变,24 h 后梗死区出现低密度灶。对超早期缺血性病变、脑干、小脑梗死及小灶梗死显示不佳。

(2)头颅 MRI 扫描:发病数小时后,即可显示 T_1 低信号、T_2 长信号的病变区域。与 CT 相比,还可以发现脑干、小脑梗死及小灶梗死。功能性 MRI[弥散加权成像(DWI)及灌注加权成像(PWI)]可更早发现梗死灶,为超早期溶栓治疗提供了科学依据。目前认为弥散-灌注不匹配区域为半暗带。

(3)DSA、磁共振血管成像(MRA)、CT 血管成像(CTA)、血管彩超及经颅多普勒超声等检查,有助于发现血管狭窄、闭塞、痉挛的情况。

(4)血液化验、心电图及经食管超声心动图等常规检查,有助于发现病因和危险因素。

(5)脑脊液检查一般正常。大面积脑梗死时,脑脊液压力可升高,细胞数和蛋白可增加;出血性梗死时可见红细胞。目前由于头颅 CT 扫描等手段的广泛应用,脑脊液已不再作为脑卒中的常规检查。

(四)诊断要点

中老年患者,有动脉粥样硬化等危险因素,病前可有反复的 TIA 发作;安静状态下起病,出现局灶性神经功能缺损,数小时至 1~2 d 内达高峰;头颅 CT 在 24~48 h 内出现低密度灶;一般意识清楚,脑脊液正常。

(五)治疗要点

1.急性期治疗

重视超早期(发病 6 h 以内)和急性期的处理,溶解血栓和脑保护治疗最为关键。但出血性脑梗死时,禁忌溶栓、抗凝、抗血小板治疗。

(1)一般治疗:①早期卧床休息,保证营养供给,保持呼吸道通畅,维持水、电解质平衡,防治肺炎、尿路感染、压疮、深静脉血栓、上消化道出血等并发症。②调控血压:急性期患者会出现不同程度的血压升高,处理取决于血压升高的程度和患者的整体状况。但血压过低对脑梗死不利,会加重脑缺血。因此,当收缩压低于 24 kPa(180 mmHg)或舒张压低于 14.67 kPa(110 mmHg)时,可不需降压治疗。以下情况应当平稳降压:收缩压大于 29.33 kPa(220 mmHg)或舒张压大于 16 kPa(120 mmHg),梗死后出血,合并心肌缺血、心衰、肾衰和高血压脑病等。

(2)超早期溶栓:目的是通过溶栓使闭塞的动脉恢复血液供应,挽救缺血半暗带的脑组织,防止发生不可逆性损伤。治疗的时机是影响疗效的关键,多在发病 6 h 内进行,并应严格掌握禁忌证:①有明显出血倾向者。②近期有脑出血、心肌梗死、大型手术病史者。③血压高于 24/14.67 kPa(180/110 mmHg);④有严重的心、肝、肾功能障碍者。溶栓的并发症可能有梗死后出血、身体其他部位出血、溶栓后再灌注损伤、脑组织水肿、溶栓后再闭塞。美国 FDA 及欧洲国家均已批准缺血性脑卒中发病 3 h 内应用重组组织型纤溶酶原激活剂(rt-PA)静脉溶栓治疗,不仅显著减少患者死亡及严重残疾的危险性,而且还大大改善了生存者的生活质量。我国采用尿激酶(UK)对发病 6 h 内,脑 CT 扫描无明显低密度改变且意识清楚的急性脑卒中患者进行静脉溶栓治疗是比较安全、有效的。现有资料不支持临床采用链激酶溶栓治疗。动脉溶栓较静脉溶栓治疗有较高的血管再通率,但其优点被耽误的时间所抵消。

(3)抗血小板、抗凝治疗:阻止血栓的进展,防止脑卒中复发,改善患者预后。主要应用阿司匹林 50~150 mg/d或氯吡格雷(波立维)75 mg/d。

(4)降纤治疗:降解血中纤维蛋白原,增强纤溶系统活性,抑制血栓形成。主要药物有巴曲酶、降纤酶、安克洛酶和蚓激酶。

(5)抗凝治疗:急性期抗凝治疗虽已广泛应用多年,但一直存在争议。常用普通肝素及低分子肝素等。

(6)脑保护剂:胞二磷胆碱、钙拮抗剂、自由基清除剂、亚低温治疗等。

(7)脱水降颅压:大面积脑梗死时,脑水肿严重,颅内压会明显升高,应进行脱水降颅压治疗。常用药物有甘露醇、呋塞米、甘油果糖,方法参见脑出血治疗。

(8)中医中药:可以降低血小板聚集、抗凝、改善脑血流、降低血黏度、保护神经。常用药物有丹参、三七、川芎、葛根素及银杏叶制剂等,还可以针灸治疗。

(9)介入治疗:包括颅内外血管经皮腔内血管成形术及血管内支架置入术等。

2.恢复期治疗

(1)康复治疗:患者意识清楚、生命体征平稳、病情不再进展 48 h 后,即可进行系统康复治疗。包括运动、语言、认知、心理、职业与社会康复等内容。

(2)二级预防:积极寻找并去除脑血管病的危险因素,适当应用抗血小板聚集药物,降低脑卒中复发的危险性。

(六)护理评估

1.病史

(1)病因和危险因素:了解患者有无颈动脉狭窄、高血压、糖尿病、高脂血症、TIA 病史,有无脑血管疾病的家族史,有无长期高盐、高脂饮食和烟酒嗜好,是否进行体育锻炼等。详细询问 TIA 发作的频率与表现形式,是否进行正规、系统的治治疗。是否遵医嘱正确服用降压、降糖、降脂、抗凝及抗血小板聚集药物,治疗效果及目前用药情况等。

(2)起病情况和临床表现:了解患者发病的时间、急缓及发病时所处状态,有无头晕、肢体麻木等前驱症状。是否存在肢体瘫痪、失语、感觉和吞咽障碍等局灶定位症状和体征,有无剧烈头痛、喷射性呕吐、意识障碍等全脑症状和体征及其严重程度。

(3)心理一社会状况:观察患者是否存在因疾病所致焦虑等心理问题;了解患者和家属对疾病发生的相关因素、治疗和护理方法、预后、如何预防复发等知识的认知程度;患者家庭条件与经济状况及家属对患者的关心和支持度。

2.身体评估

(1)生命体征:监测血压、脉搏、呼吸、体温。大脑半球大面积脑梗死患者因脑水肿导致高颅压,可出现血压和体温升高、脉搏和呼吸减慢等生命体征异常。

(2)意识状态:有无意识障碍及其类型和严重程度。脑血栓形成患者多无意识障碍,如发病时或病后很快出现意识障碍,应考虑椎一基底动脉系统梗死或大脑半球大面积梗死。

(3)头颈部检查:双侧瞳孔大小、是否等大及对光反射是否正常;视野有无缺损;有无眼球震颤、运动受限及眼睑闭合障碍;有无面部表情异常、口角歪斜和鼻唇沟变浅;有无听力下降或耳鸣;有无饮水呛咳、吞咽困难或咀嚼无力;有无失语及其类型;颈动脉搏动强度、有无杂音。优势半球病变时常出现不同程度的失语,大脑后动脉血栓形成可致对侧同向偏盲,椎一基底动脉系统血栓形成可致眩晕、眼球震颤、复视、眼肌麻痹、发音不清、吞咽困难等。

(4)四肢脊柱检查:有无肢体运动和感觉障碍;有无步态不稳或不自主运动。四肢肌力、肌张力,有无肌萎缩或关节活动受限;皮肤有无水肿、多汗、脱屑或破损;括约肌功能有无障碍。大脑前动脉血栓形成可引起对侧下肢瘫痪,颈动脉系统血栓形成主要表现为病变对侧肢体瘫痪或感觉障碍。如为大脑中动脉血栓形成,瘫痪和感觉障碍限于面部和上肢;后循环血栓形成可表现为小脑功能障碍。

3.实验室及其他检查

(1)血液检查:血糖、血脂、血液流变学和凝血功能检查是否正常。

(2)影像学检查:头部 CT 和 MRI 扫描有无异常及其出现时间和表现形式;DSA 和 MRA 是否显示有血管狭窄、闭塞、动脉瘤和动静脉畸形等。

(3)经颅多普勒超声(TCD):有无血管狭窄、闭塞、痉挛或侧支循环建立情况。

（七）常用护理诊断合作性问题

(1)躯体活动障碍：与运动中枢损害致肢体瘫痪有关。

(2)语言沟通障碍：与语言中枢损害有关。

(3)吞咽障碍与意识障碍：或延髓麻痹有关。

（八）护理目标

(1)患者能掌握肢体功能锻炼的方法并主动配合进行肢体功能的康复训练，躯体活动能力逐步增强。

(2)能采取有效的沟通方式表达自己的需求，能掌握语言功能训练的方法并主动配合康复活动，语言表达能力逐步增强。

(3)能掌握恰当的进食方法，并主动配合进行吞咽功能训练，营养需要得到满足，吞咽功能逐渐恢复。

（九）护理措施

1.加强基础护理

保持环境安静、舒适。加强巡视，及时满足日常生活需求。指导和协助患者洗漱、进食、如厕或使用便器、更衣及沐浴等，更衣时注意先穿患侧、先脱健侧。做好皮肤护理，帮助患者每 2 h 翻身一次，瘫痪一侧受压时间间隔应更短，保持床单位整洁，防止压疮和泌尿系感染。做好口腔护理，防止肺部感染。

2.饮食护理

根据患者具体情况，给予低盐、低脂、糖尿病饮食。吞咽困难、饮水呛咳者，进食前应注意休息。稀薄液体容易导致误吸，故可给予软食、糊状的黏稠食物，放在舌根处喂食。为预防食管返流，进食后应保持坐立位半小时以上。有营养障碍者，必要时可给予鼻饲。

3.药物护理

使用溶栓、抗凝药物时应严格注意药物剂量，监测凝血功能，注意有无出血倾向等不良反应；口服阿司匹林患者应注意有无黑便情况；应用甘露醇时警惕肾脏损害；使用血管扩张药尤其是尼莫地平时，监测血压变化。同时，应积极治疗原发病，如冠心病、高血压、糖尿病等，尤其要重视对 TIA 的处理。

4.康复护理

康复应与治疗并进，目标是减轻脑卒中引起的功能缺损，提高患者的生活质量。在急性期，康复主要是抑制异常的原始反射活动，重建正常运动模式，其次才是加强肌肉力量的训练。①指导体位正确摆放：上肢应注意肩外展、肘伸直、腕背伸、手指伸展；下肢应注意用沙袋抵住大腿外侧以免髋外展、外旋，膝关节稍屈曲，足背屈与小腿成直角。可交替采用患侧卧位、健侧卧位、仰卧位。②保持关节处于功能位置，加强关节被动和主动活动，防止关节挛缩变形而影响正常功能。注意先活动大关节，后活动小关节，在无疼痛状况下，应进行关节最大活动范围的运动。③指导患者床上翻身、移动、桥式运动的技巧，训练患者的平衡和协调能力，及进行自理活动和患肢锻炼的方法，并教会家属如何配合协助患者。④康复过程中要注意因人而异、循序渐进的原则，逐渐增加肢体活动量，并预防废用综合征和误用综合征。

5.安全护理

为患者提供安全的环境，床边要有护栏；走廊、厕所要装扶手；地面要保持平整干燥，防湿、防滑，去除门槛或其他障碍物。呼叫器应放于床头患者随手可及处；穿着防滑的软橡胶底鞋；护理人员行走时不要在其身旁擦过或在其面前穿过，同时避免突然呼唤患者，以免分散其注意力；行走不稳或步态不稳者，可选用三角手杖等合适的辅助工具，并保证有人陪伴，防止受伤。夜间起床时要注意三个半分钟，即“平躺半分钟、床上静坐半分钟、双腿下垂床沿静坐半分钟”，再下床活动。

6.心理护理

脑血栓形成的患者，因偏瘫致生活不能自理、病情恢复较慢、后遗症较多等问题，常易产生自卑、消极、急躁等心理。护理人员应主动关心和了解患者的感受，鼓励患者做力所能及的事情，并组织病友之间进行交流，使之积极配合治疗和康复。

(十)护理评价

(1)患者掌握肢体功能锻炼的方法并在医护人员和家属协助下主动活动,肌力增强,生活自理能力提高,无压疮和坠积性肺炎等并发症。

(2)能通过非语言沟通表达自己的需求,主动进行语言康复训练,语言表达能力增强。

(3)掌握正确的进食或鼻饲方法,吞咽功能逐渐恢复,未发生营养不良、误吸、窒息等并发症。

(十一)健康指导

1. 疾病预防指导

对有发病危险因素或病史者,指导进食高蛋白、高维生素、低盐、低脂、低热量清淡饮食,多食新鲜蔬菜、水果、谷类、鱼类和豆类,保持能量供需平衡,戒烟、限酒;应遵医嘱规则用药,控制血压、血糖、血脂和抗血小板聚集;告知改变不良生活方式,坚持每天进行 30 min 以上的慢跑、散步等运动,合理休息和娱乐;对有 TIA 发作史的患者,指导在改变体位时应缓慢,避免突然转动颈部,洗澡时间不宜过长,水温不宜过高,外出时有人陪伴,气候变化时注意保暖,防止感冒。

2. 疾病知识指导

告知患者和家属疾病发生的基本病因和主要危险因素、早期症状和及时就诊的指征;指导患者遵医嘱正确服用降压、降糖和降脂药物,定期复查。

3. 康复指导

告知患者和家属康复治疗的知识和功能锻炼的方法,帮助分析和消除不利于疾病康复的因素,落实康复计划,并与康复治疗师保持联系,以便根据康复情况及时调整康复训练方案。如吞咽障碍的康复方法包括:唇、舌、颜面肌和颈部屈肌的主动运动和肌力训练;先进食糊状或胶冻状食物,少量多餐,逐步过渡到普通食物;进食时取坐位,颈部稍前屈(易引起咽反射);软腭冰刺激;咽下食物练习呼气或咳嗽(预防误咽);构音器官的运动训练(有助于改善吞咽功能)。

4. 鼓励生活自理

鼓励患者从事力所能及的家务劳动,日常生活不过度依赖他人;告知患者和家属功能恢复需经历的过程,使患者和家属克服急于求成的心理,做到坚持锻炼,循序渐进。嘱家属在物质和精神上对患者提供帮助和支持,使患者体会到来自多方面的温暖,树立战胜疾病的信心。同时,也要避免患者产生依赖心理,增强自我照顾能力。

(十二)预后

脑血栓形成的急性期病死率为 5%~15%,存活者中致残率约为 50%。影响预后的最主要因素是神经功能缺损程度,其他还包括年龄、病因等。

二、脑栓塞

脑栓塞是指血液中的各种栓子,随血液流入脑动脉而阻塞血管,引起相应供血区脑组织缺血坏死,导致局灶性神经功能缺损。

(一)病因和发病机制

脑栓塞按栓子来源分为 3 类。

1. 心源性栓子

心源性栓子为脑栓塞最常见病因,约占 95%。引起脑栓塞的心脏疾病有房颤、风湿性心脏病、心肌梗死、心肌病、感染性心内膜炎、先天性心脏病、心脏手术等,其中房颤是引起心源性脑栓塞最常见的原因。

2. 非心源性栓子

可见于主动脉弓和颅外动脉的粥样硬化斑块及附壁血栓的脱落,还可见脂肪滴、空气、寄生虫卵、肿瘤细胞等栓子或脓栓。

3.来源不明

(二)临床表现

任何年龄均可发病,风湿性心脏病、先天性心脏病等以中、青年为主,冠心病及大动脉病变以老年为主。一般无明显诱因,也很少有前驱症状。脑栓塞是起病速度最快的脑卒中类型,症状常在数秒或数分钟内达高峰,多为完全性卒中。起病后多数患者有意识障碍,但持续时间常较短。临床症状取决于栓塞部位、大小及侧支循环的建立情况,表现为局灶性神经功能缺损。发生在颈内动脉系统的脑栓塞约占80%。脑栓塞发生出血性梗死的机会较脑血栓形成多见。

(三)辅助检查

(1)头颅CT、MRI:可显示脑栓塞的部位和范围。

(2)常规进行超声心动图、心电图、胸部X线片等检查,以确定栓子来源。

(3)脑血管造影、MRA、CTA、血管彩超、经颅多普勒超声等检查,有助于发现颅内外动脉的狭窄程度和动脉斑块。

(4)脑脊液检查:压力正常或升高,蛋白质常升高。感染性栓塞时白细胞增加;出血性栓塞时可见红细胞。

(四)诊断要点

任何年龄均可发病,以青壮年较多见;病前有房颤、风湿性心脏病、动脉粥样硬化等病史;突发偏瘫、失语等局灶性神经功能缺损症状,数秒或数分钟内症状达高峰;头颅CT、MRI等检查有助于明确诊断。

(五)治疗要点

1.脑部病变的治疗

与脑血栓形成的治疗大致相同。尤其主张抗凝、抗血小板聚集治疗,防止形成新的血栓,预防复发。但出血性梗死、感染性栓塞时,应禁用溶栓、抗血小板、抗凝治疗。

2.原发病治疗

目的是根除栓子来源,防止复发。如心源性脑栓塞容易再发,急性期应卧床休息数周,避免活动,并积极治疗房颤等原发心脏疾病。感染性栓塞时应积极应用抗生素。脂肪栓塞时可用5%碳酸氢钠等脂溶剂。

(六)护理评估/诊断/目标及措施

参见本节“脑血栓形成”部分。

(七)健康指导

告知患者和家属本病的常见病因和控制原发病的重要性;指导患者遵医嘱长期抗凝治疗,预防复发;在抗凝治疗中定期门诊复诊,监测凝血功能,及时在医护员指导下调整药物剂量。其他详见本节“脑血栓形成”。

(八)预后

脑栓塞急性期病死率为5%～15%,多死于严重脑水肿引起的脑疝、肺部感染和心衰。栓子来源不能消除者容易复发,复发者病死率更高。

(聂永霞)

第三节　帕金森病

帕金森病由James Parkinson(1817年)首先描述,旧称震颤麻痹,是发生于中年以上的中枢神经系统慢性进行性变性疾病,病因至今不明。多缓慢起病,逐渐加重。其病变主要在黑质和纹状体。其他疾病累及锥体外系统也可引起同样的临床表现者,则称为震颤麻痹综合征或帕金森综合征。65岁以上人群患病率为1000/10万,随年龄增高,男性稍多于女性。

一、临床表现

(一)震颤

肢体和头面部不自主抖动,这种抖动在精神紧张时和安静时尤为明显,病情严重时抖动呈持续性,只有在睡眠后消失。

(二)肌肉僵直,肌张力增高

表现手指伸直,掌指关节屈曲,拇指内收,腕关节伸直,头前倾,躯干俯屈,髋关节和膝关节屈曲等特殊姿势。

(三)运动障碍

运动减少,动作缓慢,写字越写越小,精细动作不能完成,开步困难,慌张步态,走路前冲,呈碎步,面部缺乏表情。

(四)其他症状

多汗、便秘,油脂脸,直立性低血压,精神抑郁症状等,部分患者伴有智力减退。

二、体格检查

(一)震颤

检查可发现静止性、姿势性震颤,手部可有搓丸样动作。

(二)肌强直

患肢肌张力增高,可因均匀的阻力而出现"铅管样强直",如伴有震颤则似齿轮样转动,称为"齿轮样强直"。四肢躯干颈部和面部肌肉受累出现僵直,患者出现特殊姿态。

(三)运动障碍

平衡反射、姿势反射和翻正反射等障碍及肌强直导致的一系列运动障碍,写字过小症及慌张步态等。

(四)自主神经系统体征

仅限于震颤一侧的大量出汗和皮脂腺分泌增加等体征,食管、胃及小肠的功能障碍导致吞咽困难和食管反流,及顽固性便秘等。

三、辅助检查

(一)MRI 扫描

唯一的改变为在 T_2 相上呈低信号的红核和黑质网状带间的间隔变窄。

(二)正电子发射计算机断层扫描(PET)

可检出纹状体摄取功能下降,其中又以壳核明显,尾状核相对较轻,即使症状仅见于单侧的患者也可查出双侧纹状体摄功能降低。尚无明确症状的患者,PET 若检出纹状体的摄取功能轻度下降或处于正常下界,以后均发病。

四、诊断

(一)诊断思维

(1)帕金森病实验室检查及影像学检查多无特殊异常,临床诊断主要依赖发病年龄、典型临床症状及治疗性诊断(即应用左旋多巴有效)。

(2)帕金森病诊断明确后,还须进行 UPDRS 评分及分级,来评判帕金森病的严重程度并指导下步治疗。

(二)鉴别诊断

1.脑炎后帕金森综合征

通常所说的昏睡性脑炎所致帕金森综合征,已近 70 年未见报道,因此该脑炎所致脑炎后帕金森综合征也随之消失。近年报道病毒性脑炎患者可有帕金森样症状，但本病有明显感染症状，可伴有颅神经麻痹、肢体瘫痪、抽搐、昏迷等神经系统损害的症状，脑脊液可有细胞数轻中度增高、蛋白增高、糖减低等。病情缓解后其帕金森样症状随之缓解，可与帕金森病鉴别。

2. 肝豆状核变性

隐性遗传性疾病、约 1/3 有家族史，青少年发病、可有肢体肌张力增高、震颤、面具样脸、扭转痉挛等锥体外系症状。具有肝脏损害，角膜 K-F 环及血清铜蓝蛋白降低等特征性表现，可与帕金森病鉴别。

3. 特发性震颤

特发性震颤属显性遗传病，表现为头、下颌、肢体不自主震颤，震颤频率可高可低，高频率者甚似甲状腺功能亢进，低频者甚似帕金森震颤。本病无运动减少、肌张力增高及姿势反射障碍，并于饮酒后消失，普萘洛尔治疗有效等，可与原发性帕金森病鉴别。

4. 进行性核上性麻痹

本病也多发于中老年，临床症状可有肌强直、震颤等锥体外系症状。但本病有突出的眼球凝视障碍、肌强直以躯干为重、肢体肌肉受累轻而较好的保持了肢体的灵活性、颈部伸肌张力增高致颈项过伸与帕金森病颈项屈曲显然不同，均可与帕金森病鉴别。

5. Shy-Drager 综合征

临床常有锥体外系症状，但因有突出的自主神经症状。如：晕厥、直立性低血压、性功能及膀胱功能障碍，左旋多巴制剂治疗无效等，可与帕金森病鉴别。

6. 药物性帕金森综合征

过量服用利血平、氯丙嗪、氟哌啶醇及其他抗抑郁药物均可引起锥体外系症状，因有明显的服药史，并于停药后减轻可资鉴别。

7. 良性震颤

良性震颤指没有脑器质性病变的生理性震颤（肉眼不易觉察）和功能性震颤。功能性震颤包括：①生理性震颤加强（肉眼可见）：多呈姿势性震颤，与肾上腺素能的调节反应增强有关；也见于某些内分泌疾病，如嗜铬细胞瘤、低血糖、甲状腺功能亢进；②可卡因和乙醇中毒及一些药物的不良反应；癔症性震颤，多有心因性诱因，分散注意力可缓解震颤；③其他：情绪紧张时和做精细动作时出现的震颤。良性震颤临床上无肌强直、运动减少和姿势异常等帕金森病的特征性表现。

五、治疗

（一）一般治疗

因本病的临床表现为震颤、强直、运动障碍、便秘和生活不能自理，故家属及医务人员应鼓励 PD 早期患者多做主动运动，尽量继续工作，培养业余爱好，多吃蔬菜水果或蜂蜜，防止摔跤，避免刺激性食物和烟酒。对晚期卧床患者，应勤翻身，多在床上做被动运动，以防发生关节固定、褥疮及坠积性肺炎。

（二）药物治疗

PD 宜首选内科治疗，多数患者可通过内科药物治疗缓解症状。

各种药物治疗虽能使患者的症状在一定时期内获得一定程度的好转，但皆不能阻止本病的自然发展。药物治疗必须长期坚持，而长期服药则药效减退和不良反应难以避免。虽然有相当一部分患者通过药物治疗可获得症状改善，但即使目前认为效果较好的左旋多巴或复方多巴（美多芭及信尼麦），也有 15%左右患者根本无效。用于治疗本病的药物种类繁多，现今最常用者仍为抗胆碱能药和多巴胺替代疗法。

1. 抗胆碱能药物

该类药物最早用于 Parkinson 病的治疗，常用者为苯海索 2mg，每日 3 次口服，可酌情增加；东莨菪碱 0.2mg，每日 3～4 次口服；苯甲托品 2～4mg，每日 1～3 次口服等。因苯甲托品对周围副交感神经的阻滞作用，不良反应多，应用越来越少。

2.多巴胺替代疗法

此类药物主要补充多巴胺的不足，使乙酰胆碱-多巴胺系统重获平衡而改善症状。最早使用的是左旋多巴，但其可刺激外周多巴胺受体，引起多方面的外周不良反应，如恶心、呕吐、食欲缺乏等消化道症状和血压降低、心律失常等心血管症状。目前不主张单用左旋多巴治疗，用它与苄丝肼或甲基多巴肼的复合制剂。常用的药物有美多芭、卡比多巴/左旋多巴(息宁)或卡比多巴/左旋多巴(帕金宁)。

(1)多巴丝肼/左旋多巴(美多芭)：是左旋多巴和苄丝肼4：1配方的混合剂。对病变早期的患者，开始剂量可用62.5mg，日服3次。如患者开始治疗时症状显著，则开始剂量可为125mg，每日3次；如效果不满意，可在第2周每日增加125mg，第3周每日再增加125mg。如果患者的情况仍不满意，则应每隔1周每日再增加125mg。如果美多芭的日剂量＞1000mg，需再增加剂量只能每月增加1次。该药明显减少了左旋多巴的外周不良反应，但却不能改善其中枢不良反应。

(2)息宁：是左旋多巴和甲基多巴肼10：1的复合物，开始剂量可用125mg，日服2次，以后根据病情逐渐加量。其加药的原则和上述美多芭的加药原则是一致的。帕金宁是左旋多巴和甲基多巴肼10：1的复合物的控释片，它可使左旋多巴血浓度更稳定并达4～6h以上，有利于减少左旋多巴的剂末现象、开始现象和剂量高峰多动现象。但是，控释片也有一些缺陷，如起效慢，并且由于在体内释放缓慢，有可能在体内产生蓄积作用，反而有时出现异动症的现象，改用美多芭后消失。

3.多巴胺受体激动剂

多巴胺受体激动剂能直接激动多巴胺能神经细胞突触受体，刺激多巴胺释放。

(1)溴隐亭：最常用，对震颤疗效好，对运动减少和强直均不及左旋多巴，常用剂量维持量为每日15～40mg。

(2)甲磺酸培高利特(协良行)：患者使用时应逐步增加剂量，以达到不出现或少出现不良反应的目的。一般来讲，增加到每日0.3mg是比较理想的剂量，但对于个别早期的患者，可能并不需要增加到这个剂量，那么可以在你认为合适的剂量长期服用而不再增加。如果效果不理想，还可以根据病情的需要及对药物的耐受情况，每隔5d增加0.025mg或0.05mg。

(3)吡贝地尔(泰舒达)：使用剂量是每日100～200mg。可以从小剂量每日50mg开始，可逐渐增加剂量。在帕金森病的早期，可以单独使用吡贝地尔(泰舒达)治疗帕金森病，剂量最大可增加至每日150mg。如果和左旋多巴合并使用，剂量可以维持在每日50～150mg。一般每使用250mg左旋多巴，可考虑合并使用吡贝地尔(泰舒达)50mg左右。

(三)外科手术治疗

1.立体定向手术治疗

立体定向手术包括脑内核团毁损、慢性电刺激和神经组织移植。

(1)脑内核团毁损：①第一次手术适应证：长期服药治疗无效或药物治疗不良反应严重者；疾病进行性缓慢发展已超过3年以上；年龄在70岁以下；工作能力和生活能力受到明显限制(按Hoehn和Yahr分级为Ⅱ～Ⅳ级)；术后短期复发，同侧靶点再手术。②第2次对侧靶点毁损手术适应证：第1次手术效果好，术后震颤僵直基本消失，无任何并发症者；手术近期疗效满意并保持在12个月以上；年龄在70岁以下；两次手术间隔时间要1年；目前无明显自主神经功能紊乱症状或严重精神症状，病情仍维持在Ⅱ～Ⅳ级。

禁忌证：症状很轻，仍在工作者；年老体弱；出现严重关节挛缩或有明显精神障碍；严重的心、肝、肾功能不全，高血压脑动脉硬化者或有其他手术禁忌者。

(2)脑深部慢性电刺激(DBS)：目前DBS最常用的神经核团为丘脑腹中间核(VIM)，丘脑底核(STN)和苍白球腹后部(PVP)。

慢性刺激术控制震颤的效果优于丘脑腹外侧核毁损术，后者发生并发症也常影响手术的成功。通过改变刺激参数可减少不必要的不良反应，远期疗效可靠。该法尚可用于非帕金森性震颤，如多发硬化和创伤后震颤。

丘脑底核(STN)也是刺激术时选用的靶点。有学者(1994)报道应用此方法观察治疗1例运动不能的

PD患者。靶点定位方法为脑室造影，并参照立体定向脑图谱，同时根据慢性电极刺激和电生理记录进行调整。发现神经元活动自发增多的区域位于AC-PC平面下2～4mm，AC-PC线中点旁10mm。对该处进行130Hz刺激，可立即缓解运动不能症状（主要在对侧肢体），但不诱发半身舞蹈症等运动障碍。上述观察表明，对STN进行慢性电刺激可用于治疗运动严重障碍的PD患者。

2.脑细胞移植和基因治疗

帕金森病脑细胞移植术和基因治疗已在动物实验上取得很大成功，但最近临床研究显示，胚胎脑移植只能轻微改善60岁以下患者的症状，并且50%的患者在手术后出现不随意运动的不良反应，因此，目前此手术还不宜普遍采用。基因治疗还停留在实验阶段。

六、护理

（一）护理评估

1.健康史评估

（1）询问患者职业，农民的发病率较高，主要是他们与杀虫剂、除草剂接触有关。

（2）评估患者家族中有无患此病的人，PD与家族遗传有关，患者的家族发病率为7.5%～94.5%。

（3）评估患者居住、生活、工作的环境，农业环境中神经毒物（杀虫剂、除草剂），工业环境中暴露重金属等是PD的重要危险因素。

2.临床观察评估

帕金森病常为50岁以上的中老年人发病，发病年龄平均为55岁，男性稍多，起病缓慢，进行性发展，首发症状多为动作不灵活与震颤，随着病程的发展，可逐渐出现下列症状和体征。

（1）震颤：常为首发症状，多由一侧上肢远端（手指）开始，逐渐扩展到同侧下肢及对侧肢体，下颌、口唇、舌及头部通常最后受累，典型表现是静止性震颤，拇指与屈曲的食指间呈“搓丸样”动作，安静或休息时出现或明显，随意运动时减轻或停止，紧张时加剧，入睡后消失。

（2）肌强直：肌强直表现为屈肌和伸肌同时受累，被动运动关节时始终保持增高的阻力，类似弯曲软铅管的感觉，故称“铅管样强直”；部分患者因伴有震颤，检查时可感到在均匀掌的阻力中出现断续停顿，如同转动齿轮感，称为“齿轮样强直”，是由于肌强直与静止性震颤叠加所致。

（3）运动迟缓：表现为随意动作减少，包括行动困难和运动迟缓，并因肌张力增高，姿势反射障碍而表现一系列特征性运动症状，如起床、翻身、步行、方向变换等运动迟缓；面部表情肌活动减少，常常双眼凝视，瞬目运动减少，呈现“面具”脸；手指做精细动作如扣钮、系鞋带等困难；书写时字越写越小，呈现“写字过小征”。

（4）姿势步态异常：站立时呈屈曲体姿，步态障碍甚为突出，患者自坐位、卧位起立困难，迈步后即以极小的步伐向前冲去，越走越快，不能及时停步或转弯，称慌张步态。

（5）其他症状：反复轻敲眉弓上缘可诱发眨眼不止。口、咽、腭肌运动障碍，讲话缓慢，语音低沉、单调，流涎，严重时可有吞咽困难。还有顽固性便秘、直立性低血压等；睡眠障碍；部分患者疾病晚期可出现认知功能减退、抑郁和视幻觉等，但常不严重。

3.诊断性检查评估

（1）头颅CT扫描：CT扫描可显示脑部不同程度的脑萎缩表现。

（2）生化检测：采用高效液相色谱（HPLC）可检测到脑脊液和尿中HVA含量降低。

（3）基因检测：DNA印迹技术、PCR、DNA序列分析等在少数家族性PD患者可能会发现基因突变。

（4）功能显像检测：采用PET或SPECT与特定的放射性核素检测，可发现PD患者脑内DAT功能显著降低，且疾病早期即可发现，D_2型DA受体（D_2R）活性在疾病早期超敏、后期低敏，及DA递质合成减少，对PD的早期诊断、鉴别诊断及病情进展监测均有一定的价值。

（二）护理问题

1.运动障碍

帕金森病患者由于其基底核或黑质发生病变，以致负责运动的锥体外束发生功能障碍，患者运动的随意肌失去了协调与控制，产生运动障碍并随之带来一定的意外伤害。

(1)跌倒：震颤、关节僵硬、动作迟缓，协调功能障碍常是患者摔倒的原因。

(2)误吸：舌头、唇、颈部肌肉和眼睑亦有明显的震颤及吞咽困难。

2.营养摄取不足

患者常因手、头不自主的震颤，进食时动作太慢，常常无法独立吃完一顿饭，以致未能摄取日常所需热量，因此，约有70%的患者有体重减轻的现象。

3.便秘

由于药物的不良反应、缺乏运动、胃肠道中缺乏唾液(因吞咽能力丧失，唾液由口角流出)，液体摄入不足及肛门括约肌无力，所以大多数患者有便秘。

4.尿潴留

吞咽功能障碍以致水分摄取不足，贮存在膀胱的尿液不足200～300mL则不会有排尿的冲动感；排尿括约肌无力引起尿潴留。

5.精神障碍

疾病使患者协调功能不良、顺口角流唾液，而且又无法进行日常生活的活动，因此患者会有心情抑郁、产生敌意、罪恶感或无助感等情绪反应。由于外观的改变，有些患者还会发生因自我形象的改变而造成与社会隔离的问题。

(三)护理目标

(1)患者未发生跌倒或跌倒次数减少。

(2)患者有足够的营养；患者进食水时不发生呛咳。

(3)患者排便能维持正常。

(4)患者能维持部分自我照顾的能力。

(5)患者及家属的焦虑症状减轻。

(四)护理措施

1.安全护理

(1)安全配备，由于患者行动不便，在病房楼梯两旁、楼道、门把附近的墙上，增设沙发或木制的扶手，以增加患者开、关门的安全性；配置牢固且高度适中的座厕、沙发或椅。以利于患者坐下或站起，并在厕所、浴室增设可供扶持之物，使患者排便及穿脱衣服方便；应给患者配置助行器辅助设备；呼叫器置于患者床旁，日常生活用品放在患者伸手可及处。

(2)定时巡视，主动了解患者的需要，既要指导和鼓励患者增强自我照顾能力，做力所能及的事情，又要适当协助患者洗漱、进食、沐浴、如厕等。

(3)防止患者自伤。患者动作笨拙，常有失误，应谨防其进食时烫伤。端碗持筷困难者，尽量选择不易打碎的不锈钢餐具，避免使用玻璃和陶瓷制品。

2.饮食护理

(1)增加饮食中的热量、蛋白质的含量及容易咀嚼的食物；吃饭少量多餐。定时监测体重变化；在饮食中增加纤维与液体的摄取，以预防便秘。

(2)进食时，营造愉快的气氛，因患者吞咽困难及无法控制唾液，所以有的患者喜欢单独进食；应将食物事先切成小块或磨研，并给予粗大把手的叉子或汤匙，使患者易于把持；给予患者充分的进食时间，若进食中食物冷却了，应予以温热。

(3)吞咽障碍严重者，吞咽可能极为困难，在进食或饮水时有呛咳的危险，而造成吸入性肺炎，故不要勉强进食，可改为鼻饲喂养。

3.保持排便畅通

给患者摄取足够的营养与水分，并教导患者解便与排尿时，吸气后闭气，利用增加腹压的方法解便与排尿。另外，依患者的习惯，在进食后半小时应试着坐于马桶上排便。

4.运动护理

告之患者运动锻炼的目的在于防止和推迟关节僵直和肢体挛缩，与患者和家属共同制定锻炼计划，以克服运动障碍的不良影响。

(1)尽量参与各种形式的活动，如散步、太极拳、床边体操等。注意保持身体和各关节的活动强度与最大活动范围。

(2)对于已出现某些功能障碍或坐起已感到困难的患者，要有目的有计划地锻炼。告诉患者知难而退或由他人包办只会加速功能衰退。如患者感到坐立位变化有困难，应每天做完一般运动后，反复练习起坐动作。

(3)必须指导患者注意姿势，以预防畸形。应小心观察头与颈部是否有弯曲的倾向。正确姿势有助于头、颈直立。躺于床上时，不应垫枕头，且患者应定期俯卧。

(4)本病常使患者起步困难和步行时突然僵住，因此嘱患者步行时思想要放松。尽量跨大步伐；向前走时脚要抬高，双臂摆动，目视前方而不要注视地面；转弯时，不要碎步移动，否则会失去平衡；护士和家属在协助患者行走时，不要强行拖着患者走；当患者感到脚黏在地上时，可告诉患者先向后退一步，再往前走，这样会比直接向前容易。

(5)过度震颤者让他坐在有扶手的椅子上，手抓着椅臂，可以稍加控制震颤。

(6)晚期患者出现显著的运动障碍时。要帮助患者活动关节，按摩四肢肌肉，注意动作轻柔，勿给患者造成疼痛。

(7)鼓励患者尽量试着独立完成日常生活的活动，自己安排娱乐活动，培养兴趣。

(8)让患者穿轻便宽松的衣服，可减少流汗与活动的束缚。

5.合并抑郁症的护理

帕金森病患者的抑郁与帕金森疾病程度呈正相关，即患者的运动障碍越重对其神经心理的影响越严重。在护理患者时要教会患者一些心理调适技巧：重视自己的优点和成就；尽量维持过去的兴趣和爱好，积极参加文体活动，寻找业余爱好；向医生、护士及家人倾诉内心想法，疏泄郁闷，获得安慰和同情。

6.睡眠异常的护理

(1)创造良好的睡眠环境：建议患者要有舒适的睡眠环境，如室温和光线适宜；床褥不宜太软，以免翻身困难；为运动过缓和僵直较重的患者提供方便上下床的设施；卧室内放尿壶及便器，有利于患者夜间如厕等。避免在有限的睡眠时间内实施影响患者睡眠的医疗护理操作，必须进行的治疗和护理操作应穿插于患者的自然觉醒时，以减少被动觉醒次数。

(2)睡眠卫生教育：指导患者养成良好的睡眠习惯和方式，建立比较规律的活动和休息时间表。

(3)睡眠行为干预：①刺激控制疗法：只在有睡意时才上床；床及卧室只用于睡眠，不能在床上阅读、看电视或工作；若上床 15～20 min 不能入睡，则应考虑换别的房间，仅在又有睡意时才上床(目的是重建卧室与睡眠间的关系)；无论夜间睡多久，清晨应准时起床；白天不打瞌睡。②睡眠限制疗法：教导患者缩短在床上的时间及实际的睡眠时间，直到允许躺在床上的时间与期望维持的有效睡眠时间一样长。当睡眠效率超过 90%时，允许增加 15～20 min 卧床时间。睡眠效率低于 80%，应减少 15～20 min 卧床时间。睡眠效率 80%～90%，则保持卧床时间不变。最终，通过周期性调整卧床时间直至达到适度的睡眠时间。③依据睡眠障碍的不同类型和药物的半衰期遵医嘱有的放矢地选择镇静催眠药物。并主动告知患者及家属使用镇静催眠药的原则，即最小剂量、间断、短期用药，注意停药反弹、规律停药等。

7.治疗指导

药物不良反应的观察。

(1)遵医嘱准时给药，预防或减少“开关”现象、剂末现象、异动症的发生。

(2)药物治疗初起可出现胃肠不适，表现为恶心、呕吐等，有些患者可出现幻觉。但这些不良反应可以通过逐步增加剂量或降低剂量的办法得到克服。特别值得指出的是，有一部分患者过分担心药物的不良反应，表现为尽量推迟使用治疗帕金森病的药物，或过分地减少药物的服用量，这不仅对疾病的症状改善没有好处，长期如此将导致患者的心、肺、消化系统等出现严重问题。

(3)精神症状：服用安坦、金刚烷胺药物后，患者易出现幻觉，当患者表述一些离谱事时，护士应考虑到是服药引起的幻觉，立即报告医生，遵医嘱给予停药或减药，以防其发生意外。

8.功能神经外科手术治疗护理

(1)手术方法：外科治疗方法目前主要有神经核团细胞毁损手术与脑深部电刺激器埋置手术两种方式。原理是为了抑制脑细胞的异常活动，达到改善症状的目的。

(2)手术适应证：诊断明确的原发性帕金森病患者都是手术治疗的适合人群，尤其是对左旋多巴(美多巴或息宁)长期服用以后疗效减退，出现了"开关"波动现象、异动症和"剂末"恶化效应的患者。

(3)手术并发症：因手术靶点的不同，会有不同的并发症。苍白球腹后部(PVP)切开术可能出现偏盲或视野缺损，丘脑腹外侧核(VIM)毁损术可出现感觉异常如嘴唇、指尖麻木等，丘脑底核(STN)毁损术可引起偏瘫。

(4)手术前护理：①术前教育：相关知识教育。②术前准备：术前一天头颅备皮；对术中术后应用的抗生素遵医嘱做好皮试；嘱患者晚 12：00 后开始禁食水药；嘱患者清洁个人卫生，并在术前晨起为患者换好干净衣服。③术前 30 min 给予患者术前哌替啶 25mg 肌内注射；并将一片美巴多备好交至接手术者以便术后备用。④患者离病房后为其备好麻醉床、无菌小巾、一次性吸痰管、心电监护。

(5)手术后护理：①交接患者：术中是否顺利、有无特殊情况发生、术后意识状态、伤口的引流情况等。②安置患者于麻醉床上，头枕于无菌小巾上，取平卧位，嘱患者卧床 2 天，减少活动，以防诱发颅内出血；嘱患者禁食、水、药 6 h 后逐渐改为流食、半流食、普通饮食。③术后治疗效果观察：原有症状改善情况并记录。④术后并发症的观察：术后患者会出现脑功能障碍、脑水肿、颅内感染、颅内出血等合并症。因此，术后严密观察患者神志、瞳孔变化，有无高热、头疼、恶心、呕吐等症状；有无偏盲、视野变窄及感知觉异常；观察患者伤口有无出血及分泌物等。⑤心电监测、颅脑监测 24 h，低流量吸氧 6 h。

9.给予患者及家属心理的支持

对于心情抑郁的患者，应鼓励其说出对别人依赖感的感受。对于怀有敌意、罪恶感或无助感的患者，应给予帮助与支持，提供良好的照顾。寻找患者有兴趣的活动，鼓励患者参与。

10.健康教育

(1)指导术后服药(参见本章节治疗中所述)，针对手术的患者，要让患者认识到手术虽然改善运动障碍，但体内多巴胺缺乏客观存在，仍需继续服药。

(2)指导日常生活中的运动训练：告知患者运动锻炼的目的在于防止和推迟关节僵直和肢体挛缩，与患者和家属共同制定锻炼计划，以克服运动障碍的不良影响。①关节活动度的训练：脊柱、肩、肘、腕、指、髋、膝、踝及趾等各部位都应进行活动度训练。对于脊柱，主要进行前屈后伸、左右侧屈及旋转运动。②肌力训练：上肢可进行哑铃操或徒手训练；下肢股四头肌的力量和膝关节控制能力密切相关，可进行蹲马步或反复起坐练习；腰背肌可进行仰卧位的桥式运动或俯卧位的燕式运动；腹肌力量较差行仰卧起坐训练。③姿势转换训练：必须指导患者注意姿势，以预防畸形。应小心观察头与颈部是否有弯曲的倾向。正确姿势有助于头、颈直立。躺于床上时，不应垫枕头，且患者应定期俯卧，注意翻身、卧位转为坐位、坐位转为站位训练。④重心转移和平衡训练：训练坐位平衡时可让患者重心在两臀间交替转移，也可训练重心的前后移动；训练站立平衡时双足分开 5～10cm，让患者从前后方或侧方取物，待稳定后便可突然施加推或拉外力，最好能诱发患者完成迈步反射。⑤步行步态训练：对于下肢起步困难者，最初可用脚踢患者的足跟部向前，用膝盖推挤患者腘窝使之迈出第 1 步，以后可在患者足前地上放一矮小障碍物，提醒患者迈过时方能起步。抬腿低可进行抬高腿练习，步距短的患者行走时予以提醒；步频快则应给予节律提示。对于上下肢动作不协调的患者，一开始嘱患者做一些站立相的两臂摆动，幅度可较大；还可站于患者身后，两人左、右手分别共握一根体操棒，然后喊口令一起往前走，手的摆动频率由治疗师通过体操棒传给患者。⑥让患者穿轻便宽松的衣服，可减少流汗与活动的束缚。

(聂永霞)

第四节 心绞痛

一、疾病概述

当冠脉的供血与心肌的需血之间发生矛盾，冠脉血流量不能满足心肌代谢的需要，就可以引起心肌缺血缺氧，急剧的、暂时的缺血缺氧引起心绞痛，而持续的、严重的心肌缺血可引起心肌坏死即为心肌梗死。

（一）稳定型心绞痛

1.概念和特点

稳定型心绞痛也称劳力性心绞痛，是在冠状动脉固定性严重狭窄基础上，由于心肌负荷的增加引起心肌急剧的、暂时的缺血缺氧的临床综合征。其特点为阵发性的前胸压榨性疼痛或憋闷感觉，主要位于胸骨后部，可放射至心前区和左上肢尺侧，常发生于劳力负荷增加时，持续数分钟，休息或用硝酸酯制剂后疼痛消失。疼痛发作的程度、频度、性质及诱发因素在数周至数月内无明显变化。

2.相关病理生理

患者在心绞痛发作之前，常有血压增高、心律增快、肺动脉压和肺毛细血管压增高的变化，反映心脏和肺的顺应性减低。发作时可有左心室收缩力和收缩速度降低、射血速度减慢、左心室收缩压下降、心搏量和心排血量降低、左心室舒张末期压和血容量增加等左心室收缩和舒张功能障碍的病理生理变化。左心室壁可呈收缩不协调或部分心室壁有收缩减弱的现象。

3.主要病因及诱因

本病的基本病因是冠脉粥样硬化。正常情况下，冠脉循环血流量具有很大的储备力量，其血流量可随身体的生理情况有显著的变化，休息时无症状。当劳累、激动、心力衰竭等使心脏负荷增加，心肌耗氧量增加时，对血液的需求增加，而冠脉的供血已不能相应增加，即可引起心绞痛。

4.临床表现

(1)症状：心绞痛以发作性胸痛为主要临床表现，典型疼痛的特点为①部位。主要在胸骨体中、上段之后，可波及心前区，界限不很清楚。常放射至左肩、左臂尺侧达无名指和小指，偶有至颈、咽或下颌部。②性质。胸痛常有压迫、憋闷或紧缩感，也可有烧灼感，偶尔伴有濒死感。③持续时间。疼痛出现后常逐步加重，持续 3～5 分钟，休息或含服硝酸甘油可迅速缓解，很少超过半小时。可数天或数周发作 1 次，亦可一天内发作数次。

(2)体征：心绞痛发作时，患者面色苍白、出冷汗、心率增快、血压升高、表情焦虑。心尖部听诊有时出现“奔马律”，可有暂时性心尖部收缩期杂音，是乳头肌缺血以致功能失调引起二尖瓣关闭不全所致。

(3)诱因：发作常由体力劳动、情绪激动、饱餐、寒冷、吸烟、心动过速、休克等。

5.辅助检查

(1)心电图：①静息时心电图：约有半数患者在正常范围，也可有陈旧性心肌梗死的改变或非特异性 ST 段和 T 波异常。有时出现心律失常。②心绞痛发作时心电图：绝大多数患者可出现暂时性心肌缺血引起的 ST 段压低(≥0.1 mV)，有时出现 T 波倒置，在平时有 T 波持续倒置的患者，发作时可变为直立(假性正常化)。③心电图负荷试验：运动负荷试验及 24 小时动态心电图，可显著提高缺血性心电图的检出率。

(2)X 线检查：心脏检查可无异常，若已伴发缺血性心肌病可见心影增大、肺充血等。

(3)放射性核素：利用放射性铊心肌显像所示灌注缺损，提示心肌供血不足或血供消失，对心肌缺血诊断较有价值。

(4)超声心动图：多数稳定性心绞痛患者静息时超声心动图检查无异常，有陈旧性心肌梗死者或严重心肌缺血者二维超声心动图可探测到坏死区或缺血区心室壁的运动异常，运动或药物负荷超声心动图检查可以评价心肌灌注和存活性。

(5)冠状动脉造影:选择性冠状动脉造影可使左、右冠状动脉及主要分支得到清楚的显影,具有确诊价值。

6. 治疗原则

治疗原则是改善冠脉血供和降低心肌耗氧量以改善患者症状,提高生活质量,同时治疗冠脉粥样硬化,预防心肌梗死和死亡,以延长生存期。

(1)发作时的治疗:①休息。发作时立即休息,一般患者停止活动后症状即可消失。②药物治疗。宜选用作用快的硝酸酯制剂,这类药物除可扩张冠脉增加冠脉血流量外,还可扩张外周血管,减轻心脏负荷,从而缓解心绞痛。如硝酸甘油 0.3～0.6 mg 或硝酸异山梨酯 3～10 mg 舌下含化。

(2)缓解期的治疗:缓解期一般不需卧床休息,应避免各种已知的诱因。

药物治疗:以改善预后的药物和减轻症状、改善缺血的药物为主,如阿司匹林、氯吡格雷、β受体阻滞剂、他汀类药物、血管紧张素转换酶抑制剂、硝酸酯制剂,其他如代谢性药物、中医中药。

非药物治疗:包括运动锻炼疗法、血管重建治疗、增强型体外反搏等。

(二)不稳定型心绞痛

1. 概念和特点

目前已趋向将典型的稳定型劳力性心绞痛以外的缺血性胸痛统称为不稳定型心绞痛。不稳定型心绞痛根据临床表现可分为静息型心绞痛、初发型心绞痛、恶化型心绞痛三种类型。

2. 相关病理生理

与稳定型心绞痛的差别主要在于冠脉内不稳定的粥样斑块继发的病理改变,使局部的心肌血流量明显下降,如斑块内出血、斑块纤维帽出现裂隙、表面有血小板聚集和(或)刺激冠脉痉挛,导致缺血性心绞痛,虽然也可因劳力负荷诱发,但劳力负荷终止后胸痛并不能缓解。

3. 主要病因及诱因

少部分不稳定型心绞痛患者心绞痛发作有明显的诱因。

(1)增加心肌氧耗:感染、甲状腺功能亢进或心律失常。

(2)冠脉血流减少:低血压。

(3)血液携氧能力下降:贫血和低氧血症。

4. 临床表现

(1)症状:不稳定型心绞痛患者胸部不适的性质与典型的稳定型心绞痛相似,通常程度更重,持续时间更长,可达数十分钟,胸痛在休息时也可发生。

(2)体征:体检可发现一过性第三心音或第四心音,以及由于二尖瓣反流引起的一过性收缩期杂音,这些非特异性体征也可出现在稳定性心绞痛和心肌梗死患者,但详细的体格检查可发现潜在的加重心肌缺血的因素,并成为判断预后非常重要的依据。

5. 辅助检查

(1)心电图:①大多数患者胸痛发作时有一过性 ST 段(抬高或压低)和 T 波(低平或倒置)改变,其中 ST 段的动态改变(≥0.1 mV 的抬高或压低)是严重冠脉疾病的表现,可能会发生急性心肌梗死或猝死。②连续心电监护:连续 24 小时心电监测发现,85%～90%的心肌缺血,可不伴有心绞痛症状。

(2)冠脉造影剂其他侵入性检查:在长期稳定型心绞痛基础上出现的不稳定型心绞痛患者,常有多支冠脉病变,而新发作静息心绞痛患者,可能只有单支冠脉病变。在所有的不稳定型心绞痛患者中,3 支血管病变占 40%,2 支血管病变占 20%,左冠脉主干病变约占 20%,单支血管病变约占 10%,没有明显血管狭窄者占 10%。

(3)心脏标志物检查:心脏肌钙蛋白(cTn)T 及 I 较传统的 CK 和 CK－MB 更为敏感、更可靠。

(4)其他:胸部 X 线、心脏超声和放射性核素检查的结果,与稳定型心绞痛患者的结果相似,但阳性发现率会更高。

6.治疗原则

不稳定型心绞痛是严重、具有潜在危险的疾病，病情发展难以预料，应使患者处于监控之下，疼痛发作频繁或持续不缓解及高危组的患者应立即住院。其治疗包括抗缺血治疗、抗血栓治疗和根据危险度分层进行优创治疗。

(1)一般治疗：发作时立即卧床休息，床边24小时心电监护，严密观察血压、脉搏、呼吸、心率、心律变化，有呼吸困难、发绀者应给氧吸入，维持血氧饱和度达到95%以上。如有必要，重测心肌坏死标志物。

(2)止痛：烦躁不安、疼痛剧烈者，可考虑应用镇静剂如吗啡5～10 mg皮下注射；硝酸甘油或硝酸异山梨醇酯持续静脉滴注或微量泵输注，以10 μg/min开始，每3～5分钟增加10 μg/min，直至症状缓解或出现血压下降。

(3)抗凝(栓)：抗血小板和抗凝治疗是不稳定型心绞痛治疗至关重要的措施，应尽早应用阿司匹林、氯吡格雷和肝素或低分子肝素，以有效防止血栓形成，阻止病情进展为心肌梗死。

(4)其他：对于个别病情极严重患者，保守治疗效果不佳，心绞痛发作时ST段≥0.1 mV，持续时间>20分钟，或血肌钙蛋白升高者，在有条件的医院可行急诊冠脉造影，考虑经皮冠脉成形术。

二、护理评估

(一)一般评估

(1)患者有无面色苍白、出冷汗、心率加快、血压升高。

(2)患者主诉有无心绞痛发作症状。

(二)身体评估

(1)有无表情焦虑、皮肤湿冷、出冷汗。

(2)有无心律增快、血压升高。

(3)心尖区听诊是否闻及收缩期杂音，或听到第三心音或第四心音。

(三)心理－社会评估

患者能否控制情绪，避免激动或愤怒，以减少心悸耗氧量；家属能否做到给予患者安慰及细心的照顾，并督促定期复查。

(四)辅助检查结果的评估

(1)心电图有无ST段及T波异常改变。

(2)24小时连续心电监测有无心悸缺血的改变。

(3)冠脉造影检查结果有无显示单支或多支病变。

(4)心脏标志物肌钙蛋白(cTn)：T的峰值是否超过正常对照值的百分位数。

(五)常用药物治疗效果的评估

(1)硝酸酯类药物：心绞痛发作时，能及时舌下含化，迅速缓解疼痛。

(2)他汀类药物：长期服用可以维持LDL－C的目标值<70 mg/dL，且不出现肝酶和肌酶升高等不良反应。

三、主要护理诊断/问题

(1)胸痛：与心肌缺血、缺氧有关。

(2)活动无耐力：与心肌氧的供需失调有关。

(3)知识缺乏：缺乏控制诱发因素及预防心绞痛发作的知识。

(4)潜在并发症：心肌梗死。

四、护理措施

（一）休息与活动

1.适量运动

应以有氧运动为主，运动的强度和时间因病情和个体差异而不同，必要时在监测下进行。

2.心绞痛发作时

立即停止活动，就地休息。不稳定型心绞痛患者，应卧床休息，并密切观察。

（二）用药的指导

1.心绞痛发作时

立即舌下含化硝酸甘油，用药后注意观察患者胸痛变化情况，如3～5分钟后仍不缓解，隔5分钟后可重复使用。对于心绞痛发作频繁者，静脉滴注硝酸甘油时，患者及家属不要擅自调整滴速，以防低血压发生。部分患者用药后出现面部潮红、头部胀痛、头晕、心动过速、心悸等不适，应告知患者是药物的扩血管作用所致，不必有顾虑。

2.应用他汀类药物时

应严密监测转氨酶及肌酸激酶等生化指标，及时发现药物可能引起的肝脏损害和肌病。采用强化降脂治疗时，应注意监测药物的安全性。

（三）心理护理

安慰患者，解除紧张不安情绪，改变急躁易怒性格，保持心理平衡。告知患者及家属过劳、情绪激动、饱餐、用力排便、寒冷刺激等都是心绞痛发作的诱因，应注意避免。

（四）健康教育

1.疾病知识指导

（1）合理膳食：宜摄入低热量、低脂、低胆固醇、低盐饮食，多食蔬菜、水果和粗纤维食物如芹菜、糙米等，避免暴饮暴食，应少食多餐。

（2）戒烟、限酒。

（3）适量运动：应以有氧运动为主，运动的强度和时间因病情和个体差异而不同，必要时在监测下进行。

（4）心理调适：保持心理平衡，可采取放松技术或与他人交流的方式缓解压力，避免心绞痛发作的诱因。

2.用药指导

指导患者出院后遵医嘱用药，不擅自增减药量，自我检测药物的不良反应。外出时随身携带硝酸甘油以备急用。硝酸甘油遇光易分解，应放在棕色瓶内存放于干燥处，以免潮解失效。药瓶开封后每6个月更换1次，以确保疗效。

3.病情检测指导

教会患者及家属心绞痛发作时的缓解方法，胸痛发作时应立即停止活动或舌下含服硝酸甘油。如连续含服3次仍不缓解，或心绞痛发作比以往频繁、程度加重、疼痛时间延长，应及时就医，警惕心肌梗死的发生。不典型心绞痛发作时，可能表现为牙痛、肩周炎、上腹痛等，为防治误诊，应尽快到医院做相关检查。

4.及时就诊的指标

（1）心绞痛发作时，舌下含化硝酸酯类药物无效或重复用药仍未缓解。

（2）心绞痛发作比以往频繁、程度加重、疼痛时间延长。

五、护理效果评估

（1）患者能坚持长期遵医嘱用药物治疗。

（2）心绞痛发作时，能立即停止活动，并舌下含服硝酸甘油。

(3)能预防和控制缺血症状,减低心肌梗死的发生。

(4)能戒烟、控制饮食和糖尿病治疗。

(5)能坚持定期门诊复查。

(王之华)

第五节　心肌梗死

一、疾病概述

(一)概念和特点

心肌梗死是心肌长时间缺血导致的心肌细胞死亡。为在冠状动脉病变的基础上,发生冠状动脉血供急剧减少或中断,使相应心肌严重而持久地急性缺血导致的心肌细胞死亡。急性心肌梗死临床表现有持久的胸骨后剧烈疼痛、发热、白细胞计数和血清心肌坏死标志物增高,以及心电图进行性改变;可发生心律失常、休克或心力衰竭,属急性冠脉综合征的严重类型。

(二)相关病理生理

主要出现左心室舒张和收缩功能障碍的一些血流动力学改变,其严重程度和持续时间取决于梗死的部位、程度和范围。心脏收缩力减弱、顺应性降低、心肌收缩不协调,左心室压力曲线最大上升速度(dp/dt)减低,左心室舒张末期压增高、舒张和收缩末期容量增多。射血分数减低,心搏量和心排血量下降,心率增快或有心律失常,血压下降。病情严重者,动脉血氧含量降低。急性大面积心肌梗死者,可发生泵衰竭—心源性休克或急性肺水肿。

(三)主要病因及诱因

急性心肌梗死的基本病因是冠脉粥样硬化。造成一支或多支管腔狭窄和心肌血供不足,而侧支循环未建立。在此基础上,一旦血供急剧减少或中断,使心肌严重而持久地急性缺血达20～30分钟以上,即可发生急性心肌梗死。

促使斑块破溃出血及血栓形成的诱因:①晨起6时至12时,交感神经活动增加,机体应激反应增强,心肌收缩力、心率、血压增高,冠状动脉张力增高。②饱餐特别是进食多量高脂饮食后。③重体力劳动、情绪过分激动、血压急剧升高或用力排便。④休克、脱水、出血、外科手术或严重心律失常。

(四)临床表现

与梗死的面积大小、部位、冠状动脉侧支循环情况密切相关。

1.先兆

50%～81.2%的患者在发病前数天有乏力、胸部不适、活动时心悸、气急、烦躁、心绞痛等前驱症状。以初发心绞痛或原有心绞痛加重为最突出。心绞痛发作较以往频繁、程度较剧、持续较久、硝酸甘油疗效差、诱发因素不明显。

2.症状

(1)疼痛:出现最早、最突出,多发生于清晨,尤其是晨间运动或排便时。疼痛的性质和部位与心绞痛相似,但程度更剧烈,多伴有大汗、烦躁不安、恐惧及濒死感,持续时间可达数小时或数天,休息和服用硝酸甘油不缓解。部分患者疼痛可向上腹部放射,而被误诊为急腹症或因疼痛向下颌、颈部、背部放射而误诊为其他疾病。少数患者无疼痛,一开始即表现为休克或急性心力衰竭。

(2)全身症状:一般在疼痛发生后24～48小时出现发热、心动过速、白细胞增高或和血沉增快等。体温可升高至38℃左右,很少超过39℃,持续约1周。

(3)胃肠道症状:疼痛剧烈时常伴恶心、呕吐、上腹胀痛。也可有肠胀气或呃逆。

(4)心律失常:75%～95%的患者在起病1～2天内可发生心律失常,24小时内最多见。

(5)低血压和休克:疼痛发作期间血压下降常见,但未必是休克,如疼痛缓解而收缩压仍低于80 mmHg(10.66 kPa),且患者表现为烦躁不安、面色苍白、皮肤湿冷、脉细而快、大汗淋漓、少尿、神志迟钝,甚至晕厥者为休克表现。

(6)心力衰竭:发生率为32%～48%,主要为急性左心衰。表现为呼吸困难、咳嗽、发绀、烦躁等症状,重者可发生肺水肿。随后可发生颈静脉怒张、肝大、水肿等右心衰竭表现,伴血压下降。

3.体征

心率多增快,也可减慢,心律不齐。心尖部第一心音减弱,可闻及"奔马律";除急性心肌梗死早期血压可增高外,几乎所有患者都有血压下降。

4.并发症

乳头肌功能失调或断裂、心脏破裂、栓塞、心室壁瘤、心肌梗死后综合征等。

(五)辅助检查

1.心电图

(1)特征性改变分ST段抬高性心肌梗死和非ST段抬高性心肌梗死心电图的特点。

ST段抬高性心肌梗死心电图的特点:①ST段抬高呈弓背向上型,在面向坏死区周围心肌损伤区的导联上出现。②宽而深的Q波(病理性Q波),在面向透壁心肌坏死区的导联上出现。③T波倒置,在面向损伤区周围心肌缺血区的导联上出现。

非ST段抬高性心肌梗死心电图的特点:①无病理性Q波,有普遍性ST段压低≥0.1 mV,但aVR导联ST段抬高,或有对称性T波倒置,为心内膜下心肌梗死所致。②无病理性Q波,也无ST段变化,仅有T波倒置变化。

(2)动态性改变:ST段抬高心肌梗死的心电图演变过程。①在起病数小时内可无异常或出现异常高大两支不对称的T波,为超急性期改变。②数小时后,ST段明显抬高,弓背向上,与直立的T波连接,形成单向曲线;数小时至2天内出现病理性Q波同时R波减低,为急性期改变。③如果早期不进行治疗干预,抬高的ST段可在数日至2周内逐渐回到基线水平,T波逐渐平坦或倒置,为亚急性期改变。④数周至数月后,T波呈V形倒置,两支对称,为慢性期改变。T波倒置可永久存在,也可在数月至数年内逐渐恢复。

2.超声心动图

二维和M型超声心动图有助于了解心室壁的运动和左心室功能,诊断室壁瘤和乳头肌功能失调等。

3.放射性核检查

可显示心肌梗死的部位与范围,观察左心室壁的运动和左心室射血分数,有助于判定心室的功能、诊断梗死后造成的室壁运动失调和心室壁瘤。

(六)治疗原则

尽早使心肌血液再灌注(到达医院后30分钟内开始溶栓或90分钟内行介入治疗),以挽救濒死的心肌,防止梗死面积扩大和缩小心肌缺血范围,保护和维持心脏功能,及时处理严重心律失常,泵衰竭和各种并发症,防治猝死,注重二级预防。

1.一般治疗

(1)休息:患者未行再灌注治疗前,应绝对卧床休息,保持环境安静,防止不良刺激,解除焦虑。

(2)给氧:常规给氧。

(3)监测:急性期应常规安置于心脏重症监护病房,进行心电、血压、呼吸监测3～5天,除颤仪处于随时备用状态。

(4)建立静脉通道:保持给药途径畅通。

2.药物治疗

(1)吗啡或哌替啶:吗啡2～4 mg或哌替啶50～100 mg肌内注射解除疼痛,必要时5～10分钟后重复。注意低血压和呼吸功能抑制。

(2)硝酸酯类药物:通过扩张冠状动脉增加冠状动脉血流以增加静脉容量。但下壁心肌梗死、可疑右室心肌梗死或明显低血压(收缩压低于 90 mmHg)的患者,不适合使用。

(3)阿司匹林:无禁忌者立即口服水溶性阿司匹林或嚼服肠溶性阿司匹林。一般首次剂量达到 150～300 mg,每天 1 次,3 天后,75～150 mg 每天 1 次长期维持。

3.再灌注心肌

(1)经皮冠状动脉介入治疗(percutaneous coronary intervention,PCI):有条件的医院对具备适应证的患者应尽快实施 PCI,可获得更好的治疗效果。

(2)溶栓疗法:无条件实行介入治疗或延误再灌注时机者,无禁忌证应立即(接诊后 30 分钟之内)溶栓治疗。发病 3 小时内,心肌梗死溶栓治疗血流完全灌注率高,获益最大。年龄≥75 岁者选择溶栓应慎重,并酌情减少溶栓药物剂量。

二、护理评估

(一)一般评估

1.本次发病特点与目前病情

评估患者此次发病有无明显的诱因,胸痛发作的特征,尤其是起病的时间、疼痛剧烈程度、是否进行性加重,有无恶心、呕吐、乏力、头晕、呼吸困难等伴随症状,是否有心律失常、休克、心力衰竭的表现。

2.患病及治疗经过

评估患者有无心绞痛发作史,患病的起始时间,患病后的诊治过程,是否遵医嘱治疗,目前用药及有关的检查等。

3.危险因素评估

包括患者的年龄、性别、职业;有无家族史;了解患者有无肥胖、血脂异常、高血压、糖尿病等危险因素;有无摄入高脂饮食、吸烟等不良生活习惯,是否有充足的睡眠,有无锻炼身体的习惯;排便情况;了解工作与生活压力情况及性格特征等。

(二)身体评估

1.一般状态

观察患者的精神意识状态,尤其注意有无面色苍白、表情痛苦、大汗或神志模糊、反应迟钝甚至晕厥等表现。

2.生命体征

观察体温、脉搏、呼吸、血压有无异常及其程度。

3.心脏听诊

注意心率、心律、心音的变化,有无奔马律、心脏杂音及肺部啰音等。

(三)心理一社会评估

急性心肌梗死时患者胸痛程度异常剧烈,可有濒死感,或行紧急溶栓、介入治疗,由此产生恐惧心理。由于心肌梗死使患者活动耐力和自理能力下降,生活上需要照顾;如患者入住 CCU,面对一系列检查和治疗,加上对预后的担心、对工作于生活的影响等,易产生焦虑。

(四)辅助检查结果的评估

1.心电图

是否有心肌梗死的特征性、动态性变化,对心肌梗死者应加做右胸导联,判断有无右心室梗死。连续心电监测有无心律失常等。

2.血液检查

定时抽血检测血清心肌标志物;评估血常规检查有无白细胞计数增高及血清电解质、血糖、血脂等异常。

（五）常用药物治疗效果的评估

1. 硝酸酯类

遵医嘱给予舌下含化，动态评估患者胸疼是否缓解，注意血压及心电图的变化。

2. β受体阻滞剂

评估患者是否知晓本药不可以随意停药或漏服，否则可引起心绞痛加剧或心肌梗死。交代患者饭前服，以保证药物疗效及患者安全用药。用药过程中的心率、血压、心电图检测，是否有诱发心衰的可能性。

3. 血管紧张素转换酶抑制剂（ACEI）

本药常有刺激性干咳，具有适量降低血压作用，防止心室重构，预防心力衰竭。注意是否出现肾小球滤过率降低引起尿少；评估其有效性。出现干咳时，应评估干咳的原因，可能有以下因素引起。

（1）是 ACEI 本身引起。

（2）肺内感染引起，本原因引起的干咳往往伴有气促。

（3）心衰时也可引起干咳。

三、主要护理诊断/问题

1. 疼痛：胸痛

与心肌缺血坏死有关。

2. 活动无耐力

与氧的供需失调有关。

3. 有便秘的危险

与进食少、活动少、不习惯床上大小便有关。

4. 潜在并发症

心力衰竭、猝死。

四、护理措施

（一）休息指导

发病 12 小时内应绝对卧床休息，保持环境安静，限制探视，并告知患者和家属休息可以降低心肌耗氧量和交感神经兴奋性，有利于缓解疼痛，以取得合作。

（二）饮食指导

起病后 4～12 小时内给予流质饮食，以减轻胃扩张。随后过渡到低脂、低胆固醇清淡饮食，提倡少食多餐。

（三）给氧

鼻导管给氧，氧流量 2～5 L/min，以增加心肌氧的供应，减轻缺血和疼痛。

（四）心理护理

疼痛发作时应有专人陪伴，允许患者表达内心感受，给予心理支持，鼓励患者树立战胜疾病的信心。告知患者住进 CCU 后病情的任何变化都在医护人员的严密监护下，并能得到及时的治疗，以缓解患者的恐惧心理。简明扼要地解释疾病过程与治疗配合，说明不良情绪会增加心肌耗氧量而不利于病情的控制。医护人员应紧张有序的工作，避免忙乱给患者带来的不安全感。监护仪器的报警声应尽量调低，以免影响患者休息，增加患者心理负担。

（五）止痛治疗的护理

遵医嘱给予吗啡或哌替啶止痛，注意有无呼吸抑制等不良反应。给予硝酸酯类药物时应随时检测血压的变化，维持收缩压在 100 mmHg（13.33 kPa）及以上。

（六）溶栓治疗的护理

（1）询问患者是否有溶栓禁忌证。

(2)协助医生做好溶栓前血常规、出凝血时间和血型等检查。

(3)迅速建立静脉通路,遵医嘱正确给予溶栓药物,注意观察有无不良反应:①变态反应,表现为寒战、发热、皮疹等。②低血压。③出血,包括皮肤黏膜出血、血尿、便血、咯血、颅内出血等,一旦出现应紧急处理。

(4)溶栓疗效观察,可根据下列指标间接判断溶栓是否成功:①胸痛 2 小时内基本消失。②心电图 ST 段于 2 小时内回降>50%。③2 小时内出现再灌注性心律失常。④cTnI 或 cTnT 峰值提前至发病后 12 小时内,血清 CK-MB 峰值提前出线(14 小时以内)。上述 4 项中②和④最重要。也可根据冠脉造影直接判断溶栓是否成功。

(七)健康指导

1.疾病知识指导

指导患者积极进行二级预防,防止再次梗死和其他心血管事件。急性心肌梗死恢复后的患者应调节饮食,可减少复发,即低饱和脂肪和低胆固醇饮食,要求饱和脂肪占总热量的 7% 以下,胆固醇<200 mg/d。戒烟是心肌梗死后的二级预防中的重要措施,研究表明,急性心肌梗死后继续吸烟,再梗死和死亡的危险增高 22%~47%,每次随诊都必须了解并登记吸烟情况,积极劝导患者戒烟,并实施戒烟计划。

2.心理指导

心肌梗死后患者焦虑情绪多来自对今后工作及生活质量的担心,应予以充分理解并指导患者保持乐观、平和的心情,正确对待自己的病情。告诉家属对患者要积极配合与支持,为其创造一个良好的身心修养环境,生活中避免对其施加压力,当患者出现紧张、焦虑或烦躁等不良情绪时,应给予理解和疏导,必要时争取患者工作单位领导和同事的支持。

3.康复指导

加强运动康复锻炼,与患者一起制订个体化运动处方,指导患者出院后的运动康复训练。个人卫生、家务劳动、娱乐活动等也对患者有益。无并发症的患者,心肌梗死后 6~8 周可恢复性生活,性生活以不出现心率、呼吸增快持续 20~30 分钟、胸痛、心悸持续时间不超过 15 分钟为度。经 2~4 个月体力活动锻炼后,酌情恢复部分或轻体力工作。但对重体力劳动、驾驶员、高空作业及其他精神紧张或工作量过大的工种,应予以更换。

4.用药指导与病情监测

心肌梗死后患者因用药多、时间久、药品贵等,往往用药依从性低。需要采取形式多样的健康教育途径,应强调药物治疗的必要性,指导患者按医嘱服药,列举不遵医行为导致严重后果的病例,让患者认识到遵医用药的重要性,告知药物的用法、作用和不良反应,并教会患者定时测脉搏、血压,发护嘱卡或个人用药手册,定期电话随访,使患者“知、信、行”统一,提高用药依从性。若胸痛发作频繁、程度较重、时间较长,服用硝酸酯制剂疗效较差时,提示急性心血管事件,应及时就医。

5.照顾者指导

心肌梗死是心脏性猝死的高危因素,应教会家属心肺复苏的基本技术以备急用。

6.及时就诊的指标

(1)胸口剧痛。

(2)剧痛放射至头、手臂、下颌。

(3)出现出汗、恶心、甚至气促。

(4)自测脉搏<60 次/分,应该暂停服药,来院就诊。

五、护理效果评估

(1)患者主诉疼痛症状消失。

(2)能叙述限制最大活动量的指征,参与制订并遵循活动计划,活动过程中无并发症,主诉活动时耐力增强。

(3)能陈述预防便秘的措施,未发生便秘。

(4)未发生猝死,或发生致命性心律失常时得到了及时发现和处理。

(5)能自觉避免心力衰竭的诱发因素,未发生心力衰竭或心力衰竭得到了及时发现和处理。

(王之华)

第六节　原发性高血压

原发性高血压的病因复杂,不是单个因素引起,与遗传有密切关系,是环境因素与遗传相互作用的结果。要诊断高血压,必须根据患者与血压对照规定的高血压标准,在未服降压药的情况下,测两次或两次以上非同日多次重复的血压所得的平均值为依据,偶然测得一次血压增高不能诊断为高血压,必须重复和进一步观察。测得高血压时。要做相应的检查以排除继发性高血压,若患者是继发性高血压,未明确病因即当成原发性高血压而长期给予降压治疗,不但疗效差,而且原发性疾病严重发作常可危及生命。

一、一般表现

原发性高血压通常起病缓慢,早期常无症状,可以多年自觉良好而偶于体格检查时发现血压升高,少数患者则在发生心、脑、肾等并发症后才被发现。高血压患者可有头痛、眩晕、气急、疲劳、心悸、耳鸣等症状,但并不一定与血压水平呈正比。往往是在患者得知患有高血压后才注意到。

高血压病初期只是在精神紧张、情绪波动后血压暂时升高,随后可恢复正常,以后血压升高逐渐趋于明显而持久,但一天之内白昼与夜间血压水平仍可有明显的差异。

高血压病后期的临床表现常与心、脑、肾功能不全或器官并发症有关。

二、实验室检查

(1)为了原发性高血压的诊断、了解靶器官(主要指心、脑、肾、血管)的功能状态并指导正确选择药物治疗,必须进行下列实验室检查:血、尿常规、肾功能、血尿酸、脂质、糖、电解质、心电图、胸部 X 线和眼底检查。早期患者上述检查可无特殊异常,后期高血压患者可出现尿蛋白增多及尿常规异常,肾功能减退,胸部 X 线可见主动脉弓迂曲延长、左室增大,心电图可见左心室肥大劳损。部分患者可伴有血清总胆固醇、甘油三酯、低密度脂蛋白胆固醇的增高和高密度脂蛋白胆固醇的降低,亦常有血糖或尿酸水平增高。目前认为,上述生化异常可能与原发性高血压的发病机制有一定的内在联系。

(2)眼底检查有助于对高血压严重程度的了解,眼底分级法标准如下:Ⅰ级,视网膜动脉变细、反光增强;Ⅱ级,视网膜动脉狭窄、动静脉交叉压迫;Ⅲ级,上述血管病变基础上有眼底出血、棉絮状渗出;Ⅳ级,上述基础上出现视神经盘水肿。大多数患者仅为Ⅰ、Ⅱ级变化。

(3)动态血压监测(ABPM)与通常血压测量不同,动态血压监测是由仪器自动定时测量血压,可每隔15～30分钟自动测压(时间间隔可调节),连续 24 h 或更长。可测定白昼与夜间各时间段血压的平均值和离散度,能较敏感、客观地反映实际血压水平。

正常人血压呈明显的昼夜波动,动态血压曲线呈双峰一谷,即夜间血压最低,清晨起床活动后血压迅速升高,在上午 6～10 时及下午 4～8 时各有一高峰,继之缓慢下降。中、轻度高血压患者血压昼夜波动曲线与正常类似,但血压水平较高。早晨血压升高可伴有血儿茶酚胺浓度升高,血小板聚集增加及纤溶活性增高会变化,可能与早晨较多发生心脑血管急性事件有关。

血压变异性和血压昼夜节律与靶器官损害及预后有较密切的关系,即伴明显靶器官损害或严重高血压患者其血压的昼夜节律可消失。

目前尚无统一的动态血压正常值,但可参照采用以下正常上限标准:24 h 平均血压值

<17.33/10.66 kPa，白昼均值<18/11.33 kPa，夜间<16.66/10 kPa。夜间血压均值比白昼降低>10%，如降低不及10%，可认为血压昼夜节律消失。

动态血压监测可用于：诊断“白大衣性高血压”，即在诊所内血压升高，而诊所外血压正常；判断高血压的严重程度，了解其血压变异性和血压昼夜节律；指导降压治疗和评价降压药物疗效；诊断发作性高血压或低血压。

三、原发性高血压危险度的分层

原发性高血压的严重程度并不单纯与血压升高的水平有关，必须结合患者总的心血管疾病危险因素及合并的靶器官损害作全面的评价，治疗目标及预后判断也必须以此为基础。心血管疾病危险因素包括吸烟、高脂血症、糖尿病、年龄>60岁、男性或绝经后女性、心血管疾病家族史（发病年龄女性<65岁，男性<55岁）。靶器官损害及合并的临床疾病包括心脏疾病（左心室肥大、心绞痛、心肌梗死、既往曾接受冠状动脉旁路手术、心力衰竭），脑血管疾病（脑卒中或短暂性脑缺血发作），肾脏疾病（蛋白尿或血肌肝升高），周围动脉疾病，高血压视网膜病变（大于等于Ⅲ级）。危险度的分层是把血压水平和危险因素及合并的器官受损情况相结合分为低、中、高和极高危险组。治疗时不仅要考虑降压，还要考虑危险因素及靶器官损害的预防及逆转。

低度危险组：高血压1级，不伴有上列危险因素，治疗以改善生活方式为主，如6个月后无效，再给药物治疗。

中度危险组：高血压1级伴12个危险因素或高血压2级不伴有或伴有不超过2个危险因素者。治疗除改善生活方式外，给予药物治疗。

高度危险组：高血压1～2级伴至少3个危险因素者，必须药物治疗。

极高危险组：高血压3级或高血压1～2级伴靶器官损害及相关的临床疾病者（包括糖尿病），必须尽快给予强化治疗。

四、临床类型

原发性高血压大多起病及进展均缓慢，病程可长达十余年至数十年，症状轻微，逐渐导致靶器官损害。但少数患者可表现为急进重危，或具特殊表现而构成不同的临床类型。

（一）高血压急症

高血压急症是指高血压患者血压显著的或急剧的升高[收缩压>26.66 kPa（200 mmHg），舒张压>17.33 kPa（130 mmHg）]，常同时伴有心、脑、肾及视网膜等靶器官功能损害的一种严重危及生命的临床综合征，其舒张压>18.67～20 kPa和（或）收缩压>29.33 kPa，无论有无症状，也应视为高血压急症。高血压急症包括高血压脑病、高血压危象、急进型高血压、恶性高血压，高血压合并颅内出血、急性冠状动脉功能不全、急性左心衰竭、主动脉夹层血肿以及子痫、嗜铬细胞瘤危象等。

（二）恶性高血压

约1%～5%的中、重度高血压患者可发展为恶性高血压，其发病机制尚不清楚，可能与不及时治疗或治疗不当有关。病理上以肾小动脉纤维样坏死为突出特征。临床特点：①发病较急骤；多见于中、青年；②血压显著升高，舒张压持续>17.33 kPa；③头痛、视力模糊、眼底出血、渗出和乳头水肿；④肾脏损害突出，表现为持续蛋白尿、血尿及管型尿，并可伴肾功能不全；⑤进展迅速，如不给予及时治疗，预后不佳，可死于肾衰竭、脑卒中或心力衰竭。

（三）高血压危重症

1.高血压危象

在高血压病程中，由于周围血管阻力的突然上升，血压明显升高，出现头痛、烦躁、眩晕、忍心、呕吐、心悸、气急及视力模糊等症状。伴靶器官病变者可出现心绞痛、肺水肿或高血压脑病。血压以收缩压显著升高为主，也可伴舒张压升高。发作一般历时短暂、控制血压后病情可迅速好转；但易复发。危象发作时交感神经活动亢进，血中儿茶酚胺升高。

2.高血压脑病

高血压脑病是指在高血压病程中发生急性脑血液循环障碍，引起脑水肿和颅内压增高而产生的临床征象。发生机制可能为过高的血压突破了脑血管的自身调节机制，导致脑灌注过多，液体渗入脑血管周围组织，引起脑水肿。临床表现有严重头痛、呕吐、神志改变，较轻者可仅有烦躁、意识模糊，严重者可发生抽搐、昏迷。

（四）急进型高血压

急进型高血压约占高血压患者的1%～8%，多见于年轻人，男性居多。临床特点：①收缩压，舒张压均持续升高，舒张压常持续≥17.3 kPa(130 mmHg)，很少有波动；②症状多而明显进行性加重，有一些患者高血压是缓慢病程，但后突然迅速发展，血压显著升高；③出现严重的内脏器官的损害，常在1～2年内发生心、脑、肾损害和视网膜病变，出现脑卒中、心梗、心衰、尿毒症及视网膜病变(眼底Ⅲ级以上改变)。

（五）缓进型高血压

这种类型占95%以上，临床上又称之为良性高血压。因其起病隐匿，病情发展缓慢，病程较长，可达数十年，多见于中老年人。临床表现：①早期可无任何明显症状，仅有轻度头痛或不适，休息之后可自行缓解。偶测血压时才发现高血压；②逐渐发展，患者表现为头痛、头晕、失眠、乏力、记忆力减退症状，血压也随着病情发展是逐步升高并趋向持续性，波动幅度也随之减小并伴随着心、脑、肾等器官的器质性损害。

此型高血压病由于病程长，早期症状不明显所以患者容易忽视其治疗，思想上不重视，不能坚持服药，最终造成不可逆的器官损害，危及生命。

（六）老年人高血压

年龄超过60岁达高血压诊断标准者即为老年人高血压。临床特点：①半数以上以收缩压为主；即单纯收缩期高血压(收缩压＞18.66 kPa；舒张压＜12 kPa)，此与老年人大动脉弹性减退、顺应性下降有关，使脉压增大。流行病资料显示，单纯收缩压的升高也是心血管病致死的重要危险因素。②部分老年人高血压是由中年原发性高血压延续而来，属收缩压和舒张压均增高的混合型。③老年人高血压患者心、脑、肾器官常有不同程度损害，靶器官并发症如脑卒中、心衰、心肌梗死和肾功能不全较为常见。④老年人压力感受路敏感性减退；对血压的调节功能降低、易造成血压波动及体位性低血压，尤其在使用降压药物治疗时要密切观察。老年人选用高血压药物时宜选用平和、缓慢的制剂，如利尿剂和长效钙拮抗剂及ACEI等；常规给予抗凝剂治疗；定期测量血压以予调整剂量。

（七）难治性高血压

难治性高血压又称顽固性或有抵抗性的高血压。临床特点：①治疗前血压≥24/15.32 kPa，经过充分的、合理的、联合应用三种药物(包括利尿剂)，血压仍不能降至21.33/7.5 kPa以下。②治疗前血压＜24/15.33 kPa，而适当的三联药物治疗仍不能达到：＜18.66/12 kPa，则被认为是难治性高血压。③对于老年单纯收缩期高血压，如治疗前收缩压＞26.66 kPa，经三联治疗，收缩压不能降至22.66 kPa以下，或治疗前收缩压21.33～26.66 kPa，而治疗后不能降至21.33 kPa以下及至少低1.33 kPa，亦称为难治性高血压。充分合理的治疗应包括至少三种不同药理作用的药物，包括利尿剂并加之以下两种：β阻断剂，直接的血管扩张药，钙拮抗剂或血管紧张素转化酶抑制剂。应当说明的是，并不是所有严重的高血压都是难治性高血压，也不是难治性高血压都是严重高血压。

诊断难治性高血压应排除假性高血压及白大衣高血压，并排除继发性高血压，如嗜铬细胞瘤、原发性醛固酮增生症、肾血管性高血压等；中年或老年患者过去有效的治疗以后变得无效，则强烈提示肾动脉硬化及狭窄，肾动脉造影可确定诊断肾血管再建术可能是降低血压的惟一有效方法。

难治性高血压的主要原因可能有以下几种：①患者的依从性不好即患者没有按医生的医嘱服药，这可能是最主要的原因。依从性不好的原因可能药物方案复杂或服药次数频繁，患者未认识到控制好血压的重要性，药物费用及不良反应等。②患者食盐量过高(＞5 g/d)，或继续饮酒，体重控制不理想。应特别注意来自加工食品中的盐，如咸菜、罐头、腊肉、香肠、酱油、酱制品、咸鱼、成豆制品等，应劝说患者戒烟、减肥，肥胖者减少热量摄入量。③医生不愿使用利尿药或使用多种作用机制相同的药物。④药物相互作用，如阿司匹林或非甾体类抗炎药因抑制前列腺素合成而干扰高血压的控制，拟交感胺类可使血压升高，麻黄素、口服避孕药、雄性激素、过多的甲状腺素、糖皮质激素等可使血压升高或加剧原先的高血压；消胆胺可妨碍抗高血压药物的经肠道吸收。三环类抗忧郁药，苯异丙胺、抗组织胺、单胺氧化酶抑制剂及可卡因干扰胍乙啶的药理作用。

（八）儿童高血压

关于儿童高血压的诊断标准尚未统一。如 WHO 规定：13 岁以上正常上限为18.66/12 kPa，13 岁以下则为 18/11.33 kPa。《实用儿科学》中规定：8 岁以下舒张压＞10.66 kPa，8 岁以上＞12 kPa；或收缩压＞16 kPa 与舒张压＞10.66 kPa 为高血压。儿童血压测量方法与成年人有所不同：①舒张压以 Korotkoff 第四音为难。②根据美国心脏病协会规定，使用袖带的宽度为：1 岁以下为 2.5，1～4 岁 5～6 cm，5～8 岁 8～9 cm，成人 12.5 cm，否则将会低估或高估血压的高度。诊断儿童高血压应十分慎重，特别是轻度高血压者应加强随访。一经确诊为儿童高血压后，首先除外继发性高血压。继发性高血压中最常见的病因是肾脏疾病，其次是肾动脉血栓、肾动脉狭窄、先天性肾动脉异常、主动脉缩窄、嗜铬细胞瘤等。

临床特点：①5％的患者有高血压的家族史。②早期一般无明显症状，部分患者可有头痛，尤在剧烈运动时易发生。③超体重肥胖者达 50％。④平素心动过速，心前区搏动明显，呈现高动力循环状态。⑤尿儿茶酚胺水平升高，尿缓激肽水平降低，血浆肾素活性轻度升高，交感神经活性增高。⑥对高血压的耐受力强，一般不引起心、肾、脑及眼底的损害。

（九）青少年高血压

青少年时期高血压的研究已越来越被人们重视。大量调查发现，青少年原发性高血压起源于儿童期，并认为青少年高血压与成人高血压及并发症有密切关系，同儿童期高血压病因相似，常见于继发性高血压，在青春期继发性高血压病例中，肾脏疾病仍然是主要的病因。大量的调查发现青少年血压与年龄有直接相关，青少年高血压诊断标准在不同时间（每次间隔三个月以上）三次测量坐位血压，收缩压和（或）舒张压高于 95 百分位以上可诊断为高血压（表 11-1）。

表 11-1　我国青少年年龄血压百分位值表

年龄	男性/P95	女性/P95
1～12	128/81	119/82
13～15	133/84	124/81
16～18	136/89	127/82

（十）精神紧张性高血压

交感神经系统在发病中起着重要作用。交感神经系统活性增强可导致：①血浆容量减少，血小板聚集，因而易诱发血栓形成；②激活肾素一血管紧张素系统，再加上儿茶酚胺的作用，引起左室肥厚的血管肥厚，肥厚的血管更易引起血管痉挛；③副交感神经系统活性较低和交感神经系统活性增强，是易引起心律失常，心动过速的因素；④降低骨骼肌对胰岛素的敏感性，其主要机制为：在紧急情况下，交感神经系统活性增高引起血管收缩，导致运输至肌肉的葡萄糖减少；去甲肾上腺素刺激 β 受体也可引起胰岛素耐受，持续的交感神经系统还可以造成肌肉纤维类型由胰岛素耐受性慢收缩纤维转变成胰岛素耐受性快收缩纤维，这些变化可致血浆胰岛素浓度水平升高，并促进动脉粥样硬化。

（十一）白大衣性高血压

白大衣性高血压（WCH）是指在诊疗单位内血压升高，但在诊疗单位外血压正常。有人估计，在高血压患者中，约有 20％～30％为白大衣高血压，故近年来提出患者自我血压监测（HBPM）。HBPM 有下列好处：①能更全面更准确地反应患者的血压；②没有“白大衣效应”；③提高患者服药治疗和改变生活方式的顺从性；④无观察者的偏倚现象。自测血压可使用水银柱血压计，亦可使用动态血压监测（ABPM）的方法进行判断。有人认为“白大衣高血压”也应予以重视，它可能是早期高血压的表现之一。我国目前的参考诊断标难为 WCH 患者诊室收缩压＞21.33 kPa 和（或）舒张压＞12 kPa 并且白昼动态血压收缩压＜18 kPa，舒张压＜10.66 kPa，这还需要经过临床的验证和评价。

“白大衣性高血压”多见于女性、年轻人、体型瘦以及诊所血压升高、病程较短者。在这类患者中，规律性的反复出现的应激方式，例如上班工作，不会引起血压升高。ABPM 有助于诊断“白大衣性高血压”。其确切的自然史与预后还不很清楚。

（十二）应激状态

偏快的心率是处于应激状态的一个标志，心动过速是交感神经活性增高的一个可靠指标，同时也是心血管病死亡率的一个独立危险因素。心率增快与血压升高、胆固醇升高、甘油三酯升高、血球压积升高、体重指数升高、胰岛素抵抗、血糖升高、高密度脂蛋白-胆固醇降低等密切相关。

（十三）夜间高血压

24 h 动态血压监测发现部分患者的血压正常节律消失，夜间收缩压或舒张压的降低小于日间血压平均值的 10%，甚至夜间血压反高于日间血压。夜间高血压常见于某些继发性高血压（如嗜铬细胞瘤、原发性醛固酮增多症、肾性高血压）、恶性高血压和合并心肌梗死、脑卒中的原发性高血压。夜间高血压的产生机制与神经内分泌正常节律障碍、夜间上呼吸道阻塞、换气过低和睡眠觉醒有关，其主要症状是响而不规则的打鼾、夜间呼吸暂停及日间疲乏和嗜睡。这种患者常伴有超重，易发生脑卒中、心肌梗死、心律失常和猝死。

（十四）肥胖型高血压

肥胖者易患高血压，其发病因素是多方面的，伴随的危险因素越多，则预后越差。本型高血压患者心、肾、脑、肺功能均较无肥胖者更易受损害，且合并糖尿病、高脂血症、高尿酸血症者多，患冠心病、心力衰竭、肾功能障碍者明显增加。

（十五）夜间低血压性高血压

夜间低血压性高血压是指日间为高血压（特别是老年收缩期性高血压），夜间血压过度降低，即夜间较日间血压低超过 20%。其发病机制与血压调节异常、血压节律改变有关。该型高血压易发生腔隙性脑梗死，可能与夜间脑供血不足、高凝状态有关。治疗应注意避免睡前使用降压药（尤其是能使夜间血压明显降低的药物）。

（十六）顽固性高血压

顽固性高血压是指高血压患者服用三种以上的不同作用机制的全剂量降压药物，测量血压仍不能控制在 18.66/12.66 kPa 以下或舒张压（DBP）≥13.33 kPa，老年患者血压仍＞21.33/12 kPa，或收缩压（SBP）不能降至 18.66 kPa 以下。顽固性高血压的原因：①治疗不当。应采用不同机制的降压药物联合应用。②对药物的不能耐受。由于降压药物引起不良反应；而中断用药，常不服药或间断服药，造成顺应性差。③继发性高血压。当患者血压明显升高并对多种治疗药物呈抵抗状态的，应考虑排除继发因素。常见肾动脉狭窄、肾动脉粥样斑块形成、肾上腺疾病等。④精神因素。工作繁忙造成白天血压升高，夜间睡眠时血压正常。⑤过度摄钠。尤其对高血压人群中，约占 50% 的盐敏感性高血压，例如老年患者和肾功能减退者，盐摄入量过高更易发生顽固性高血压，而低钠饮食可改善其对药物的抵抗性。

五、护理评估

（一）病史

应注意询问患者有无高血压家族史、个性特征、职业、人际关系、环境中有无引发本病的应激因素，生活与饮食习惯、烟酒嗜好，有无肥胖、心脏病、肾脏病、糖尿病、高脂血症、痛风、支气管哮喘等病史及用药情况。

（二）身体状况

高血压病根据起病和病情进展缓急分为缓进型和急进型两类，前者多见，后者约占高血压病的 1%～5%。

1.一般表现

缓进型原发性高血压起病隐匿,病程进展缓慢,早期多无症状,偶在体格检查时发现血压升高,少数患者在发生心、脑、肾等并发症后才被发现。高血压患者可在精神紧张、情绪激动或劳累后有头晕、头痛、眼花、耳鸣、失眠、乏力、注意力不集中等症状,但症状与血压增高程度并不一定一致。

患者血压随季节、昼夜、情绪等因素有较大波动,表现为冬季较夏季高、清晨较夜间高、激动时较平静时高等特点。体检时可听到主动脉瓣区第二心音亢进、主动脉瓣区收缩期杂音,少数患者在颈部或腹部可听到血管杂音。长期持续高血压可有左心室肥厚。

高血压病早期血压仅暂时升高,去除原因和休息后可恢复,称为波动性高血压阶段。随病情进展,血压呈持久增高,并有脏器受损表现。

2.并发症

主要表现为心、脑、肾等重要器官发生器质性损害和功能性障碍。

(1)心脏:血压长期升高,增加了左心室的负担。左室因代偿而心肌肥厚,继而扩张,形成高血压性心脏病。在心功能代偿期,除有劳累性心悸外,其他症状不明显。心功能失代偿时,则表现为心力衰竭。由于高血压后期可并发动脉粥样硬化,故部分患者可并发冠心病,发生心绞痛、心肌梗死。

(2)脑:重要的脑血管病变表现有,一时性(间歇性)脑血管痉挛。可使脑组织缺血,产生头痛、一时性失语、失明、肢体活动不灵或偏瘫。可持续数分钟至数日,一般在 24 h 内恢复。①脑出血:一般在紧张的体力或脑力劳动时容易发生,例如情绪激动、搬重物等时突然发生。其临床表现因出血部位不同而异,最常见的部位在脑基底节豆状核,故常损及内囊,又称内囊出血。其主要表现为突然摔倒,迅速昏迷,头、眼转向出血病灶的同侧,出血病灶对侧的“三偏”症状,即偏瘫、偏身感觉障碍和同侧偏盲。呼吸深沉而有鼾声,大小便失禁。瘫痪肢体开始完全弛缓,腱反射常引不出。数日后瘫痪肢体肌张力增高,反射亢进,出现病理反射。②脑动脉血栓形成:多在休息睡眠时发生,常先有头晕、失语、肢体麻木等症状,然后逐渐发生偏瘫,一般无昏迷。随病情进展,可发生昏迷甚至死亡。上述脑血管病变的表现,祖国医学统称为“中风”或“卒中”,现代医学统称为“脑血管意外”。③高血压脑病:是指脑小动脉发生持久而严重的痉挛、脑循环发生急性障碍,导致脑水肿和颅内压增高,可发生于急进型或严重的缓进型高血压病患者。表现血压持续升高,常超过 26.7/16.0 kPa(200/120 mmHg),剧烈头痛、恶心、呕吐、眩晕、抽搐、视力模糊、意识障碍、直至昏迷。发作可短至数分钟,长者可达数小时或数日。

(3)肾的表现:长期高血压可致肾小动脉硬化,当肾功能代偿时,临床上无明显肾功能不全表现。当肾功能转入失代偿期时,可出现多尿、夜尿增多、口渴、多饮,提示肾浓缩功能减低,尿比重固定在 1.010 左右,称为等渗尿。当肾功能衰退时,可发展为尿毒症,血中肌肝、尿素氮增高。

(4)眼底视网膜血管改变:目前我国采用 Keith-Wegener 4 级眼底分级法。Ⅰ级,视网膜动脉变细;Ⅱ级,视网膜动脉狭窄,动脉交叉压迫;Ⅲ级,眼底出血或棉絮状渗出;Ⅳ级,视神经盘水肿。眼底的改变可反映高血压的严重程度。

3.急进型高血压病

急进型高血压占高血压病的 1%左右,可由缓进型突然转变而来,也可起病即为急进型。多见于青年和中年。基本的临床表现与缓进型高血压病相似,但各种症状更为突出,具有病情严重、发展迅速、肾功能急剧恶化和视网膜病变(眼底出血、渗出、乳头水肿)等特点。血压显著增高,舒张压持续在 17.3~18.6 kPa(130~140 mmHg)或更高,常于数月或1~2年内出现严重的心、脑、肾损害,最后常为尿毒症死亡,也可死于急性脑血管疾病或心力衰竭。经治疗后,少数病情亦可转稳定。

高血压危象:是指短期内血压急剧升高的严重临床表现。它是在高血压的基础上,交感神经亢进致周围小动脉强烈痉挛,这是血压进一步升高的结果,常表现为剧烈头痛、神志改变、恶心、呕吐、心悸、呼吸困难等。收缩压可高达 34.7kPa(260 mmHg),舒张压 16 kPa(120 mmHg)以上。

（三）实验室及其他检查

1. 尿常规检查

尿常规可阴性或有少量蛋白和红细胞，急进型高血压患者尿中常有大量蛋白、红细胞和管型，肾功能减退时尿比重降低，尿浓缩和稀释功能减退，血中肌酐和尿素氮增高。

2. X线检查

轻者主动脉迂曲延长或扩张，并发高血压性心脏病时，左心室增大，心脏至靴形样改变。

3. 超声波检查

心脏受累时，二维超声显示：早期左室壁搏动增强，第Ⅱ期多见室间隔肥厚，继则左心室后型肥厚；左心房轻度扩大；超声多普勒于二尖瓣上可测出舒张期血流速度减慢，舒张末期速度增快。

4. 心电图和心向量图检查

心脏受累的患者又可见左心室增厚或兼有劳损，P波可增宽或有切凹，P环振幅增大，特别终末向后电力更为明显。偶有心房颤动或其他心律失常。

5. 血浆肾素活性和血管紧张素Ⅱ浓度测定

二者可增高，正常或降低。

6. 血浆心钠素浓度测定

心钠素浓度降低。

六、护理目标

(1)头痛减轻或消失。

(2)焦虑减轻或消失。

(3)血压维持在正常水平，未发生意外伤害。

(4)能建立良好的生活方式，合理膳食。

七、护理措施

（一）一般护理

(1)头痛、眩晕、视力模糊的患者应卧床休息，抬高床头，保证充足的睡眠。指导患者使用放松技术，如缓慢呼吸、心理训练、音乐治疗等，避免精神紧张、情绪激动和焦虑，保持情绪平稳。保持病室安静，减少声光刺激和探视，护理操作动作要轻巧并集中进行，少打扰患者。对因焦虑而影响睡眠的患者遵医嘱应用镇静剂。

(2)有氧运动可降压减肥、改善脏器功能、提高活动耐力、减轻胰岛素抵抗，指导轻症患者选择适当的运动，如慢跑、健身操、骑自行车、游泳等（避免竞技性、力量型的运动），一般每周3～5次，每次30～40 min，出现头晕、心慌、气短、极度疲乏等症状时应立即停止运动。

(3)合理膳食，每日摄钠量不超过6g，减少热量、胆固醇、脂肪摄入，适当增加蛋白质，多吃蔬菜、水果，摄入足量的钾、镁、钙，避免过饱，戒烟酒及刺激性的饮料，可以降低血压，减轻体重，防止高血脂和动脉硬化，防止便秘，减轻心脏负荷。

（二）病情观察与护理

(1)注意神志、血压、心率、尿量、呼吸频率等生命体征的变化，每日定时测量并记录血压。血压有持续升高时，密切注意有无剧烈头痛、呕吐、心动过速、抽搐等高血压脑病和高血压危象的征象。出现上述现象时应给予氧气吸入，建立静脉通路，通知病危，准备各种抢救物品及急救药物，详细书写特别护理记录单；配合医生采取紧急抢救措施，快速降压、制止抽搐，以防脑血管疾病的发生。

(2)注意用药及观察：高血压患者服药后应注意观察服药反应，并根据病情轻重、血压的变化决定用药剂量与次数，详细做好记录。若有心、脑、肾严重并发症，则药物降压不宜过快，否则供血不足易发生危险。血压变化大时，要立即报告医师予以及时处理。要告诉患者按时服药及观察，忌乱用药或随意增减剂量与擅自停药。用降压药期间要经常测量血压并做好记录，以提供治疗参考，注意起床动作要缓慢，防止体位性低血压引起摔倒。用利尿剂降压时注意记出入量，排尿多的患者应注意补充含钾高的食物和饮料，如玉米面、海带、蘑菇、枣、桃、香蕉、橘子汁等。用心得安药物要逐渐减量、停药，避免突然停用引起心绞痛发作。

（3）患者如出现肢体麻木，活动欠灵或言语含糊不清时，应警惕高血压并发脑血管疾病。对已有高血压心脏病者，要注意有无呼吸困难、水肿等心力衰竭表现；同时检查心率、心律有无心律失常的发生。观察尿量及尿的化验变化，以发现肾脏是否受累。发现上述并发症时，要协助医生相应的治疗及做好护理工作。

（4）高血压急症时，应迅速准确按医嘱给予降压药、脱水剂及镇痉药物，注意观察药物疗效及不良反应，严格按药物剂量调节滴速，以免血压骤降引起意外。

（5）出现脑血管意外、心力衰竭、肾衰竭者，给予相应抢救配合。

八、健康教育

（1）向患者提供有关本病的治疗知识，注意休息和睡眠，避免劳累。

（2）同患者共同讨论改变生活方式的重要性，低盐、低脂、低胆固醇、低热量饮食，禁烟、酒及刺激性饮料。肥胖者节制饮食。

（3）教会患者进行自我心理平衡调整，自我控制活动量，保持良好的情绪，掌握劳逸适度，懂得愤怒会使舒张压升高，恐惧焦虑会使收缩压升高的道理，并竭力避免之。

（4）定期、准确、及时服药，定期复查。

（5）保持排便通畅，规律的性生活，避免婚外性行为。

（6）教会患者怎样测量血压及记录。让患者掌握药物的作用及不良反应，告诉患者不能突然停药。

（7）指导患者适当地进行运动，可增加患者的健康感觉和松弛紧张的情绪，增高 HDL-C。推荐作渐进式的有 O_2 运动，如散步、慢跑，也可打太极拳、练气功，避免举高重物及作等长运动（如举重、哑铃）。

（杨玉婷）

现代多发病临床护理精粹

（下）

颜　惠等◎编著

吉林科学技术出版社

第十二章　妇科护理

第一节　外阴炎及阴道炎

一、外阴炎

外阴炎是妇科常见病，是外阴部的皮肤与黏膜的炎症，可发生于任何年龄，以生育期及绝经后妇女多见。

（一）护理评估

1.健康史

（1）病因评估：外阴炎主要指外阴部的皮肤与黏膜的炎症，以大、小阴唇为多见。由于外阴与尿道、肛门、阴道邻近且暴露，同时，阴道分泌物、月经血、产后的恶露、尿液、粪便的刺激、糖尿病患者的糖尿的长期浸渍，均可引起外阴不同程度的炎症，此外，穿化纤内裤、紧身内裤、使用卫生巾使局部透气性差等，均可诱发外阴部的炎症。

（2）病史评估：评估有无外阴炎的因素存在，有无糖尿病、阴道炎病史。

2.身心状况

（1）症状：外阴瘙痒、疼痛、红、肿、灼热，性交及排尿时加重。

（2）体征：局部充血、肿胀、糜烂，常有抓痕，严重者形成溃疡或湿疹。慢性炎症者，外阴局部皮肤或黏膜增厚、粗糙、皲裂等。

（3）心理一社会状况：了解病程，了解患者对症状的反应，有无烦躁、不安等心理。

（二）护理诊断及合作性问题

（1）皮肤或黏膜完整性受损：与皮肤黏膜炎症有关。

（2）舒适改变：与外阴瘙痒、疼痛、分泌物增多有关。

（3）焦虑：与性交障碍、行动不便有关。

（三）护理目标

（1）患者皮肤与黏膜完整。

（2）患者病情缓解或好转，舒适感增加。

（3）患者情绪稳定，积极配合治疗与护理。

（四）护理措施

1.一般护理

炎症期间宜进食清淡且富含营养的食物，禁食辛辣、刺激性食物。

2.心理护理

患者常出现烦躁不安、焦虑紧张，应帮助患者树立信心，减轻心理负担，坚持治疗，讲究患者常出现烦躁不安、焦虑紧张，应帮助患者树立信心，减轻心理负担，坚持治疗，讲究卫生。

3.病情监护

积极寻找病因，消除刺激原。

4. 治疗护理

(1)治疗原则：去除病因，积极治疗原发病，如阴道炎、尿瘘、粪瘘、糖尿病等。

(2)治疗配合：保持外阴清洁干燥，局部使用约40℃的1∶5000高锰酸钾溶液坐浴，每日2次，每次15～30分钟，5～10次为一疗程。如有破溃，可涂抗生素软膏或紫草油，急性期可用物理治疗。

(五)健康指导

(1)卫生宣教，指导妇女穿棉质内裤，减少分泌物刺激，对公共场所，如游泳池、公共浴室等谨慎出入，注意经期、孕期、产期及流产后的生殖道清洁，防止感染。

(2)定期妇科检查，积极参与普查与普治。

(3)指导用药方法及注意事项。

(4)加强性道德教育，纠正不良性行为。

(六)护理评价

(1)患者诉说外阴瘙痒症状减轻，舒适感增加。

(2)患者焦虑缓解或消失，掌握了卫生保健常识，能养成良好卫生习惯。

二、前庭大腺炎

细菌侵入前庭大腺腺管内致腺管充血、水肿称为前庭大腺炎。

(一)护理评估

1. 健康史

(1)病因评估前庭大腺腺管开口位于小阴唇与处女膜之间，在性交、流产、分娩或其他情况污染外阴部时，病原体易侵入引起炎症，因此，以育龄妇女多见，主要病原体为葡萄球菌、链球菌、大肠杆菌、淋病奈瑟菌及沙眼衣原体等。急性炎症发作时，细菌先侵犯腺管，腺管口因炎症肿胀阻塞，渗出物不能排出，积存而形成脓肿，称为前庭大腺脓肿(又称巴氏腺脓肿)，多发于一侧。如急性炎症消退，腺管口粘连阻塞，分泌物不能外流，脓液转清，则形成前庭大腺囊肿，多为单侧，大小不等，可持续数年不增大。患者往往无自觉症状。

(2)病史评估了解患者有无反复的外阴感染史及卫生习惯。

2. 身心状况

(1)症状：初起时局部肿胀、疼痛、烧灼感，行走不便，可伴有大小便困难等。有时可出现发热等全身症状(表12-1)。

表12-1　前庭大腺炎临床类型及身体状况

临床类型	身体状况
急性期	(1)大阴唇下1/3处疼痛、肿胀，严重时行走受限。检查局部可见皮肤红、肿、热、压痛。 (2)脓肿形成时，可触及波动感，脓肿直径可达5～6 cm，可自行破溃。如破口大，引流通畅，脓液流出后炎症消退；如破口小，引流欠佳，炎症持续不退或反复发作。 (3)可出现全身不适、发热等全身症状
慢性期	慢性期囊肿形成.患者感到外阴部有坠胀感或性交不适。检查时局部可触及囊性肿物，大小不一，有时可反复急性发作

(2)体征：外阴部皮肤红肿、压痛明显。当脓肿形成时，疼痛加剧，并可触及波动感，脓肿直径可达5～6 cm。

(3)心理一社会状况：了解病程，了解患者对症状的反应，有无烦躁、不安等心理，患者常有因害羞或怕痛而未及时诊治的心理障碍。

(二)辅助检查

取前庭大腺开口处分泌物作细菌培养，确定病原体。

(三)护理诊断及合作性问题

(1)皮肤完整性受损：与脓肿自行破溃或手术切开引流有关。

(2)疼痛:与局部炎症刺激有关。

(四)护理目标

(1)患者皮肤保持完整。

(2)疼痛缓解或好转。

(五)护理措施

1.一般护理

急性期患者应卧床休息,饮食易消化,富含营养。

2.心理护理

患者常常烦躁不安、焦虑紧张,应尊重患者,为患者保密,以解除其忧虑,使其积极治疗,帮助其建立治愈疾病的信心和生活的勇气。

3.病情监护

观察患者的生命体征,重点观察体温变化,观察伤口愈合情况。

4.治病护理

(1)治疗原则:急性期局部热敷或坐浴,抗生素消炎治疗;脓肿形成或囊肿较大时,切开引流或行囊肿造口术,保持腺体功能,防止复发。

(2)治疗配合:急性炎症发作时,取前庭大腺开口处分泌物作细菌培养,确定病原体。根据细菌培养结果和药物敏感试验选用抗生素口服或肌内注射。脓肿形成或囊肿较大时,切开引流或行囊肿造口术,并放置引流条。术后保持局部清洁,引流条每日更换一次,外阴用1∶5000氯己定棉球擦拭,每日擦洗外阴2次,也可用清热解毒中药热敷或坐浴,每日2次。

(六)健康指导

(1)向患者及家属讲解此病的病因及预防措施,指导患者注意外阴清洁卫生。

(2)告知患者及家属月经期、产褥期禁止性交;月经期应使用消毒卫生巾预防感染;术后注意事项及正确用药。告知患者相关卫生保健常识,养成良好卫生习惯。

(七)护理评价

(1)患者诉说外阴不适症状减轻,舒适感增加。

(2)患者接受医护人员指导,焦虑缓解或消失。

三、滴虫性阴道炎

滴虫性阴道炎(trichomonal vaginitis)是由阴道毛滴虫引起的最常见的阴道炎。阴道毛滴虫主要寄生于女性阴道,也可存在于尿道、尿道旁腺及膀胱。男性可存在于包皮皱襞、尿道及前列腺内。滴虫适宜生长在温度为25℃～40℃,pH值为5.2～6.6的潮湿环境。月经前后,阴道内酸性减弱,接近中性,隐藏在腺体及阴道皱襞中的滴虫常得以繁殖,而发生滴虫性阴道炎。此病的传播途径有经性交的直接传播及经游泳池、浴盆、厕所、衣物、器械等途径的间接传播。

(一)护理评估

1.健康史

(1)病因评估:阴道毛滴虫呈梨形,体积为多核白细胞的2～3倍。滴虫顶端有4根鞭毛,体部有波动膜,后端尖并有轴柱凸出。活的滴虫透明无色,如水滴,鞭毛随波动膜的波动而活动(图12-1)。阴道毛滴虫极易传播,pH值在4.5以下时便受到抑制甚至致死。pH值上升至7.5时,其繁殖可完全被抑制。在妊娠期和月经来潮前后,阴道pH升高,可使阴道毛滴虫的感染率和发病率升高。

(2)病史评估:评估发作与月经周期的关系,既往阴道炎病史,个人卫生情况;分析感染经过;了解治疗经过。

2.身心状况

(1)症状:主要症状为白带呈稀薄泡沫状,量多及伴有外阴、阴道口瘙痒。如有其他细菌混合感染,白带可呈黄绿色、血性、脓性且有臭味。局部可有灼热、疼痛、性交痛。合并尿路感染，可有尿频、尿痛、血尿。阴道毛滴虫能吞噬精子，阻碍乳酸生成，影响精子在阴道内存活，可致不孕。

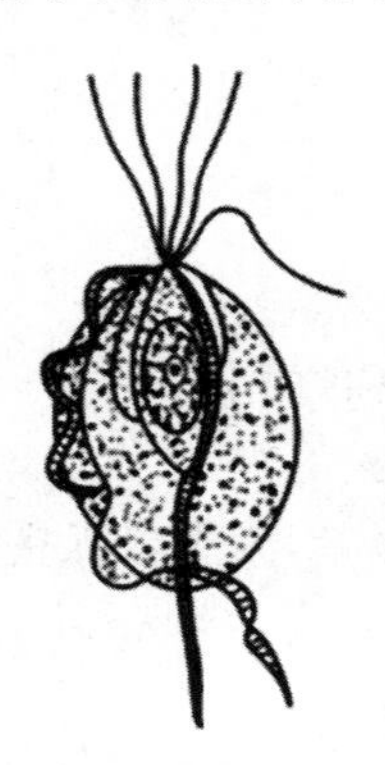

图 12-1　滴虫模式图

(2)体征：妇科检查时可见阴道黏膜充血，严重时有散在的出血点。有时可见阴道后穹隆处有液性或脓性泡沫状分泌物。

(3)心理－社会状况：患者常因炎症反复发作而烦恼，出现无助感。

(二)辅助检查

(1)悬滴法：在玻片上加1滴温生理盐水，自阴道后穹隆处取少许分泌物混于生理盐水中，用低倍镜检查，如有滴虫，可见其活动。阳性率可达80％～90％。取分泌物检查前24～48小时，避免性交、阴道灌洗及阴道上药。

(2)培养法：适于症状典型而悬滴法未见滴虫者，可用培养基培养，其准确率可达98％。

(三)护理诊断及合作性问题

(1)知识缺乏：缺乏对疾病传染途径的认识及缺乏阴道炎治疗的知识。

(2)舒适改变：与外阴瘙痒、分泌物增多有关。

(3)组织完整性受损：与分泌物增多、外阴瘙痒、搔抓有关。

(四)护理目标

(1)患者能说出疾病传染的途径、阴道炎的治疗与日常防护知识。

(2)患者分泌物减少.舒适度提高。保持组织完整性，无破损。

(五)护理措施

1.一般护理

注意个人卫生，保持外阴部清洁、干燥，避免搔抓外阴导致皮肤破损。

2.心理护理

解除患者因疾病带来的烦恼，减轻其对确诊后的心理压力，增强治疗疾病的信心。告知患者夫妇滴虫性阴道炎的传播途径、临床表现、治疗方法和注意事项，减轻他们的焦虑心理，同时鼓励他们积极配合治疗。

3.病情观察

观察患者的外阴瘙痒症状、阴道分泌物的量及颜色等。

4.治疗护理

(1)治疗原则：杀灭阴道毛滴虫，保持阴道的自净作用，防止复发，夫妻双方要同时治疗，切断直接传染途径。

(2)治疗配合：①局部治疗：增强阴道酸性环境，用1％乳酸溶液、0.5％醋酸溶液或1∶5000高锰酸钾溶液冲洗阴道后，每晚睡前用甲硝唑200 mg，置于阴道后穹隆，每日一次，10天为一疗程。②全身治疗：甲硝唑(灭滴灵)200～400 mg/次，每日3次口服，10天为1疗程。③指导患者正确用药，按疗程坚持用药，注意冲洗液的浓度、温度。④观察用药后反应：甲硝唑口服后偶见胃肠道反应，如食欲不振、恶心、呕吐及白细胞减少、皮疹等，一旦发现，应报告医师并停药。妊娠期、哺乳期妇女应慎用，因为药能通过胎盘进入胎儿体内，并可由乳汁排泄。

（六）健康指导

（1）做好卫生宣教，积极开展普查普治，消灭传染源，严格禁止滴虫阴道炎或带虫者进入游泳池。医疗单位做好消毒隔离，防止交叉感染。治疗期间勤换内裤，内裤、坐浴及洗涤用物应煮沸消毒5～10分钟以消灭病原体，禁止性生活，避免交叉或重复感染的机会。哺乳期妇女在用药期间或用药后24小时内不宜哺乳。经期暂停坐浴、阴道冲洗及阴道用药。

（2）夫妻应双双检查，男方若查出毛滴虫，夫妻应同治，有助于提高疗效，治疗期间应禁止性生活。

（3）治愈标准：治疗后应在每次月经干净后复查1次，连续3次均为阴性，方为治愈。

（七）护理评价

（1）患者自诉外阴不适症状减轻，舒适感增加，悬滴法试验连续3个周期复查为阴性。

（2）患者正确复述预防及治疗此疾病的相关知识。

四、外阴阴道假丝酵母菌病

外阴阴道假丝酵母菌病（vulvovaginal candidiasis，VVC）也称外阴阴道念珠菌病，是一种常见的外阴、阴道炎，80%～90%的病原体为白假丝酵母菌，其发病率仅次于滴虫阴道炎。白假丝酵母菌是真菌，不耐热，加热至60℃，持续1小时，即可死亡；但对干燥、日光、紫外线及化学制剂的抵抗力较强。

（一）护理评估

1. 健康史

（1）病因评估：念珠菌为条件致病菌，可存在口腔、肠道和阴道而不引起症状。当阴道内糖原增多、酸度增加、局部细胞免疫力下降时，念珠菌可繁殖并引起炎症，故外阴阴道假丝酵母菌病多见于孕妇、糖尿病患者及接受大量雌激素治疗者。此外，长期应用抗生素、服用皮质类固醇激或免疫缺陷综合征等，可以改变阴道内微生物之间的相互制约关系，易发此症；紧身化纤内裤、肥胖可使会阴局部的温度及湿度增加，也易使念珠菌得以繁殖而引起感染。

（2）传播途径评估：①内源性感染为主要感染，假丝酵母菌除寄生阴道外，还可寄生于人的口腔、肠道，这些部位的假丝酵母菌可互相传染。②通过性交直接传染。③通过接触感染的衣物等间接传染。

（3）病史评估：了解有无糖尿病及长期使用抗生素、雌激素、皮质类固醇激素病史，了解个人卫生习惯及有无不洁性生活史。

2. 身心状况

（1）症状：外阴、阴道奇痒，坐卧不安，痛苦异常，可伴有尿痛、尿频、性交痛。阴道分泌物为干酪样或豆渣样。

（2）体征：妇科检查见小阴唇内侧、阴道黏膜红肿并附着白色块状薄膜，容易剥离，下面为糜烂及溃疡。

（3）心理一社会状况：患者常因外阴瘙痒痛苦不堪，由于影响休息与睡眠，产生忧虑与烦躁，评估患者心理障碍及影响疾病治疗的原因。

3. 辅助检查

（1）悬滴法：在玻片上加1滴温生理盐水，自阴道后穹隆处取少许分泌物混于生理盐水中，用低倍镜检查，若找到白假丝酵母菌的芽孢和假菌丝即可确诊。

（2）培养法：适于症状典型而悬滴法未见白假丝酵母菌者，可用培养基培养。

（二）护理诊断及合作性问题

1. 焦虑

与易复发，影响休息与睡眠有关。

2.组织完整性受损

与分泌物增多、外阴瘙痒、搔抓有关。

(三)护理目标

(1)患者情绪稳定,积极配合治疗与护理。

(2)患者病情改善,舒适度提高。

(3)保持组织完整性,组织无破损。

(四)护理措施

1.一般护理

注意个人卫生,保持外阴部清洁、干燥,避免搔抓外阴以免皮肤破损。

2.心理护理

向患者讲解外阴阴道假丝酵母菌病的病因、治疗方法和注意事项等,消除患者的顾虑和焦虑心理,使其积极配合治疗。

3.病情观察

观察患者的外阴瘙痒症状、阴道分泌物的量及颜色等。

4.治疗护理

(1)治疗原则:消除诱因,改变阴道酸碱度,根据患者情况选择局部或全身应用抗真菌药杀灭致病菌。

(2)用药护理:①局部治疗:用2%~4%碳酸氢钠溶液冲洗阴道或坐浴,再选用制霉菌素栓剂、克霉唑栓剂、咪康唑栓剂等置于阴道内,一般7~10天为一疗程。②全身用药:若局部用药效果较差或病情顽固者,可选用伊曲康唑、氟康唑、酮康唑等口服。③用药注意:孕妇要积极治疗,否则阴道分娩时新生儿易感染发生鹅口疮。妊娠期坚持局部治疗,禁用口服唑类药物。勤换内裤,内裤、坐浴及洗涤用物应煮沸消毒5~10分钟以消灭病原体,避免交叉和重复感染的机会。④用药护理:嘱阴道灌洗或坐浴应注意药液浓度和治疗时间,灌洗药物要充分溶化,温度一般为40℃,切忌过烫,以免烫伤皮肤。

(五)健康指导

(1)做好卫生宣教,养成良好的卫生习惯,每天洗外阴、换内裤。切忌搔抓。

(2)约15%男性与女性患者接触后患有龟头炎,对有症状男性也应进行检查与治疗。

(3)鼓励患者坚持用药,不随意中断疗程。

(4)嘱积极治疗糖尿病等疾病,正确使用抗生素、雌激素,以免诱发外阴阴道假丝酵母菌病。

(六)护理评价

(1)患者分泌物减少,性状转为正常,舒适感增加。

(2)患者正确复述预防及治疗此疾病的相关知识,做到积极配合并坚持治疗。

五、萎缩性阴道炎

萎缩性阴道炎属非特异性阴道炎,常见于绝经后及卵巢切除后或盆腔放射治疗者。绝经后的萎缩性阴道炎又称老年性阴道炎。

(一)护理评估

1.健康史

(1)病因评估:①妇女绝经后;②手术切除卵巢;③产后闭经;④药物假绝经治疗;⑤盆腔放射治疗后等。由于雌激素水平降低,阴道上皮萎缩变薄,上皮细胞内糖原减少,阴道内pH值增高,阴道自净作用减弱,局部抵抗力降低,致病菌入侵后易繁殖引起炎症。

(2)病史评估:了解有无糖尿病及长期使用抗生素、雌激素、皮质类固醇激素病史;了解个人卫生习惯及有无不洁性生活史;了解有无进行盆腔放疗等。

2.身心状况

(1)症状:白带增多,多为黄水状,严重感染时可呈脓性,有臭味。黏膜有浅表溃疡时,分泌物可为血性，有的患者可有点滴出血，可伴有外阴瘙痒、灼热、尿频、尿痛、尿失禁等症状。

(2)体征：妇科检查可见阴道皱襞消失，上皮菲薄，黏膜出血，表面可有小出血点或片状出血点；严重时可形成浅表溃疡，阴道弹性消失、狭窄，慢性炎症、溃疡还可引起阴道粘连，导致阴道闭锁。

(3)心理一社会状况：老年人常因思想比较保守，不愿就医而出现无助感。其他患者常因知识缺乏而病急乱投医，因此，应注意评估影响患者不愿就医的因素及家庭支持系统。

3.辅助检查

取分泌物检查，悬滴法排除滴虫性阴道炎和外阴阴道假丝酵母菌病；有血性分泌物时，常需做宫颈刮片或分段诊刮排除宫颈癌和子宫内膜癌。

(二)护理诊断及合作性问题

(1)舒适改变：与外阴瘙痒、疼痛、分泌物增多有关。

(2)知识缺乏：与缺乏绝经后妇女预防保健知识有关。

(3)有感染的危险：与局部分泌物增多、破溃有关。

(三)护理目标

(1)患者分泌物减少，性状转为正常，舒适感增加。

(2)患者正确复述预防及治疗此疾病的相关知识，做到积极配合并坚持治疗。

(3)患者无感染发牛或感染被及时发现和控制，体温、血象正常。

(3)患者无感染发生或感染被及时发现和控制，体温、血象正常。

(四)护理措施

1.一般护理

嘱患者保持外阴清洁，勤换内裤。穿棉织内裤，减少刺激等。

2.心理护理

使患者了解老年性阴道炎的病因和治疗方法，减轻其焦虑；对卵巢切除、放疗者给予心理安慰与相关医学知识解释，增强其治疗疾病的信心；解释雌激素替代疗法可缓解症状，帮助其建立治愈疾病的信心。

3.病情观察

观察白带性状、量、气味，有无外阴瘙痒、灼热及膀胱刺激症状等。

4.治疗护理

(1)治疗原则：增强阴道黏膜的抵抗力，抑制细菌生长繁殖。

(2)治疗配合：①增加阴道酸度：用0.5%醋酸或1%乳酸溶液冲洗阴道，每日1次。阴道冲洗后，将甲硝唑200 mg或氧氟沙星200 mg，放入阴道深部，每日1次，7～10日为1疗程。②增加阴道抵抗力：针对病因给予雌激素制剂，可局部用药，也可全身用药。将己烯雌酚0.125～0.25 mg，每晚放人阴道深部，7日为1疗程。③全身用药：可口服尼尔雌醇，首次4 mg，以后每2～4周1次，每晚2 mg，维持2～3个月。

(五)健康指导

(1)对围绝经期、老年妇女进行健康教育，使其掌握预防老年性阴道炎的措施及技巧。

(2)指导患者及其家属阴道灌洗、上药的方法和注意事项。用药前洗净双手及会阴，减少感染的机会。自己用药有困难者，指导其家属协助用药或由医务人员帮助使用。

(3)告知使用雌激素治疗可出现的症状，嘱乳癌或子宫内膜癌患者慎用雌激素制剂。

(六)护理评价

(1)患者分泌物减少，性状转为正常，舒适感增加。

(2)患者正确复述预防及治疗此疾病的相关知识，做到积极配合并坚持治疗。

(袁　媛)

第二节 慢性宫颈炎

慢性宫颈炎(chronic cervicitis)是妇科常见病之一。正常情况下,宫颈具有多种防御功能,但宫颈易受性交、分娩及宫腔操作的损伤,引起感染,一旦发生感染,病原体很难被完全清除,久而导致慢性宫颈炎。近年来随着性传播疾病的增加,宫颈炎已经成为常见疾病。由于长期慢性宫颈炎症可诱发宫颈癌,故应及时诊断与治疗。

一、护理评估

(一)健康史

1.病因评估

主要见于感染性流产、产褥期感染、宫颈损伤和阴道异物并发感染,多由急性宫颈炎未治疗或治疗不彻底导致。主要致病菌是葡萄球菌、链球菌、大肠杆菌和厌氧菌,其次为性传播疾病的病原体,如沙眼衣原体、淋病奈瑟菌,单纯疱疹病毒与慢性宫颈炎的发生也有关系。

2.病史评估

了解婚育史、分娩史、流产及妇科手术后有无损伤;有无性传播疾病的发生;有无急性盆腔炎的感染史及治疗情况;有无不良卫生习惯。

3.病理评估

(1)宫颈糜烂:宫颈糜烂是慢性宫颈炎最常见的病理类型。由于宫颈外口处鳞状上皮坏死脱落,由颈管柱状上皮增生覆盖,宫颈外口处的宫颈阴道部外观呈细颗粒状的红色区,称为宫颈糜烂。根据病理组织形态结合临床,宫颈糜烂可分三种类型:①单纯型糜烂:炎症初期,鳞状上皮脱落后,仅由单层柱状上皮覆盖,表面平坦。②颗粒型糜烂:炎症继续发展,柱状上皮过度增生并伴有间质增生,糜烂面凹凸不平,呈颗粒状。③乳突型糜烂:柱状上皮和间质继续增生,糜烂面高低不平更加明显,呈乳突状突起。根据糜烂面的面积大小,宫颈糜烂分为3度(图12-2):糜烂面积小于宫颈面积的1/3为轻度糜烂;糜烂面积占宫颈面积的1/3~2/3为中度糜烂;糜烂面积大于宫颈面积的2/3为重度糜烂。根据糜烂深度,宫颈糜烂分为:单纯型、颗粒型、乳突型。描写宫颈糜烂时,应同时表示糜烂面积和深度,如中度糜烂颗粒型。

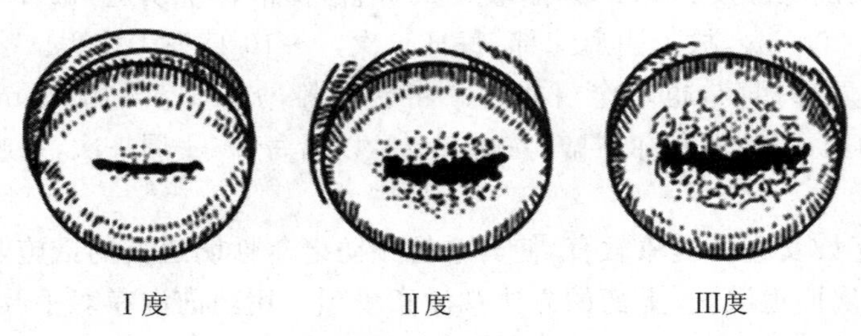

图12-2 宫颈糜烂分度

(2)宫颈肥大:由于慢性炎症的长期刺激,宫颈组织充血、水肿,腺体及间质增生,使宫颈肥大,但表面光滑,由于结缔组织增生而使宫颈硬度增加。

(3)宫颈息肉:慢性炎症长期刺激使宫颈局部黏膜增生,子宫有排出异物的倾向,使增生的黏膜逐渐自基底层向宫颈外口突出而形成息肉。息肉为一个或多个不等,色鲜红、质脆、易出血(图12-3)。由于炎症持续存在,息肉去除后常有复发。

(4)宫颈腺囊肿:在宫颈糜烂愈合的过程中,新生的鳞状上皮覆盖宫颈腺管口或伸入腺管,将腺管口堵塞。腺管周围的结缔组织增生或瘢痕形成,压迫腺管,使腺管变窄甚至堵塞,腺体分泌物引流受阻、潴留而形成囊肿(图 12-4)。囊肿表面光滑,呈白色或淡黄色。

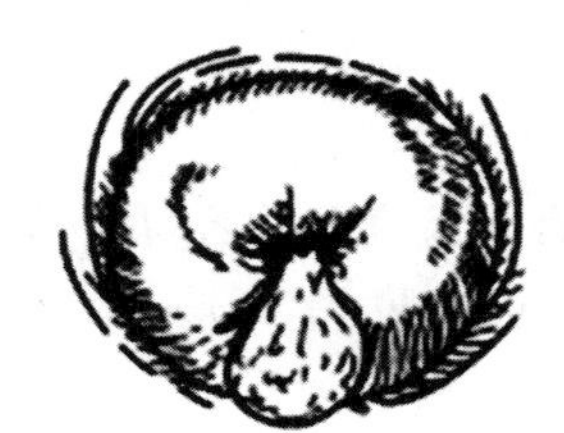

图 12-3　宫颈息肉

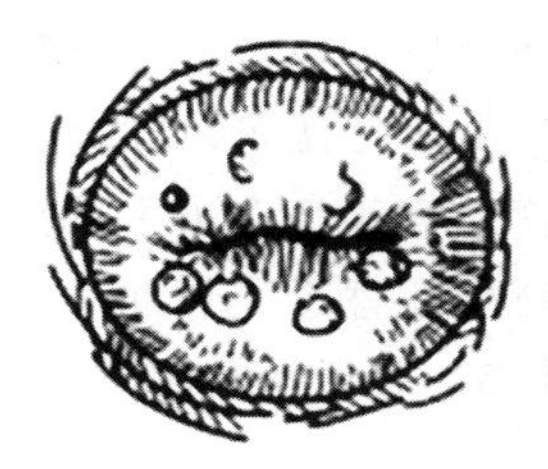

图 12-4　宫颈腺囊肿

(5)宫颈黏膜炎:宫颈黏膜炎又称宫颈管炎,病变局限于宫颈管黏膜及黏膜下组织充血、红、肿,向外突出。

(二)身心状况

1.症状

白带增多,多数呈乳白色黏液状,也可为淡黄色脓性。如有宫颈息肉时为血性白带或性交后出血。一旦炎症沿宫骶韧带扩散至盆腔时,患者可有腰骶部疼痛、下坠感,因黏稠脓性白带不利于精子穿透而致不孕。

2.体征

妇科检查可见宫颈有不同程度的糜烂、囊肿、肥大或息肉。

3.心理一社会状况

由于白带增多、腰骶部不适,加之病程长、有异味及外阴不适等,患者常常焦虑不安,接触性出血者担心癌变,思想压力大,因此,应详细评估患者心理一社会状态及家属态度。

(三)辅助检查

宫颈刮片细胞学检查,排除宫颈癌,必要时宫颈活检,协助明确宫颈病变性质。

二、护理诊断及合作性问题

(1)焦虑及恐惧:与缺乏相关知识及担心癌变有关。

(2)舒适改变:与分泌物增多、下腹及腰骶部不适有关。

(3)组织完整性受损:与宫颈糜烂有关。

三、护理目标

(1)产妇的情绪稳定,能配合护理人员与家人采取有效应对措施。

(2)患者分泌物减少,性状转为正常,舒适感增加。

(3)患者病情得到及时控制,无组织完整性受损。

四、护理措施

(一)一般护理

告知患者注意外阴清洁卫生,每日更换内裤,定期妇科检查。

(二)心理护理

让患者了解慢性宫颈炎的发病原因、临床表现、治疗方法及注意事项,解除患者焦虑心理,鼓励患者积极配合治疗。

(三)治疗护理

1.治疗原则

以局部治疗为主,根据临床特点选用物理治疗、药物治疗、手术治疗。在治疗前先排除宫颈癌。

2.治疗配合

(1)物理治疗:物理疗法是目前治疗慢性宫颈炎效果较好、疗程最短的方法,因而较为常用。用物理方法将宫颈糜烂面上皮破坏。使之坏死脱落后,由新生的鳞状上皮覆盖。常用的方法有宫颈激光、冷冻、红外线凝结疗法及微波疗法等。治疗时间是月经干净后3～7日之内。

(2)手术治疗:宫颈息肉可手术摘除,宫颈肥大、宫颈糜烂较深者且累及宫颈管者可做宫颈锥形切除。

(3)药物治疗:适宜于糜烂面小、炎症浸润较浅者,可局部涂硝酸银、铬酸、中药等,现已少用。目前临床多用康妇特栓剂,简便易行,疗效满意,每日放入阴道1枚,连续7～10日。

3.病情监护

物理治疗后分泌物增多,甚至有多量水样排液,术后1～2周脱痂时可有少量出血,创口愈合需4～8周。故应嘱患者保持外阴清洁,注意2个月内禁止性生活和盆浴。2次月经干净后复查,效果欠佳者可进行第二次治疗。

五、健康指导

向患者传授防病知识,积极治疗急性宫颈炎;告知患者定期做妇科检查,发现炎症排除宫颈癌后予以积极治疗;避免分娩或器械损伤宫颈;产后发现宫颈裂伤应及时缝合。此外,应注意个人卫生,加强营养,增强体质。

六、护理评价

(1)患者主要症状是否明显改善,甚至完全消失。

(2)患者焦虑情绪是否缓解,是否能正确复述预防及治疗此疾病的相关知识。

(袁　媛)

第三节　盆腔炎症

女性内生殖器及其周围的结缔组织、盆腔腹膜发生炎症时称为盆腔炎,包括子宫内膜炎、输卵管炎、输卵管卵巢脓肿或囊肿、盆腔腹膜炎。炎症局限于一个部位,也可同时累及几个部位,最常见的是输卵管炎及输卵管卵巢炎,单纯的子宫内膜炎或卵巢炎较少见。盆腔炎分急性和慢性,是妇科常见病,多见于生育妇女。

急性盆腔炎主要病因有:①宫腔内手术操作后感染(如刮宫术、输卵管通液术、子宫输卵管造影术、宫腔镜检查、放置宫内节育器等,由于手术消毒不严格或术前适应证选择不当),引起炎症发作或扩散(生殖器原有慢性炎症经手术干扰也可引起急性发作并扩散)。②产后或流产后感染(分娩或流产后妊娠组织残留、阴道出血时间过长,或手术器械消毒不严格、手术无菌操作不严格,均可发生急性盆腔炎)。③经期卫生不良(使用不洁的月经垫、经期性交等,均可引起病原体侵入而导致炎症)。④不洁性生活史、早年性交、多个性伴侣、性交过频可致性传播疾病的病原体入侵,引起炎症。⑤邻近器官炎症蔓延(阑尾炎、腹膜炎等蔓延至盆腔,致炎症发作)。⑥慢性盆腔炎急性发作。慢性盆腔炎(chronic pelvic inflammatory disease,CPID)常因急性盆腔炎治疗不彻底、不及时或患者体质较弱,病程迁延而致。其病情较顽固。当机体抵抗力较差时,可急性发作。

一、护理评估

(一)健康史

1.病因评估

评估急性盆腔炎的病因。急性盆腔炎如未彻底治疗,病程迁延而发生慢性盆腔炎,当机体抵抗力下降时,容易急性发作。

2.病史评估

了解有无手术、流产、引产、分娩、宫腔操作后感染史。有无经期性生活、使用不洁卫生巾及性生活紊乱;有无急性盆腔炎病史及原发性不孕史等。

3.病理评估

慢性盆腔炎的病理表现主要有:①慢性子宫内膜炎:多见于产后、流产后或剖宫产后,因胎盘胎膜残留或子宫复旧不良致感染;也可见老年妇女绝经后雌激素低下,子宫内膜菲薄而易受细菌感染,严重者宫颈管粘连形成宫腔积脓。②慢性输卵管炎与输卵管积水:慢性输卵管炎最常见,多为双侧性,输卵管呈轻度或中度肿大,伞端可闭锁并与周围组织粘连。输卵管峡部的黏膜上皮和纤维组织增厚粘连,使输卵管呈结节性增厚,称为结节性输卵管炎。当伞端及峡部粘连闭锁,浆液性渗出物积聚而形成输卵管积水,其表面光滑,管壁薄,形似腊肠。③输卵管卵巢炎及输卵管卵巢囊肿:当输卵管炎症波及卵巢时可互相粘连形成炎性包块,或伞端与卵巢粘连贯通,液体渗出而形成输卵管卵巢脓肿,脓液被吸收后可形成输卵管卵巢囊肿。④慢性盆腔结缔组织炎:炎症蔓延至宫骶韧带,使纤维组织增生、变硬。若蔓延范围广泛,子宫固定,宫颈旁组织也增厚变硬,形成“冰冻骨盆”。

(二)身心状况

1.急性盆腔炎

(1)症状:下腹疼痛伴发热,重者可有寒战、高热、头痛、食欲不振、腹胀等,呈急性病容,体温升高,心率快,呼吸急促、表浅。

(2)体征:下腹部有压痛、反跳痛及腹肌紧张,肠鸣音减弱或消失。妇科检查见阴道充血,可有大量脓性分泌物从宫颈口外流;穹隆触痛明显;宫颈举痛;宫体增大,有压痛,活动受限;子宫两侧压痛明显,若有脓肿形成,可触及包块且压痛明显。

2.慢性盆腔炎

(1)症状:全身症状多不明显,有时可有低热,全身不适,易疲劳。下腹痛、腰痛、肛门坠胀、月经期或性交后症状加重,也可有月经失调,痛经或经期延长。由于输卵管阻塞可致不孕。

(2)体征:子宫常呈后位,活动受限,粘连固定,输卵管炎可在子宫一侧或两侧触到增厚的输卵管,呈条索状,输卵管卵巢积水或囊肿可摸到囊性肿物。

(三)辅助检查

急性盆腔炎做血常规检测白细胞计数增高,尤其是中性白细胞计数升高明显表示已感染。慢性盆腔炎一般无明显异常,急性发作时可出现血象增高。

二、护理诊断及合作性问题

(1)焦虑:与病情严重或病程长、疗效不明显,担心生育功能有关。

(2)体温过高:与盆腔急性感染有关。

(3)疼痛:与急性盆腔炎引起下腹部腹膜炎或慢性盆腔炎导致盆腔淤血及粘连有关。

三、护理目标

(1)产妇的情绪稳定,焦虑缓解,能配合护理人员与家人采取有效应对措施。

(2)患者体温正常,无感染发生,生命体征平稳。

(3)患者疼痛减轻或消失,舒适感增加。

四、护理措施

(一)一般护理

加强健康卫生教育,指导患者安排好日常生活,避免过度劳累。增加营养,提高机体抵抗力。合理锻炼身体，可参加慢跑、散步、打太极拳、各种球类运动等。

（二）心理护理

让患者及家属了解急慢性盆腔炎相关知识，和患者及家属一起商定治疗计划，同时关心患者疾苦，耐心倾听患者诉说，尽可能满足患者需求，除其思想顾虑，减轻其担心、焦虑及恐惧的心理，增强患者对治疗的信心，使之积极配合治疗和护理。

（三）病情监护

观察体温、小腹疼痛、腰痛等症状。

（四）治疗护理

1.治疗原则

（1）急性盆腔炎：以控制感染为主，辅以支持疗法及手术治疗。根据药敏试验选择抗生素，一般通过联合用药以尽快控制感染。手术治疗针对脓肿形成或破裂的患者。

（2）慢性盆腔炎：采用综合治疗包括药物治疗（用抗生素的同时加糜蛋白酶或透明质酸和地塞米松，以防粘连，促进炎症吸收）、中医治疗（清热利湿，活血化瘀，行经止痛为主），手术治疗（盆腔脓肿、输卵管积水或输卵管囊肿）、物理疗法（用短波、超短波、激光等，促进血液循环，提高新陈代谢，利于炎症吸收），同时增强局部和全身的抵抗力。

2.用药护理

按医嘱给予足量有效的抗生素，注意用药的剂量、方法及注意事项，观察输液反应等。

3.对症护理

（1）减轻疼痛：腹痛、腰痛时注意休息，防止受凉，必要时遵医嘱给镇静止痛药以缓解症状。

（2）促进睡眠：若患者睡眠不佳，可在睡前热水泡脚，关闭照明设施，保持室内安静，必要时服用镇静药物。

（3）高热时宜采用物理降温；腹胀行胃肠减压；注意纠正电解质紊乱和酸碱失衡。为手术患者做好术前准备、术中配合及术后护理。

五、健康指导

（1）做好经期、孕期及产褥期卫生宣教；指导患者保持性生活卫生，减少性传播疾病，经期禁止性交。

（2）指导患者保持良好的个人卫生习惯，增加营养，积极锻炼身体，增强体质。

六、护理评价

（1）患者主要症状是否改善，舒适感是否增加。

（2）患者焦虑情绪是否缓解，是否能正确复述此疾病的相关知识。

（袁 媛）

第四节 子宫肌瘤

子宫平滑肌瘤简称子宫肌瘤，是女性生殖器官中最常见的一种良性肿瘤。主要由子宫平滑肌组织增生而成，其间还有少量的纤维结缔组织。多见于30～50岁女性。由于肌瘤生长速度慢，对机体影响不大。所以，子宫肌瘤的临床报道发病率远比真实的要低。

一、病因

确切病因仍不清楚。好发于生育年龄女性，而且绝经后肌瘤停止生长，甚至萎缩、消失，发生子宫肌瘤的女性常伴发子宫内膜的增生。所以，绝大多数的人认为子宫肌瘤的发生与女性激素有关，特别是雌激素。雌激素可以使子宫内膜增生，使子宫肌纤维增生肥大，肌层变厚，子宫增大，而且肌瘤组织经过检验，其中雌激素受体和雌二醇的含量比正常子宫肌组织高。所以，目前认为子宫肌瘤与长期和大量的雌激素刺激有关。

二、病理

（一）巨检

肌瘤为实质性球形结节，表面光滑，与周围肌组织有明显界限。外无包膜，但是肌瘤周围的肌层受压可形成假包膜。肌瘤切开后，切面呈漩涡状结构，颜色和质地与肌瘤成分有关，若含平滑肌较多，则肌瘤质地较软，颜色略红；若纤维结缔组织多，则质地较硬、颜色发白。

（二）镜检

肌瘤由皱纹状排列的平滑肌纤维相互交叉组成，切面呈漩涡状，其间掺有不等量的纤维结缔组织。细胞大小均匀，呈卵圆形或杆状，核染色质较深。

三、分类

（一）按肌瘤生长部位分类

子宫体肌瘤（90%）与子宫颈肌瘤（10%）。

（二）按肌瘤生长方向与子宫肌壁的关系分类

1. 肌壁间肌瘤

最多见，约占总数的60%～70%。肌瘤全部位于肌层内，四周均被肌层包围。

2. 浆膜下肌瘤

约占总数的20%。肌瘤向子宫浆膜面生长，突起于子宫表面，外面仅有一层浆膜包裹。这种肌瘤还可以继续向浆膜面生长，仅留一细蒂与子宫相连，成为带蒂的浆膜下肌瘤，活动度大。蒂内有供应肌瘤生长的血管，若因供血不足，肌瘤易变性、坏死；若发生蒂扭转，可出现急腹痛。若因扭转而造成断裂，肌瘤脱落至腹腔或盆腔，可形成游离性肌瘤。有些浆膜下肌瘤生长在宫体侧壁，突入阔韧带，形成阔韧带肌瘤。

3. 黏膜下肌瘤

约占总数的10%～15%。肌瘤向宫腔内生长，并突出于宫腔，仅由黏膜层覆盖，称黏膜下肌瘤。黏膜下肌瘤使宫腔变形、增大，易形成蒂。在宫腔内就好像长了异物一样，可刺激子宫收缩，在宫缩的作用下，黏膜下肌瘤可被挤压出宫颈口外，或堵于宫颈口处，或脱垂于阴道。

各种类型的肌瘤可发生在同一子宫，称为多发性子宫肌瘤（图12-5）。

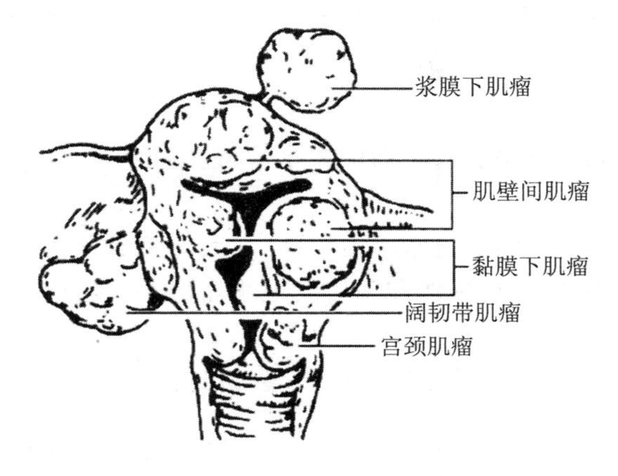

图12-5 各型子宫肌瘤示意图

四、临床表现

(一)症状

多数患者无明显症状,只是偶尔在进行盆腔检查时发现。肌瘤临床表现的出现与肌瘤的部位、生长速度及是否发生变性有关。而与其数量及大小关系不大。

1.月经改变

最常见的症状。主要表现为月经周期缩短,经期延长,经量过多,不规则阴道出血。其中以黏膜下肌瘤最常见。其次是肌壁间肌瘤。浆膜下肌瘤及小的肌壁间肌瘤对月经影响不明显。若肌瘤发生坏死、溃疡、感染,则可出现持续或不规则阴道流血或脓血性白带。

2.腹部包块

常为患者就诊的主诉。当肌瘤增大超过妊娠3个月子宫大小时,可在下腹部扪及肿块,质硬,无压痛,清晨膀胱充盈将子宫推向上方时更加清楚。

3.白带增多

子宫肌瘤使宫腔面积增大,内膜腺体分泌增多,加之盆腔充血,所以患者白带增多。若为黏膜下肌瘤脱垂于阴道,则表面易感染、坏死,产生大量脓血性排液及腐肉样组织排出,伴臭味。

4.腰酸、腹痛、下腹坠胀

常为腰酸或下腹坠胀,经期加重。通常无腹痛,只是在发生一些意外情况时才会出现:如浆膜下肌瘤蒂扭转时,可出现急性腹痛;妊娠期肌瘤发生红色变性时,可出现腹痛剧烈伴发热、恶心,黏膜下肌瘤被挤出宫腔时,可因宫缩引起痉挛性疼痛。

5.压迫症状

大的子宫肌瘤使子宫体积增大,可对周围的组织器官产生一定的压迫症状。如前壁肌瘤压迫膀胱可出现尿频、尿急;宫颈肌瘤可引起排尿困难、尿潴留,后壁肌瘤可压迫直肠引起便秘、里急后重;较大的阔韧带肌瘤压迫输尿管可致肾盂积水。

6.不孕或流产

肌瘤压迫输卵管使其扭曲管腔不通,或使宫腔变形,影响受精或受精卵着床,导致不孕、流产。

7.继发性贫血

长期月经过多、不规则出血,部分患者可出现继发性贫血,严重时全身乏力,面色苍白、气短、心悸。

(二)体征

肌瘤较大时,可在腹部触及质硬。表面不规则,结节状物质。妇科检查时,肌壁间肌瘤子宫增大,表面不规则,有单个或多个结节状突起。浆膜下肌瘤外面仅包裹一层浆膜,所以质地坚硬,呈球形块状物,与子宫有细带相连,可活动;黏膜下肌瘤突出于宫腔,像孕卵一样,所以整个子宫均匀增大,有时宫口扩张,肌瘤位于宫口内或脱出于阴道,呈红色、实质、表面光滑,若感染则表面有渗出液覆盖或溃疡形成,排液有臭味。

五、治疗原则

根据患者的年龄、症状、有无生育要求及肌瘤的大小等情况综合考虑。

(一)随访观察

若肌瘤小(子宫＜孕2月):且无症状,通常不需治疗,尤其近绝经年龄患者,雌激素水平低落,肌瘤可自然萎缩或消失,每3～6个月随访1次;随访期间若发现肌瘤增大或症状明显时,再考虑进一步治疗。

(二)药物治疗(保守治疗)

肌瘤在2个月妊娠子宫大小以内,症状不明显或较轻,近绝经年龄及全身情况不能手术者,均可给予药物对症治疗。

1.雄性激素

常用药物有丙酸睾酮。可对抗雌激素,使子宫内膜萎缩,直接作用于平滑肌,使其收缩而减少出血,并使近绝经期的患者提早绝经。

2.促性腺激素释放激素类似物(GnRH-a)

常用药物有亮丙瑞林或戈舍瑞林。可抑制垂体及卵巢的功能,降低雌激素水平,使肌瘤缩小或消失。适用于肌瘤较小、经量增多或周期缩短、围绝经期患者。不宜长期使用,以免因雌激素缺乏导致骨质疏松。

3.其他药物

常用药物有米非司酮。作为术前用药或提前绝经使用。但不宜长期使,以防其拮抗糖皮质激素的不良反应。

(三)手术治疗

为子宫肌瘤的主要治疗方法。若肌瘤≥2.5个月妊娠子宫大小或症状明显出现贫血者,应手术治疗。

1.肌瘤切除术

适用于年轻要求保留生育功能的患者,可经腹或腹腔镜切除肌瘤,突出宫内或脱出于阴道内的带蒂的黏膜下肌瘤也可经阴道或经宫腔镜下摘除。

2.子宫切除术

肌瘤较大,多发,症状明显,年龄较大,无生育要求或已有恶变者可行子宫全切。50岁以下,卵巢外观正常者,可保留卵巢。

六、护理评估

(一)健康史

了解患者一般情况,评估月经史、婚育史,是否有不孕、流产史;询问有无长期使用雌激素类药物。如果接受过治疗,还应了解治疗的方法及所用药物的名称、剂量、用法及用药后的反应等。

(二)身体状况

1.症状

了解有无月经异常、腹部肿块、白带增多或贫血、腹痛等临床表现,了解出现症状的时间及具体表现。

2.体征

了解妇科检查结果,子宫是否均匀或不规则增大、变硬,阴道有无子宫肌瘤脱出等情况。了解B超检查所示结果中肌瘤的大小、个数及部位等。

(三)心理社会状况

患者及家属对子宫肌瘤缺乏认识,担心肿瘤为恶性,对治疗方案的选择犹豫不决,对需要手术治疗而焦虑不安,担心手术切除子宫可能会影响其女性特征,影响夫妻生活。

七、护理诊断

(1)营养失调:低于机体需要量:与月经改变、长期出血导致贫血有关。

(2)知识缺乏:缺乏子宫肌瘤疾病发生、发展、治疗及护理知识。

(3)焦虑:与月经异常,影响正常生活有关。

(4)自我形象紊乱:与手术切除子宫有关。

八、护理目标

(1)患者获得子宫肌瘤及其健康保健知识。

(2)患者贫血得到纠正,营养状况改善。

(3)患者出院时,不适症状缓解。

九、护理措施

(一)心理护理

评估患者对疾病的认知程度,尊重患者,耐心解答患者提出的问题,告知患者和家属子宫肌瘤是妇科最常见的良性肿瘤,手术或药物治疗都不会影响今后日常生活和工作,让患者消除顾虑,纠正错误认识,配合治疗。

(二)缓解症状

对出血多需住院的患者,护士应严密观察并记录其生命体征变化情况,协助医生完成血常规及凝血功能检查、备血、核对血型、交叉配血等。注意收集会阴垫,评估出血量。按医嘱给予止血药和子宫收缩剂,必要时输血、补液、抗感染或刮宫止血。巨大子宫肌瘤者常出现局部压迫症状,如排尿不畅者应予以导尿;便秘者可用缓泻剂缓解不适症状。带蒂的浆膜下肌瘤发生扭转或肌瘤红色变性时应评估腹痛的程度、部位、性质,有无恶心、呕吐、体温升高征象。需剖腹探查时,护士应迅速做好急诊手术前准备和术中术后护理。保持患者的外阴清洁干燥,如黏膜下肌瘤脱出宫颈口者,应保持其局部清洁,预防感染,为经阴道摘取肌瘤者做好术前准备。

(三)手术护理

经腹或腹腔镜下行肌瘤切除或子宫切除术的患者按腹部手术患者的一般护理,并要特别注意观察术后阴道流血情况。经阴道黏膜下肌瘤摘除术常在蒂部留置止血钳 24～48 小时,取出止血钳后需继续观察阴道流血情况,按阴道手术患者进行护理。

(四)健康教育

1.保守治疗的患者

需定期随访,护士要告知患者随访的目的、意义和随访时间。应 3～6 个月定期复查,期间监测肌瘤生长状况、了解患者症状的变化,如有异常及时和医生联系,修正治疗方案。对应用激素治疗的患者,护士要向患者讲解用药的相关知识,使患者了解药物的治疗作用、使用剂量、服用时间、方法、不良反应及应对措施,避免擅自停药和服药过量引起撤退性出血和男性化。

2.手术后的患者

出院后 1 个月门诊复查,了解患者术后康复情况,并给予术后性生活、自我保健、日常工作恢复等健康指导。任何时候出现不适或异常症状,需及时随诊。

十、结果评价

(1)患者能叙述子宫肌瘤保守治疗的注意事项或术后自我护理措施。

(2)患者面色红润,无疲倦感。

(3)患者出院时,能列举康复期随访时间及注意问题。

(袁　媛)

第五节　子宫颈癌

子宫颈癌又称宫颈浸润癌,是除乳腺癌以外最常见的妇科恶性肿瘤。虽然它的发病率很高,但是宫颈癌有较长的癌前病变阶段,加上近 40 年来国内外已经普遍开展宫颈细胞防癌普查,使宫颈癌和癌前病变得以早期诊断和早期治疗,宫颈癌的发病率和死亡率也随之不断下降。

一、分类及病理

宫颈癌的好发部位是位于宫颈外口处的鳞一柱状上皮交界区。根据发生癌变的组织不同,宫颈癌可分为:鳞状细胞浸润癌,占宫颈癌的 80%～85%;腺癌,占宫颈癌的 15%～20%;鳞腺癌,由鳞癌和腺癌混合构成,占宫颈癌的 3%～5%,少见,但恶性度最高,预后最差。

本节原位癌、浸润癌指的都是鳞癌。

鳞癌与腺癌在外观上并无特殊差别,因为鳞状细胞与柱状细胞都可侵入对方领域,所以,两者均可发生在宫颈阴道部或宫颈管内。

(一)巨检

在发展为浸润癌以前,鳞癌肉眼观察无特殊异常,类似一般的宫颈糜烂(主要是环绕宫颈外口有较粗糙的颗粒状糜烂区,或有不规则的溃破面,触之易出血),随着浸润癌的出现,子宫颈可以表现为以下 4 种不同类型(图 12-6)。

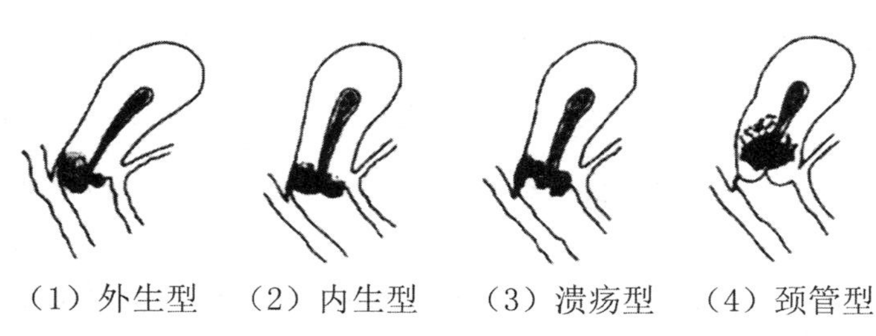

图 12-6 子宫颈癌类型(巨检)

1. 外生型

外生型又称增生型或菜花型,癌组织开始向外生长,最初呈息肉样或乳头状隆起,继而又发展为向阴道内突出的大小不等的菜花状赘生物,质地脆,易出血。

2. 内生型

内生型又称浸润型,癌组织向宫颈深部组织浸润,宫颈变得肥大而硬,甚至整个宫颈段膨大像直筒一样。但宫颈表面还比较光滑或是仅有浅表溃疡。

3. 溃疡型

不论外生型还是内生型,当癌进一步发展时,肿瘤组织发生坏死脱落,可形成凹陷性溃疡,有时整个子宫颈都为空洞所代替,形如火山口样。

4. 颈管型

癌灶发生在宫颈外口内,隐蔽在宫颈管,侵入宫颈及子宫峡部供血层以及转移到盆壁的淋巴结。不同于内生型,后者是由特殊的浸润性生长扩散到宫颈管。

(二)显微镜检

1. 宫颈上皮内瘤样病变(CIN)

在移行带区形成过程中,未分化的化生鳞状上皮代谢活跃,在一些物质(精子、精液组蛋白、人乳头瘤病毒等)的刺激下,可发生细胞分化不良、排列紊乱,细胞核异常、有丝分裂增加,形成宫颈上皮内瘤样病变,包括宫颈不典型增生和宫颈原位癌。这两种病变是宫颈浸润癌的癌前病变。

通过显微镜下的观察,宫颈癌的进展可分为以下几个阶段(图 12-7):

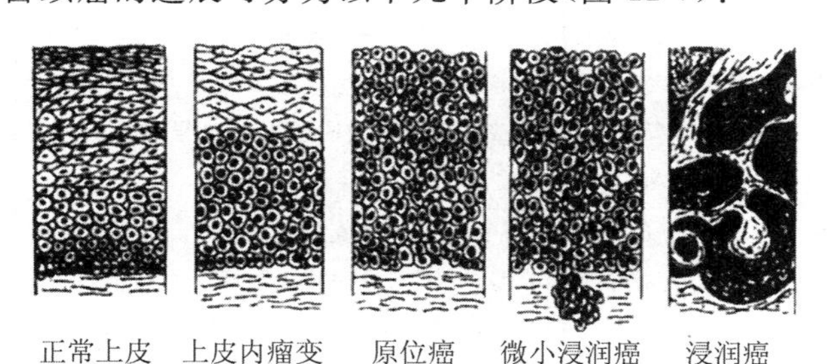

图 12-7 宫颈正常上皮—上皮内瘤变—浸润癌

(1)宫颈不典型增生：指上皮底层细胞增生活跃、分化不良，从正常的1～2层增生至多层，甚至占据了大部分上皮组织，而且细胞排列紊乱，细胞核增大、染色加深、染色质分布不均，出现很多核异质改变，称为不典型增生。又可分为轻、中、重3种不同程度。重度时与原位癌不易区别。

(2)宫颈原位癌：鳞状上皮全层发生癌变，但是基底膜仍然保持完整，称原位癌。不典型增生和原位癌均局限于上皮内，所以合称子宫颈上皮内瘤样病变(CIN)。

2. 宫颈早期浸润癌

原位癌继续发展，已有癌细胞穿过鳞状上皮基底层进入间质，但浸润不深<5 mm，并未侵犯血管及淋巴管，癌灶之间孤立存在未出现融合。

3. 宫颈浸润癌

癌继续发展，浸润深度>5 mm，且侵犯血管及淋巴管，癌灶之间呈网状或团块状融合。

二、转移途径

以直接蔓延和淋巴转移为主，血行转移极少见。

(一)直接蔓延

最常见。癌组织直接侵犯邻近组织和器官，向下蔓延至阴道壁。向上累及到子宫腔；向两侧扩散至主韧带、阴道旁组织直至骨盆壁；向前、后可侵犯膀胱、直肠、盆壁等。

(二)淋巴转移

癌组织局部浸润后侵入淋巴管形成瘤栓，随淋巴液引流进入局部淋巴结，在淋巴管内扩散。淋巴转移一级组包括宫旁、宫颈旁、闭孔、髂内、髂外、髂总、骶前淋巴结；二级组包括腹股沟深浅淋巴结、腹主动脉旁淋巴结。

(三)血行转移

极少见，晚期可转移至肺、肝或骨骼等。

三、临床分期

采用国际妇产科联盟(FIGO，2000年)修订的宫颈癌临床分期，大体分为5期(表12-2，图12-8)。

表12-2 子宫颈癌的临床分期(FIGO，2000年)

0期	原位癌(浸润前癌)
Ⅰ期	癌灶局限于宫颈(包括累及宫体)
Ⅰa期	肉眼未见癌灶，仅在显微镜下可见浸润癌。
Ⅰa1期	间质浸润深度≤3 mm，宽度≤7 mm
Ⅰa2期	间质浸润深度>3至≤5 mm，宽度≤7 mm
Ⅰb期	肉眼可见癌灶局限于宫颈，或显微镜下可见病变>Ⅰa2期
Ⅰb1期	肉眼可见癌灶最大直径≤4 cm
Ⅰb2期	肉眼可见癌灶最大直径>4 cm
Ⅱ期	癌灶已超出宫颈，但未达盆壁。癌累及阴道，但未达阴道下1/3。
Ⅱa期	无宫旁浸润
Ⅱb期	有宫旁浸润
Ⅲ期	癌肿扩散至盆壁和(或)累及阴道下1/3，导致肾盂积水或无功能肾
Ⅲa期	癌累及阴道下1/3，但未达盆壁
Ⅲb期	癌已达盆壁，或有肾盂积水或无功能肾
Ⅳ期	癌播散超出真骨盆，或癌浸润膀胱黏膜及直肠黏膜
Ⅳa期	癌播散超出真骨盆或癌浸润膀胱黏膜或直肠黏膜
Ⅳb期	远处转移

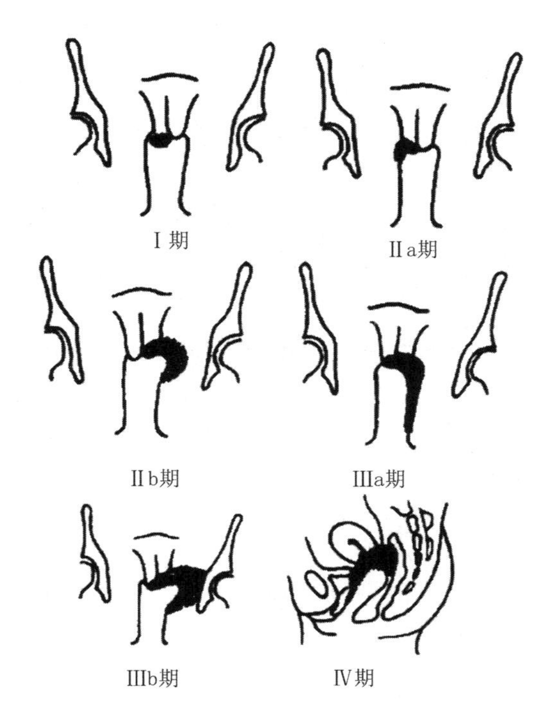

图 12-8 子宫颈癌临床分期示意图

四、临床表现

（一）症状

早期，可无症状；随着癌细胞的进展，可出现以下表现：

1. 阴道流血

由癌灶浸润间质内血管所致，出血量根据病灶大小、受累间质内血管的情况而定。年轻患者常表现为接触性出血，即性生活后或妇科检查后少量出血。也有表现为经期延长、周期缩短、经量增多等。年老患者常表现为绝经后不规则阴道流血。

一般外生型癌出血较早，量多；内生型癌出血较晚，量少。一旦侵犯较大血管可引起致命大出血。

2. 阴道排液

一般发生在阴道出血之后，白色或血性，稀薄如水样或米泔样。初期量不多、有腥臭；晚期，癌组织坏死、破溃，继发感染则出现大量脓性或米汤样恶臭白带。

3. 疼痛

为癌晚期症状。当宫旁组织明显浸润，并已累及盆壁、神经，可引起严重的腰骶部或坐骨神经痛。盆腔病变严重时，可以导致下肢静脉回流受阻，引起下肢肿胀和疼痛。

4. 其他

(1)邻近器官受累症状：①压迫或侵犯膀胱、尿道及输尿管：排尿困难、尿痛、尿频、血尿、尿闭、膀胱阴道瘘、肾盂积水、尿毒症等。②累及直肠：里急后重、便血、排便困难、便秘或肠梗阻、直肠阴道瘘。③宫旁组织受侵：组织增厚、变硬、弹性消失，可直达盆壁，子宫固定不动，可形成“冰冻盆腔”。

(2)恶病质：晚期癌症，长期消耗，出现身心交瘁、贫血、低热、消瘦、虚弱等全身衰竭表现。

（二）体征

早期宫颈癌局部无明显病灶，宫颈光滑或轻度糜烂与一般宫颈炎肉眼难以区别。随着病变的发展，类型不同，体征也不同。外生型宫颈上有赘生物呈菜花状、乳头状，质脆易出血。内生型宫颈肥大、质硬、如桶状，表面可光滑。晚期癌组织坏死脱落可形成溃疡或空洞。阴道受累时，阴道壁变硬弹性减退，有赘生物生长。若侵犯宫旁组织，三合诊检查可扪及宫颈旁组织增厚、变硬、呈结节状，甚至形成冰冻骨盆。

五、治疗原则

以手术治疗为主，配合放疗和化疗。

（一）手术治疗

适用于ⅠA期～ⅡA期无手术禁忌证患者。根据临床分期不同，可选择全子宫切除术、子宫根治术和盆腔淋巴结清扫术。年轻患者可保留卵巢及阴道。

（二）放射治疗

适用于各期患者，主要是年老、严重并发症、或Ⅲ期以上不能手术的患者。分为腔内和体外照射两种方法。早期以腔内放射为主、体外照射为辅；晚期则以体外照射为主、腔内放射为辅。

（三）手术加放射治疗

适用于癌灶较大，先行放疗局限病灶后再行手术治疗；或手术后疑有淋巴或宫旁组织转移者，放疗作为手术的补充治疗。

（四）化疗

用于晚期或有复发转移的患者，也可用于手术或放疗的辅助治疗，目前多主张联合化疗方案。

六、护理评估

（一）健康史

详细了解年轻患者有无接触性出血、年老患者绝经后阴道不规则流血情况。评估患者有无患病的高危因素存在，如慢性宫颈炎的病史及是否有 HPV、巨细胞病毒等的感染；婚育史、性生活史、高危男子性接触史等。

（二）身体状况

1. 症状

详细了解患者阴道流血的时间、量、质、色等，有无妇科检查或性生活后的接触性出血；阴道排液的性状、气味；有无临近器官受累的症状；有无疼痛，疼痛的部位、性质、持续时间等。全身有无贫血、消瘦、乏力等恶病质的表现。

2. 体征

评估妇科检查的结果，如宫颈有无异常、有无糜烂和赘生物，宫颈是否出血、肥大、质硬、宫颈管外形呈桶状等。

（三）心理社会状况

子宫颈癌确诊早期，患者常因无症状或症状轻微，往往对诊断表示怀疑和震惊而四处求医，希望否定癌症诊断；当诊断明确，患者会感到恐惧和绝望，害怕疼痛和死亡，迫切要求治疗，以减轻痛苦、延长寿命。另外，恶性肿瘤对患者身体的折磨会给患者带来巨大的心理应激，而且手术范围大，留置尿管的时间长，疾病和手术对身体的损伤大，恢复时间长，患者很长时间不能正常地生活、工作。

（四）辅助检查

宫颈癌发展过程长尤其是癌前病变阶段，所以应该积极开展防癌普查，提倡“早发现、早诊断，早治疗”。早期宫颈癌因无明显症状和体征，需采用以下辅助检查。

1. 宫颈刮片细胞学检查

普查宫颈癌的主要方法，也是早期发现宫颈癌的主要方法之一。注意在宫颈外口鳞一柱上皮交界处取材，防癌涂片用巴氏染色。结果分 5 级：Ⅰ级正常、Ⅱ级炎症、Ⅲ级可疑癌、Ⅳ级高度可疑癌、Ⅴ级癌。巴氏Ⅲ级及以上细胞，需行活组织检查。

2. 碘试验

将碘溶液涂于宫颈和阴道壁，观察其着色情况。正常宫颈阴道部和阴道鳞状上皮含糖原丰富，被碘溶液染成棕色或深赤褐色。若不染色为阳性，说明鳞状上皮不含糖原。瘢痕、囊肿、宫颈炎或宫颈癌等鳞状上皮不含糖原或缺乏糖原，均不染色，所以本试验对癌无特异性。碘试验主要识别宫颈病变危险区，以便确定活检取材部位，提高诊断率。

3. 阴道镜检查

宫颈刮片细胞学检查Ⅲ级或以上者，应行阴道镜检查，观察宫颈表面上皮及血管变化，发现病变部位，指导活检取材，提高诊断率。

4. 宫颈和宫颈管活组织检查

确诊宫颈癌和癌前病变的金标准。

可在宫颈外口鳞一柱上皮交界处 3、6、9、12 点 4 处取材或碘试验不着色区、阴道镜病变可疑区取材做病理检查。宫颈活检阴性时，可用小刮匙刮取宫颈管组织送病理检查。

七、护理诊断

(1)排尿异常：与宫颈癌根治术后对膀胱功能影响有关。
(2)营养失调：与长期的阴道流血造成的贫血及癌症的消耗有关。
(3)焦虑：与子宫颈癌确诊带来的心理应激有关。
(4)恐惧：与宫颈癌的不良预后有关。
(5)自我形象紊乱：与阴道流恶臭液体及较长时间留置尿管有关。

八、护理目标

(1)患者能接受诊断，配合各种检查、治疗。
(2)出院时，患者排尿功能恢复良好。
(3)患者能接受现实，适应术后生活方式。

九、护理措施

(一)心理护理

多陪伴患者，经常与患者沟通，了解其心理特点，与患者、家属一起寻找引起不良心理反应的原因，教会患者缓解心里应激的措施，学会用积极的应对方法，如寻求别人的支持和帮助、向别人倾诉内心的感受等，使患者能以最佳的心态接受并积极配合治疗。

(二)饮食与营养

根据患者的营养状况、饮食习惯协助制订营养食谱，鼓励患者进食高能量、高维生素及营养素全面的饮食，以满足机体的需要。

(三)阴道、肠道准备

术前 3 天需每日行阴道冲洗 2 次，冲洗时动作应轻柔，以免损伤子宫颈脆性癌组织引起阴道大出血。肠道按清洁灌肠来准备。另外，术前教会患者进行肛门、阴道肌肉的缩紧与舒张练习，掌握锻炼盆底肌肉的方法。

(四)术后帮助膀胱功能恢复

由于手术范围大，可能损伤支配膀胱的神经，膀胱功能恢复缓慢，所以，一般留置尿管 7～14 天，甚至 21 天。

1. 盆底肌肉的锻炼

术前教会患者进行盆底肌肉的缩紧与舒张练习，术后第 2 天开始锻炼，术后第 4 天开始锻炼腹部肌肉，如抬腿、仰卧起坐等。有资料还报道改变体位的肌肉锻炼有利排尿功能的恢复，锻炼的强度应逐渐增加。

2.膀胱肌肉的锻炼

在拔除尿管前3天开始定时开放尿管，每2～3小时放尿1次，锻炼膀胱功能，促进排尿功能的恢复。

3.导残余尿

在膀胱充盈的情况下拔除尿管，让患者立即排尿，排尿后，导残余尿，每日1次。如残余尿连续3次在100 mL以下，证明膀胱功能恢复尚可，不需再留置尿管；如残余尿超过100 mL，应及时给患者再留置尿管，保留3～5天后，再行拔管，导残余尿，直至低于100 mL以下。

（五）保持负压引流管的通畅

手术创面大，渗出多，同时淋巴回流受阻，术后常在盆腔放置引流管，应密切注意引流管是否通畅，引流液的量、色、质，一般引流管于48～72小时后拔除。

（六）出院指导

(1)定期随访：护士应向出院患者和家属说明随访的重要性及随访要求。第1年内，出院后1个月首次随访，以后每2～3个月随访1次；第2年每3～6个月随访1次；第3～5年，每半年随访1次；第6年开始每年随访1次。如有不适随时就诊。

(2)少数患者出院时尿管未拔，应教会患者留置尿管的护理，强调多饮水、外阴清洁的重要性，勿将尿袋高于膀胱口，避免尿液倒流，继续锻炼盆底肌肉、膀胱功能，及时到医院拔尿管、导残余尿。

(3)康复后应逐步增加活动强度，适当参加社交活动及正常的工作等，以便恢复原来的角色功能。

十、结果评价

(1)患者住院期间能以积极态度配合诊治全过程。

(2)出院时，患者无尿路感染症状，拔管后已经恢复正常排尿功能。

(3)患者能正常与人交往，正确树立自我形象。

（袁　媛）

第六节　子宫内膜癌

子宫内膜癌发生于子宫体的内膜层，又称子宫体癌。绝大多数为腺癌，故亦称子宫内膜腺癌。多见于老年妇女，是女性生殖器三大恶性肿瘤之一，仅次于子宫颈癌，居第2位，近年来我国该病的发病率有上升趋势。腺癌是一种生长缓慢，发生转移也较晚的恶性肿瘤。但是，一旦蔓延至子宫颈，侵犯子宫肌层或子宫外，其预后极差。

一、病因

确切病因尚不清楚，可能与下列因素相关。

1.体质因素

易发生于肥胖、高血压、糖尿病、绝经延迟、未孕或不育的妇女。这些因素是子宫内膜癌的高危因素。

2.长期持续的雌激素刺激

在长期持续雌激素刺激而又无孕激素拮抗的情况下，可发生子宫内膜增生症（单纯型或复杂型，伴有或不伴不典型增生），子宫内膜癌发病的危险性增高。临床常见于无排卵性疾病、卵巢女性化肿瘤等。

3.遗传因素

约20%的癌患者有家族史。

二、病理

（一）巨检

病变多发生于子宫底部内膜，尤其是两侧宫角。根据病变形态及范围分为两种类型。

1.局限型

肿瘤局限于部分子宫内膜，常发生在宫底部或宫角部，呈息肉状或菜花状，表面有溃疡，容易出血，易侵犯肌层。

2.弥漫型

癌肿累及大部分或全部子宫内膜，呈菜花状，可充满宫腔或脱出子宫颈口外。癌组织表面灰白色或淡黄色。质脆，易出血、坏死或有溃疡形成，侵入肌层少。晚期癌灶可侵入深肌层或宫颈，若阻塞宫颈管引起宫腔积脓。

（二）镜检

1.内膜样腺癌

最常见，约占子宫内膜癌的80%～90%，腺体异常增生，癌细胞大而不规则，核大深染。分裂活跃。

2.腺癌伴鳞状上皮分化

腺癌中含成团的分化良好的良性鳞状上皮称为腺角化癌，恶性为鳞腺癌，介于两者之间为腺癌伴鳞状上皮不典型增生。

3.浆液性腺癌

占有10%。复杂乳头样结构、裂隙样腺体、明显的细胞复层、芽状结构形成和核异型。恶性程度很高，常见于年老的晚期患者。

4.透明细胞癌

肿瘤呈管状结构，镜下见多量大小不等、背靠背排列的小管，内衬透明的鞋钉状细胞。

三、转移途径

多数生长缓慢，局限于内膜或宫腔内时间较长，也有极少数发展较快，短期内出现转移。

（一）直接蔓延

癌灶沿子宫内膜向上蔓延生长，经子宫角达输卵管，向下蔓延累及宫颈、阴道；向肌层浸润，可穿透浆膜而延及输卵管、卵巢，并广泛种植于盆腔腹膜、子宫直肠陷凹及大网膜。

（二）淋巴转移

为内膜癌的主要转移途径。其转移途径与肿瘤生长的部位有关。宫底部的癌灶可沿阔韧带上部的淋巴管网转移到卵巢，再向上到腹主动脉旁淋巴结。子宫角及前壁的病灶可经圆韧带转移到腹股沟淋巴结。子宫后壁的病灶可沿骶韧带至直肠淋巴结。子宫下段及宫颈管的病灶与宫颈癌的淋巴转移途径相同。

（三）血行转移

少见，出现较晚，主要转移到肺、肝、骨等处。

四、临床分期

现广泛采用国际妇产科联盟（FIGO，2000）规定的手术病理分期（表12-3）。

五、临床表现

（一）症状

极早期的患者无明显症状，随着病程进展后出现下列症状：

1.阴道流血

不规则阴道流血为最常见的症状，量一般不多。绝经后患者主要表现为间歇性或持续性出血，量不多；未绝经者则表现为月经紊乱：经量增多，经期延长，或经间期出血。

2.阴道排液

少数患者述阴道排液增多，为癌肿渗出液或感染坏死所致。早期多为浆液性或浆液血性白带，晚期合并感染则为脓性或脓血性，有恶臭。

表 12-3 子宫内膜癌临床分期(FIGO,2000)

期别	肿瘤累及范围
0 期	原位癌(浸润前癌)
Ⅰ期	癌局限于宫体
Ⅰa	癌局限于子宫内膜
Ⅰb	癌侵犯肌层≤1/2
Ⅰc	癌侵犯肌层＞1/2
Ⅱ期	癌累及宫颈,无子宫外病变
Ⅱa	仅宫颈黏膜腺体受累
Ⅱb	宫颈间质受累
Ⅲ期	癌扩散于子宫外的盆腔内,但未累及膀胱、直肠
Ⅲa	癌累及浆膜和(或)附件和(或)腹腔细胞学检查阳性
Ⅲb	阴道转移
Ⅲc	盆腔淋巴结和(或)腹主动脉淋巴结转移
Ⅳ期	癌累及膀胱及直肠(黏膜明显受累),或有盆腔外远处转移
Ⅳa	癌累及膀胱和(或)直肠黏膜
Ⅳb	远处转移,包括腹腔内转移和(或)腹股沟淋巴结转移

3.疼痛

通常不引起疼痛。晚期癌肿侵犯盆腔或压迫神经,可引起下腹部及腰骶部疼痛,并向下肢放射。若癌肿累及宫颈,堵塞宫颈管致使宫腔积脓时,可出现下腹胀痛或痉挛样疼痛。

4.全身症状

晚期可出现贫血、消瘦、乏力、发热、恶病质、全身衰竭等症状。

(二)体征

早期妇科检查无明显异常。随着病情发展,可有子宫增大、质地变软。有时可见癌组织自宫颈口脱出,质脆,易出血。若并发宫腔积脓,子宫明显增大、有压痛。若周围有浸润,子宫常固定,宫旁、盆腔内可触及不规则结节状物。

六、治疗原则

主要治疗方法为手术、放疗及药物治疗。早期以手术为主,晚期则采用放射、药物等综合治疗。

七、护理评估

(一)健康史

了解患者一般情况,评估高危因素,如老年、肥胖、高血压、糖尿病、不孕不育、绝经期推迟及用雌激素替代治疗等,了解有无家族肿瘤史;了解患者疾病诊疗过程及用药情况。

(二)身体状况

1.症状

评估阴道流血、排液、疼痛及有无肿瘤转移的临床表现。

2.体征

了解妇科检查的结果,如有子宫增大、变软,是否可以触及转移性结节或肿块,有无明显触痛等情况。

(三)心理社会状况

子宫内膜癌多发生于绝经后妇女,因子女工作忙,疏于对患者的关心,使患者在精神上有较强的失落感;或因未婚、婚后不孕等易产生孤独感;加上恶性肿瘤的发生,更增加了患者的恐惧心理。

（四）辅助检查

根据病史、临床表现及辅助检查作出诊断。

1. 分段诊刮

确诊子宫内膜癌最可靠的方法。先刮宫颈管，再刮宫腔，刮出物分瓶标记送病理检查。刮宫时操作要轻柔，特别是刮出豆渣样组织时，应立即停止操作，以免子宫穿孔或癌肿扩散。

2. B超

子宫增大，宫腔内可见实质不均的回声区，形态不规则，宫腔线消失。若肌层中有不规则回声紊乱区，则提示肌层有浸润。

3. 宫腔镜检查

可直接观察病变大小、形态，并取活组织病理检查。

4. 细胞学检查

用宫腔吸管或宫腔刷取宫腔分泌物找癌细胞，阳性率可达90%。

5. 其他

CT、MRI、淋巴造影检查及血清CA125检查等。

八、护理诊断

1. 焦虑

与住院及手术有关。

2. 知识缺乏

缺乏了宫内膜癌相关的治疗、护理知识。

九、护理目标

(1)患者获得有关子宫内膜癌的治疗、护理知识。

(2)患者焦虑减轻，主动参与诊治过程。

十、护理措施

（一）心理护理

帮助患者熟悉医院环境，为患者提供安静、舒适的休息环境。告知患者子宫内膜癌的病程发展慢，是女性生殖系统恶性肿瘤预后较好的一种，以缓解或消除心理压力，增强治病的信心。

（二）生活护理

(1)卧床休息，注意保暖。鼓励患者进食高蛋白、高热量、高维生素、易消化饮食。进食不足或营养状况极差者，遵医嘱静脉补充营养。

(2)严密观察生命体征、腹痛、手术切口、血象变化；保持会阴清洁，每天用0.1%苯扎溴铵溶液会阴冲洗，正确使用消毒会阴垫，发现感染征象及时报告医生，并遵医嘱及时使用抗生素和其他药物。

（三）治疗配合

对于采用不同治疗方法的患者，实施相应的护理措施。手术患者注意术后病情观察，记录阴道残端出血的情况，指导患者适度地活动。孕激素治疗过程中注意药物的不良反应，指导患者坚持用药。化疗患者要注意骨髓抑制现象，做好支持护理。

（四）健康教育

1. 普及防癌知识

大力宣传定期防癌普查的重要性，定期进行防癌检查；正确掌握使用雌激素的指征；绝经过渡期妇女月经紊乱或不规则流血者，应先除外子宫内膜癌；绝经后妇女出现阴道流血者警惕子宫内膜癌的可能；注意高危因素，重视高危患者。

2.定期随访

手术、放疗、化疗患者应定期随访。随访时间：术后2年内，每3～6个月1次；术后3～5年内，每6～12个月1次。随访中注意有无复发病灶，并根据患者康复情况调整随访时间。随访内容：盆腔检查、阴道脱落细胞学检查、胸片(6个月至1年)。

十一、结果评价

(1)患者能叙述子宫内膜癌治疗和护理的有关知识。

(2)患者睡眠良好，焦虑缓解。

(袁　媛)

第七节　功能失调性子宫出血

功能失调性子宫出血(dysfunctional uterine bleeding，DUB)简称功血，为妇科常见病。它是由于调节生殖系统的神经内分泌机制失常引起的异常子宫出血，而全身及内、外生殖器官无器质性病变存在。常表现为月经周期长短不一、经期延长、经量过多或不规则阴道出血。功血可分为排卵性功血和无排卵性功血两类，约85%病例属无排卵性功血。功血可发生于月经初潮至绝经期间的任何年龄，约50%患者发生于绝经前期，育龄期约占30%，青春期约占20%。

一、护理评估

(一)健康史

1.无排卵性功血

(1)青春期：与下丘脑－垂体－卵巢轴调节功能未健全有关，过度劳累、精神紧张、恐惧、忧伤、环境及气候改变等应激刺激，及肥胖、营养不良等因素易导致下丘脑—垂体—卵巢轴调节功能紊乱，卵巢不能排卵。

(2)绝经过渡期：因卵巢功能衰退，卵巢对促性腺激素敏感性降低，卵泡在发育过程中因退行性变而不能排卵。

(3)生育期：可因内、外环境改变，如劳累、应激、流产、手术或疾病等引起短暂无排卵。亦可因肥胖、多囊卵巢综合征、高泌乳素血症等因素长期存在，引起持续无排卵。

2.排卵性功血

黄体功能不足原因在于神经内分泌调节功能紊乱，导致卵泡期卵泡刺激素(FSH)缺乏，卵泡发育缓慢，雌激素分泌减少，正反馈作用不足，黄体生成素(LH)峰值不高，使黄体发育不全、功能不足。子宫内膜不规则脱落者，由于下丘脑－垂体－卵巢轴调节功能紊乱或黄体机制异常引起萎缩过程延长。

评估时注意了解患者的发病年龄、月经史、婚育史及发病诱因，有无性激素治疗不当及全身性出血性疾病史。

(二)身体状况

1.月经紊乱

(1)无排卵性功血：最常见的症状是子宫不规则性出血，特点是月经周期紊乱，经期长短不一，经量多少不定。可先有数周或数月停经，然后阴道流血，量较多，持续2～3周或更长时间，不易自止，无腹痛或其他不适。

(2)排卵性功血：黄体功能不足者月经周期缩短，月经频发(月经周期短于21天)，不易受孕或怀孕早期易流产；子宫内膜不规则脱落者月经周期正常，但经期延长，长达9～10天，多发生于产后或流产后。

2.贫血

因出血多或时间长，患者出现头晕、乏力、面色苍白等贫血征象。

3.体格检查

体格检查包括全身检查和妇科检查，排除全身性疾病及生殖器官器质性病变。

（三）心理一社会状况

青春期患者常因害羞而影响及时诊治，生育期患者担心影响生育而焦虑，围绝经期患者因治疗效果不佳或怀疑为恶性肿瘤而焦虑、紧张、恐惧。

（四）辅助检查

1.诊断性刮宫

诊断性刮宫可了解子宫内膜反应、子宫内膜病变，达到止血的目的。不规则流血者可随时刮宫，用以止血。确定有无排卵或黄体功能，于月经前一天或者月经来潮 6 h 内做诊断性刮宫，无排卵性功血的子宫内膜呈增生期改变，黄体功能不足显示子宫内膜分泌不良。子宫内膜不规则脱落，于月经周期第 5～6 天进行诊断性刮宫，增生期与分泌期子宫内膜共存。

2.B超检查

了解子宫内膜厚度及生殖器官有无器质性改变。

3.血常规及凝血功能检查

了解有无贫血、感染及凝血功能障碍。

4.宫腔镜检查

直接观察子宫内膜，选择病变区进行活组织检查。

5.卵巢功能检查

判断卵巢有无排卵或黄体功能。

（五）处理要点

1.无排卵性功血

青春期和生育期患者以止血、调整周期、促排卵为原则。围绝经期患者以止血、防止子宫内膜癌变为原则。

2.排卵性功血

黄体功能不足的治疗原则是促进卵泡发育，刺激黄体功能及黄体功能替代，分别应用氯米芬、人绒毛膜促性腺激素（HCG）和孕酮；子宫内膜不规则脱落的治疗原则是促使黄体及时萎缩，子宫内膜及时完整脱落，常用药物有孕激素和 HCG。

二、护理问题

1.潜在并发症

贫血。

2.知识缺乏

缺乏性激素治疗的知识。

3.有感染的危险

与经期延长、机体抵抗力下降有关。

4.焦虑

与性激素使用及药物不良反应有关。

三、护理措施

（一）一般护理

患者体质往往较差，应加强营养，改善全身情况，可补充铁剂、维生素 C 和蛋白质。成人体内大约每 100 mL 血中含 50 mg 铁，行经期妇女，每天从食物中吸收铁 0.7～2.0 mg，经量多者应额外补充铁。向患者推荐含铁较多的食物如猪肝、胡萝卜、葡萄干等。按照患者的饮食习惯，为患者制订适合于个人的饮食计划，保证患者获得足够的营养。

（二）病情观察

观察并记录患者的生命体征、出量及入量，嘱患者保留出血期间使用的会阴垫及内裤，以便更准确地估计出血量，出血较名者，督促其卧床休息，避免过度疲劳和剧烈活动，贫血严重者，遵医嘱做好配血、输血、止血措施，执行治疗方案，维持患者正常血容量。

（三）对症护理

1. 无排卵性功血

(1)止血：对大量出血患者，要求在性激素治疗 8 h 内见效，24～48 h 内出血基本停止，若 96 h 以上仍不止血者，应考虑有器质性病变存在。

性激素止血：①雌激素：应用大剂量雌激素可迅速提高血内雌激素浓度，促使子宫内膜生长，短期内修复创面而止血，主要用于青春期功血。目前多选用妊马雌酮 2.5 mg 或己烯雌酚 1～2 mg。②孕激素：适用于体内已有一定水平雌激素的患者。常用药物如甲羟孕酮或炔诺酮，用药原则同雌激素。③雄激素：拮抗雌激素、增加子宫平滑肌及子宫血管张力而减少出血，主要用于围绝经期功血患者的辅助治疗，可随时停用。④联合用药：止血效果优于单一药物，可用三合激素或口服短效避孕药，血止后逐渐减量。

刮宫术：止血及排除子宫内膜癌变，适用于年龄大于 35 岁、药物治疗无效或存在子宫内膜癌高危因素的患者。

其他止血药：安络血和止血敏可减少微血管的通透性，氨基己酸、氨甲苯酸、氨甲环酸等可抑制纤维蛋白溶酶，有减少出血量的辅助作用，但不能赖以止血。

(2)调整月经周期：一般连续用药 3 个周期。在此过程中务必积极纠正贫血，加强营养，以改善体质。

雌、孕激素序贯疗法：人工周期，通过模拟自然月经周期中卵巢的内分泌变化，将雌、孕激素序贯应用，使子宫内膜发生相应变化，引起周期性脱落。适用于青春期功血或生育期功血者，可诱发卵巢自然排卵。雌激素自月经来潮第 5 日开始用药，妊马雌酮 1.25 mg 或己烯雌酚 1 mg，每晚 1 次，连服 20 日，于服雌激素最后 10 日加用甲羟孕酮每日 10 mg，两药同时用完，停药后 3～7 日出血。于出血第 5 日重复用药，一般连续使用 3 个周期。用药 2～3 个周期后，患者常能自发排卵。

雌、孕激素联合疗法：可周期性口服短效避孕药，适用于生育期功血、内源性雌激素水平较高者或绝经过渡期功血者。

后半周期疗法：于月经周期的后半周期开始(撤药性出血的第 16 日)服用甲羟孕酮，每日 10 mg，连服 10 日为 1 个周期，共 3 个周期为一个疗程。适用于青春期或绝经过渡期功血者。

(3)促排卵：适用于育龄期功血者。常用药物如氯米芬、人绒毛膜促性腺激素(HCG)等。于月经第 5 日开始每日口服氯米芬 50 mg，连续 5 日，以促进卵泡发育。B 超监测卵泡发育接近成熟时，可大剂量肌内注射 HCG 5000 U 以诱发排卵。青春期不提倡使用。

(4)手术治疗：以刮宫术最常用，既能明确诊断，又能迅速止血。绝经过渡期出血患者激素治疗前宜常规刮宫，最好在子宫镜下行分段诊断性刮宫，以排除子宫内细微器质性病变。对青春期功血刮宫应持慎重态度。必要时行子宫次全切除或子宫切除术。

2. 排卵性功血

(1)黄体功能不足：药物治疗如下。①黄体功能替代疗法：自排卵后开始每日肌内注射孕酮 10 mg，共 10～14 日，用以补充黄体分泌孕酮的不足。②黄体功能刺激疗法：通常应用 HCG 以促进及支持黄体功能。于基础体温上升后开始，隔日肌内注射 HCG 1000～2000 U，共 5 次，可使血浆孕酮明显上升，随之正常月经周期恢复。③促进卵泡发育：于月经第 5 日开始，每晚口服氯米芬 50 mg，共 5 日。

(2)子宫内膜不规则脱落：药物治疗如下。①孕激素：自排卵后第 1～2 日或下次月经前 10～14 日开始，每日口服甲羟孕酮 10 mg，连续 10 日，有生育要求可肌内注射孕酮。②HCG：用法同黄体功能不足。

3.性激素治疗的注意事项

(1)严格遵医嘱正确用药,不得随意停服或漏服,以免使用不当引起子宫出血。

(2)药物减量必须按规定在血止后开始,每3日减量1次,每次减量不超过原剂量的1/3,直至维持量,持续用至血止后20日停药。

(3)雌激素口服可能引起恶心、呕吐等胃肠道反应,可饭后或睡前服用;对存在血液高凝倾向或血栓性疾病史者禁忌使用。

(4)雄激素用量过大可能出现男性化不良反应。

(四)预防感染

(1)测体温、脉搏。

(2)指导患者保持会阴部清洁,出血期间禁止盆浴及性生活。

(3)注意有无腹痛等生殖器官感染征象。

(4)按医嘱使用抗生素。

(五)心理护理

注意情绪调节,避免过度紧张与精神刺激。特别是青春期少女,父母们不仅要关注女孩的学习状况与膳食状况,还要重视女孩的情绪变化,与其多沟通,了解其内心世界的变化,帮助其释放不良情绪,以使其保持相对稳定的精神一心理状态,避免情绪上的大起大落。

(六)健康指导

(1)宜清淡饮食,多食富含维生素C的新鲜瓜果、蔬菜。注意休息,保持心情舒畅。

(2)强调严格掌握雌激素的适应证,并合理使用,对更年期及绝经后妇女更应慎用,应用时间不宜过长,量不宜大,并应严密观察反应。

(3)月经期避免剧烈运动,禁止盆浴及性生活,保持会阴部清洁。

(刘向英)

第八节　围绝经期综合征

绝经是每一个妇女生命过程中必然发生的生理过程。绝经提示卵巢功能衰退,生殖功能终止,绝经过渡期是指围绕绝经前、后的一段时期,包括从绝经前出现与绝经有关的内分泌、生理学和临床特征起,至最后一次月经后一年。

围绝经期综合征(menopausal syndrome,MPS)以往称为更年期综合征,是指妇女在绝经前、后由于卵巢功能衰退、雌激素水平波动或下降所致的以自主神经功能紊乱为主,伴有神经心理症状的一组症候群。多发生于45～55岁,约2/3的妇女出现不同程度的低雌激素血症引发的一系列症状。绝经分为自然绝经和人工绝经。自然绝经是指卵巢内卵泡生理性耗竭所致的绝经;人工绝经是指双侧卵巢经手术切除或受放射线损坏导致的绝经,后者更易发生围绝经期综合征。

一、护理评估

(一)健康史

了解患者的发病年龄、职业、文化水平及性格特征,询问月经情况及生育史,有无卵巢切除或盆腔肿瘤放疗,有无心血管疾病及其他疾病病史。

(二)身体状况

1.月经紊乱

半数以上妇女出现2～8年无排卵性月经,表现为月经频发、不规则子宫出血、月经稀发(月经周期超过35天)以至绝经,少数妇女可突然绝经。

2.雌激素下降相关征象

(1)血管舒缩症状:主要表现为潮热、出汗,是血管舒缩功能不稳定的表现,是围绝经期综合征最突出的特征性症状。潮热起自前胸,涌向头颈部,然后波及全身。在潮红的区域患者感到灼热,皮肤发红,紧接着大量出汗。持续数秒至数分钟不等。此种血管功能不稳定可历时1年,有时长达5年或更长。

(2)精神神经症状:常有焦虑、抑郁、激动、喜怒无常、脾气暴躁、记忆力下降、注意力不集中、失眠多梦等。

(3)泌尿生殖系统症状:出现阴道干燥、性交困难及老年性阴道炎,排尿困难、尿频、尿急、尿失禁及反复发作的尿路感染。

(4)心血管疾病:绝经后妇女冠状动脉粥样硬化性心脏病(简称冠心病)、高血压和脑出血的发病率及死亡率逐渐增加。

(5)骨质疏松症:绝经后妇女约有25%患骨质疏松症、腰酸背痛、腿抽搐、肌肉关节疼痛等。

3.体格检查

全身检查注意血压、精神状态、皮肤、毛发、乳房改变及心脏功能,妇科检查注意生殖器官有无萎缩、炎症及张力性尿失禁。

(三)心理—社会状况

因家庭和社会环境的变化或绝经前曾有精神状态不稳定等,更易引起患者心情不畅、忧虑、多疑、孤独等。

(四)辅助检查

根据患者的具体情况不同,可选择血常规、尿常规、心电图及血脂检查、B超、宫颈刮片及诊断性刮宫等。

(五)处理要点

1.一般治疗

加强心理治疗及体育锻炼,补充钙剂,必要时选用镇静剂、谷维素。

2.激素替代疗法

补充雌激素是关键,可改善症状、提高生活质量。

二、护理问题

1.自我形象紊乱

与对疾病不正确认识及精神神经症状有关。

2.知识缺乏

缺乏性激素治疗相关知识。

三、护理措施

(一)一般护理

改善饮食,摄入高蛋白质、高维生素、高钙饮食,必要时可补充钙剂,能延缓骨质疏松症的发生,达到抗衰老效果。

(二)病情观察

(1)观察月经改变情况,注意经量、周期、经期有无异常。

(2)观察面部潮红时间和程度。

(3)观察血压波动、心悸、胸闷及情绪变化。

(4)观察骨质疏松症的影响,如关节酸痛、行动不便等。

(5)观察情绪变化,如情绪不稳定、易怒、易激动、多言多语、记忆力降低。

(三)用药护理

指导应用性激素。

1.适应证

主要用于治疗雌激素缺乏所致的潮热多汗、精神症状、老年性阴道炎、尿路感染,预防存在高危因素的心血管疾病、骨质疏松症等。

2.药物选择及用法

在医生指导下使用,尽量选用天然性激素,剂量个体化,以最小有效量为佳。

3.禁忌证

原因不明的子宫出血、肝胆疾病、血栓性静脉炎及乳腺癌等。

4.注意事项

(1)雌激素剂量过大可引起乳房胀痛、白带多、头痛、水肿、色素沉着、体重增加等,可酌情减量或改用雌三醇。

(2)用药期间可能发生异常子宫出血,多为突破性出血,但应排除子宫内膜癌。

(3)较长时间的口服用药可能影响肝功能,应定期复查肝功能。

(4)单一雌激素长期应用,可使子宫内膜癌危险性增加,雌、孕激素联合用药能够降低风险。坚持体育锻炼,多参加社会活动;定期健康体检,积极防治围绝经期妇女常见病。

(四)心理护理

使患者及其家属了解围绝经期是必然的生理过程,介绍减轻压力的方法,改变患者的认知、情绪和行为,使其正确评价自己。

(五)健康指导

(1)向围绝经期妇女及其家属介绍绝经是一个生理过程,绝经发生的原因及绝经前、后身体将发生的变化,帮助患者消除因绝经变化产生的恐惧心理,并对将发生的变化做好心理准备。

(2)介绍绝经前、后减轻症状的方法,适当的摄取钙质和维生素 D;坚持锻炼如散步、骑自行车等。合理安排工作,注意劳逸结合。

(3)定期普查,更年期妇女最好半年至一年进行 1 次体格检查,包括妇科检查和防癌检查,有选择地做内分泌检查。

(4)绝经前行双侧卵巢切除术者,宜适时补充雌激素。

(刘向英)

第九节　侵蚀性葡萄胎与绒毛膜癌

侵蚀性葡萄胎(invasive mole)是指葡萄胎组织侵入子宫肌层引起组织破坏或转移至子宫以外,是继发于葡萄胎之后,具有恶性肿瘤行为,但恶性程度不高,多发生在葡萄胎清除后 6 个月内。绒毛膜癌(choriocarcinoma,CC)是一种高度恶性肿瘤,可继发于正常或异常妊娠之后,早期即可通过血行转移至全身,破坏组织及器官,引起出血坏死。

侵蚀性葡萄胎病理特点为大体可见子宫肌层内有大小不等、深浅不一的水泡状组织。病灶接近子宫浆膜层时,表面可见紫蓝色结节。镜下可见侵入子宫肌层的水泡状组织的形态和葡萄胎相似,绒毛结构及滋养细胞增生和分化不良。绒毛膜癌原发于子宫,肿瘤常位于子宫肌层内,也可突向子宫腔或穿破浆膜,病灶为单个或多个,与周围组织分界清,质地软而脆,暗红色,伴出血坏死。镜下表现为滋养细胞极度不规则增生,肿瘤中不含间质和自身血管,无绒毛或水泡状结构。

一、护理评估

(一)健康史

详细询问患者月经史、生育史及避孕情况,有无妊娠史;如果是葡萄胎清宫术后患者,应详细了解第一次刮宫情况，包括刮宫时间、水泡大小、刮宫量及病理检查结果；了解葡萄胎排空后的随访情况，流产、足月产、异位妊娠后的恢复情况。

（二）身体状况

1.症状

（1）不规则阴道流血：在葡萄胎清宫术、流产或分娩后，出现持续不规则的阴道流血，量多少不定，可继发贫血。

（2）假孕症状：由于肿瘤分泌的 HCG 及雌、孕激素的作用，表现为乳房增大，乳头及乳晕着色，甚至有初乳样分泌，外阴、阴道、子宫颈着色，生殖道质地变软。

（3）腹痛：一般无腹痛。若病灶穿破子宫浆膜层时，可引起急性腹痛。

（4）转移灶症状：侵蚀性葡萄胎及绒毛膜癌主要转移途径是血行播散，出现肺转移、阴道转移、肝转移、脑转移。

2.体征

子宫增大，质地软，形态不规则，有时可触及两侧或一侧卵巢黄素化囊肿。如肿瘤穿破子宫导致腹腔内出血，可有腹部压痛及反跳痛。

（三）心理一社会状况

患者对疾病的预后产生无助感，恐惧化疗和手术。常因子宫切除造成生育无望而绝望，迫切希望得到其亲人的理解和帮助。

（四）辅助检查

1.血 β-HCG 测定

在葡萄胎排空后 9 周或流产、足月产、异位妊娠后 4 周持续阳性。

2.B 超检查

子宫肌层内可见无包膜的强回声团块等。

3.胸部 X 线检查

最初 X 线征象为肺纹理增粗，典型表现为棉絮状或团块状阴影。

4.MRI 检查

可发现肺、脑、肝等部位的转移病灶。

5.组织病理学检查

观察侵犯范围、有无绒毛结构，可区别葡萄胎、侵蚀性葡萄胎及绒毛膜癌（表 12-4）。

表 12-4　葡萄胎、侵蚀性葡萄胎、绒毛膜癌的鉴别

项目	葡萄胎	侵蚀性葡萄胎	绒毛膜癌
病史	无	多发生在葡萄胎清宫术后 6 个月以内	常发生在各种妊娠后 12 个月以上
绒毛结构	有	有	无
浸润深度	蜕膜层	肌层	肌层
组织坏死	无	有	有
肺转移	无	有	有
肝、脑转移	无	少	较易
HCG 测定	+	+	+

（五）处理要点

以化疗为主，手术和放疗为辅。年轻未生育者尽可能不切除子宫，以保留生育能力。

如不得已切除子宫者仍可保留正常的卵巢。需手术治疗者一般主张先化疗，待病情基本控制后再行手术，对肝、脑有转移的重症患者，除以上治疗外，可加用放疗治疗。

二、护理问题

1.有感染的危险

与阴道流血、化疗导致机体抵抗力降低,晚期患者长期卧床有关。

2.预感性悲哀

与担心疾病预后有关。

3.潜在并发症

阴道转移、肺转移、脑转移。

三、护理措施

(一)一般护理

保持病室空气清新,温度适宜,定期进行病房消毒。嘱患者卧床休息,鼓励患者进高蛋白质、高维生素、易消化的饮食。

(二)病情观察

除观察患者阴道流血及腹痛情况外,还应注意有无咯血、呼吸困难等肺转移症状,及有无头痛、呕吐、视力障碍、偏瘫等脑转移征象。发现异常情况,立即报告医生并配合抢救工作。

(三)对症护理

1.预防感染

(1)监测体温、血常规的变化,对全血细胞减少或白细胞减少的患者遵医嘱少量多次输新鲜血或行成分输血,并进行保护性隔离。

(2)限制探陪人员,嘱患者少去公共场所,以防感染。

(3)遵医嘱应用抗生素。

2.有转移病灶患者的护理

(1)阴道转移患者的护理:①禁止做不必要的阴道检查,密切观察阴道出血情况;②备血并准备好各种抢救器械和物品;③如破溃大出血,应立即通知医生并配合抢救。

(2)肺转移患者的护理:①卧床休息,有呼吸困难者给予半卧位,并吸氧;②对大咯血患者,应严密观察有无窒息及休克,如发现异常应立即通知医生,给予头低侧卧位,轻叩背部,排出积血,保持呼吸道通畅。

(3)脑转移患者的护理:①采取相应的护理措施,预防跌倒、吸入性肺炎、褥疮等情况;②积极配合医生治疗,按医嘱补液,给予止血剂、脱水剂、吸氧、化疗等;③配合医生做好 HCG 测定、腰椎穿刺、CT 等检查。

(四)心理护理

主动与患者交谈,鼓励其宣泄内心的痛苦。耐心讲解疾病有关知识、治疗方法与治疗效果,列举治疗成功的病例,帮助患者树立战胜疾病的信心。

(五)健康指导

指导患者严密随访。第 1 年每月随访 1 次,1 年后每 3 个月随访 1 次共 3 年,以后每年 1 次共 5 年。随访内容及避孕指导同葡萄胎的相关内容。

(刘向英)

第十节　性传播疾病

一、尖锐湿疣

尖锐湿疣(condyloma acuminate)是由人类乳头瘤病毒(human papilloma virus,HPV)感染引起的鳞

状上皮疣状增生性病变的性传播疾病。它已成为女性常见的性传播疾病，其发病率仅次于淋病，居第二位，常与多种性传播疾病同时存在。温暖、潮湿的外阴皮肤、黏膜交界处有利于其生长繁殖，因此见于外阴部、大小阴唇、阴阜、肛门周围，约30%同时见于阴道、宫颈。妊娠、糖尿病、影响细胞免疫功能的全身疾病等，使尖锐湿疣生长迅速。

（一）护理评估

1.健康史

(1)病因评估：人类乳头瘤病毒是一种最小的DNA（脱氧核糖核酸）病毒，呈球形，分型较多，HPV还与生殖道恶性肿瘤有关。有不洁性生活史及多个性伴侣者最易感染；早年性交、多个性伴侣、免疫力低下、吸烟及高激素水平为高危因素。

(2)传播途径评估：①直接传播：性交是主要传播途径。②间接传播：偶有通过污染的衣物、器械间接传播。③其他传播：孕期有垂直传播的危险，分娩时可通过产道传播。

(3)病史评估：评估性伴侣及性生活史，症状出现的严重程度等。

2.身心状况

(1)症状：大多数患者无症状，部分患者有瘙痒、烧灼痛或性交后疼痛等症状。潜伏期为2周～8个月，多见于20～30岁妇女。病变以性交时容易受损伤的部位多见，如舟状窝附近，大、小阴唇，肛门周围，尿道口，也可累及阴道和宫颈。

(2)体征：初起时为微小散在的乳头状疣，质软，粉色或污灰色。疣逐渐增多增大，互相融合形成鸡冠状或菜花状，顶端可有角化和感染溃烂。对典型病例，肉眼可诊断，对体征不典型者，可通过细胞学检查、病理组织学检查等来确诊。

(3)心理一社会状况：了解病程，了解患者对症状的反应，患者常因不正常的性接触产生自责、愤怒或迁怒及恐惧心理，不及时诊治或找小诊所而错过早期及时诊断治疗的机会，转为慢性或反复发作，严重危害患者的身体健康。

3.辅助检查

(1)涂醋酸试验：有助于鉴别亚临床HPV感染。

(2)阴道镜检查：有助于鉴别亚临床HPV感染和精确取材进行病理组织检查。

(3)病理组织学检查：主要用于不典型病例和排除恶性病变。

(4)聚合酶链反应方法：可以检测极微量的人类乳头瘤病毒感染。

（二）护理诊断及合作性问题

(1)皮肤或黏膜完整性受损：与人类乳头瘤病毒感染有关。

(2)舒适改变：与外阴瘙痒、性交疼痛有关。

(3)焦虑：与担心预后，怕他人知道自己患性病而不接纳有关。

（三）护理目标

(1)患者皮肤或黏膜完整无受损。

(2)患者主要症状明显改善，甚至完全消失，舒适感增加。

(3)患者焦虑缓解，能积极配合治疗与护理。

（四）护理措施

1.一般护理

指导患者加强营养，注意劳逸结合，增强机体抵抗力，注意外阴清洁卫生。

2.心理护理

以耐心、热情、诚恳的态度对待患者，了解其思想顾虑，为患者介绍疾病相关知识，解除其焦虑心理，鼓励患者及早到医院接受正规诊断和治疗。

3.病情观察

观察有无外阴瘙痒、烧灼痛等。疾病部位的乳头状疣的颜色、质地是否角化或溃烂等。

4.治疗护理

(1)治疗原则:以局部治疗为主,去除疣体,改善症状和体征。治疗方法主要是药物、物理及手术治疗,尽量减少对患者身体的损害,防止配偶、胎儿及新生儿感染。

(2)用药护理:①局部治疗:小病灶选用30%～50%三氯醋酸、1%酚丁胺软膏、5%氟尿嘧啶等药物涂于患处。干扰素具有抗病毒、调节免疫的作用,可作为辅助用药。氟尿嘧啶、敌疣在妊娠期用时,可引起畸胎,应禁用。使用药物外涂时,保护好正常部位的皮肤不受损伤。②物理疗法:大病灶、有蒂或多次顽固性复发的病灶应及时取活检排除恶性病变,采用手术方法切除病灶,包括激光、微波、冷冻、电灼等。激光治疗后,很少会发生外阴肿胀及出血,也不会出现瘢痕;冷冻、电灼治疗也安全有效,可用于妊娠各期。

(3)孕妇患病的护理:妊娠期应做好外阴护理,由于分娩后病灶可能消退,故主张孕期暂不处理;孕足月病灶局限于外阴者,可冷冻或手术切除;足月或近足月孕妇病灶大,累及阴道或宫颈,影响阴道分娩者应选择剖宫产术。

(五)健康指导

(1)保持外阴清洁卫生,避免混乱的性关系,预防为主,强调配偶或性伴侣同时治疗。

(2)注意隔离,被污染的衣裤、生活用品要及时消毒、暴晒,禁止与婴儿同床,卫生用具分开使用。

(3)坚持复查,反复生长的尖锐湿疣应防止恶变。

(六)护理评价

(1)患者是否无局部瘙痒及疼痛,舒适感是否增加。

(2)患者焦虑情绪是否缓解,是否能正确复述与此疾病的相关知识,积极配合治疗。

二、淋病

淋病(gonorrhea)是我国近年发病率最高的性传播疾病,是当下性病防治的重点。它由革兰氏阴性的淋病奈瑟菌(简称淋菌)感染引起,以侵袭生殖、泌尿器官黏膜的柱状上皮及移行上皮为特点,可波及尿道、尿道旁腺、前庭大腺等处,以宫颈管感染最多见。任何年龄均可发生,多见于20～30岁。

(一)护理评估

1.健康史

(1)病因评估:淋病奈瑟菌为革兰氏阴性双球菌,呈肾形,成双排列,离开人体不易生存,喜潮湿,怕干燥,在微湿的衣裤、毛巾、被褥中可生存10～17小时,离体后在完全干燥情况下1～2小时死亡。一般消毒剂或肥皂液均能使其迅速灭活。

(2)传播途径评估:①直接传播:性交是主要传播途径。②间接传播:接触患者污染的衣物、床上用品、浴盆、坐便器垫及消毒不严格的检查器械等可间接传播。③其他传播:妊娠合并淋菌感染其发病率为0.5%～5%,分娩时经产道传给新生儿致新生儿结膜炎。

(3)病史评估:评估性伴侣及有无性生活紊乱史,症状出现的严重程度等。

2.身心状况

淋病潜伏期为3～7日。60%～70%的患者无症状,易被忽视。感染初期病变局限于下生殖道、泌尿道,如病情发展可累及上生殖道。

(1)急性淋病:最早症状为尿急、尿痛、尿频等急性尿道炎的症状。白带增多,呈脓性。外阴红肿、有烧灼样痛。继而出现前庭大腺炎、急性宫颈炎的表现。如病程发展至上生殖道时,可发生子宫内膜炎、急性输卵管炎、输卵管卵巢囊肿、盆腔脓肿、弥漫性腹膜炎,甚至中毒性休克。表现为发热、寒战、恶心、呕吐、下腹两侧疼痛等。

(2)慢性淋病:急性淋病未经治疗或治疗不彻底可转为慢性。临床表现为慢性尿道炎、尿道旁腺炎、前庭大腺炎、慢性宫颈炎、慢性输卵管炎、输卵管积水等。淋菌可长期潜伏在尿道旁腺、前庭大腺或宫颈黏膜腺体深处,可引起反复急性发作。

3.心理一社会状况

了解患者对疾病的反应,患者因性生活紊乱而得病常产生自责、愤怒或迁怒及恐惧心理,不及时诊治或找小诊所而错过早期诊治时机,转为慢性或反复发作,严重危害患者的身体健康。

(二)辅助检查

1.涂片检查

取尿道或宫颈脓性分泌物染色涂片,在核心细胞内见到多个革兰氏阴性双球菌即可初步诊断。

2宫颈管分泌物淋菌培养

对涂片可疑或临床表现可疑但涂片阴性者,再做分泌物培养。

(三)护理诊断及合作性问题

1.知识缺乏

与不了解病因及预防措施有关。

2.舒适改变

与疼痛、分泌物增多有关。

3.焦虑

与担心预后及对妊娠、胎儿的影响有关。

(四)护理目标

(1)患者正确复述预防及治疗此疾病的相关知识,做到积极配合并坚持治疗。

(2)患者分泌物减少,性状转为正常,舒适感增加。

(3)患者情绪稳定,能配合治疗与护理。

(五)护理措施

1.一般护理

嘱患者卧床休息,保持外阴清洁,做好严密的床边隔离。将患者接触过的生活用品进行严格的消毒灭菌,污染的手需经消毒液浸泡消毒等,防止交叉感染。

2.心理护理

给予患者关心、安慰,解除患者的思想顾虑,帮助患者树立治愈的信心。

3.病情观察

观察患者有无尿急、尿痛、尿频等尿路刺激症状;有无脓性白带、外阴灼痛等急性盆腔炎的症状。

4.治疗护理

(1)治疗原则:治疗原则为尽早、彻底。急性淋病以药物治疗为主,遵循及时、足量、规则用药的原则,目前将第三代头孢菌素作为首选药物。慢性淋病者需综合治疗。

(2)用药护理:①急性淋病:首选头孢曲松钠加用红霉素、阿奇霉素或多西环素,主张一次大剂量,能彻底治愈,性伴侣同时治疗。淋病合并衣原体感染,需同时治疗。②慢性淋病者单纯药物治疗效果差,应采用综合疗法,包括支持疗法、对症处理、物理疗法、封闭疗法及手术治疗等。

(3)孕妇患病的护理:①在淋病高发地区,孕妇应于产前常规筛查淋菌,最好在妊娠早、中、晚期各做1次宫颈分泌物涂片镜检淋菌,进行淋菌培养,以便及早确诊并得到彻底治疗。②孕期禁用喹酮类和四环素类药。③淋病孕妇娩出的新生儿,应预防性地用青霉素静脉滴注,用红霉素眼药膏涂双眼。新生儿可发生播散性淋病,于生后不久出现淋菌关节炎、脑膜炎、败血症等,治疗不及时可致死亡。

(六)健康指导

(1)治疗期间严禁性交,配偶或性伴侣同时治疗,指导治愈后随访。

(2)治愈标准:一般治疗后7日复查分泌物,以后每月查一次,连续3次阴性,方可确定治愈。

(3)消毒隔离:患者的内裤、毛巾、浴盆应煮沸消毒5～10分钟,患者所接触的物品及器具宜用1%石炭酸溶液浸泡。

(七)护理评价

(1)患者症状是否消失。

(2)患者焦虑情绪是否缓解,是否能正确叙述疾病的发生、发展及治疗。

(3)患者是否积极治疗,是否能纠正不洁性生活,患病期间是否能禁止性生活。

三、梅毒

梅毒(syphilis)是由苍白密螺旋体引起的慢性、全身性的性传播疾病。苍白密螺旋体可累及全身多个脏器,并可通过胎盘传给胎儿,导致流产、早产、死产和先天梅毒。

(一)护理评估

1.健康史

(1)病因评估:梅毒的病原体是一种苍白密螺旋体,它可存在于梅毒患者皮肤黏膜、皮疹、体液中。当与健康人性交时,螺旋体就随分泌物进入健康人体内有破损的皮肤黏膜(即使很细微的肉眼与健康人性交时,螺旋体就随分泌物进入健康人体内有破损的皮肤黏膜(即使很细微的肉眼看不见的损伤),而使接触者感染。苍白密螺旋体在体内可长期生存繁殖,只要条件适宜,它便可繁殖。苍白密螺旋体在体外不易生存,煮沸、干燥、肥皂水和一般的消毒剂容易将其杀死。

(2)传播途径评估:①直接传播:性交是主要传播途径,未经治疗的患者在感染后1年内最具传染性,随病程延长,传染性越来越小。②间接传播:通过输血、哺乳、衣裤、接吻、握手可间接传播。③垂直传播:妊娠可通过胎盘传给胎儿引起晚期流产、早产、死产或分娩先天梅毒儿,也可通过产道感染新生儿。

(3)病史评估:评估性伴侣及有无性生活紊乱史,曾否发生一期、二期、三期梅毒性皮疹史,妇女患者有无流产、早产、死胎及分娩先天梅毒儿史,性伴侣有无梅毒病史及治疗史,疑为先天梅毒者,询问其生母有无梅毒病史。

2.身心状况

60%~70%患者无症状,易被忽视或致他人感染。感染初期病变局限于下生殖道、泌尿道,如病情发展可累及上生殖道。

临床表现:梅毒的潜伏期为2~4周,早期主要表现为皮肤黏膜受损,晚期可侵犯心血管、神经系统等重要脏器,造成劳动力丧失甚至死亡。根据梅毒的症状、体征、发展经过,可将其分为三期:

(1)一期梅毒:又称为硬下疳。①症状:外阴、阴唇、阴蒂、子宫颈等部位出现无痛性红色炎性结节。②体征:大部分发生于生殖器部位,男性多在阴茎、包皮等部位,女性多在大小阴唇、阴蒂等部位。呈圆形,直径1 cm左右,表面呈浅表溃疡,边缘整齐、隆起。经3~8周后常可自行愈合。

(2)二期梅毒:①症状:一期梅毒自然愈合后1~3个月,出现皮肤黏膜的广泛病变,即梅毒疹,并可见骨骼、心血管、神经系统等病变。②体征:躯干、四肢、面部、前额部出现梅毒疹,表现为斑丘疹、疱疹或脓疱疹。

(3)三期梅毒:一类发生于皮肤、黏膜、骨骼,不危及生命,成为良性晚期梅毒;另一类则累及心血管、神经系统等,称为恶性晚期梅毒。

3.心理-社会状况

患者易遭受社会及家庭的歧视,缺乏对梅毒相关知识的认知,或对其了解不透,因此易产生恐惧,故评估患者及伴侣的认知程度及心理状态。

(二)辅助检查

1.梅毒螺旋体血凝试验(TPHA)

在一期梅毒的硬下疳部位取少许血清,放于玻片上,置暗视野显微镜下观察,依据苍白密螺旋体强折光性和运动方式进行检测,对早期梅毒的诊断有重要意义。

2.梅毒血清学检查

硬下疳初期,梅毒血清反应大多呈阴性,以后阳性率逐渐升高,硬下疳出现6~8周后,血清反应全部变为阳性。此检查包括非梅毒螺旋体抗原试验和梅毒螺旋体抗原试验,前者用于普查、婚检、产前检查等筛查及疗效观察，后者用于证实试验，不适用于疗效观察。

3.脑脊液检查(CSF)

晚期梅毒患者，当出现神经症状，经过驱梅治疗无效时，应做脑脊液检查。

(三)护理诊断及合作性问题

1.意识缺乏

与不了解防治方法及对胎儿的影响有关。

2.舒适改变

与感染部位皮肤黏膜受损有关。

3.焦虑

与担心预后及对妊娠、胎儿的影响有关。

4.有感染的危险

与疾病恶化治疗无效有关。

(四)护理目标

(1)患者正确复述预防及治疗此疾病的相关知识，做到积极配合并坚持治疗。

(2)患者皮肤黏膜无受损，舒适感增加。

(3)患者能表达焦虑，与医护人员讨论疾病，积极参与治疗及护理。

(4)患者无感染发生或感染被及时发现和控制。

(五)护理措施

1.一般护理

嘱患者卧床休息，做好饮食护理，必要时静脉补充营养。保持外阴清洁，做好严密的床边隔离，将患者接触过的生活用品进行严格的消毒灭菌，污染过的手需经消毒液浸泡消毒等，防止交叉感染。

2.心理护理

正确对待患者，尊重患者，帮助其建立治愈的信心、恢复生活的勇气。

3.病情监护

观察外阴、阴唇、阴蒂、子宫颈等部位出现的无痛性红色炎性结节，皮肤黏膜的梅毒疹等。观察皮肤、黏膜损害的程度，有无继发感染，局部或全身淋巴结是否肿大，有无神经和心血管的损害。

4.治疗护理

(1)治疗原则：早期明确诊断，及时治疗，用药足量，疗程规则。首选苄星青霉素，对青霉素过敏者行脱敏治疗，治疗无效时可选用头孢类抗生素。治疗期间应避免性生活，男女双方同时接受检查和治疗。

(2)用药护理：①早期梅毒(包括一、二期梅毒及早期潜伏梅毒)：苄星青霉素 240 万 U 分两侧臀部肌内注射，每周 1 次，共 2～3 次。青霉素过敏者应用盐酸四环素 500 mg，每日 4 次口服，连用 15 日。②晚期梅毒(包括三期皮肤、黏膜、骨骼梅毒，晚期潜伏梅毒)及二期复发梅毒：苄星青霉素 240 万 U 分两侧臀部肌内注射，每周 1 次，共 3 次。青霉素过敏者应用盐酸四环素 500 mg，每日 4 次口服，连用 30 日。

(3)孕妇患病的护理：孕妇早期和晚期梅毒，首选青霉素疗法，若青霉素过敏，改用红霉素，禁用四环素类药物。

(六)健康指导

(1)养成健康的性行为：治疗期间严禁性交，配偶或性伴侣同时接受检查及治疗。

(2)坚持随访：第 1 年每 3 个月复查 1 次，以后每半年复查 1 次，连续 2～3 年，包括临床表现和血清。对于神经梅毒患者主要是随访脑脊液检查，每半年 1 次，直到脑脊液检查完全转为正常，如在治疗 6 个月内血清滴度不下降或滴度升高 4 倍，应视为治疗无效或再度感染，需加倍治疗。对所有梅毒患者都要进行 HIV 检测。

(七)护理评价

(1)患者焦虑情绪缓解，主观感受良好。

(2)患者能基本明确该疾病的治疗及随访要求。

四、获得性免疫缺陷综合征

获得性免疫缺陷综合征(acquired immune-deficiency syndrome,AIDS,艾滋病)是由人类免疫缺陷病毒(human immune-dificiency virus,HIV)引起的一种以人体免疫功能严重损害为临床特征的高度传染性疾病,它造成机体多系统、多器官条件性感染和恶性肿瘤为特征的致死性传染病。患者机体完全丧失抵御各种微生物侵袭的能力,极易导致各种机会性感染及多种罕见肿瘤,死亡率高,确诊后1年病死率为50%,且目前尚无治疗良方。

(一)护理评估

1. 健康史

(1)病因评估:HIV主要侵袭辅助T淋巴细胞,使机体细胞免疫功能部分或完全丧失,患者机体完全丧失抵御各种微生物侵袭的能力,极易导致各种机会性感染及多种罕见肿瘤。HIV属寄生性病毒,对外界抵抗力较弱,离开人体后不易存活,对热敏感,可被许多化学物质迅速灭活。

(2)传播途径评估:HIV主要存在于人的血液、体液、精液、眼泪、唾液、阴道分泌物、胎盘和乳汁中,主要传播途径有:①血液传播:输入污染的血制品、吸毒共用针管等。②性传播:性接触是目前主要的传播途径。③垂直传播:孕妇可通过胎盘传给胎儿。④其他传播:分娩时经软产道及出生后母乳喂养。

(3)病史评估:评估有无性生活紊乱史;有无其他性病史;有无药物依赖史;是否有接受血制品史;性伴侣是否已证实感染HIV;是否来自HIV高发区。

2. 身心状况

(1)临床表现:潜伏期6个月至5年或更长,儿童最短,妇女最长,患病后死亡率高。艾滋病患者常无明显异常,部分患者有原因不明的淋巴结肿大,颈部、腋窝最明显,表现为全身性、进行性病变至衰竭死亡。①机会性感染:感染范围广,发生率高,病原体多为正常宿主中罕见的、对生命威胁大的病原体。主要病原体为卡式肺囊虫、弓形虫、隐球菌、念珠菌、巨细胞病毒、疱疹病毒等。其起病缓慢,全身表现为原因不明的发热、乏力、不适、消瘦;呼吸系统表现为发热、咳嗽、胸痛、呼吸困难等;中枢神经系统表现为头痛、人格改变、意识障碍、局限性感觉障碍及运动神经障碍;消化系统表现为慢性腹泻、体重下降,严重者电解质紊乱,酸中毒死亡。②恶性肿瘤:卡式肉瘤最常见,多见于青壮年,肉瘤呈多发性,除皮肤广泛损害外,常累及口腔、直肠和淋巴。③皮肤表现:口腔、咽喉、食管、腹股沟、肛周等部位感染。

(2)心理一社会状况:患者易遭到社会及家庭的歧视,易产生报复心理;缺乏对HIV相关知识的认知,或对其了解不透而恐惧,因此易产生自杀;由于目前尚无治疗良方,易产生焦虑、抑郁、情感异常反应等心理障碍。

3. 辅助检查

(1)HIV抗体检测:初筛试验包括酶联免疫吸附试验和颗粒凝集试验;确认试验包括免疫印迹试验。

(2)病毒培养:病毒分离培养是诊断HIV感染最可靠的方法,但敏感度低。

(3)病毒相关抗原检测:双抗体夹心法检测HIV相关抗原。

(4)核酸检测:PCR技术检测血浆中HIV和RNA。

(二)护理诊断及合作性问题

(1)知识缺乏:与不了解相关防护知识有关。

(2)绝望:与对疾病治疗的无望性及社会歧视有关。

(3)有感染的危险:与疾病不断恶化、无治疗方法有关。

(三)护理目标

(1)患者正确复述预防此疾病的相关知识,做到积极配合并坚持治疗。

(2)患者绝望与焦虑情绪得到缓解,正确对待疾病,积极治疗。

(3)患者感染减轻或感染被及时发现和控制。

（四）护理措施

1. 一般护理

正确对待艾滋病患者。在护理过程中，与患者及其家人、朋友一起学习艾滋病的相关知识，帮助人们正确认识和对待艾滋病，为艾滋病患者创造非歧视的社会环境。

2. 心理护理

对 HIV 感染和艾滋病患者给予积极的心理护理和心理治疗。

3. 病情观察

观察有无发热、乏力、消瘦、咳嗽、胸痛、头痛等症状。

4. 治疗护理

(1)治疗原则：目前无特效药物，多为对症治疗。常用的药物为抗病毒药物、干扰素、免疫刺激剂等促免疫功能治疗、对感染的特异性治疗及中医治疗。

(2)药物治疗护理：抗 HIV 药物有较严重的不良反应，可出现恶心、呕吐、发热、头痛等症状，还可引起肝功能损害及骨髓抑制，同时抗病毒药需连续用药才能达到效果。

(3)对症护理：对患者出现的各种症状，如发热、乏力、腹泻、疼痛等进行对症处理，密切观察患者的病情变化。

(4)预防继发感染：口腔及皮肤常成为 HIV 入侵的门户，应加强口腔护理及皮肤护理，预防感染的发生。

(5)新生儿哺乳：母亲感染 HIV，应禁止其哺乳，采用人工喂养新生儿。

（五）健康指导

(1)健康行为宣传。健康行为的宣传教育被认为是当今 HIV 预防最有效的方法，利用各种形式积极、科学地宣传艾滋病的防治知识，呼吁人们洁身自爱，拒绝毒品。

(2)针对高危人群开展大量的宣传教育和行为干预工作，帮助人们建立健康的生活方式，杜绝艾滋病的传播。

(3)对 HIV 阳性者进行随访，防止继续传播，并检查配偶及性伴侣的健康状况。

(4)孕妇感染 HIV 者可引起流产、早产、低体重儿及死胎，在妊娠 20～40 周、分娩过程中、母乳喂养这 3 个阶段易感染，应引起足够的重视，加强宣教。

（六）护理评价

(1)患者焦虑情绪是否得到缓解，是否能平和接受隔离及治疗。

(2)患者对该疾病是否有比较正确的认识及对待。

(3)患者是否能延长生命，提高生活质量。

（刘向英）

第十三章　产科护理

第一节　妊娠期高血压疾病

妊娠期高血压疾病(hypertensive disorders in pregnancy)是妊娠期特有的疾病。发病率我国9.4%～10.4%,国外7%～12%。本病命名强调生育年龄妇女发生高血压、蛋白尿症状与妊娠之间的因果关系。多数病例在妊娠期出现一过性高血压、蛋白尿症状,分娩后即随之消失。该病严重影响母婴健康,是孕产妇和围生儿患病率及死亡率的主要原因。

一、高危因素与病因

(一)高危因素

流行病学调查发现与妊娠期高血压疾病发病风险增加密切相关有如下高危因素:初产妇、孕妇年龄过小或大于35岁、多胎妊娠、妊娠期高血压病史及家族史、慢性高血压、慢性肾炎、抗磷脂抗体综合征、糖尿病、肥胖、营养不良、低社会经济状况。

(二)病因

妊娠期高血压疾病至今病因不明,多数学者认为当前可较合理解释的原因有如下几种。

1.异常滋养层细胞侵入子宫肌层

研究认为,子痫前期患者胎盘有不完整的滋养层细胞侵入子宫动脉,蜕膜血管与血管内滋养母细胞并存,子宫螺旋动脉发生广泛改变,包括血管内皮损伤、组成血管壁的原生质不足、肌内膜细胞增殖及脂类,首先在肌内膜细胞,其次在吞噬细胞中积聚,最终发展为动脉粥样硬化而引发妊娠期高血压疾病的一系列症状。

2.免疫机制

妊娠被认为是成功的自然同种异体移植。胎儿在妊娠期内不受排斥是因胎盘的免疫屏障作用、母体内免疫抑制细胞及免疫抑制物的作用。研究发现子痫前期呈间接免疫,子痫前期孕妇组织相容性抗原HLA-DR4明显高于正常孕妇。HLA-DR4在妊娠期高血压疾病发病中的作用可能为:①直接作为免疫基因.通过免疫基因产物,如抗原影响R噬细胞呈递抗原;②与疾病致病基因连锁不平衡;③使母胎间抗原呈递及识别功能降低,导致封闭抗体产生不足,最终导致妊娠期高血压疾病的发生。

3.血管内皮细胞受损

炎性介质如肿瘤坏死因子、白细胞介素-6、极低密度脂蛋白等可能促成氧化应激,导致类脂过氧化物持续生成,产生大量毒性因子,引起血管内皮损伤,干扰前列腺素平衡而使血压升高,导致一系列病理变化。研究认为这些炎性介质、毒性因子可能来源于胎盘及蜕膜。因此,胎盘血管内皮损伤可能先于全身其他脏器。

4.遗传因素

妊娠期高血压疾病的家族多发性提示遗传因素与该病发生有关。研究发现血管紧张素原基因变异T235的妇女妊娠期高血压疾病的发生率较高。也有人发现妇女纯合子基因突变有异常滋养细胞浸润。遗传性血栓形成可能发生于子痫前期。单基因假设能够解释子痫前期的发生,但多基因遗传也不能排除。

5.营养缺乏

已发现多种营养如低清蛋白血症、钙、镁、锌、硒等缺乏与子痫前期发生发展有关。研究发现妊娠期高血压疾病患者细胞内钙离子升高、血清钙下降，导致血管平滑肌细胞收缩，血压上升。

6.胰岛素抵抗

近年研究发现妊娠期高血压疾病患者存在胰岛素抵抗，高胰岛素血症可导致一氧化氮（NO）合成下降及脂质代谢紊乱，影响前列腺素 E2 的合成，增加外周血管的阻力，升高血压。因此认为胰岛素抵抗与妊娠期高血压疾病的发生密切相关，但尚需进一步研究。

二、病理生理变化

本病基本病理生理变化是全身小血管痉挛，内皮损伤及局部缺血，全身各系统各脏器灌流减少。由于小动脉痉挛，造成管腔狭窄、血管外周阻力增大、内皮细胞损伤、通透性增加、体液和蛋白质渗漏，表现为血压上升、蛋白尿、水肿和血液浓缩等。全身各组织器官因缺血、缺氧而受到不同程度损害。严重者脑、心、肝、肾及胎盘等的病理变化可导致抽搐、昏迷、脑水肿、脑出血，以及心、肾衰竭、肺水肿、肝细胞坏死及被膜下出血。胎盘绒毛退行性变、出血和梗死，胎盘早期剥离以及凝血功能障碍而导致 DIC 等。主要病理生理变化简示如下（图 13-1）。

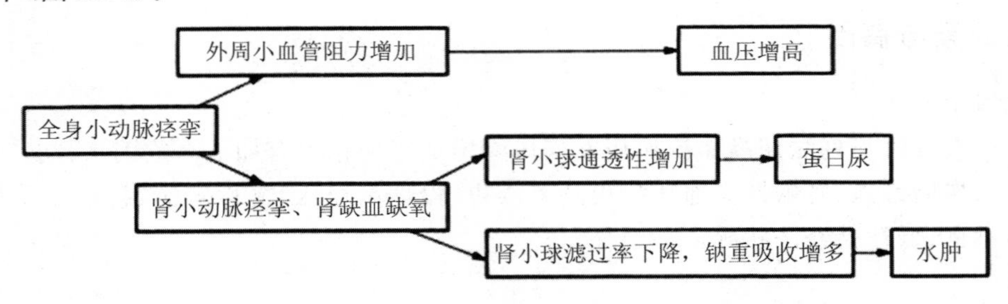

图 13-1 妊娠期高血压疾病病理生理变化示意图

三、临床表现与分类

妊娠期高血压疾病分类与临床表现见表 13-1。

表 13-1 妊娠期高血压疾病分类及临床表现

分类	临床表现
妊娠期高血压	妊娠期首次出现血压≥140/90 mmHg，并于产后 12 周恢复正常；尿蛋白（－）；少数患者可伴有，上腹部不适或血小板减少，产后方可确诊
子痫前期	
轻度	妊娠 20 周以后出现血压≥140/90 mmHg；尿蛋白＞0.3 g/24 h 或随机尿蛋白（＋）；可伴有上腹不适、头痛等症状
重度	血压≥160/110 mmHg；尿蛋白＞2.0 g/24 h 或随机尿蛋白＞（＋＋）；血清肌酐＞10^6 mmol/L，血小板低于 100×10^9/L；血 LDH 升高；血清 ALT 或 AST 升高；持续性头痛或其他脑神经或视觉障碍；持续性上腹不适
子痫	子痫前期孕妇抽搐不能用其他原因解释
慢性高血压并发子痫前期	血压高血压孕妇妊娠 20 周以前无尿蛋白，若出现尿蛋白＞0.3 g/24 h；高血压孕妇妊娠 20 周后突然尿蛋白增加或血压进一步升高或血小板＜100×10^9/L
妊娠合并慢性高血压	妊娠前或妊娠 20 周前舒张压＞90 mmHg（除外滋养细胞疾病），妊娠期无明显加重；或妊娠 20 周后首次诊断高血压并持续到产后 12 周后

需要注意以下几方面：

（1）通常正常妊娠、贫血及低蛋白血症均可发生水肿，妊娠期高血压疾病之水肿无特异性，因此不能作为其诊断标准及分类依据。

(2)血压较基础血压升高 30/15 mmHg,但低于 140/90 mmHg 时,不作为诊断依据,但必须严密观察。

(3)重度子痫前期是妊娠 20 周后出现高血压、蛋白尿,且伴随以下至少一种临床症状或体征者,见表 13-2。

表 13-2　重度子痫前期的临床症状和体征

临床症状和体征
收缩压＞160～180 mmHg,或舒张压＞110 mmHg
24 小时尿蛋白＞3.0 g,或随机尿蛋白(＋＋＋)以上
中枢神经系统功能障碍
精神状态改变和严重头痛(频发,常规镇痛药不缓解)
脑血管意外
视力模糊,眼底点状出血,极少数患者发生皮质性盲
肝细胞功能障碍,肝细胞损伤,血清转氨酶至少升高 2 倍
上腹部或右上象限痛等肝包膜肿胀症状,肝被膜下出血或肝破裂
少尿,24 小时尿量＜500 mL
肺水肿,心力衰竭
血小板＜100×10^{9}/L
凝血功能障碍
微血管病性溶血(血 LDH 升高)
胎儿生长受限、羊水过少、胎盘早剥

子痫前可有不断加重的重度子痫前期,但子痫也可发生于血压升高不显著、无蛋白尿或水肿者。通常产前子痫较多,约 25%子痫发生于产后 48 小时。

子痫抽搐进展迅速,前驱症状短暂,表现为抽搐、面部充血、口吐白沫、深昏迷;随之深部肌肉僵硬。很快发展成典型的全身阵挛性惊厥、有节律的肌肉收缩和紧张,持续 1～1.5 分钟,期间患者无呼吸动作,此后抽搐停止,呼吸恢复,但患者仍昏迷,最后意识恢复,但有困顿、易激惹、烦躁等症状。

四、处理原则

妊娠期高血压疾病的治疗目的和原则是争取母体可以完全恢复健康,胎儿生后能够存活,以对母儿影响最小的方式终止妊娠。对于妊娠期高血压可住院也可在家治疗,应保证休息,加强孕期检查,密切观察病情变化,以防发展为重症。子痫前期应住院治疗、积极处理,防止发生子痫及并发症。治疗原则为解痉、降压、镇静,合理扩容及利尿,适时终止妊娠。

常用的治疗药物如下:①解痉药物:以硫酸镁为首选药物。硫酸镁有预防和控制子痫发作的作用,适用于子痫前期和子痫的治疗。②镇静药物:适用于对硫酸镁有禁忌或疗效不明显时,但分娩时应慎用,以免药物通过而对胎儿产生影响,主要用药有地西泮和冬眠合剂。③降压药物:仅适用于血压过高,特别是舒张压高的患者,舒张压≥110 mmHg 或平均动脉压≥110 mmHg 者,可应用降压药物。选用的药物以不影响心输出量、肾血流量及子宫胎盘灌注量为宜。常用药物有肼屈嗪、硝苯地平、尼莫地平等。④扩容药物:扩容应在解痉的基础上进行。扩容治疗时,应严密观察脉搏、呼吸、血压及尿量,防止肺水肿和心力衰竭的发生。常用的扩容剂有清蛋白、全血、平衡液和低分子右旋糖酐。⑤利尿药物:仅用于全身性水肿、急性心力衰竭、肺水肿、脑水肿、血容量过高且伴有潜在肺水肿者。用药过程中应严密监测患者的水和电解质平衡情况,以及药物的毒副反应。常用药物有呋塞米、甘露醇。

五、护理

(一)护理评估

1.病史

详细询问患者与孕前及妊娠20周前有无高血压、蛋白尿和(或)水肿及抽搐等征象;既往病史中有无原发性高血压、慢性肾炎及糖尿病;有无家族史。此次妊娠经过,出现异常现象的时间及治疗经过。

2.身心状况

除评估患者一般健康状况外,护士需重点评估患者的血压、蛋白尿、水肿、自觉症状,以及抽搐、昏迷等情况。在评估过程中应注意以下几方面。

(1)初测高血压有升高者,需休息1小时后再测,方能正确反映血压情况。同时不要忽略测得血压与其基础血压的比较。而且也可经过翻身试验(roll over test. ROT)进行判断,即存孕妇左侧卧位时测血压直至血压稳定后,嘱其翻身卧位5分钟再测血压,若仰卧位舒张压较左侧卧位≥20 mmHg,提示有发生先兆子痫的倾向。

(2)留取24小时尿进行尿蛋白检查。凡24小时蛋白尿定量≥0.3 g者为异常。由于蛋白尿的出现及量的多少反映了肾小管痉挛的程度和肾小管细胞缺氧及其功能受损的程度,护士应给予高度重视。

(3)妊娠后期水肿发生的原因除妊娠期高血压疾病外,还可由于下腔静脉受增大子宫压迫使血液回流受阻、营养不良性低蛋白血症以及贫血等引起,因此水肿的轻重并不一定反应病情的严重程度。但是水肿不明显者,也有可能迅速发展为子痫,应引起重视。此外,还应注意水肿不明显,但体重于1周内增加超过0.5 kg的隐性水肿。

(4)孕妇出现头痛、眼花、胸闷、恶心、呕吐等自觉症状时提示病情的进一步发展,即进入子痫前期阶段,护士应高度重视。

(5)抽搐与昏迷是最严重的表现,护士应特别注意发作状态、频率、持续时间、间隔时间、神智情况,以及有无唇舌咬伤、摔伤,甚至发生骨折、窒息或吸入性肺炎等。

妊娠期高血压疾病孕妇的心理状态与病情程度密切相关。妊娠期高血压孕妇由于身体尚未感明显不适,心理上往往易忽略,不予重视。随着病情的发展,当血压明显升高,出现自觉症状时,孕妇紧张、焦虑、恐惧的心理也会随之加重。此外,孕妇的心理状态还与孕妇对疾病的认识,以及其支持系统的认识与帮助有关。

3.诊断检查

(1)尿常规检查:根据蛋白尿量确定病情严重程度;根据镜检出现管型判断肾功能受损情况。

(2)血液检查:①测定血红蛋白、血细胞比容、血浆黏度、全血黏度,以了解血液浓缩程度;重症患者应测定血小板数、凝血时间,必要时测定凝血酶时间、纤维蛋白原和鱼精蛋白副凝试验(3P试验)等,以了解有无凝血功能异常。②测定血电解质及二氧化碳结合力,以及时了解有无电解质紊乱及酸中毒。③肝、肾功能测定:如进行丙氨酸氨基转移酶(ACT)、血尿素氮、肌酐及尿酸等测定。④眼底检查:重度子痫前期时,眼底小动脉痉挛、动静脉比例可由正常的2∶3变为1∶2甚至1∶4,或出现视网膜水肿、渗出、出血,甚至视网膜剥离、一时性失明等。⑤其他检查:如心电图、超声心动图、胎盘功能、胎儿成熟度检查等,可视病情而定。

(二)护理诊断

1.体液过多

与下腔静脉受增大子宫压迫或血液回流受阻或营养不良性低蛋白血症有关。

2.有受伤的危险

与发生抽搐有关。

3.潜在并发症

胎盘早期剥离。

（三）预期目标

(1)妊娠期高血压孕妇病情缓解，发展为中、重度。

(2)子痫前期病情控制良好、未发生子痫及并发症。

(3)妊娠高血压疾病孕妇明确孕期保健的重要性。积极配合产前检查及治疗。

（四）护理措施

1.妊娠期高血压疾病的预防

护士应加强孕早期健康教育，使孕妇及家属了解妊娠期高血压疾病的知识及其对母儿的危害，从而促使孕妇自觉于妊娠早期开始做产前检查，并坚持定期检查，以便及时发现异常，及时得到治疗和指导。同时，还应指导孕妇合理饮食，增加蛋白质、维生素以及富含铁、钙、锌的食物，减少过量脂肪和盐的摄入，对预防妊娠期高血压疾病有一定作用。尤其是钙的补充，可从妊娠 20 周开始。每日补充钙剂 2 g，可降低妊娠期高血压疾病的发生。此外，孕妇应采取左侧卧位休息以增加胎盘绒毛血供，同时保持心情愉快也有助于妊娠期高血压疾病的预防。

2.妊娠期高血压的护理

(1)保证休息：妊娠期高血压孕妇可在家休息，但需注意适当减轻工作，创造安静、清洁环境，以保证充分的睡眠(8～10 小时/天)。在休息和睡眠时以左侧卧位为宜，在必要时也可换成右侧卧位，但要避免平卧位，其目的是解除妊娠子宫下腔静脉的压迫，改善子宫胎盘循环。此外，孕妇精神放松、心情愉快也有助于抑制妊娠期高血压疾病的发展。因此，护士应帮助孕妇合理安排工作和生活，既不紧张劳累，又不单调郁闷。

(2)调整饮食：妊娠期高血压孕妇除摄入足量的蛋白质(100 g/d 以上)、蔬菜，补充维生素、铁和钙剂。食盐不必严格限制，因为长期低盐饮食可引起低钠血症，易发生产后血液循环衰竭，而且低盐饮食也会影响食欲，减少蛋白质的摄入，加强母儿不利。但全身水肿的孕妇应限制食盐的摄入量。

(3)加强产前保健：根据病情需要适当增加检查次数，加强母儿监测措施，密切注意病情变化，防止发展为重症。同时向孕妇及家属讲解妊娠期高血压疾病相关知识，便于病情发展时孕妇能及时汇报，并督促孕妇每天数胎动。检测体重，及时发现异样，从而提高孕妇的自我保健意识，并取得家属的支持和理解。

3.子痫前期的护理

1)一般护理。

(1)轻度子痫前期的孕妇需住院治疗，卧床休息。左侧卧位。保持病室安静，避免各种刺激。若孕妇为重度子痫前期患者，护士还应准备以下物品：呼叫器、床档、急救车、吸引器、氧气、开口器、产包以及急救药品，如硫酸镁、葡萄糖酸钙等。

(2)每 4 小时测 1 次血压，如舒张压渐上升，提示病情加重。并随时观察和询问孕妇有无头晕、头痛、恶心等自觉症状。

(3)注意胎心变化，以及胎动、子宫敏感度(肌张力)有无变化。

(4)重度子痫前期孕妇应根据病情需要，适当限制食盐摄入量(每日少于 3 g)，每日或隔日测体重，每日记录液体出入量、测尿蛋白。必要时测 24/小时蛋白定量，测肝肾功能、二氧化碳结合力等项目。

2)用药护理：硫酸镁是目前治疗子痫前期的首选解痉药物。镁离子能抑制运动神经末梢对乙酰胆碱的释放，阻断神经和肌肉间的传导，使骨骼肌松弛；镁离子可以刺激血管内皮细胞合成前列环素，降低机体对血管紧张素Ⅱ的反应，缓解血管痉挛状态，从而预防和控制子痫的发作。同时，镁离子可以提高孕妇和胎儿血红蛋白的亲和力，改善氧代谢。护士应明确硫酸镁的用药方法、毒性反应以及注意事项。

(1)用药方法：硫酸镁可采用肌内注射或静脉用药。①肌内注射：通常于用药 2 小时后血液浓度达高峰，且体内浓度下降缓慢，作用时间长，但局部刺激性强，患者常因疼痛而难以接受。注射时应注意使用长针头行深部肌内注射，也可加利多卡因于硫酸镁溶液中，以缓解疼痛刺激，注射后用无菌棉球或创可贴覆盖针孔，防止注射部位感染，必要时可行局部按揉或热敷，促进肌肉组织对药物的吸收。②静脉用药：可行静脉滴注或推注，静脉用药后可使血中浓度迅速达到有效水平，用药后约 1 小时血浓度可达高峰，停药后血浓度下降较快，但可避免肌内注射引起的不适。基于不同用药途径的特点，临床多采用两种方式互补长短。

(2)毒性反应:硫酸镁的治疗浓度和中毒浓度相近,因此在进行硫酸镁治疗时应严密观察其毒性作用,并认真控制硫酸镁的入量。通常主张硫酸镁的滴注速度以 1 g/h 为宜,不超过 2g/h,每日维持用量 15～20 g。硫酸镁过量会使呼吸和心肌收缩功能受到抑制,危及生命。中毒现象首先表现为膝反射减弱或消失,随着血镁浓度的增加可出现全身肌张力减退及呼吸抑制,严重者心跳可突然停止。

(3)注意事项:护士在用药前及用药过程中均应检测孕妇血压,同时还应检测以下指标。①膝腱反射必须存在;②呼吸不少于 16 次/分;③尿量每 24 小时不少于 600 mL,或每小时不少于 25 mL,尿少提示排泄功能受抑制。镁离子易蓄积发生中毒。由于钙离子可与镁离子争夺神经细胞上的同一受体,阻止镁离子的继续结合,因此应随时准备好 10%的葡萄糖酸钙注射液,以便出现毒性作用时及时予以解毒。10%葡萄糖酸钙 10 mL 在静脉推注时宜在 3 分钟内推完,必要时可每小时重复 1 次,直至呼吸、排尿和神经抑制恢复正常,但 2.1 小时内不超过 8 次。

4.子痫患者的护理

子痫为妊娠期高血压疾病最严重的阶段,直接关系到母儿安危,因此子痫患者的护理极为重要。

(1)协助医生控制抽搐:患者一旦发生抽搐,应尽快控制。硫酸镁为首选药物,必要时可加用强有力的镇静药物。

(2)专人护理,防止受伤:在子痫发生后,首先应保持患者的呼吸道通畅。并立即给氧,用开口器或于上、下磨牙间放置一缠好纱布的压舌板,用舌钳固定舌头,以防咬伤唇舌或发生舌后坠。使患者取头低侧卧位,以防黏液吸入呼吸道或舌头阻塞呼吸道,也可避免发生低血压综合征。必要时,用吸引器吸出喉部黏液或呕吐物,以免窒息。在患者昏迷或未完全清醒时,禁止给予一切饮食和口服药,防止误入呼吸道而致吸入性肺炎。

(3)减少刺激,以免诱发抽搐:患者应安置于单人暗室,保持绝对安静,以避免声、光刺激;一切治疗活动和护理操作尽量轻柔且相对集中.避免干扰患者。

(4)严密监护:密切注意血压、脉搏、呼吸、体温及尿量(留置尿管)、记出入量,及时进行必要的血、尿化验和特殊检查,及早发现脑出血、肺水肿、急性肾衰竭等并发症。

(5)为终止妊娠做好准备:子痫发作者往往在发作后自然临产,应严密观察并及时发现产兆,且做好母子抢救准备。如经治疗病情得以控制仍未临产者,应在孕妇清醒后 24～48 小时内引产,或子痫患者经药物控制后 6～12 小时,需考虑终止妊娠。护士应做好终止妊娠的准备。

5.妊娠期高血压疾病

孕妇的产时及产后护理妊娠期高血压疾病孕妇的分娩方式应根据母儿的情形而定。若决定经阴道分娩,在第一产程中,应密切检测患者的血压、脉搏、尿量、胎心和子宫收缩情况,以及有无自觉症状;血压升高时应及时与医师联系。在第二产程中应尽量缩短产程,避免产妇用力,初产妇可行会阴侧切并用产钳助产。在第三产程中,需预防产后出血,在胎儿娩出前肩后立即静脉推注缩宫素(禁用麦角新碱),及时娩出胎盘并按摩宫底,观察血压变化,重视患者的主诉。病情较重者于分娩开始即需开放静脉。胎盘娩出后测血压,病情稳定者,方可送回病房。重症患者产后应继续硫酸镁治疗 1～2 日,产后 21 小时至 5 日内仍有发生子痫的可能,故不可放松治疗及其护理措施。

妊娠期高血压疾病孕妇在产褥期仍需继续监测血压,产后 48 小时内应至少每 4 小时观察 1 次血压,即使产前未发生抽搐,产后 48 小时亦有发生的可能,故产后 48 小时内仍应继续硫酸镁的治疗和护理。使用大量硫酸镁的孕妇,产后易发生子宫收缩乏力,恶露较常人多,因此应严密观察子宫复旧情况,严防产后出血。

(五)护理评价

(1)妊娠期高血压孕妇休息充分、睡眠良好、饮食合理,病情缓解,未发展为重症。

(2)子痫前期预防病情得以控制,未发生子痫及并发症。

(3)妊娠期高血压孕妇分娩经过顺利。

(4)治疗中,患者未出现硫酸镁的中毒反应。

(刘向英)

第二节　异位妊娠

受精卵在于子宫体腔以外着床称为异位妊娠，习称宫外孕。异位妊娠依受精卵在子宫体腔外种植部位不同分为输卵管妊娠、卵巢妊娠、腹腔妊娠、阔韧带妊娠和宫颈妊娠(图 13-2)。

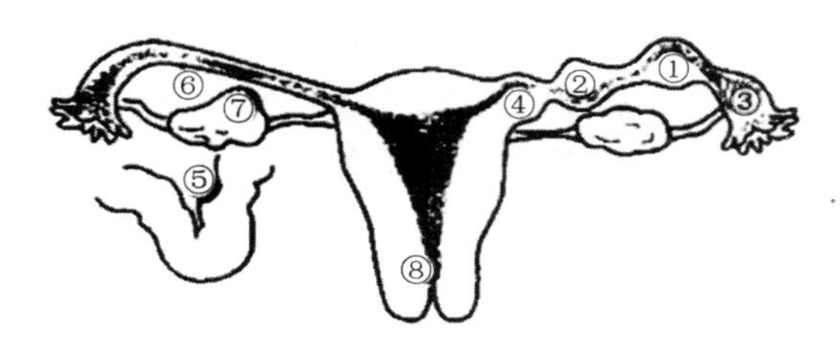

①输卵管壶腹部妊娠；②输卵管峡部妊娠；③输卵管伞部妊娠；④输卵管间质部妊娠⑤腹腔妊娠；⑥阔韧带妊娠；⑦卵巢妊娠；⑧宫颈妊娠

图 13-2　异位妊娠的发生部位

异位妊娠是妇产科常见的急腹症，发病率约 1%，是孕产妇的主要死亡原因之一。以输卵管妊娠最常见。输卵管妊娠占异位妊娠 95%左右，其中壶腹部妊娠最多见，约占 78%，其次为峡部、伞部、间质部妊娠较少见。

一、病因

(一)输卵管炎症

此是异位妊娠的主要病因。可分为输卵管黏膜炎和输卵管周围炎。输卵管黏膜炎轻者可发生黏膜皱褶粘连、管腔变窄。或使纤毛功能受损，从而导致受精卵在输卵管内运行受阻并于该处着床；输卵管周围炎病变主要在输卵管浆膜层或浆肌层，常造成输卵管周围粘连、输卵管扭曲、管腔狭窄、蠕动减弱而影响受精卵运行。

(二)输卵管手术史输卵管绝育史及手术史者

输卵管妊娠的发生率为 10%～20%。尤其是腹腔镜下电凝输卵管及硅胶环套术绝育，可因输卵管瘘或再通而导致输卵管妊娠。曾经接受输卵管粘连分离术、输卵管成形术(输卵管吻合术或输卵管造口术)者，在再次妊娠时输卵管妊娠的可能性亦增加。

(三)输卵管发育不良或功能异常

输卵管过长、肌层发育差、黏膜纤毛缺乏、双输卵管、输卵管憩室或有输卵管副伞等，均可造成输卵管妊娠。输卵管功能(包括蠕动、纤毛活动以及上皮细胞分泌)受雌、孕激素调节。若调节失败，可影响受精卵正常运行。

(四)辅助生殖技术

近年，由于辅助生育技术的应用，使输卵管妊娠发生率增加，既往少见的异位妊娠，如卵巢妊娠、宫颈妊娠、腹腔妊娠的发生率增加。1998 年，美国报道因助孕技术应用所致输卵管妊娠的发生率为 2.8%。

(五)避孕失败

宫内节育器避孕失败，发生异位妊娠的机会较大。

(六)其他

子宫肌瘤或卵巢肿瘤压迫输卵管，影响输卵管管腔通畅，使受精卵运行受阻。输卵管子宫内膜异位可增加受精卵着床于输卵管的可能性。

二、病理

(一)输卵管妊娠的特点

输卵管管腔狭小，管壁薄且缺乏黏膜下组织，其肌层远不如子宫肌壁厚与坚韧，妊娠时不能形成完好的蜕膜，不利于胚胎的生长发育，常发生以下结局：

1.输卵管妊娠流产(tubal abortion)

多见于妊娠8～12周输卵管壶腹部妊娠。受精卵种植在输卵管黏膜皱襞内，由于蜕膜形成不完整，发育中的胚泡常向管腔突出，最终突破包膜而出血，胚泡与管壁分离，若整个胚泡剥离落入管腔，刺激输卵管逆蠕动经伞端排出到腹腔，形成输卵管妊娠完全流产，出血一般不多。若胚泡剥离不完整，妊娠产物部分排出到腹腔，部分尚附着于输卵管壁，形成输卵管妊娠不全流产，滋养细胞继续侵蚀输卵管壁，导致反复出血，形成输卵管血肿或输卵管周围血肿，血液不断流出并积聚在直肠子宫陷窝形成盆腔血肿，量多时甚至流入腹腔。

2.输卵管妊娠破裂(rupture of tubal pregnancy)

多见于妊娠6周左右输卵管峡部妊娠。受精卵着床于输卵管黏膜皱襞间，胚泡生长发育时绒毛向管壁方向侵蚀肌层及浆膜，最终穿破浆膜，形成输卵管妊娠破裂。输卵管肌层血管丰富。短期内可发生大量腹腔内出血，使患者出现休克。其出血量远较输卵管妊娠流产多，腹痛剧烈；也可反复出血，在盆腔与腹腔内形成血肿。孕囊可自破裂口排出，种植于任何部位。若胚泡较小则可被吸收；若过大则可在直肠子宫陷凹内形成包块或钙化为石胎。

输卵管间质部妊娠虽少见，但后果严重，其结局几乎均为输卵管妊娠破裂。由于输卵管间质部管腔周围肌层较厚、血运丰富，因此破裂常发生于孕12～16周。其破裂犹如子宫破裂，症状较严重，往往在短时间内出现低血容量休克症状。

3.陈旧性宫外孕

输卵管妊娠流产或破裂，若长期反复内出血形成的盆腔血肿不消散，血肿机化变硬并与周围组织粘连，临床上称为陈旧性宫外孕。

4.继发性腹腔妊娠

无论输卵管妊娠流产或破裂，胚胎从输卵管排入腹腔内或阔韧带内，多数死亡，偶尔也有存活者。若存活胚胎的绒毛组织附着于原位或排至腹腔后重新种植而获得营养，可继续生长发育，形成继发性腹腔妊娠。

(二)子宫的变化

输卵管妊娠和正常妊娠一样，合体滋养细胞产生HCG维持黄体生长，使类固醇激素分泌增加，致使月经停止来潮、子宫增大变软、子宫内膜出现蜕膜反应。若胚胎受损或死亡，滋养细胞活力消失，蜕膜白宫壁剥离而发生阴道流血。有时蜕膜可完整剥离，随阴道流血排出三角形蜕膜管型(decidual cast)；有时呈碎片排出。排出的组织见不到绒毛，组织学检查无滋养细胞，此时血β-HCG下降。子宫内膜形态学改变呈多样性，若胚胎死亡已久，内膜可呈增生期改变，有时可见Arias-Stella(A-S)反应，镜检见内膜腺体上皮细胞增生、增大，细胞边界不清，腺细胞排列成团突入腺腔，细胞极性消失，细胞核肥大、深染，细胞质有空泡。这种子宫内膜过度增生和分泌反应，可能为类固醇激素过度刺激所引起；若胚胎死亡后部分深入肌层的绒毛仍存活，黄体退化迟缓，内膜仍可呈分泌反应。

三、临床表现

输卵管妊娠的临床表现与受精卵着床部位、有无流产或破裂，以及出血量多少与时间长短等有关。

(一)症状

典型症状为停经后腹痛与阴道流血。

1.停经

除输卵管间质部妊娠停经时间较长外，多有6～8周停经史。有20%～30%患者无停经史，将异位妊娠时出现的不规则阴道流血误认为月经。或由于月经过期仅数日而不认为是停经。

2. 腹痛

腹痛是输卵管妊娠患者的主要症状。在输卵管妊娠发生流产或破裂之前，由于胚胎在输卵管内逐渐增大，常表现为一侧下腹部隐痛或酸胀感。当发生输卵管妊娠流产或破裂时，突感一侧下腹部撕裂样疼痛，常伴有恶心、呕吐。若血液局限于病变区，主要表现为下腹部疼痛，当血液积聚于直肠子宫陷凹时，可出现肛门坠胀感。随着血液由下腹部流向全腹，疼痛可由下腹部向全腹部扩散，血液刺激膈肌，可引起肩胛部放射性疼痛及胸部疼痛。

3. 阴道流血

胚胎死亡后。常有不规则阴道流血，色暗红或深褐，量少呈点滴状，一般不超过月经量，少数患者阴道流血量较多，类似月经。阴道流血可伴有蜕膜管型或蜕膜碎片排出，系子宫蜕膜剥离所致。阴道流血一般常在病灶去除后方能停止。

4. 晕厥与休克

由于腹腔内出血及剧烈腹痛，轻者出现晕厥，严重者出现失血性休克。出血量越多越快，症状出现越迅速越严重，但与阴道流血量不成正比。

5. 腹部包块

输卵管妊娠流产或破裂时所形成的血肿时间较久者，由于血液凝同并与周围组织或器官（如子宫、输卵管、卵巢、肠管或大网膜等）发生粘连形成包块，包块较大或位置较高者，腹部可扪及。

（二）体征

根据患者内出血的情况，患者可呈贫血貌。腹部检查：下腹压痛、反跳痛明显，出血多时，叩诊有移动性浊音。

四、处理原则

处理原则以手术治疗为主，其次是药物治疗。

（一）药物治疗

1. 化学药物治疗

主要适用于早期输卵管妊娠、要求保存生育能力的年轻患者。符合下列条件可采用此法：①无药物治疗的禁忌证；②输卵管妊娠未发生破裂或流产；③输卵管妊娠包块直径≤4 cm；④血 β-HCG＜2 000 U/L；⑤无明显内出血，常用甲氨蝶呤（MTX），治疗机制是抑制滋养细胞增生，破坏绒毛，使胚胎组织坏死、脱落、吸收。但在治疗中若病情无改善，甚至发生急性腹痛或输卵管破裂症状，则应立即进行手术治疗。

2. 中医药治疗

中医学认为本病属血瘀少腹，不通则痛的实证。以活血化瘀、消癥为治则，但应严格掌握指征。

（二）手术治疗

手术治疗分为保守手术和根治手术。保守手术为保留患侧输卵管，根治手术为切除患侧输卵管。手术治疗适用于：①生命体征不稳定或有腹腔内出血征象者；②诊断不明确者；③异位妊娠有进展者（如血β-HCG处于高水平，附件区大包块等）；④随诊不可靠者；⑤药物治疗禁忌证者或无效者。

1. 保守手术

此适用于有生育要求的年轻妇女，特别是对侧输卵管已切除或有明显病变者。

2. 根治手术

此适用于无生育要求的输卵管妊娠内出血并发休克的急症患者。

3. 腹腔镜手术

这是近年治疗异位妊娠的主要方法。

五、护理

（一）护理评估

1.病史

应仔细询问月经史，以准确推断停经时间。注意不要将不规则阴道流血误认为末次月经，或由于月经仅过期几天，不认为是停经。此外，对不孕、放置宫内节育器、绝育术、输卵管复通术、盆腔炎等与发病相关的高危因素应予高度重视。

2.身心状况

输卵管妊娠发生流产或破裂前，症状及体征不明显。当患者腹腔内出血较多时呈贫血貌，严重者可出现面色苍白，四肢湿冷，脉快、弱、细，血压下降等休克症状。体温一般正常，出现休克时体温略低，腹腔内血液吸收时体温略升高，但不超过 38℃。下腹有明显压痛、反跳痛，尤以患侧为重，肌紧张不明显，叩诊有移动性浊音。血凝后下腹可触及包块。

由于输卵管妊娠流产或破裂后，腹腔内急性大量出血及剧烈腹痛，以及妊娠终止的现实都将是孕妇出现较为激烈的情绪反应。可表现为哭泣、自责、无助、抑郁和恐惧等行为。

3.诊断检查

(1)腹部检查：输卵管妊娠流产或破裂者，下腹部有明显压痛或反跳痛，尤以患侧为甚，轻度腹肌紧张；出血多时，叩诊有移动性浊音；如出血时间较长，形成血凝块，在下腹可触及软性肿块。

(2)盆腔检查：输卵管妊娠未发生流产或破裂者，除子宫略大较软外，仔细检查可能触及胀大的输卵管并有轻度压痛。输卵管妊娠流产或破裂者，阴道后穹隆饱满，有触痛。将宫颈轻轻上抬或左右摇动时引起剧烈疼痛，称为宫颈抬举痛或摇摆痛，是输卵管妊娠的主要体征之一。子宫稍大而软，腹腔内出血多时子宫检查呈漂浮感。

(3)阴道后穹隆穿刺：是一种简单、可靠的诊断方法，适用于疑有腹腔内出血的患者。由于腹腔内血液易积聚于子宫直肠陷凹，抽出暗红色不凝血为阳性，说明存在血腹症。无内出血、内出血量少、血肿位置较高或子宫直肠陷凹有粘连者，可能抽不出血液，因而穿刺阴性不能排除输卵管妊娠存在。如有移动性浊音，可做腹腔穿刺。

(4)妊娠试验：放射免疫法测血中 HCG，尤其是 β-HCG 阳性有助诊断。虽然此方法灵敏度高，异位妊娠的阳性率一般可达 80%～90%，但 β-HCG 阴性者仍不能完全排除异位妊娠。

(5)血清孕酮测定：对判断正常妊娠胚胎的发育情况有帮助，血清孕酮值＜5 ng/mL 应考虑宫内妊娠流产或异位妊娠。

(6)超声检查：B 型超声显像有助于诊断异位妊娠。阴道 B 型超声检查较腹部 B 型超声检查准确性高。诊断早期异位妊娠。单凭 B 型超声现象有时可能会误诊。若能结合临床表现及 β-HCG 测定等，对诊断的帮助很大。

(7)腹腔镜检查：适用于输卵管妊娠尚未流产或破裂的早期患者和诊断有困难的患者，腹腔内有大量出血或伴有休克者，禁做腹腔镜检查。在早期异位妊娠患者，腹腔镜可见一侧输卵管肿大，表面紫蓝色，腹腔内无出血或有少量出血。

(8)子宫内膜病理检查：诊刮仅适用于阴道流血量较多的患者，目的在于排除宫内妊娠流产。将宫腔排出物或刮出物做病理检查，切片中见到绒毛，可诊断为宫内妊娠，仅见蜕膜未见绒毛者有助于诊断异位妊娠。现已经很少依靠诊断性刮宫协助诊断。

（二）护理诊断

1.潜在并发症

出血性休克。

2.恐惧

与担心手术失败有关。

（三）预期目标

(1)患者休克症状得以及时发现并缓解。

(2)患者能以正常心态接受此次妊娠失败的事实。

（四）护理措施

1.接受手术治疗患者的护理

(1)护士在严密监测患者生命体征的同时，配合医生积极纠正患者休克症状，做好术前准备。手术治疗是输卵管异位妊娠的主要处理原则。对于严重内出血并发休克的患者，护士应立即开放静脉，交叉配血，做好输血输液的准备。以便配合医生积极纠正休克，补充血容量，并按急症手术要求迅速做好手术准备。术前准备与术后护理的有关内容详见腹部手术患者的护理章。

(2)加强心理护理：护士于术前简洁明了地向患者及家属讲明手术的必要性，并以亲切的态度和切实的行动赢得患者及家属的信任，保持周围环境的安静、有序，减少和消除患者的紧张、恐惧心理，协助患者接受手术治疗方案。术后，护士应帮助患者以正常的心态接受此次妊娠失败的现实，向她们讲述异位妊娠的有关知识，一方面可以减少因害怕再次发生移位妊娠而抵触妊娠的不良情绪，另一方面也可以增加和提高患者的自我保健意识。

2.接受非手术治疗患者的护理

对于接受非手术治疗方案的患者，护士应从以下几方面加强护理。

(1)护士需密切观察患者的一般情况、生命体征，并重视患者的主诉，尤应注意阴道流血量与腹腔内出血量不成比例，当阴道流血量不多时，不要误认为腹腔内出血量亦很少。

(2)护士应告诉患者病情发展的一些指征，如出血增多、腹痛加剧、肛门坠胀感明显等，以便当患者病情发展时，医患均能及时发现，给予相应处理。

(3)患者应卧床休息，避免腹部压力增大，从而减少异位妊娠破裂的机会。在患者卧床期间，护士需提供相应的生活护理。

(4)护士应协助正确留取血标本，以检测治疗效果。

(5)护士应指导患者摄取足够的营养物质，尤其是富含铁蛋白的食物，如动物肝脏、肉类、豆类、绿叶蔬菜以及黑木耳等，以促进血红蛋白的增加，增强患者的抵抗力。

3.出院指导

输卵管妊娠的预后在于防治输卵管的损伤和感染，因此护士应做好妇女的健康保健工作，防止发生盆腔感染。教育患者保持良好的卫生习惯，勤洗浴、勤换衣，性伴侣稳定。发生盆腔炎后须立即彻底治疗，以免延误病情。另外，由于输卵管妊娠者中约有10%的再发生率和50%～60%的不孕率。因此，护士需告诫患者，下次妊娠时要及时就医，并且不宜轻易终止妊娠。

（五）护理评价

(1)患者的休克症状得以及时发现并纠正。

(2)患者消除了恐惧心理.愿意接受手术治疗。

（刘向英）

第三节　自然流产

妊娠不足28周、胎儿体重不足1 000 g而终止者，称为流产。妊娠12周前终止者，称为早期流产，妊娠12周至不足28周终止者，称为晚期流产。流产分为自然流产和人工流产。自然流产占妊娠总数的10%～15%，其中早期流产占80%以上。

一、病因

自然流产病因包括胚胎因素、母体因素、免疫功能异常和环境因素。

(一)胚胎因素

染色体异常是早期流产最常见的原因。半数以上与胚胎染色体异常有关。染色体异常包括数目异常和结构异常。除遗传因素外,感染、药物等因素也可引起胚胎染色体异常。若发生流产,多为空孕囊或已退化的胚胎。少数至妊娠足月可能娩出畸形儿,或有代谢及功能缺陷。

(二)母体因素

1.全身性疾病

孕妇患全身性疾病(如严重感染、高热等疾病)刺激子宫强烈收缩导致流产;引发胎儿缺氧(如严重贫血或心力衰竭)、胎儿死亡(如细菌毒素和某些病毒如巨细胞病毒、单纯疱疹病毒经胎盘进入胎儿血循环)或胎盘梗死(如孕妇患慢性肾炎或高血压)均可导致流产。

2.生殖器官异常

子宫畸形(如子宫发育不良、双子宫、子宫纵隔等),子宫肿瘤(如黏膜下肌瘤等),均可影响胚胎着床发育而导致流产。宫颈重度裂伤、宫颈内口松弛引发胎膜早破而发生晚期自然流产。

3.内分泌异常

黄体功能不足、甲状腺功能减退、严重糖尿病血糖未能控制等,均可导致流产。

4.强烈应激与不良习惯

妊娠期无论严重的躯体(如手术、直接撞击腹部、性交过频)或心理(过度紧张、焦虑、恐惧、忧伤等精神创伤)的不良刺激均可导致流产。孕妇过量吸烟、酗酒,过量饮咖啡、二醋吗啡(海洛因)等毒品,均有导致流产的报道。

5.免疫功能异常

胚胎及胎儿属于同种异体移植物。母体对胚胎及胎儿的免疫耐受是胎儿在母体内得以生存的基础。若孕妇于妊娠期间对胎儿免疫耐受降低可致流产。

6.环境因素

过多接触放射线和砷、铅、甲醛、苯、氯丁二烯、氧化乙烯等化学物质,都有可能引起流产。

二、病理

孕8周前的早期流产,胚胎多先死亡。随后发生底蜕膜出血并与胚胎绒毛分离、出血,已分离的胚胎组织作为异物有可引起子宫收缩,妊娠物多能完全排出。因这时胎盘绒毛发育不成熟,与子宫蜕膜联系尚不牢固,胚胎绒毛易与底蜕膜分离,出血不多。早期流产时胚胎发育异常,一类是全胚发育异常,即生长结构障碍,包括无胚胎、结节状胚、圆柱状胚和发育阻滞胚;另一类是特殊发育缺陷,以神经管畸形、肢体发育缺陷等最常见。孕8～12周时胎盘绒毛发育茂盛,与底蜕膜联系较牢固,流产的妊娠物往往不易完整排出,部分妊娠物滞留在宫腔内,影响子宫收缩,导致出血量较多。孕12周以后的晚期流产,胎盘已完全形成,流产时先出现腹痛,然后排出胎儿、胎盘。胎儿在宫腔内死亡过久,被血块包围,形成血样胎块而引起出血不止。也可因血红蛋白长久被吸收而形成肉样胎块,或胎儿钙化后形成石胎。其他尚可见压缩胎儿、纸样胎儿、浸软胎儿、脐带异常等病理表现。

三、临床表现

主要为停经后阴道流血和腹痛。

(一)孕12周前的早期流产

开始时绒毛与蜕膜剥离,血窦开放,出现阴道流血,剥离的胚胎和血液刺激子宫收缩,排出胚胎或胎儿,产生阵发性下腹部疼痛。胚胎或胎儿及其附属物完全排出后,子宫收缩,血窦闭合,出血停止。

（二）孕12周后的晚期流产

晚期流产的临床过程与早产和足月产相似，胎儿娩出后胎盘娩出，出血不多。

由此可见，早期流产的临床全过程表现为先出现阴道流血，而后出现腹痛。晚期流产的临床全过程表现为先出现腹痛（阵发性子宫收缩），而后出现阴道流血。

四、临床类型

按自然流产发展的不同阶段，分为以下临床类型。

（一）先兆流产

先兆流产是指妊娠28周前先出现少量阴道流血，常为暗红色或血性白带，无妊娠物排出，随后出现阵发性下腹痛或腰背痛。妇科检查宫颈口未开，胎膜未破，子宫大小与停经周数相符。经休息及治疗后症状消失，可继续妊娠；若阴道流血量增多或下腹痛加剧，可发展为难免流产。

（二）难免流产

难免流产是指流产不可避免。在先兆流产基础上，阴道流血量增多，阵发性下腹痛加剧，或出现阴道流液（胎膜破裂）。产科检查宫颈口已扩张，有时可见胚胎组织或胎囊堵塞于宫颈口内，子宫大小与停经周数基本相符或略小。

（三）不全流产

不全流产是指难免流产继续发展，部分妊娠物排出宫腔，且部分残留于宫腔内或嵌顿于宫颈口处，或胎儿排出后胎盘滞留宫腔或嵌顿于宫颈口，影响子宫收缩，导致大量出血，甚至发生休克。产科检查见宫颈口已扩张，宫颈口有妊娠物堵塞及持续性血液流出，子宫小于停经周数。

（四）完全流产

完全流产是指妊娠物已全部排出，阴道流血逐渐停止，腹痛逐渐消失。产科检查宫颈口已关闭，子宫接近正常大小。

自然流产的临床过程简示如下：

先兆流产 → 继续妊娠
先兆流产 → 难免流产 → 不全流产
先兆流产 → 难免流产 → 完全流产

（五）其他特殊情况

流产有以下3种特殊情况：

1. 稽留流产

又称过期流产。指胚胎或胎儿已死亡滞留宫腔内未能及时自然排出者。典型表现为早孕反应消失，有先兆流产症状或无任何症状，子宫不再增大反而缩小。若已到中期妊娠，孕妇腹部不见增大，胎动消失。产科检查宫颈口未开，子宫较停经周数小，质地不软，未闻及胎心。

2. 复发性流产

复发性流产是指连续自然流产3次及3次以上者。每次流产多发生于同一妊娠月份，其临床经过与一般流产相同。早期流产常见原因为胚胎染色体异常、免疫功能异常、黄体功能不足、甲状腺功能减退症等。晚期流产常见原因为子宫畸形或发育不良、宫颈内口松弛、子宫肌瘤等。宫颈内口松弛常发生于妊娠中期，胎儿长大，羊水增多，宫腔内压力增加，羊膜囊经宫颈内口突出，宫颈管逐渐缩短、扩张。患者常无自觉症状，一旦胎膜破裂，胎儿迅即娩出。

3. 流产合并感染

在流产过程中，若阴道流血时间长，有组织残留于宫腔内或非法堕胎。有可能引起宫腔感染，常为厌氧菌及需氧菌混合感染，严重感染可扩展至盆腔、腹腔甚至全身，并发盆腔炎、腹膜炎、败血症及感染性休克。

五、处理

确诊流产后，应根据自然流产的不同类型进行相应处理。

（一）先兆流产

卧床休息，禁性生活，必要时给予对胎儿危害小的镇静剂。黄体功能不足者可肌内注射黄体酮注射液10～20 mg，每日或隔日一次，也可口服维生素E保胎治疗；甲状腺功能减退者可口服小剂量甲状腺片。经治疗2周，若阴道流血停止，B型超声检查提示胚胎存活，可继续妊娠。若临床症状加重。B型超声检查发现胚胎发育不良（β-hCG持续不升或下降），表明流产不可避免，应终止妊娠。此外，应重视心理治疗，使其情绪安定，增强信心。

（二）难免流产

一旦确诊，应尽早使胚胎及胎盘组织完全排出。早期流产应及时行刮宫术，对妊娠物应仔细检查，并送病理检查。晚期流产时，子宫较大，出血较多，可用缩宫素10～20 U加于5%葡萄糖注射液500 mL中静脉滴注，促进子宫收缩。当胎儿及胎盘排出后检查是否完全，必要时刮宫以清除宫腔内残留的妊娠物，并给予抗生素预防感染。

（三）不全流产

一经确诊，应尽快行刮宫术或钳刮术，清除宫腔内残留组织。阴道大量出血伴休克者，应同时输血输液，并给予抗生素预防感染。

（四）完全流产

流产症状消失，B型超声检查证实宫腔内无残留物，若无感染征象，不需特殊处理。

（五）稽留流产

处理较困难，胎盘组织机化，与子宫壁紧密粘连，致使刮宫困难。稽留时间过长可能发生凝血功能障碍，导致弥散性血管内凝血（DIC），造成严重出血。处理前应检查血常规、出凝血时间、血小板计数、血纤维蛋白原、凝血酶原时间、凝血块收缩试验及血浆鱼精蛋白副凝试验（3P试验）等，并做好输血准备。子宫＜12孕周者，可行刮宫术，术中肌内注射缩宫素，手术应特别小心，避免子宫穿孔，一次不能刮净，于5～7日后再次刮宫。子宫＞12孕周者，应静脉滴注缩宫素，促使胎儿、胎盘排出。若出现凝血功能障碍。应尽早使用肝素、纤维蛋白原及输新鲜血、新鲜冷冻血浆等，待凝血功能好转后，再行刮宫。

（六）复发性流产

染色体异常夫妇应于孕前进行遗传咨询。确定是否可以妊娠；女方通过产科检查、子宫输卵管造影及宫腔镜检查明确子宫有无畸形与病变，有无宫颈内口松弛等。宫颈内口松弛者应在妊娠前行宫颈内口修补术，或于孕1.4～18周行宫颈内口环扎术，术后定期随诊，提前住院，待分娩发动前拆除缝线。若环扎术后有流产征象，治疗失败，应及时拆除缝线，以免造成宫颈撕裂。当原因不明的习惯性流产妇女出现妊娠征兆时，应及时补充维生素E、肌内注射黄体酮注射液10～20 mg，每日1次，或肌内注射绒毛膜促性腺激素（HCG）3 000 U，隔日1次，用药至孕12周时即可停药。应安定患者情绪并嘱卧床休息、禁性生活。有学者对不明原因的复发流产患者行主动免疫治疗，将丈夫的淋巴细胞在女方前臂内侧或臀部作多点皮内注射，妊娠前注射2～4次，妊娠早期加强免疫1～3次，妊娠成功率达86%以上。

（七）流产合并感染

治疗原则为在控制感染的同时尽快清除宫内残留物。若阴道流血不多，先选用广谱抗生素2～3日，待感染控制后再行刮宫。若阴道流血量多，静脉滴注抗生素及输血的同时，先用卵网钳将宫腔内残留大块组织夹出，使出血减少，切不可用刮匙全面搔刮宫腔，以免造成感染扩散。术后应继续用广谱抗生素，待感染控制后再行彻底刮宫。若已合并感染性休克者，应积极进行抗休克治疗，病情稳定后再行彻底刮宫。若感染严重或有盆腔脓肿形成，应行手术引流，必要时切除子宫。

六、护理

(一)护理评估

1.病史

停经、阴道流血和腹痛是流产孕妇的主要症状。应详细询问患者停经史、早孕反应情绪;阴道流血的持续时间与阴道流血量;有无腹痛,腹痛的部位、性质及程度。此外,还应了解阴道有无水样排液,排液的色、量和有无臭味,以及有无妊娠产物排出等。对于既往病史,应全面了解孕妇在妊娠期间有无全身性疾病、生殖器官疾病、内分泌功能失调及有无接触有害物质等,以识别发生流产的诱因。

2.身心诊断

流产孕妇可因出血过多而出现休克,或因出血时间过长、宫腔内有残留组织而发生感染。因此,护士应全面评估孕妇的各项生命体征。判断流产类型,尤其须注意与贫血及感染相关的征象(表13-3)。

表13-3 各型流产的临床表现

类型	病史			妇科检查	
	出血量	下腹痛	组织排出	宫颈口	子宫大小
先兆流产	少	无或轻	无	闭	与妊娠周数相符
难免流产	中~多	加剧	无	扩张	相符或略小
不全流产	少~多	减轻	部分排出	扩张或有物堵塞或闭	小于妊娠周数
完全流产	少~无	无	全部排出	闭	正常或略大

流产孕妇的心理状况以焦虑和恐惧为特征。孕妇面对阴道流血往往会不知所措,甚至有过度严重化情绪,同时对胎儿健康的担忧也会直接影响孕妇的情绪反应,孕妇可能会表现伤心、郁闷、烦躁不安等。

3.诊断检查

(1)产科检查:在消毒条件下进行妇科检查,进一步了解宫颈口是否扩张、羊膜是否破裂、行无妊娠产物堵塞于宫颈口内;子宫大小与停经周数是否相符、有无压痛等,并应检查双侧附件有无肿块、增厚及压痛等。

(2)实验室检查:多采用放射免疫方法对绒毛膜促性腺激素(HCG)、胎盘生乳素(HPL)、雌激素和孕激素等进行定量测定,如测定的结果低于正常值,提示有流产可能。

(3)B型超声显像:超声显像可显示有无胎囊、胎动、胎心等,从而可诊断并鉴别流产及其类型,指导正确处理。

(二)可能的护理诊断

1.有感染的危险

与阴道出血时间过长、宫腔内有残留组织等因素有关。

2.焦虑

与担心胎儿健康等因素有关。

(三)预期目标

(1)出院时护理对象无感染征象。

(2)先兆流产孕妇能积极配合保胎措施,继续妊娠。

(四)护理措施

对于不同类型的流产孕妇,处理原则不同,其护理措施亦有差异。护理在全面评估孕妇身心状况的基础上,综合病史及诊断检查,明确基本处理原则,认真执行医嘱,积极配合医生为流产孕妇进行诊断,并为之提供相应的护理措施。

1.先兆流产孕妇的护理

先兆流产孕妇需卧床休息,禁止性生活,禁用肥皂水灌肠,以减少各种刺激。护士除了为其提供生活护理外，通常遵医嘱给孕妇适量镇静剂、孕激素等。随时评估孕妇的病情变化，如是否腹痛加重、阴道流血量增多等。此外，由于孕妇的情绪状态也会影响其保胎效果，因此护士还应注意观察孕妇的情绪反应，加强心理护理，从而稳定孕妇情绪，增强保胎信心。护士须向孕妇及家属讲明以上保胎措施的必要性，以取得孕妇及家属的理解和配合。

2.妊娠不能再继续者的护理

护士应积极采取措施，及时采取终止妊娠的措施，协助医师完成手术过程，使妊娠产物完全排出，同时开放静脉，做好输液、输血准备。并严密检测孕妇的体温、血压及脉搏。观察其面色、腹痛、阴道流血及与休克有关的征象。有凝血功能障碍者应予以纠正，然后再行引产或手术。

3.预防感染

护士应检测患者的体温、血象及阴道流血，以及分泌物的性质、颜色、气味等，并严格执行无菌操作规程，加强会阴部的护理。指导孕妇使用消毒会阴垫，保持会阴部清洁，维持良好的卫生习惯。当护士发现感染征象后应及时报告医师，并按医嘱进行抗感染处理。此外，护士还应嘱患者流产后1个月返院复查，确定无禁忌证后，方可开始性生活。

4.协助患者顺利渡过悲伤期

患者由于失去婴儿，往往会出现伤心、悲哀等情绪反应。护士应给予同情和理解，帮助患者及家属接受现实，顺利渡过悲伤期。此外，护士还应与孕妇及家属共同讨论此次流产的原因，并向他们讲解有关流产的相关知识，帮助他们为再次妊娠做好准备。有习惯性流产史的孕妇在下一次妊娠确诊后卧床休息，加强营养，禁止性生活。补充维生素B、维生素E、维生素C等，治疗期必须超过以往发生流产的妊娠月份。病因明确者，应积极接受对因治疗。黄体功能不足者。按医嘱正确使用黄体酮治疗，以预防流产；子宫畸形者须在妊娠前先进行矫正手术。宫颈内口松弛者应在未妊娠前做宫颈内口松弛修补术。如已妊娠，则可在妊娠14～16周时行子宫内口缝扎术。

（五）护理评价

（1）护理对象体温正常，血红蛋白及白细胞数正常，无出血、感染征象。

（2）先兆流产孕妇配合保胎治疗，继续妊娠。

（刘向英）

第四节　早　产

早产是指妊娠满28周至不足37周（196～258天）间分娩者。此时娩出的新生儿称为早产儿，体重为1 000～2 499 g。各器官发育尚不够健全，出生孕周越小，体重越轻，预后越差。国内早产占分娩总数的5%～15%。约15%早产儿于新生儿期死亡。近年由于早产儿治疗学及监护手段的进步，其生存率明显提高，伤残率下降，国外学者建议将早产定义时间上限提前到妊娠20周。

一、病因

诱发早产的常见原因有：①胎膜早破、绒毛膜羊膜炎最常见，30%～40%早产与此有关；②下生殖道及泌尿道感染，如B族溶血性链球菌、沙眼衣原体、支原体感染、急性肾盂肾炎等；③妊娠并发症与并发症，如妊娠期高血压疾病、妊娠期肝内胆汁淤积症，妊娠合并心脏病、慢性肾炎、病毒性肝炎、急性肾盂肾炎、急性阑尾炎、严重贫血、重度营养不良等；④子宫过度膨胀及胎盘因素，如羊水过多、多胎妊娠、前置胎盘、胎盘早剥、胎盘功能减退等；⑤子宫畸形，如纵隔子宫、双角子宫等；⑥宫颈内口松弛；⑦每日吸烟＞10支，酗酒。

二、临床表现

早产的主要临床表现是子宫收缩，最初为不规则宫缩，常伴有少许阴道流血或血性分泌物，以后可发展为规则宫缩，其过程与足月临产相似，胎膜早破较足月临产多见。宫颈管先逐渐消退，然后扩张。妊娠满28周至不足37周出现至少10分钟一次的规则宫缩，伴宫颈管缩短，可诊断先兆早产。妊娠满28周至不足37周出现规则宫缩（20分钟≥4次，或60分钟≥8次，持续＞30秒），伴宫颈缩短≥80％，宫颈扩张1 cm以上。诊断为早产临产。部分患者可伴有少量阴道流血或阴道流液。以往有晚期流产、早产史及产伤史的孕妇容易发生早产。诊断早产一般并不困难，但应与妊娠晚期出现的生理性子宫收缩相区别。生理性子宫收缩一般不规则、无痛感，且不伴有宫颈管消退和宫口扩张等改变。

三、处理原则

若胎膜未破，胎儿存活、无胎儿窘迫，无严重妊娠并发症及并发症时，应设法抑制宫缩，尽可能延长孕周；若胎膜已破，早产不可避免时，应设法提高早产儿存活率。

四、护理

（一）护理评估

1.病史

详细评估可致早产的高危因素，如孕妇以往有流产、早产史或本次妊娠期有阴道流血史，则发生早产的可能性大，应详细询问并记录患者既往出现的症状及接受治疗的情况。

2.身心诊断

妊娠晚期者子宫收缩规律（20分钟≥4次），伴以宫颈管消退≥75％，以及进行性宫颈扩张2 cm以上时，可诊断为早产者临产。

早产已不可避免时，孕妇常会不自觉地把一些相关的事情与早产联系起来而产生自责感；由于孕妇对结果的不可预知，恐惧、焦虑、猜测也是早产孕妇常见的情绪反应。

3.辅助检查

通过全身检查及产科检查，结合阴道分泌物的生化指标检测，核实孕周，评估胎儿成熟度、胎方位等；观察产程进展，确定早产的进程。

（二）可能的护理诊断

1.有新生儿受伤的危险

与早产儿发育不成熟有关。

2.焦虑

与担心早产儿预后有关。

（三）预期目标

（1）新生儿不存在因护理不当而产生的并发症。

（2）患者能平静地面对事实，接受治疗及护理。

（四）护理措施

1.预防早产

孕妇良好的身心状况可减少早产的发生，突发的精神创伤亦可诱发早产。因此，应做好孕期保健工作，指导孕妇加强营养，保持平静心情。避免诱发宫缩的活动，如抬举重物、性生活等。高危孕妇必须多卧床休息，以左侧卧位为宜，以增加子宫血循环，改善胎儿供氧，慎做肛查和引导检查等，积极治疗并发症。宫颈内口松弛者应于孕14～18周或更早些时间做预防性宫颈环扎术，防止早产的产生。

2.药物治疗的护理

先兆早产的主要治疗为抑制宫缩，与此同时，还要积极控制感染治疗并发症和并发症。护理人员应能明确具体药物的作用和用法，并能识别药物的不良反应，以避免毒性作用的发生，同时，应对患者做相应的健康教育。常用抑制宫缩的药物有以下几类。

(1)β肾上腺素受体激动素：其作用为激动子宫平滑肌β受体，从而抑制宫缩。此类药物的不良反应为心跳加快、血压下降、血糖增高、血钾降低、恶心、出汗、头痛等。常用药物有利托君(ritodrine)、沙丁胺醇(salbutamol)等。

(2)硫酸镁：镁离子直接作用于肌细胞，使平滑肌松弛，抑制子宫收缩。一般采用25%硫酸镁 20 mL加于5%葡萄糖液 100～250 mL 中，在 30～60 分钟内缓慢静脉滴注，然后用25%硫酸镁 20～10 mL 加于5%葡萄糖液 100～250 mL 中，以每小时 1～2 g 的速度缓慢静脉滴注，直至宫缩停止。

(3)钙拮抗剂：阻滞钙离子进入细胞而抑制宫缩。常刚硝苯地平 5～10 mg，舌下含服，每日 3 次。用药时必须密切注意孕妇及血压的变化，若合并使用硫酸镁时更应慎重。

(4)前列腺素合成酶抑制剂：前列腺素有刺激子宫收缩和软化宫颈的作用，其抑制剂则有减少前列腺素合成的作用，从而抑制宫缩。常用药物有吲哚美辛及阿司匹林等。但此类药物可抑制胎儿前列腺素的合成和释放，使胎儿体内前列腺素减少，而前列腺素有药物可通过胎盘抑制胎儿前列腺素的合成和释放，使胎儿体内前列腺素减少，而前列腺素有维持胎儿动脉导管开放的作用，缺乏时导管可能过早关闭而致胎儿血循环障碍。因此，临床已较少应用，必要时仅能短期(不超过 1 周)服用。

3. 预防新生儿并发症的发生

在保胎过程中，应每日行胎心监护，教会患者自数胎动，有异常时及时采用应对措施。在分娩前按医嘱给孕妇糖皮质激素如地塞米松、倍他米松等，可促胎肺成熟，是避免发生新生儿呼吸窘迫综合征的有效步骤。

4. 为分娩做准备

如早产已不可避免，应尽早决定合理分娩的方式，如臀位、横位，估计胎儿成熟度低：而产程又需较长时间者，可选用剖宫产术结束分娩；经阴道分娩者，应考虑使用产钳和会阴切开术以缩短产程，从而减少分娩过程中对胎头的压迫。同时，充分做好早产儿保暖和复苏的准备，临产后慎用镇静剂，避免发生新生儿呼吸抑制的情况；产程中应给孕妇吸氧；新生儿出生后，立即结扎脐带，防止过多母血进入胎儿循环，造成循环系统负荷过载。

5. 为孕妇提供心理支持

安排时间与孕妇进行开放式的讨论，让患者了解早产的发生并非她的过错，有时甚至是无缘由的。也要避免为减轻孕妇的负疚感而给予过于乐观的保证。由于早产是出乎意料的，孕妇多没有精神和物质准备，对产程的孤独无助感尤为敏感，因此，丈夫、家人和护士在身旁提供支持较足月分娩更显重要，并能帮助孕妇重建自尊，以良好的心态承担早产儿母亲的角色。

(五)护理评价

(1)患者能积极配合医护措施。

(2)母婴顺利经历全过程。

(袁　媛)

第五节　过期妊娠

平时月经周期规则，妊娠达到或超过 42 周(>294 天)尚未分娩者，称为过期妊娠。其发生率占妊娠总数的 3%～15%。过期妊娠使胎儿窘迫、胎粪吸入综合征、过熟综合征、新生儿窒息、围生儿死亡、巨大儿，以及难产等不良结局发生率增高，并随妊娠期延长而增加。

一、病因

过期妊娠可能与下列因素有关。

(一)雌、孕激素比例失调

内源性前列腺素和雌二醇分泌不足而孕酮水平增高,导致孕激素优势.抑制前列腺素和缩宫素的作用,延迟分娩发动。导致过期妊娠。

(二)头盆不称

部分过期妊娠胎儿较大,导致头盆不称和胎位异常,使胎先露部不能紧贴子宫下段及宫颈内口,反射性子宫收缩减少,容易发生过期妊娠。

(三)胎儿畸形

如无脑儿,由于无下丘脑,垂体肾上腺轴发育不良或缺如,促肾上腺皮质激素产生不足,胎儿肾上腺皮质萎缩,使雌激素的前身物质 16α-羟基硫酸脱氢表雄酮不足,从而雌激素分泌减少;小而不规则的胎儿不能紧贴子宫下段及宫颈内口诱发宫缩,导致过期妊娠。

(四)遗传因素

某家族、某个体常反复发生过期妊娠,提示过期妊娠可能与遗传因素有关。胎盘硫酸酯酶缺乏症是一种罕见的伴性隐性遗传病,可导致过期妊娠。其发生机制是因胎盘缺乏硫酸酯酶,胎儿肾上腺与肝脏产生的 16α-羟基硫酸脱氢表雄酮不能脱去硫酸根转变为雌二醇及雌三醇,从而使血雌二醇及雌三醇明显减少,降低子宫对缩宫素的敏感性,使分娩难以启动。

二、临床表现

(一)胎盘

过期妊娠的胎盘病理有两种类型:一种是胎盘功能正常,除重量略有增加外。胎盘外观和镜检均与妊娠足月胎盘相似;另一种是胎盘功能减退,肉眼观察胎盘母体面呈片状或多灶性梗死及钙化,胎儿面及胎膜常被胎粪污染,呈黄绿色。

(二)羊水

正常妊娠 38 周后,羊水量随妊娠推延逐渐减少,妊娠 42 周后羊水减少迅速,约 30%减至 300 mL 以下;羊水粪染率明显增高,是足月妊娠的 2~3 倍,若同时伴有羊水过少,羊水粪染率达 71%。

(三)胎儿

过期妊娠胎儿生长模式与胎盘功能有关,可分以下 3 种。

1.正常生长及巨大儿

胎盘功能正常者,能维持胎儿继续生长,约 25%成为巨大儿,其中 1.4%胎儿出生体重>4 500 g。

2.胎儿成熟障碍

10%~20%过期妊娠并发胎儿成熟障碍。胎盘功能减退与胎盘血流灌注不足、胎儿缺氧及营养缺乏等有关。由于胎盘合成、代谢、运输及交换等功能障碍,胎儿不易再继续生长发育。临床分为 3 期:第Ⅰ期为过度成熟期,表现为胎脂消失、皮下脂肪减少、皮肤干燥松弛多皱褶,头发浓密,指(趾)甲长,身体瘦长,容貌似“小老人”。第Ⅱ期为胎儿缺氧期,肛门括约肌松弛,有胎粪排出,羊水及胎儿皮肤黄染,羊膜和脐带绿染,同胎儿患病率及围生儿死亡率最高。第Ⅲ期为胎儿全身因粪染历时较长广泛黄染,指(趾)甲和皮肤呈黄色,脐带和胎膜呈黄绿色,此期胎儿已经历和渡过第Ⅱ期危险阶段,其预后反较第Ⅱ期好。

3.胎儿生长受限

小样儿可与过期妊娠共存,后者更增加胎儿的危险性,约 1/3 过期妊娠死产儿为生长受限小样儿。

三、处理原则

应根据胎盘功能、胎儿大小、宫颈成熟度综合分析,以确诊过期妊娠,并选择恰当的分娩方式终止妊娠，在产程中密切观察羊水情况、胎心监护，出现胎儿窘迫征象，行剖宫产尽快结束分娩。

四、护理

（一）护理评估

1.病史

准确核实孕周，确定胎盘功能是否正常是关键。诊断过期妊娠之前必须准确核实孕周。

2.身心诊断

平时月经周期规则，妊娠达到或超过42周（>294天）未分娩者，可诊断为过期妊娠。由于孕妇结果的不可预知、恐惧、焦虑、猜测是过期妊娠孕妇常见的情绪反应。

3.诊断检查

实验室检查：①根据B型超声检查确定孕周，妊娠20周内，B型超声检查对确定孕周有重要意义。妊娠5～12周内以胎儿顶臀径推算孕周较准确，妊娠12～20周以内以胎儿双顶径、股骨长度推算预产期较好。②根据妊娠初期血、尿HCG增高的时间推算孕周。

（二）可能的护理诊断

1.有新生儿受伤的危险

与过期胎儿生长受限有关。

2.焦虑

与担心分娩方式、过期胎儿预后有关。

（三）预期目标

(1)新生儿不存在因护理不当而产生的并发症。

(2)患者能平静地面对事实，接受治疗和护理。

（四）护理措施

1.预防过期妊娠

(1)加强孕期宣教，使孕妇及家属认识过期妊娠的危害性。

(2)定期进行产前检查，适时结束妊娠。

2.加强监测，判断胎儿在宫内情况

(1)教会孕妇进行胎动计数：妊娠超过40周的孕妇，通过计数胎动进行自我监测尤为重要。胎动计数>30次/12 h为正常，<10次/12 h或逐日下降，超过50%，应视为胎盘功能减退，提示胎儿宫内缺氧。

(2)胎儿电子监护仪检测：无应激试验（NST）每周2次，胎动减少时应增加检测次数；住院后需每日1次监测胎心变化。NST无反应型需进一步做缩宫素激惹试验（OCT），若多次反复相互现胎心晚期减速，提示胎盘功能减退、胎儿明显缺氧。因NST存在较高假阳性率，需结合B型超声检查，估计胎儿安危。

3.终止妊娠应根据胎盘功能、胎儿大小、宫颈成熟度综合分析，选择恰当的分娩方式

(1)终止妊娠的指征：已确诊过期妊娠，严格掌握终止妊娠的指征。①宫颈条件成熟；②胎儿体重>4 000 g或胎儿生长受限；③12小时内胎动<10次或NST为无反应型，OCT可疑；④尿E/C比值持续低值；⑤羊水过少（羊水暗区<3 cm）和（或）羊水粪染；⑥并发重度子痫前期或子痫。终止妊娠的方法应酌情而定。

(2)引产：宫颈条件成熟、Bishop评分>7分者，应予引产；胎头已衔接者，通常采用人工破膜，破膜时羊水多而清者，可静脉滴注缩宫素。在严密监视下经阴道分娩。对羊水Ⅱ度污染者，若阴道分娩，要求在胎肩娩出前用负压吸管或吸痰管吸净胎儿鼻咽部黏液。

(3)剖宫产：出现胎盘功能减退或胎儿窘迫征象，不论宫颈条件成熟与否，均应行剖宫产尽快结束分娩。过期妊娠时，胎儿虽有足够储备力，但临产后宫缩应激力的显著增加超过其储备力，出现隐性胎儿窘迫，对此应有足够认识。最好应用胎儿监护仪，及时发现问题，采取应急措施，适时选择剖宫产挽救胎儿。

进入产程后。应鼓励产妇左侧卧位、吸氧。产程中最好连续监测胎心，注意羊水性状，必要时取胎儿头皮血测 pH，及早发现胎儿窘迫，并及时处理。过期妊娠时，常伴有胎儿窘迫、羊水粪染，分娩时应做相应准备。胎儿娩出后立即在直接喉镜指引下行气管插管吸出气管内容物，以减少胎粪吸入综合征的发生。过期儿患病率和死亡率均增高，应及时发现和处理新生儿窒息、脱水、低血容量及代谢性酸中毒等并发症。

（五）护理评价

（1）患者能积极配合医护措施。

（2）新生儿未发生窒息。

（袁　媛）

第六节　产力因素难产

产力是将胎儿及其附属物从宫腔逼出的力量，是分娩的动力，包括子宫收缩力、腹壁肌和膈肌收缩力以及肛提肌收缩力。其中，以子宫收缩力为主，子宫收缩力贯穿于分娩的全过程。在分娩过程中，有效的产力能使宫口扩张，胎先露下降，产程不断进展。相反，若受到来自胎儿、产道或待产妇精神因素的影响，使子宫收缩的节律性、对称性及极性不正常或强度、频率改变，称为子宫收缩力异常，简称产力异常。临床上把子宫收缩力异常分为子宫收缩乏力（简称宫缩乏力）和子宫收缩过强（简称宫缩过强）两类，每类又分为协调性和不协调性两种（图 13-3）。

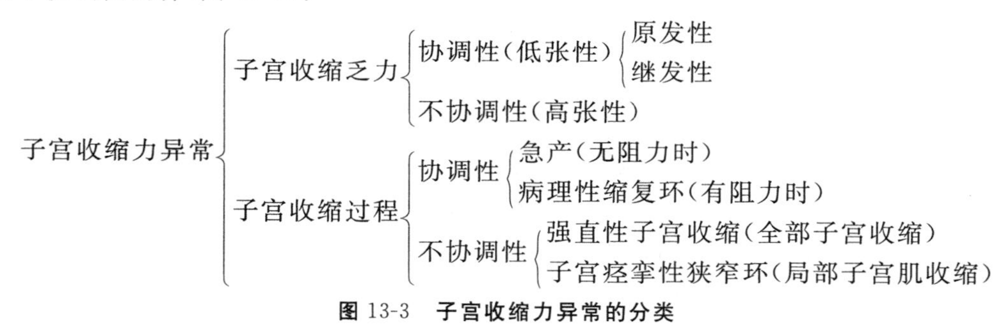

图 13-3　子宫收缩力异常的分类

一、子宫收缩乏力

（一）病因

子宫收缩乏力多由几种因素综合作用引起，常见的有：

1. 头盆不称或胎位异常

头盆不称或胎位异常均可导致胎儿先露部下降受阻，胎先露部不能紧贴子宫下段及宫颈内口，不能有效刺激子宫阴道神经丛引起反射性的子宫收缩，常导致继发性子宫收缩乏力。

2. 子宫局部因素

子宫壁过度膨胀（如多胎妊娠、巨大胎儿、羊水过多等），导致子宫肌纤维过度伸展，从而失去正常的收缩功能。经产妇（多次妊娠分娩）、子宫的急慢性炎症使子宫肌纤维变性、结缔组织增生影响子宫收缩。子宫发育不良、子宫畸形（如双角子宫）、子宫肌瘤等，均影响子宫收缩导致子宫收缩乏力。

3. 精神因素

尽管分娩是正常的生理过程，但对产妇尤其是缺少产前教育和分娩经历的初产妇来说，由于对分娩知识不甚了解，缺乏分娩经历，害怕分娩引起的剧烈疼痛和对分娩安全性的不确定，致使临产后精神紧张，处于焦虑、不安和恐惧的心理状态，使大脑皮质功能紊乱，引起机体产生一系列的变化，如心率加快、呼吸急促、肺内气体交换不足，使子宫缺氧导致收缩乏力。

4.内分泌失调

临产后，产妇体内雌激素、缩宫素、前列腺素合成与释放减少，不仅使缩宫素受体量减少，还使肌细胞间隙连接蛋白数量减少，这些因素可直接影响子宫收缩。子宫平滑肌细胞 Ca^{2+} 浓度降低。肌浆蛋白轻链激酶及 ATP 酶不足，可影响肌细胞收缩。导致子宫收缩乏力。

5.药物影响

临产后使用大剂量镇静药、镇痛药及麻醉药，如吗啡、哌替啶、氯丙嗪、硫酸镁、苯巴比妥钠等，均可不同程度的抑制子宫收缩。

6.其他

营养不良、贫血和一些长期慢性疾病导致的体质虚弱者、临产后进食不足、睡眠减少、过多的体力消耗、水及电解质紊乱、过度疲劳、膀胱直肠充盈、前置胎盘影响胎先露下降等均可导致子宫收缩乏力。

（二）临床表现

临床子宫收缩乏力分为协调性与不协调性两种类型，根据发生时间又分为原发性和继发性。类型不同，其临床表现也不同。

1.协调性子宫收缩乏力

其特点为子宫收缩具有正常的节律性、对称性和极性，但收缩力弱。其宫缩时宫腔内压常低于 15 mmHg(1.99 kPa)，持续时间短，间歇时间长且不规律，宫缩每 10 分钟少于 2 次；宫缩高峰时，宫体隆起不明显，不变硬，用手指按压宫底部肌壁仍可出现凹陷，因此又称为低张性子宫收缩乏力。此种宫缩乏力多属继发性宫缩乏力，即产程开始时子宫收缩正常，产程进行到某一阶段（多在活跃期或第二产程时）宫缩减弱。此类子宫收缩乏力常见于中骨盆与骨盆出口平面狭窄、持续性枕横位或枕后位等，因使胎先露部下降受阻，表现为子宫收缩力较弱、产程进展缓慢。可使产程延长甚至停滞。此种宫缩乏力对胎儿影响不大。

2.不协调性子宫收缩乏力

多见于初产妇。其特点为子宫收缩的极性倒置，宫缩的兴奋点不是起自两侧子宫角部，而是来自子宫的一处或多处冲动；子宫收缩波由下向上扩散，收缩波小而不规律、频率高、节律不协调；宫腔内压力达 20 mmHg(2.66 kPa)，宫缩时宫底不强，而是子宫下段强，宫缩间歇期子宫壁也不完全松弛，因此又称为高张性子宫收缩乏力。这种宫缩不能使宫口如期扩张，胎先露部不能如期下降，属于无效宫缩。此种宫缩乏力多属于原发性宫缩乏力，即产程开始即出现子宫收缩乏力，故需与假临产鉴别。

本型子宫收缩乏力常见于头盆不称和胎位异常，使胎先露部不能紧贴子宫下段及宫颈内口，不能引起反射性子宫收缩；表现为产妇自觉下腹部持续性疼痛、拒按，烦躁不安，严重者出现脱水、电解质紊乱、肠胀气、尿潴留。由于宫腔内压力增高，胎儿一胎盘循环障碍，易出现胎儿宫内窘迫。

3.产程曲线异常

宫口扩张及胎头下降是产程进展的重要标志。分娩过程中，将产程图中动态监护宫口扩张和胎先露下降的记录连线所形成的曲线图称为产程曲线，观察产程曲线是产程监护和识别难产的重要手段。以上各类子宫收缩乏力导致的产程曲线异常（图 13-4）有以下 8 种：

(1)潜伏期延长(prolonged latent phase)：从临产规律宫缩开始至宫口开大 3.0 cm 称为潜伏期。初产妇潜伏期正常约需 8 小时，最大时限为 16 小时；超过 16 小时者称为潜伏期延长。

(2)活跃期延长(prolonged active phase)：从宫口扩张 3.0 cm 开始至宫口开全称为活跃期。初产妇活跃期正常约需 4 小时，最大时限为 8 小时；若超过 8 小时，而宫口扩张速度初产妇小于 1.2 cm/h、经产妇小于 1.5 cm/h，称为活跃期延长。

(3)活跃期停滞(protracted active phase)：进入活跃期后，宫口不再扩张达 2 小时以上，称为活跃期停滞。

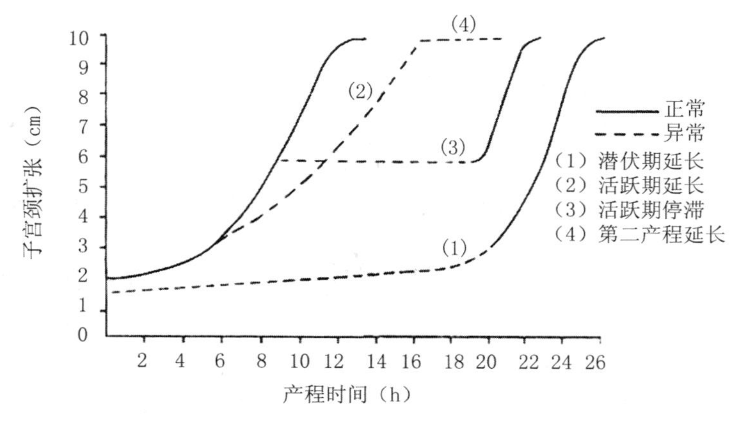

图 13-4　异常的宫颈扩张曲线

(4)第二产程延长(prolonged second stage)：第二产程初产妇超过 2 小时、经产妇超过 1 小时尚未分娩，称为第二产程延长。

(5)第二产程停滞(protracted second stage)：第二产程达 1 小时胎头下降无进展，称为第二产程停滞。

(6)胎头下降延缓(prolonged descent)：活跃期晚期及第二产程，胎头下降速度初产妇小于 1.0 cm/h、经产妇小于 2.0 cm/h，称为胎头下降延缓。

(7)胎头下降停滞(protracted descent)：活跃期晚期胎头停留在原处不下降达 1 小时以上，称为胎头下降停滞。

(8)滞产(prolonged labor)：总产程超过 24 小时。

以上 8 种产程进展异常情况可以单独存在，也可以合并存在。

(三)子宫收缩乏力对母儿影响

1.对产妇的影响

(1)体力损耗：由于产程延长影响产妇休息、进食、睡眠，同时过多的精神与体力消耗导致产妇疲乏无力、肠胀气、排尿困难等，严重时可引起脱水、酸中毒、低钾血症，影响子宫收缩。

(2)产伤：第二产程延长使膀胱或尿道被压迫于胎先露部(特别是胎头)与耻骨联合之间，可导致局部组织充血、水肿、坏死，形成膀胱阴道瘘或尿道阴道瘘。

(3)产后出血：产后子宫收缩乏力影响胎盘剥离、娩出和子宫壁的血窦关闭，易引起产后出血。

(4)产后感染：因子宫收缩乏力，产程延长、滞产、胎膜早破、多次直肠指检或阴道检查、产后出血等均增加产后感染的机会。

(5)其他：手术产率高，产褥期并发症也增多。

2.对胎儿及新生儿的影响

协调性子宫收缩乏力容易造成胎头在盆腔内旋转异常，使产程延长，导致手术产率高，进而可致新生儿产伤、颅内出血发病率增加。不协调性子宫收缩乏力在宫缩间歇期子宫壁也不能完全放松，对胎盘一胎儿循环影响大，胎盘供血、供氧不足，胎儿在子宫内缺氧，容易发生胎儿窘迫。胎膜早破容易造成脐带受压或脱垂，从而导致胎儿窘迫、新生儿窒息甚至胎死宫内。

(四)处理原则

1.协调性子宫收缩乏力

原则是首先要寻找原因，不论是原发性还是继发性子宫收缩乏力，均要针对原因进行恰当处理。

2.不协调性子宫收缩乏力

原则是首先恢复不协调性子宫收缩的正常节律性及极性，然后按协调性子宫收缩乏力处理。但在子宫收缩恢复其协调性之前，严禁应用缩宫素。

(五)护理评估

1.健康史

通过产前检查评估产妇的一般情况,重点了解产妇的身体发育状况、身高与骨盆测量值、胎儿大小及头盆关系、既往史、妊娠史、分娩史及妊娠合并症。

2.身心状况

(1)产力方面:评估子宫收缩的节律性(持续时间、间隔时间和强度)、对称性和极性、宫口开大及胎先露下降情况,从而了解产程的进展。

(2)产道方面:通过直肠指检或阴道检查评估宫颈条件、宫口扩张情况、尾骨活动度、骶尾关节、坐骨棘等,从而了解是否存在骨产道、软产道的异常。

(3)胎儿方面:评估胎儿的胎产式、胎先露、胎方位、胎儿的大小及数目。

(4)心理一社会方面:重点评估精神状态及其影响因素,了解产妇是否对分娩高度焦虑、恐惧;家人和产妇的生育观念及对新生儿的看法;对分娩相关知识的了解程度;是否有良好的社会支持系统。

3.辅助检查

(1)胎心电子监护:胎儿监护仪不仅可以连续记录胎心率的变化,还可以同时观察胎动、宫缩对胎心率的影响,能较全面、客观地反映宫缩的节律性、强度及频率的变化。根据宫缩变化的特点,胎心电子监护可区别是协调性还是不协调性的子宫收缩乏力。

(2)产程图:根据描绘的产程曲线了解产程进展情况,对产程延长者及时查找原因进行处理。

(3)多普勒胎心听诊仪:多普勒胎心听诊仪可及时发现胎心率的变化。协调性子宫收缩乏力胎心率变化出现较晚,不协调性子宫收缩乏力胎心率变化出现较早。

(4)实验室检查:血液生化检查可有血清钾、血清钠、血清氯等电解质的改变,甚至二氧化碳结合率降低。尿液检查可出现尿酮体阳性。

(5)Bishop 宫颈成熟度评分:利用 Bishop 宫颈成熟度评分法(见表 13-4)估计人工破膜加强宫缩的效果。该评分法满分为 13 分,若产妇得分≤3 分,人工破膜均失败,应改用其他方法;4～6 分者成功率约为 50%;7～9 分者成功率约为 80%;＞9 分者均成功。

表 13-4 Bishop 宫颈成熟度评分法

评分	判定指标				
	宫口位置	宫口开大(cm)	宫颈管消退(%)(未消退为 2～3 cm)	先露位置(坐骨棘水平=0)	宫颈硬度
0	0	0～30	−3	硬	朝后
1	1～2	40～50	−2	中	居中
2	3～4	60～70	−1～0	软	朝前
3	≥5	≥80	+1～+2	—	—

(六)护理诊断/护理问题

(1)焦虑:与产程延长、担心自身和胎儿安危有关。

(2)疲乏:与产程延长、体力消耗有关。

(3)有感染的危险:与产程延长、胎膜早破及多次直肠指检有关。

(七)预期目标

(1)产妇情绪稳定,自诉焦虑减轻,安全度过分娩期。

(2)产妇能在产程中保持良好的体力和宫缩。

(3)产妇不发生感染等并发症。

(八)护理措施

1. 协调性子宫收缩乏力的护理

一旦出现协调性子宫收缩乏力,首先应寻找原因。若有明显头盆不称或胎位异常,估计不能经阴道分娩者,应及时做好剖宫产的术前准备;估计可经阴道分娩者做好以下护理:

(1)第一产程的护理。

A. 一般护理:①保证休息:设置安静、舒适的待产及分娩环境。目前,国内部分医院设有康乐待产室和家化式病房,给予产妇情感和促进舒适的支持,以消除其精神紧张与恐惧心理。对产程长、产妇过度疲劳或烦躁不安者可遵医嘱给予镇静药,如地西泮 10 mg 缓慢静脉滴注或哌替啶 100 mg 肌内注射,使其休息后体力有所恢复,子宫收缩力也得以恢复。②补充营养:鼓励产妇多进易消化、高热量饮食,对入量不足者遵医嘱静脉补充营养,防止电解质紊乱。有酸中毒时应补充 5%碳酸氢钠。低钾血症时应给予氯化钾缓慢静脉滴注。补充钙剂可提高子宫肌球蛋白及腺苷酶的活性,增加间隙连接蛋白数量,增强子宫收缩力。③保持膀胱和直肠的空虚状态:排空膀胱和直肠能拓宽产道。自然排尿有困难者先行诱导法,必要时导尿排空膀胱。

B. 加强子宫收缩:经上述一般护理后子宫收缩力仍弱,在排除头盆不称、胎位异常和骨盆狭窄、无胎儿窘迫和剖宫产史后,可遵医嘱加强子宫收缩。常用的方法有以下几种:①刺激乳头可增强子宫收缩。②针刺穴位:通常针刺合谷、三阴交、太冲、关元等穴位,强刺激留针 20~30 分钟,有增强子宫收缩的作用。③灌肠:初产妇胎膜未破、宫口扩张不足 3 cm 者,除外禁忌证,可给予温肥皂水灌肠。以促进肠蠕动,排除粪便与积气,刺激子宫收缩。④人工破膜:宫口扩张≥3 cm、无头盆不称、除外脐带先露、胎头已衔接者,可在宫缩间歇、下次宫缩将开始时进行人工破膜术。破膜后胎头直接紧贴子宫下段及宫颈内口,可引起反射性子宫收缩,加速产程进展。⑤缩宫素静脉滴注:将缩宫素 2.5 U 加于 5%葡萄糖液 500 ml 内静脉滴注(每滴糖液含缩宫素 0.33 mU),从 4~5 滴/分开始(1~2 mU/min),根据宫缩强弱进行调整,通常不超过 30~45 滴/分(10~15 mU/min),以子宫收缩达到持续 40~60 秒、宫缩间歇 2~3 分钟为宜。在使用缩宫素静脉点滴时必须专人监护,每隔 15 分钟监测 1 次子宫收缩、胎心率、血压和脉搏并记录;随时调节剂量、浓度和滴速,以免子宫收缩过强(持续超过 1 分钟,间歇少于 2 分钟)而发生子宫破裂或胎儿窘迫等严重并发症。若 10 分钟内宫缩超过 5 次,宫缩持续 1 分钟以上或胎心率有变化,应立即停止滴注。外源性缩宫素在母体血中的半衰期为 1~6 分钟,停药后能迅速好转,必要时遵医嘱使用镇静药。若发现血压升高,应减慢滴注速度;同时监测尿量,因缩宫素有抗利尿作用,水的重吸收增加可出现尿少现象,需警惕水中毒的发生。胎儿未分娩前禁止肌内注射缩宫素。

C. 剖宫产准备:经上述处理,产程仍无进展或出现胎儿宫内窘迫征象时,应立即配合医师做好术前准备。

(2)第二产程的护理:于第二产程期间出现子宫收缩乏力时,若无头盆不称,应加强宫缩,给予缩宫素静脉滴注促进产程进展;密切观察胎心、宫缩与胎先露下降情况,做好阴道助产和抢救新生儿的准备。

(3)第三产程的护理:注意预防产后出血及感染。当胎儿前肩娩出时可遵医嘱静脉注射麦角新碱 0.2 mg或静脉注射缩宫素 10 U 或肌内注射,并同时静脉滴注缩宫素 10~20 U,以加强子宫收缩,促使胎盘剥离与娩出及子宫壁血窦关闭,预防产后出血。破膜 12 小时以上、总产程超过 24 小时,直肠指检或阴道检查次数多者,应遵医嘱给予抗生素预防感染;同时密切监测子宫收缩、宫底高度、阴道出血情况及生命征。注意产后保暖,及时补充易消化、高热量产妇饮食,使产妇得以休息和恢复。

2. 不协调性子宫收缩乏力的护理

遵医嘱给予镇静药,地西泮 10 mg 缓慢静脉注射或哌替啶 100 mg 肌内注射,使产妇充分休息后,多能恢复为协调性子宫收缩,使产程得以顺利进展。若宫缩不能恢复为协调性或出现胎儿窘迫、头盆不称等,应及时通知医师并配合处理。

3. 提供心理支持,减少焦虑与恐惧

待产妇的心理状态可直接影响子宫收缩,护士要重视产妇心理状况的评估,及时给予解释和支持,使产妇充分认识到分娩是一个自然的生理现象，了解自然分娩与手术助产的优缺点，随时将产程进展情况和护理计划告知产妇及家属，解除其思想顾虑和恐惧心理，增强其对分娩的信心，并鼓励家属为产妇提供持续性心理支持。

（九）结果评价

（1）产妇在待产和分娩过程中获得了满意的支持，舒适度增加。

（2）产妇无水、电解质紊乱及酸中毒。

（3）母子平安，无产后出血及感染。

二、子宫收缩过强

（一）病因

子宫收缩过强的病因尚不十分清楚，但与下列因素有关：

（1）缩宫素使用不当：个体对缩宫素过于敏感或缩宫素使用方法不当，剂量过大等。

（2）分娩发生梗阻或胎盘早剥：血液浸润子宫肌层，使子宫强力收缩。

（3）阴道内操作过多或不当：粗暴地、多次宫腔内操作均可引起子宫壁某部肌肉痉挛性不协调性宫缩过强。

（4）其他：如待产妇精神过度紧张、经产妇、遗传因素等。

（二）临床表现

子宫收缩过强也分为协调性与不协调性两种类型。

1. 协调性子宫收缩过强

表现为子宫收缩的节律性、对称性和极性均正常，仅子宫收缩力过强（宫腔压力＞2.66 kPa）、过频。若产道无阻力，无头盆不称及胎位异常情况，宫口迅速开全，分娩在短时间结束，初产妇宫口扩张速度＞5 cm/h，经产妇宫口扩张速度＞10 cm/h。总产程＜3 小时结束分娩称为急产，经产妇多见。产妇常有痛苦面容、大声喊叫，若有头盆不称、胎位异常或瘢痕子宫，有可能出现病理性缩复环或发生子宫破裂。

2. 不协调性子宫收缩过强

（1）强直性子宫收缩：它的发生并非由于子宫肌组织功能异常所致，几乎均由外界因素造成宫颈内口以上部分子宫肌层出现强直性痉挛性收缩。例如，临产后不适当的应用缩宫素或个体对缩宫素敏感、胎盘早剥血液浸润子宫肌层等使子宫强力收缩，宫缩间歇期短或无间歇。产妇持续性剧烈腹痛，腹部拒按，烦躁不安，大喊大叫，胎方位触诊不清，胎心音听不清；有时可出现病理性缩复环、肉眼血尿等先兆子宫破裂的征象。

（2）子宫痉挛性狭窄环：是指子宫壁局部肌肉呈痉挛性不协调性收缩形成的环形狭窄，持续不放松。狭窄环可发生在宫颈、宫体的任何部分，多在子宫上下段交界处，也可在胎体某一狭窄部，以胎颈、胎腰处常见（图 13-5）。此环与病理性缩复环不同，其特点是不随宫缩上升。阴道检查时在宫腔内触及较硬而无弹性的狭窄环。产妇出现持续性腹痛，烦躁不安。因环紧扣胎体，导致宫颈扩张缓慢，胎先露下降停滞，胎心率时快时慢。

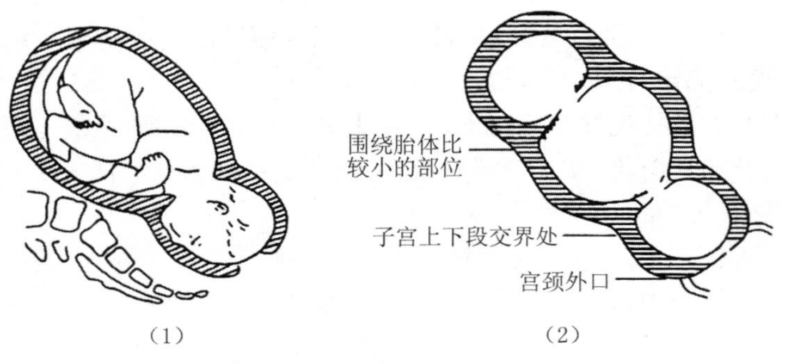

（1）狭窄环围绕胎颈；（2）狭窄环容易发生的部位

图 13-5　子宫痉挛性狭窄环

（三）子宫收缩过强对母儿影响

1.对产妇的影响

子宫收缩过强、过频，产程过快，可致产妇软产道撕裂伤。宫腔内压力过高，有发生羊水栓塞的危险。若胎先露部下降受阻，可发生子宫破裂危及产妇生命。接产时来不及消毒，可致产褥感染。胎儿娩出后子宫肌纤维缩复不良易发生胎盘滞留或产后出血。子宫痉挛性狭窄使产程停滞、胎盘嵌顿，产妇极度痛苦导致产妇衰竭，手术产机会增多。

2.对胎儿及新生儿的影响

子宫收缩过强、过频影响子宫胎盘的血液循环，易发生胎儿窘迫、新生儿窒息甚至死亡。胎儿娩出过快，胎头在产道内受到的压力突然解除，可导致新生儿颅内出血。无准备的分娩、来不及接产使新生儿易发生感染、坠地，导致骨折、外伤等。

（四）处理原则

子宫收缩过强以预防为主，识别导致子宫收缩过强的原因，正确处理产程，预防并发症的发生。

（五）护理评估

1.健康史

认真阅读产前检查记录，评估产妇的一般情况，包括骨盆测量值、胎儿情况及妊娠并发症等。重点了解家族或经产妇有无急产史。

2.身心状况

重点评估临产时间、宫缩频率、强度及胎心、胎动情况。评估临产后是否使用过缩宫素，有无宫腔内操作史。产妇临产后持续性宫缩、剧烈腹痛，子宫收缩过频、过强，产程进展很快。产妇因急产毫无思想准备或胎先露部下降受阻，产程进展缓慢，担心自己及胎儿的安危，情绪极度恐惧和无助。

3.辅助检查

(1)一般检查：检查产妇的生命征、身体发育情况、骨盆及胎儿大小和头盆关系等。

(2)产科检查：发现产妇子宫收缩持续时间长、宫内压高、宫体硬、间歇时间短、触诊胎方位不清、听诊胎心音不清。若产道无梗阻，则产程进展快，胎头下降迅速。若产程梗阻，腹部可出现病理性缩复环，子宫局部肌肉强直性收缩时围绕胎颈、胎腰可形成环状狭窄。子宫下段压痛明显，膀胱充盈或有血尿等先兆子宫破裂的征象。

（六）护理诊断/护理问题

(1)恐惧：与疼痛及母儿安危受到威胁有关。

(2)疼痛：与子宫收缩过频、过强有关。

(3)有新生儿受伤的危险：与产程过速、急产或手术有关。

（七）预期目标

(1)产妇情绪稳定，自诉疼痛减轻，舒适感增加。

(2)产妇会使用减轻疼痛的常用技巧。

(3)母儿健康，无分娩期并发症发生。

（八）护理措施

1.预防宫缩过强对母儿的损伤

有急产史的妊娠妇女，在预产期前1～2周提前住院待产。经常巡视住院的妊娠妇女，嘱其勿远离病房。严格掌握缩宫素的使用指征及剂量，避免粗暴、多次宫腔内操作。有急产先兆时，如宫缩过强、过频及产程进展快等，要迅速做好接产及抢救新生儿的准备。临产后禁止灌肠，应卧床休息，取左侧卧位；待产妇有便意时，应先了解宫口大小及胎先露下降情况，以防分娩在厕所造成意外伤害。

2.临产期护理

密切观察产程进展及产妇情况，检测宫缩、胎心及产妇的生命征变化，发现异常及时通知医师，迅速准确执行医嘱。鼓励产妇深呼吸，嘱其不要向下屏气，以减慢分娩过程。一旦确诊为强直性子宫收缩，应遵医嘱及时给予宫缩抑制剂，如25%硫酸镁 20 ml 加入 25%葡萄糖液 20 ml 内缓慢静脉注射，注射时间不少于5分钟。若属梗阻性原因，应立即行剖宫产术。若出现子宫痉挛性狭窄环，应认真寻找原因，及时纠正，停止阴道内操作及缩宫素。若无胎儿窘迫征象，可遵医嘱给予镇静药如哌替啶 100 mg、吗啡 10 mg 肌内注射，也可给予宫缩抑制剂如沙丁胺醇 4.8 mg 口服、静脉注射硫酸镁。当宫缩恢复正常时，可行阴道助产或等待自然分娩。若经处理子宫痉挛性狭窄环不能缓解，宫口未开全，胎先露部高，或伴有胎儿窘迫征象，应立即行剖宫产术。

3.分娩期及新生儿的护理

分娩时若急产来不及消毒及新生儿坠地者，应遵医嘱为新生儿肌内注射维生素 K110 mg 预防颅内出血，并尽早肌内注射精制破伤风抗毒素 1500 U。分娩时尽可能行会阴侧切术，以防止会阴撕裂。遇有软产道撕裂伤时，应及时发现并缝合。

4.产后护理

认真观察产后宫缩情况、宫底高度、阴道出血量、会阴及阴道有无血肿及生命征变化。新生儿如出现意外，需协助产妇及家属顺利度过哀伤期。向产妇进行健康教育及出院指导，并提供出院后的避孕指导。

（九）结果评价

（1）产妇能应用减轻疼痛的技巧，舒适度增加。

（2）产妇顺利分娩，母儿平安。

（王琰霏）

第七节　产道因素难产

产道包括骨产道（骨盆腔）和软产道（子宫下段、宫颈、阴道、外阴），是胎儿经阴道娩出的通道。产道异常可使胎儿娩出受阻，临床上以骨产道异常多见。由于骨盆径线过短或形态异常，致使骨盆腔小于胎先露部可通过的限度，阻碍胎先露部下降，影响产程顺利进展，称为狭窄骨盆。狭窄骨盆可以为一个径线过短或多个径线同时过短，也可以为一个平面狭窄或多个平面同时狭窄。临床上需要结合整个骨盆腔大小与形态进行综合分析，及时处理。

一、骨产道异常及临床表现

（一）骨盆入口平面狭窄

常见于扁平骨盆，以骨盆入口平面前后径狭窄为主，其形态呈横扁圆形。根据狭窄程度不同，骨盆入口平面狭窄分为3级：Ⅰ级为临界性狭窄，骶耻外径 18.0 cm，入口前后径 10.0 cm，绝大多数可以经阴道自然分娩；Ⅱ级为相对性狭窄。骶耻外径 16.5～17.5 cm，入口前后径 8.5～9.5 cm，需经试产后才能决定是否可以经阴道分娩；Ⅲ级为绝对性狭窄，骶耻外径≤16.0 cm，入口前后径≤8.0 cm，必须以剖宫产结束分娩。扁平骨盆常见的有单纯性扁平骨盆（图 13-6）和佝偻病性扁平骨盆（图 13-7）两种类型。

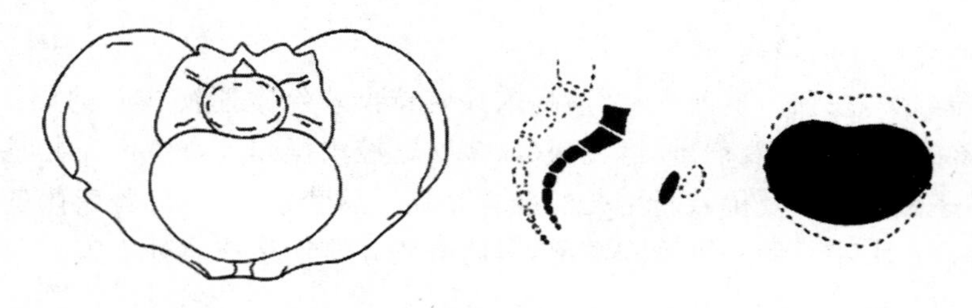

图 13-6　单纯性扁平骨盆

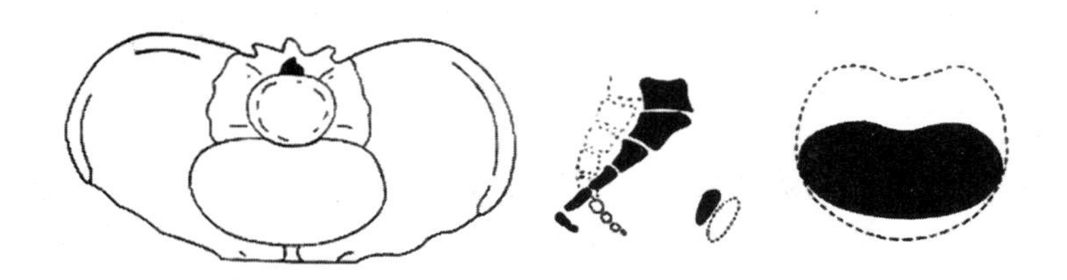

图 13-7 佝偻病性扁平骨盆

若骨盆入口平面狭窄，于妊娠末期胎头衔接受阻，即使已经临产胎头仍不能入盆，检查示胎头入盆不均或胎头跨耻征阳性(胎头骑跨在趾骨联合上方)。由于临产后前羊水囊受力不均，常出现胎膜早破，其发生率为正常骨盆的 4～6 倍。若胎头迟迟不入盆，不能紧贴宫颈内口诱发反射性宫缩，常出现继发性宫缩乏力、潜伏期及活跃早期延长、宫颈扩张缓慢，甚至导致梗阻性难产，强行经阴道分娩可致子宫破裂。

(二)中骨盆及骨盆出口平面狭窄

出口平面狭窄常与中骨盆平面狭窄相伴行，分为 3 级：Ⅰ级为临界性狭窄，坐骨棘间径 10.0 cm，坐骨结节间径 7.5 cm；Ⅱ级为相对性狭窄，坐骨棘间径 8.5～9.5 cm，坐骨结节间径 6.0～7.0 cm；Ⅲ级为绝对性狭窄，坐骨棘间径≤8.0 cm，坐骨结节间径≤5.5 cm。其常见于漏斗骨盆(图 13-8)和横径狭窄骨盆(图 13-9)。

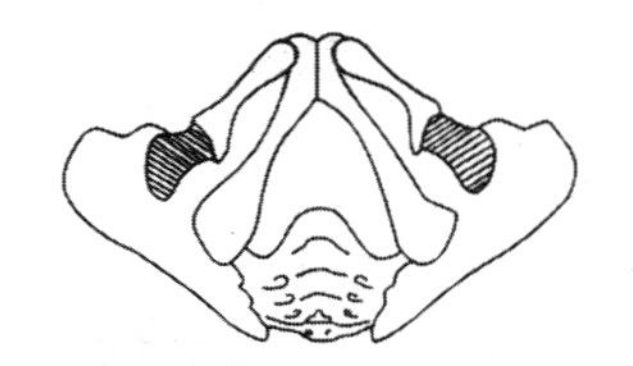

图 13-8 漏斗骨盆

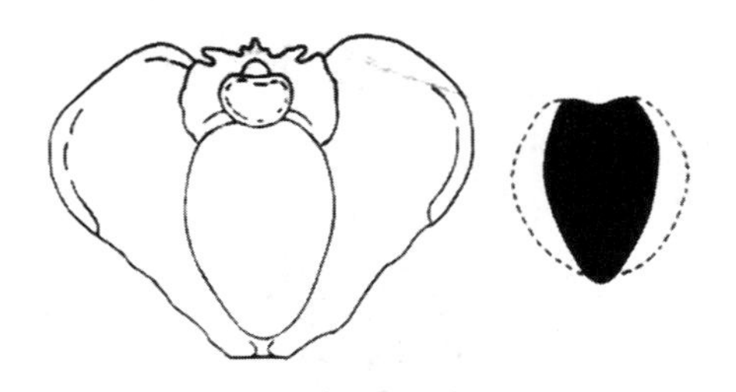

图 13-9 横径狭窄骨盆

1. 漏斗骨盆(男型骨盆)

骨盆入口平面各径线正常。两侧骨盆壁向内倾斜，状似漏斗。其特点是中骨盆及骨盆出口平面均明显狭窄，使坐骨棘间径、坐骨结节间径缩短，耻骨弓角度＜90°，坐骨结节间径与出口后矢状径之和＜15 cm。

2. 横径狭窄骨盆(类人猿型骨盆)

骨盆入口、中骨盆及骨盆出口横径均缩短，前后径长，坐骨切迹宽，骶耻外径正常，但髂棘间径及髂嵴间径均缩短。

中骨盆及骨盆出口平面狭窄，临产后胎先露部入盆不困难，产程早期无头盆不称征象，潜伏期及活跃早期进展顺利。当胎头下降至中骨盆时，由于内旋转受阻，胎头双顶径被阻于中骨盆狭窄部位之上，形成持续性枕横位或枕后位，引起继发性宫缩乏力，活跃晚期及第二产程延长甚至第二产程停滞。若单纯出口平面狭窄者，第一产程进展顺利，当胎头达盆底受阻时，常引起第二产程停滞，继发性宫缩乏力，胎头双顶径不能通过出口横径。强行阴道助产可导致软产道、骨盆底肌肉及会阴严重损伤。致使胎儿严重产伤,对母体及胎儿危害较大。

(三)骨盆三个平面狭窄

骨盆外形属于女型骨盆,形态正常,但骨盆三个平面的各径线均小于正常值 2 cm 或更多,称为均小骨盆(图 13-10)。此型多见于身材矮小、体形匀称的女性。若估计胎儿不大、胎位正常、头盆相称、产力好,可以试产。若估计胎儿在中等大小以上经阴道分娩则有困难,应尽早行剖宫产术。

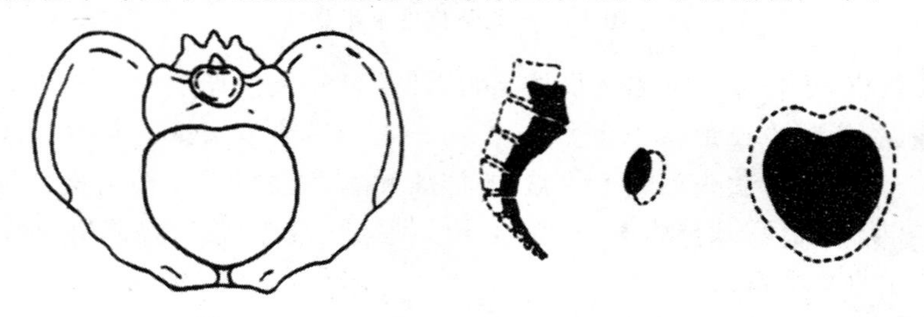

图 13-10 均小骨盆

(四)畸形骨盆

是指骨盆失去正常形态,见于骨软化症骨盆(图 13-11)和偏斜骨盆(图 13-12)两种。前者是因钙、磷、维生素 D 以及紫外线照射不足使骨质脱钙、疏松、软化所致,骨盆入口呈凹三角形,现已罕见。后者是一侧髂骨翼与髋骨发育不良所致,一般不能经阴道分娩。

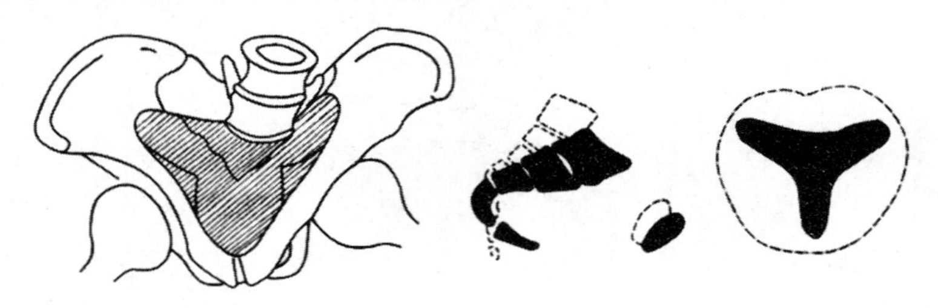

图 13-11 骨质软化症骨盆

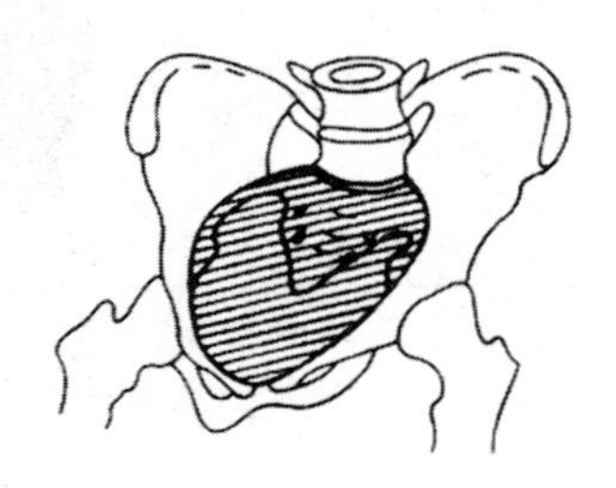

图 13-12 偏斜形骨盆

二、软产道异常及临床表现

软产道是由子宫下段、宫颈、阴道及骨盆底软组织构成的弯曲管道。软产道异常导致的难产少见,容易被忽视。因此,应在妊娠早期常规进行妇科检查,以了解软产道有无异常情况。

(一)外阴异常

可见会阴坚韧、外阴水肿、外阴瘢痕等。由于组织缺乏弹性,伸展性差,可使外阴及阴道口狭小,临产后可影响胎先露部下降,使胎头娩出困难或造成严重的撕裂伤。

(二)阴道异常

临床上常见的阴道异常有阴道横隔、阴道纵隔、阴道尖锐湿疣、阴道囊肿及阴道肿瘤等。阴道横隔可阻碍胎先露部下降;阴道纵隔常伴有双子宫、双宫颈畸形,一般不影响分娩;阴道尖锐湿疣于妊娠期生长迅速,产妇于分娩时易发生阴道裂伤、血肿及感染;阴道囊肿和肿瘤可阻碍胎先露部下降。

(三)宫颈异常

宫颈外口黏合、宫颈水肿、宫颈坚韧、宫颈瘢痕、子宫颈癌及宫颈肌瘤等均可影响宫颈扩张,阻碍胎先露部下降,造成难产。

三、产道异常对母儿的影响

(一)对产妇的影响

(1)骨盆入口平面狭窄,影响胎先露部衔接,易发生胎位异常而导致难产,如臀先露、面先露或肩先露的发生率是正常骨盆的3倍。由于胎先露部被阻隔于骨盆入口之上,下降受阻,常引起继发性宫缩乏力,致使产程延长或停滞;或因子宫收缩过强未及时处理,出现病理性缩复环,导致子宫破裂,危及产妇生命。

(2)中骨盆平面狭窄,影响胎头内旋转,常出现持续性枕横位或枕后位;胎头长时间嵌顿于产道内,压迫软组织引起局部缺血、水肿、坏死、脱落,可致生殖道瘘;胎膜早破、阴道检查及手术助产,增加感染机会;严重梗阻性难产。宫缩又较强,可发生先兆子宫破裂甚至子宫破裂;强行阴道助产,可导致严重软产道裂伤,危及母儿生命。

(二)对胎儿及新生儿的影响

(1)头盆不称易发生胎位异常,引起胎膜早破、脐带脱垂。其脐带脱垂发生率是正常产妇的4～6倍,导致胎儿窘迫、胎死宫内、新生儿窒息、新生儿死亡等。

(2)由于产程延长,胎头受压变形易发生脑组织损伤、颅内出血。

(3)手术产机会增多,易发生新生儿产伤、感染及围生儿病死率增加。

四、处理原则

首先应明确产道异常的类型和程度,分析头盆是否相称,了解胎位、胎儿大小、胎心、宫缩强弱、宫口扩张程度、综合待产妇的具体情况,选择合适的分娩方式。

五、护理评估

(一)健康史

认真阅读待产妇的产前检查记录,重点询问有无佝偻病、脊柱和髋关节结核及外伤史,评估骨盆各径线测量值,协助产妇决定分娩方式。若为经产妇,需重点了解既往分娩史及难产发生的原因。

(二)身心状况

评估本次妊娠过程是否顺利、是否有病理妊娠问题与妊娠并发症的发生,以及产妇的情绪、身体反应、产妇的心理状态及社会支持系统等情况。

(三)辅助检查

1.一般检查

特别注意妊娠妇女的体形、身高、步态、有无脊柱弯曲及髋关节畸形、米氏菱形窝是否对称、有无尖腹及悬垂腹(图13-13)等。若待产妇身高在145 cm以下,应警惕均小骨盆;体形粗壮、颈部较短者,警惕男型漏斗骨盆;跛行者,警惕偏斜骨盆。

2.腹部检查

(1)观察腹型:若初产妇呈尖腹、经产妇呈悬垂腹,提示可能为均小骨盆。尺测子宫底高度和腹围,估计胎儿大小。

(2)胎位检查:骨盆入口狭窄常导致臀先露、面先露或肩先露。中骨盆狭窄常导致持续性枕横位或枕后位。

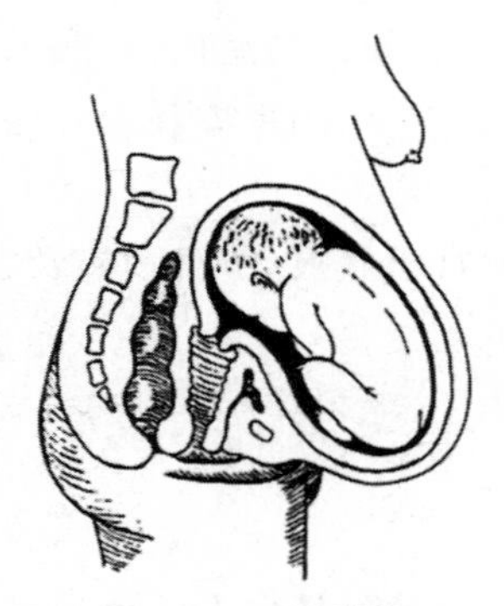

图 13-13　悬垂腹

(3)估计头盆关系:正常情况下,部分初产妇在预产期前 2 周,经产妇于临产后胎头入盆。若已临产而胎头仍未入盆,则应充分估计头盆关系,即跨耻征检查。方法:产妇排空膀胱,仰卧,两腿伸直,检查者将手放于耻骨联合上方,将浮动的胎头向骨盆方向推压。若胎头低于耻骨联合平面表示胎头可以入盆,头盆相称,称为跨耻征阴性;若胎头与耻骨联合在同一平面,表示可疑,为跨耻征可疑阳性;若胎头高于耻骨联合平面,则表示头盆明显不称,为跨耻征阳性(图 13-14)。

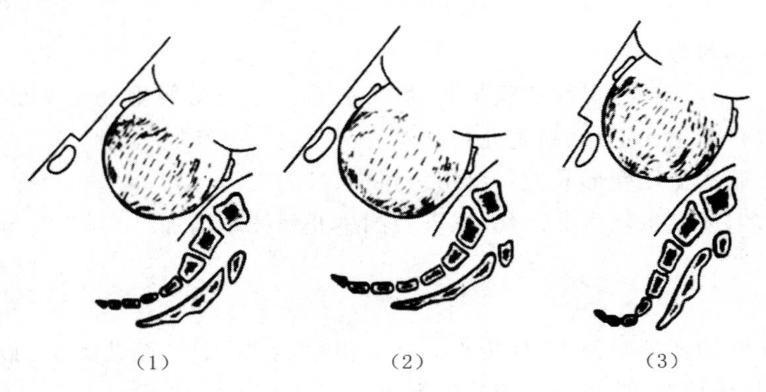

(1)头盆相称;(2)头盆可能不称;(3)头盆不称

图 13-14　检查头盆相称程度

(4)骨盆测量:包括骨盆外测量和骨盆内测量,可确定有无均小骨盆、单纯扁平骨盆及漏斗骨盆等以及是否存在中骨盆狭窄与骨盆出口平面狭窄。可通过测量出口后矢状径及检查骶尾关节活动度,估计出口平面的狭窄程度。

(5)检查软产道:了解软产道有无异常。

(6)B 超检查:观察胎先露与骨盆的关系,通过测量胎头双顶径、腹径、胸径、股骨长度预测胎儿大小。从而判断能否顺利通过骨产道。

六、护理诊断/护理问题

(1)焦虑和恐惧:与知识缺乏,分娩过程的结果未知有关。

(2)有感染的危险:与胎膜早破、产程延长、手术操作有关。

(3)有新生儿窒息的危险:与胎膜早破、脐带脱垂、产程延长有关。

(4)潜在并发症:子宫破裂、产后出血、生殖道瘘。

七、预期目标

(1)产妇恐惧焦虑程度减轻,积极配合治疗。

(2)产妇及新生儿的感染征象得到预防和控制。

(3)新生儿出生状况良好。Apgar 评分>7 分。

(4)及时发现和处理难产,产妇能平安分娩,无并发症发生。

八、护理措施

(一)一般护理

在分娩过程中,应保证待产妇的营养及水分的摄入,必要时遵医嘱静脉补充水、电解质、维生素C。注意待产妇休息,以保持良好的体力。尽量减少直肠指检及阴道检查次数,胎膜破裂后慎行阴道检查,禁止灌肠。

(二)骨产道异常的护理

1.骨盆入口平面狭窄

(1)有明显头盆不称、不能从阴道分娩者,遵医嘱做好剖宫产手术准备。

(2)轻度头盆不称者可以在严密监护下试产,试产过程中应注意:①密切观察产程进展及胎儿情况,专人守护;监测胎心音;破膜后立即听胎心,并注意观察胎心、羊水的性质;若胎头未衔接,破膜后应抬高床尾;注意观察胎先露部下降及宫口扩张情况。试产过程一般不使用镇静药。②监测子宫收缩情况:把手放在待产妇腹部或用胎儿电子监护仪监测子宫收缩及胎心率变化,若有异常立即停止试产,同时通知医师及早处理,预防子宫破裂。③若试产2～4小时,胎头仍未入盆,或出现胎儿窘迫,则应停止试产,及时行剖宫产术结束分娩。

2.中骨盆平面狭窄者

胎头俯屈及内旋转受阻,易发生持续性枕横位或枕后位。若宫口已开全,胎头双顶径已达坐骨棘水平或更低,可行阴道助产术;若胎先露在坐骨棘水平以上,或出现胎儿窘迫征象应尽快行剖宫产,配合医师做好相应的术前准备及抢救新生儿的准备。

3.骨盆出口平面狭窄者

不宜进行试产。若出口横径与出口后矢状径之和＞15 cm时,正常大小的胎儿多可经阴道分娩;两者之和为13～15 cm者,多数需阴道助产;两者之和＜13 cm者,足月胎儿不易经阴道分娩。

(三)软产道异常的护理

(1)会阴坚韧、外阴瘢痕者,分娩时应行预防性会阴后一侧切术;外阴水肿在临产前,可局部用50%硫酸镁液湿热敷;临产后可在严格消毒下进行多点针刺皮肤放液,分娩时行会阴后侧切术。

(2)阴道纵隔、阴道横隔阻碍分娩时可剪开,产后缝合。若横隔高且坚厚,阻碍胎先露部下降,则行剖宫产术结束分娩。

(3)宫颈水肿、坚韧者,可于宫颈两侧各注入0.5%利多卡因5～10 ml或地西泮10 mg静脉注射;宫颈瘢痕虽然于妊娠后软化,若宫缩很强,宫口仍不扩张,不宜久等,需行剖宫产术结束分娩。

(四)预防产后出血及感染

胎儿娩出后遵医嘱准确、及时使用宫缩剂和抗生素;保持外阴清洁,每日冲(擦)洗外阴2次,使用消毒会阴垫。胎先露长时间压迫阴道或出现血尿时,应及时留置尿管8～12日,以防生殖道瘘。留置尿管者必须保证导尿管通畅,定期更换一次性引流袋,防止感染。

(五)新生儿护理

分娩前做好抢救新生儿的准备。胎头在产道压迫时间长或手术助产的新生儿,护理时动作应轻柔,并尽可能减少被动活动,严密观察颅内出血或其他损伤的情况,遵医嘱使用预防颅内出血的药物。

(六)提供心理支持、信息支持

解释当前的情况与产程进展,说明相关检查及治疗程序,使产妇及家属解除对未知的焦虑和恐惧心理、共同合作,安全度过分娩。

九、结果评价

(1)产妇理解对分娩的处理。能配合实施处理方案,母体与胎儿平安度过分娩过程。

(2)产妇产后体温、恶露、白细胞计数均正常,无感染征象。

(3)及时发现与处理新生儿窒息,新生儿 Apgar 评分>7 分。

(王琰霏)

第八节　胎位及胎儿因素难产

胎儿的胎位异常或发育异常均可导致不同程度的异常分娩,是造成难产常见的因素之一。

一、胎位异常及临床表现

分娩时除枕前位(约占 90%)为正常胎位外,其余均为异常胎位。胎位异常包括胎头位置异常、臀先露及肩先露。其中胎头位置异常最多见,占妊娠足月分娩总数的 6%~7%,有持续性枕后位、持续性枕横位、面先露、高直位、前不均倾位等。胎产式异常的臀先露占妊娠足月分娩总数的 3%~4%。肩先露在临床上极少见。占妊娠足月分娩总数的 0.25%,但却是对母体与胎儿最不利的胎位。复合先露在临床上已罕见,占妊娠足月分娩总数的 0.8‰0~1.66‰。

(一)持续性枕后位、枕横位

在分娩过程中,胎头以枕后位或枕横位衔接。在下降过程中,胎头枕部因强有力的宫缩绝大多数能向前转 135°或 90°,转成枕前位自然分娩。若胎头枕骨持续位于母体骨盆的后方或侧方,直至分娩后期仍不能转向前方,致使分娩发生困难者,称为持续性枕后位(POPP,图 13-15)或持续性枕横位(图 13-16)。国外报道,此发病率均为 5%左右,多因骨盆异常(常发生于男型骨盆或类人猿型骨盆)、胎头俯屈不良、子宫收缩乏力影响胎头下降、俯屈及内旋转易造成持续性枕后位或枕横位。相反,持续性枕后位或枕横位可使胎头下降受阻,胎先露部不宜紧贴宫颈内口及子宫下段。也容易导致协调性宫缩乏力而至内旋转受阻,两者互为因果关系。另外,头盆不称、前置胎盘、膀胱充盈、子宫下段宫颈肌瘤等均可影响胎头内旋转,而形成持续性枕后位或枕横位。

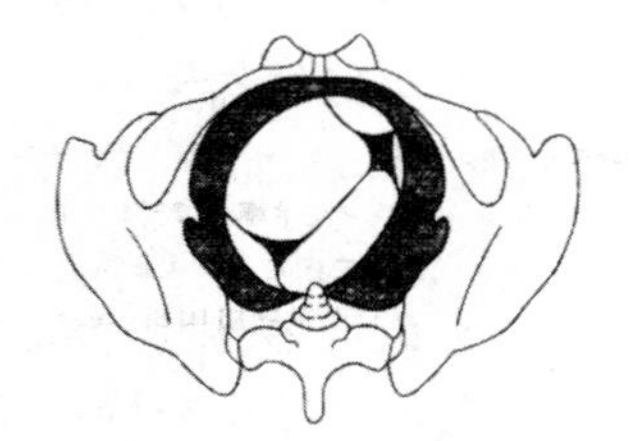

图 13-15　**持续性右枕后位**

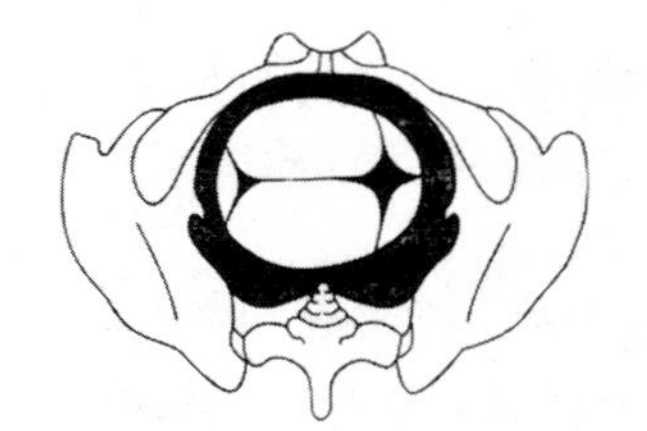

图 13-16　**持续性右枕横位**

持续性枕后位、枕横位的临床表现为临产后胎头衔接晚及俯屈不良,由于胎先露部不宜紧贴宫颈内口及子宫下段,常导致协调性宫缩乏力及宫口扩张缓慢而使产程延长。枕后位时,因胎儿枕骨持续性位于骨盆后方压迫直肠,产妇自觉肛门坠胀及排便感,致使宫口尚未开全时过早用力屏气使用腹压,容易导致宫颈前唇水肿和产妇疲劳,影响产程进展。持续性枕后位、枕横位常致使活跃晚期及第二产程延长。若在阴道口可见到胎发,但历经多次宫缩屏气却不见胎头继续顺利下降者,应考虑可能是持续性枕后位或枕横位。

(二)臀先露

是最常见的一种异常胎位,是以胎儿臀、足或膝为先露,以骶骨为指示点,在骨盆的前、侧、后构成骶左(右)前、骶左(右)横、骶左(右)后 6 种胎位。根据胎儿双下肢所取的姿势又可分:①单臀先露或腿直臀先露,是指胎儿双髋关节屈曲、双膝关节直伸,以臀部为先露,最多见。②完全臀先露或混合臀先露,是指胎儿双髋关节及双膝关节均屈曲呈盘膝坐,以臀部和双足先露,较多见。③不完全臀先露,是指以一足或双足、一膝或双膝或一足一膝为先露。膝先露是暂时的，产程开始后转为足先露，较少见。

臀先露的临床表现为妊娠妇女常感肋下或上腹部有圆而硬的胎头。由于胎臀不能紧贴子宫下段及宫颈内口，常导致子宫收缩乏力、宫口扩张缓慢、产程延长、手术产机会增多。先露部胎臀高低不平，对前羊膜囊压力不均匀，再加上臀围小于头围，后出胎头牵出困难，易发生胎膜早破、脐带脱垂、胎儿窘迫、新生儿产伤等并发症，致使围生儿病死率增高，是枕先露的 3～8 倍。

（三）肩先露

胎体横卧于骨盆入口之上，胎儿纵轴与母体纵轴相垂直，称为横产式。先露部为肩，称为肩先露。以肩胛骨为指示点，有肩左（右）前、肩左（右）后 4 种胎位，是对母体与胎儿最不利的胎位。足月活胎不可能经阴道娩出。若不及时处理，容易造成子宫破裂，威胁母体与胎儿生命。

（四）面先露

胎头以面部为先露时称为面先露，多于临产后发现，胎儿枕部与胎背部接触，胎头呈极度仰伸的姿势通过产道。面先露以颏骨为指示点，有颏左（右）前、颏左（右）横、颏左（右）后 6 种胎位，临床上以颏左前及颏右后位较多见。面先露以经产妇多于初产妇。我国 15 所医院统计发病率为 0.8‰～2.7‰，国外资料为 1.7‰～2.0‰。面先露的临床表现为潜伏期延长、活跃期延长或停滞，胎头迟迟不能入盆。颏前位时，胎儿颜面部不能紧贴子宫下段及宫颈内口，常引起宫缩乏力，致使产程延长。由于颜面部骨质不易变形，故易发生会阴裂伤。颏后位时可导致梗阻性难产，若处理不及时可造成子宫破裂，危及母体与胎儿生命。

（五）额先露

胎头持续以前额部为先露入盆并以枕额径通过产道时，称为额先露，发生率为 0.6‰，常表现为产程延长，一般需剖宫产结束分娩。

（六）复合先露

胎先露部（胎头或胎臀）伴有肢体（上肢或下肢）同时进入骨盆入口，称为复合先露。临床上以一手或一前臂沿胎头脱出最常见，若不及时处理可致梗阻性难产。胎儿可因脐带脱垂或因产程延长、缺氧造成胎儿窘迫，甚至死亡。

二、胎儿发育异常及临床表现

胎儿发育异常也可引起难产，最常见的如巨大胎儿及畸形胎儿。

（一）巨大胎儿

巨大胎儿是指胎儿出生体重达到或超过 4 000 g 者。其国内发生率为 7%，国外发生率为 15.1%，男胎多于女胎，与糖尿病、营养、遗传、经产妇、过期妊娠等因素有关。巨大胎儿的临床表现为妊娠妇女多肥胖或身材高大，妊娠期体重增加迅速，常在妊娠晚期出现呼吸困难、腹部沉重及两肋部胀痛等症状；常引起头盆不称、肩难产、软产道裂伤、新生儿产伤等不良后果。

（二）胎儿畸形

1. 脑积水

脑积水是指脑室内外有大量脑脊液（500～3000 ml）蓄积于颅腔内，致颅缝明显增宽，颅腔体积增大，囟门显著增大，压迫正常脑组织。其发生率约为 0.5‰，常伴有脊柱裂、足内翻等畸形，可致梗阻性难产、子宫破裂、生殖道瘘，对母体有严重危害。

2. 其他

联体儿极少见，发生率约为 0.02‰。单卵双胎在妊娠早期发育过程中，身体不能完全分离成两部分，形成不同形式的连体双胎，可导致梗阻性难产。产前可经 B 超确诊，一旦发现联体儿，应尽早终止妊娠。

三、对母儿的影响

（一）对产妇的影响

（1）胎位异常及胎儿发育异常均可导致继发性宫缩乏力，致使产程延长，常需手术助产结束分娩，因而增加产褥感染、产后出血、软产道损伤等发生的机会。

(2)胎头位置异常，若长时间压迫软产道可造成局部组织缺血、坏死，形成生殖道瘘。

(3)臀位行阴道助产分娩时，若宫口未开全而强行牵拉。容易造成宫颈撕裂甚至延及子宫下段，严重者可导致子宫破裂的发生。

(二)对胎儿及新生儿的影响

(1)胎位异常及胎儿发育异常均可导致产程延长，手术助产机会增多，常引起胎儿窘迫、新生儿窒息、外伤。使围生儿病死率增高。

(2)臀位发生脐带脱垂是头先露的10倍，脐带受压可致胎儿窘迫甚至死亡。胎膜早破使早产儿及低体重儿增多。后出胎头牵出困难，常发生脊柱损伤、脑幕撕裂、新生儿窒息、臂丛神经损伤、胸锁乳突肌损伤导致的斜颈及颅内出血，新生儿颅内出血的发生率是头先露的10倍。臀先露导致围生儿的发病率和病死率均增高。

(3)面先露者，由于胎儿面部受压变形，导致口唇皮肤青紫、肿胀，影响吸吮，严重者可发生会厌水肿影响吞咽及呼吸。巨大胎儿可发生新生儿臂丛神经损伤及颅内出血、低血糖、红细胞增多症等。

四、处理原则

(一)临产前

1.胎位异常者

定期产前检查，妊娠30周以前顺其自然，妊娠30周以后胎位仍异常者及时给予矫治。若矫治失败，临产前提前1周住院待产，综合分析后决定分娩方式。

2.胎儿发育异常者

若发现巨大儿，应查明原因，若为糖尿病妊娠妇女则需积极治疗。若为畸形儿，一经确诊，应尽早终止妊娠。

(二)临产后

应综合分析，以对产妇和胎儿损伤最少为原则选择适宜的分娩方式。

五、护理评估

(一)健康史

认真阅读产前检查的资料，如妊娠妇女的身高、体重、胎方位、骨盆测量值，并充分估计胎儿大小；了解妊娠妇女既往分娩史，有无头盆不称、糖尿病史，有无分娩巨大儿、畸形儿等家族史，同时评估产程进展、子宫收缩、胎头下降等情况。

(二)身心状况

由于胎位异常或胎儿发育异常均可导致继发性宫缩乏力、产程延长、手术产率增加，或出现胎膜早破、脐带脱垂导致胎儿宫内窘迫、新生儿窒息甚至死亡，常会引起待产妇身体疲惫、情绪急躁，因担心自己及胎儿的生命受到威胁而焦虑不安。

(三)辅助检查

1.胎位异常

可通过腹部检查、直肠检查、B超检查明确诊断(表13-5)。

2.胎儿发育异常

(1)巨大胎儿。①腹部检查：可见腹部明显膨隆，触诊胎体大，先露部高浮。若为头先露，多数胎头跨耻征阳性。②B超检查：常提示胎体大、胎头双顶径＞10 cm。③实验室检查：产前做血糖、尿糖检查；妊娠晚期抽羊水行胎儿肺成熟度检查(L/S)、胎盘功能检查。

(2)脑积水。①腹部检查：在耻骨联合上方可触及宽大、有弹性的胎头，且大于胎体并高浮，跨耻征阳性。阴道检查盆腔空虚，颅骨软而薄，囟门大且紧张，胎头如乒乓球的感觉。②B超检查：妊娠20周后颅内大部分被液性暗区占据，中线漂动，胎头周径明显大于腹周径。③实验室检查：可查妊娠妇女血清或羊水中的甲胎蛋白水平。

表 13-5 胎位异常的检查诊断项目及内容

检查项目	持续性枕后位、枕横位	面先露	臀先露	肩先露
腹部检查	宫底部触及胎臀，胎背偏向母体后方或侧方，胎心在脐下一侧偏外最响亮。枕后位胎心在胎儿肢体侧也能听到	宫底位置高，腹前壁易扪及胎儿肢体，胎心在胎儿肢体侧的下腹部清楚	宫底部触及圆而硬、按压有浮球感的胎头，胎心在脐左（右）上方最清楚	子宫呈横椭圆形，宫底高度低于妊娠周数。宫底部及耻骨联合上方较空虚，在母体腹部一侧触到胎头，另一侧触到胎臀。胎心在脐周两侧最清楚
直肠或阴道检查	直肠指检发现胎头矢状缝位于骨盆斜径上或骨盆横径上。阴道查胎儿耳郭朝向骨盆后方或骨盆侧方	可触到高低不平、软硬不均的颜面部	可触及胎背或胎足、胎膝	若胎膜已破、宫口已扩张者，可触到肩胛骨或肩峰、锁骨、肋骨及腋窝
B超检查	根据胎头颜面部及枕部位置探清胎头位置	可看到过度仰伸的胎头，确定胎头枕部及眼眶的位置	能准确探清臀先露	能准确探清肩先露

六、护理诊断/问题

1. 恐惧

与难产及胎儿发育异常有关。

2. 有感染的危险

与胎膜早破、脐带脱垂、手术助产有关。

3. 有新生儿窒息的危险

与分娩因素异常有关。

七、预期目标

(1)产妇能正视现实，积极配合处理方案。

(2)产妇分娩过程顺利，无并发症。

(3)新生儿健康。

八、护理措施

(一)加强妊娠期保健

通过产前检查及时发现并处理异常情况。于妊娠 30 周前。胎位异常者多能自行转为头先露。若妊娠 30 周以后仍为臀先露或肩先露，应予以矫正。常用的矫正方法有以下几种。

1. 胸膝卧位

指导妊娠妇女排空膀胱，松解裤带，姿势如图 13-17 所示，每日 2 次，每次 15 分钟，连续 1 周后复查。这种姿势可使胎臀退出盆腔，借助胎儿重心改变，使胎头与胎背所形成的弧形顺着宫底弧面滑动完成。

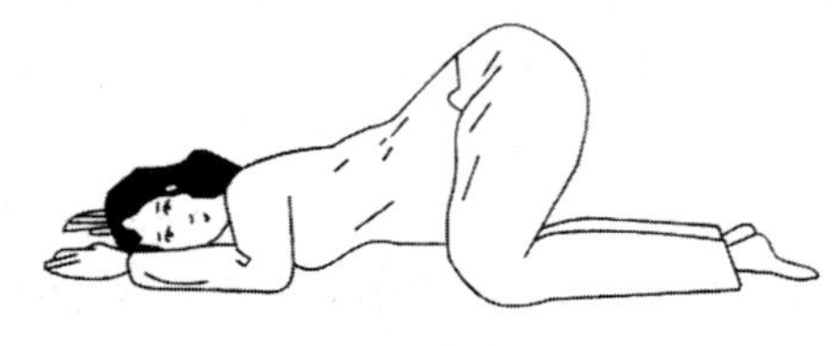

图 13-17 胸膝卧位

2.激光照射或艾灸至阴穴

激光照射两侧至阴穴(足小趾外侧,距趾甲角 0.1 寸),也可用艾灸条。每日 1 次,每次 15～20 分钟,5 次为 1 个疗程。

3.外转胎位术

经上述矫正方法无效者时,可于妊娠 32～34 周行外转胎位术。由于此方法有发生胎盘早剥、脐带缠绕等严重并发症的可能,故应慎用,最好在 B 超及胎儿电子监测下进行。若术中或术后发现胎动频繁而剧烈或胎心率异常,应立即停止转动并退回原胎位观察 30 分钟。

(二)对选择阴道试产的待产妇的护理

(1)鼓励产妇进营养、易消化的食物,必要时给予补液;指导产妇合理用力,避免体力消耗。枕后位或枕横位时,不要过早屏气用力,以防宫颈水肿及疲乏。

(2)指导产妇在待产过程中少走动,尽量少做直肠指检,禁止灌肠,防止胎膜早破。

(3)指导产妇及时排尿,避免膀胱充盈阻碍胎先露的下降。

(4)协助医师做好阴道助产及新生儿抢救的准备。产后遵医嘱使用缩宫素和抗生素,预防产后出血与感染。

(三)剖宫产准备

有明显头盆不称、胎位异常或确诊为巨大胎儿者,遵医嘱做好剖宫产准备。

九、结果评价

(1)产妇能与医护配合,安全度过分娩期。

(2)无胎儿宫内窘迫、产后出血、感染等并发症。

(3)新生儿健康,母体平安。

(王琰霏)

第九节　前置胎盘

妊娠 28 周后,胎盘附着于子宫下段,甚至胎盘下缘达到或覆盖宫颈内口,其位置低于胎先露部,称为前置胎盘(placenta previa)。前置胎盘是妊娠晚期严重并发症,也是妊娠晚期阴道流血最常见的原因。其发病率国外报道 0.5%,国内报道 0.24%～1.57%。

一、病因

目前尚不清楚,高龄初产妇(年龄＞35 岁)、经产妇及多产妇、吸烟或吸毒妇女为高危人群。其病因可能与下述因素有关。

(一)子宫内膜病变或损伤

多次刮宫、分娩、子宫手术史等是前置胎盘的高危因素。上述情况可损伤子宫内膜,引起子宫内膜炎或萎缩性病变,再次受孕时子宫蜕膜血管形成不良、胎盘血供不足,刺激胎盘面积增大延伸到子宫下段。前次剖宫产手术瘢痕可妨碍胎盘在妊娠晚期向上迁移。增加前置胎盘的可能性。据统计发生前置胎盘的孕妇,85%～95%为经产妇。

(二)胎盘异常

双胎妊娠时胎盘面积过大,前置胎盘发生率较单胎妊娠高 1 倍;胎盘位置正常而副胎盘位于子宫下段接近宫颈内口;膜状胎盘大而薄,扩展到子宫下段,均可发生前置胎盘。

(三)受精卵滋养层发育迟缓

受精卵到达子宫腔后,滋养层尚未发育到可以着床的阶段,继续向下游走到达子宫下段,并在该处着床而发育成前置胎盘。

二、分类

根据胎盘下缘与宫颈内口的关系，将前置胎盘分为3类(图13-18)。

(1)完全性前置胎盘(complete placenta previa)又称中央性前置胎盘(central placentaprevia)，胎盘组织完全覆盖宫颈内口。

(2)部分性前置胎盘(partial placental previa)宫颈内口部分为胎盘组织所覆盖。

(3)边缘性前置胎盘(marginal placental previa)胎盘附着于子宫下段，胎盘边缘到达宫颈内口，未覆盖宫颈内口。

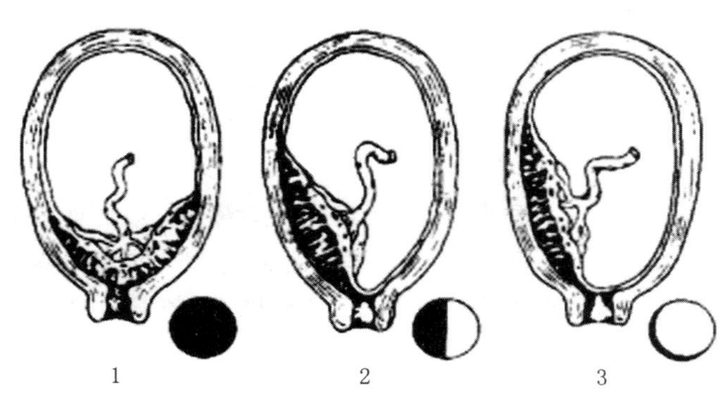

1.完全性前置胎盘；2.部分性前置胎盘；3.边缘性前置胎盘

图13-18 前置胎盘的类型

胎盘位于子宫下段，与胎盘边缘极为接近，但未达到宫颈内口，称为低置胎盘。胎盘下缘与宫颈内口的关系可因宫颈管消失、宫口扩张而改变。前置胎盘类型可因诊断时期不同而改变，如临产前为完全性前置胎盘，临产后因口扩张而成为部分性前置胎盘。目前临床上均依据处理前最后一次检查结果来决定其分类。

三、临床表现

(一)症状

前置胎盘的典型症状是妊娠晚期或临产时，发生无诱因、无痛性反复阴道流血。妊娠晚期子宫下段逐渐伸展，牵拉宫颈内口，宫颈管缩短；临产后规律宫缩使宫颈管消失成为软产道的一部分。宫颈外口扩张，附着于子宫下段及宫颈内口的胎盘前置部分不能相应伸展而与其附着处分离，血窦破裂出血。前置胎盘出血前无明显诱因，初次出血量一般不多，剥离处血液凝固后，出血自然停止；也有初次即发生致命性大出血而导致休克的。由于子宫下段不断伸展，前置胎盘出血常反复发生，出血量也越来越多。阴道流血发生的迟早、反复发生次数、出血量多少与前置胎盘类型有关。完全性前置胎盘初次出血时间早，多在妊娠28周左右，称为"警戒性出血"。边缘性前置胎盘出血多发生于妊娠晚期或临产后，出血量较少。部分性前置胎盘的初次出血时间、出血量及反复出血次数，介于两者之间。

(二)体征

患者一般情况与出血量有关，大量出血呈现面色苍白、脉搏增快微弱、血压下降等休克表现。腹部检查：子宫软，无压痛，大小与妊娠周数相符。由于子宫下段有胎盘占据，影响胎先露部入盆，故胎先露高浮，易并发胎位异常。反复出血或一次出血量过多，使胎儿宫内缺氧，严重者胎死宫内。当前置胎盘附着于子宫前壁时，可在耻骨联合上方听到胎盘杂音。临产时检查见宫缩为阵发性，间歇期子宫完全松弛。

四、处理原则

处理原则是抑制宫缩、止血、纠正贫血和预防感染。根据阴道流血量、有无休克、妊娠周数、胎位、胎儿是否存活、是否临产及前置胎盘类型等综合作出决定。

（一）期待疗法

应在保证孕妇安全的前提下尽可能延长孕周，以提高围生儿存活率。适用于妊娠＜34 周、胎儿体重＜2 000 g、胎儿存活、阴道流血量不多、一般情况良好的孕妇。

尽管国外有资料证明，前置胎盘孕妇的妊娠结局住院与门诊治疗并无明显差异，但我国仍应强调住院治疗。住院期间密切观察病情变化，为孕妇提供全面优质护理是期待疗法的关键措施。

（二）终止妊娠

1.终止妊娠指征

孕妇反复发生多量出血甚至休克者，无论胎儿成熟与否，为了母亲安全应终止妊娠；期待疗法中发生大出血或出血量虽少，但胎龄达孕 36 周以上，胎儿成熟度检查提示胎儿肺成熟者；胎龄未达孕 36 周，出现胎儿窘迫征象，或胎儿电子监护发现胎心异常者；出血量多。危及胎儿；胎儿已死亡或出现难以存活的畸形，如无脑儿。

2.剖宫产

剖宫产可在短时间内娩出胎儿，迅速结束分娩，对母儿相对安全，是处理前置胎盘的主要手段。剖宫产指征应包括：完全性前置胎盘，持续大量阴道流血；部分性和边缘性前置胎盘出血量较多，先露高浮，短时间内不能结束分娩；胎心异常。术前应积极纠正贫血、预防感染等，备血，做好处理产后出血和抢救新生的准备。

3.阴道分娩

边缘性前置胎盘、枕先露、阴道流血不多、无头盆不称和胎位异常，估计在短时间内能结束分娩者，可予试产。

五、护理

（一）护理评估

1.病史

除个人健康史外，在孕产史中尤其注意识别有无剖宫产术、人工流产术及子宫内膜炎等前置胎盘的易发因素。此外妊娠中特别是孕 28 周后，是否出现无痛性、无诱因、反复阴道流血症状，并详细记录具体经过及医疗处理情况。

2.身心状况

患者的一般情况与出血量的多少密切相关。大量出血时可见面色苍白、脉搏细速、血压下降等休克症状。孕妇及其家属可因突然阴道流血而感到恐惧或焦虑，既担心孕妇的健康，更担心胎儿的安危，可能显得恐慌、紧张、手足无措。

3.诊断检查

(1)产科检查：子宫大小与停经月份一致，胎儿方位清楚，先露高浮，胎心可以正常，也可因孕妇失血过多致胎心异常或消失。前置胎盘位于子宫下段前壁时，可于耻骨联合上方听见胎盘山管杂音。临产后检查，宫缩为阵发性，间歇期子宫肌肉可以完全放松。

(2)超声波检查：B 型超声断层相可清楚看到子宫壁、胎头、宫颈和胎盘的位置，胎盘定位准确率达 95％以上，可反复检查，是目前最安全、有效的首选检查方法。

(3)阴道检查：目前一般不主张应用。只有在近临产期出血不多时，终止妊娠前为除外其他出血原因或明确诊断决定分娩方式前考虑采用。要求阴道检查操作必须在输血、输液和做好手术准备的情况下方可进行。怀疑前置胎盘的个案，切忌肛查。

(4)术后检查胎盘及胎膜：胎盘的前置部分可见陈旧血块附着呈黑紫色或暗红色，如这些改变位于胎盘的边缘，而且胎膜破口处距胎盘边缘＜7 cm，则为部分性前置胎盘。如行剖宫产术，术中可直接了解胎盘附着的部分并确立诊断。

（二）护理诊断

1.潜在并发症

出血性休克。

2.有感染的危险

与前置胎盘剥离面靠近子宫颈口、细菌易经阴道上行感染有关。

（三）预期目标

（1）接受期待疗法的孕妇血红蛋白不再继续下降，胎龄可达或更接近足月。

（2）产妇产后未发生产后出血或产后感染。

（四）护理措施

根据病情须立即接受终止妊娠的孕妇，立即安排孕妇去枕侧卧位，开放静脉，配血，做好输血准备。在抢救休克的同时，按腹部手术患者的护理进行术前准备，并做好母儿生命体征临护及抢救准备工作。接受期待疗法的孕妇的护理措施如下。

1.保证休息

减少刺激孕妇需住院观察，绝对卧床休息，尤以左侧卧位为佳，并定时间断吸氧，每日 3 次，每次 1 小时，以提高胎儿血氧供应。此外，还需避免各种刺激，以减少出血可能。医护人员进行腹部检查时动作要轻柔，禁做阴道检查和肛查。

2.纠正贫血

除采取口服硫酸亚铁、输血等措施外，还应加强饮食营养指导，建议孕妇多食高蛋白及含铁丰富的食物，如动物肝脏、绿叶蔬菜和豆类等，一方面有助于纠正贫血，另一方面还可以增强机体抵抗力，同时也促进胎儿发育。

3.监测生命体征

及时发现病情变化严密观察并记录孕妇生命体征，阴道流血的量、色，流血事件及一般状况，检测胎儿宫内状态。按医嘱及时完成实验室检查项目，并交叉配血备用。发现异常及时报告医师并配合处理。

4.预防产后出血和感染

（1）产妇回病房休息时严密观察产妇的生命体征及阴道流血情况，发现异常及时报告医师处理，以防止或减少产后出血。

（2）及时更换会阴垫，以保持会阴部清洁、干燥。

（3）胎儿分娩后，及早使用宫缩剂，以预防产后大出血；对新生儿严格按照高危儿处理。

5.健康教育

护士应加强对孕妇的管理和宣教。指导围孕期妇女避免吸烟、酗酒等不良行为，避免多次刮宫、引产或宫内感染，防止多产，减少子宫内膜损伤或子宫内膜炎。对妊娠期出血，无论量多少均应就医，做到及时诊断、正确处理。

（五）护理评价

（1）接受期待疗法的孕妇胎龄接近（或达到）足月时终止妊娠。

（2）产妇产后未出现产后出血和感染。

（王琰霏）

第十节　胎盘早剥

妊娠 20 周以后或分娩期正常位置的胎盘在胎儿娩出前部分或全部从子宫壁剥离，称为胎盘早剥（placental abruption）。胎盘早剥是妊娠晚期严重并发症，具有起病急、发展快特点，若处理不及时可危及母儿生命。胎盘早剥的发病率：国外1%～2%，国内0.46%～2.1%。

一、病因

胎盘早剥确切的原因及发病机制尚不清楚，可能与下述因素有关。

（一）孕妇血管病变

孕妇患严重妊娠期高血压疾病、慢性高血压、慢性肾脏疾病或全身血管病变时，胎盘早剥的发生率增高。妊娠合并上述疾病时，底蜕膜螺旋小动脉痉挛或硬化，引起远端毛细血管变性坏死甚至破裂出血，血液流至底蜕膜层与胎盘之间形成胎盘后血肿。致使胎盘与子宫壁分离。

（二）机械性因素

外伤尤其是腹部直接受到撞击或挤压；脐带过短（<30 cm）或脐带围绕颈、绕体相对过短时，分娩过程中胎儿下降牵拉脐带造成胎盘剥离；羊膜穿刺时刺破前壁胎盘附着处，血管破裂出血引起胎盘剥离。

（三）宫腔内压力骤减

双胎妊娠分娩时，第一胎儿娩出过速；羊水过多时，人工破膜后羊水流出过快，均可使宫腔内压力骤减，子宫骤然收缩，胎盘与子宫壁发生错位剥离。

（四）子宫静脉压突然升高

妊娠晚期或临产后，孕妇长时间仰卧位，巨大妊娠子宫压迫下腔静脉，回心血量减少，血压下降。此时子宫静脉淤血、静脉压增高、蜕膜静脉床淤血或破裂，形成胎盘后血肿，导致部分或全部胎盘剥离。

（五）其他一些高危因素

如高龄孕妇、吸烟、可卡因滥用、孕妇代谢异常、孕妇有血栓形成倾向、子宫肌瘤（尤其是胎盘附着部位肌瘤）等与胎盘早剥发生有关。有胎盘早剥史的孕妇再次发生胎盘早剥的危险性比无胎盘早剥史者高10倍。

二、分类及病理变化

胎盘早剥主要病理改变是底蜕膜出血并形成血肿，使胎盘从附着处分离。按病理类型，胎盘早剥可分为显性、隐性及混合性3种（图13-19）。若底蜕膜出血量少，出血很快停止，多无明显的临床表现，仅在产后检查胎盘时发现胎盘母体面有凝血块及压迹。若底蜕膜继续出血，形成胎盘后血肿，胎盘剥离面随之扩大，血液冲开胎盘边缘并沿胎膜与子宫壁之间经过颈管向外流出，称为显性剥离（revealed abruption）或外出血。若胎盘边缘仍附着于子宫壁或由于胎先露部同定于骨盆入口，使血液积聚于胎盘与子宫壁之间，称为隐性剥离（concealed abruption）或内出血。由于子宫内有妊娠产物存在，子宫肌不能有效收缩，以压迫破裂的血窦而止血，血液不能外流，胎盘后血肿越积越大，子宫底随之升高。当出血达到一定程度时，血液终会冲开胎盘边缘及胎膜外流，称为混合型出血（mixed bleeding）。偶有出血穿破胎膜溢入羊水中成为血性羊水。

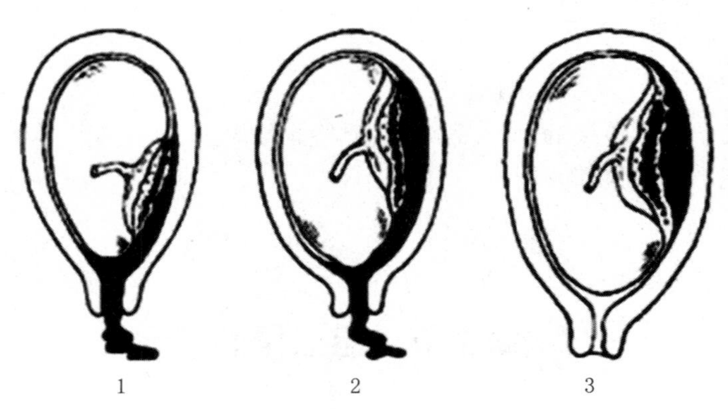

1. 显性剥离；2. 隐性剥离；3. 混合性剥离

图13-19　胎盘早剥类型

胎盘早剥发生内出血时，血液积聚于胎盘与子宫壁之间，随着胎盘后血肿压力的增加，血液浸入子宫肌层，引起肌纤维分离、断裂甚至变性，当血液渗透至子宫浆膜层时，子宫表面现紫蓝色淤斑，称为子宫胎盘卒中(uteroplacental apoplexy)，又称为库弗莱尔子(Couvelaire uterus)。有时血液还可渗入输卵管系膜、卵巢生发上皮下、阔韧带内。子宫肌层由于血液浸润、收缩力减弱，造成产后出血。

严重的胎盘早剥可以引发一系列病理生理改变。从剥离处的胎盘绒毛和蜕膜中释放大量组织凝血活酶，进入母体血循环，激活凝血系统，导致弥散性血管内凝血(DIC)，肺、肾等脏器的毛细血管内微血栓形成，造成脏器缺血和功能障碍。胎盘早剥持续时间越长，促凝物质不断进入母血，激活纤维蛋白溶解系统，产生大量的纤维蛋白原降解产物(FDP)，引起继发性纤溶亢进。发生胎盘早剥后，消耗大量凝血因子，并产生高浓度 FDP，最终导致凝血功能障碍。

三、临床表现

根据病情严重程度，Sher 将胎盘早剥分为 3 度。

(一)Ⅰ度

多见于分娩期，胎盘剥离面积小，患者常无腹痛或腹痛轻微，贫血体征不明显。腹部检查见子宫软，大小与妊娠周数相符，胎位清楚，胎心率正常。产后检查见胎盘母体面有凝血块及压迹即可诊断。

(二)Ⅱ度

胎盘剥离面为胎盘面积 1/3 左右。主要症状为突然发生持续性腹痛、腰酸或腰背痛，疼痛程度与胎盘后积血量成正比。无阴道流血或流血量不多，贫血程度与阴道流血量不相符。腹部检查见子宫大于妊娠周数，子宫底随胎盘后血肿增大而升高。胎盘附着处压痛明显(胎盘位于后壁则不明显)，宫缩有间歇，胎位可扪及，胎儿存活。

(三)Ⅲ度

胎盘剥离面超过胎盘面积 1/2。临床表现较Ⅱ度重。患者可出现恶心、呕吐、面色苍白、四肢湿冷、脉搏细数、血压下降等休克症状，且休克程度大多与阴道流血量不成正比。腹部检查见子宫硬如板状，宫缩间歇时不能松弛，胎位扪不清，胎心消失。

四、处理原则

纠正休克、及时终止妊娠是处理胎盘早剥的原则。患者入院时，情况危重、处于休克状态，应积极补充血容量，及时输入新鲜血液，尽快改善患者状况。胎盘早剥一旦确诊，必须及时终止妊娠。终止妊娠的方法根据胎次、早剥的严重程度、胎儿宫内状况及宫口开大等情况而定。此外，对并发症如凝血功能障碍、产后出血和急性肾衰竭等进行紧急处理。

五、护理

(一)护理评估

1. 病史

孕妇在妊娠晚期或临产时突然发生腹部剧痛，有急性贫血或休克现象，应引起高度重视。护士需结合有无妊娠期高血压疾病或高血压病史、胎盘早剥史、慢性肾炎史、仰卧位低血压综合征史及外伤史，进行全面评估。

2. 身心状况

胎盘早剥孕妇发生内出血时，严重者常表现为急性贫血和休克症状，而无阴道流血或有少量阴道流血。因此对胎盘早剥孕妇除进行阴道流血的量、色评估外，应重点评估腹痛的程度、性质，孕妇的生命体征和一般情况，以及时、准确地了解孕妇的身体状况。胎盘早剥孕妇入院时情况危急，孕妇及其家属常常感到高度紧张和恐惧。

3. 诊断检查

(1)产科检查:通过四步触诊判断胎方位、胎心情况、宫高变化、腹部压痛范围和程度等。

(2)B 型超声检查:正常胎盘 B 型超声图像应紧贴子宫体部后壁、前壁或侧壁,若胎盘与子宫体之间有血肿时,在胎盘后方出现液性低回声区,暗区常不止一个,并见胎盘增厚。若胎盘后血肿较大时,能见到胎盘胎儿面凸向羊膜腔,甚至能使子宫内的胎儿偏向对侧。若血液渗入羊水中,见羊水回声增强、增多,系羊水混浊所致。当胎盘边缘已与子宫壁分离,未形成胎盘后血肿,则见不到上述图像,故 B 型超声检查诊断胎盘早剥有一定的局限性。重型胎盘早剥时常伴胎心、胎动消失。

(3)实验室检查:主要了解患者贫血程度及凝血功能。重型胎盘早剥患者应检查肾功能与二氧化碳结合力。若并发 DIC 时进行筛选试验血小板计数、凝血酶原时间、纤维蛋白原测定),结果可疑者可做纤溶确诊试验(凝血酶时间、优球蛋白溶解时间、血浆鱼精蛋白副凝时间)。

(二)可能的护理诊断

1. 潜在并发症

弥散性血管内凝血。

2. 恐惧

此与胎盘早剥引起的起病急、进展快,危及母儿生命有关。

3. 预感性悲哀

此与死产、切除子宫有关。

(三)预期目标

(1)孕妇出血性休克症状得到控制。

(2)患者未出现凝血功能障碍、产后出血和急性肾衰竭等并发症。

(四)护理措施

胎盘早剥是一种妊娠晚期严重危及母儿生命的并发症,积极预防非常重要。护士应使孕妇接受产前检查,预防和及时治疗妊娠期高血压疾病、慢性高血压、慢性肾病等;妊娠晚期避免仰卧位及腹部外伤;施行外倒转术时动作要轻柔;处理羊水过多和双胎者时,避免子宫腔压力下降过快等。对于已诊断为胎盘早剥的患者,护理措施如下。

1. 纠正休克

改善患者的一般情况护士应迅速开放静脉,积极补充其血容量,及时输入新鲜输血。既能补充血容量。又可补充凝血因子。同时密切监测胎儿状态。

2. 严密观察病情变化

及时发现并发症凝血功能障碍表现为皮下、黏膜或注射部位出血,子宫出血不凝,有时有尿血、咯血及呕血等现象;急性肾衰竭可表现为尿少或无尿。护士应高度重视上述症状,一旦发现,及时报告医生并配合处理。

3. 为终止妊娠做好准备

一旦确诊,应及时终止妊娠,以孕妇病情轻重、胎儿宫内状况、产程进展、胎产式等具体状态决定分娩方式,护士需为此做好相应准备。

4. 预防产后出血

胎盘早剥的产妇胎儿娩出后易发生产后出血,因此分娩后应及时给予宫缩剂,并配合按摩子宫,必要时按医嘱做切除子宫的术前准备。未发生出血者,产后仍应加强生命体征观察,预防晚期产后出血的发生。

5. 产褥期的处理

患者在产褥期应注意加强营养,纠正贫血。更换消毒会阴垫,保持会阴清洁,预防感染。根据孕妇身体情况给予母乳指导。死产者及时给予退乳措施,可在分娩后 24 小时内尽早服用大剂量雌激素,同时紧束双乳,少进汤类;水煎生麦芽当茶饮;针刺足临泣、悬钟等穴位等。

(五)护理评价

(1)母亲分娩顺利,婴儿平安出生。

(2)患者未出现并发症。

(王琰霏)

第十一节 胎膜早破

胎膜早破(premature rupture of membranes,PROM)是指在临产前胎膜自然破裂。它是常见的分娩期并发症,妊娠满37周的发生率为10%,妊娠不满37周的发生率为2%~3.5%。胎膜早破可引起早产及围生儿死亡率增加,亦可导致孕产妇宫内感染率和产褥期感染率增加。

一、病因

一般认为胎膜早破与以下因素有关,常为多因素所致:

1.上行感染

可由生殖道病原微生物上行感染,引起胎膜炎,使胎膜局部张力下降而破裂。

2.羊膜腔压力增高

常见于多胎妊娠、羊水过多等。

3.胎膜受力不均

胎先露高浮、头盆不称、胎位异常可使胎膜受压不均导致破裂。

4.营养因素

缺乏维生素C、锌及铜,可使胎膜张力下降而破裂。

5.宫颈内口松弛

常因手术创伤或先天性宫颈组织薄弱,宫颈内口松弛,胎膜进入扩张的宫颈或阴道内,导致感染或受力不均,而使胎膜破裂。

6.细胞因子

IL-1、IL-6、IL-8、TNF-α升高,可激活溶酶体酶,破坏羊膜组织,导致胎膜早破。

7.机械性刺激

创伤或妊娠后期性交也可导致胎膜早破。

二、临床表现

1.症状

孕妇突感有较多液体自阴道流出,有时可混有胎脂及胎粪,无腹痛等其他产兆,当咳嗽、打喷嚏等腹压增加时,羊水可少量间断性排出。

2.体征

肛诊或阴检时,触不到羊膜囊,上推胎儿先露部可见到羊水流出。如伴羊膜腔感染时,可有臭味,并伴有发热、母儿心率增快、子宫压痛,以及白细胞计数增多、C反应蛋白升高。

三、对母儿的影响

1.对母亲的影响

胎膜早破后,生殖道病原微生物易上行感染,通常感染程度与破膜时间有关。羊膜腔感染易发生产后出血。

2.对胎儿的影响

胎膜早破经常诱发早产，早产儿易发生呼吸窘迫综合征。羊膜腔感染时，可引起新生儿吸入性肺炎，严重者发生败血症、颅内感染等。脐带受压、脐带脱垂时可致胎儿窘迫。胎膜早破发生的孕周越小，胎肺发育不良发生率越高，围生儿死亡率越高。

四、处理原则

预防感染和脐带脱垂，如有感染、胎窘征象，及时行剖宫产终止妊娠。

五、护理

（一）护理评估

1.病史

询问病史，了解是否有发生胎膜早破的病因，确定具体的胎膜早破的时间、妊娠周数，是否有宫缩、见红等产兆，是否出现感染征象，是否出现胎窘现象。

2.身心状况

观察孕妇阴道流液的色、质、量，是否有气味。孕妇常可能因为不了解胎膜早破的原因，而对不可自控的阴道流液形成恐慌，可能担心自身与胎儿的安危。

3.辅助检查

(1)阴道流液的 pH 测定：正常阴道液 pH 为 4.5～5.5，羊水 pH 为 7.0～7.5。若 pH＞6.5，提示胎膜早破，准确率 90％。

(2)肛查或阴道窥阴器检查：肛查时未触到羊膜囊，上推胎儿先露部，有羊水流出。阴道窥阴器检查时见液体自宫口流出或可见阴道后穹窿有较多混有胎脂和胎粪的液体。

(3)阴道液涂片检查：阴道液置于载玻片上，干燥后镜检可见羊齿植物叶状结晶为羊水，准确率 95％。

(4)羊膜镜检查：可直视胎先露部，看不到前羊膜囊，即可诊断。

(5)胎儿纤维结合蛋白(fetal fibronectin，fFN)测定：fFN 是胎膜分泌的细胞外基质蛋白。当宫颈及阴道分泌物内 fFN 含量＞0.05 mg/L 时，胎膜抗张能力下降，易发生胎膜早破。

(6)超声检查：羊水量减少可协助诊断，但不可确诊。

（二）护理诊断

(1)有感染的危险：与胎膜破裂后，生殖道病原微生物上行感染有关。

(2)知识缺乏：缺乏预防和处理胎膜早破的知识。

(3)有胎儿受伤的危险：与脐带脱垂、早产儿肺部发育不成熟有关。

（三）护理目标

(1)孕妇无感染征象发生。

(2)孕妇了解胎膜早破的知识如突然发生胎膜早破，能够及时进行初步应对。

(3)胎儿无并发症发生。

（四）护理措施

1.预防脐带脱垂的护理

胎膜早破并胎先露未衔接的孕妇绝对卧床休息，多采用左侧卧位，注意抬高臀部防止脐带脱垂造成胎儿宫内窘迫。注意监测胎心变化，进行肛查或阴检时，确定有无隐性脐带脱垂，一旦发生，立即通知医生，并于数分钟内结束分娩。

2.预防感染

保持床单位清洁。使用无菌的会阴垫于外阴处，勤于更换，保持清洁干燥，防止上行感染。更换会阴垫时观察羊水的色、质、量、气味等。嘱孕妇保持外阴清洁，每日对其会阴擦洗 2 次。同时观察产妇的生命体征，血生化指标，了解是否存在感染征象。按医嘱一般破膜，大于 12 小时给了抗生素防止感染。

3.监测胎儿宫内情况

密切观察胎心率的变化,嘱孕妇自测胎动。如有混有胎粪的羊水流出,即为胎儿宫内缺氧的表现,应及时予以吸氧,左侧卧位,并根据医嘱做好相应的护理。

若胎膜早破孕周小于35周者。根据医嘱予地塞米松促进胎肺成熟。若孕周小于37周并已临产,或孕周大于37周。胎膜早破大于12~18小时后仍未临产者,可根据医嘱尽快结束分娩。

4.健康教育

孕期时为孕妇讲解胎膜早破的定义与原因,并强调孕期卫生保健的重要性。指导孕妇,如出现胎膜早破现象,无须恐慌,应立即平卧,及时就诊。孕晚期禁止性交,避免腹部碰撞或增加腹压。指导孕期补充足量的维生素和锌、铜等微量元素。如宫颈内口松弛者,应多卧床休息,并遵医嘱根据需要于孕14~16周时行宫颈环扎术。

(王琰霏)

第十二节　胎儿窘迫

胎儿窘迫是指孕妇、胎儿、胎盘等各种原因引起的胎儿宫内缺氧,影响胎儿健康甚至危及生命。胎儿窘迫是一种综合征,主要发生在临产过程。也可发生在妊娠后期。发生在临产过程者,可以是妊娠后期的延续和加重。

一、病因

胎儿窘迫的病因涉及多方面,可归纳为三大类。

(一)母体因素

妊娠妇女患有高血压疾病、慢性肾炎、妊娠高血压综合征、重度贫血、心脏病、肺源性心脏病、高热、吸烟、产前出血性疾病和创伤、急产或子宫不协调性收缩、缩宫素使用不当、产程延长、子宫过度膨胀、胎膜早破等;或者产妇长期仰卧位,镇静药、麻醉药使用不当等。

(二)胎儿因素

胎儿心血管系统功能障碍、胎儿畸形,如严重的先天性心血管疾病、母婴血型不合引起的胎儿溶血、胎儿贫血、胎儿宫内感染等。

(三)脐带、胎盘因素

脐带因素有长度异常、缠绕、打结、扭转、狭窄、血肿、帆状附着;胎盘因素有植入异常、形状异常、发育障碍、循环障碍等。

二、病理生理

胎儿窘迫的基本病理生理变化是缺血、缺氧引起的一系列变化。缺氧早期或者一过性缺氧时。机体主要通过减少胎盘和自身耗氧量代偿,胎儿则通过减少对肾与下肢血供等方式来保证心脑血流量,不产生严重的代偿障碍及器官损害。缺氧严重则可引起严重的并发症。缺氧初期通过自主神经反射兴奋交感神经,使肾上腺儿茶酚胺及皮质醇分泌增多,引起血压上升及心率加快。此时胎儿的大脑、肾上腺、心脏及胎盘血流增加,而肾、肺、消化系统等血流减少,出现羊水减少、胎儿发育迟缓等。若缺氧继续加重,则转为兴奋迷走神经,血管扩张,有效循环血量减少,主要器官的功能由于血流不能保证而受损,于是胎心率减慢。缺氧继续发展下去可引起严重的器官功能损害,尤其可以引起缺血缺氧性脑病甚至胎死宫内。此过程基本是低氧血症至缺氧,然后至代谢性酸中毒,主要表现为胎动减少、羊水少、胎心监护基线变异差、出现晚期减速甚至呼吸抑制。由于缺氧时肠蠕动加快,肛门括约肌松弛引起胎粪排出。此过程可以形成恶性循环，更加重母体及胎儿的危险。不同原因引起的胎儿窘迫表现过程可以不完全一致，所以应加强监护、积极评价、及时发现高危征象并积极处理。

三、临床表现

胎儿窘迫的主要表现为胎心音改变、胎动异常及羊水胎粪污染或羊水过少，严重者胎动消失。根据其临床表现，胎儿窘迫可以分为急性胎儿窘迫和慢性胎儿窘迫。急性胎儿窘迫多发生在分娩期，主要表现为胎心率加快或减慢；CST 或者 OCT 等出现频繁的晚期减速或变异减速；羊水胎粪污染和胎儿头皮血 pH 下降，出现酸中毒。羊水胎粪污染可以分为三度：Ⅰ度羊水呈浅绿色；Ⅱ度羊水呈黄绿色，浑浊；Ⅲ度羊水呈棕黄色，稠厚。慢性胎儿窘迫发生在妊娠末期，常延续至临产并加重，主要表现为胎动减少或消失、NST 基线平直、胎儿发育受限、胎盘功能减退、羊水胎粪污染等。

四、处理原则

急性胎儿窘迫者，应积极寻找原因并给予及时纠正。若宫颈未完全扩张、胎儿窘迫情况不严重者，给予吸氧，嘱产妇左侧卧位，若胎心率变为正常，可继续观察；若宫口开全、胎先露部已达坐骨棘平面以下 3 cm者，应尽快助产经阴道娩出胎儿；若因缩宫素使宫缩过强造成胎心率减慢者。应立即停止使用，继续观察，病情紧迫或经上述处理无效者立即剖宫产结束分娩。慢性胎儿窘迫者，应根据妊娠周、胎儿成熟度和窘迫程度决定处理方案。首先应指导妊娠妇女采取左侧卧位，间断吸氧，积极治疗各种并发症或并发症，密切监护病情变化。若无法改善，则应在促使胎儿成熟后迅速终止妊娠。

五、护理评估

（一）健康史

了解妊娠妇女的年龄、生育史、内科疾病史如高血压疾病、慢性肾炎、心脏病等；本次妊娠经过，如妊娠高血压综合征、胎膜早破、子宫过度膨胀（如羊水过多和多胎妊娠）；分娩经过，如产程延长（特别是第二产程延长）、缩宫素使用不当。了解有无胎儿畸形、胎盘功能的情况。

（二）身心状况

胎儿窘迫时，妊娠妇女自感胎动增加或停止。在窘迫的早期可表现为胎动过频（每 24 小时大于 20 次）；若缺氧未纠正或加重，则胎动转弱且次数减少，进而消失。胎儿轻微或慢性缺氧时，胎心率加快（＞160 次/分）；若长时间或严重缺氧。则会使胎心率减慢。若胎心率＜100 次/分则提示胎儿危险。胎儿窘迫时主要评估羊水量和性状。

孕产妇夫妇因为胎儿的生命遭遇危险而产生焦虑，对需要手术结束分娩产生犹豫、无助感。对于胎儿不幸死亡的孕产妇夫妇，其感情上受到强烈的创伤，通常会经历否认、愤怒、抑郁、接受的过程。

（三）辅助检查

1. 胎盘功能检查

出现胎儿窘迫的妊娠妇女一般 24 小时尿 E_3 值急骤减少 30％～40％，或于妊娠末期连续多次测定在每 24 小时 10 mg 以下。

2. 胎心监测

胎动时胎心率加速不明显，基线变异率＜3 次/分，出现晚期减速、变异减速等。

3. 胎儿头皮血血气分析

pH＜7.20。

六、护理诊断/诊断问题

（一）气体交换受损（胎儿）

与胎盘子宫的血流改变、血流中断（脐带受压）或血流速度减慢（子宫－胎盘功能不良）有关。

（二）焦虑

与胎儿宫内窘迫有关。

（三）预期性悲哀

与胎儿可能死亡有关。

七、预期目标

（1）胎儿情况改善，胎心率在120～160次/分。

（2）妊娠妇女能运用有效的应对机制控制焦虑。

（3）产妇能够接受胎儿死亡的现实。

八、护理措施

（1）妊娠妇女左侧卧位，间断吸氧。严密监测胎心变化，一般每15分钟听1次胎心或进行胎心监护，注意胎心变化。

（2）为手术者做好术前准备，如宫口开全、胎先露部已达坐骨棘平面以下3 cm者，应尽快阴道助产娩出胎儿。

（3）做好新生儿抢救和复苏的准备。

（4）心理护理。①向孕产妇提供相关信息，包括医疗措施的目的、操作过程、预期结果及孕产妇需做的配合；将真实情况告知孕产妇，有助于其减轻焦虑，也可帮助产妇面对现实。必要时陪伴产妇，对产妇的疑虑给予适当的解释。②对于胎儿不幸死亡的父母亲，护理人员可安排一个远离其他婴儿和产妇的单人房间，陪伴他们或安排家人陪伴他们，勿让其独处；鼓励其诉说悲伤，接纳其哭泣及抑郁的情绪，陪伴在旁提供支持及关怀；若他们愿意，护理人员可让他们看看死婴并同意他们为死产婴儿做一些事情，包括沐浴、更衣、命名、拍照或举行丧礼，但事先应向他们描述死婴的情况，使之有心理准备。解除“否认”的态度而进入下一个阶段，提供足印卡、床头卡等作为纪念，帮助他们使用适合自己的压力应对技巧和方法。

九、结果评价

（1）胎儿情况改善，胎心率在120～160次/分。

（2）妊娠妇女能运用有效的应对机制来控制焦虑，叙述心理和生理上的感受。

（3）产妇能够接受胎儿死亡的现实。

（王琰霏）

第十四章　儿科护理

第一节　小儿急性上呼吸道感染

急性上呼吸道感染是小儿最常见的疾病，主要侵犯鼻、鼻咽和咽部，常诊断为“急性鼻咽炎（普通感冒）”“急性咽炎”“急性扁桃体炎”等，也可统称为上呼吸道感染，或简称“上感”。

一、病因

各种病毒和细菌都可引起上呼吸道感染，尤以病毒为多见，约占“上感”发病病原体的60％甚至 90％以上，常见有鼻病毒、腺病毒、副流感病毒、流感病毒、呼吸道合胞病毒等，其他病毒如冠状病毒、肠道病毒、单纯疱疹病毒、EB 病毒等也可引起。细菌感染常继发于病毒感染之后，其中溶血性链球菌占重要地位，其次为肺炎链球菌、葡萄球菌、嗜血流感杆菌，偶尔也有革兰阴性杆菌。亦有报告肺炎支原体菌亦可引起上呼吸道感染。

二、病理改变

病变部位早期表现为毛细血管和淋巴管扩张，黏膜充血水肿、腺体及杯状细胞分泌增加及单核细胞和吞噬细胞浸润、以后转为中性粒细胞浸润，上皮细胞和纤毛上细胞坏死脱落。恢复期上皮细胞新生、黏膜修复、恢复正常。

三、临床表现

本病多为散发，偶然亦见流行。婴幼儿患病症状较重，年长儿较轻。婴幼儿患病时可有或无流涕、鼻塞、喷嚏等呼吸道症状，常突发高热、呕吐、腹泻、甚至因高热而引起惊厥。年长儿患者常有流涕、鼻塞、喷嚏、咽部不适、发热等症状，可伴有轻度咳嗽与声嘶。部分患儿发病早期可出现脐周围阵痛、咽炎、咽痛等症状，咽黏膜充血，若咽侧索也受累，则在咽两外侧壁上各见一纵行条索状肿块突出。疱疹性咽峡炎，在咽弓、软腭、悬雍垂黏膜上可见数个或数十个灰白色小疱疹，直径 1～3 mm，周围有红晕，1～2 d 破溃成溃疡。咽结合膜热患者，临床特点为发热 39 ℃左右，咽炎及结合膜炎同时存在，而有别于其他类型的上呼吸道感染。急性扁桃体炎除了发热咽痛外，扁桃体可见明显红肿，表面有黄白色脓点，可融合成假膜状。

四、实验室检查

病毒感染时白细胞计数多偏低或正常，粒细胞不增高。病因诊断除病毒分离与血清反应外，近年来广泛利用免疫荧光、酶联免疫等方法开展病毒学的早期诊断，对初步鉴别诊断有一定帮助。细菌感染时白细胞计数及中性粒细胞可增高；由链球菌引起者血清抗链球菌溶血素“O”滴度增高，咽拭子培养可有致病菌生长。

五、诊断

急性上呼吸道感染具有典型症状，如发热、鼻塞、咽痛、扁桃体肿大等全身和局部症状，结合季节、流行病学特点等，临床诊断并不困难，但对病原学的诊断则需依靠病毒学和细菌学检查。

六、鉴别诊断

(1)症状中以高热惊厥和腹痛严重者，须与中枢神经系统感染和急腹症等疾病相鉴别。

(2)很多急性传染病早期，也有上呼吸道感染的症状，虽然现在预防接种比较普遍及传染病发病率明显下降，但在传染病流行季节要仔细询问麻疹、猩红热、腮腺炎、百日咳、流感以及脊髓灰质炎的流行接触史。当夏季时尤要注意和中毒性疾病的早期相鉴别。

(3)如有高热、流涎、拒食、咽后壁及扁桃体周围有小疱疹及小溃疡者，可诊断为疱疹性咽峡炎；如高热、咽红伴眼结膜充血，可诊为咽结膜热；扁桃体红肿且有渗出者为急性扁桃体炎或化脓性扁桃体炎；如有明显流行史、高热、四肢酸痛、头痛等全身症状而较鼻咽部症状更重时，要考虑为流行性感冒。

七、治疗

(一)一般治疗

充分休息，多饮水，注意隔离，预防并发症。WHO在急性呼吸道感染的防治纲要中指出，关于感冒的治疗主要是家庭护理和对症处理。

(二)对症治疗

1.高热

高热时口服阿司匹林类，剂量为10 mg/(kg·次)，持续高热可每4 h口服1次；亦可用扑热息痛，剂量为5～10 mg/(kg·次)，市场上多为糖浆剂，便于小儿服用。高热时还可用赖氨匹林或安痛定等肌内注射，同时亦可用冷敷、温湿敷、酒精擦浴等物理方法降温。

2.高热惊厥

出现高热惊厥可针刺人中、十宣等穴位或肌内注射苯巴比妥钠4～6 mg/(kg·次)，有高热惊厥史的小儿可在服退热剂同时服用苯巴比妥等镇静剂。

3.鼻塞

乳儿鼻塞妨碍喂奶时，可在喂奶前用0.5%麻黄碱1～2滴滴鼻，年长儿亦可加用扑尔敏等脱敏剂。

4.咽痛

疱疹性咽峡炎时可用冰硼酸、锡类散、金霉素鱼肝油或碘甘油涂抹口腔内疱疹或溃疡处；年长儿可口含碘喉片及其他中药利咽喉片，如华素片、度美芬、四季润喉片、草珊瑚、西瓜霜润喉片等。

(三)病因治疗

如诊断为病毒感染，目前常用1%病毒唑滴鼻，每2～3 h双鼻孔各滴2～3滴，或口服三氮唑核苷口服液(威乐星)，或用三氮唑核苷口含片。亦有用口服金刚烷胺、病毒灵(吗啉双胍片)，但疗效不肯定。如明确腺病毒或单纯性溃疡病毒感染亦有用疱疹净(碘苷)、阿糖胞苷。近年来有报道用干扰素治疗重症病毒性感染取得较好疗效。如诊断为细菌感染，大多合并有中耳炎、鼻窦炎、化脓性扁桃体炎、淋巴结炎以及下呼吸道炎症时，可选用复方新诺明、氨苄西林、羟氨苄青霉素或其他抗生素。但多数上呼吸道感染病例不应滥用抗生素。

(四)风热两型

风热两型治法以清热解表为主，常用中成药有银翘解毒片、桑菊感冒片、感冒退热冲剂、板蓝根冲剂以及双黄连口服液等。

八、预防

减少上呼吸道感染的根本办法在于预防。平时要多户外活动，增强体质，要避免交叉感染，特别是在感冒流行季节要少去公共场所或串门；注意气候骤变，及时添减衣服；对体弱儿及反复呼吸道感染儿可服玉屏风散或左旋咪唑，0.25～3 mg/(kg·d)，每周服2 d停5 d，3个月为一疗程，亦可口服卡慢舒。这些治疗目的多是增强机体抵抗力，预防呼吸道感染复发。

九、并发症

正常5岁以下小儿平均每年患急性呼吸道感染4～6次。但有的患儿患呼吸道感染的次数过于频繁，可称为反复呼吸道感染，简称复感儿。

（一）影响因素

由于小儿正处在生长发育之中，身体的免疫系统还未发育完善，缺乏抵御微生物侵入的能力，故很容易患急性呼吸道感染，但有的患儿由于环境或机体本身条件比一般小儿更易患急性呼吸道感染，影响因素有以下几点。

1.机体条件

如患儿长期营养不良，婴儿母乳不足又未及时添加辅食，体内缺乏必需的蛋白质、脂肪及热量不足，影响器官组织的正常发育致抵抗力低下；也有的家庭经济条件并不差，但父母缺乏科学育儿知识，偏食或喂养不合理，特别是只喝牛奶、巧克力，缺乏多种维生素和微量元素如铁、锌等，也会对免疫系统造成损害，抗病能力下降而易患病。

2.环境因素

环境因素特别是大气污染或被动吸烟。如冬天屋内生炉子，空气中大量烟雾、粉尘以及有害物质进入小儿呼吸道；同样被动吸烟也是。这些有害物质不但损伤呼吸道正常黏膜，而且还可降低抵抗力，诱发呼吸道感染。有报道在吸烟家庭中生长的婴儿比无吸烟家庭的小儿患急性呼吸道感染的机会大数倍至近10倍。

3.先天因素

小儿患有先天的免疫缺陷病或暂时性免疫低下也可造成反复呼吸道感染。

（二）诊断

根据1987年全国小儿呼吸道疾病学术会议讨论标准做出诊断（表14-1）。

表14-1 小儿反复呼吸道疾病诊断标准

年龄（岁）	上呼吸道感染（次/年）	下呼吸道感染（次/年）
0～2	7	3
3～5	5	2
6～12	5	2

（三）治疗

急性感染可参照上述方法外，还要针对引起反复上感的原因，如增加营养、改善环境因素。应该指出患先天性免疫缺陷的小儿是极少数，大部分还是护理问题，因此，增强患儿体质是治疗及预防之根本。加强体育锻炼及注意户外活动，使患儿增强适应外界环境及气候变化的能力；同时注意对反复呼吸道感染患儿的生活护理，随气候变化增减衣服，切忌过捂过饱，这些都是治疗反复呼吸道感染的关键。

十、护理评估

（一）健康史

询问发病情况，注意有无受凉史，或当地有无类似疾病的流行，患儿发热开始时间、程度，伴随症状及用药情况；了解患儿有无营养不良、贫血等病史。

（二）身体状况

观察患儿精神状态，注意有无鼻塞、呼吸困难，测量体温，检查咽部有无充血和疱疹，扁桃体及颈部淋巴结是否肿大，结合咽喉膜有无充血，皮肤有无皮疹，腹痛及支气管、肺受累的表现。了解血常规等实验室检查结果。

（三）心理社会状况

了解患儿及家长的心理状态和对该病因、预防及护理知识的认识程度；评估患儿家庭环境及经济情况，注意疾病流行趋势。

十一、常见护理诊断与合作性问题

（一）体温过高

体温过高与上呼吸道感染有关。

（二）潜在并发症（惊厥）

其与高热有关。

（三）有外伤的危险

发生外伤与发生高热惊厥时抽搐有关。

（四）有窒息的危险

窒息与发生高热惊厥时胃内容物反流或痰液阻塞有关。

（五）有体液不足的危险

其与高热大汗及摄入减少有关。

（六）低效性呼吸形态

这与呼吸道炎症有关。

（七）舒适的改变

此与咽痛、鼻塞等有关。

十二、护理目标

（1）患儿体温降至正常范围（36 ℃～37.5 ℃）。

（2）患儿不发生惊厥或惊厥时能被及时发现。

（3）患儿维持于舒适状态无自伤及外伤发生。

（4）患儿呼吸道通畅无误吸及窒息发生。

（5）患儿体温正常，能接受该年龄组的液体入量。

（6）患儿呼吸在正常范围，呼吸道通畅。

（7）患儿感到舒适，不再哭闹。

十三、护理措施

（1）保持室内空气新鲜，每日通风换气 2～4 次，保持室温 18 ℃～22 ℃，湿度 50%～60%，空气每日用过氧乙酸或含氯制剂喷雾消毒 2 次。有患儿居住的房间最好用空气消毒机，消毒净化空气。

（2）密切观察体温变化，体温超过 38.5 ℃时给予物理降温，如头部冷敷、腋下及腹股沟处置冰袋，温水或乙醇擦浴。冷盐水灌肠，必要时给予药物降温：扑热息痛、安乃近、柴胡、肌内注射安痛定。

（3）发热者卧床休息直到退热 1 d 以上可适当活动，做好心理护理，提供玩具、画册等有利于减轻焦虑，不安情绪。

（4）防止发生交叉感染，患儿与正常小儿分开，接触者戴口罩，防止继发细菌感染。

（5）保持口腔清洁，每天用生理盐水漱口 1～2 次，婴幼儿可经常喂少量温开水以清洗口腔，防止口腔炎的发生。

（6）保持鼻咽部通畅，鼻腔分泌物和干痂及时清除，鼻孔周围应保持清洁，避免增加鼻腔压力，使炎症经咽管向中耳发展引起中耳炎。鼻腔严重时于清洁鼻腔分泌部后用 0.5%麻黄碱液滴鼻，每次 1～2 滴；对鼻塞而妨碍吸吮的婴幼儿，宜在哺乳前 10～15 min 滴鼻，使鼻腔通畅，保持吸吮。

（7）多饮温开水，以加速毒物排泄和降低体温，患儿衣着、被子不宜过多，出汗后及时给患儿用温水擦干汗液，更换衣服。

(8)每4h测体温1次，体温骤升或骤降时要随时测量并记录，如患儿病情加重，体温持续不退，应考虑并发症的可能，需要及时报告医生并及时处理，如病程中出现皮疹，应区别是否为某种传染病的早期征象，以便及时采取措施。

(9)注意观察咽部充血、水肿等情况，咽部不适时给予润喉含片或雾化吸入(雾化吸入药物可用病毒唑、糜蛋白酶、地塞米松加20～40 mL注射用水2次/d)。

(10)室内安静减少刺激，发生高热惊厥时按惊厥护理常规。

(11)给予易消化和富含维生素的清淡饮食，必要时静脉补充营养和水分。

(12)病儿安置在有氧气、吸痰器的病室内。

(13)平卧、头偏向一侧，注意防止舌咬伤。防止呕吐物误吸，防止舌后倒引起窒息，应托起病儿下颌同时解开衣物及松开腰带，以减轻呼吸道阻力。

(14)密切观察病情变化，防止发生意外，如坠床或摔伤等。

(15)抽搐时上、下牙之间放牙垫，防止舌及口唇咬伤，病儿持续发作时，可按照医嘱给予对症处理。

(16)按医嘱用止惊药物，如地西泮、苯巴比妥等，观察患儿用药后的反应，并记录。

(17)治疗、护理等集中进行，保持安静，减少刺激。

(18)保持呼吸道通畅，及时吸痰，发绀者给予吸氧，窒息者给人工呼吸，注射呼吸兴奋剂。

(19)高热者给予物理降温或退热剂降温，在严重感染并伴有循环衰竭，抽搐、高热者，可行冬眠疗法，冬眠期间不能搬动病儿或突然竖起，防止直立性休克。

(20)详细记录发作时间，抽动的姿势、次数及特点，因有的病儿抽搐时间相当短暂，虽有几秒钟，抽搐姿势也不同，有的像眨眼一样，有的口角微动，有的肢体像无意乱动一样等，因此需仔细注视才能发现。

(21)密切观察血压、呼吸、脉搏、瞳孔的变化，并做好记录。

十四、健康教育

(1)指导家庭护理。因上呼吸道感染患儿多不住院，要帮助患儿家长掌握上呼吸道感染的护理要点：让患儿多饮水，促进代谢及体内毒素的排泄；饮食要清淡，少食多餐，给高蛋白、高热量、高维生素的流质或半流质饮食；要注意休息，避免剧烈活动，防止咳嗽加重。患儿鼻塞时呼吸不畅可在哺乳及临睡前用0.5%的麻黄碱溶液滴鼻，每次1～2滴，可使鼻腔通畅。但不能用药过频，以免引起心悸等表现。

(2)指导预防并发症的方法，以免引起中耳炎、鼻窦炎，介绍如何观察并发症的早期表现，如高热持续不退而复升，淋巴结肿大，耳痛或外耳道流脓，咳嗽加重、呼吸困难等，应及时与医护人员联系并及时处理。

(3)介绍上呼吸道感染的预防重点，增加营养和体格锻炼，避免受凉；在上呼吸道感染流行季节避免到人多的公共场所；有流行趋势时给易感儿服用板蓝根、金银花、连翘等中药汤剂预防，对反复发生上呼吸道感染的小儿应积极治疗原发病，改善机体健康状况。鼓励母乳喂养，积极防治各种慢性病，如维生素D缺乏性佝偻病、营养不良及贫血等，在集体儿童机构中，有如上感流行趋势，应早期隔离患儿，室内用食醋熏蒸法消毒。

(4)用药指导。指导患儿家长不要给患儿滥服感冒药，如成人速效伤风胶囊以及其他市场流行各种感冒药、消炎药、抗病毒药，必须在医生指导下服药，服药时不要与奶粉、糖水同服，两种药物必须间隔半小时以上再服用。

(赵秀娟)

第二节　小儿急性感染性喉炎

急性感染性喉炎(acute infectious laryngitis)是由病毒或细菌等引起的喉部黏膜的急性炎症，多见于

5岁以下的儿童，冬、春季发病较多。由于小儿喉腔狭小、黏膜下血管淋巴组织丰富，声门下组织疏松等解剖特点，患儿易出现犬吠样咳嗽、声音嘶哑、吸气性喉鸣伴呼吸困难，严重时出现喉梗阻症状，若处理不及时，可危及生命。

一、临床特点

1.症状

(1)发热：患儿可有不同程度的发热，严重时体温可高达40℃以上并伴有中毒症状。

(2)咳嗽：轻者为刺激性咳嗽，伴有声音嘶哑，较重的有犬吠样咳嗽。

(3)喉梗阻症状：呈吸气性喉鸣、三凹症，重者迅速出现烦躁不安、吸气性呼吸困难、青紫、心率加快等缺氧症状。临床将喉梗阻分为4度。

Ⅰ度喉梗阻：安静时如常人，但活动(或受刺激)后可出现喉鸣及吸气性呼吸困难。胸部听诊呼吸音清晰，心率无改变。

Ⅱ度喉梗阻：即使在安静状态下也有喉鸣和吸气性呼吸困难。听诊可闻喉鸣传导或气管呼吸音，呼吸音强度大致正常。心率稍快，一般状况尚好。

Ⅲ度喉梗阻：吸气性呼吸困难严重，除上述表现外，还因缺氧严重而出现明显发绀，患儿常极度不安、躁动、恐惧、大汗，胸廓塌陷，呼吸音明显减低。心率增快，常大于140次/分，心音低钝。

Ⅳ度喉梗阻：由于呼吸衰竭以及逐渐体力耗竭，患儿极度衰竭，呈昏睡状或进入昏迷，三凹征反而不明显，呼吸微弱，呼吸音几乎消失，胸廓塌陷明显，心率或慢或快，心律不齐，心音微弱，面色由发绀变成苍白或灰白。

2.体征

咽部充血，肺部无湿性啰音。直达喉镜检查可见黏膜充血肿胀，声门下黏膜呈梭状肿胀，黏膜表面有时附有黏稠性分泌物。

二、护理评估

1.健康史

询问发病情况，病前有无上呼吸道感染现象。

2.症状、体征

检查患儿有无发热、声音嘶哑、咳嗽、气促、三凹征。

3.社会、心理

评估患儿及家长的心理状态，对疾病的了解程度，家庭环境及经济情况，了解患儿有无住院的经历。

4.辅助检查

了解病原学及血常规检查结果。

三、常见护理问题

(1)低效性呼吸形态：与喉头水肿有关。

(2)舒适的改变：与咳嗽、呼吸困难有关。

(3)有窒息的危险：与喉梗阻有关。

(4)体温过高：与感染有关。

四、护理措施

1.改善呼吸功能，保持呼吸道通畅

(1)保持室内空气清新，每日定时通风2次，保持室内湿度在60%左右，以缓解喉肌痉挛，湿化气道。

(2)适当抬高患儿颈肩部，怀抱小儿使头部稍后仰以保持气道通畅，体位舒适。

(3)Ⅱ度以上喉梗阻患儿应给予吸氧。

(4)吸入用布地奈德混悬液+肾上腺素用生理盐水稀释后雾化吸入,每日3~4次。以消除喉水肿,恢复气道通畅。

(5)指导较大患儿进行有效的咳嗽,当患儿剧烈咳嗽时,可嘱患儿深呼吸以抑制咳嗽。

2.密切观察病情变化

根据患儿三凹征、喉鸣、青紫及烦躁的表现来判断缺氧的程度,及时发现喉梗阻,积极处理,避免窒息。如有喉梗阻先兆,立即通知医生,备好抢救物品,积极配合抢救。

3.发热护理

监测体温变化,发热时给温水擦浴,解热贴敷前额,必要时按医嘱给予药物降温。

4.提高患儿的舒适度

卧床休息,减少活动,各种护理操作尽量集中进行,避免哭闹。一般情况下不用镇静剂,若患儿过度烦躁不安,可遵医嘱用地西泮、苯巴比妥肌内注射或10%水合氯醛灌肠。因氯丙嗪及吗啡有抑制呼吸的作用,不宜应用。

五、健康教育

(1)向患儿家长讲解疾病的有关知识和护理要点,指导家长耐心细致地喂养,进食易消化的流质或半流质,多饮水,不吃有刺激性的食物,避免患儿进食时发生呛咳。

(2)向家长说明雾化吸入的重要性,鼓励患儿配合治疗。

(3)避免哭闹时间过长,吸入有害气体或进食辛辣食物,刺激损伤喉部。

六、出院指导

(1)注意锻炼身体,合理喂养,增强机体抵抗力。

(2)养成良好卫生生活习惯,饭后漱口,多饮水,保持口腔清洁。

(3)一旦发生痉挛性喉炎(出现呼吸紧促如犬吠,喉鸣,吸气困难,胸廓塌陷,唇色青紫)应立即送医院治疗,并保持气道通畅(患儿头向后仰,解开衣领)。

(赵秀娟)

第三节　小儿肺炎

肺炎系指不同病原体或其他因素所致的肺部炎症,以发热、咳嗽、气促、呼吸困难和肺部固定湿啰音为共同临床表现,该病是儿科常见疾病中能威胁生命的疾病之一。据联合国儿童基金会统计,全世界每年约有350万左右<5岁儿童死于肺炎,占<5岁儿童总死亡率的28%;我国每年<5岁儿童因肺炎死亡者约35万,占全世界儿童肺炎死亡数的10%。因此积极采取措施,降低小儿肺炎的死亡率,是21世纪世界儿童生存、保护和发展纲要规定的重要任务。

目前,小儿肺炎的分类尚未统一,常用方法有四种,各种肺炎可单独存在,也可两种同时存在。①病理分类:可分为支气管肺炎、大叶性肺炎、间质性肺炎等。②病因分类:感染性肺炎,如病毒性肺炎、细菌性肺炎、支原体肺炎、衣原体肺炎、真菌性肺炎、原虫性肺炎;非感染性肺炎,如吸入性肺炎、坠积性肺炎等。③病程分类:急性肺炎(病程<1个月),迁延性肺炎(病程1~3个月),慢性肺炎(病程>3个月)。④病情分类:轻症肺炎(主要为呼吸系统表现)、重症肺炎(除呼吸系统受累外,其他系统也受累,且全身中毒症状明显)。

临床上若病因明确,则按病因分类,否则按病理分类。

一、病因与发病机制

引起肺炎的主要病原体为病毒和细菌，病毒中最常见的为呼吸道合胞病毒，其次为腺病毒、流感病毒等；细菌中以肺炎链球菌多见，其他有葡萄球菌、链球菌、革兰阴性杆菌等。低出生体重、营养不良、维生素D缺乏性佝偻病、先天性心脏病等患儿易患本病，且病情严重，容易迁延不愈，病死率也较高。

病原体多由呼吸道入侵，也可经血行入肺，引起支气管、肺泡、肺间质炎症，支气管因黏膜水肿而管腔变窄，肺泡壁因充血水肿而增厚，肺泡腔内充满炎症渗出物，影响了通气和气体交换；同时由于小儿呼吸系统的特点，当炎症进一步加重时，可使支气管管腔更加狭窄、甚至阻塞，造成通气和换气功能障碍，导致低氧血症及高碳酸血症。为代偿缺氧，患儿呼吸与心率加快，出现鼻翼扇动和三凹征，严重时可产生呼吸衰竭。由于病原体作用，重症常伴有毒血症，引起不同程度的感染中毒症状。缺氧、二氧化碳潴留及毒血症可导致循环系统、消化系统、神经系统的一系列症状以及水、电解质和酸碱平衡紊乱。

（一）循环系统

缺氧使肺小动脉反射性收缩，肺循环压力增高，形成肺动脉高压；同时病原体和毒素侵袭心肌，引起中毒性心肌炎。肺动脉高压和中毒性心肌炎均可诱发心力衰竭。重症患儿常出现微循环障碍、休克甚至弥散性血管内凝血。

（二）中枢神经系统

缺氧和高碳酸血症使脑血管扩张、血流减慢，血管通透性增加，致使颅内压增高。严重缺氧和脑供氧不足使脑细胞无氧代谢增加，造成乳酸堆积、ATP生成减少和Na－K离子泵转运功能障碍，引起脑细胞内水、钠潴留，形成脑水肿。病原体毒素作用亦可引起脑水肿。

（三）消化系统

低氧血症和毒血症可引起胃黏膜糜烂、出血、上皮细胞坏死脱落等应激性反应，导致黏膜屏障功能破坏，使胃肠功能紊乱，严重者可引起中毒性肠麻痹和消化道出血。

（四）水、电解质和酸碱平衡紊乱

重症肺炎可出现混合性酸中毒，因为严重缺氧时体内需氧代谢障碍、酸性代谢产物增加，常可引起代谢性酸中毒；而CO_2潴留、H_2CO_3增加又可导致呼吸性酸中毒。缺氧和CO_2潴留还可导致。肾小动脉痉挛而引起水钠潴留，重症者可造成稀释性低钠血症。

二、临床表现

（一）支气管肺炎

支气管肺炎为小儿最常见的肺炎。多见于3岁以下婴幼儿。

1.轻症

以呼吸系统症状为主，大多起病较急。主要表现为发热、咳嗽和气促。

(1)发热：热型不定，多为不规则热，新生儿或重度营养不良儿可不发热，甚至体温不升。

(2)咳嗽：较频，早期为刺激性干咳，以后有痰，新生儿则表现为口吐白沫。

(3)气促：多发生在发热、咳嗽之后，呼吸频率加快，每分钟可达40～80次，可有鼻翼扇动、点头呼吸、三凹征、唇周发绀。肺部可听到较固定的中、细湿啰音，病灶较大者可出现肺实变体征。

2.重症

重症肺炎常有全身中毒症状及循环、神经、消化系统受累的临床表现。

(1)循环系统：常见心肌炎、心力衰竭及微循环障碍。心肌炎表现为面色苍白、心动过速、心音低钝、心律不齐，心电图显示ST段下移和T波低平、倒置；心力衰竭表现为呼吸突然加快，＞60次/分；极度烦躁不安，明显发绀，面色发灰；心率增快，＞180次/分，心音低钝有奔马率；颈静脉怒张，肝脏迅速增大，尿少或无尿，颜面或下肢水肿等。

(2)神经系统：表现为烦躁或嗜睡，脑水肿时出现意识障碍、反复惊厥、前囟膨隆、脑膜刺激征等。

(3)消化系统：常有纳差、腹胀、呕吐、腹泻等；重症可引起中毒性肠麻痹和消化道出血，表现为严重腹胀、肠鸣音消失、便血等。

若延误诊断或病原体致病力强，可引起脓胸、脓气胸、肺大泡等并发症，多表现为体温持续不退，或退而复升，中毒症状或呼吸困难突然加重。

(二)几种不同病原体所致肺炎的特点

1.呼吸道合胞病毒性肺炎

其由呼吸道合胞病毒感染所致，多见于2岁以内婴幼儿，尤以2～6个月婴儿多见。常于上呼吸道感染后2～3d出现干咳、低～中度发热，喘憋为突出表现，2～3d后病情逐渐加重，出现呼吸困难和缺氧症状。肺部听诊可闻及多量哮鸣音、呼气性喘鸣，肺基底部可听到细湿啰音。喘憋严重时可合并心力衰竭、呼吸衰竭。

临床上有两种类型：

(1)毛细支气管炎：有上述临床表现，但中毒症状不严重，当毛细支气管接近完全阻塞时，呼吸音可明显减低，胸部X线常显示不同程度的梗阻性肺气肿和支气管周围炎，有时可见小点片状阴影或肺不张。

(2)间质性肺炎：全身中毒症状较重，呼吸困难明显，肺部体征出现较早，胸部X线呈线条状或单条状阴影增深，或互相交叉成网状阴影，多伴有小点状致密阴影。

2.腺病毒性肺炎

此为腺病毒引起，在我国以3、7两型为主，11、12型次之。本病多见于6个月～2岁的婴幼儿。起病急骤，呈稽留高热，全身中毒症状明显，咳嗽较剧，可出现喘憋、呼吸困难、发绀等。肺部体征出现较晚，常在发热4～5d后出现湿啰音，以后病变融合而呈现肺实变体征，少数患儿可并发渗出性胸膜炎。胸部X线改变的出现较肺部体征为早，可见大小不等的片状阴影或融合成大病灶，并多见肺气肿，病灶吸收较缓慢，需数周至数月。

3.葡萄球菌肺炎

这主要包括金黄色葡萄球菌及白色葡萄球菌所致的肺炎，多见于新生儿及婴幼儿。临床起病急，病情重，进展迅速；多呈弛张高热，婴儿可呈稽留热；中毒症状明显，面色苍白、咳嗽、呻吟、呼吸困难，皮肤常见一过性猩红热样或荨麻疹样皮疹，有时可找到化脓灶，如疖肿等。肺部体征出现较早，双肺可闻及中、细湿啰音，易并发脓胸、脓气胸等，可合并循环、神经及胃肠功能障碍。胸部X线常见浸润阴影，易变性是其特征。

4.流感嗜血杆菌肺炎

此类肺炎由流感嗜血杆菌引起。近年来，由于广泛使用广谱抗生素和免疫抑制剂，加上院内感染等因素，流感嗜血杆菌感染有上升趋势，多见于<4岁的小儿，常并发于流感病毒或葡萄球菌感染者。临床起病较缓，病情较重，全身中毒症状明显，有发热、痉挛性咳嗽、呼吸困难、鼻翼扇动、三凹征、发绀等。体检肺部有湿啰音或肺实变体征，易并发脓胸、脑膜炎、败血症、心包炎、中耳炎等。胸部X线表现多种多样。

5.肺炎支原体肺炎

本型肺炎由肺炎支原体引起，多见于年长儿，婴幼儿发病率也较高。以刺激性咳嗽为突出表现，有的酷似百日咳样咳嗽，咯出黏稠痰，甚至带血丝；常有发热，热程1～3周。年长儿可伴有咽痛、胸闷、胸痛等症状，肺部体征不明显，常仅有呼吸音粗糙，少数闻及干湿啰音。婴幼儿起病急，呼吸困难、喘憋和双肺哮鸣音较突出。部分患儿出现全身多系统的临床表现，如心肌炎、心包炎、溶血性贫血、脑膜炎等。胸部X线检查可分为4种改变：①肺门阴影增浓。②支气管肺炎改变。③间质性肺炎改变。④均一的实变影。

6.衣原体肺炎

沙眼衣原体肺炎多见于6个月以下的婴儿，可于产时或产后感染，起病缓，先有鼻塞、流涕，后出现气促、频繁咳嗽，有的酷似百日咳样阵咳，但无回声，偶有呼吸暂停或呼气喘鸣，一般无发热。可同时患有结合膜炎或有结合膜炎病史。胸部X线呈弥漫性间质性改变和过度充气。肺炎衣原体肺炎多见于5岁以上小儿，发病隐匿，体温不高，咳嗽逐渐加重，两肺可闻及干湿啰音。X线显示单侧肺下叶浸润，少数呈广泛单侧或双侧浸润。

三、治疗要点

采取综合措施，积极控制感染，改善肺的通气功能，防止并发症。

（一）控制感染

根据不同病原体选用敏感抗生素积极控制感染，使用原则为：早期、联合、足量、足疗程，重症宜静脉给药。

WHO推荐的4种第1线抗生素为：复方磺胺甲基异恶唑、青霉素、氨苄西林、阿莫西林，其中青霉素为首选药，复方磺胺甲基异恶唑不能用于新生儿。怀疑有金葡菌肺炎者，推荐用氨苄西林、氯霉素、苯唑西林或氯唑西林和庆大霉素。我国卫生部对轻症肺炎推荐使用头孢氨苄（先锋霉素Ⅳ）。大环内酯类抗生素如红霉素、交沙霉素、罗红霉、阿奇霉素素等对支原体肺炎、衣原体肺炎等均有效；除阿奇霉素外，用药时间应持续至体温正常后5～7d，临床症状基本消失后3d。支原体肺炎至少用药2～3W。应用阿奇霉素3～5d一疗程，根据病情可再重复一疗程，以免复发。葡萄球菌肺炎比较顽固，疗程宜长，一般于体温正常后继续用药2周，总疗程6周。

病毒感染尚无特效药物，可用利巴韦林、干扰素、聚肌胞、乳清液等，中药治疗有一定疗效。

（二）对症治疗

止咳、止喘、保持呼吸道通畅；纠正低氧血症、水电解质与酸碱平衡紊乱；对于中毒性肠麻痹者，应禁食、胃肠减压，皮下注射新斯的明。对有心力衰竭、感染性休克、脑水肿、呼吸衰竭者，采取相应的治疗措施。

（三）肾上腺皮质激素的应用

若中毒症状明显，或严重喘憋，或伴有脑水肿、中毒性脑病、感染性休克、呼吸衰竭等以及胸膜有渗出者，可应用肾上腺皮质激素，常用地塞米松，每日2～3次，每次2～5 mg，疗程3～5 d。

（四）防治并发症

对并发脓胸、脓气胸者及时抽脓、抽气；对年龄小、中毒症状明显、脓液黏稠经反复穿刺抽脓不畅者，以及有张力气胸者进行胸腔闭式引流。

四、护理措施

（一）改善呼吸功能

(1)保持病室环境舒适，空气流通，温湿度适宜，尽量使患儿安静，以减少氧的消耗。不同病原体肺炎患儿应分室居住，以防交叉感染。

(2)置患儿于有利于肺扩张的体位并经常更换，或抱起患儿，以减少肺部淤血和防止肺不张。

(3)给氧。凡有低氧血症，有呼吸困难、喘憋、口唇发绀、面色灰白等情况立即给氧；婴幼儿可用面罩法给氧，年长儿可用鼻导管法；若出现呼吸衰竭，则使用人工呼吸器。

(4)正确留取标本，以指导临床用药；遵医嘱使用抗生素治疗，以消除肺部炎症，促进气体交换；注意观察治疗效果。

（二）保持呼吸道通畅

(1)及时清除患儿口鼻分泌物，经常协助患儿转换体位，同时轻拍背部，边拍边鼓励患儿咳嗽，以促使肺泡及呼吸道的分泌物借助重力和震动易于排出；病情许可的情况下可进行体位引流。

(2)给予超声雾化吸入，以稀释痰液，利于咳出，必要时予以吸痰。

(3)遵医嘱给予祛痰剂，如复方甘草合剂等；对严重喘憋者，遵医嘱给予支气管解痉剂。

(4)给予易消化、营养丰富的流质、半流质饮食，少食多餐，避免过饱影响呼吸；哺喂时应耐心，防止呛咳引起窒息；重症不能进食者，给予静脉营养。保证液体的摄入量，以湿润呼吸道黏膜，防止分泌物干结，利于痰液排出；同时可以防止发热导致的脱水。

（三）加强体温监测

观察体温变化并警惕高热惊厥的发生，对高热者给予降温措施，保持口腔及皮肤清洁。

（四）密切观察病情

(1)如患儿出现烦躁不安、面色苍白、气喘加剧、心率加速（>160～180 次/分）、肝脏在短时间内急剧增大等心力衰竭的表现，及时报告医生，给予氧气吸入并减慢输液速度，遵医嘱给予强心、利尿药物，以增强心肌收缩力，减慢心率，增加心搏出量，减轻体内水钠潴留，从而减轻心脏负荷。

(2)若患儿出现烦躁或嗜睡、惊厥、昏迷、呼吸不规则等，提示颅内压增高，立即报告医生并共同抢救。

(3)患儿腹胀明显伴低钾血症时，及时补钾；若有中毒性肠麻痹，应禁食、予以胃肠减压，遵医嘱皮下注射新斯的明，以促进肠蠕动，消除腹胀，缓解呼吸困难。

(4)如患儿病情突然加重，出现剧烈咳嗽、烦躁不安、呼吸困难、胸痛、面色发绀、患侧呼吸运动受限等，提示并发脓胸或脓气胸，应及时配合进行胸穿或胸腔闭式引流。

（五）健康教育

向患儿家长讲解疾病的有关知识和护理要点，指导家长合理喂养，加强体格锻炼，以改善小儿呼吸功能；对易患呼吸道感染的患儿，在寒冷季节或气候骤变外出时，应注意保暖，避免着凉；定期健康检查，按时预防接种；对年长儿说明住院和注射等对疾病痊愈的重要性，鼓励患儿克服暂时的痛苦，与医护人员合作；教育患儿咳嗽时用手帕或纸捂嘴，不随地吐痰，防止病原菌污染空气而传染给他人。

（赵秀娟）

第四节　支气管哮喘

一、定义

支气管哮喘简称哮喘，是一种以嗜酸性粒细胞、肥大细胞和 T 淋巴细胞等多种细胞参与的气道变应原性慢性炎症性疾病，具有气道高反应性特征。

二、疾病相关知识

1.流行病学

以 1～6 岁患病较多，大多数在 3 岁以内起病。在青春期前，男孩哮喘的患病率是女孩的 1.5～3 倍，青春期时此种差别消失。

2.临床表现

反复发作性喘息、呼吸困难、胸闷或咳嗽等症状。

3.治疗

去除病因、控制发作、预防复发。坚持长期、持续、规范、个体化的治疗原则。

4.康复

经对症治疗，症状消失，维持正常呼吸功能。

5.预后

预后较好，病死率约为 2～4/10 万，约 70%～80%年长后症状不再复发，但可能存在不同程度气道炎症和高反应性，30%～60%的患儿可完全治愈。

三、专科评估与观察要点

(1)刺激性干咳、哮鸣音、吸气性呼吸困难。

(2)观察患儿精神状态,有无烦躁不安等症状发生。

(3)呼吸道黏膜、口腔黏膜干燥,评估是否有痰液黏稠不易咳出、皮肤弹性下降、尿量少于正常等情况发生。

四、护理问题

1.低效性呼吸型态

与支气管痉挛、气道阻力增加有关。

2.清理呼吸道无效

与呼吸道分泌物黏稠、体弱无力排痰有关。

3.活动无耐力

与缺氧和辅助呼吸机过度使用有关。

4.潜在并发症

呼吸衰竭。

5.焦虑

与哮喘反复发作有关。

五、护理措施

(一)常规护理

(1)保持病室空气清新,温湿度适宜。做好呼吸道隔离,避免有害气体及强光的刺激。

(2)保持患儿安静,给予坐位或半卧位,以利于保持呼吸道通畅。

(3)保证患儿摄入足够的水分,以降低分泌物的黏稠度,防止形成痰栓。

(4)遵医嘱给予氧气吸入,注意吸氧浓度和时间,根据病情,定时进行血气分析,及时调整氧流量,保持 PaO_2 在 70～90 mmHg(9.3～11.9 kPa)。

(5)给予雾化吸入、胸部叩击或震荡,以利于分泌物的排出,鼓励患儿做有效的咳嗽,对痰液黏稠无力咳出者应及时吸痰。

(6)密切观察病情变化,及时监测生命体征,注意呼吸困难的表现。记录哮喘发作的时间,注意诱因及避免接触过敏原。

(二)专科护理

(1)哮喘发作时应密切观察病情变化,给患儿以坐位或半卧位,背后给予衬垫,使患儿舒适,正确使用定量气雾剂或静脉输入止喘药物,记录哮喘发作及持续时间。

(2)哮喘持续状态时应及时给予氧气吸入,监测生命体征,及时准确给药,并备好气管插管及呼吸机,随时准备抢救。

六、健康指导

(1)指导呼吸运动,以加强呼吸肌的功能。

(2)指导患儿及家长认识哮喘发作的诱因,室内禁止放置花草或毛毯等,避免接触过敏原。

(3)给予营养丰富、易消化、低盐、高维生素、清淡无刺激性食物。避免食用易过敏、刺激性食物,以免诱发哮喘发作。

(4)哮喘发作时应绝对卧床休息,保持患儿安静和舒适,指导家长给予合适的体位。缓解期逐渐增加活动量。

(5)教会家长正确认识哮喘发作的先兆,确认患儿对治疗的依从性,指导患儿及家长正确使用药物和设备,如喷雾剂、峰流速仪、吸入器,及早用药控制、减轻哮喘症状。指导家长帮助患儿进行缓解期的功能锻炼,多进行户外活动及晒太阳,增强御寒能力,预防呼吸道感染。

(6)建立随访计划,坚持门诊随访。

七、护理结局评价

(1)患儿气道通畅,通气量有改善。
(2)患儿舒适感增强,能得到适宜的休息。
(3)患儿能保持平静状态,焦虑得到改善,无并发症的发生。

八、急危重症观察与处理

哮喘持续状态:①表现,哮喘发作严重,有明显的呼吸困难及吸气三凹征,伴有心功能不全和低氧血症。②处理,应注意严密监测呼吸、心率变化,并注意观察神志状态,遵医嘱立即建立静脉通路,及时准确给药,随时准备行气管插管和机械通气。

(张　红)

第五节　小儿腹泻

一、定义

小儿腹泻是由多病原(病毒、细菌、真菌、寄生虫等)、多因素(感染因素、饮食因素、气候因素)引起的以大便次数增加和性状改变为主的一组消化道综合征。

二、疾病相关知识

1.流行病学
6个月~2岁婴幼儿发病率高,1岁以内者约占50%,夏秋季发病率最高。
2.临床表现
以肠道症状为主,食欲缺乏、恶心、呕吐,排便次数增多,严重者出现明显的脱水、电解质紊乱等症状。
3.治疗
调整饮食,纠正水、电解质紊乱和酸碱失衡,合理用药,加强护理,控制感染,预防并发症。
4.预后
不同时期的腹泻病治疗各有侧重点,急性腹泻多注意维持水、电解质平衡及抗感染;迁延性腹泻则应注意肠道菌群失调及饮食疗法。治疗不当可引起脱水和电解质紊乱,并可造成小儿营养不良、生长发育障碍和死亡。

三、专科评估与观察要点

(一)轻型腹泻
多为饮食因素或肠道外感染所致,主要是胃肠道症状,其每日大便次数多在10次以下(少数病例可达十几次),每次大便量不多,稀薄或带水,呈黄色,有酸味,常见白色或黄白色奶瓣(皂块)和泡沫,可混有少量黏液。一般无发热或发热不高,伴食欲缺乏,偶有溢乳或呕吐,无明显的全身症状,精神尚好,无脱水症状,多在数日内痊愈。
(二)重型腹泻
多因肠道感染引起,胃肠道症状腹泻频繁,10~30次/日以上,水分多而粪质少,或混有黏液的稀水便多,同时可伴有腹胀和呕吐。严重患儿可出现烦躁、精神萎靡、嗜睡、发热,甚至昏迷、休克等全身中毒症状。

四、护理问题

1.腹泻

与饮食不当、感染导致肠功能紊乱有关。

2.体液不足

与呕吐、腹泻体液丢失过多及摄入不足有关。

3.有皮肤完整性受损的危险

与大便对臀部皮肤刺激有关。

4.体温过高

与肠道感染有关。

5.营养失调

低于机体需要量与呕吐、腹泻进食少有关。

6.潜在并发症

电解质紊乱。

五、护理措施

(一)一般护理

去除病因,观察并记录排便次数、性状及量,收集标本送检,做好消毒隔离防止交叉感染。

(二)饮食护理

母乳喂养者应继续哺乳,并暂停辅食;人工喂养者暂停牛奶和其他辅食,4～6小时后再进食。6个月以下婴儿以牛奶或稀释奶为首选;6个月以上可用平常习惯的饮食,调整原则为由少到多、由稀到稠,腹泻停止后给予高热卡富含营养的饮食,一般两周内每日加餐一次。

(三)补液护理

1.口服ORS液

适用于轻中度脱水无严重呕吐者。轻度脱水50 mL/kg,中度脱水50～100 mL/kg,于4～6小时喂完,继续损失量据排便次数和量而定。一般每1～2分钟为5 mL。若呕吐,可停10分钟再喂,每2～3分钟喂5 mL。另外应注意照常饮水,防止高钠血症;如出现水肿,即停服ORS液,改用白开水,新生儿不宜应用。

2.静脉补液

适用于中度以上脱水患儿,补液期间应注意密切观察患儿前囟、皮肤弹性、眼窝凹陷情况及尿量。补液合理,3～4小时应排尿,表明血容量恢复,如24小时患儿皮肤弹性恢复,说明脱水已纠正。

及时观察静脉输液是否通畅,有无渗液、红肿。准确记录第一次排尿时间、24小时出入量,根据患儿基本情况,调整输液速度、入量。

六、健康指导

1.增强体质

平时应加强户外活动,提高对自然环境的适应能力,注意小儿体格锻炼,增强体质,提高机体抵抗力,避免感染各种疾病。

2.卫生及护理

婴幼儿的衣着,应随气温的升降而增减,避免过热,夜晚睡觉要避免腹部受凉。夏季应多喂水,避免饮食过量或食用脂肪多的食物。经常进行温水浴。

3.体弱婴幼儿加强护理

营养不良、佝偻病及病后体弱小儿应加强护理,注意饮食卫生,避免各种感染。对轻型腹泻应及时治疗，以免拖延成为重型腹泻。

4.避免交叉感染

感染性腹泻易引起流行，对新生儿，托幼机构及医院应注意消毒隔离。发现腹泻患儿和带菌者要隔离治疗，粪便应做消毒处理。

5.合理应用抗生素

避免长期滥用广谱抗生素，以免肠道菌群失调，导致耐药菌繁殖引起肠炎。

七、护理结局评价

(1)腹泻、呕吐次数逐渐减少至停止，大便性状正常。

(2)水电解质紊乱得以纠正，体重恢复正常，尿量正常。

(3)患儿体温逐渐恢复正常。

(4)皮肤保持完整，无红臀发生。

(5)患儿无酸中毒、低血钾等并发症。

(6)家长能说出婴儿腹泻的病因、易感因素、预防措施、喂养知识。

(张　红)

第六节　病毒性心肌炎

一、定义

病毒侵犯心脏所致的炎性过程，除心肌炎外，部分病例可伴有心包炎和心内膜炎。因感染或其他原因引起的局灶性或弥漫性的心肌间质炎性渗出的心肌纤维变性或坏死，导致不同程度的心功能障碍和周身症状的疾病。

二、疾病相关知识

1.流行病学

儿童中可引起心肌炎的常见病毒有柯萨奇病毒、麻疹病毒、埃可病毒、脊髓灰质炎病毒、腺病毒、传染性肝炎病毒、流感和副流感病毒、麻疹病毒及单纯疱疹病毒以及流行性腮腺炎病毒等。新生儿期柯萨奇病毒B组感染可导致群体流行，其死亡率可达50%以上。

2.临床表现

轻重不一，取决于年龄和感染的急性或慢性过程，轻症患儿症状较少，体检可发现心动过速、期前收缩。少数重症患者可发生心力衰竭并发严重心律失常、心源性休克，甚至猝死。

3.治疗

卧床休息，保护心肌药物。

4.预后

大多良好。

三、专科评估与观察要点

(1)常诉心前区隐痛、胸闷、心悸、恶心、乏力、头晕。隐匿性心肌炎常在劳累后出现身体不适。少数患儿发生昏厥或阿一斯综合征。极少数患儿起病后迅速发展为心力衰竭或心源性休克。

(2)体征：心率改变、心脏扩大、心音改变、杂音、心律失常、心力衰竭。

四、护理问题

1.活动无耐力

与心肌收缩力下降，组织供氧不足有关。

2.潜在并发症

心律失常、心力衰竭、心源性休克。

五、护理措施

（一）休息，减轻心脏负担

急性期卧床休息，至体温稳定后3～4周基本恢复正常时逐渐增加活动量。恢复期继续限制活动量，一般总休息时间不少于6个月。重症患儿心脏扩大者、有心力衰竭者，应延长卧床时间，待心衰控制、心脏情况好转后再逐渐开始活动。

（二）严密观察病情，及时发现和处理并发症

（1）密切观察和记录患儿精神状态、面色、心率、心律、呼吸、体温和血压变化。有明显心律失常者应进行连续心电监护，发现多源性期前收缩、频发室性期前收缩、高度或完全性房室传导阻滞、心动过速、心动过缓时应立即报告医生，采取紧急处理措施。

（2）胸闷、气促、心悸时应休息，必要时可给予吸氧。烦躁不安者可根据医嘱给予镇静剂。有心力衰竭时置患儿于半卧位，尽量保持其安静，静脉给药应注意点滴的速度不要过快，以免加重心脏负担，使用洋地黄时剂量应偏小，注意观察有无心率过慢，出现新的心律失常或恶心、呕吐等消化系统症状，如有上述症状暂停用药并与医生联系处理，避免洋地黄中毒。

（3）心源性休克使用血管活性药物和扩张血管药时，要准确控制滴速，最好能使用输液泵，以避免血压过大的波动。

六、健康指导

（1）给患儿及家长介绍本病的治疗过程和预后，减少患儿和家长的焦虑和恐惧心理。

（2）强调休息对心肌炎恢复的重要性，使其能自觉配合治疗。

（3）告知预防呼吸道感染和消化道感染的常识，疾病流行期间尽量避免去公共场所。

（4）带抗心律失常药物出院的患儿，应让患儿和家长了解药物的名称、剂量、用药方法及其不良反应。

（5）出院后定期到门诊复查。

七、护理结局评价

（1）患儿适当限制活动，满足基本生活需求。

（2）患儿无并发症发生，或发生并发症能及时发现和处理。

（张　红）

第七节　小儿心律失常

正常心律起源于窦房结，心激动按一定的频率、速度及顺序传导到结间传导束、房室束、左右束支及普肯耶纤维网而达心室肌。如心激动的频率、起搏点或传导不正常都可造成心律失常（cardiac arrhythmia）。

一、期前收缩

期前收缩是由心脏异位兴奋灶发放的冲动所引起，为小儿时期最常见的心律失常。异位起搏点可位

于心房、房室交界或心室组织，分别引起房性、交界性及室性期前收缩，其中室性期前收缩为多见。

（一）病因

其常见于无器质性心脏病的小儿。可由疲劳、精神紧张、自主神经功能不稳定引起，但也可发生于病毒性心肌炎、先天性心脏病或风湿性心脏病。另外，拟交感胺类洋地黄、奎尼丁、锑剂中毒及缺氧、酸碱平衡失调、电解质紊乱（低血钾等）、心导管检查、心脏手术等均可引起期前收缩。健康学龄儿童约1%～2%有期前收缩。

（二）症状

年长儿可诉述心悸、胸闷、不适。听诊可发现心律不齐，心搏提前，其后常有一定时间的代偿间歇，心音强弱也不一致。期前收缩常使脉律不齐，若期前收缩发生过早，可使脉搏短绌，期前收缩次数因人而异，且同一患儿在不同时期亦可有较大出入。某些患儿于运动后心率增快时期前收缩减少，但也有些反而增多，前者常提示无器质性心脏病，后者则可能同时有器质性心脏病存在。为了明确诊断，了解期前收缩的性质，必须作心电图检查。根据心电图上有无 P 波、P 波形态、P－R 的长短以及 QRS 波的形态，来判断期前收缩属于何型。

1.房性期前收缩的心电图特征

（1）P 波提前，可与前一心动的 T 波重叠，形态与窦性 P 波稍有差异，但方向一致。

（2）P－R＞0.10 s。

（3）期前收缩后的代偿间歇往往不完全。

（4）一般 P 波、QRS－T 正常，若不继以 QRS－T 波，称为阻滞性期前收缩；若继以畸形的 QRS－T 波，为心室差异传导所致。

2.交界性期前收缩的心电图特征

（1）QRS－T 波提前，形态、时限与正常窦性基本相同。

（2）期前收缩所产生的 QRS 波前或后有逆行 P 波，P－R＜0.10 s，R－P＜0.20 s，有时 P 波可与 QRS 波重叠，辨认不清。

（3）代偿间歇往往不完全。

3.室性期前收缩的心电图特征

（1）QRS 波提前，形态异常、宽大、QRS 波＞0.10 s，T 波与主波方向相反。

（2）QRS 波前多无 P 波。

（3）代偿间歇完全。

（4）有时在同一导联出现形态不一、配对时间不等的室性期前收缩，称为多源性期前收缩。

（三）治疗

必须针对基本病因治疗原发病。一般认为若期前收缩次数不多、无自觉症状者可不必用药。若期前收缩次数＞10 次/分，有自觉症状，或在心电图上呈多源性者，则应予以治疗。可选用普罗帕酮（心律平）口服，每次 5～7 mg/kg，每 6～8 h 1 次。亦可服用 β 受体阻滞剂普萘洛尔（心得安）每日 1 mg/kg，分 2～3 次；房性期前收缩若用之无效可改用洋地黄类。室性期前收缩必要时可每日应用苯妥英钠 5～10 mg/kg，分 3 次口服；胺腆酮 5～10 mg/kg，分 3 次口服；普鲁卡因胺 50 mg/kg，分 4 次口服；或奎尼丁 30 mg/kg，分 4～5 次口服。后者可引起心室内传导阻滞，需心电图随访，在住院观察下应用为妥。对洋地黄过量或低血钾引起者，除停用洋地黄外，应给予氯化钾口服或静脉滴注。

（四）预后

其预后取决于原发疾病。有些无器质性心脏病的患儿期前收缩可持续多年，不少患儿最后终于消失，个别患儿可发展为更严重的心律失常，如室性心动过速等。

二、阵发性心动过速

阵发性心动过速是异位心动过速的一种，按其发源部位分室上性（房性或房室结性）和室性两种，绝大多数病例属于室上性心动过速。

（一）室上性阵发性心动过速

室上性阵发性心动过速是由心房或房室交界处异位兴奋灶快速释放冲动所产生的一种心律失常。本病虽非常见，但属于对药物反应良好、可以完全治愈的儿科急症之一，若不及时治疗易致心力衰竭。本病可发生于任何年龄，容易反复发作，但初次发病以婴儿时期为多见，个别可发生于胎儿末期（由胎儿心电图证实）。

1. 病因

其可在先天性心脏病、预激综合征、心肌炎、心内膜弹力纤维增生症等疾病基础上发生，但多数患儿无器质性心脏疾患。感染为常见的诱因，也可由疲劳、精神紧张、过度换气、心脏手术时和手术后、心导管检查等诱发。

2. 临床表现

临床表现小儿常突然烦躁不安，面色青灰或灰白、皮肤湿冷、呼吸增快、脉搏细弱，常伴有干咳，有时呕吐，年长儿还可自诉心悸、心前区不适、头晕等。发作时心率突然增快，为160～300次/分，多数＞200次/分，一次发作可持续数秒钟至数日。发作停止时心率突然减慢，恢复正常。此外，听诊时第一心音强度完全一致，发作时心率较固定而规则等均为本病的特征。发作持续超过24 h者，容易发生心力衰竭。若同时有感染存在，则可有发热、周围血象白细胞增高等表现。

3. X线检查

X线检查取决于原来有无心脏器质性病变和心力衰竭，透视下见心脏搏动减弱。

4. 心电图检查

心电图检查中P波形态异常，往往较正常时小，常与前一心动的T波重叠，以致无法辨认。如能见到P波，则P－R间期常为0.08～0.13 s。虽然根据P波和P－R间期长短可以区分房性或交界性，但临床上常有困难。QRS波形态同窦性，发作时间持久者，可有暂时ST段及T波改变。部分患儿在发作间歇期可有预激综合征。

5. 诊断

发作的突然起止提示这是心律失常，以往的发作史对诊断很有帮助。体格检查：心律绝对规律、匀齐，心音强度一致，心率往往超出一般窦性范围，再结合上述心电图特征，诊断不太困难，但需与窦性心动过速及室性心动过速鉴别。

6. 治疗

其可先采用物理方法以提高迷走神经张力，如无效或当时有效但很快复发时，需用药物治疗。

（1）物理方法：①冰水毛巾敷面法对新生儿和小婴儿效果较好。用毛巾在4 ℃～5 ℃水中浸湿后，敷在患儿面部，可强烈兴奋迷走神经，每次10～15 s。如1次无效，可隔3～5 min再用，一般不超过3次。②压迫颈动脉窦法在甲状软骨水平扪得右侧颈动脉搏动后，用大拇指向颈椎方向压迫，以按摩为主，每次时间不超过5～10 s，一旦转律，便停止压迫，如无效，可用同法再试压左侧，但禁忌两侧同时压迫。③以压舌板或手指刺激患儿咽部使之产生恶心、呕吐。

（2）药物治疗：①洋地黄类药物：对病情较重，发作持续24 h以上，有心衰表现者，宜首选洋地黄类药物。此药能增强迷走神经张力，减慢房室交界处传导，使室上性阵发性心动过速转为窦性心律，并能增强心肌收缩力，控制心力衰竭，室性心动过速或洋地黄引起室上性心动过速禁用此药。低钾、心肌炎、室上性阵发性心动过速伴房室传导阻滞或肾功能减退者慎用，常用制剂有地高辛口服、静脉注射或毛花-毛花甙丙静脉注射，一般采用快速饱和法。②β受体阻滞剂：可试用普萘洛尔，小儿静脉注射剂量为每次0.05～0.15 mg/kg，以5%葡萄糖溶液稀释后缓慢推注，不少于5～10 min，必要时每6～8 h重复1次。重度房室传导阻滞，伴有哮喘症及心力衰竭者禁用。③维拉帕米（异搏定）：即戊胺安（verapamil）。此药为选择性钙离子拮抗剂，抑制Ca^{2+}进入细胞内，疗效显著。不良反应为血压下降，并能加重房室传导阻滞。剂量：每次0.1 mg/kg，静脉滴注或缓注，每分钟不超过1mg。④普罗帕酮：有明显延长传导作用，能抑制旁路传导。剂量为每次1～3 mg/kg，溶于 10 mL 葡萄糖液中，静脉缓注 10～15 min；无效者可于 20 min 后重复 1～2 次；有效时可改为口服维持，剂量同治疗期前收缩。⑤奎尼丁或普鲁卡因胺：此两药能延长心房肌的不应期和降低异位起搏点的自律性，恢复窦性节律。奎尼丁口服剂量开始为每日 30 mg/kg，分 4～5 次，每 2～3 h口服1 次，转律后改用维持量；普鲁卡因胺口服剂量为每日 50 mg/kg，分 4～6 次服；肌内注射用量每次6 mg/kg，每6h 1次，至心动过速停止或出现中毒反应为止。

(3)其他：对个别药物疗效不佳者可考虑用直流电同步电击转复心律，或经静脉插入起搏导管至右心房行超速抑制治疗。近年来对发作频繁、药物难以满意控制的室上性阵发性心动过速采用射频消融治疗取得成功。

7. 预防

发作终止后可口服地高辛维持量 1 个月，如有复发，则于发作控制后再服 1 个月。奎尼丁对预激综合征患者预防复发的效果较好，可持续用半年至 1 年，也可用普萘洛尔口服。

(二)室性心动过速

凡有连续 3 次或 3 次以上的室性期前收缩发生时，临床上称为室性心动过速，小儿时期较少见。

1. 病因

室性心动过速可由心脏手术、心导管检查、严重心肌炎、先天性心脏病、感染、缺氧、电解质紊乱等原因引起，但不少病例的病因不易确定。

2. 临床表现

临床表现与室上性阵发性心动过速相似，唯症状较严重。小儿烦躁不安、苍白、呼吸急促；年长儿可诉心悸、心前区痛，严重病例可有晕厥、休克、充血性心力衰竭等。发作短暂者血流动力学的改变较轻，发作持续24 h以上者则可发生显著的血流动力学改变，且很少有自动恢复的可能。体检发现心率增快，常＞150 次/分，节律整齐，心音可有强弱不等现象。

3. 心电图检查

心电图中心室率常在 150～250 次/分之间。R－R 间期可略有变异，QRS 波畸形，时限增宽(0.10 s)，P 波与 QRS 波之间无固定关系，心房率较心室率缓慢，有时可见到室性融合波或心室夺获现象。

4. 诊断

心电图是诊断室性心动过速的重要手段，但有时与室上性心动过速伴心室差异传导的鉴别比较困难，必须结合病史、体检、心电图特点、对治疗的反应等仔细加以区别。

5. 治疗

药物治疗可应用利多卡因 0.5～1.0 mg/kg 静脉滴注或缓慢推注，必要时可每 10～30 min 重复，总量不超过 5 mg/kg。此药能控制心动过速，但作用时间很短，剂量过大能引起惊厥、传导阻滞等毒性反应，少数患者对此药有过敏现象。普鲁卡因胺静脉滴也有效，剂量 1.4 mg/kg，以 5%葡萄糖稀释成 1%溶液，在心电图监测下以每分钟 0.5～1 mg/kg 速度滴入，如出现心率明显改变或 QRS 波增宽，应停药；此药不良反应较利多卡因大，可引起低血压，抑制心肌收缩力。美西律(mexiletine)口服，每次 100～150 mg，每8 h 1 次，对某些利多卡因无效者可能有效；若无心力衰竭存在禁用洋地黄类药物。对病情危重、药物治疗无效者，可应用直流电同步电击转复心律。个别患者采用射频消融治疗获得痊愈。

6. 预后

本病的预后比室上性阵发性心动过速严重。同时有心脏病存在者病死率可达 50%以上，原无心脏病者也可发展为心室颤动，甚至死亡，所以必须及时诊断，予以适当处理。

三、房室传导阻滞

心脏的传导系统包括窦房结、结间束(前、中、后束)、房室结、房室束、左右束支以及普肯耶纤维。心脏的传导阻滞可发生在传导系统的任何部位，当阻滞发生于窦房结与房室结之间，便称为房室传导阻滞。阻滞可以是部分性的(第一度或第二度),也可能为完全性的(第三度)。

(一)第一度房室传导阻滞

其在小儿中比较常见。大都由急性风湿性心肌炎引起,但也可发生于发热、心肌炎、肾炎、先天性心脏病以及个别正常小儿,在应用洋地黄时也能延长P—R间期。由希氏束心电图证实阻滞可发生于心房、房室交界或希氏束,其中以房室交界阻滞者最常见。第一度房室传导阻滞本身对血流动力学并无不良影响,临床听诊除第一心音较低钝外,无其他特殊体征,诊断主要通过心电图检查,心电图表现为P—R间期延长,但小儿P—R间期正常值随年龄、心率不同而不同,必须加以注意。部分正常小儿静卧后在P—R间期延长,直立或运动后可使P—R间期缩短至正常,此种情况说明P—R间期延长与迷走神经的张力过高有关。第一度房室传导阻滞应着重病因治疗,其本身无须治疗,预后较好,部分可发展为更严重的房室传导阻滞。

(二)第二度房室传导阻滞

第二度房室传导阻滞时窦房结的冲动不能全部传到心室,因而造成不同程度的漏搏。

1.病因

产生原因有风湿性心脏病,各种原因引起的心肌炎、严重缺氧、心脏手术后及先天性心脏病(尤其是大动脉错位)等。

2.临床表现及分型

临床表现取决于基本心脏病变以及由传导阻滞而引起的血流动力学改变。当心室率过缓时可引起胸闷、心悸,甚至产生眩晕和昏厥。听诊时除原有心脏疾患所产生的改变外,尚可发现心律不齐、脱漏搏动。心电图改变可分为两种类型:①第Ⅰ型(文氏型):R—R间期逐步延长,终于P波后不出现QRS波;在P—R间期延长的同时,R—R间期往往逐步缩短,而且脱落的前、后两个P波的距离,小于最短的P—R间期的两倍。②第Ⅱ型(莫氏Ⅱ型):此型P—R间期固定不变,但心室搏动呈规律地脱漏,而且常伴有QRS波增宽。近年来,通过希氏束心电图的研究发现第Ⅰ型比第Ⅱ型为常见,但第Ⅱ型的预后比较严重,容易发展为完全性房室传导阻滞,导致阿—斯综合征。

3.治疗

第二度房室传导阻滞的治疗应针对原发疾病。当心室律过缓,心脏搏出量减少时可用阿托品、异丙肾上腺素治疗。病情轻者可以口服,后者舌下含用,情况严重时则以静脉输药为宜,有时甚至需要安装起搏器。

4.预后

预后与心脏的基本病变有关。由心肌炎引起者最后多完全恢复;当阻滞位于房室束远端,有QRS波增宽者预后较严重,可能发展为完全性房室传导阻滞。

(三)第三度房室传导阻滞

这又称完全性房室传导阻滞,小儿较少见。完全性房室传导阻滞时心房与心室各自独立活动,彼此无关,此时心室率比心房率慢。

1.病因

病因可分为获得性和先天性两种。获得性者以心脏手术后引起的最为常见,尤其是发生于大型室间隔缺损,法洛四联症、主动脉瓣狭窄等心脏病的手术后;其次则为心肌炎,如病毒性或白喉引起的心肌炎;此外,新生儿低血钙与酸中毒也可引起暂时性第三度房室传导阻滞。先天性房室传导阻滞中约有50%患儿的心脏无形态学改变,部分患儿合并先天性心脏病或心内膜弹力纤维增生症等。

2.临床表现

临床表现不一,部分小儿并无主诉,获得性者和伴有先天性心脏病者病情较重。患儿因心搏出量减少而自觉乏力、眩晕、活动时气短。最严重的表现为阿—斯综合征发作,小儿检查时脉率缓慢而规则,婴儿<80次/分,儿童<60次/分,运动后仅有轻度或中度增加;脉搏多有力,颈静脉可有显著搏动,此搏动与心室收缩无关;第一心音强弱不一,有时可闻及第三心音或第四心音;绝大多数患儿心底部可听到Ⅰ~Ⅱ级

喷射性杂音，为心脏每次搏出量增加引起的半月瓣相对狭窄所致。由于经过房室瓣的血量也增加，所以可闻及舒张中期杂音。可有心力衰竭及其他先天性、获得性心脏病的体征。在不伴有其他心脏疾患的第三度房室传导阻滞患儿中，X 线检查可发现 60%有心脏增大。

3.诊断

心电图是重要的诊断方法。由于心房与心室都以其本身的节律活动，所以 P 波与 QRS 波之间彼此无关。心房率较心室率快，R－R 间期基本规则。心室波形有两种形式：①QRS 波的形态、时限正常，表示阻滞在房室束之上，以先天性者居多数。②QRS 波有切迹，时限延长，说明起搏点在心室内或者伴有束支传导阻滞，常为外科手术所引起。

4.治疗

凡有低心排血量症状或阿一斯综合征表现者需进行治疗。少数患者无症状，心室率又不太缓慢，可以不必治疗，但需随访观察。纠正缺氧与酸中毒可改善传导功能。由心肌炎或手术暂时性损伤引起者，肾上腺皮质激素可消除局部水肿，恢复传导功能。起搏点位于希氏束近端者，应用阿托品可使心率增快。人工心脏起搏器是一种有效的治疗方法，可分为临时性与永久性两种。对急性获得性第三度房室传导阻滞者临时性起搏效果很好；对第三度房室传导阻滞持续存在，并有阿-斯综合征发作者需应用埋藏式永久性心脏起搏器。有心力衰竭者，尤其是应用人工心脏起搏器后尚有心力衰竭者，需继续应用洋地黄制剂。

5.预后

非手术引起的获得性者，可能完全恢复，手术引起者预后较差。先天性第三度房室传导阻滞，尤其是不伴有其他先天性心脏病者，则预后较好。

四、心律失常的护理

(一)护理评估

1.健康史

(1)了解既往史，对患者情绪、心慌气急、头晕等表现进行评估。

(2)应注意评估可能存在的诱发心律失常的因素：如情绪激动、紧张、疲劳、消化不良、饱餐、用力过猛、洋地黄、奎尼丁、普鲁卡因胺、麻醉药等毒性作用及低血钾、心脏手术或心导管检查。

2.身体状况

(1)主要表现：①窦性心律失常。窦性心动过速患者可无症状或有心悸感；窦性心动过缓，心率过慢时可引起头晕、乏力、胸痛等。②期前收缩。患者可无症状，亦可有心悸或心跳暂停感，尤其频发室早可致心悸不适、胸闷、乏力、头晕，甚至晕厥，室早持续时间过长，可因此诱发或加重心绞痛、心力衰竭。③异位性心动过速。室上性阵发性心动过速在器质性心脏病的患者，大多有心悸、胸闷、乏力，而心脏病患者发作时可出现头晕、黑蒙、晕厥、血压下降、心力衰竭。室性阵发性心动过速发作时多有晕厥、呼吸困难、低血压，甚至晕厥、抽搐、心绞痛等。④心房颤动。多有心悸、胸闷、乏力，严重者发生心力衰竭、休克、晕厥及心绞痛发作。⑤心室颤动。室颤一旦发生，患者立即出现阿-斯综合征，表现为意识丧失、抽搐、心跳呼吸停止。

(2)症状、体征：护士应重点检查脉搏频率及节律是否正常，结合心脏听诊可发现：①期前收缩时心律不规则，期前收缩后有较长的代偿间歇，第一心音增强，第二心音减弱，桡动脉触诊有脉搏缺如。②室上性阵发性心动过速心律规则，第一心音强度一致；室性阵发性心动过速心律可略不规则，第一心音强度不一致。③心房颤动时心音强弱不等、心律绝对不规则、脉搏短绌、脉率＜心率。④心室颤动患者神志丧失、大动脉摸不到搏动，继以呼吸停止、瞳孔散大、发绀。⑤第一度房室传导阻滞，听诊时第一心音减弱；第二度Ⅰ型者听诊有心搏脱漏，第二度Ⅱ听诊心律可慢而整齐或不齐；第三度房室传导阻滞时，听诊心律慢而不规则，第一心音强弱不等，收缩压增高，脉压增宽。

3.社会、心理因素

患者可由于心律失常引起的胸闷、乏力、心悸等而紧张不安。期前收缩患者易过于注意自己脉搏，思虑过度；房颤患者可因血栓脱落导致栓塞，使患者致残而忧伤、焦虑；心动过速发作时病情重，患者有恐惧感;严重房室传导阻滞患者不能自理生活,需使用人工起搏器者对手术及自我护理缺乏认识,因而情绪低落、信心不足。

(二)护理诊断与合作性问题

1.心排出量减少

患者出现心慌、呼吸困难、血压下降,这与严重心律失常有关。

2.焦虑

患者因发生心绞痛、晕厥、抽搐而产生情绪紧张、恐惧感,其与严重心律失常致心跳不规则、与停跳感有关。

3.活动无耐力

此与心律失常导致心排血量减少有关。

4.并发症

并发症有晕厥、心绞痛,与严重心律失常导致心排出量降低,脑和心肌血供减少有关。

5.潜在并发症

其包括心搏骤停,与心室颤动、缓慢心律失常或心室停搏、持续性室性心动过速使心脏射血功能突然中止有关。

(三)预期目标

(1)血压稳定,呼吸平稳,心慌、乏力减轻或消失。

(2)忧虑恐惧情绪减轻或消除。

(3)保健意识增强,病情稳定。

(四)护理措施

1.减轻心脏负荷,缓解不适

(1)对功能性心律失常患者,应鼓励其正常生活,注意劳逸结合。频发期前收缩、室性阵发性心动过速或第二度Ⅱ型及第三度房室传导阻滞患者,应绝对卧床休息,为患者创造良好的安静休息环境,协助做好生活护理,关心患者,减少和避免任何不良刺激,促进身心休息。

(2)遵医嘱给予抗心律失常药物治疗。

(3)患者心悸、呼吸困难、血压下降、发生晕厥时,及时做好对症护理。

(4)终止室上性阵发性心动过速发作者,尚可试用兴奋迷走神经的方法:①用压舌板刺激悬雍垂,诱发恶心呕吐。②深吸气后屏气,再用力作呼气动作。③颈动脉窦按摩,患者取仰卧位,先按摩右侧约5～10 s,如无效再按摩左侧,不可两侧同时进行,按摩同时听诊心率,当心率减慢,立即停止。④压迫眼球,患者平卧,闭眼并眼球向下,用拇指在一侧眼眶下压迫眼球,每次10 s,青光眼或高度近视者禁忌。

(5)嘱患者当心律失常发作导致胸闷、心悸、头晕等不适时采取高枕卧位、半卧位或其他舒适体位,尽量避免左侧卧位,因左侧卧位时患者常能感受到心脏的搏动而使不适感加重。

(6)伴有气促、发绀等缺氧指征时,给予氧气持续吸入。

(7)评估患者活动受限的原因和体力活动类型,与患者及家属共同制定活动计划,告诉患者限制最大活动量的指征。对无器质性心脏病的良好心律失常患者,鼓励其正常工作和生活,建立健康的生活方式,避免过度劳累。

(8)保持环境安静、限制探视,保证患者充分的休息睡眠。给予高蛋白、高维生素、低钠饮食,多吃新鲜蔬菜和水果,少量多餐,避免刺激性食物。

(9)监测生命体征,皮肤颜色及温度、尿量有无改变;监测心律、心率、心电图,判断心律失常的类型;评估患者有无头晕、晕厥、气急、疲劳、胸痛、烦躁不安等表现;严密心电监护,发现频发、多源性、第二度Ⅱ型房室传导阻滞,尤其是室性阵发性心动过速、第三度房室传导阻滞等,应立即报告医师,协助采取积极的处理措施;监测血气分析结果、电解质及酸碱平衡情况;密切观察患者的意识状态、脉率及心率,血压等。一旦发生如意识突然丧失、抽搐、大动脉搏动消失、呼吸停止等猝死表现,立即进行抢救,如心脏按压、人工呼吸、非同步直流电复律或配合临时起搏等。

2.调整情绪

患者焦虑、烦躁和恐惧情绪不仅加重心脏负荷，更易诱发心律失常，故须给予必要的解释和安慰。说明心律失常的可治性，稳定的情绪和平静的心态对心律失常的治疗是必不可少的，以消除思想顾虑和悲观情绪，使其乐于接受和配合各种治疗。了解患者思想动态和生活上的困难，进一步给予帮助，增加患者的安全感。

3.协助完成各项检查及治疗

(1)心电监护：对严重心律失常患者必须进行心电监护，护理人员应熟悉监护仪的性能、使用方法和观察结果。特别要密切注意有无引起猝死的危险征兆：①潜藏着引起猝死危险的心律失常，如频发性、多源性、成联律的室性期前收缩，室上性阵发性心动过速，心房颤动，第二度Ⅱ型房室传导阻滞。②随时有猝死危险的严重心律失常，如室性阵发性心动过速、心室颤动、第三度房室传导阻滞等。一旦发现应立即报告医生，紧急处理。

(2)特殊检查护理：心律失常的心脏电学检查除常规心电图、动态心电图记录外，其他如经食管心脏调搏术、记录心室晚电位等。护士应了解这些检查具有无创性、安全可靠、易操作、有实用性。向患者解释其作用目的和注意事项，鼓励患者消除顾虑配合检查。

(3)特殊治疗的护理配合：电复律为利用适当强度的高压直流电刺激，使全部心肌纤维瞬间同时除极，消除异位心律，转变为窦性心律，与抗心律失常药物联合应用，效果更为满意。人工心脏起搏器已广泛应用于临床，它能按一定的频率发放脉冲电流刺激心脏，引起心脏兴奋和收缩；安置起搏器后可能发生感染、出血、皮肤压迫坏死等不良反应，护士应熟悉起搏器性能并做好相应护理。介入性导管消融术是使用高频电磁波的射频电流直接作用于病灶区，治疗快速心律失常，不需开胸及全麻；安全有效，可告知患者大致过程、需要配合的事项及疗效，避免患者因精神紧张而影响配合。术前准备除一般基本要求外，需注意检查患者足背动脉搏动情况，以便与术中、术后搏动情况相对照；术中、术后加强心电监护和仔细观察患者有无心慌、气急、恶心、胸痛等症状，及时发现心脏穿孔和心包填塞等严重并发症的早期征象；术后注意预防股动脉穿刺处出血，局部压迫止血 20 min，再以压力绷带包扎，观察 15 min，然后用沙袋压迫 12 h，术侧肢体伸直制动，并观察足背动脉和足温情况，利于早期发现栓塞症状并及时作溶栓处理，常规应用抗生素和清洁伤口，预防感染，卧床 24 h 后如无并发症可下地活动。

五、健康教育

(1)积极防治原发疾病，避免各种诱发因素如发热、疼痛、寒冷、饮食不当、睡眠不足等。应用某些药物后产生不良反应及时就医。

(2)适当休息与活动。无器质性心脏病者应积极参加体育锻炼，调整自主神经功能；器质性心脏病者可根据心功能情况适当活动，注意劳逸结合。

(3)教会患者及家属检查脉搏和听心律的方法，每天至少 1 次，每次 1 min 以上。向患者及家属讲解心律失常的常见病因、诱因及防治知识。

(4)指导患者正确选择食谱。饱食、刺激性饮料均可诱发心律失常，应选择低脂、易消化、清淡、富营养、少量多餐饮食。合并心力衰竭及使用利尿剂时应限制钠盐摄入及多进含钾的食物，嘱患者多食纤维素丰富的食物，保持大便通畅，心动过缓患者避免排便时屏气，以免兴奋迷走神经而加重心动过缓，以减轻心脏负荷和防止低钾血症诱发心律失常，保持大便通畅。嘱患者注意劳逸结合、生活规律；保持乐观、稳定的情绪。

(5)让患者认识服药的重要性，按医嘱继续服用抗心律失常药物，不可自行减量或撤换药物，如有不良反应及时就医。

(6)教给患者自测脉搏的方法，以利于自我病情监测；教会家属心肺复苏术以备急用；定期随访，经常复查心电图，及早发现病情变化。

（张　红）

第八节　先天性心脏病

一、概述

先天性心脏病是胎儿时期心脏血管发育异常而导致的畸形，是小儿最常见的心脏病。发病率为活产婴儿的7‰～8‰，年龄越小，发病率越高。中国每年大约有15万新生儿患儿有各种类型的先天性心脏病，其中60%于1岁内死亡。

心血管畸形的发生主要由遗传和环境因素及其相互作用所致。有单基因和染色体异常所致的各类先天性心脏病约占总数15%左右。

患21-三体综合征，40%合并有心血管畸形且以房间隔缺损最为多见，13、15和18-三体综合征大多合并室间隔缺损、房间隔缺损和动脉导管未闭等畸形。在动脉单干、肺动脉瓣狭窄和法洛四联症等多种畸形中80%存在第22对染色体长臂11带区缺失。但多数先天性心脏病目前仍认为由多基因和环境因素共同作用所致。

（一）房间隔缺损

房间隔缺损是指左右心房之间的间隔发育不全遗留缺损造成血流可相通的先天性畸形。是小儿先天性心脏病中最常见的一种病变。

1.流行病学

占先天性心脏病发病总数的10%左右，多发生于女性，与男性发病率之比为2∶1。

2.临床表现

根据缺损大小而定，缺损小者可无症状。

3.治疗

内科药物治疗，强心、利尿、抗感染扩血管及对症治疗，导管介入封堵术，外科手术结扎。

4.预后

自然关闭：小型房间隔缺损（直径＜3 mm甚至3～8 mm），1岁前有可能自然关闭。缺损较大时，分流量占循环血量的30%以上，不经治疗活至成年人时，有可能出现肺动脉高压，一旦出现艾森门格综合征即为手术和介入治疗的禁忌证。

5.专科评估与观察要点

（1）活动后心悸、气短、疲劳和影响生长发育，但部分儿童可无明显症状。

（2）反复呼吸道感染，患肺炎或心力衰竭时，出现暂时性青紫。

（3）典型心脏体征：第一心音正常或分裂；胸骨左缘2、3肋间产生收缩中期Ⅱ～Ⅲ级喷射性杂音；肺动脉第二心音固定分裂。

（二）室间隔缺损

室间隔缺损是最常见的先天性心脏病，指胚胎时期室间隔发育不全，形成左右心室异常交通，致使血流产生左向右分流。

1.流行病学

约占先心病总数的25%～40%，单独存在约占25%，也可与其他心脏病畸形同时存在。缺损小者可无症状，仅在体检时发现胸骨左缘2～3肋间有收缩期杂音。

2.临床表现

缺损若≤0.5 cm则分流量较小，多无临床症状，缺损较大者，症状出现早且明显。

3.治疗

内科治疗，导管介入性封堵术，外科治疗。

4.预后

30%～60%膜部室缺和肌部室缺可自行关闭，多在5岁以前，小型缺损关闭率高。中、重型缺损者，婴儿期可反复呼吸道感染，形成重度肺动脉高压，逆向分流则形成艾森门格综合征而危及生命。

5.专科评估与观察要点

(1)小型缺损：缺损直径≤0.5 cm时，生长发育基本正常，胸骨左缘第3～4肋间响亮粗糙的全收缩期杂音，肺动脉第二心音稍增强。较大时分流也大，导致体循环不足影响生长发育。表现为体型瘦长、面色苍白、乏力、多汗。

(2)中型缺损：缺损直径为0.5～1.0 cm，生长发育缓慢，可见乏力、气短、多汗，胸骨左缘第3～4肋间可闻3～4级粗糙的全收缩期杂音，肺动脉第二心音稍增强。

(3)重型缺损：缺损直径>1.0 cm，生长发育迟缓，喂养困难，可见呼吸急促，常出现心力衰竭，胸骨左缘第3～4肋间可闻及5～6级全收缩期反流性杂音，伴有收缩期震颤、肺动脉高压、肺动脉第二音亢进。

(三)动脉导管未闭

动脉导管未闭是指出生后动脉导管持续开放，血流从主动脉经导管分流至肺动脉，进入左心，并产生病理生理改变。

1.流行病学

占先天性心脏病发病总数的9%～12%，女比男多，男女之比为1∶3。

2.临床表现

临床症状的轻重，取决于导管管径粗细和分流量的大小，分流量小者常无症状。

3.治疗

药物治疗，导管介入封堵术，外科手术结扎。

4.预后

动脉导管的介入治疗和手术治疗效果良好，手术死亡率<1%。

5.专科评估与观察要点

(1)分流量小者，常无症状，分流量大者，可出现生长发育迟滞，晚期出现肺动脉高压可有发绀和差异性发绀，甚至发展为艾森门格综合征。

(2)常见并发症：感染性动脉炎、心内膜炎、充血性心力衰竭等。

(3)典型心脏体征：心尖搏动增强并向左下移心浊音界向左下扩大。胸骨左缘第2肋间偏外侧有响亮的连续的杂音。周围血管征可见水冲脉、指甲床毛细血管搏动等。

(四)法洛四联症

1988年法国医生EtienneFallot详细描述了本病的病理特点和临床表现，因而得此名。它由四个畸形组成：①室间隔缺损。②右心室流出道梗阻。③主动脉骑跨。④右心室肥厚。

1.流行病学

发病率占各类先天性心脏病的10%。

2.临床表现

青紫、蹲踞、缺氧发作等。

3.治疗

缺氧发作时取膝胸卧位，吸氧、给予吗啡、普萘洛尔，纠正酸中毒等，摄入足够水分，手术治疗。

4.预后

手术未经治疗者，平均存活年龄15岁。实施根治术预后较好。手术长期随访，远期生存率80%左右。患儿心功能达Ⅰ～Ⅱ级，能从事正常活动。

5.专科评估与观察要点

(1)主要临床表现：皮肤青紫，常见症状为蹲踞现象，杵状指，阵发性缺氧发作，体格发育迟滞。常见并发症为脑血栓、脑脓肿及亚急性细菌性心内膜炎。

(2)典型心脏体征:胸骨左缘第2、3肋间有收缩期吹风样喷射性杂音,可伴有震颤。肺动脉第二心音减弱。

二、护理问题

(1)活动无耐力:与体循环血量减少或血氧饱和度下降有关。

(2)生长发育迟缓:与体循环血量减少或血氧下降影响生长发育有关。

(3)有感染的危险:与肺血增多及心内缺损易致心内膜损伤有关。

(4)潜在并发症:心力衰竭、感染性心内膜炎、脑血栓。

(5)焦虑:与疾病的威胁和对手术担忧有关。

三、护理措施

(一)建立合理的生活制度

安排好患儿作息时间,保证睡眠、休息,根据病情安排适当活动量,减少心脏负担。集中护理,避免引起情绪激动和大哭大闹。病情严重的患儿应卧床休息,保持大便通畅。

(二)提供充足营养

注意营养搭配,供给充足能量、蛋白质和维生素,保证营养需要,以增强体质,提高对手术的耐受。对喂养困难的小儿要耐心喂养,可少量多餐,避免呛咳和呼吸困难。心功能不全时有水钠潴留者,应根据病情,采用无盐饮食或低盐饮食。

(三)预防感染

注意体温变化,按气温改变及时加减衣服,避免受凉引起呼吸系统感染。注意保护性隔离,以免交叉感染。做各种口腔小手术时应给予抗生素预防感染,防止感染性心内膜炎发生,一旦发生感染应积极治疗。

(四)注意观察病情,防止并发症发生

(1)注意观察、防止法洛四联症患儿因活动、哭闹、便秘引起缺氧发作,一旦发生应将小儿置于膝胸卧位,此体位可增加体循环阻力,使右向左分流减少,同时给予吸氧,并与医生合作给予吗啡及普萘洛尔抢救治疗。

(2)法洛四联症患儿血液黏稠度高,发热、出汗、吐泻时,体液量减少,加重血液浓缩易形成血栓,因此要注意供给充足液体,必要时可静脉输液。

(3)观察有无心率增快、呼吸困难、端坐呼吸、吐泡沫样痰、浮肿、肝大等心力衰竭的表现,如出现上述表现,立即置患儿于半卧位,给予吸氧,及时与医生取得联系。并按心衰护理。

四、健康指导

(1)教会家长先天性心脏病的日常护理,建立合理的生活制度,合理用药,预防感染和其他并发症。定期复查,调整心功能到最好状态,使患儿能安全到达手术年龄,安度手术关。

(2)开展科普知识的宣传和教育对适龄人群进行重点监测,充分发挥医务人员和孕妇及其家属的作用。戒除不良生活习惯包括孕妇本人及其配偶,如嗜烟、酗酒等。孕前积极治疗影响胎儿发育的疾病如糖尿病、红斑狼疮、贫血等。

(3)积极做好产前检查工作,预防感冒,应尽量避免使用已经证实有致畸胎作用的药物,避免接触有毒有害物质。

(4)对高龄产妇有先心病家族史夫妇一方有严重疾病或缺陷者,应重点监测。

五、护理结局评价

(1)患儿适当限制活动,满足基本生活需求。

(2)能否获得充足的营养,满足生长发育的需要。

(3)患儿无并发症发生,或发生并发症能及时发现和处理。

(4)患儿或家长是否了解本病的有关知识,是否积极配合治疗和护理。

(张　红)

第九节　营养性贫血

一、缺铁性贫血

缺铁性贫血是由于体内铁缺乏导致血红蛋白减少引起的一种小细胞低色素性贫血。

(一)疾病相关知识

1.流行病学

遍及全球,发病年龄以6个月至2岁小儿多见,是我国重点防治的常见病之一。

2.临床表现

起病缓慢,面色苍白、消瘦、出现精神神经症状,易疲乏、易激惹、异食癖。

3.治疗

去除病因,纠正不合理饮食习惯,铁剂治疗。

4.预后

早期发现,对症治疗预后较好。

(二)专科评估与观察要点

(1)皮肤、黏膜:逐渐苍白,以唇、口腔黏膜及甲床最明显,皮肤干燥,毛发枯黄,反甲。

(2)营养状况:早期体重不增或增长缓慢。

(3)精神神经症状:烦躁不安或萎靡不振,易疲乏,注意力不集中,理解力下降,学习成绩下降智能较同龄儿低。

(4)消化系统:食欲减退,少数患儿有异食癖,可出现呕吐、腹泻、口腔炎、舌炎,重者可出现萎缩性胃炎或吸收不良综合征。

(5)心血管系统:心率增快,心脏扩大,严重时可出现心力衰竭。

(6)年长儿可有头晕、耳鸣、眼前发黑等症状。

(7)髓外造血:肝、脾、淋巴结肿大。

(8)其他:行为及智力改变,易出现感染。

(三)护理问题

1.活动无耐力

与贫血致组织缺氧有关。

2.营养失调

低于机体的需要量与铁剂的供应不足,吸收不良,丢失过多或消耗增加有关。

3.知识缺乏

与缺乏营养及护理知识有关。

4.潜在并发症

充血性心力衰竭与心肌缺氧有关。

5.潜在不合作

与所给药物及饮食方案有关。

（四）护理措施

（1）注意休息，适量活动：评估活动耐力情况，制定规律的作息时间，活动强度，持续时间，避免剧烈运动，生活规律，睡眠充足。

（2）饮食指导：讲解发病病因，纠正不良饮食习惯，指导饮食制作和合理科学的饮食搭配。鲜牛奶必须煮沸后喂养小儿，提倡母乳喂养，按时添加辅食和含铁丰富的食物。早产儿、低体重儿应在2个月时开始补充铁剂。维生素C、氨基酸、果糖、脂肪酸可促进铁剂吸收，茶、牛奶、咖啡抑制铁的吸收，避免同服。

（3）指导正确应用铁剂、观察疗效与不良反应，观察血红蛋白及网织红细胞上升情况。口服铁剂从小剂量开始，在两餐之间服用，避免引起胃肠道的不适。服药期间大便变黑为正常现象，停药后恢复正常。为避免牙齿变黑，服用铁剂时应用吸管。网织红细胞2～3天上升，1～2周后血红蛋白上升。治疗3～4周无效时，积极查找原因。

（4）防治感染：观察早期感染征象，注意无菌操作，实施保护性隔离。

（5）心理护理：给予家长心理疏导，关心患儿，学习成绩下降者减少其自卑心理。

（五）健康指导

（1）讲解本病的发病原因，护理要点。

（2）合理喂养，提倡母乳喂养，培养良好的饮食习惯。

（3）讲解服用铁剂的方法、注意事项，观察疗效。

（4）治疗原发病，预防感染。

（六）护理结局评价

（1）患儿活泼健康。

（2）家长能为患儿提供生长发育所需的含铁及营养丰富的食物。

（3）家长能够叙述病因及掌握护理知识。

（4）患儿血清铁3个月内达正常值。

二、营养性巨幼红细胞性贫血

营养性巨幼红细胞性贫血是由于维生素B_{12}或（和）叶酸缺乏所致的一种大细胞性贫血。

（一）疾病相关知识

1.流行病学

单纯乳类喂养而未及时添加辅食，年长儿偏食、挑食者多见，年龄以6个月至2岁小儿多见。

2.临床表现

起病缓慢，面色苍白，皮肤蜡黄，毛发稀黄，虚胖，反应迟钝，智力及动作落后或倒退，震颤，共济失调。

3.治疗

去除诱因，加强营养，防治感染，维生素B_{12}治疗。

4.预后

精神症状发生时间短的治疗效果恢复快，精神症状出现6个月开始治疗的恢复较困难，治疗6个月至1年无症状改善者，会留有永久性损伤。

（二）专科评估与观察要点

1.皮肤、黏膜

皮肤呈蜡黄色，睑结膜、口唇、甲床苍白，毛发稀黄，颜面轻度水肿或蜡黄色。

2.贫血、出血表现

乏力，轻度黄疸，常有肝脾肿大。严重者有皮肤出血点或瘀斑。

3.精神神经症状

烦躁不安，表情呆滞，嗜睡，肢体或全身震颤，智力及运动发育落后甚至出现倒退现象。

4. 消化系统

常有厌食，可出现呕吐、腹泻、口腔溃疡、舌炎等消化道症状。

5. 其他

易出现感染，重症者可有心脏扩大或出现心力衰竭。

(三)护理问题

1. 活动无耐力

与贫血致组织缺氧有关。

2. 营养失调

低于机体的需要量与各种原因致需要量增加有关。

3. 生长发育改变

与营养不足、贫血、维生素 B_{12}、叶酸缺乏致生长发育落后或倒退有关。

4. 有感染的危险

与机体免疫力下降有关。

(四)护理措施

(1)注意休息，适量活动：根据患儿的活动耐力情况安排日常活动，一般不需卧床休息，严重贫血时适当限制活动，注意劳逸结合。震颤、烦躁、抽搐者遵医嘱给予镇静剂。心力衰竭时卧床休息。

(2)指导喂养，加强营养：母乳喂养儿及时添加辅食，合理搭配食物，改善乳母营养，养成良好的饮食习惯，维生素 C 可促进叶酸的吸收，提高疗效。年长儿做到不偏食、不挑食。推荐食物种类为肉类、动物肝、肾及蛋类含有丰富的维生素 B_{12}，绿色新鲜蔬菜、水果、酵母、动物肝脏、谷类食物含有充足的叶酸。

(3)生长发育的监测：评估患儿的发育状况及智力水平，对于落后者尽早训练和教育。

(4)药物疗效观察 2～4 天症状好转，网织红细胞 1 周增高，贫血症状好转。

(5)预防感染(同缺铁性贫血)。

(五)健康指导

(1)讲解本病的发病原因，预防发病的基本卫生知识。

(2)提供喂养知识，提高母乳喂养水平。

(3)培养良好的饮食习惯，纠正偏食、挑食。

(4)去除病因，积极治疗，合理用药，预防感染。

(六)护理结局评价

(1)患儿运动发育正常，智能不受损伤。

(2)家长掌握喂养的基本知识和预防措施。

(3)红细胞和血红蛋白正常。

(4)无感染发生。

(张　红)

第十节　小儿脑积水

儿童脑脊液产生过程和形成量与成人相同，平均每小时 20 mL，儿童脑积水多为先天性和炎症所致，国外资料报告，先天性脑积水的发病率在 4/10 万～10/10 万，是最常见的先天神经系统畸形疾病之一，所有先天性脑积水几乎都是由于脑脊液通路阻塞所致，尤其是中脑导水管和第四脑室出口部位的阻塞，因脑脊液的产生增加和吸收减少而常伴有颅内压增高。先天性脑积水还可伴有其他神经系统畸形，以脊柱裂多见，在有家族性脑积水的儿童中，男女之间均同样高的发病率。

一、护理评估

(一)病因分析

宫内病毒、弓形虫、螺旋体及细菌感染,引起先天异常如中脑导水管闭塞、脑池发育不良,室间孔闭锁等;蛛网膜研究证明,胎儿宫内脑积水的病因有异质性,约75%的宫内脑积水的胎儿出生后死亡,只有7.5%的宫内脑积水的胎儿出生后可正常生长发育。如是先天性导水管狭窄畸形:除发育畸形外,先天性病毒感染也有影响;先天性第四脑室形成大囊,枕部突出及小脑畸形称之为Dandy-Walker;Galen大静脉畸形,压迫导水管引起脑积水;Arnold-Chiari综合征:小脑扁桃体下蚓部疝入椎管内,脑桥和延髓扭曲延长,并且部分延髓向椎管内移位;在先天性脑积水中,有些发生在儿童期或以后出现导水管狭窄性脑积水多为散发性,病因不清。散发性导水管狭窄也可在儿童期或青春期出现进行性脑积水。

(二)临床观察

儿童脑积水的临床表现是根据患者的发病年龄而变化的。婴幼儿期以头围不正常的速度增长,颅缝裂开,前囟饱满,头皮变薄,头皮静脉清晰可见并有怒张,用强光照射时有头颅透光现象,叩诊头顶呈实性鼓音。病儿易激惹,表情淡漠,饮食差,出现持续高调短促的哭泣。头颅与面不相称,头大而面小,双眼球呈下视状态,亦称“落日征”,2周岁以内儿童出现弱视。儿童期由于骨缝闭合,脑积水与婴幼儿不同,主要表现为颅压高症状,双侧颈部疼痛,恶心、呕吐。部分有暂时或持久性视力降低及智力发育障碍,精神运动发育迟缓,轻度痉挛及瘫痪。

(三)辅助检查

颅透光试验阳性,颅脑超声或CT观察脑室大小。

(四)治疗

1.药物治疗

只适用于轻度脑积水,一般用于分流术前暂时控制脑积水的发展。

2.脑室分流术

儿童脑积水目前主要以手术治疗为主,临床通常首选脑室一腹腔分流术。另外不能行腹腔分流的患者可采用脑室一心房分流;脊髓一蛛网膜下隙一脑室分流术只适用于交通性脑积水。

3.非分流手术

切除侧脑室脉络丛和第三脑室造瘘,效果不好,很少用。

二、常见护理问题

1.颅压增高

在婴幼儿期颅压增高主要表现为骨缝裂开、前囟饱满、严重者头皮变薄和头皮静脉清晰可见,并有怒张;儿童期由于骨缝闭合,颅压高症状同颅内占位。

2.神经系统发育障碍

脑积水严重者可引起神经系统功能损害,如:智力低下、语言障碍和发育异常。

3.营养低于机体需要量

脑积水引起颅内压增高后,食欲缺乏、恶心、呕吐。

4.自理能力缺陷

与年龄和疾病有关。

5.家庭应对能力改变

与脑积水可能威胁生命,信息不足难以照顾会使家属产生罪恶感。

三、护理目标

(1)发现颅压高的症状及时抢救。

(2)提供合理营养膳食。

(3)保证患者生活需要得到满足。

(4)让家长了解脑积水对儿童生长发育的损害,提高应对能力。

四、护理措施

1.观察疾病进展情况

(1)定时测量和记录头围(枕额径:沿眉毛上方、耳朵顶端到枕骨隆凸处)。

(2)观察及记录前囟门的大小及膨胀程度。

(3)观察颅压增高的症状(有无、恶心、呕吐、前囟门张力、意识、瞳孔和生命体征改变)。

(4)外观改变:头大小、额是否突出、落日眼、角弓反张姿势。

2.及时处理颅压高情况

(1)通知医师,备好抢救物品。

(2)抬高头部 30°。

(3)保持呼吸道通畅,防止误吸、窒息。头偏向一侧。

(4)开放静脉,按医嘱给药,控制输液速度。

(5)给予心电监护,监测生命体征、瞳孔变化。

(6)保持病室安静,减少环境对患儿的不良刺激。

3.给予适当营养

(1)少量多餐喂患儿,喂食前后减少活动,减少呕吐,若频繁呕吐应配合医师监测体液不足及电解质变化。

(2)抱着患儿成半坐位姿势,如患儿头很重,护士手臂应放在椅子把手上以支托头部,卧位时应抬高床头侧卧或头偏向一侧。

(3)喂食后抬高床头,防止呕吐后发生吸入性肺炎,给予充裕时间排气。

(4)记录出入量。

4.保持皮肤完整性及功能位

(1)患儿置于柔软平整的床上,有条件可用气垫床。

(2)保持头皮和全身皮肤清洁干燥。

(3)定时翻身、翻身时注意头部与身体轴向旋转,保持良肢位。

(4)眼睑闭合不良的患儿,要保持眼睛潮湿,预防角膜溃疡及感染。

5.给予患儿父母情感支持,促进应对能力

(1)提供正确的知识和相关解释。

(2)纠正错误观念减轻家属的焦虑与自责。

(3)评估若发现有严重的适应不良,由专业医师给予解答咨询与辅导。

6.术后护理

(1)保持伤口完整性,防止患儿用手抓伤口,枕上应垫无菌巾,配合医师换药。患儿哭闹、护理人员或家长要耐心护理,禁止使用镇静剂。

(2)术后有饮食差、加之呕吐频繁的患儿要及时补充各种营养,防止水电解质紊乱。

(3)观察患儿头部、腹部伤口有无渗出、感染。记录引流量、颜色和尿量尿色及尿比重。观察患儿腹部有无不耐管体征,如:腹痛、腹泻、呕吐等。观察感染指正:体温变化、伤口脓性分泌物、分流管路周围红肿及压痛、血象变化。

(4)观察有无颅内压增高症状:如情绪激动、囟门膨胀、嗜睡、呕吐和血压变化等。

(5)患儿应卧于健侧,避免头部伤口骨骼及硬脑膜受压,耳部应放棉垫保护。

(6)脑脊液分流术后,应观察记录囟门膨出或紧绷的情况,作为调整患儿姿势的依据。

(7)促进患儿形成正向的身体心像,较大患儿很在意术前剃发,术后头皮下导管,护士应与患儿沟通,让他们表达自己的害怕和担忧,建立自尊,鼓起面对现实的勇气。

(张 红)

第十一节 先天性食管闭锁

一、疾病概要

本病的病因不十分明确,目前认为是由于心脏或异常血管的压迫,在气管食管的分离期,气管的形成优先而形成食管的内胚层变少时,发生食管闭锁,气管食管分离不全而产生气管一食管瘘。本病按 Gross 分型分为五型。A 型:食管完全分离,形成近远两断端为盲端;B 型:食管远端为盲端,近端食管与气管形成瘘;C 型:食管近端闭锁成盲端,远端食管与气管形成瘘;D 型:食管分离,近远两断端分别与气管形成瘘;E 型:为不伴有食管闭锁的气管一食管瘘。本病中以 C 型为最多见,约占 90%。

本病在出生后出现的唯一症状,是口腔内存留有大量泡沫样唾液,需要多次口腔吸引,若不吸出,泡沫样唾液被吸入到气管内产生肺部并发症。经口进食糖水或母乳时病儿有呕吐或呛咳,是由于食管闭锁水和母乳不能进入所致,一部分进入气管产生误吸而引起肺部并发症。

对于下部食管与气管之间有交通的 C 型和 D 型病例,气体通过气管一食管瘘进入消化道,使得消化道内有气体存在。在有下部食管气管瘘的病例,由于胃内容物流入气管内,可造成气管粘膜的纤毛上皮损伤,是产生肺部并发症的原因之一。

确诊本病重要的是确定上部食管盲端的位置,可直接经鼻插入喂养导管,导管在近端食管盲端打折返回的部位,就是近端食管的盲端部,通过 X 线拍片可确定。

本病多合并心脏和大血管畸形,这些畸形有些是在新生儿早期,应需手术治疗。因此在治疗前应加以明确,还可合并其他中枢神经、泌尿、生殖系、染色体异常等畸形。

出生时体重是预后的重要因素,对体重仅有 1500 g 以下的极小未成熟儿的治疗,极为困难。

应尽早作出本病的诊断,对于有羊水过多的母亲出生的新生儿应试行插管,可以大大提高早期诊断率。

本病的唯一治疗方法是手术。治疗原则是封闭气管一食管瘘,进行食管吻合。

二、临床护理

(一)术前护理

(1)保温:将病儿置于保温箱内保暖,应用面罩法给予高浓度氧气吸入,氧气流量在2~4 L/min。

(2)口腔吸引以及保持呼吸道通畅,因唾液不能下咽,反流到气管易引起吸入性肺炎。

(3)有效的抗生素预防和控制感染。

(4)静脉补液,纠正酸中毒及维持水、电解质平衡。输血浆或全血,条件允许时应给予静脉高营养,并补充维生素 K 和维生素 C。

(5)做好术前各项准备和各种检验结果,将患儿交予手术室接送人员。

(二)术后护理

(1)将病儿置于保温箱内保温,以预防发生硬肿症。

(2)保持呼吸道通畅,预防肺部并发症,超声雾化吸入,以利于稀释分泌物,便于吸出和咳出。对明显呼吸困难的病儿,要给予高浓度氧气吸入。

(3)保持胸腔引流管通畅。

(4)禁饮食,经静脉补充液体,以维持病儿水、电解质平衡,并补充血浆、全血或清蛋白以及维生素等物质。补液的速度不宜过快,以免发生肺水肿。

(5)对已行食管吻合的病儿,进食时间不宜过早,可在术后第5～7日拔除胃管后给予糖水试饮,逐渐增量。

(6)对行胃或空肠造瘘的病儿,要注意造瘘口周围皮肤的护理,可涂氧化锌软膏以保护皮肤,防止因胃液或肠液从造瘘口周围溢出,刺激皮肤引起湿疹或糜烂。

(三)术后并发症的观察与护理

(1)肺炎:应按儿科肺炎的护理进行。

(2)食管吻合口瘘:多发生在术后3～5日,可通过碘剂造影确定。确定食管吻合口瘘后应禁食,保持胸腔引流管通畅,行胃或空肠造瘘给予营养,等待瘘口的愈合。

(3)食管吻合口狭窄:哺乳时呛咳、吐奶。可通过造影确定,应给予食管扩张,以观察效果。

三、康复护理

注意哺乳喂养,观察病儿发育及体重变化。有胃或空肠造瘘的病儿,注入饮食后要用清水冲洗管道,以防堵塞。若出现哺乳时吞咽困难或吐奶,要及时到医院就诊,排除是否有吻合口狭窄。

(张　红)

第十二节　小儿脓气胸

一、疾病概要

胸腔内有气体存留的状态称为气胸。小儿气胸与成人相比发病率很低,新生儿肺疾病行正压呼吸,或对于生后窒息行复苏术而采用人工呼吸,使气道内压增高而致气胸,有时发展成为张力性气胸。气胸的症状是呼吸困难、发绀,张力性气胸严重的病儿,可在极短的时间内死亡。患侧听不到呼吸音,X线片上见到胸腔内透亮像,并且纵隔向健侧移位。需行胸腔穿刺或插管引流排气进行治疗,若肺病变严重,在自然呼吸状态下难以保持正常的血气分析,只得采用正压呼吸,多是由于气体排出部位不能自然闭合,难以控制呼吸,预后不良,必须开胸行肺破裂修补术。

小儿脓胸大多数是在葡萄球菌性肺炎的基础上发病,葡萄球菌性肺炎使肺实质坏死,产生脓疡,脓疡破溃到胸腔内而引起脓气胸。小儿表现有发热、呼吸困难、呼吸急促等。听诊患侧呼吸者减弱或消失,X线胸片显示伴有气胸的肺野呈弥漫性阴影,心脏阴影多被推向健侧。对于小儿脓气胸的治疗,应给予强有力的抗生素控制感染。早期插入引流管排出脓液和气体,应选择在适当的时机行胸膜剥脱术。

二、临床护理

(一)术前护理

(1)病儿入院后按小儿常规处理。

(2)对有呼吸道感染的病儿,应按医嘱给予抗生素。要保持呼吸道畅通,并给予氧气吸入。

(3)积极做好术前准备,核对病儿后交手术室接送人员。

(二)术后护理

(1)病儿术后回病房,进入监护室,按小儿术后常规处理。

(2)保持静脉通道通畅,并根据尿量情况调整输液速度。将胸腔引流管与闭式引流瓶连接紧密,保持其通畅。

(3)全麻清醒后6～8小时可将病儿的体位改为半卧位,以便于改善呼吸和引流液的排出。注意保持呼吸道通畅,为使肺充分膨胀,可让病儿吹气球。若肺膨胀良好、呼吸音清晰、胸腔引流瓶的负压波动消失,则可拔除胸腔引流管。术后7日拆除创口缝线。

(4)全麻清醒6小时后无恶心、呕吐,可给予哺乳或饮食。

(三)术后并发症的观察与护理

(1)肺部感染。

(2)包裹性气液胸:术后引流不通畅,可形成包裹性气液胸。小的可自行吸收,较大的包裹性气液胸,需在B超引导下进行穿刺抽气液或安置引流管进行引流。

三、康复护理

注意加强营养,增强机体抵抗力,预防感冒,防止上呼吸道感染。让病儿经常吹气球,逐渐增加肺活量,促使肺功能尽早恢复。每3～6个月定期复查,了解肺功能恢复情况。

(张　红)

第十三节　小儿肾积水

一、疾病概要

肾积水是由于输尿管肾盂连接部梗阻致尿液排出受阻,如先天性发育异常、外部血管压迫及结石等原因引起的完全性或部分性梗阻,造成肾盂和肾盂内压力升高、肾盂和肾盏逐渐扩大,可使肾实质逐渐变薄、尿液反流,可产生反流性肾脏炎,影响肾脏的功能。一般多发生在单侧,也有因下尿路梗阻性病变而发生双侧肾积水。后者除肾积水外还有输尿管迂曲扩张,由于双侧肾积水双肾功能受到影响,易发生慢性肾衰竭。临床表现为上腹部钝痛或胀痛,伴有恶心、呕吐等,并可有血尿、尿路感染等。查体可发现病变侧肾区饱满,上腹部囊性肿物。对部分单侧肾积水病例,患者可述说随着排尿量的增加,上腹部肿物明显缩小。可用B超、静脉肾盂造影、CT、MRI(磁共振)等方法确定诊断。本病的治疗应用肾盂成型术,即切除扩张的肾盂,将输尿管与成型的肾盂最低位进行吻合,是本病最有效的手术方法。

二、临床护理

(一)术前护理

除按小儿外科常规护理外,还需:①对较大的肾积水病儿应嘱其卧床休息,勿做剧烈活动或碰撞,防止肾积水突然破裂。②通过各项检查了解肾功能,查血中尿素氮、肌酐。了解有无尿路感染,应作尿常规检查。③对有尿路感染的病儿,应做尿培养加药敏试验,根据培养结果,术前按医嘱应用对肾脏影响小而效果好的抗生素,控制感染。④手术前安置胃管,灌肠1次,防止术后腹胀。

(二)术后护理

除按小儿外科常规护理外,还需:①连接肾造瘘管、输尿管支架管、持续导尿管和肾床引流管,需要分别注明各管的名称,仔细交接班。一般肾床引流管在术后第3日拔除,输尿管支架管可在术后第10日拔除,肾造瘘管在术后2周时,向造瘘管注射美蓝溶液后试行夹管,若排出蓝色尿液,证实吻合口通畅,夹管24小时后若无不适,则可拔除。②保持静脉输液通畅,按医嘱补充液体和抗生素。③清醒后6小时可改为半卧位,以利于呼吸和引流。④胃肠减压管可在肠蠕动恢复后拔除,可经口进流质饮食,逐渐改为半流质、普通饮食。恢复进食后应嘱病儿应多饮水,以增强尿路的自洁功能。

（三）术后并发症的观察与护理

1.漏尿

肾造瘘管引流不畅时，可造成漏尿。在肾周围形成尿液积聚，应冲洗肾造瘘管和调整肾床引流管，使其保持通畅，并及时更换湿透敷料，预防感染。一般漏尿可在1周内自行停止。

2.血尿

因吻合口或支架管损伤肾盂浅表小血管所引起。及时应用止血药物、输液、利尿，防止产生血凝块堵塞支架引流管，而造成吻合口裂开。

3.切口感染

一般在术后5～7日，已经正常的体温又升高、切口部疼痛，应及时查看切口，如果切口部位红肿、有积液或积脓，应及时引流，加强换药。取渗液做细菌培养加药敏试验，调整抗生素，控制感染，以利于切口早日愈合。

4.吻合口狭窄

手术切除过多输尿管后造成吻合口张力过大，或因术后并发感染造成吻合口瘢痕，均可导致吻合口狭窄。表现为肾造瘘管在术后2周注入美蓝时，无蓝染的尿液自尿道排出。经肾造瘘管造影，可发现造影剂不能通过吻合口进入输尿管流入膀胱。

三、康复护理

指导病儿注意加强营养，平时多饮水，以利于排尿，保证尿路自洁功能。每隔3～6个月来院复查，行B超检查，并行血肌酐、尿素氮和尿常规检查，以观察肾功能的恢复情况。对有吻合口狭窄而不能拔除肾造瘘管的病儿，嘱家长要注意保持瘘管周围清洁卫生，保持造瘘管通畅，每个月更换造瘘管，并进行造瘘管冲洗。如果6个月吻合口还不能恢复通畅，应再次手术。

（张　红）

第十四节　小儿尿路结石

一、疾病概要

小儿尿路结石的形成与外界环境和一些内在因素有关，如营养不良、地理环境、饮食习惯、代谢和局部解剖病变等为重要因素，如甲状旁腺功能亢进、尿路梗阻、泌尿系感染、异物等与尿路结石形成的关系已经肯定。结石在肾、输尿管、膀胱、尿道等处均可发生，但结石主要是在肾和膀胱，输尿管和尿道结石几乎均在其上部器官形成后，因局部管腔狭窄而停留在其中。结石多数是混合性，但以一种盐类为主。结石可以是单个也可以是多个，尤其是肾结石。90%的尿路结石是在X线上不显影的结石，B超或CT检查可以发现结石的存在和部位。尿路结石造成的病理损害是尿路梗阻和感染，而且对泌尿系统的损害较为严重，由于梗阻因素的存在，肾的感染易发展为肾积脓。结石可以造成粘膜的直接损伤。肾、输尿管结石的典型临床症状是病变侧肾绞痛和血尿，而膀胱结石的临床症状是排尿痛、尿频、终末血尿和排尿困难。结石嵌顿在膀胱颈部或后尿道时，可造成急性尿潴留。对小儿尿路结石的治疗仍以手术切开取石为主，体外碎石只能作为一种补充疗法。

二、临床护理

（一）术前护理

除按小儿外科常规处理外，还需：①有泌尿系感染的病儿应进行尿培养和药物敏感试验，根据结果按医嘱应用有效的抗生素，控制感染。为了解肾功能，应进行血肌酐、尿素氮测定。②做好术前准备，核对病儿。对肾切开取石的病儿，为防止术后腹胀应安置胃管。将病儿交予手术室接送人员。

(二)术后护理

按小儿外科常规处理。

(三)术后并发症的观察与护理

(1)出血：由于肾切开取石，自肾的创口出血，可见到肾床引流管有血液引出，量不太多时可应用止血药。量较多时需要输血和应用止血药，无明显效果时需紧急手术进行止血。

(2)尿外渗及尿瘘：若引流管引流不畅或拔除引流管过早，以及引流管远处有狭窄和梗阻时，可产生尿外渗和尿瘘。如果引流管不通畅，应遵医嘱及时用含有抗生素的液体冲洗引流管使其通畅，不要过早拔除引流管。若远端有狭窄和梗阻时，应在解除狭窄和梗阻后才能防止尿外渗和尿瘘的发生。

(3)尿路感染。

三、康复护理

出院时告诉家长，鼓励病儿多饮水或饮用软化水，以减少矿物质的摄入，预防结石。鼓励病儿适当多活动，减少尿液潴留，注意会阴部卫生，预防尿路感染，一旦发生感染应及时诊治，向家长交代注意观察有无结石再形成的征象，3～6个月复查1次，一旦发现及时到医院治疗。

（张　红）

第十五节　尿道下裂

一、疾病概要

尿道下裂是由于胚胎期生殖结节长大时其腹侧有一纵形长沟，随着胎儿成长，尿道沟由后向前闭合，发育成为正常尿道，如发育受阻、尿道沟未能闭合，部分海绵体变成纤维带，尿道外口位置异常，则形成不同程度的尿道下裂。根据尿道口的位置分为阴茎头型、阴茎体型、阴茎阴囊型或会阴型。当合并双侧隐睾时，需要通过染色体检查、尿酮类固醇排泄量测定或剖腹探查及性腺活检，鉴别其性别。因病儿阴茎下弯及尿道口异常，不能站立排尿，成年后影响生育，必须手术治疗，手术分期进行，Ⅰ期为阴茎下曲矫直，Ⅱ期为尿道成形术。

二、临床护理

(一)术前护理

(1)对家长及病儿的各种不正常情绪或心理障碍作耐心的疏导与科学的解释，对解决畸形的程度和手术的成功率要有充分的思想准备，特别尿道成形术后有发生尿瘘的可能，术前必须向家长交待清楚。

(2)术前连续2日清洗包皮及阴囊皱襞处，更换清洁内裤。配制1：1000新洁尔灭温水浸泡阴茎，每日1次。术日前吃易消化食物，术晨灌肠1次，协助病儿练习床上仰卧排便。

(二)术后护理

(1)术后第1日给予半流质饮食，无腹部不适后改为富有营养、易消化的普通饭。鼓励病儿多饮水、多排尿，以利于膀胱自洁，防止泌尿系感染。多食含粗纤维的蔬菜和水果，刺激肠蠕动增加，有利于排便。首次排便前给予开塞露肛门注入，软化大便，防止排便时用力、腹压增大、尿液自成形尿道内漏出，引起感染、发生尿瘘。避免蹲或坐位，以免切口处张力过大并出血。

(2)尿管及耻骨上膀胱造瘘管要妥善固定，并适当约束上肢。当病儿有尿潴留或频繁尿急、尿意感时，观察尿管、造瘘管通畅，可能为膀胱痉挛所致，按医嘱给予解痉止痛剂。

(3)因各条引流管保留时间较长，应每2～3日更换尿袋1次，尿袋放置应低于体位，以免尿液倒流引起逆行感染。术后 2～3 日首次更换敷料时动作宜轻柔，以防止切口再出血。术后 4～5 日可去除敷料，暴露切口，每日用 75%酒精棉球消毒切口 2 次，用 60 W 灯泡距切口 35～40 cm 持续照射 1 小时，每日 2 次，可保持切口皮肤清洁、干燥，促进局部血液循环。每日用生理盐水棉球由尿道近端向远端轻柔挤压，迫使尿道分泌物排出尿道口，擦洗尿道口保持局部清洁。10 岁左右的年长儿，术后 1 周内按医嘱口服乙烯雌酚 0.5～1 毫克/(次・日)，防止阴茎勃起而致切口疼痛并影响愈合。

(三)并发症的观察与护理

术后尿道瘘、尿道狭窄为常见的并发症。尿道成形术后 7～10 日拆线排出尿管，暂停膀胱造瘘管引流，鼓励病儿大胆排尿。初次排尿时要有医护人员在场，以便于观察排尿过程中有无尿流过细、分叉、漏尿、排尿费力等，发现异常采取必要的措施。发生尿道狭窄时，需定期行尿道扩张。尿瘘时见尿流由成形尿道某处滴尿，此时如瘘口小只是滴尿，可开放膀胱造瘘管继续引流尿液，停止尿道排尿，每日用温盐水泡洗阴茎，漏尿部位尚有自愈的希望。拔除膀胱造瘘管 2～3 日内造瘘口处有尿液流出，需用无菌凡士林油纱布堵压瘘口处，一般 2～3 日后均可自愈。

三、康复护理

病儿已发生尿瘘需再次修补时，应向家长讲明行尿瘘修补手术的时间要在出院后半年，待切口处瘢痕软化、局部血压改善后，以利于手术修复。发现尿流由粗逐日变细时，应及时到医院检查；若发生尿道狭窄，则定期到医院行尿道扩张。活动时避免阴茎与硬物撞击，造成愈合的尿道裂开。使家长或病儿了解单纯的尿道下裂只是外生殖器畸形，积极配合手术治疗就能像正常男孩一样站立排尿，成年后不会影响结婚、生育，从而消除他们的自卑心理。

(张　红)

第十六节　先天性消化道畸形

一、疾病概要

小儿先天性消化道畸形可以发生在食管到肛门的任何部位，按发病的频率排列，以肛门直肠畸形为最高，依次是小肠闭锁(空肠或回肠)、肠旋转不良、胎粪性腹膜炎、梅克尔憩室、肠重复畸形等。

(一)直肠肛门畸形

直肠下部和肛门与泌尿系的分离是在胚胎 5～8 周。胚胎初期泌尿系的原基与后肠的末端形成一个腔，称为泄殖腔。随后，由上部中胚层中隔的下降将泄殖腔分为两个腔。前部的腔形成尿道，后部的腔形成直肠。在胚胎 7 周左右闭锁。由于泄殖腔膜的形成而将中隔分为尿隔膜与直肠隔膜，在胚胎 7 周左右时尿隔膜与外界相通，在胚胎 8 周左右时直肠隔膜破裂所形成的直肠与由外部陷窝所形成的肛门相通。如果在这个过程的某一时期发生异常，就产生直肠肛门畸形。直肠肛门畸形的分类按 Gross 法分为 1 型(肛门狭窄)、2 型(膜样闭锁)、3 型(肛门闭锁)、4 型(直肠闭锁)。另一方面，在治疗上逐渐明确与排便功能有关的肛提肌群的作用。直肠肛门畸形根治术时，直肠是否通过由肛提肌群肌束所形成的袢，是影响效果的重要因素。1970 年澳大利亚的 Stephens 和 Smith 发表了直肠肛门畸形的国际分类方案，补充了 Gross 分类法的不足之处。将其方案进行简化，介绍直肠肛门畸形的病理分类。

(1)低位畸形：①男儿会阴部有瘘孔；②女儿从会阴部到阴道前庭有瘘孔；③肛门闭锁，但直肠盲端与皮肤很近(男女)；④膜样闭锁(男女)；⑤肛门狭窄(男女)等。

(2)高位闭锁：①没有瘘，但直肠盲端与皮肤相离较远(男女)；②有膀胱及尿道瘘(限于男)；③有阴道瘘(限于女)；④总泄殖腔畸形(女穴肛)。

(3)中间位:直肠盲端通过耻骨直肠肌环(肛提肌群肌束所形成的袢),与肛门皮肤有一定的距离。

对于没有瘘的畸形,可在病儿出生后24小时,在肛门痕迹处放一金属标记物,拍倒立侧位X片,了解直肠盲端与肛门皮肤的距离,确定是高位、低位还是中间位。对于有瘘口的病例,可以经瘘口造影确定位置的高低。对于高位肛门闭锁,应先行结肠造瘘,在病儿6～12个月时再行根治手术,对于中间位的病例,可行经骶会阴根治术,对于低位的病例,可行经会阴肛门成型术。

(二)先天性小肠闭锁

主要原因是肠管发育障碍和肠管血运障碍。内胚叶性肠管在胚胎30日时可以见到内腔,其后由于肠管上皮增殖填满内腔,使内腔消失,在胚胎2个月时内腔产生空泡化,随着空泡的逐渐融合再次形成内腔。在此过程中发生障碍时,就产生肠闭锁。根据血运障碍的范围,产生膜样闭锁和伴有肠系膜缺损的离断型闭锁。其主要症状是呕吐、腹胀和排便异常。与之相伴出现脱水、电解质失衡和体重降低等。根据闭锁产生的部位、有无合并畸形、是否存在并发症等因素,其临床症状也有所不同。胃幽门闭锁和十二指肠近端闭锁,腹胀较轻,并只局限在上腹部,而回肠和结肠闭锁则整个腹部有明显腹胀。闭锁的部位越高,呕吐出现的越早,次数多,但量较少,没有粪臭味等是其特点。根据闭锁的部位是在十二指肠乳头近侧还是远侧,决定呕吐物是否含有胆汁。由于多合并有其他畸形而掩盖肠闭锁的临床症状,应加以注意。合并有消化道穿孔时,即使是较高位的闭锁,整个腹部亦膨胀明显。合并有腹膜炎时,可出现发热、腹壁发亮和外阴部肿胀等。本病多发生在母亲妊娠期羊水过多的新生儿,因此对有羊水过多的母亲所产的新生儿,应高度怀疑有无消化道闭锁。X线检查胃幽门闭锁出现“单泡征”,十二指肠闭锁出现“双泡征”,在屈氏韧带以远10 cm以内的上部空肠闭锁出现“三泡征”,而闭锁部位越低,气液平越多,出现“多泡征”。单纯X线所见难以区分是低位小肠闭锁还是结肠闭锁,可通过结肠造影来鉴别。肠闭锁的病例从闭锁部位远端的肠管,在结肠造影时,小肠闭锁病例出现整个细小结肠,而在结肠闭锁病例出现闭锁部以远的细小结肠。结肠造影还可检查有无肠旋转不良的情况,例如在单纯X线平片上出现的“双泡征”,除了肠闭锁之外还应考虑环状胰腺和肠旋转不良。要排除肠旋转不良,结肠造影是不可缺少的检查。此外,肛诊检查也是非常重要的。肠闭锁唯一的治疗方法是手术,切除闭锁近端部分膨大的盲端,行近端肠管与远端肠管的吻合。

(三)肠旋转不良

胚胎4周时肠管呈直线状存在于腹腔的正中,其后随着肠管的发育向脐带内脱出,在胚胎10周时开始向腹腔内返回。以肠系膜上动脉为轴心,向反时针方向旋转270°,反转回到腹腔内,完成正常的旋转过程。使小肠系膜根部从屈氏韧带到右髂窝固定在后腹膜,由于固定了肠管而不发生轴扭转。如果这个旋转过程不正常,就产生肠旋转不良。肠旋转不良各种各样,最多见的是停留在180°时,即回盲部、阑尾位于腹部的正中线上。这时从盲肠、升结肠到十二指肠和壁层腹膜间形成一条异常的腹膜索带,这条索带从腹部向背部压迫十二指肠第2部,造成十二指肠梗阻。由于旋转不良,小肠系膜根部的固定长度变短,易发生肠管的轴扭转,造成对肠系膜上动脉的压迫,使其所供血运的肠管(中肠)发生大范围坏死。胆汁性呕吐、腹胀是其临床表现。由于肠旋转不良造成的十二指肠梗阻是不完全梗阻,即使有中肠轴扭转也可有排气和排便。有血便时,应考虑到有中肠轴扭转。腹部单纯X线立位平片,可见到由于十二指肠梗阻所出现的“双泡征”,小肠内气体较少,即使结肠内有气体也偏向左侧。这些所见是伴有十二指肠梗阻的肠旋转不良的X线表现。但中肠轴扭转并无特殊的表现。结肠造影可以根据回盲部和阑尾位置的异常,而作出肠旋转不良的诊断,结肠造影对于肠旋转不良是不可缺少的诊断手段。本病采取手术治疗方法,首先逆时针方向整复系膜轴扭转,随后解除压迫十二指肠的侧腹壁纤维索带,恢复肠道通畅,伸直十二指肠,将回盲部松解,肠扭转行肠管复位,并切除阑尾。如肠管有坏死,则切除坏死段。

二、临床护理

(一)术前护理

(1)病儿入院后测体重、体温、呼吸、脉搏和血压。禁饮食,安放胃肠减压管。

(2)保持静脉通道通畅。

(3)做好术前准备,将病儿核对后交予手术室接送人员。

(二)术后护理

(1)病儿术后回病房,应安排在监护室。测定病儿的体温、脉搏、呼吸,注意保温。病儿未清醒前应取仰卧位,肩部垫高,头后仰,并偏向一侧,给予氧气吸入。接好胃肠减压管,观察记录胃肠减压物的性质及量。

(2)保持静脉通道通畅。并根据病儿的尿量、心率、前囟门饱满程度,调整输液速度。

(3)病儿清醒6～8小时后,可改变体位为斜坡位或半卧位。术后48～72小时,病儿腹部不胀、肠蠕动恢复、有肛门排气排便、胃肠减压量很少且色清时,拔除胃肠减压管。逐渐经口进糖水、母乳等饮食。

(4)对于肛门闭锁术后的病儿,应及时行肛门护理,并给予肛门扩张。

(三)术后并发症的观察与护理

(1)腹胀:是由于肠蠕动未恢复、胃肠减压不通畅所致,可调整胃肠减压管使其通畅,还可根据情况给肛门置管洗肠、排气,促使肠蠕动尽早恢复。

(2)肠瘘:肠瘘时病儿腹胀明显,体温升高。对于小肠瘘,可通过静脉营养以减少消化液的分泌,并加强引流,一般都可自行愈合。对于结肠瘘,应及时行结肠瘘近侧段人工结肠造瘘,人工造瘘的病儿要加强瘘口及周围皮肤的护理。③肠粘连:轻者有腹痛,重者产生粘连性肠梗阻。应尽可能协助病儿术后早期活动,并配合物理疗法防止肠粘连的发生。出现粘连性肠梗阻时,应采用禁饮食、胃肠减压、补液等措施,若梗阻不缓解,则应再次手术治疗。

三、康复护理

注意饮食卫生,加强母乳喂养。对肛门闭锁术后的病儿应告诉家长不要嫌麻烦,一定要坚持扩肛3～6个月。有条件者进行腹部物理疗法。

(张　红)

第十七节　先天性巨结肠

一、疾病概要

先天性巨结肠是结肠远端与直肠缺乏神经节细胞,导致该肠段痉挛性狭窄的先天性肠道发育畸形。多数病儿生后2～3日不排便,出现腹胀、呕吐等低位肠梗阻表现,病变肠段范围愈广,症状、体征愈重。病儿严重腹胀时,可见腹壁皮肤发亮、静脉怒张。由于长期大量积粪以及毒素吸收,病儿消瘦、营养不良。新生儿巨结肠可扩肛、灌肠或肛注开塞露促使粪便排出,生后6个月行手术治疗。对全身营养状况极差或并发小肠结肠炎的病儿,只能行结肠造口术,使粪便排出通畅,待全身营养得到改善后再行巨结肠根治手术,手术切除缺乏神经节细胞的肠段和明显扩张肥厚的近端结肠,将正常结肠与肛管、直肠吻合。巨结肠的基本手术方式有:①直肠后结肠拖出术(Duhamel 手术);②经腹腔结肠直肠切除吻合术(Rehbein 手术);③直肠粘膜剥除,结肠鞘内拖出术(Soave 手术);④拖出直肠、乙状结肠切除术(Swenson 手术)。

二、临床护理

(一)术前护理

首先清洁灌肠,清除肠道内长期积存的粪便,消除腹胀,增加病儿饮食,改善营养状况。

(1)肠道准备:结肠灌洗每日1次,持续灌洗1～2周。术日晚、术晨清洁灌肠,至灌洗液内无粪渣。灌肠期间给予高热量、高蛋白、高维生素少渣饮食,术前2日改为流质饮食,便于肠道灌洗。灌肠前在钡灌肠照片上了解病变范围，以便确定肛管插入深度和方向。选择软硬粗细适宜的肛管，润滑肛管后轻柔地按肠曲方向缓慢插入，当肛管通过痉挛的肠段到达扩张肠段时（肛管插入深度约15 cm以上），先将肠内气体、粪便排出后，再灌入生理盐水进行反复多次灌洗。每次灌入的液体暂不排出，操作者在病儿腹部轻揉片刻，使粪便与液体混匀，然后用右手顺时针按摩腹部，左手转动或上下推拉肛管使粪便排出，如肠腔内有大块状粪石时，可在灌洗后将1：2：3灌肠液（50%硫酸镁30 mL、甘油60 mL、水90 mL）保留灌肠，软化粪块，以利于下次灌洗。每次灌洗时必须注意插入肛管遇到阻力时将肛管退回，或改变病儿体位以及插管方向后再向前插，动作不能粗暴，当发现肛管内液体只进不出、病儿自述腹痛剧烈时，应警惕肠穿孔，应为病儿作腹部X线摄片，如腹腔内出现游离气体时，应立即急症手术。防止发生水、盐中毒，使用灌肠液为生理盐水。每次灌洗的排出量与灌入量要基本相符。

(2)术前2～3日口服肠道灭菌药，降低手术后感染率。口服新霉素50～100 mg/(kg·d)，分4次服，灭滴灵30 mg/(kg·d)，分3次口服，对口服药物后呕吐严重的病儿，可将灭滴灵改为2%灭滴灵液保留灌肠，避免胃肠道反应。

(3)术前要检查血生化，维持水、电解质平衡，对有贫血或低蛋白血症的病儿，术前可少量多次输入新鲜血液，改善全身状况，提高手术的耐受能力。术晨置胃管及导尿管。

(二)术后护理

(1)保持胃肠减压通畅，观察胃液性质并准确记录引流量，如吸出的胃液为咖啡色时，应考虑可能发生了应激性胃溃疡，遵医嘱胃管内注入甲氰咪胍保护胃粘膜。禁饮食48～72小时，肠蠕动恢复拔除胃管后给予少量流质饮食，逐日增加流质量，若无腹胀不适、排便通畅可改为半流质。

(2)直肠后结肠拖出术后病儿应取仰卧位，必要时用约束带固定下肢使两大腿分开略外展，可暴露会阴部、臀部。DuhamL手术钳夹下应放置棉垫。每次便后及时清洁肛周粪便，防止切口感染，保持局部清洁。每日注意钳夹松紧度，一般钳夹病例6～7日会自行脱落。

(3)新生儿肠造口术后应裸体放入保暖箱内，以利于肠造口的观察及护理，观察肠造口粘膜的色泽，当粘膜呈暗紫色时立即通知医师，以免血运不良造成肠管坏死。造口周围皮肤涂氧化锌或鱼肝油软膏，保护皮肤避免粪便刺激而发生糜烂。

(三)术后并发症的观察与护理

(1)盆腔感染：吻合口瘘是盆腔感染的主要原因。术后5～7日当病儿出现高热、腹痛、腹胀、便秘或排出脓血便、腹部压痛、直肠指检触及吻合口有裂隙、腹腔穿刺抽出脓液时，立即做好术前准备，去手术室行近端肠造口及盆腔引流术。

(2)小肠结肠炎：当病儿高热、腹泻、排出奇臭水样便并伴腹胀时，应考虑发生小肠结肠炎，可用温生理盐水灌肠后给予2%灭滴灵液保留灌肠。

(3)菌群失调：因术前肠道抗生素使用时间太长而引起。当病儿术后高热、腹胀、呕吐、排出典型的淡绿色或“蛋花汤”水样便时，粪便内粘液样物涂片，若见有大量革兰阳性球菌、很少有其他杆菌和革兰阴性杆菌时，可诊为菌群失调。立即停用抗生素，静脉补足液体量。

(4)闸门综合征：是直肠后结肠拖出术后，大便滞留于直肠盲袋内形成粪石，堵塞在直肠内使大便排出不畅，病儿出现腹胀、排便困难，肛诊时能触及粪石。病儿手术2周后坚持扩肛、灌肠，必要时可再入院，医师根据病儿的情况给予处理。

三、康复护理

(1)肠造口术后需要家长在家中护理半年以上，注意饮食卫生及营养，保护肠造口周围皮肤，保持清洁、干燥。避免病儿用力哭喊、便秘等引起腹压增高，而使肠管脱出。如发生肠管脱出时，要及时到医院诊治。

(2)对术后便秘复发的病儿，指导家长插肛管排气或间歇性结肠灌洗及扩肛治疗方法。坚持有效扩肛3～6个月，是预防吻合口狭窄的方法之一。一般术后2周开始扩肛，每日1次，扩肛前先用温水坐浴

10～15 分钟，使肛门括约肌松弛，减轻扩肛时疼痛。扩肛方法：开始先从小手指扩起，逐渐增粗至示指，手指插入深度要超过吻合口并停留 15～20 分钟，坚持扩肛 1 个月后改为隔日 1 次，再坚持半年。

（张　红）

第十八节　肠套叠

一、疾病概要

肠管的一部分伴随肠粘膜嵌入相连接的肠管内，称为肠套叠，80%～90%在小儿发病，并且多发生在 2 岁以下乳幼儿。一般套叠由近端向远端套入，其发生部位几乎都在回盲部。乳幼儿肠套叠分为有器质性原因的（如梅克尔憩室、息肉、肿瘤、重复肠管、过敏性紫癜所产生的血肿、异位胰腺组织、淋巴滤泡增殖等）肠套叠和没有器质性原因的特发性肠套叠，特发性肠套叠占全部肠套叠的 80%～90%。肠套叠的三大典型症状是腹痛、血便和腹部肿块。肠套叠的症状特征为：精神很好的乳幼儿突然发生原因不明的啼哭、腹痛、呕吐和血便。腹痛为间歇性疼痛，如绞痛发作持续半分钟到 1 分钟而自行缓解，进入浅睡眠状态，间隔 15～30 分钟再次发作。呕吐分为早期反射性呕吐，呕吐物为胃液、奶，后期的呕吐物混有胆汁并有粪臭味。血便混有粘液，为果酱样粘液血便，一般在肠套叠发病后 2～10 小时出现。随着病情的进展，病儿出现发热、腹胀、脱水等临床症状，进一步发展就陷入休克。在病儿腹痛缓解时，腹部检查可在右侧腹部触到腊肠样肿块，且回盲部空虚。肛门指诊检查有果酱样粘液血便，或灌肠后出现粘液血便。血细胞检查白细胞增高，钡灌肠检查可确定诊断。诊断确定后，首先采用空气灌肠整复法。一般发病 24 小时之内的病例，90%可通过此法整复成功。对于整复失败或发病超过 48 小时并且病情严重的病儿，需采用手术方法进行整复。

二、临床护理

（一）术前护理

行手术治疗时术前禁饮食，安放胃肠减压管，减少呕吐和减轻腹胀，约束四肢，防止胃管拔出。血便量多时要注意病儿的心率变化，以防发生休克。保持静脉通道通畅，及时补充液体和电解质。并给予抗生素预防和控制感染，减轻中毒症状。

（二）术后护理

执行小儿外科术后护理及麻醉后护理常规。病儿清醒后改半卧位，3 岁以下病儿 2～3 小时翻身 1 次，协助病儿早期活动，促使胃肠功能恢复。单纯肠套叠整复术后，肠蠕动恢复、肛门排气排便后可开始饮水，逐渐增加哺乳。肠切除术后的病儿应禁饮食，持续胃肠减压。禁食期应静脉补充液体和应用抗生素、血浆和清蛋白制剂，增强机体抵抗力，促进伤口愈合。

（三）术后并发症的观察与护理

（1）腹部刀口裂开：由于腹胀、腹部张力过高、病儿营养状态欠佳等原因，可造成腹部刀口裂开，如观察腹部敷料有较多的血性渗出，打开敷料后可见刀口部分或全部裂开，有时可见肠管自刀口裂开处突出腹外，应立即用腹带包扎腹部，紧急手术缝合裂开的刀口。

（2）吻合口瘘：吻合处缝合不严密或肠管血运不良等，可造成吻合口瘘。此时病儿有发热、腹痛、腹胀，自刀口处有肠内容物流出，经肠外营养等治疗后多可自行愈合。

（3）腹部刀口感染：多发生在术后 3～5 日，可拆除部分缝线将脓液引出。局部或全身应抗生素，并加强创口换药。

三、康复护理

加强营养，注意饮食卫生。有发生肠粘连的可能时，鼓励病儿多活动，可以增加肠蠕动，预防肠粘连，若有粘液血便、阵发性哭闹、腹痛等表现，有肠套叠复发的可能性，应及时到医院就诊。

空气灌肠整复法及护理：整复前 30 分钟，按医嘱肌内注射硫酸阿托品 0.01 mg/kg 和复方冬眠灵 1 mg/kg。气囊导管置入肛门、气囊充气后，将注气管与肠套叠复位器的注气口相连接，将复位器指示旋钮置于诊断档，按充气开关，注气后诊断指示灯闪亮，就可作出诊断。然后逐渐调高空气压力档，最高不超过 100 mmHg(13.3 kPa)，注气后持续 5 分钟，保持肠腔内有一定的压力，观察复位指示器。若复位成功，则指示器的显示灯自高位迅速下降至低位，并且全部指示灯熄灭，用排气开关排出肠腔内气体，观察病儿安静、腹部包块消失，说明复位成功。休息 5～10 分钟后再次调到诊断档，注气作诊断，如果诊断档灯不亮，则证明复位成功。

复位成功后可给病儿口服活性炭 1 g，一般 6～8 小时后炭末可经肛门排出。病儿安静入睡，腹部柔软，不再拒按，粘液血便逐渐消失，代之以稀黄便。复位成功 6～8 小时后方可进食，观察有无不适。若经空气灌肠复位后，病儿发生呼吸困难、心跳加快、面色苍白、腹胀明显时，可能发生肠穿孔，应立即通知医师，进行急症手术。

（张　红）

第十九节　先天性胆管扩张症

一、疾病概要

本病亦被称为先天性胆总管囊肿。本病的病因曾提出是胚胎期胆管上皮增殖不平衡学说，现在认为胰胆管合流异常是产生本病的主要原因。腹痛、黄疸、右上腹包块是本病的三大主要症状，还可伴有发热、呕吐、食欲不振等。应用腹部 B 超、肝胆核素造影、ERCP、PTC、CT、MRI 检查，可以了解到扩张胆管的形态、部位以及有无胰胆管合流异常。由于本病引起反复的胆管系统感染，以至发展到肝硬化，还可发生恶变，所以本病经确诊必须手术治疗，切除肝外扩张的胆管，行肝总管空肠 Roux-Y 吻合术作为基本的手术方法，手术效果好。

二、临床护理

（一）术前护理

（1）病儿入院后测体温、脉搏、呼吸、血压和体重，核对各项化验检查单，对有肝功和凝血功能障碍的病儿，术前应给予保肝治疗，并注意补充维生素 K。此类病儿由于反复的胆系感染，对肝功能损害比较严重，消化吸收功能差，应给高糖、高蛋白、低脂饮食。

（2）做好术前常规准备，术前 6～8 小时禁饮食。③安放胃肠减压管，术前 30 分钟按医嘱注射术前用药。核对病儿，交给手术室接送人员。

（二）术后护理

（1）回到病房监护室专人进行护理，测定病儿生命体征，直至平稳，病儿取仰卧位。保持胃肠减压、腹腔引流管通畅，持续导尿管接尿袋。

（2）保持静脉输液通道通畅，根据医嘱将每日的液体入量均匀输入，并根据病儿尿量调整输液的速度。

（3）一般正常情况下，病儿手术清醒后 24 小时可改半卧位，48～72 小时后肠蠕动逐渐恢复，随着胃肠减压引流量逐渐减少且有肛门排气或排便后，可排除胃管，经口逐步给予饮水、流质、半流质至正常饮食。

若有胆管引流管，需在术后2周左右先试行夹管24～48小时，观察病儿无腹痛、黄疸、发热，即可拔除胆管引流管。

(4)术后可选用头孢和氨基苷类抗生素，至体温正常3～4日后可停药。

(三)术后并发症的观察与护理

1.术后出血

应激性溃疡是手术创伤后应激性反应的表现，观察胃肠减压管内有较多咖啡样或血性引流液，可静脉或胃管内注入甲氰咪胍，以保护胃粘膜。胆管与肠吻合口或囊壁剥离面渗血：少量渗血可应用止血药物，较严重的渗血应用止血药物效果不明显，或病儿出现脉搏加快、血压低等休克征象时，应及时手术。

2.肝功能恶化

手术创伤、出血、输血，均可加重肝细胞的损害。术后病儿出现反复发热、腹痛、黄疸、肝功能检查有严重损害时，要注意保肝治疗，并观察有无肝性脑病的前期症状，尽量减少应用对肝脏有损害的药物。

3.近期胆管感染

术后观察病儿有高热不退、腹痛、腹胀、黄疸加重。主要是由于术前感染控制不满意，手术使感染扩散所致。术前应加强准备，积极控制感染。

4.远期胆管反复感染

多因吻合口狭窄使胆汁引流不畅、胆汁潴留、反流使肠内容物及细菌进入胆管，引起胆管反复感染。有时产生胆源性休克，甚至危及生命，应积极寻找原因，尽早再次手术，针对原因进行扩大吻合口、加强防反流的措施。

5.吻合口瘘

局部吻合口有张力或肝总管剥离过多血运不良，术后发生局部坏死，病儿出现发热、腹痛、腹胀、引流管有大量胆汁流出，量200～400 mL/d，此时应禁食、应用抗生素、保持引流管通畅及支持疗法，可采用静脉高营养疗法，吻合口瘘多数可在术后1个月左右愈合。

6.腹腔内残余感染或脓肿形成

病儿术后出现高热不退、腹部有压痛等症状，B超检查可确定脓腔的部位和大小，应用大剂量有效的抗生素治疗，若仍不能控制应开腹引流。

7.慢性胰腺炎

术后长期上腹疼痛、食欲不振、偶有腹泻、尿淀粉酶在正常水平以上，应考虑有慢性复发性胰腺炎的可能，需进一步检查确诊。

三、康复护理

应指导家长选择适合病儿口味的高糖、高蛋白、低脂肪、易消化的饮食，多吃蔬菜和水果，注意增加营养，增强机体抵抗力。注意保护肝脏。每3～6个月去医院复查1次，出现异常及时处理。

(张　红)

第二十节　小儿肝脏肿瘤

一、疾病概要

小儿肝脏肿瘤大致分为恶性肿瘤、良性实体瘤、脉管性肿瘤和肝囊肿等，其中80%的恶性肿瘤是原发性肝癌。在小儿恶性实体瘤中仅次于神经母细胞瘤和肾母细胞瘤，占第三位。原发性肝癌肉眼分为块状型、弥漫型和结节型，组织学分为肝母细胞瘤、成人型肝癌、胆管细胞癌和其他特殊型。小儿肝恶性肿瘤，初期表现为上腹部肿块、上腹部饱满或肝肿大，为唯一症状。还可伴有腹痛、发热、食欲不振、呕吐等。晚期出现贫血、消瘦、黄疸等症状。甲胎蛋白测定显示高值。B超检查：可显示肿瘤内比较细微的均等分布的不规则回声。选择性腹腔动脉造影：一般是多血管影像，以确定肝切除的适应证和决定切除的范围。CT检查：是很有价值的检查。与成人肝癌相比很少有远处转移，也极少有肝硬化，所以应积极切除肿瘤。对于不能手术的应用放疗或化疗，但预后不好。应用放疗或化疗后可使肿瘤明显缩小，仍有希望切除肝肿瘤。

二、临床护理

（一）术前护理

（1）一般情况观察，饮食以高热量、高蛋白、富含维生素为主，注意增加营养。

（2）了解病儿的血液生化指标、肝功能检查结果、血糖、凝血酶原时间、血浆蛋白等实验室检查，若有异常应给以纠正。

（3）术前应进行肝糖原的储备，静脉输注含有葡萄糖、胰岛素、氯化钾的液体。若有低蛋白血症，应输血浆、清蛋白。静脉注射或肌内注射维生素 K_1。

（4）应准备足够的血源。

（5）术前2日口服庆大霉素等药物抑制肠道内革兰阴性杆菌，并全身应用抗生素预防感染。

（6）核对病儿，将病儿交予手术室接送人员。

（二）术后护理

（1）病儿术后回病房应安排在监护室，由专人护理。病儿未清醒前应取仰卧位，肩部垫高，头后仰，并偏向一侧，以防呕吐物呛入气管，给予氧气吸入。接好胃肠减压管和腹腔引流管。

（2）保持静脉通道通畅，按医嘱将术后所需的液体和药物配制好，均匀输入。并应根据病儿的尿量，调整输液速度。

（3）病儿清醒后6～8小时可适当改变体位为斜坡位或半卧位，以利于引流。术后48～72小时病儿肛门排气排便，可拔除胃肠减压管。逐渐经口进入糖水或流质，如无不适逐渐改为半流质，直至正常饮食。腹腔引流管如引流量很少，可在术后48～72小时拔除。

（4）术后3日给予创口换药，观察创口情况，注意有无感染和积液，更换敷料。术后7日，若创口愈合良好，则可拆除缝线。

（三）术后并发症的观察与护理

1.腹腔出血

由于结扎线脱落或保留过多无血供的肝组织，感染、坏死继发性出血。出血量不多凝血药物即可控制，若观察到引流管流出大量鲜血、伴有休克症状，应再次开腹止血。

2.消化道出血

半肝切除后，余下的肝体积缩小，门静脉的血流仅能通过一侧的门静脉支，可引起暂时性继发性门静脉高压，导致胃肠道淤血。术后亦可能发生应激性溃疡而导致消化道出血，因此术后可以应用药物保护胃粘膜，预防发生应激性溃疡。

3.肝功能衰竭

表现为术后黄疸加深、胆红素升高、A/G倒置、凝血酶原时间延长等。对合并肝硬化的病儿切肝的量要恰当，并减少术中出血量，充分供氧，术后积极保护肝脏，补充蛋白，选择对肝脏损害小的抗生素等。

4.膈下感染

是由膈下积血、积液引流不畅所致。术后出现高热、白血细胞计数增高、肋间隙水肿有压痛等膈下感染体征时，一旦脓肿形成，则可在B超引导下穿刺引流或手术切开引流。

5.胆汁瘘

术后一般有少量胆汁自引流管流出，系肝断面渗出。若胆汁量漏出较多，应保持引流管通畅，加强支持疗法，一般术后1～2个月胆汁瘘会愈合。

三、康复护理

加强营养，多吃高糖、高蛋白饮食，以利于肝脏的再生。对术中出现肝硬化的病儿，出院后继续服用保肝药物。术后定期复查，每隔3～6个月进行1次，查血常规、肝功和甲胎蛋白等，了解肝功能恢复情况和有无复发。需要化疗的病儿，出院时应告诉家长化疗的必要性和注意事项，定期到肿瘤化疗科进行化疗。

（张　红）

第十五章　急诊科护理

第一节　急救护理概述

随着科学技术的发展，社会的进步，人类文明迈入前所未有的崭新时代。然而，在人们生活空间不断拓展，生活节奏持续增快，现代化程度日益提高的同时，疾病谱发生巨大转变、自然环境出现不良变化，人类罹患各种灾害事故、意外伤害和各种急危重症的概率呈上升趋势。实践证明，以“迅速、准确、有效”为救治理念的急救医疗服务体系(emergency medical service system，EMSS)，能够挽救患者生命、提高抢救成功率和生命质量。急救护理始终贯穿于医疗救护的全过程，进一步加强急救专科护理技能，是适应急救医学发展和当今社会形势的必然需求。

一、急救护理的概念、范畴和发展趋势

(一)急救护理的概念

1.急救护理学

急救护理学是一门跨学科、跨专业的新兴护理学科，是现代护理学的分支学科，是急救医学的重要组成部分，是研究各类急性病、急性创伤、慢性病急性发作及各类急危重症的病因、病理和抢救护理的专业性学科。

2.急救护理专科技能

以现代医学、护理学理论为基础，研究各类急性病、急性创伤、慢性病急性发作和危重患者的病情特点、发展规律，以及抢救监护过程中所涉及的护理理论、技能、行为和科学管理的一门综合性应用科学，兼具综合性、专科性和应用性的特点。

(二)急救护理的范畴

近几十年来，急救医学逐步发展成为一门独立的综合性新兴边缘学科。在急救医学、现代科技、新兴医学与护理学理论发展与渗透下，急救护理学范畴与内容日趋扩大，愈加丰富。在范畴上，现代急救护理观与急救护理技术由医院延伸到现场，由医疗行业扩展到社会群体，在内容上，突出对急救护理学的最新理论、最新技术、最新方法和最新进展的研究与阐述。

1.院前急救

又称现场急救、院外急救，是急救医学的首要环节和重要基础。是指急、危、重症患者进入医院之前的现场(包括灾难事故)或转运途中的医疗救护，包括呼救、现场救护、运送和途中监护等环节。

2.医院急诊救护

急诊救护是各医疗机构急诊科的医务人员接受各类急诊患者，首先由预检医生或护士进行分诊，随即通知相应专科医务人员进行抢救治疗和护理，并根据病情变化对患者做出收治重症监护病房或专科病房、立即手术、留院观察、出院的决策。急诊科是承担急救工作的重要工作部门，是院外救护工作的延续，是EMSS的中心环节。急诊救护其意义在于，对生命体征不稳定的患者立即进行复苏抢救，迅速准确地判断病情，确定下一步治疗方案；进行必要的救命性手术和其他治疗，稳定病情。

3.危重症监护

危重症监护是以重症监护病房(intensive care unit,ICU)为医疗组织形式,配备经过专门培训的医护人员、先进的监护设备和救治设备,接受来自急诊科和院内有关科室转入的危重病患者,对多种严重疾病或创伤以及继发于各种严重疾病或创伤的复杂并发症进行全面监护和治疗护理。危重病监护是 EMSS 最后的加强监护治疗阶段,是急救医学的知识技能和设备集中场所。作为急救医学的坚实后盾,它是当前医学发展的必然产物和社会发展对医学需求的体现形式。

4.急救医疗服务体系的完善

急救医疗服务体系(EMSS)是集院前急救、医院急诊救护、危重症监护和各专科"生命绿色通道"为一体的急救医学模式,该急救网络体系各部门之间分工明确,密切协作,在严密的管理组织和统一的指挥下,将有效的医疗救护以最快的速度输送到急、危、重患者身边,实施现场初步急救、安全护送、医院急诊救护、部分危重患者手术、监护或入住专科病房等一体化急救程序。护理专业工作者应该积极参与高质量、高效率的 EMSS 构建、管理与运作,促进其更加科学、完善的发展。

5.意外灾害事故救护

凡是能对社会经济、人类的健康和生命产生破坏或损害的各种自然灾害现象或人为灾害事故都称为灾害。灾害可按照原因分为自然灾害和人为灾害。灾害医学是一门研究人群受灾后的医疗急救以及灾害的医学预防等有关问题的新兴边缘学科。

6.急救护理人才的系统培训与科学研究工作

急救护理人员的科学、系统的专业知识与技能培训,培育和提升急救护理人员的救护能力,是我国急救事业发展不可或缺的部分。首先要积极组织现有护理人员学习急诊医学和急救护理学,有条件的城市和地区应该有计划、有组织地开展急救医学讲座、急救专业技术培训等急救专业学术活动,通过各种形式的继续教育项目实现急救护理人员知识持续更新、技术水平的不断提高。急诊专科护士队伍的建设是我国急救护理事业发展的必然趋势,为适应国际急救护理发展的新趋势,亟待需要建立统一的急救专科护士管理机制,实现培训基地的规范化、评估与考核的标准化和持证上岗的立法化。与此同时,为适应急诊医学的迅速发展和社会对急救护理的需求,必须加强急救护理的科学研究和情报交流工作,使急救护理的教学一科研一实践紧密契合,借助科学研究的平台,加大急救护理管理人才和专科护理人才培养力度,打造独具高水平、高素质、高技能的急救护理专业人才队伍,从而提升急救护理学术水平。

(三)急救护理的发展趋势

1.国际急救护理的发展历史

急救护理的发展是现代社会发展和现代急救医学发展的必然趋势和结果。

(1)急救护理的起源:现代急救护理的起源可追溯至 19 世纪南丁格尔(F · Nightin gale)的年代。1854—1856 年英、俄、土耳其在克里米亚交战时期,前线战伤的英国士兵死亡率高达 42%以上,南丁格尔率领 38 名护士前往战地救护,使死亡率下降至 2%,由此充分证明了急救护理工作在抢救危重患者中的重要作用。

(2)急救护理与急救医学:急救护理的发展与急救医学的发展紧密相关。早在 20 世纪 60 年代,美国等西方社会经济发达国家,由于工业文明的高度发展,高速公路发展迅速,交通意外死亡占青壮年死亡原因的首位;人们生活水平的提升,诱发高血压、冠心病发病率的迅速增高,心源性猝死随之增高;灾难性事故频繁发生;在此背景下全社会呼吁认识"急救"的重要性。1966 年,美国颁布了《公路安全法案》,规定要重视现场急救,并积极培训急救人员和非医务工作者的初级急救技术,取得良好效果,此后的急诊医学从公路安全走向健康全方位,并迅猛发展。轮流到急诊室工作的医生、护士意识到众多急危重症患者的抢救需求,认为必须组建一批急诊专业医生和护士,因此医护人员积极要求固定在急诊室工作。1966 年美国提出了院前急救的概念,1968 年美国急诊医师学会(A merican College of Emergency Physicians,ACEP)成立,并于 1973 年出版发行急诊医学杂志——《急诊医学年鉴》(Annals of Emergency Medicine,AEM),至今 ACEP 成立大会的徽标仍作为学会及杂志的标志;1970 年纽约市把分散于各大医院的救护车集中管理，成立地区性的急诊医疗服务体系；1972 年美国国会颁布加强急救工作法案，并于 1979 年颁布《急救法》，医学界公认《急救法》的颁布标志着急诊医学成为一门独立学科，为医学科学的第 23 门专业学科。1973 年美国通过法律草案在各城市完善和形成急救网络体系，全国统一呼叫号码为“911”，在急救体系中发挥重要作用。随着急诊医学的发展，急救护理越来越受到重视，急救护理所承载的角色和责任使其成为护理学科的一个重要分支。

(3)急救护理技术的发展：20 世纪 50 年代初期，北欧发生了脊髓灰质炎大流行，许多患者伴有呼吸肌麻痹，不能自主呼吸，而将其集中辅以“铁肺”治疗，配合相应的特殊护理技术，效果良好，堪称世界上最早应用于监护呼吸衰竭患者的“监护病房”。20 世纪 60 年代，随着电子仪器设备的发展，急救护理技术到了应用抢救设备的新阶段，心电示波、电除颤仪、人工呼吸机、血液透析机的应用，使急救护理学的理论与实践也得到相应发展。到 60 年代后期，现代监护仪器设备的集中使用，促进了重症监护病房的建立。70 年代中期，在德国召开的国际红十字会参与的一次医学会议，提出了急危重症急救事业国际化、国际互助和标准化的方针，要求急救车装备必要的仪器，国际统一紧急呼救电话及交流急救经验等。

(4)急救护理的专业化发展：急救护理在 19 世纪“医院”日益盛行的背景下成长起来，当时医院急诊的首要原则是“先来者，先处理”，即使生命危在旦夕的患者也要等待。这种不科学的现象催生了急救护理发展史上标志性的技术——预检分诊技术，1963 年首次在美国耶鲁的 Newhaven 医院成功应用。而急救护理学术团体是急救护理发展中的里程碑。

英国急救护理学术团体的发展：1972 年，英国皇家护理学院（The Royal College of Nursing，RCN）分别成立意外事故护理学组（accident nursing group）和急救护理学组（emergency nursing group），主要履行持续更新急救护理知识与技术的功能，是当今急救护理课程的雏形；1985 年，首届国际急诊护士大会在伦敦召开，来自 28 个国家 600 余名护士代表与会；1990 年，英国皇家护理学院将这两个学组合并，重新命名为“急救护理协会（Accident&Emergency Nursing Association）”，并授予其在急救护理专业领域实施标准化培训的权力；1997 年，英国皇家护理学院设立急救护理系；在 2000 年苏格兰爱丁堡召开的国际急救护理大会上，19 个国家签署并发表合作与友好宣言。

美国急救护理学术团体的发展：为使医学领域认识到护理专业的重要性，1970 年，由 Anita 领导的急诊室护士组织（the Emergency Room Nurses Organization，ERNO）和 Judith 等创立的急诊科护士协会（the Emergency Department Nurses Association，EDNA）正式合并成立急诊科护士学会（the Emergency Depart-ment Nurses Association，EDNA）；1980 年，美国启动了急诊护士专业资格认证的培训项目，并由急救护士资格认证学组（the Certified Emergency Nurse group，CEN）监督实施，该项资格认证有效期限为 4 年，超过该期限后需要参加进一步考试重新认证。1983 年，EDNA 出台急救护理实践标准；1985 年急诊科护士协会更名为急救护士学会（the Emergency Nurses Association，ENA），以此突出急救护理的专业特异性，而不是所属科室的特异性。最初 ENA 旨在于教学性与网络化，如今该组织承载了急救护理的资格认证、专业拥护、议案表决和话语权的角色。ENA 拥有 30 000 余名会员，并与日俱增，学员代表来自于全球 32 个国家。此外，创伤学组作为急救护理的亚分支成立，设置并启动了符合国际创伤培训标准的创伤护理核心课程（the trauma nursing core course，TNCC），TNCC 是一门真正意义上的国际课程。

2. 我国急救护理的历史沿革与发展趋势

我国的急救护理事业经历了从简单到不断完善，从经验走向科学，并逐步形成新学科的发展过程。

(1)我国古代急救技术的应用：“急救”一词在我国已使用约有 1600 余年。最早的急救活动的雏形可以追溯到远古的原始社会，古人类化石上的多种创伤的痕迹印证了先民在基本的生存斗争中已形成了本能应对伤害的急救雏形。战国时期，《黄帝内经》中出现了“急救”早期理论概述。《素问》中指出：“上工救其萌芽……下工救其已成”，即指出技术精良的医生能在伤病早期积极施救，技术差的庸医在伤病晚期缓慢救治，堪称为迄今医学文献中最早、最简明的“急救原则”。东汉名医张仲景在其著作《金匮要略》专题论述：“救自缢死……徐徐抱解。不得截绳，上下安被卧之。一人以脚踏其两肩，手少挽其发，常弦弦勿纵之；一人以手按据胸上，数动之。一人摩将臂胫屈伸之，若已僵，但渐渐强屈之；并按其腹。如此一炊顷，气从口出，呼吸眼开，而犹引按莫置，亦勿苦劳之”。此为迄今世界上最早的关于胸外心脏按压等复苏急救的详细文字记载，早于西方1000余年。晋代医家葛洪《肘后备急方》开创了中国急救历史进程中的数个“第一”：第一部国内“急救手册”，第一次正式使用“复苏”和“急救”等词，第一次应用“口咽通气管”，第一次记载按压“人中穴”救治卒中，第一次采用“舌下含服”给药方式救治心脏急症。到唐代早期急救技术出现很大改进，著名医家孙思邈《千金药方》中即对葛洪等早年自缢的急救方法作出“增加口咽通气道的硬度”“增加潮气量”“增加复苏人手”等方面的改进。时至南宋末期，我国第一部冠以“急救”书名的中医专著《急救仙方》问世，此书收集大量民间各类救急验方。清代已拥有较为完善的现场心肺复苏急救方法，如心脏按压、人工呼吸、捻圆气管、仰头畅喉、口咽管通气、摩按腹部及穴位刺激、针灸、汤药、丸剂等多种综合急救措施，并涌现了一批急救专著面世，如胡其重的《急救危症简便验方》、魏祖清的《村居急救方》、程鹏程的《急救广生集》等，呈现当时我国急救领域的繁荣。

(2)我国现代急救医学与急救护理的发展：我国现代急救医学的发展起于20世纪80年代。1980年10月卫生部正式颁布了建国后第一个急救的文件《关于加强城市急救工作的意见》；1981年《中国急救医学》杂志创刊；1984年6月卫生部颁布了《关于发布医院急诊科(室)建设方案(试行)的通知》，由此推动了我国大中城市急诊医疗体系及综合医院急诊科(室)的建设与发展，全国统一急救电话号码为“120”。1986年10月第一次全国急诊医学学术会议在上海召开，11月通过了“中华人民共和国急救医疗法”，12月中华医学会常委会正式批准成立中华医学会急诊医学学会，标志着急诊医学作为一门独立学科在我国正式确立，揭开了我国急诊医学事业发展的新篇章，各省市(区)相继成立了急诊医学分会。1987年11月和1989年4月在北京召开了城市急救和急诊与灾害医学国际会议，至此，我国急诊急救医学被提高到一个新水平。20世纪90年代中期EMSS才有了较快的发展，北京、上海、广州等大中城市相继建立了急救(指挥)中心，“120”急救电话网络开始普及，大中型医院拥有了初具规模的ICU。2002年4月，中华医院管理学会急救中心(站)管理分会成立，2003年国务院颁发《突发公共卫生事件应急条例》，下拨114个亿的资金加强应急救援及应急救治系统建设，进一步确立了急诊医学在医学发展中的地位。经过20年的建设，我国急诊医疗体系不断完善，院前、急诊、ICU三环节迅速发展，从患者发病之初或在事故现场有效的初步急救，然后用装配有急救器械及无线电通讯装置的运输工具(救护车或直升机等)把患者安全护送到急救中心或医院急诊室，接受快速的诊断和进一步的抢救治疗，转送到ICU或专科病房，形成急救链环，诠释了中国的EMSS。2003年一种严重急性呼吸综合征(severe acute respiratory syndrome，SARS)在我国及全球蔓延，医学界尤其急诊医学界经受了一场前所未有的严峻考验。同年，国务院颁布了《突发公共卫生事件应急条例》，中国政府建立了突发公共事件的应急决策指挥系统以及紧急救援系统。2008年初，我国南方发生的冰雪灾害，全社会救助资源的总调度，各级政府部门、交通、电讯、消防、公安以及军队等方面的通力协作。近年来，在全国各城市普及并设立“120”急救专线电话的情况下，部分地区开始试行重大突发公共卫生事件时的医疗急救电话“120”“999”、公安报警电话“110”、火警电话“119”以及交通事故报警电话“122”等系统的联动机制，某些发达地区还积极探索海、陆、空立体救援新模式。然而，我国急救医疗发展并不平衡，沿海发达地区与西部贫困地区存在较大差距。进一步充实和完善我国的EMSS体系是我国急救医学发展的重要方向。

随着急救医学的快速发展，我国的急救护理事业也经历了从简单到逐步完善和形成新学科的发展过程。我国教育部亦将《急救护理学》确定为护理专业的必修课程，中华护理学会及护理教育中心多次举办急救护理学习班，为开展急危重症护理工作及急危重症护理教育培训了大批人才。急救护理学理论突破人的生理需求框架，认识人的整体生理、心理、病理、社会和精神需求，将现代急救护理观、急危重症护理技术从医院延伸到现场，扩展到社会。我国急救医学、急救护理正朝向队伍专业化、急救社会化、组织网络化、设备现代化、教育规范化的整体趋势发展。

队伍的专业化：随着急救医学在国际和我国作为一门独立学科的确立，急救学科的专业化建设被注入了实质性的内涵，各大中心城市急救中心的相继建立与成功运作，促进了急诊急救队伍的专业化进程。国外已成功构建并使用急救护理人员能级体系结构，中华护理学会以及上海市护理学会等各省市护理学会已开设急诊科护士适任班的培训课程，但我国急救护理队伍的建设仍处于初级阶段，急救护士专科化道路是未来急救护理发展的重要内容。

急救的社会化：急救专业是一项涉及全社会的工作，其正常运转和发展影响到社会大众的生命健康，有赖于全社会的关心与支持，急救事业不仅需要国家政府部门和医疗卫生机构的高度重视，同时需要全社会的共同参与。如公众急救知识普及，师资培训，教材、方案与实施方法的建制，借助循证医学的发展规范培训体系；加大政府支持力度，健全急救法律法规，尤其是对特殊人群和公民参与急救知识的学习进行强制性规定，借助大众传媒培育公民急救意识，成功构建社会急救培训的支撑体系等。因此，如何将社区卫生服务同院前急救医疗服务的特殊性相结合，提高急救效率是医学专家们一直思索探究的问题，护理人员在急救社会化中扮演着重要角色。

组织的网络化：急救组织的网络化是现代急救工作的重要特征，是衡量一个国家或地区现代化水平的重要标志之一。应该包括：①每个地区应设有一个急救中心(站)和急救指挥中心，以及分布合理的救护分站。②大中城市应建立三级急救网络，即一级救护网络由社区医院和乡镇卫生院组成；二级救护网络由区、县级医院组成；三级救护网络由市级以上综合性医院组成，收治病情危重、复杂的伤病者。当前我国大中城市急救网络发展较快，但农村急救医疗组织尚未健全，广大农民群众的急救问题亟待解决，加快建立城乡一体化急救网络服务体系是未来主流方向。

设备的现代化：现代科技、信息化技术的快速发展为急救医学发展带来了新的机遇与挑战。各种现代化的治疗手段、高科技监护设备和急救用具的应用、ICU 病房的建立为急救医学的科学发展提供了得天独厚的条件。新技术、新方法不断涌现，如近年来，在全球社会高龄化的趋势下，面对以慢性病为主的疾病形态，以小区为基础的护理中心或居家护理等相关服务模式出现，与此同时，借由有线、无线传输通信和穿戴式微小化的生理参数感应器，慢性病患者可在自己的起居室享有实时的生理侦测与专业双向互动医疗电子化系统工具——个人急救响应系统(personal emergency response system，PERS)应运而生，目前已成为国外辅助老年人、残疾人独立生活的成功典范。基于对国内外个人急救响应系统的市场和需求、照护服务模式、临床应用的效能、通讯网路传输模式、生理侦测传感器材发展、未来展望及困境等相关议题研究，探讨个人急救响应系统的服务模式，必将帮助患者和家属的健康福祉最大化。

教育的规范化：早在 1995 年，急诊医学已纳入医学本科、大专的护理及口腔系的教学内容，适合各类层次的急救医学、急诊医学、急救护理学、急救护理技术等专业教材相继编写并出版，急救医学与急救护理学教育朝向科学化、规范化发展。

(四)关于“急救医学”与“急诊医学”的概念解析

“急诊”与“急救”经常被混用或并用，关于“急诊医学”与“急救医学”这两个学术概念之间一直以来存在争议，难以统一。急诊医学范畴涵盖了各类危急重症、创伤、中毒、灾难、复苏和急诊医疗服务体系等，急诊临床更突出各类急危重症的现场急救、转运途中的救治与监护、医院急诊诊断与救治，以及进一步的生命体征的支持和重要脏器功能的保护。在院内急诊中面对的服务对象更多的是仅需要一般急诊医疗的非危重症患者，很少采取急救措施；院前急救中，尤其是重大灾害事故的紧急救援，如 2008 年初我国南方发生的冰雪灾，需要全社会救助资源的总调度，各级政府部门、交通、电讯、消防、公安以及军队等方面的通力协作，显然，这又超出急诊医学的职能范围。急救医学，从学科属性层面，应归属于急诊医学，但从临床观点来分析，急救具有其相对独立性，它从另一角度表现出急危重症、创伤、灾难等事件急救的反应能力，包括急救指挥系统对急救人员、车辆等统一调度，现场急救、转运途中、医院急诊的抢救，重点突出挽救生命和稳定生命体征的科学组织管理流程，强调的核心是急救过程、急救技术的熟练掌握和有效应用、非专业人员及普通公民的基础急救知识和技术的普及与培训。因此，“急诊”与“急救”两者所涉及的理论与实践存在明显交叉和重叠，而在急救医疗实践层面上存在差异，但两者可以融合在整个完善的急诊医疗服务体系中。

二、急救护理的特点

急救护理主要负责急、危、重症患者的生命救治和重要器官功能的支持治疗，担负着院前、急诊室、重症监护病房和院内各科室重症患者的紧急抢救、处置和监护任务。鉴于急救护理的工作环境、服务对象、承载使命的特殊性，与其他护理专业相比，具有以下特点：

(一)随机性大，可控性小

这是急救护理的首要显著特点。患者随时呼救，病情变化迅速，急诊患者来院就诊时间、人数、病种、病情危重程度可预知性差，存在明显的偶然性和群体性集中到达，尤其是交通事故、急性中毒、传染病或灾害发生时。

(二)病情危急，时间性强

无论是急性发病、慢性病的转化，还是意外事件的发生，患者发病急骤，来势凶猛，家属求医迫切，必须短时间内有效治疗，解除痛苦，挽救生命，一切医护工作均要突出一个“急”字，必须争分夺秒、迅速判断、准确处理，有效防止维持生命的主要器官的功能受到损害，缓解急性发作症状，为下一步治疗争取时间。

(三)病种复杂，多学科性

患者病种多样，病情复杂多变，往往涉及多器官、多系统的同时病变，可能囊括各个临床专科，涵盖的知识范围广，短时间内需要进行正确分诊、紧急处理。危重疑难患者经常需要多科会诊，甚至多个科室协同救治，协调过程中护理人员必须做好评估、转运交接等问题。

(四)易感性强，风险性大

因患者非具选择性，兼具传染性与易感染性，有创性检查与操作概率大、频次多，医护人员及患者之间发生交叉感染机会增多，因此要严格无菌操作与消毒隔离制度，要求医护人员特别注意自我安全防护。

(五)涉法及暴力事件多

急救事件中常常涉及服毒自杀、车祸、酗酒闹事、打架斗殴、刀枪伤、吸毒等违法或暴力事件，对此，要求医护人员严格遵守医疗法规，拥有高度的自控力和提高法律意识，谨防医患冲突的发生。

(六)身心素质要求高

院前急救中常常要经受车上颠簸，顶风冒雨，甚至需要随身携带急救箱徒步行走、爬楼梯等，有时还需要应对急救现场的危险情况，到达后必须立即投入抢救工作，共同参与搬运伤病员等；医院急诊就诊高峰期性特点，要求医护人员在短时间内完成高强度的诊疗工作，而且抢救患者经常需要医护人员连续作战，长时间床边救治等，因此要求护理人员必须具备健康的体魄、沉着冷静的心态，才能胜任急救护理工作。

(七)知识技能要求高

急救护理承担的是病情复杂、危及生命的各类急、危、重症患者的救护工作，现场急救环境常常人群拥挤、声音嘈杂、光线暗淡，转运途中遭受颠簸震动、噪声干扰等，这些不良情况无疑会增加诸如听诊、吸痰、心电监护、血压测量、静脉穿刺等医疗护理操作的难度。因此，护理人员必须具备扎实的、广博的、涵盖各专科疾病的专业知识，熟练掌握各种急救专科技术和现代化急救设备仪器的使用，拥有丰富的实践经验，尤其是在特殊情况下的实施，才能准确判断病情，实施切实有效的救护工作。

三、急救护理原则

赢得宝贵时机和挽救生命是急救护理的两大根本原则，即所谓的时效原则和生命第一原则。急救护理与其他专科不同之处即在于，其认识规律与处理原则都密切地围绕着“时效原则”和“生命第一原则”而展开，对健康危急状况的认识、评估、治疗和处理是一种时效依赖的过程，通过急救护理干预为后续的专科治疗与康复创造条件。

(一)分清轻重缓急，注重时间与效率

首先判断患者是否有危及生命的情况，“急救”强调的是短时间内有效预测和识别危及生命的关键问题，不重于明确诊断，而关注其潜在的病理生理改变和疾病动态发展的后果，考虑如何预防“不良后果”的发生与对策。急救时间是抢救成功的关键，护士在第一时间，必须做到快速评估病情、果断决策、争分夺秒，为患者的成功救治争取宝贵时间。

（二）优先处理致命损伤，统筹整体与局部

在急救过程中，由于患者整体伤情重，病情危急，需要紧急处理，因此必须优先处理患者当前最为严重的急救问题，更强调首先处理危及生命及最为严重的情况。如心跳呼吸骤停应先行心肺复苏，再作其他处理，昏迷患者应保持呼吸道通畅，创伤性出血应加压包扎止血，有休克者建立静脉通道，喉头水肿应先解决窒息和缺氧，行快速环甲膜穿刺或行气管切开术等，成批车祸应先救治重伤，再救治轻伤，现场急救时就地急救，后监护运送。同时要处理好整体与局部的矛盾，对于一个生命垂危的患者，为了稳定其生命体征，最好不要随意搬动，然而这可能加重压疮发生的风险，但此时局部必须要服从整体；当局部的疾病的主要矛盾危及整体时，应先处理局部问题，如肝脾破裂患者，尽管患者全身情况很差，仍应迅速实施手术探查。

（三）重视患者与家属主诉，实施动态护理

急诊患者多为突发疾病，常常是病因尚未明确，病情急剧发展，护士不能消极等待，在通知医生的同时，果断给予相应救治，并注意倾听患者和家属主诉，守护在患者身边耐心查看，严密观察病情变化，做到及时有效的动态护理。

（四）正确使用急救药物，护理记录及时客观

正确地使用抢救药品，体现急诊护士对疾病理论知识和抢救药品的掌握程度。危重患者病情凶险，短时间内准确使用急救药品，是稳定病情的关键，有时甚至决定抢救工作的成败，抢救患者过程中，强调执行口头医嘱的及时、准确与规范。急救护理记录是严肃的法律文件，要求书写准确、完整、及时，切忌因忙于各种急救操作，如静脉穿刺、气管插管、心电除颤等，造成遗漏、错误及虚假等情况。

（五）运用熟练的操作技术，正确处理独立与合作的关系

根据急救需要，护士要正确选择行之有效的方法，但对于不熟练、没有把握的操作要慎重实施，避免因操作不当引起病情变化。如对气管插管没有把握时切忌临时试插，应及时呼叫专业人员帮助进行，赢取抢救时机。此外，急救护士承担接诊、出诊、分诊、重症监护等多角色抢救工作，工作的独立性较高，但抢救不仅仅是该床位当班护士的工作，医生和护士应该共同参与到抢救中来，此时，应正确处理独立与合作的关系。

（六）注重心理护理，稳定患者身心状态

随着急救护理学的形成和发展，心理护理对于急重症患者需求的有效性与必要性日渐凸显。急重症患者在遭受躯体伤残、生命威胁的同时，心理正处于高度应激状态，良好的心理护理，对舒缓患者的情绪，减轻患者的身心痛苦，创造最佳身心状态至关重要。因此，急救护士在执行各类急救操作的同时，要注重与患者及家属的深入交流，有效识别患者的心理需求，才能为患者实施有的放矢的心理护理。因此，要把心理护理融入整个急救过程中，在具体护理过程中，体现对患者的关怀与尊重，适时做好安慰与解释工作，从而提升急救效果。

（张　俐）

第二节　院前急救护理

现代院前医疗救援包括三大组成部分：一是抢险救护，指的是将患者从危险的境域中解救出来；二是现场急救，指的是对危重患者不得不立即进行的救命处置；三是设法将全部患者及时、安全、合理地疏散转运到有条件的医院接受进一步治疗。这对降低患者的病死率和伤残率至关重要。

一、现场评估与呼救

在对急危重患者进行病情评估的过程中必须树立挽救生命第一的观点，应强调边评估边救治的原则。

（一）现场评估

评估要迅速而轻柔，不同病因患者评估的侧重点不同，这有赖于评估者的经验和选择，但绝不可因为

评估而延误抢救及后送时机。

(1)到达现场,应立即通过实地感受、眼看、耳听、鼻嗅来判断现场异常情况,自身和伤者及旁观人群是否身处险境等。

(2)及时评估事件或疾病的发起原因、受伤人数及严重程度,现场有哪些可利用资源,需要何种支援及可采取的行动等。

(3)保障环境安全,注意危险电源、急救者自身体力、水性及能力等。

(4)可能情况下,应使用呼吸面罩、呼吸膜、医用手套、眼罩等个人防护用品。

(二)判断危重病情

急救一般按照先重后轻的原则抢救患者,所以评估病情时一定要区分病情的轻重缓急。

(1)意识状态:呼唤轻拍推动,观察患者神志是否清醒,无反应则表明意识丧失,已陷入危险。

(2)气道是否通畅:梗阻者不能说话及咳嗽。

(3)呼吸:正常成人 12～18 次/分,危重者变快,变浅,不规则,叹息样或停止。

(4)循环体征:看皮肤、黏膜颜色是否苍白或青紫,数脉搏,正常成人 60～100 次/分,以判断有无心脏危险信号。

(5)瞳孔大小及反应:判断有无颅脑损伤,脑疝、脑水肿或药物中毒。

(6)检查头、颈、胸、腹、骨盆、脊柱和四肢,有无开放性损伤,骨折畸形、触痛肿胀和活动性出血;有无表情淡漠、冷汗、口渴等。

(三)紧急呼救

目前,我国各地医疗急救中心统一呼救电话号码为"120",不仅受理发生急危重症、意外伤害的紧急呼救,而且为公众提供及时有效的现场急救应对指导。世界上其他国家均有自己规定的紧急呼叫号码(表 15-1)。

表 15-1　各国急救呼叫号码一览表

急救号码	国家名称
999	波兰,英国*,肯尼亚,马来西亚,中国香港,爱尔兰(或 112)
120	中国
911	美国,加拿大,多米尼亚
112	德国,冰岛,荷兰,瑞典,芬兰(0112),摩纳哥,坦桑尼亚
000	澳大利亚
111	新西兰
119	日本,韩国
15	法国
03	白俄罗斯,俄罗斯

*世界上第一部急救专用电话、英国电信公司的紧急求救统一号码"999"诞生于 1937 年 6 月 30 日。

作为第一反应者(first responder),遇到紧急情况时,都应该本着人道主义和友爱精神去救助他人,立刻利用可以获得的一切通讯工具,拨打"120"寻求援助。与此同时,选用正确有效的简单方法施救,维持患者的生命,等待医护人员和救护车的到达,为患者尽可能多地争取抢救条件和时间。

(1)对日常呼救的要求:呼救者打通"120"后,首先要讲明患者的身份(姓名、性别、年龄);选择普通话或地区性流通语言,精练、清晰、准确地叙述目前现场最危急的病情或受伤状况,以及受伤部位、发生时间、过程、有何症状以及既往的患病史和服药史等;详细叙述患者的现场地址或方位,保证急救人员能及时赶到现场;呼救最后,要留下有效的电话号码,以便调度指挥人员和急救人员与您保持联系。

(2)对灾害呼救的要求:除上述呼救要求外,还需要讲明灾害或突发事件的性质和总体伤(亡)患者的数量以及事件有可能的发展趋势，随着事态发展将导致的伤亡人数估计。动态地向急救调度中心汇报现场条件、所需要的医护人员、物资、医疗器械和药品，以便及时补充，为急救人员的成功抢救提供前提和保障。

二、现场患者的分类和急救标志

根据患者的生命体征、受伤部位、出血量多少来判断伤情的轻重，对患者进行简单分类，并分别将不同颜色的伤病情识别卡别在患者的左胸部或其他明显部位，便于医疗救护人员辨认，以便按先后予以处置并采取针对性的急救方法。患者伤情划分等级：

（一）重伤

即危重症患者——红色标签，在短时间内伤情可能危及生命，需立即采取急救措施，并在医护人员严密的监护下送往医院救治，应优先处置、转运。

（二）中度伤

即重症患者——黄色标签，伤情重但暂不危及生命，可在现场处理后由专人观察下送往医院救治，次优先处置、转运。

（三）轻伤

即轻症患者——绿色标签，伤情较轻，能行走，经门诊或手术处理后可回家休养，可延期处置、转运。

（四）死亡

即濒死或死亡者——黑色标签，一般由其他的辅助部门处理，可暂不做处置。

三、现场救护

做出初步评估后，护理人员应遵医嘱，配合医生对患者实施救护措施，这些救护措施的实施可穿插在评估和体检过程中，有的可由护理人员独立完成，有的则需要医护人员合作完成。

（一）现场救助生命的原则

无论是在家庭、医院或在户外，发现急危重症患者时，“第一反应者”对患者的救护原则都必须十分明确。

(1)保持镇定、沉着大胆、细心负责、理智科学地进行判断。

(2)评估现场，应确保伤者和自身的安全。

(3)分清轻重缓急，先救命，后治伤，先危后重、先急后缓的原则进行，果断施救。

(4)尽可能采取减轻患者痛苦的措施。

(5)充分利用可支配的人力物力，协助救护。

（二）现场救护的基本措施

现场情况非常紧急且复杂，但是抢救患者的目的都是一样的，即保证其生命体征的平稳，维持其基本的生理功能，等待进一步的救治。

1.判断意识和病情，立即呼救

2.摆好救护体位，注意保暖

根据病情的轻重与不同，原则上是在不影响急救处理的情况下，采取相适应的体位。

(1)心跳骤停者：采用CPR位，即平卧位。

(2)昏迷者或舌后坠伴呕吐者：应采用平卧位头偏向一侧或屈膝侧俯卧位。

(3)休克患者：可取头和躯干抬高20°～30°、下肢抬高15°～20°的中凹位，使患者放松并保持呼吸道通畅。

(4)面部朝下者：必须要移动时，应整体翻转，即头、肩、躯干同时转动，始终保持在同一个轴面上，避免躯干扭曲。

3.维持呼吸系统功能

护理措施包括吸氧、清除痰液及分泌物、进行口对口人工呼吸或配合医生进行气管插管及呼吸兴奋剂的应用，以保持呼吸道通畅。

4.维持循环系统功能

护理措施包括测量生命体征，对于高血压急症、心力衰竭、急性心肌梗死或各种休克进行心电监护，必要时配合医生进行电除颤及体外心脏按压。对心脏、呼吸骤停者，应立即行胸外心脏按压。

5.维持中枢神经系统功能

强调在现场急救实施基础生命支持时，即开始注意脑复苏，及早头部降温，以提高脑细胞对缺氧的耐受性，保护血脑屏障、减轻脑水肿、降低颅内压、减少脑细胞的损害等。

6.及时建立静脉通道

尽量选用静脉留置套管针，选择较大静脉穿刺，固定牢靠，使患者在烦躁或搬运时，针头不易脱出血管外或刺破血管，保证液体快速而通畅的输入体内，尤其对抢救创伤出血、休克等危重患者在短时间内扩容极为有利。

7.对症处理

协助医生进行止血、包扎、固定及搬运，应用药物或其他方法，进行降温、引流、解毒、解痉、止痛、止吐、止喘、止血等对症处理。

8.心理护理

要注意对清醒患者不要反复提问，不要在患者面前讨论病情，应给予安慰性语言，尽量使患者能安静休息并减轻其心理压力。大多数院前急救患者病情复杂、症状严重。对于遭受突然的意外伤害，缺乏思想准备，因此常表现为惊慌、焦虑和恐惧，此时患者及家属视医护人员为“救星”。因此，医护人员要有良好的应急能力、敏锐的观察力，既要沉着冷静又要迅速敏捷、忙而不乱、急而有序的态度，熟练精湛的技术，以运用非语言交流手段给予患者及家属安全感和信任感。

9.脱去患者衣服的技巧

在院外现场中处理猝死、窒息、创伤、烧伤等患者，为便于急救，均需要适当地脱去患者的某些衣服、裤子、鞋、帽等。需要掌握一定的技巧，以免因操作不当加重病情。

(1)脱上衣法：解开衣扣，将衣服尽量向肩部方向推，背部衣服向上平拉。如为一侧上肢受伤，可遵循先健侧后患侧的原则，提起一侧手臂，屈曲健侧手臂，将肘关节和前臂及手从腋窝拉出，并脱下其衣袖，将扣子等硬物包在里面，打成圈状，从颈后或腰部平推至患侧，拉起衣袖，脱下患侧衣袖即可。如患者生命垂危，情况紧急或肢体开放性损伤，或者患者穿着套头式衣服较难脱出时，为避免医患纠纷，应快速征得患者或其家属同意后，可直接使用剪刀剪开衣服，为抢救争取时间。

(2)脱长裤法：患者呈平卧位，解开腰带和裤扣，将裤子由腰部退至髋以下，平拉脱出，注意保持双下肢平直，切勿随意抬高或屈曲。如确认无下肢骨折者，可以屈腿抬高将裤子脱下。病情危急者，同样可以选择剪刀剪开法。

(3)脱鞋袜法：托起并固定踝部，以减少震动和旋转，解开鞋带，先向下再向前顺脚趾方向脱下鞋袜。

(4)摘头盔法：头部受伤患者因其所戴头盔妨碍呼吸或出现呕吐时，应及时去除头盔。去除头盔的方法是用力将头盔的边向外侧扳开，解除夹头的压力，再将头盔向后上方托起，缓慢脱出。整个动作注意要稳妥，不能粗暴，尤其考虑有颈椎创伤者，要与医生合作处理，避免加重伤情。

10.保存离断的肢体

及时妥善处理好离断肢体。如手指或肢体被截断时，将断离面用生理盐水冲洗后，用无菌纱布包好放入塑料袋内，同时将碎冰放在塑料袋外面，带到医院以供再植。注意不可将断离肢体直接放入碎冰中，可使断离的黏膜组织无法修复再植。

四、转运及途中监护

转运包括搬运和运输，理想的转运是由受过专项训练的转运组实施。同时，危重患者转运中的监护和生命支持是不可缺少的，人员与设备也要足以应对预想和突发的抢救需要。

(一)急诊患者的转运

现场急救只是整个急救医疗的第一阶段,急诊患者尤其是病情严重的患者都需要到设备齐全、资源丰富的医疗机构内接受进一步的救治。所以,转运就成了必不可少的环节。

1.转运目的

转运是当本地的医疗救治条件和水平不能满足患者的救治时将患者转运至符合救治条件的医疗卫生机构。其目的包括:①使受伤患者脱离危险区,实施现场救护。②尽快使患者获得专业治疗;③防止损伤加重。④最大限度地挽救生命,减轻伤残。

2.转运的基本原则

包括:①迅速观察受伤现场和判断伤情。②对生命体征不稳定者,或在转运途中有生命危险的患者,应暂缓转运。③做好患者现场的救护,先救命后治伤。④应先止血、包扎、固定后再搬运。⑤患者体位要适宜。⑥不要无目的地盲目移动患者。⑦保持脊柱及肢体在一条轴线上,防止损伤加重。⑧动作要轻巧、迅速,避免不必要的振动。⑨注意伤情变化,并及时做急救处理,如行驶中不能操作,应立即停车急救。

3.转运前准备

转运前要保证患者病情稳定、运输车辆及通讯设施准备妥当后方可出发。

(1)患者准备:危重患者经过紧急处置后病情稳定或相对稳定,直接威胁生命的危险因素得到有效控制或基本控制,无直接威胁生命因素存在,在此情况下可考虑进行转运。危重患者须由有经验的专业急救人员护送,转运前必须认真检查患者并了解受伤经过及现场治疗情况,记录患者生命体征、确定气道通畅情况、静脉通道的可靠性、骨折临时固定的牢固程度、患者标记物是否清楚准确等。有家属随行时,应讲明病情及途中可能发生的危险情况,请家属签字,表明家属已经了解情况,同意运送并承担相应责任,配合转运工作。

(2)运输准备:运送危重患者时,为应付运送途中可能遇到的紧急情况,所用运输工具的可靠性、适用性和稳定性必须有保证:①救护车车况正常,车内配备担架且担架牢固,还有必需的医疗器械和出诊箱等。②监护仪器设备和急救物品必须齐备并性能良好,例如多参数监护设备、除颤仪、吸氧装置、吸引器,以及气管插管或气管切开置管等物品、绷带敷料、骨折临时固定器材和抢救用药、液体。③当进行长途转运时,更应该保障直升机、救护飞机、飞艇、火车和船舶等运输工具安全可靠。其监护抢救仪器设备和物品的准备与车载运输基本相同。指挥并组织好这些运输工具与汽车运送的衔接亦十分重要。

(3)通讯准备:安全转运患者的另一个重要因素就是通讯和联络必须通畅可靠,包括车载电话和专用无线电台。指挥中心除了随时向急救车护送人员发布命令定向疏散患者,还要及时通知灾情变化、道路交通拥堵情况并指点迷路司机;护送人员也需要及时向指挥中心汇报患者伤情变化和任务完成情况,并需提前联络接收医院。目前部分急救车还安装了全球卫星定位系统,有利于指挥者随时掌握车辆转运情况并就近调度派车。

4.正确搬运

搬运的目的是为了及时、迅速、安全地转运伤员至安全地带,防止再次受伤。使用正确的搬运方法是急救成功的首要环节。现场搬运多为徒手搬运,也可使用一些搬运工具,常用搬运工具有床板、梯子、担架,或用绳子和两根木棍制成临时担架等。

(1)徒手搬运法。

单人搬运:由一个人进行,可用扶持、背负、侧身匍匐、抱持等方法。①抱法:适于年幼伤病、体轻没有骨折且伤势不重者,是短距离搬运的最佳方法。搬运者蹲在伤病者的一侧,面向伤员,一只手托其背部,一手托其大腿,然后轻轻抱起伤病者。如有脊柱或大腿骨折禁用此法。②搀扶法:适宜清醒且没有骨折,伤势不重,能自己行走的伤病者。救护者站在伤病者身旁,将其一侧上肢绕过救护者颈部,用手抓住伤病者的手,另一只手绕到伤病者背后,搀扶行走。③背负法:适用老幼、体轻、清醒的伤病者。救护者背向伤病者蹲下,让伤员将双臂从救护员肩上伸到胸前,两手紧握。救护员抓住伤病者的大腿,慢慢站起来。上、下肢,脊柱骨折不能用此法。④侧身匍匐法:根据伤员的受伤部位,采用左匍匐法或右匍匐法。搬运时,使伤员的伤部向上，将伤员腰部置于搬运者的大腿上，并使伤员的躯干紧靠在搬运者胸前，使伤员的头部和上肢不与地面接触。

双人搬运法：①轿杠法：适用清醒伤病者。两名救护者面对面各自用右手握住自己的左手腕，再用左手握住对方右手腕，然后，蹲下让伤病者将两上肢分别放到两名救护者的颈后，再坐到相互握紧的手上。两名救护者同时站起，行走时同时迈出外侧的腿，保持步调一致。②拉车法：适于意识不清的伤病者，将伤病者移至椅子、担架或在狭窄地方搬运时。方法为：两名救护者，一人站在伤病者的背后将两手从伤病者腋下插入，把伤病者两前臂交叉于胸前，再抓住伤病者的手腕，把伤病者抱在怀里，另一人反身站在伤病者两腿中间将伤病者两腿抬起，两名救护者一前一后地行走。

三人或四人搬运法：三人或四人平托式，适用于脊柱骨折的伤者。①三人同侧搬运：由三名救护者站在伤病者的一侧，并排同时单膝跪地，分别抱住伤病者肩、后背、臀、膝部，然后同时站立抬起伤病者。②四人异侧搬运：由三名救护者站在伤病者的一侧，分别在头、腰、膝部，第四名救护者位于伤病者的另一侧，四名救护员同时单膝跪地并分别抱住伤病者颈、肩、后背、臀、膝部，再同时站立抬起伤病者。

（2）担架搬运法：为创伤急救搬运伤病员常用方法之一。担架搬运时应注意：①对不同的伤病员应有不同的体位：一般伤员多采用平卧位，对腹部内脏脱出的伤员应取双下肢屈曲仰卧位，昏迷或有呕吐窒息危险的伤员应取侧卧或仰卧头转向一侧。②注意保暖，扣好安全带，防止担架摇晃时滑脱。③搬运时保持平稳，上下楼梯时尽量保持水平状态。④担架上车后应予以固定，取足前头后位。

5.运送工具选择及应用

选择合适的交通工具，将患者妥善地送往医疗机构，也是保证院前急救任务顺利完成的重要措施之一。运载工具的选择多数根据院前急救任务、患者的数量、性质、区域环境来确定。①一般个体或群发意外事故，现场急救多根据需要选择不同类型的救护车；②路途较远、现场环境较差等特殊情况可选择直升机和飞机。③沿海、岛屿等水域环境还可选择救护船艇。④距离医院较近的急性病患者，可选择方便的运送工具，如平板车、三轮车、担架、轮椅等。

（1）救护车：专门用来进行抢救和运送患者的车辆，是院前急救的基本保障。救护车是目前我国最主要、应用最广泛的急救运输工具。在临床应用的救护车有指挥型、普通型、抢救型、专科型（如运输型救护车、心血管疾病救护车、产科救护车、X线诊断车、传染病救护车等），可供临床各专业急危重症患者的急救和应对突发事件的现场急救选择使用。

（2）特种救护运输工具：主要是指救护飞机和救护船（舰、艇）。因为可以避开道路拥挤阻塞、并到达救护车去不了的灾害事故现场，特种救护运输工具应运而生。目前已有许多发达国家形成了海、陆、空三级急救网络体系。我国亦早已具备这些特殊的急救运送能力，只是尚未普及。

（二）转运途中的监护

转运急诊患者有很多不确定因素，因此转运中的监护和生命支持是不可缺少的。

1.体位

患者在途中的体位，应根据病情进行安置和调整。在不影响治疗、病情的前提下，应协助患者采取舒适、安全的体位，一般以患者舒适、利于治疗和观察为主。仰卧位是一般重伤患者最常用的体位。

2.严密监护

加强转运途中病情监测，保证安全转送。

（1）观察患者病情和生命体征的变化，如神志、血压、脉搏、心率节律、呼吸及口唇黏膜的颜色等。

（2）使用心电监护仪对患者进行持续心电监测，对气管插管患者要给氧或机械通气，保持气道通畅。

（3）妥善固定各种管道，包括输液管、吸氧管或气管插管、胸腔引流管、导尿管等，同时要保证各管道的通畅和无菌操作。

（4）动态观察治疗措施的效果，如创面出血有无改善、止血措施是否有效、肢体末梢循环情况等，尤其是应用止血带者。

（5）注意与清醒患者的语言交流，除能了解患者的意识状态以外，还可以及时给予心理护理，帮助缓解紧张情绪，有利于稳定患者的生命体征。

3.途中病情变化的处理

院前急救不仅仅指在现场急救，还包括转运途中病情变化时的紧急处置。

(1)正确实施院前急救技术：包括CPR、体外除颤、气管插管、静脉穿刺、胸腔引流穿刺、导尿术等，并严格执行院前急救护理无菌操作原则。

(2)具体伤情变化的处理：若呼吸、心跳突然出现危象或骤停，则应在救护车等环境中立即进行CPR；如肢体包扎过紧，造成肢体缺血而使手指、足趾变凉发紫，则应立即调整包扎；远距离长时间转运患者，止血带需定时放松；患者频繁剧烈的抽搐、呕吐等，需立即作相应处理。若病情变化，车辆行进影响操作，应立即停车急救。

4.注意事项

不同转运工具运送患者时，要结合转运工具的特点，扬长避短，尽可能安全地送达目的地。

(1)担架搬运患者时：将患者头后脚前放置，利于后位担架员随时观察患者神志变化。长途搬运时，务必系好保险带，防止跌落摔伤。同时应该采取加垫、间接按摩等措施，防止出现局部压伤。担架员行进步调应一致，以减少颠簸。同时还要注意雨雪、雷电天气时，要做好遮雨、保暖和安全工作，避免人员遭受雷电袭击或淋雨挨冻等。

(2)救护车运送患者时：尽量选择近程路径、平整路面，少走弯路、减少颠簸，车辆行驶途中要避免急拐弯、急刹车等，以免增加患者不适、痛苦或加重病情。为保证患者安全，须妥善固定患者及车载担架，并酌情阶段缓行。

(3)火车运送患者时：一般比较平稳，多用于大批患者长距离转移。因此患者分类标记务必清楚牢固，重伤患者应放置在下铺，容易观察治疗。长时间的运送，途中还需注意生活护理，要勤巡回、勤询问、勤查体、勤处理。

(4)船舶运送患者时：晕船容易引起恶心呕吐，可以造成患者窒息并严重污染船舱内环境。因此提前用药防止晕船、及时发现呕吐者给予相应处理是非常重要的。呕吐物需及时清扫并适当通风换气，防止舱内污染和发生传染。

(5)飞机运送患者时：同样存在晕机呕吐的现象，除此之外还要注意的是机舱内压力的变化可以影响患者的呼吸循环状态，导致颅、胸、腹及受伤肢体内压改变，引起一系列严重后果。所以尽量实行低空飞行，保持舱内压力恒定是非常重要的。使用高速喷气式飞机运送时，飞机的起飞降落时的加速运动和减速运动，可以直接影响患者的脑部血供。因此，应该尽量将患者垂直飞行方向放置或头后脚前位，防止飞机起飞时因惯性作用造成的患者一过性脑缺血引起晕机、恶心、呕吐等。

(6)特殊患者：应采取适当的防护隔离措施。工作人员接触和运送特殊患者时，如传染病和一些特殊中毒患者，应该做好自身的防护工作。对于有特殊需要的患者，应在途中采取避光、避声等刺激或防震的措施。

5.记录

详细做好抢救记录，内容包括患者症状、体征，所做抢救措施、用药名称、剂量、用后效果等，记录要客观、真实、准确、及时、以备医护人员交班查询。

6.无缝隙衔接

畅通的“急救绿色通道”是保证院前急救与院内救治无缝隙衔接的基础。院前急救人员应在现场抢救急危重患者的同时，及时与院内急救科室沟通，电话告知患者的情况，必要时通过电话获得对患者更准确的抢救指导。院内急救科室立即做好抢救准备，安排医护人员在急诊门口迎接。患者到达医院后，院前急救人员与接诊医院的医护人员一起投入抢救，并严格做好交接工作，从而确保院前院内急救的无缝隙衔接。这种连续性的无缝隙衔接模式可以缩短患者获得确定性治疗和救护的时间，更好地保障了急危重症患者的生命安全。

（张　俐）

第三节　急救护理评估

护理程序是整体护理的核心，护理评估是实施护理程序的第一步，其用评估技巧从不同的来源获取尽可能多的信息，检查信息的可靠性和准确性，最终做出准确的护理诊断。急救护理评估与救护的优先次序是基于患者伤情的危重程度和生命征象。

一、急救护理评估程序

急救护理评估程序包括初级评估(primary assessment)和次级评估(secondary assessment)，初级评估包括从患者、家属、警察、消防员或专业救护人员处获得的信息，初级评估是为了快速准确地决策，发现致命性的问题并加以处理，以维持稳定生命体征为目的进行急救复苏，之后进行详细的再次评估以确定救护方案。

(一)初级评估

初级评估在于发现致命性问题并加以处理，具体内容为：A(airway)：呼吸道及颈椎；B(breathing)：呼吸及换气功能；C(circulation)：循环功能(包括出血情况)；D(disability，disorder of consciousness)：神志情况。

1.呼吸道维护和颈椎保护

(1)检查患者能否说话及发音是否正常：清醒的、能讲话的患者呼吸道通畅，通过与患者沟通也可获得患者主诉、受伤或生病机制、过往相关病史等，但仍须重复评估，并注意发音与年龄是否匹配。不能讲话的患者，检查是否有异物、面部骨折、气管、喉部损伤等原因引起气道阻塞。

(2)估呼吸道是否通畅及清除气道异物：检查可能造成呼吸道阻塞的原因，诸如口、鼻、咽、喉部异物，呕吐物，血块，黏痰，牙齿脱落等，解开伤员的衣领、腰带，清除伤员呼吸道异物，对舌后坠造成的阻塞，可立即将舌牵出固定，或用口咽通气管。

(3)保护颈椎：检查患者头颈部是否有外伤，活动是否受限，呼吸有无影响。对于外伤患者打开呼吸道应使用托下颌法，并使用颈托等器具维持颈椎固定。

2.呼吸和通气

(1)一旦气道通畅得以建立，就应立即评价患者是否有自主呼吸。

(2)观察通气和氧合情况：注意呼吸频率、节律、深浅度等变化，视诊胸廓随呼吸运动的起伏情况，两侧起伏是否对称；听诊双侧肺野呼吸音有无减弱，叩诊肺部是否有气体或血液潴留，胸部触诊可以发现连枷胸的节段或肋骨骨折的征象，这些会影响通气量。此外，体检发现捻发音或软组织内有气体可提示气胸，开放性胸部伤口或气管损伤，这些都会使通气受限。迅速使通气减弱的损伤包括张力性气胸、连枷胸伴肺挫伤、大量血胸和开放性气胸，所有这些损伤应在初级评估中得到确认。呼吸停止者立即行人工呼吸。

3.循环功能

(1)判断意识状态：当身体循环血量降低时，脑部血流灌注将显著变差而导致意识改变。

(2)观察肤色：皮肤苍白或花斑，此时失血量可能已达全身血量30%以上。

(3)检查脉搏：外周脉搏细弱，快速和减低都是低血容量的表现。这些患者需要建立额外的大口径静脉输液通路，积极复苏。进行性的外出血应在初级评估中迅速确认和控制，适宜用直接的压迫，尽可能避免使用止血钳，维持有效灌注。潜在性的内出血可发生在胸腔、腹腔、骨折处及穿刺伤的肌肉组织中。维持合理的血压是衡量组织灌注的标志，切忌纠正休克后再手术，及时手术止血才是最根本的抗休克措施。除骨盆骨折大出血或合并腹内脏器伤应立即处理外，对脊柱、四肢、骨关节损伤先临时止血、固定，待脑、胸、腹致命伤经急救处理，病情稳定后再施行确定性手术。

4.神经系统评估

(1)评估患者意识水平：患者是否清醒、对声音有无反应、对疼痛刺激有无反应。

(2)检查瞳孔大小和反射：观察其瞳孔是否等大、等圆，瞳孔对光反射、压眶反射、角膜反射是否存在。

(3)神经系统初查:初查绝不意味着对神经系统损伤应进行全面评估,如果时间允许,应对患者进行格拉斯哥昏迷指数评分(Glasgow coma scale,GCS),昏迷程度以睁眼反应、语言反应、运动反应三者分数总和即为昏迷指数,得分值越高,提示意识状态越好,14 分以上属于正常状态,8 分以下为昏迷,昏迷程度越重者的昏迷指数越低分,3 分多提示脑死亡或预后极差。

注重患者的体温监控以及保暖,监测排尿量,适度降温,可降低脑组织氧耗,保护血、脑脊液屏障,减轻脑水肿,抑制内源性毒性产物的释放,减轻脑细胞结构的破坏,促进脑功能修复,是最重要的治疗措施之一。颅内温度维持在 32℃～34℃,周身体温 35℃～37℃。

(二)次级评估

在初级评估完成、患者生命体征稳定后开始次级评估,次级评估也叫从头至脚的评估(head to toe assessment),是由上到下、由外到内的评估,目的是在于发现患者所有的异常或者外伤,评估时候需要去除衣物,依次检查以下部位。

1.头面部

(1)头皮及头部:有无出血、血肿、撕裂伤、挫伤、骨折等。

(2)眼睛:视力、瞳孔大小、对光反射、有无结膜及眼底出血、穿刺伤、晶状体移位,有无因眼眶骨折造成的眼球活动受限。

(3)鼻、耳、口腔:有无出血,有无脑脊液鼻漏、耳漏,有无眼眶周围淤血、耳后乳突区淤血等颅底骨折之征象,牙齿有无松动、脱落及咬合不正。

2.颈椎及颈部

(1)颈椎:检查颈椎及颈部有无伤口。

(2)颈部:通过视诊、触诊、听诊,判断有无颈椎压痛、气管偏移、喉管骨折、皮下气肿等。

3.胸部及背部

(1)视诊:观察患者有无伤口、有无开放性气胸及大范围连枷胸、呼吸频率及呼吸深度是否异常,如发生肋骨骨折时,胸式呼吸减弱。胸廓不对称可能提示有连枷胸。

(2)触诊:完整触摸整个胸廓,包括锁骨、肋骨及胸骨,锁骨骨折或肋骨软骨分离,胸骨加压可能会疼痛,如有大量胸腔积液、气胸可出现一侧胸廓扩张度降低、语音震颤减弱或消失。

(3)叩诊:呼吸音降低、叩诊呈高度鼓音提示张力性气胸的可能,须立即作胸部减压处理。

(4)听诊:对于气胸可于前胸部高位听出,而血胸可于后底部听出,心音遥远、脉压减小可能提示心脏压塞,心脏压塞及张力性气胸可出现颈静脉怒张,而低血容量可使颈静脉怒张降低或消失。

4.腹部

(1)视诊:观察腹部是否对称,有无伤口、淤血、开放性伤口,腹式呼吸减弱或消失常见于急性腹痛、消化性溃疡穿孔所致的急性腹膜炎。

(2)听诊:肠鸣音是否正常,肠鸣音亢进次数多且呈响亮、高亢的金属音为机械性肠梗阻的表现。

(3)叩诊:肝浊音界消失代之以鼓音是急性胃肠道穿孔的重要体征。胆囊区叩击痛是胆囊炎的重要体征。

(4)触诊:检查腹部有无疼痛、反跳痛,位于脐与右髂前上棘连线中、外1/3交界处的麦氏点压痛为阑尾病变的标志。

5.会阴、直肠、阴道

(1)会阴:检查是否有挫伤、血肿、撕裂伤及尿道出血,由于骨盆骨折可造成骨盆容量增加,引起难以控制的血液流失并导致致命性的失血,必须及时予以评估并处置。髂骨、耻骨、阴唇或阴囊出现淤血要怀疑骨盆骨折,对于清醒患者,骨盆环触压疼痛是骨盆骨折的一项重要体征,对于昏迷患者,采用前后压迫方式,用手轻柔地压髂前上棘及耻骨联合,若造成骨盆活动则要考虑骨盆环分离。

(2)直肠:放尿管之前应先作直肠指检,检查肠道管腔内有无血液、有无前列腺损伤、骨盆骨折、直肠壁损伤,以及检查肛门括约肌张力。

(3)阴道:女性患者要检查阴道穹隆有无血液,查看有无阴道撕裂伤,对于所有生育年龄的妇女应行妊娠试验检查。

6. 脊柱、关节、四肢

(1)脊柱：视诊脊柱有无侧突、畸形，有无脊柱活动度异常，脊柱触诊有压痛及叩击痛多见脊椎外伤或骨折。明显的肢体外伤也有可能在X线片上并未发现骨折。

(2)关节：检视肢体有无挫伤或变形，触摸骨骼，检查有无压痛或不正常的活动。韧带破裂会造成关节不稳定，肌肉及肌腱的损伤会影响受创结构的主要活动。

(3)四肢：如果出现感觉功能障碍或丧失肌肉自主收缩能力，可能因为神经受损或缺血，或由于筋膜间隔综合征引起。手部、腕部、足部等骨折在急诊室再次评估中通常不能被诊断出，只有在患者已经恢复意识以后，或其他主要的伤害已经解决，患者才能指出这些区域的疼痛。

7. 神经系统

(1)运动及感觉评估(参见本章第三节常用急救评估项目)。

(2)评估患者意识、瞳孔大小、Glasgow昏迷指数评分，检查早期神经状况改变。感觉丧失、麻痹或无力可提示脊柱或周边神经系统可能有重大伤害。使用颈部固定仪器的患者，必须持续使用，直到脊髓损伤已经排除。

(三)创伤评分系统

创伤评分系统可以将伤情严重程度转化为一组数字，帮助临床工作者判断伤情严重程度，对正确诊断、指导治疗及判断预后具有重要的现实意义。

1. 解剖学分类

(1)简明创伤评分(AIS)：AIS于1971年发表，它以解剖损伤为依据，最开始主要用于机动车所致闭合性损伤的创伤严重度评分，其后20年中历经6次修订，2008年在AIS05的基础上修订而成的AIS08是最新版本，增加了12个新的编码，修改了另外8个编码的损伤定级。该法按人体分区进行诊断编码，按损伤程度进行伤情分级。AIS将全身分解为9区，规定每一器官的每种损伤一个编码和分值，有多少处确定的损伤就有多少个编码评分。AIS90由诊断编码和损伤评分两部分组成，记为“＊＊＊＊＊＊.＊”的形式。小数点前的6位数为损伤的诊断编码，小数点后的1位数为伤情评分(1～6分)。第一位数用1～9分别代表头、面、颈、胸、腹部和盆腔、脊柱、上肢、下肢、体表；第二位数用1～6分别代表全区域、血管、神经、器官、骨骼、意识丧失(loss of consciousness，LOC)；第三、四位数为具体受伤器官代码；第五、六位数为具体的损伤类型、性质或程度；第七位数代表伤势，按照伤情对生命威胁性的大小，将每一处损伤评为1～6分。

(2)损伤严重评分(ISS)：ISS以AIS为基础把身体划分为6个区域，头颈部、面部、胸部、腹部和盆腔脏器、骨盆、四肢和肩胛带的损伤及体表伤。在多发伤情况下，计算3个最严重损伤区的最高AIS值的平方和，即为ISS总分。ISS主要用多发伤的综合评定，是迄今为止应用最广的院内创伤评分系统，可以预测伤员的存活概率。不足之处在于该法只从解剖角度出发，未考虑生理因素，对重型颅脑伤评分偏低，不能反映年龄、健康状况对预后的影响，无法区分严重创伤和轻度损伤。

(3)新创伤严重评分(NISS)：Osier等在ISS基础上于1997年提出了新损伤严重度评分，不论创伤所在位置，NISS定义为取三处AIS评分最严重伤处得分的平方和，对贯穿伤更加准确，对于ICU收治的创伤患者，在判断是否需要插管，机械通气及机械通气时间方面，NISS较ISS准确度更高。

2. 生理学分类

(1)创伤评分(TS)：1981年由Champion等提出，选择的生理指标有：循环，包括收缩压和毛细血管充盈；呼吸，包括呼吸频率和呼吸幅度；意识，采用格拉斯哥昏迷指数。每项0～5分，五项分值相加为创伤评分，一般认为≤12分为重伤治疗的标准。

(2)修订创伤评分(RTS)：由于TS法中的毛细血管充盈和呼吸幅度观察误差较大，特别是夜间不易观察，1989年提出了去除TS中的毛细血管充盈和呼吸幅度，形成修订创伤评分法。

(3)急性生理与慢性健康状况评分(APACHE)：APACHE评分系统于1981年在美国华盛顿大学医

学中心提出，用来评估疾病的严重程度，分为慢性健康评分和急性生理评分，急性生理评分测量的参数代表了人体的主要生理状况。经简化修改后，APACHEⅡ于1985年问世，包括了三部分：12个急性生理参数、年龄和慢性健康状况，APACHEⅢ于1991年提出，最重要的修改就是其包含了17个变量，限制了同病状况的影响。

(4)修订早期预警评分(MEWS)：修订早期预警评分是Subbe于2001年提出的一种用于急诊或入院前患者病情评估和危险分层的新评分方法，主要通过对心率、收缩压、体温、意识、呼吸频率5项指标进行评分，每项评分为0～3分，MEWS评分分数越高，患者病情越重，收住专科病房和ICU的概率越大。而MEWS评分5分是鉴别患者严重程度及收住ICU的最佳截断点。

3.综合评价方法

(1)创伤与损伤严重度评分(TRISS)：TRISS主要由ISS、RTS和患者年龄组成。

(2)创伤严重特征法(ASCOT法)：ASCOT与生存概率关系密切，强调头伤和昏迷对于预测死亡的重要性。

二、特殊人群的急救评估方法

(一)儿童急救评估特点

婴幼儿由于年龄小、肠胃消化功能不成熟、对症状的表述不明显，易患疾病与成人有显著差别，患急性感染性疾病往往起病急、来势凶，易并发败血症。我国儿科急救医学在近几年来也取得了飞速的发展，常见神经系统急症、意外伤害、呼吸系统急症、消化系统急症等。评估婴幼儿时，应充分考虑到其在解剖结构、生理和心理等方面和成年人的不同，不能把他们看成是缩小了的成年人；可让其边玩玩具边接受检查；给予简单易懂的指令，疼痛部位放在最后检查。

1.婴幼儿急救评估特点

(1)生命体征(vital sign)：正常范围随年龄的变化而变化，低血压在休克后出现较晚，可能在循环血量降低到50%才出现，测量血压时应使用大小合适的袖带。测量脉搏以肱动脉或在心尖部测心率为宜。

(2)人工气道(artificial airway)：新生儿需采用经鼻人工呼吸，建立人工气道，选用口径要足够小的经鼻插管，插管周围用软纸衬垫保护。

(3)颈椎制动(C-spine fixation：值得注意的是，婴幼儿的头部占身体比例较成年人大，故受损危险性更大，应注意颈椎制动。

(4)呼吸支持(breathing support)：给予呼吸支持应该考虑婴幼儿的特点，肋间肌发育不全、胸部薄、肺储备不足，需要较高的供氧量。

(5)循环支持(circulation support)：婴幼儿有较强的代偿能力，能在较长时间内维持心排血量；但心肌收缩力和顺应性较弱；循环血容量较成年人少。

(6)体表温度(skin temperature)：婴幼儿体温可迅速下降，对婴儿应特别注意头部保温。

2.儿童创伤评估系统

儿童的生理、症状、疾病发展过程有很大的差异，构建儿童专用评分量表显得尤为重要，国外最常见的评估量表有儿童死亡风险评估量表(pediatric risk of mortality，PRISM)、儿童格拉斯哥昏迷评分、儿童创伤评分(pediatric trauma score，PTS)等，儿童危重病评分法是我国运用最广的评分法。

(1)儿童死亡风险评估量表：Pollack等于1996年建立并发表了PRISMⅢ，由17个生理参数、26个生理参数范围构成，与最初的PRISM相比，PRISMⅢ去掉了一些与评估病情和预后不够密切的指标，新增体温、pH、动脉血氧分压、血肌酐、血尿素氮、白细胞计数、血小板计数7项及酸中毒状态，对预后判断最重要的指标是低收缩压、神志改变、瞳孔反射异常，评分赋值较高，PRISMⅢ越高，病情越危重，死亡风险越大，生理指标范围依年龄分为新生儿、婴儿、儿童、青少年4组，PRISMⅢ经多中心大样本临床验证，评估病情和预后更准确。

(2)儿童格拉斯哥昏迷评分：儿童格拉斯哥昏迷评分主要用于评价小于4岁的儿童神经功能状态，其中语言反应的评分标注与成人不同(表 15-2)。

(3)儿童创伤评分:Tepas 于 1987 年提出,从 6 方面综合评定损伤程度,包括患儿体重、气道情况、收缩期血压、意识状态、创面及骨骼损伤程度(表15-3)。每项均分为 3 个等级,即+2 分、+1 分或-1 分,6 项得分相加即为 PTS 值,故其范围是-6~+12 分,分值越低表示损伤越严重,预后越差。

表 15-2 儿童格拉斯哥昏迷评分表

评估项目	表现	得分
睁眼反应(E,eye opening)	自然睁眼	4
	呼唤睁眼	3
	有刺激或痛楚会睁眼	2
	对于刺激无反应	1
语言反应(V,verbal response)	微笑,声音定位,注视物体,互动	5
	对安慰异常反应,呻吟	4
	言语含糊	3
	无法安慰	2
	无言语反应	1
运动反应(M,motor response)	可按指令行动	6
	施以刺激时,可定位出疼痛位置	5
	对疼痛刺激有反应,肢体会回缩	4
	对疼痛刺激有反应,肢体会弯曲	3
	对疼痛刺激有反应,肢体会伸直	2
	无任何反应	1

表 15-3 儿童创伤评分表

评估项目	评估结果	评分
体重	>20kg	+2
	10~20kg	+1
	<10kg	-1
气道	通畅	+2
	可维持	+1
	不可维持	-1
收缩压	>90mmHg	+2
	90~50mmHg	+1
	<50mmHg	-1
意识状态	清醒	+2
	迟钝	+1
	昏迷	-1
创面	无	+2
	不严重	+1
	中重度/刺伤	-1
骨骼	无损伤	+2
	闭合性骨折	+1
	开放性/多发骨折	-1

(4)儿童危重病评分法:中华儿科学会急诊组及中华急诊医学会儿科组在1994年制定,准确反映患儿病情轻重,多次进行评分能动态评估患儿病情,有助于更准确地判断预后,危重或极危重急性病患儿经过数天治疗,若评分值未见提高,预示死亡风险增加。儿童危重病评分法结合了国外有关评分法和我国国情,采用生理学评分法,仅有10个生理学指标,简便易行,客观全面(表15-4)。

表15-4 儿童危重病评分法(不包括新生儿)

检查项目	测定值		分值
	年龄≤1岁	年龄>1岁	
心率(次/分)	<80或>180	<60或>160	4
	80~100或160~180	60~80或140~160	6
	其余	其余	10
收缩压(mmHg)	<55或>130	<65或>150	4
	55~65或100~130	65~75或130~150	6
	其余	其余	10
PaO_2(mmHg)	<50		4
	50~70		6
	其余		10
pH	<7.25或>7.55		4
	7.25~7.30或7.50~7.55		6
	其余		10
Na^+(mmol/L)	<120或>160		4
	120~130或150~160		6
	其余		10
K^+(mmol/L)	<3.0或>6.5		4
	3.0~3.5或5.5~6.5		6
	其余		10
Cr(μmol/L)	>159		4
	106~159		6
	其余		10
BUN(mmol/L)	>14.3		4
	7.1~14.3		6
	其余		10
Hb(g/L)	<60		4
	60~90		6
	其余		10
Glasgow评分	<8		4
	8~10		6
	其余		10

(二)老年人急救评估特点

据2010年11月第六次全国人口普查数据,我国65岁及以上总人口为1.19亿人,占8.87%,早已进入老龄化社会。老年人口众多给卫生医疗服务提出许多新的和更高的要求,老年人由于疾病多,且沟通状况不良,易发生多种急症,主要为呼吸系统、心血管系统、消化系统、神经系统急症。正确的处理是对于每一个主诉均应给予以检查,检查时要注意减少老年人的体能消耗,由于肾排泄功能下降,老年人容易发生药物中毒和不良反应。

1. 皮肤

皮肤脆弱，易发生溃疡，皮肤弹性降低可造成脱水的错觉，应该通过检查两侧脸颊确定是否有水肿。

2. 气道

气道适应性降低和抵抗力增加。

3. 颈椎

皮下脂肪丢失，骨质疏松，关节僵硬。

4. 呼吸系统

胸肌肌力减弱，肺顺应性减低，肺活量降低，胸廓前后径增大。

5. 循环系统

心排血量减少，血流减慢，动脉硬化。

6. 神经系统

脑血流减慢，功能性神经元丢失，脑萎缩，神经传导降低。

三、常用急救评估项目及内容

（一）呼吸系统功能监测

1. 呼吸频率

正常成人的呼吸频率为 16～20 次/分，新生儿为 40～45 次/分，1 岁以下儿童为 30～40 次/分，2～3 岁儿童为 25～30 次/分，4～7 岁儿童为 20～25 次/分，8～14 岁儿童为 18～20 次/分。正常成年男性和儿童的呼吸以膈肌运动为主，形成腹式呼吸，成年女性呼吸则以肋间肌运动为主，形成胸式呼吸。

2. 通气功能

潮气量，男性约为 7.8 mL/kg，女性约为 6.6 mL/kg，每分通气量为 5～7 L/min，正常生理无效腔和潮气量之比参照值为 0.28～0.36，若大于 0.6 提示通气功能损害严重，需要机械通气支持。用力肺活量(forced vital capacity，FVC)与体重的关系约为 30～70 mL/kg，若低于 10mL/kg 表示通气功能不全，需要机械通气支持。

3. 呼吸动力监测

最大吸气压男女分别为 10.39 kPa±3.04 kPa 和 7.15 kPa±2.16 kPa，最大呼气压男女分别为 14.5 kPa±3.33 kPa和 9.11 kPa±1.67 kPa。

（二）循环系统功能监测

1. 心率

成人 60～100 次/分，新生儿 120～140 次/分，1 岁以内 110～130 次/分，2～3 岁以内 100～120 次/分，4～7 岁80～100 次/分，8～14 岁70～90 次/分。

2. 血压

成人收缩压为 90～140 mmHg，舒张压为 60～90 mmHg，新生儿收缩压 70～80 mmHg，1 岁 70～80 mmHg，2 岁以后收缩压＝年龄×2＋80 mmHg，收缩压的 2/3 为舒张压。

3. 中心静脉压(central venous pressure，CVP)

中心静脉压是上、下腔静脉进入右心房处的压力，通过上、下腔静脉或右心房内置管测得，它反映右心房压，是临床观察血流动力学的主要指标之一，它受右心泵血功能、循环血容量及体循环静脉系统血管紧张度三个因素影响。

CVP 正常值为 0.5～1.2 kPa(5～12 cmH_2O)，小于 0.25 kPa(2.5 cmH_2O)表示心腔充盈欠佳或血容量不足，大于 1.5～2 kPa(15～20 cmH_2O)提示右心功能不全。

4. 肺动脉楔压

肺动脉楔压(pul monary arterial wedge pressure,PAWP)正常值为0.67～2.0 kPa(5～15 mmHg),心排量正常时,PAWP <1.1 kPa提示血容量相对不足。

5. 血气分析

在海平面大气压呼吸空气时,动脉血氧分压(PaO_2)正常值为10.66～13.33 kPa(80～100 mmHg),PaO_2<10.67 kPa(80 mmHg)为轻度低氧血症,PaO_2<8.1 kPa(60 mmHg)为中度低氧血症,PaO_2<5.33 kPa(40 mmHg)为重度低氧血症。

(三)肾功能监测

1. 尿量

正常成人24小时尿量在1000～2000 mL左右,大于2500 mL称为多尿,小于400 mL称为少尿,小于100 mL为无尿,是肾衰竭的诊断依据。

2. 尿色

正常尿色为淡黄色,透明。尿量少、高热,则色深;尿量多则色浅。如果饮水少,或食用了大量胡萝卜和核黄素、呋喃坦叮药物,尿液可呈现出深黄色或橙色,如果是服用了染料色素或亚甲蓝、水杨酸苯酯等药物,尿液可呈现蓝色;如果食用了甜菜或酚红、利福平等药物,尿液还可呈淡红色或红色。

肉眼血尿指肉眼能见到尿中有血色或血块,见于肾结核、肾肿瘤、泌尿系统结石、急性肾小球肾炎、肾盂肾炎及出血性疾病等。尿内含有血红蛋白为血红蛋白尿,轻者尿为浓茶色,重者为酱油色。离心尿沉渣每高倍视野白细胞超过5个为脓尿,静置后有白色云絮状沉淀,见于泌尿系感染。

3. 蛋白尿

正常人每日尿蛋白量为40～80 mg,尿蛋白量<1.0 g/d为轻度蛋白尿,1.0～3.5 g/d为中度蛋白尿,大于3.5 g/d为重度蛋白尿。

4. 糖尿

正常人尿内存在微量葡萄糖,定性试验为阴性,如血糖过高,糖从肾滤出增加,超过肾小管重吸收能力(300 mg/min)可发生葡萄糖尿,定性尿糖检测为阳性。

5. 肾小球滤过率

血肌酐清除率(creatinine clearance rate,Ccr)成人正常值为80～120 mL/min,正常肾小球滤过率(glomerular filtration rate,GFR)为100 mL/min±20 mL/min。

6. 肾小管重吸收功能

尿量减少而尿钠≤20 mmol/L时少尿多半为肾前性因素所致,尿量减少且尿钠浓度≥40 mmol/L提示肾小管损害,重吸收功能障碍。

7. 肾浓缩与重吸收水能力

正常人24小时尿比重为1.015～1.025,是判断肾功能最简便的方法。24小时尿量为1500 mL时尿渗透压约为400 mmol/(kg·H_2O),24小时尿量为2500 mL时,尿渗透压为300 mmol/(kg·H_2O)。

8. 血尿素氮与肌酐

血尿素氮(blood urea nitrogen,BUN)正常值为2.9～7.5 mmol/L,血肌酐(serum creatinine)正常值为32～106 μmol/L,尿/血肌酐(Ucr/Pcr)大于40多为肾前性少尿,小于20为肾性或肾后性衰竭。血尿素氮/血肌酐正常值为10:1,当BUN大于8.9 mmol/L时可诊断为氮质血症。

(四)神经系统功能评估

神经系统评估主要包括脑神经、运动神经、感觉神经、神经反射及自主神经检查。

1. 脑神经

(1)嗅神经:检查时先检查患者鼻道是否通畅,然后测试嗅觉。嘱患者闭目,压住一侧鼻孔,选用生活中熟悉的3种不同气味的物品分别置于另一鼻孔前,要求患者辨别各物品的气味,了解其嗅觉是否正常,有无减退或消失。

(2)视神经:主要通过视力、视野、眼底检查。①视力(visual acuity):检查患者远视力用远距离视力表,患者距视力表5m远,分别检查两眼,以看清“1.0”行视力标者为正常视力。②视野:是指患者一侧眼睛向前平视时所能看到的最大范围。一般可用手试法粗略测定,患者与护士相对而坐,相隔大约1m,检查左眼时,患者遮住右眼,护士遮住左眼,保持眼球不动,护士用手指自上、下、左、右4个方向从外周向中央移动,嘱患者发现手指立即示意,视野正常者应与护士同时看到手指。③眼底:眼底检查需借助检眼镜方可进行,主要观察项目为视神经乳头、视网膜血管、黄斑区和视网膜各象限。

(3)动眼神经、滑车神经、展神经:这三对神经支配眼球运动,检查眼球运动时,护士将示指置于患者眼前30~40 cm处,嘱患者头部固定,眼球随护士示指方向按左→左上→左下及右→右上→右下6个方向移动。

(4)三叉神经:为混合性神经,感觉纤维分布于面部皮肤及眼、鼻、口腔黏膜;运动纤维主要支配咀嚼肌和颞肌。检查感觉功能时,用棉签至上而下、由内而外轻触前额、鼻部两侧及下颌,两侧对比并随时询问患者有无感觉消退、消失或过敏。

(5)面神经:检查时先观察患者两侧额纹、眼裂、鼻唇沟、口角是否对称,然后嘱患者作皱眉、闭眼、露齿、鼓腮和吹口哨等动作,观察左右两侧是否对等。

(6)听神经:粗略法为在安静环境中,嘱患者闭目静坐,用手指堵塞一侧耳道,护士持手表或以拇指与示指相互摩擦,自1 m外逐渐移近其耳部,直到听到声音为止,精测法是用规定频率的音叉或电测听器设备,进行一系列较精确的测试方法。

(7)舌咽、迷走神经:先询问患者是否声音低哑、吞咽困难和饮水呛咳,然后嘱患者发“啊”音,观察两侧软腭上抬是否有力、对称。

(8)副神经:观察胸锁乳突肌与斜方肌有无萎缩。

(9)舌下神经:嘱患者伸舌,观察有无舌偏斜、舌肌萎缩或颤动。

2.运动功能

运动功能分随意运动和不随意运动。

(1)肌力:肌肉做主动运动时最大收缩力。肌力可分为6级。

0级:肌力完全丧失。

1级:仅见肌肉轻微收缩,无肢体运动。

2级:肢体可水平移动,但不能抬离床面。

3级:肢体能抬离床面,但不能拮抗阻力。

4级:能做拮抗阻力运动,但肌力有不同程度的减弱。

5级:正常肌力。

(2)肌张力:肌张力是指静息状态下的肌肉紧张度。可通过触及肌肉的硬度及根据肌肉完全松弛时关节被动运动的阻力来判断。

(3)去脑强直:表现为颈后伸,甚至角弓反张,四肢强直性伸展、内收和外旋,去脑强直于病情好转时可转化为去皮质强直,两侧肘关节在胸前屈曲,当中枢神经系统损害加重时,去皮质强直又可转化为去脑强直。

(4)随意运动:不随意运动或称不自主运动,为随意肌的某一部分、一块肌肉或某些肌群出现不自主收缩。是指患者意识清楚而不能自行控制的骨骼肌动作。

震颤:震颤为躯体某部分虽不自主,但有节律性的抖动,常见有:①静止性震颤:静止时出现,运动时减轻或消失,常伴肌张力增高。②姿势性震颤:身体主动保持某种姿势出现,运动及休息时消失,震颤较静止性震颤细而快。③动作性震颤:动作时出现,动作终末越接近目的物体越明显。

手足搐搦:发作时手足肌肉呈紧张性挛缩,在上肢表现为腕部屈曲、手指伸展、掌指关节屈曲、拇指内收靠近掌心并与小指相对。在下肢表现为踝关节与趾关节皆呈屈曲状。

舞蹈样运动:面部肌肉及肢体快速、不规则、无目的、不对称的不自主运动,表现为“做鬼脸”。

(5)共济运动:共济运动是指机体完成任一动作时所依赖的某组肌群协调一致的运动,这种同步、平衡、协调主要依靠小脑的功能，前庭神经、视神经、深感觉及锥体外系均参与作用。①指鼻试验：嘱患者将前臂外旋、伸直，用示指接触自己的鼻尖，先慢后快，先睁眼后闭眼，重复做上述动作，正常人动作准确，共济失调者指鼻动作经常失误。②指指试验：嘱患者伸直示指、屈肘，然后伸直前臂以示指触碰对面护士的示指，先睁眼后闭眼。③轮替试验：嘱患者伸直手掌并反复做快速旋前、旋后动作。④跟一膝一胫试验：嘱患者仰卧，先抬起一侧下肢，然后将足跟置于另一侧膝部下端，并沿胫骨徐徐滑下至足背。⑤罗姆伯格试验(Romberg test)：又称闭目难立征，嘱患者直立，两臂前伸，双足并拢，然后闭目，如出现身体摇晃或倾斜为阳性。

3.感觉功能

(1)浅感觉：包括痛觉、温度觉、触觉。

(2)深感觉：包括关节觉、震动觉。

(3)复合感觉：包括皮肤定位觉、两点辨别觉、体表图形觉。

4.神经反射

(1)浅反射：刺激皮肤或黏膜引起的反应。①角膜反射：将一手示指置于患者眼前约 30 cm 处，引导其向内上方注视，另一手用棉签纤维由患者眼外侧从视野外向内接近并轻触患者角膜，正常可见该眼睑迅速闭合，称为直接角膜反射，如刺激一侧角膜，对侧也出现眼睑闭合反应，称为间接角膜反射。②腹壁反射：嘱患者仰卧，下肢稍屈，使腹壁放松，然后用棉签杆按上、中、下三个部位由外向内轻划腹壁皮肤，正常时再受刺激的部位可见腹壁肌肉收缩。③提睾反射：嘱男患者仰卧，用棉签杆由下向上轻划股内侧上方皮肤，可引起同侧提睾肌收缩，使睾丸上提。

(2)深反射：刺激骨膜、肌腱引起的反射称为深反射。①肱二头肌反射：护士以左手托住患者屈曲的肘部，并将拇指置于肱二头肌肌腱上，然后用叩诊锤叩击拇指。②肱三头肌反射：护士用左手托住患者的肘部，嘱患者肘部屈曲，然后以叩诊锤直接叩击尺骨鹰嘴上方的肱三头肌肌腱，正常反应为肱三头肌收缩，前臂稍伸展。③膝腱反射：坐位检测时，小腿完全松弛，自然下垂；卧位时，护士用左手在腘窝处托起两下肢，使髋、膝关节稍屈，然后用右手持叩诊锤叩击髌骨下方的股四头肌肌腱，正常反应为小腿伸展。④跟腱反射：嘱患者仰卧，髋和膝关节稍屈曲，下肢取外旋外展位，护士用左手托住患者足掌，使足部呈过伸位，然后以叩诊锤叩击跟腱。正常反应为腓肠肌收缩，足向跖面屈曲，如果为不能测出，可嘱患者跪于椅面上，双足自然下垂，然后轻叩跟腱，反应同前。

(3)病理反射：当锥体束病损以及在休克、昏迷、麻醉时，大脑失去了对脑干和脊髓的抑制作用，而出现的异常反射，称为病理反射，也称锥体束征。①Babinski 征：患者仰卧，髋及膝关节伸直，护士手持患者踝部，用棉签沿患者足底外侧缘，由后向前划至小趾跟部再转向内侧，阳性反应为拇指背伸，其余四趾呈扇形展开，见于锥体束损害。②Oppenheim 征：护士用拇指和示指从膝关节下起，沿患者胫骨前缘用力由上向下滑压，直到踝关节上方，阳性表现同 Babinski 征。

(4)脑膜刺激征：是脑膜病变所引起的一系列症状，其判定方法分为以下三类：①颈项强直(neck rigidity)：嘱患者仰卧，以手托扶患者枕部作被动屈颈动作以测试颈肌抵抗力，若抵抗力增强则为颈项强直。②Kernig 征：嘱患者仰卧，先将一侧髋关节屈成直角并保持不变，再用手使患者小腿尽量上抬伸膝，正常膝关节可伸达 135°以上，阳性表现伸膝受限并伴有疼痛与屈肌痉挛。③Brudzinski 征：嘱患者仰卧，下肢自然伸直，护士一手置于患者胸前以维持胸部位置不变，另一手托其枕部使头部前屈，如出现双侧膝关节和髋关节同时屈曲，则为阳性。

5.自主神经功能

自主神经分为交感神经与副交感神经，其主要功能是调整内脏、血管、竖毛肌、腺体等的活动。

(1)一般观察：皮肤及黏膜是反映自主神经功能的重要部位，应注意有无色泽改变，是否有水肿、溃疡，有无全身或局部出汗过多、过少、无汗。

(2)自主神经反射：自主神经系统由交感神经系统和副交感神经系统两部分组成。①眼心反射：嘱患者仰卧，眼睑自然闭合，计数脉率，护士将右手中指及示指置于患者眼球的两侧，逐渐施加压力，以患者不感到疼痛为度，加压 20～30 秒再次计数脉率，正常可减少 10～12 次/分，超过12 次/分提示副交感神经功能亢进，压迫后脉率不减少反而增加，提示交感神经功能亢进。②皮肤划纹试验：用棉签杆加适度的压力在皮肤上划压（注意勿划伤皮肤），数秒后皮肤会出现白色划痕并高出皮面，正常持续1～5分钟即消失。

四、护理程序在急救护理中的应用

护理主要功能就是帮助服务对象处理对健康问题的反应，满足服务对象的需求，随着卫生保健体制的改革及医学科学技术的发展，在护理临床实践中应用护理程序是必不可少的。护理程序的内容包括护理评估、护理诊断、护理计划、护理措施、护理评价五个步骤。急救状况下，护理人员要结合急救护理工作的特点，恰当使用护理程序。

（一）识别有关资料

评估过程中，护士必须识别不同来源的资料，排除无关资料，主观资料多为患者的主观感觉，护士通过患者的主诉或从其家属处获得，从而迅速了解患者对疾病的感受及其心理状态、行为反应等。客观资料通过分诊护士对患者的观察及进行体格检查或医疗仪器检查获得，重点是应用望、触、叩、听的检查方法进行全身或局部体检，如：通过患者来诊时的方式、步态、精神状况、面色、皮肤黏膜及生命体征可判断疾病的轻重缓急，急诊分诊护士是护理评估的主要实施者，对病情做简单迅速的评估是急诊分诊护士的主要任务。

（二）形成正确的护理诊断

评估时，收集的资料必须支持护理诊断，护理对象提供的主观资料和客观资料有冲突时，护士应通过其他途径获取资料，形成正确的护理诊断。为避免资料收集过早或过于仓促结束，避免形成不正确的护理诊断，护士必须列出所有可能的护理诊断，排除无效的护理诊断，确认有效的护理诊断。急诊护理诊断中应该注重现存的和危险性护理诊断，对于威胁患者生命安全的护理诊断应该是首先干预的项目。

（三）制订合理、个性化的护理计划

将所作出的护理诊断按照轻、重、缓、急确定先后顺序，确定首优问题、中优问题、次优问题。对于首优问题，即威胁患者生命的问题，比如气体交换受损、心输出量减少等是需要立即解决的问题。急诊环境中，护理计划的制订需充分考虑可操作性，通过与急诊医技人员的配合能够达到切实可行的效果，鼓励护理对象及其家属参加护理计划的制订过程，有助于更好的理解护理计划的意义和功能，更好地接受与配合护理活动，获得最佳的护理效果。护理对象存在个性化差异，制定护理计划必须考虑每个护理对象的具体情况，针对每个护理对象采取不同的护理措施，提供个性化护理。

（四）护理措施要及时、有针对性

理论上讲，护理措施是在护理计划制定以后，但是面对急救护理的特殊情境，特别是危重患者抢救过程中，实施通常先于计划之前，此时护士往往根据初步护理计划，立即采取护理措施，事后再书写完整的护理计划。急诊护理人员应将护理计划内的护理措施进行分配和实施，对于抢救性的措施要立即执行，护理记录应在实施以后进行准确记录。护理记录不仅便于其他医护人员了解护理对象的健康问题及其进展情况，而且能为处理医疗纠纷提供依据。

（五）护理评价持续进行

通过评价护理目标是否达到，护士能够确定哪些护理措施是有效的，哪些护理措施需要进一步修订，通过不断的评价护理过程可以帮助护士满足服务对象的需求。

（张　俐）

第四节　急诊患者心理护理

急诊就诊患者病情多为意外或突然发生的，往往自身缺乏心理准备。急诊科护士是最先接触患者的医护人员之一，其语言行动都会对患者产生很大的影响。因此，急诊护士应以冷静、沉着、和蔼的态度，敏捷、有序地处理各种复杂情况;用温和的语言安慰患者,以减轻其恐惧心理,从而取得患者的信任,使其身心处于最佳状态。

一、概述

(一)基本要素

心理护理的基本要素,是指对心理护理的科学性、有效性具有决定性影响的关键因素,它主要包括。

(1)护士——心理护理的主体。

(2)患者——心理护理的客体。

(3)心理学理论和技术——心理护理过程中问题解决的方法体系。

(4)心理问题——心理护理的基本目标。

这四个基本要素相互依存,每个要素出现问题都会导致整个系统的运转失灵。

其他一些因素也可对心理护理的实施产生影响,如患者家属的配合、医生及其他工作人员的参与、患者彼此间的交往等,但这些因素并不直接对运转系统的启动产生作用。

(二)基本条件

1.心理学理论与技术

(1)掌握心理学理论与技术是科学实施心理护理的重要因素。

(2)心理学知识和技能对临床心理护理的指南作用举足轻重,类似于政治思想工作的开导或仅满足于经验之谈的劝慰,都无法替代心理学知识和技能对临床心理护理的科学指导。

(3)只有较好地掌握了心理学知识和技能的护士,才会懂得如何掌握患者在疾病过程中发生心理反应的一般规律;才会学会如何分析具有较大个体差异的患者产生心理失衡的不同原因;才能学会如何客观地评估患者心理问题的性质及其程度;学会如何恰当地选择个体化的心理护理对策。

2.心理问题的评估

(1)患者心理问题的准确评估,也如同正确诊治临床疾病一样,不仅要弄清患者存在什么临床病症,更需弄清引起这些病症的主要病因。因此既要抓住患者具有典型意义的情绪状态,又要善于从原因分析中抓住能充分体现患者心理问题特异性的本质特征。

(2)评估患者的心理问题,主要应把握三个环节。①确定患者主要心理反应的性质,是以焦虑、恐惧为主还是以抑郁为主。②确定患者主要心理反应的强度。③确定引起患者主要心理反应的个体原因。

3.患者的密切合作

(1)能否取得患者的密切合作,主动权掌握在实施心理护理的护士手中。

(2)护士必须维护患者的个人尊严和隐私权,在向患者本人了解感受或进行相关调查时,应该采用征询的口吻和关切的态度,不宜用质询的口气和刨根问底的做法。

(3)护士应尊重患者的主观意愿和个人习惯,包括考虑患者原有的社会角色,以便选择较适当的场合,采用较适宜的方式为患者实施心理护理。

4.职业心态

(1)护士积极的职业心态,是指护士在职业角色的扮演中,能始终如一地保持比较稳定、健康的身心状态,能比较主动、富于同情地关心患者的病痛,能在护理过程中注重凡事多替患者着想,能自省是否举手投足之间都体现出对患者身心状态的积极影响,擅长把心理护理的良好效应渗透到护理过程的每一个环节。

(2)护士积极的职业心态,是优化心理护理氛围的关键。

(3)从某种意义上说,由护士积极的职业心态所建立起来的和谐的护患关系本身就是一种最为有效的心理护理。

二、实施程序

心理护理的实施程序见图15-1。

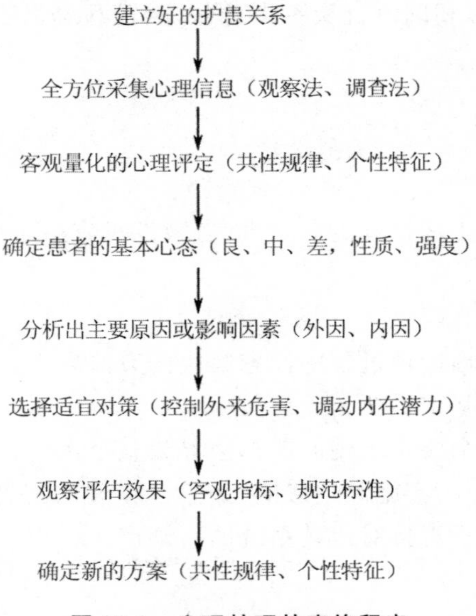

图 15-1　心理护理的实施程序

三、基本原则

(一)急诊患者的心理特点

1.焦虑、恐惧心理

(1)急诊患者多是病情严重，生命危急，患者精神压力很大，迫切希望获得最佳和最及时的救治。

(2)有些患者甚至因过度焦虑恐惧，而加重躯体疾病或出现躁动不安等精神方面的障碍。

(3)瞬间的天灾人祸或恶性事故等超常的紧张刺激，可以摧毁一个人的自我防御机制而出现心理异常。

(4)一向认为自己健康的人，突然患有严重疾病，也会因为过度恐惧而失去心理平衡。

2.被重视心理

(1)患者希望在就诊过程中，自己的病情被重视。

(2)医护人员能耐心、认真地倾听自己陈述病情。

(3)希望医护人员对自己的身体进行全面细致的检查，做出正确的诊断。

(4)期望得到迅速、有效的治疗。

3.敏感、多疑、易激惹心理

(1)多见于慢性病急性发作，或病情恶化加重的患者。

(2)常通过观察医护人员的言行来猜测自己病情的严重性。

(3)希望自己的家属、亲人陪伴，以分担精神上的痛苦。

(4)家属亦急于叙述患者的病情，盼望及早得到初步诊断，并想及时了解抢救结果，因此亦常常不愿离开患者。

4.抑郁、悲观心理

(1)多见于病情危重或长期住院痛苦较重的患者。

(2)往往缺乏医学常识，认为自己的生命即将终结，或由于长期的病痛折磨，认为生不如死，无人能帮助自己，因而悲观失望，甚至绝望。

(3)往往表现为对检查不合作，对治疗不配合。

(二)一般原则

1."患者中心"护理

急诊患者多数求医心切，一旦进入医院，顿有绝路逢生的感觉。此时，护士应紧张而热情地接诊，亲切而耐心地询问病情，悉心体贴，关怀周到，使患者体验到危难时遇到了可信赖的救命恩人，这种护患关系的建立有助于减轻焦虑，消除患者的无助感。

2.支持性心理护理

抢救过程中，护士娴熟的操作技术和严谨的工作作风以及医护人员的密切配合，不仅是使患者转危为安的保证，同时对患者来说又是心照不宣的心理支持和鼓舞，使患者感到医护人员可信、可敬，从而潜移默化地影响患者，减缓其焦虑、恐惧心理的发展。

3.及时有效地进行心理疏导

急诊患者大多数存在不同程度的心理冲突或心理障碍，护士应针对每位患者的具体情况及时做好心理疏导工作，缓解心理冲突，减轻精神痛苦，原则上给予肯定的保证、支持、鼓励，尽量避免消极暗示，尤其是来自家属、病友方面的暗示。医护人员之间交谈重要病情，或向家属交代病情，应注意回避患者；检查或诊治后病情有轻微好转，或基本稳定，也要告知患者，增强治愈疾病的信心。

4.就诊顺序按轻重缓急

在急诊就诊的患者，虽然都是急诊，但病情轻重不一样，对每位患者及家属来讲，只认为自己的病最重要，最难忍受，希望尽早得到医生护士的诊断治疗，对这种心情护士应给予充分的理解。护士应有条不紊地提醒医生，注意对危重患者的抢救，优先抢救生命垂危的患者。为了解决患者的焦虑心理，提高医生的工作效率，缩短候诊时间，医生对一般患者问诊后，护士可提前给予常规处理，如测体温、血压等，体温过高给予物理降温，同时耐心诚恳地向患者及家属解释等候的原因，使患者体验到医护人员没有忘记他，一直在关心他，使他们在心理上得到安慰。

5.耐心、科学地解释诊治过程中的问题

若患者的医学知识甚少，对医生的诊治往往会产生种种疑虑，但由于医生较忙或担心医生不耐烦，他们不直接问医生而去问护士，护士有责任和义务满足患者的要求，清晰、科学地解释诊治中的各种问题(如诊断的是什么病？这种病多长时间才能治好？这种药物效果怎样？)以解除患者的疑虑。

6.营造和谐的人际关系

急诊患者由于病痛造成心理创伤，多数可出现言语、行为方面的异常行为，如大吵大闹、大声呻吟，这种情况下，护士应表现宽广的胸怀，热情、耐心地照顾患者，启发和帮助患者正确地对待疾病，对激惹性高、发脾气的患者，要态度温和、诚恳，运用语言技巧，反复解释、说服。

(三)注意事项

1.重视心理护理的作用

虽然急诊的任务特点是在最短的时间内，用最快的速度，最有效的措施制止生命活动的终止，或缓解急性发作的症状，但是心理护理的作用不能忽视。如一些服毒患者，如仅是洗胃，使用药物，患者的心理问题没有解决，则极可能拒绝治疗甚至再次服毒。

2.重视非语言信息的作用

心理护理多是在和患者交谈的过程中发现并解决患者的心理障碍。但沟通的方法包括使用语言信息与非语言信息，交谈只是沟通的方法之一。由于急诊工作的特殊性质，在心理护理方面，尤其应当注意非语言信息的应用。护士冷静沉着的态度、整洁的衣着、娴熟的操作技术以及有条不紊的抢救程序，都是对患者有效的安慰。对于某些病情危重的患者和被痛苦折磨得精疲力竭的患者，利用抚摸手或轻拍肩部等非语言手段与患者沟通，都会收到良好的效果。

3.重视患者亲属的心理需求

患者亲属的心理反应可能比患者还要复杂，很多人都表现出担忧、焦虑，情绪不稳定和易激惹现象。护士应充分理解患者亲属的心情，在认真做好抢救工作的同时，对患者亲属也要有同情心及耐心，稳定其情绪。

四、护理措施

(一)患者就诊

急诊护士最先接待患者,其一言一行、一举一动都会对患者产生很大影响。

(1)护士应仪表端庄,衣着整洁大方朴素,工作热情和蔼,举止稳重,使患者一踏进急诊科就有一种平静的心理,树立战胜疾病的信心。

(2)患者诉说病情时要认真聆听,不要东张西望,不要随意插话,同时仔细分析,尽量做到判断准确,缩短不必要的转诊时间。

(3)一切手续要求简单,使患者产生一种轻便感。

(二)处置结束

(1)多数患者取得药物后,常担心药物的效果,此时护士要配合医生对所用药物做一定程度的解释,如用阿托品可能出现心慌、口干、面红等反应,嘱患者不要害怕,可多饮水。

(2)对一些不够住院条件而主动要求住院的患者,要向其说明不住院的理由,仔细指导回家后的注意事项及随诊时间,使患者放心离去,这样如果病情反复,也不会产生恐慌心理。

(三)注射治疗

患者在注射时带有恐惧、紧张心理,因为注射引起疼痛,有的患者担心折针,因此使心理应激增强。尤其是对刺激性大的注射药物,如果较长时间使用,患者会感到紧张,注射部位也处于紧张状态。护士应注意以下几点。

1.语言的安抚作用

注射前要和患者做简短的交谈,语言表达要情感真实、诚挚,要向患者解释注射的程序,及将会产生何种程度的痛感。告诉患者痛如蚊咬,慢慢推药疼痛会减轻的,嘱患者放松,使患者心理上有准备,从而起积极安抚作用。

2.利用注意力转移来减轻疼痛

为了避免患者对注射引起疼痛的恐惧心理,最好的办法是转移患者的注意力,跟患者说话,使患者的兴趣集中到另一个问题上,在注意力转移时完成注射任务。

3.增强患者对护士的信任感

患者对护士的崇敬和信赖是减轻注射疼痛的重要因素,所以护士在操作中对患者态度要友善,耐心解答患者提出的问题,操作技术要熟练,使患者放心,减少紧张心理。

4.环境

注射的环境既要避免过于嘈杂,又要避免过于安静,病室内注射是较为理想的环境;患者之间的谈话、看书报、同护士的简短交谈,都有利于分散患者的注意力,以减轻疼痛,克服恐惧心理。

(四)灌肠操作

患者对灌肠通常不习惯,常有一种害怕、恐惧的心理。

1.灌肠前

护士应向患者做好解释,使之了解灌肠的目的,说明灌肠并没有什么危险,只是灌进药液后稍有胀感,待解完大便后,即感轻松;从而消除患者紧张、恐惧和不安的心理,使患者主动地配合。

2.灌肠时

(1)护士要保持平静,动作要轻柔。

(2)尤其是在插肛管时,更应观察患者的情绪。

(3)如果患者紧张,肛门括约肌禁闭,肛管插不进,这时切忌用暴力蛮插,以防损伤肛门、直肠。

(4)护士要沉着镇静,转移患者注意力,待患者心理平静,肛门括约肌松弛后再插。

(五)导尿操作

除昏迷、神志不清的患者外,一般患者对导尿都有羞涩感,特别是男性年轻患者,羞涩感更强,心理十分紧张，有时导尿管难以插入。年轻的护士在进行插管导尿时，也常感不好意思，心理忐忑不安，甚至手颤抖，影响导尿操作。

(1)护士自己要提高对导尿的认识，解除心理矛盾的冲突，控制羞涩感，使自己的心理平静下来。

(2)根据患者的病情，认真而严肃地向患者讲明导尿的必要性和安全性，从而消除患者疑虑、羞涩、恐惧和害怕的紧张心理，使患者乐意、主动地配合护士的操作

(六)急性中毒患者

1.自服毒物的患者

(1)多数患者处于狭隘心理状态，心理变化极为复杂，当毒性发作时，又多具有后悔心理，来急诊就诊时，因碍于面子，故意与医护人员不合作。此时若不做好心理护理，很难取得患者的配合，抢救就很难奏效，甚至因此失去有利抢救时间，造成死亡。

(2)具有自杀心理的患者，都存在一定的社会或家庭因素，对这类患者，除了从治疗上、生活上给予关心爱护，还应根据具体情况给予开导。

(3)要用温和、体贴、同情的语言去感化患者，不能用刺激性话语，要使患者真正体会到医务人员为抢救其生命在尽心尽职地工作，使其认识到自己的做法是错误的。

(4)这类患者很大程度上更需要家属的安慰，因此做好家属的说服工作尤为重要。

2.误服毒物的患者

(1)多具有焦虑、担心、害怕的心理。

(2)应向患者耐心解释所服药物的毒性反应，使患者有一定的思想准备，不至于在某种毒性突然发生时感到恐慌。

(3)指导患者进行正常的口服洗胃；若剂量大、病情重者应插管洗胃。

(七)外伤患者

(1)因各种不同原因所致的外伤患者，多有伤口和出血，后者使患者感到不安、焦虑甚至惊恐。

(2)来急诊后，嘱咐患者不要直视伤口，以免增加恐惧心理。

(3)在输液、输血、给氧和清创止血等治疗中，始终保持神态自若、忙而不乱，操作准确无误，并主动和患者交谈，转移患者注意力，使患者产生一种亲切感和信任感。

(4)应尽量满足患者提出的合理要求，同时也要注意安慰家属，要求家属尽量不要在患者面前流露悲伤、焦急、埋怨的表情和态度。

(5)对有纠纷因素在内的患者，主动承担调解义务，要求双方都不要夸大或隐藏病情；同时说明夸大或隐藏病情的危害。

(八)腹痛患者

(1)腹痛剧烈，多有烦躁、厌问、不信任的心理。

(2)患者多有迫切要求止痛的心理，认为医院不给用止痛药就是不积极治疗，护士应耐心解释不能随便使用止痛药的道理。

(3)应尽快明确诊断，以解除患者疼痛。

（张　俐）

第五节　急性呼吸窘迫综合征

急性呼吸窘迫综合征(acute respiratory distress syndrome，ARDS)是指严重感染、创伤、休克等非心源性疾病过程中，肺毛细血管内皮细胞和肺泡上皮细胞损伤造成弥漫性肺间质及肺泡水肿，导致的急性低氧性呼吸功能不全或衰竭，属于急性肺损伤(acute lung injury，ALI)的严重阶段。以肺容积减少、肺顺应

性降低、严重的通气/血流比例失调为病理生理特征。临床上表现为进行性低氧血症和呼吸窘迫，肺部影像学表现为非均一性的渗出性病变。本病起病急、进展快、病死率高。

ALI 和 ARDS 是同一疾病过程中的两个不同阶段，ALI 代表早期和病情相对较轻的阶段，而 ARDS 代表后期病情较为严重的阶段。发生 ARDS 时患者必然经历过 ALI，但并非所有的 ALI 都要发展为 ARDS。引起 ALI 和 ARDS 的原因和危险因素很多，根据肺部直接和间接损伤对危险因素进行分类，可分为肺内因素和肺外因素。肺内因素是指致病因素对肺的直接损伤，包括：①化学性因素，如吸入毒气、烟尘、胃内容物及氧中毒等。②物理性因素，如肺挫伤、放射性损伤等。③生物性因素，如重症肺炎。肺外因素是指致病因素通过神经体液因素间接引起肺损伤，包括严重休克、感染中毒症、严重非胸部创伤、大面积烧伤、大量输血、急性胰腺炎、药物或麻醉品中毒等。ALI 和 ARDS 的发生机制非常复杂，目前尚不完全清楚。多数学者认为，ALI 和 ARDS 是由多种炎性细胞、细胞因子和炎性介质共同参与引起的广泛肺毛细血管急性炎症性损伤过程。

一、临床特点

ARDS 的临床表现可以有很大差别，取决于潜在疾病和受累器官的数目和类型。

(一)症状体征

(1)发病迅速：ARDS 多发病迅速，通常在发病因素攻击(如严重创伤、休克、败血症、误吸)后 12～48 h 发病，偶尔有长达 5 d 者。

(2)呼吸窘迫：是 ARDS 最常见的症状，主要表现为气急和呼吸频率增快，呼吸频率大多在 25～50 次/分。其严重程度与基础呼吸频率和肺损伤的严重程度有关。

(3)咳嗽、咳痰、烦躁和神志变化：ARDS 可有不同程度的咳嗽、咳痰，可咳出典型的血水样痰，可出现烦躁、神志恍惚。

(4)发绀：是未经治疗 ARDS 的常见体征。

(5)ARDS 患者也常出现呼吸类型的改变，主要为呼吸浅快或潮气量的变化。病变越严重，这一改变越明显，甚至伴有吸气时鼻翼煽动及三凹征。在早期自主呼吸能力强时，常表现为深快呼吸，当呼吸肌疲劳后，则表现为浅快呼吸。

(6)早期可无异常体征，或仅有少许湿啰音；后期多有水泡音，也可出现管状呼吸音。

(二)影像学表现

1. X 线胸片检查

早期病变以间质性为主，胸部 X 线片常无明显异常或仅见血管纹理增多，边缘模糊，双肺散在分布的小斑片状阴影。随着病情进展，上述的斑片状阴影进一步扩展，融合成大片状，或两肺均匀一致增加的毛玻璃样改变，伴有支气管充气征，心脏边缘不清或消失，称为“白肺”。

2. 胸部 CT 扫描

与 X 线胸片相比，胸部 CT 尤其是高分辨 CT(HRCT)可更为清晰地显示出肺部病变分布、范围和形态，为早期诊断提供帮助。由于肺毛细血管膜通透性一致性增高，引起血管内液体渗出，两肺斑片状阴影呈现重力依赖性现象，还可出现变换体位后的重力依赖性变化。在 CT 片上表现为病变分布不均匀：①非重力依赖区(仰卧时主要在前胸部)正常或接近正常。②前部和中间区域呈毛玻璃样阴影。③重力依赖区呈现实变影。这些提示肺实质的实变出现在受重力影响最明显的区域。无肺泡毛细血管膜损伤时，两肺斑片状阴影均匀分布，既不出现重力依赖现象，也无变换体位后的重力依赖性变化。这一特点有助于与感染性疾病鉴别。

(三)实验室检查

1. 动脉血气分析

PaO_2＜8.0 kPa(60 mmHg)，有进行性下降趋势，在早期 $PaCO_2$ 多不升高，甚至可因过度通气而低于正常；早期多为单纯呼吸性碱中毒；随病情进展可合并代谢性酸中毒，晚期可出现呼吸性酸中毒。氧合指数较动脉氧分压更能反映吸氧时呼吸功能的障碍，而且与肺内分流量有良好的相关性，计算简便。氧合指数参照范围为 53.2～66.5 kPa(400～500 mmHg)，在 ALI 时≤300mmHg，ARDS 时≤200mmHg。

2. 血流动力学监测

通过漂浮导管，可同时测定并计算肺动脉压(PAP)、肺动脉楔压(PAWP)等，不仅对诊断、鉴别诊断有价值，而且对机械通气治疗也为重要的监测指标。肺动脉楔压一般＜1.6 kPa(12 mmHg)，若＞2.4 kPa (18 mmHg)，则支持左侧心力衰竭的诊断。

3. 肺功能检查

ARDS 发生后呼吸力学发生明显改变，包括肺顺应性降低和气道阻力增高，肺无效腔/潮气量是不断增加的，肺无效腔/潮气量增加是早期 ARDS 的一种特征。

二、诊断及鉴别诊断

1999 年，中华医学会呼吸病学分会制定的诊断标准如下。

(1)有 ALI 和(或)ARDS 的高危因素。

(2)急性起病、呼吸频数和(或)呼吸窘迫。

(3)低氧血症：ALI 时氧合指数≤300mmHg；ARDS 时氧合指数≤200mmHg。

(4)胸部 X 线检查显示两肺浸润阴影。

(5)肺动脉楔压≤2.4 kPa(18 mmHg)或临床上能除外心源性肺水肿。

符合以上 5 项条件者，可以诊断 ALI 或 ARDS。必须指出，ARDS 的诊断标准并不具有特异性，诊断时必须排除大片肺不张、自发性气胸、重症肺炎、急性肺栓塞和心源性肺水肿(见表 15-5)。

表 15-5　ARDS 与心源性肺水肿的鉴别

类别	ARDS	心源性肺水肿
特点	高渗透性	高静水压
病史	创伤、感染等	心脏疾病
双肺浸润阴影	+	+
重力依赖性分布现象	+	+
发热	+	可能
白细胞计数增多	+	可能
胸腔积液	−	+
吸纯氧后分流	较高	可较高
肺动脉楔压	正常	高
肺泡液体蛋白	高	低

三、急诊处理

ARDS 是呼吸系统的一个急症，必须在严密监护下进行合理治疗。治疗目标是：改善肺的氧合功能，纠正缺氧，维护脏器功能和防治并发症。治疗措施如下。

(一)氧疗

应采取一切有效措施尽快提高 PaO_2，纠正缺氧。可给高浓度吸氧，使 PaO_2≥8.0 kPa (60 mmHg)或 SaO_2≥90%。轻症患者可使用面罩给氧，但多数患者需采用机械通气。

(二)去除病因

病因治疗在 ARDS 的防治中占有重要地位，主要是针对涉及的基础疾病。感染是 ALI 和 ARDS 常见原因也是首位高危因素，而 ALI 和 ARDS 又易并发感染。如果 ARDS 的基础疾病是脓毒症，除了清除感染灶外，还应选择敏感抗生素，同时收集痰液或血液标本分离培养病原菌和进行药敏试验，指导下一步抗生素的选择。一旦建立人工气道并进行机械通气，即应给予广谱抗生素，以预防呼吸道感染。

（三）机械通气

机械通气是最重要的支持手段。如果没有机械通气，许多 ARDS 患者会因呼吸衰竭在数小时至数天内死亡。机械通气的指征目前尚无统一标准，多数学者认为一旦诊断为 ARDS，就应进行机械通气。在 ALI 阶段可试用无创正压通气，使用无创机械通气治疗时应严密监测患者的生命体征及治疗反应。意识不清、休克、气道自洁能力障碍的 ALI 和 ARDS 患者不宜应用无创机械通气。如无创机械通气治疗无效或病情继续加重，应尽快建立人工气道，行有创机械通气。

为了防止肺泡萎陷，保持肺泡开放，改善氧合功能，避免机械通气所致的肺损伤，目前常采用肺保护性通气策略，主要措施包括以下两方面。

1.呼气末正压

适当加用呼气末正压可使呼气末肺泡内压增大，肺泡保持开放状态，从而达到防止肺泡萎陷，减轻肺泡水肿，改善氧合功能和提高肺顺应性的目的。应用呼气末正压应首先保证有效循环血容量足够，以免因胸内正压增加而降低心输出量，而减少实际的组织氧运输；呼气末正压先从低水平 0.29～0.49 kPa（3～5 cmH_2O）开始，逐渐增加，直到 PaO_2＞8.0 kPa（60 mmHg）、SaO_2＞90％时的呼气末正压水平，一般呼气末正压水平为 0.49～1.76 kPa（5～18 cmH_2O）。

2.小潮气量通气和允许性高碳酸血症

ARDS 患者采用小潮气量（6～8 mL/kg）通气，使吸气平台压控制在 2.94～34.3 kPa（30～35 cmH_2O）以下，可有效防止因肺泡过度充气而引起的肺损伤。为保证小潮气量通气的进行，可允许一定程度的 CO_2 潴留[$PaCO_2$ 一般不宜高于 10.7～13.3 kPa（80～100 mmHg）]和呼吸性酸中毒（pH7.25～7.30）。

（四）控制液体入量

在维持血压稳定的前提下，适当限制液体入量，配合利尿药，使出入量保持轻度负平衡（每天 500 mL 左右），使肺脏处于相对“干燥”状态，有利于肺水肿的消除。液体管理的目标是在最低（0.7～1.1 kPa 或 5～8 mmHg）的肺动脉楔压下维持足够的心输出量及氧运输量。在早期可给予高渗晶体液，一般不推荐使用胶体液。存在低蛋白血症的 ARDS 患者，可通过补充清蛋白等胶体溶液和应用利尿药，有助于实现液体负平衡，并改善氧合。若限液后血压偏低，可使用多巴胺和多巴酚丁胺等血管活性药物。

（五）加强营养支持

营养支持的目的在于不但纠正现有的患者的营养不良，还应预防患者营养不良的恶化。营养支持可经胃肠道或胃肠外途径实施。如有可能应尽早经胃肠补充部分营养，不但可以减少补液量，而且可获得经胃肠营养的有益效果。

（六）加强护理、防治并发症

有条件时应在重症监护病房（ICU）中动态监测患者的呼吸、心律、血压、尿量及动脉血气分析等，及时纠正酸碱失衡和电解质紊乱。注意预防呼吸机相关性肺炎的发生，尽量缩短病程和机械通气时间，加强物理治疗，包括体位、翻身、拍背、排痰和气道湿化等。积极防治应激性溃疡和多器官功能障碍综合征。

（七）其他治疗

糖皮质激素、肺泡表面活性物质替代治疗、吸入一氧化氮在 ALI 和 ARDS 的治疗中可能有一定价值，但疗效尚不肯定。不推荐常规应用糖皮质激素预防和治疗 ARDS。糖皮质激素既不能预防 ARDS 的发生，对早期 ARDS 也没有治疗作用。ARDS 发病＞14 d 应用糖皮质激素会明显增加病死率。感染性休克并发 ARDS 的患者，如合并肾上腺皮质功能不全，可考虑应用替代剂量的糖皮质激素。肺表面活性物质，有助于改善氧合，但是还不能将其作为 ARDS 的常规治疗手段。

四、急救护理

在救治 ARDS 过程中，精心护理是抢救成功的重要环节。护士应做到及早发现病情，迅速协助医生采取有力的抢救措施。密切观察患者生命体征,做好各项记录,准确完成各种治疗,备齐抢救器械和药品,防止机械通气和气管切开的并发症。

(一)护理目标

(1)及早发现 ARDS 的迹象,及早有效地协助抢救。维持生命体征稳定,挽救患者生命。

(2)做好人工气道的管理,维持患者最佳气体交换,改善低氧血症,减少机械通气并发症。

(3)采取俯卧位通气护理,缓解肺部压迫,改善心脏的灌注。

(4)积极预防感染等各种并发症,提高救治成功率。

(5)加强基础护理,增加患者舒适感。

(6)减轻患者心理不适,使其合作、平静。

(二)护理措施

1)及早发现病情变化:ARDS 通常在疾病或严重损伤的最初 24～48 h 后发生。首先出现呼吸困难,通常呼吸浅快。吸气时可存在肋间隙和胸骨上窝凹陷。皮肤可出现发绀和斑纹,吸氧不能使之改善。

护士发现上述情况要高度警惕,及时报告医生,进行动脉血气和胸部 X 线等相关检查。一旦诊断考虑 ARDS,立即积极治疗。若没有机械通气的相应措施,应尽早转至有条件的医院。患者转运过程中应有专职医生和护士陪同,并准备必要的抢救设备,氧气必不可少。若有指征行机械通气治疗,可以先行气管插管后转运。

2)迅速连接监测仪,密切监护心率、心律、血压等生命体征,尤其是呼吸的频率、节律、深度及血氧饱和度等。观察患者意识、发绀情况、末梢温度等。注意有无呕血、黑粪等消化道出血的表现。

3)氧疗和机械通气的护理:治疗 ARDS 最紧迫问题在于纠正顽固性低氧,改善呼吸困难,为治疗基础疾病赢得时间。需要对患者实施氧疗甚至机械通气。

严密监测患者呼吸情况及缺氧症状。若单纯面罩吸氧不能维持满意的血氧饱和度,应予辅助通气。首先可尝试采用经面罩持续气道正压吸氧等无创通气,但大多需要机械通气吸入氧气。遵医嘱给予高浓度氧气吸入或使用呼气末正压呼吸(positive end expiratory pressure,PEEP)并根据动脉血气分析值的变化调节氧浓度。

使用 PEEP 时应严密观察,防止患者出现气压伤。PEEP 是在呼气终末时给予气道以一恒定正压使之不能回复到大气压的水平。可以增加肺泡内压和功能残气量改善氧合,防止呼气使肺泡萎陷,增加气体分布和交换,减少肺内分流,从而提高 PaO_2。由于 PEEP 使胸腔内压升高,静脉回流受阻,致心搏减少,血压下降,严重时可引起循环衰竭。另外,正压过高,肺泡过度膨胀、破裂有导致气胸的危险。所以在监护过程中,注意 PEEP 观察有无心率增快、突然胸痛、呼吸困难加重等相关症状,发现异常立即调节 PEEP 压力并报告医生处理。

帮助患者采取有利于呼吸的体位,如端坐位或高枕卧位。

人工气道的管理有以下几方面:

(1)妥善固定气管插管,观察气道是否通畅,定时对比听诊双肺呼吸音。经口插管者要固定好牙垫,防止阻塞气道。每班检查并记录导管刻度,观察有无脱出或误入一侧主支气管。套管固定松紧适宜,以能放入一指为准。

(2)气囊充气适量。充气过少易产生漏气,充气过多可压迫气管黏膜导致气管食管瘘,可以采用最小漏气技术,用来减少并发症发生。方法:用 10 mL 注射器将气体缓慢注入,直至在喉及气管部位听不到漏气声,向外抽出气体 0.25～0.5 毫升/次,至吸气压力到达峰值时出现少量漏气为止,再注入 0.25～0.5 mL 气体,此时气囊容积为最小封闭容积,气囊压力为最小封闭压力,记录注气量。观察呼吸机上气道峰压是否下降及患者能否发音说话,长期机械通气患者要观察气囊有无破损、漏气现象。

(3)保持气道通畅。严格无菌操作,按需适时吸痰。过多反复抽吸会刺激黏膜,使分泌物增加。先吸气道再吸口、鼻腔,吸痰前给予充分气道湿化、翻身叩背、吸纯氧 3 min,吸痰管最大外径不超过气管导管内径的 1/2,迅速插吸痰管至气管插管,感到阻力后撤回吸痰管 1～2 cm,打开负压边后退边旋转吸痰管,吸痰时间不应超过 15 s。吸痰后密切观察痰液的颜色、性状、量及患者心率、心律、血压和血氧饱和度的变化，一旦出现心律失常和呼吸窘迫，立即停止吸痰，给予吸氧。

(4)用加温湿化器对吸入气体进行湿化，根据病情需要加入盐酸氨溴索、异丙阿托品等，每日 3 次雾化吸入。湿化满意标准为痰液稀薄、无泡沫、不附壁能顺利吸出。

(5)呼吸机使用过程中注意电源插头要牢固，不要与其他仪器共用一个插座；机器外部要保持清洁，上端不可放置液体；开机使用期间定时倒掉管道及集水瓶内的积水，集水瓶安装要牢固；定时检查管道是否漏气、有无打折、压缩机工作是否正常。

4)维持有效循环，维持出入液量轻度负平衡。循环支持治疗的目的是恢复和提供充分的全身灌注，保证组织的灌流和氧供，促进受损组织的恢复。在能保持酸碱平衡和肾功能前提下达到最低水平的血管内容量。①护士应迅速帮助完成该治疗目标。选择大血管，建立 2 个以上的静脉通道，正确补液，改善循环血容量不足。②严格记录出入量、每小时尿量。出入量管理的目标是在保证血容量、血压稳定前提下，24 h出量大于入量 500～1 000 mL，利于肺内水肿液的消退。充分补充血容量后，护士遵医嘱给予利尿剂，消除肺水肿。观察患者对治疗的反应。

5)俯卧位通气护理：由仰卧位改变为俯卧位，可使 75％ARDS 患者的氧合改善。可能与血流重新分布，改善背侧肺泡的通气，使部分萎陷肺泡再膨胀达到“开放肺”的效果有关。随着通气/血流比例的改善进而改善了氧合。但存在血流动力学不稳定、颅内压增高、脊柱外伤、急性出血、骨科手术、近期腹部手术、妊娠等为禁忌实施俯卧位。①患者发病 24～36 h 后取俯卧位，翻身前给予纯氧吸入 3 min。预留足够的管路长度，注意防止气管插管过度牵拉致脱出。②为减少特殊体位给患者带来的不适，用软枕垫高头部 15°～30°，嘱患者双手放在枕上，并在髋、膝、踝部放软枕，每 1～2 h 更换 1 次软枕的位置，每 4 h 更换 1 次体位，同时考虑患者的耐受程度。③注意血压变化，因俯卧位时支撑物放置不当，可使腹压增加，下腔静脉回流受阻而引起低血压，必要时在翻身前提高吸氧浓度。④注意安全、防坠床。

6)预防感染的护理：①注意严格无菌操作，每日更换气管插管切口敷料，保持局部清洁干燥，预防或消除继发感染。②加强口腔及皮肤护理，以防护理不当而加重呼吸道感染及发生压疮。③密切观察体温变化，注意呼吸道分泌物的情况。

7)心理护理，减轻恐惧，增加心理舒适度：①评估患者的焦虑程度，指导患者学会自我调整心理状态，调控不良情绪。主动向患者介绍环境，解释治疗原则，解释机械通气、监测及呼吸机的报警系统，尽量消除患者的紧张感。②耐心向患者解释病情，对患者提出的问题要给予明确、有效和积极的信息，消除心理紧张和顾虑。③护理患者时保持冷静和耐心，表现出自信和镇静。④如果患者由于呼吸困难或人工通气不能讲话，可提供纸笔或以手势与患者交流。⑤加强巡视，了解患者的需要，帮助患者解决问题。⑥帮助并指导患者及家属应用松弛疗法、按摩等。

8)营养护理：ARDS 患者处于高代谢状态，应及时补充热量和高蛋白、高脂肪营养物质。能量的摄取既应满足代谢的需要，又应避免糖类的摄取过多，蛋白摄取量一般为每天 1.2～1.5 g/kg。

尽早采用肠内营养，协助患者取半卧位，充盈气囊，证实胃管在胃内后，用加温器和输液泵匀速泵入营养液。若有肠鸣音消失或胃潴留，暂停鼻饲，给予胃肠减压。一般留置 5～7 d 后拔除，更换到对侧鼻孔，以减少鼻窦炎的发生。

(三)健康指导

在疾病的不同阶段，根据患者的文化程度做好有关知识的宣传和教育，让患者了解病情的变化过程。

(1)提供舒适安静的环境以利于患者休息，指导患者正确卧位休息，讲解由仰卧位改变为俯卧位的意义，尽可能减少特殊体位给患者带来的不适。

(2)向患者解释咳嗽、咳痰的重要性，指导患者掌握有效咳痰的方法，鼓励并协助患者咳嗽，排痰。

(3)指导患者自己观察病情变化，如有不适及时通知医护人员。

(4)嘱患者严格按医嘱用药，按时服药，不要随意增减药物剂量及种类。服药过程中，需密切观察患者用药后反应，以指导用药剂量。

(5)出院指导指导患者出院后仍以休息为主,活动量要循序渐进,注意劳逸结合。此外,患者病后生活方式的改变需要家人的积极配合和支持,应指导患者家属给患者创造一个良好的身心休养环境。出院后1个月内来院复查1～2次,出现情况随时来院复查。

(黑丽莎)

第六节　急性肺血栓栓塞

肺栓塞是以各种栓子阻塞肺动脉系统为其发病原因的一组疾病或临床综合征的总称,包括肺血栓栓塞症、脂肪栓塞综合征、羊水栓塞、空气栓塞等。其中,肺血栓栓塞症占肺栓塞中的绝大多数。该病在我国绝非少见病,且发病率有逐年增高的趋势,病死率高,但临床上易漏诊或误诊,如果早期诊断和治疗得当,生存的希望甚至康复的可能性是很大的。

肺血栓栓塞症为来自静脉系统或右心的血栓阻塞肺动脉或其分支所致疾病,以肺循环和呼吸功能障碍为其主要临床和病理生理特征。引起肺血栓栓塞症的血栓主要来源于深静脉血栓形成。

急性肺血栓栓塞症造成肺动脉较广泛阻塞时,可引起肺动脉高压,至一定程度导致右心失代偿、右心扩大,出现急性肺源性心脏病。

一、病理与病理生理

引起肺血栓栓塞症的血栓可以来源于下腔静脉径路、上腔静脉径路或右心腔,其中,大部分来源于下肢深静脉,特别是从腘静脉上端到髂静脉段的下肢近端深静脉。肺血栓栓塞症栓子的大小有很大的差异,可单发或多发,一般多部位或双侧性的血栓栓塞更为常见。

1.对循环的影响

栓子阻塞肺动脉及其分支达一定程度后,通过机械阻塞作用,加之神经体液因素和低氧所引起的肺动脉收缩,使肺循环阻力增加,肺动脉高压,继而引起右室扩大与右侧心力衰竭。右心扩大致室间隔左移,使左室功能受损,导致心输出量下降,进而可引起体循环低血压或休克;主动脉内低血压和右心房压升高,使冠状动脉灌注压下降,心肌血流减少,特别是右心室内膜下心肌处于低灌注状态。

2.对呼吸的影响

肺动脉栓塞后不仅引起血流动力学的改变,同时还可因栓塞部位肺血流减少,肺泡无效腔量增大;肺内血流重新分布,通气/血流比例失调;神经体液因素引起支气管痉挛;肺泡表面活性物质分泌减少,肺泡萎陷,呼吸面积减小,肺顺应性下降等因素导致呼吸功能不全,出现低氧血症和低碳酸血症。

二、危险因素

肺血栓栓塞症的危险因素包括任何可以导致静脉血液淤滞、静脉系统内皮损伤和血液高凝状态的因素。原发性危险因素由遗传变异引起。继发性危险因素包括骨折、严重创伤、手术、恶性肿瘤、口服避孕药、充血性心力衰竭、心房颤动、因各种原因的制动或长期卧床、长途航空或乘车旅行和高龄等。上述危险因素可以单独存在,也可同时存在,协同作用。年龄可作为独立的危险因素,随着年龄的增长,肺血栓栓塞症的发病率逐渐增高。

三、临床特点

肺血栓栓塞症临床表现的严重程度差别很大,可以从无症状到血流动力学不稳定,甚至发生猝死,主要取决于栓子的大小、多少、所致的肺栓塞范围、发作的急缓程度,及栓塞前的心肺状况。肺血栓栓塞症的临床症状也多种多样,不同患者常有不同的症状组合,但均缺乏特异性。

(一)症状

1. 呼吸困难及气促(80%～90%)

呼吸困难及气促是肺栓塞最常见的症状,呼吸频率>20 次/分,伴或不伴有发绀。呼吸困难严重程度多与栓塞面积有关,栓塞面积较小,可基本无呼吸困难,或呼吸困难发作较短暂。栓塞面积大,呼吸困难较严重,且持续时间长。

2. 胸痛

包括胸膜炎性胸痛(40%～70%)或心绞痛样胸痛(4%～12%),胸膜炎性胸痛多为钝痛,是由于栓塞部位附近的胸膜炎症所致,常与呼吸有关。心绞痛样胸痛为胸骨后疼痛,与肺动脉高压和冠状动脉供血不足有关。

3. 晕厥(11%～20%)

主要表现为突然发作的一过性意识丧失,多合并有呼吸困难和气促表现。多由于巨大栓塞所致,晕厥与脑供血不足有关;巨大栓塞可导致休克,甚至猝死。

4. 烦躁不安、惊恐甚至濒死感(55%)

主要由严重的呼吸困难和胸痛所致。当出现该症状时,往往提示栓塞面积较大,预后差。

5. 咯血(11%～30%)

常为小量咯血,大咯血少见;咯血主要反映栓塞局部肺泡出血性渗出。

6. 咳嗽(20%～37%)

多为干咳,有时可伴有少量白痰,合并肺部感染时可咳黄色脓痰。主要与炎症反应刺激呼吸道有关。

(二)体征

(1)呼吸急促(70%):是常见的体征,呼吸频率>20 次/分。

(2)心动过速(30%～40%):心率>100 次/分。

(3)血压变化:严重时出现低血压甚至休克。

(4)发绀(11%～16%):并不常见。

(5)发热(43%):多为低热,少数为中等程度发热。

(6)颈静脉充盈或搏动(12%)。

(7)肺部可闻及哮鸣音或细湿啰音。

(8)胸腔积液的相应体征(24%～30%)。

(9)肺动脉瓣区第二音亢进,$P_2>A_2$,三尖瓣区收缩期杂音。

四、辅助检查

1. 动脉血气分析

常表现为低氧血症,低碳酸血症,肺泡-动脉血氧分压差[$P_{(A-a)}O_2$]增大。部分患者的结果可以正常。

2. 心电图检查

大多数患者表现有非特异性的心电图异常。较为多见的表现包括 V_1-V_4 的 T 波改变和 ST 段异常;部分患者可出现 $S_{Ⅰ}Q_{Ⅲ}T_{Ⅲ}$ 征(即Ⅰ导 S 波加深,Ⅲ导出现 Q/q 波及 T 波倒置);其他心电图改变包括完全或不完全右束支传导阻滞、肺型 P 波、电轴右偏、顺钟向转位等。心电图的动态演变对于诊断具有更大意义。

3. 血浆 D-二聚体检查

D-二聚体是交联纤维蛋白在纤溶系统作用下产生的可溶性降解产物。对急性肺血栓栓塞有排除诊断价值。若其含量<500 μg/L,可基本除外急性肺血栓栓塞症。

4. 胸部 X 线片检查

胸部 X 线片检查多有异常表现，但缺乏特异性。可表现为：①区域性肺血管纹理变细、稀疏或消失，肺野透亮度增加。②肺野局部浸润性阴影，尖端指向肺门的楔形阴影，肺不张或膨胀不全。③右下肺动脉干增宽或伴截断征，肺动脉段膨隆及右心室扩大征。④患侧横膈抬高。⑤少到中量胸腔积液征等。仅凭 X 线胸片不能确诊或排除肺栓塞，但在提供疑似肺栓塞线索和除外其他疾病方面具有重要作用。

5. 超声心动图检查

超声心动图是无创的能够在床旁进行的检查，为急性肺血栓栓塞症的诊断提供重要线索。不仅能够诊断和除外其他心血管疾患，而且对于严重的肺栓塞患者，可以发现肺动脉高压、右室高负荷和肺源性心脏病的征象，提示或高度怀疑肺栓塞。若在右心房或右心室发现血栓，同时患者临床表现符合肺栓塞，可以做出诊断。超声检查偶可因发现肺动脉近端的血栓而确定诊断。

6. 核素肺通气/灌注扫描（V/Q 显像）

其是肺血栓栓塞症重要的诊断方法。典型征象是呈肺段分布的肺灌注缺损，并与通气显像不匹配。但由于许多疾病可以同时影响患者的通气及血流状况，使通气灌注扫描在结果判定上较为复杂，需密切结合临床。通气/灌注显像的肺栓塞诊断分为高度可能、中度可能、低度可能及正常。如显示中度可能及低度可能，应进一步行其他检查以明确诊断。

7. 螺旋 CT 和电子束 CT 造影（CTPA）

由于电子束 CT 造影是无创的检查且方便，现《指南》中将其作为首选的肺栓塞诊断方法。该项检查能够发现段以上肺动脉内的栓子，是确诊肺栓塞的手段之一，但 CT 对亚段肺栓塞的诊断价值有限。直接征象为肺动脉内的低密度充盈缺损，部分或完全包在不透光的血流之间，或者呈完全充盈缺损，远端血管不显影；间接征象包括肺野楔形密度增高影，条带状的高密度区或盘状肺不张，中心肺动脉扩张及远端血管分支减少或消失等。CT 扫描还可以同时显示肺及肺外的其他胸部疾患。电子束 CT 扫描速度更快，可在很大程度上避免因心搏和呼吸的影响而产生伪影。

8. 肺动脉造影

肺动脉造影为诊断肺栓塞的“金标准”。是一种有创性检查，且费用昂贵。发生致命性或严重并发症的可能性分别为 0.1% 和 1.5%，应严格掌握其适应证。

9. 下肢深静脉血栓形成的检查

有超声技术、肢体阻抗容积图（IPG）、放射性核素静脉造影等。

五、诊断与鉴别诊断

（一）诊断

肺血栓栓塞症诊断分 3 个步骤，疑诊—确诊—求因。

1. 根据临床情况疑诊肺血栓栓塞症

（1）对存在危险因素，特别是并存多个危险因素的患者，要有强的诊断意识。

（2）结合临床症状、体征，特别是在高危患者出现不明原因的呼吸困难、胸痛、晕厥和休克，或伴有单侧或双侧不对称性下肢肿胀、疼痛。

（3）结合心电图、X 线胸片、动脉血气分析、D-二聚体、超声心动图下肢深静脉超声检查结果。

2. 对疑诊肺栓塞患者安排进一步检查以明确肺栓塞诊断

（1）核素肺通气/灌注扫描。

（2）CT 肺动脉造影（CTPA）。

（3）肺动脉造影。

3. 寻找肺血栓栓塞症的成因和危险因素

只要疑诊肺血栓栓塞症，即要明确有无深静脉血栓形成，并安排相关检查，尽可能发现其危险因素，并加以预防或采取有效的治疗措施。

（二）急性肺血栓栓塞症临床分型

1.大面积肺栓塞

临床上以休克和低血压为主要表现，即体循环动脉收缩压<12.0 kPa(90 mmHg)或较基础血压下降幅度≥5.3 kPa(40 mmHg)，持续15 min以上。需除外新发生的心律失常、低血容量或感染中毒症等其他原因所致的血压下降。

2.非大面积肺栓塞

不符合以上大面积肺血栓栓塞症的标准，即未出现休克和低血压的肺血栓栓塞症。非大面积肺栓塞中有一部分患者属于次大面积肺栓塞，即超声心动图显示右心室运动功能减退或临床上出现右心功能不全。

（三）鉴别诊断

肺血栓栓塞症应与急性心梗、ARDS、肺炎、胸膜炎、支气管哮喘、自发性气胸等鉴别。

六、急诊处理

急性肺血栓栓塞症病情危重的，须积极抢救。

（一）一般治疗

(1)应密切监测呼吸、心率、血压、心电图及血气分析的变化。

(2)要求绝对卧床休息，不要过度屈曲下肢，保持大便通畅，避免用力。

(3)对症处理：有焦虑、惊恐症状的可给予适当使用镇静药；胸痛严重者可给吗啡5～10 mg皮下注射，昏迷、休克、呼吸衰竭者禁用。对有发热或咳嗽的给予对症治疗。

（二）呼吸循环支持

对有低氧血症者，给予吸氧，严重者可使用经鼻(面)罩无创性机械通气或经气管插管行机械通气，应避免行气管切开，以免在抗凝或溶栓过程发生不易控制的大出血。

对出现右心功能不全，心输出量下降，但血压尚正常的患者，可予多巴酚丁胺和多巴胺治疗。合并休克者给予增大剂量，或使用其他血管加压药物，如间羟胺、肾上腺素等。可根据血压调节剂量，使血压维持在12.0/8.0 kPa(90/60 mmHg)以上。对支气管痉挛明显者，应给予氨茶碱0.25 g静点，必要时加地塞米松，同时积极进行溶栓、抗凝治疗。

（三）溶栓治疗

可迅速溶解血栓，恢复肺组织再灌注，改善右心功能，降低病死率。溶栓时间窗为14 d，溶栓治疗指征：主要适用于大面积肺栓塞患者，对于次大面积肺栓塞，若无禁忌证也可以进行溶栓；对于血压和右心室运动功能均正常的患者，则不宜溶栓。

1.溶栓治疗的禁忌证

(1)绝对禁忌证，有活动性内出血，近期自发性颅内出血。

(2)相对禁忌证，2周内的大手术、分娩、器官活检或不能以压迫止血部位的血管穿刺；2个月内的缺血性脑卒中；10 d内的胃肠道出血；15 d内的严重创伤；1个月内的神经外科和眼科手术；难以控制的重度高血压；近期曾行心肺复苏；血小板计数低于100×10^9/L；妊娠；细菌性心内膜炎及出血性疾病；严重肝肾功能不全。

对于大面积肺血栓栓塞症，因其对生命的威胁性大，上述绝对禁忌证应视为相对禁忌证。

2.常用溶栓方案

(1)尿激酶2 h法，尿激酶20 000 U/kg加入0.9%氯化钠液100 mL持续静脉滴注2 h。

(2)尿激酶12 h法，尿激酶负荷量4 400 U/kg，加入0.9%氯化钠液20 mL静脉注射10 min，随后以2 200 U/(kg·h)加入0.9%氯化钠液250 mL持续静脉滴注12 h。

(3)重组组织型纤溶酶原激活剂50 mg加入注射用水50 mL持续静脉滴注2 h。使用尿激酶溶栓期间不可同用肝素。溶栓治疗结束后，应每2～4 h测定部分活化凝血活酶时间，当其水平低于正常值的2倍，即应开始规范的肝素治疗。

3.溶栓治疗的主要并发症为出血

为预防出血的发生，或发生出血时得到及时处理，用药前要充分评估出血的危险性，必要时应配血，做好输血准备。溶栓前宜留置外周静脉套管针，以方便溶栓中能够取血化验。

（四）抗凝治疗

抗凝治疗可有效地防止血栓再形成和复发，是肺栓塞和深静脉血栓的基本治疗方法。常用的抗凝药物为普通肝素、低分子肝素、华法林。

1.普通肝素

采取静脉滴注和皮下注射的方法。持续静脉泵入法：首剂负荷量 80 U/kg（或 5 000～10 000 U）静脉注射，然后以 18 U/(kg·h)持续静脉滴注。在开始治疗后的最初 24 h 内，每 4～6 h 测定激活部分凝血活酶时间（APTT），根据 APTT 调整肝素剂量，尽快使 APTT 达到并维持于正常值的 1.5～2.5 倍（见表 15-6）。

表 15-6　根据 APTT 监测结果调整静脉肝素用量的方法

APTT	初始剂量及调整剂量	下次 APTT 测定的间隔时间
测基础 APTT	初始剂量：80 U/kg 静脉注射，然后按 18 U/(kg·h)静脉滴注	4～6 h
APTT<35 s	予 80 U/kg 静脉注射，然后增加静脉滴注剂量 4 U/(kg·h)	6 h
APTT35～45 s	予 40 U/kg 静脉注射，然后增加静脉滴注剂量 2 U/(kg·h)	6 h
APTT46～70 s	无需调整剂量	6 h
APTT71～90 s	减少静脉滴注剂量 2 U/(kg·h)	6 h
APTT>90 s	停药 1 h，然后减少剂量 3 U/(kg·h)后恢复静脉滴注	6 h

2.低分子肝素

采用皮下注射。应根据体重给药，每日 1～2 次。对于大多数患者不需监测 APTT 和调整剂量。

3.华法林

在肝素或低分子肝素开始应用后的第 24～48 h 加用口服抗凝剂华法林，初始剂量为 3.0～5.0 mg/d。由于华法林需要数天才能发挥全部作用，因此与肝素需至少重叠应用 4～5 d，当连续 2 天测定的国际标准化比率（INR）达到 2.5（2.0～3.0）时，或 PT 延长至 1.5～2.5 倍时，即可停止使用肝素或低分子肝素，单独口服华法林治疗，应根据 INR 或 PT 调节华法林的剂量。在达到治疗水平前，应每日测定 INR，其后 2 周每周监测 2～3 次，以后根据 INR 的稳定情况每周监测 1 次或更少。若行长期治疗，每 4 周测定 INR 并调整华法林剂量 1 次。

（五）深静脉血栓形成的治疗

70%～90%急性肺栓塞的栓子来源于深静脉血栓形成的血栓脱落，特别是下肢深静脉尤为常见。深静脉血栓形成的治疗原则是卧床、患肢抬高、溶栓（急性期）、抗凝、抗感染及使用抗血小板聚集药等。为防止血栓脱落肺栓塞再发，可于下腔静脉安装滤器，同时抗凝。

（六）手术治疗

肺动脉血栓摘除术适用于以下。

（1）大面积肺栓塞，肺动脉主干或主要分支次全阻塞，不合并固定性肺动脉高压（尽可能通过血管造影确诊）。

（2）有溶栓禁忌证者。

（3）经溶栓和其他积极的内科治疗无效者。

七、急救护理

（一）基础护理

为了防止栓子的脱落，患者绝对卧床休息 2 周。如果已经确认肺栓塞的位置应取健侧卧位。避免突然改变体位，禁止搬动患者。肺栓塞栓子 86%来自下肢深静脉，而下肢深静脉血栓者 51%发生肺栓塞。

因此有下肢静脉血栓者应警惕肺栓塞的发生。抬高患肢，并高于肺平面 20～30 cm。密切观察患肢的皮肤有无青紫、肿胀、发冷、麻木等感觉障碍。一经发现及时通知医生处理，严禁挤压、热敷、针刺、按摩患肢，防止血栓脱落，造成再次肺栓塞。指导患者进食高蛋白、高维生素、粗纤维、易消化饮食，多饮水，保持大便通畅，避免便秘、咳嗽等，以免增加腹腔压力，影响下肢静脉血液回流。

（二）维持有效呼吸

本组病例 89％患者有低氧血症。给予高流量吸氧，5～10 L/min，均以文丘里面罩或储氧面罩给氧，既能消除高流量给氧对患者鼻腔的冲击所带来的不适，又能提供高浓度的氧，注意及时根据血氧饱和度指数或血气分析结果来调整氧流量。年老体弱或痰液黏稠难以咳出患者，每日给予生理盐水 2 mL 加盐酸氨溴索 15 mg 雾化吸入 2 次。使痰液稀释，易于咳出，必要时吸痰，注意观察痰液的量、色、气味、性质。呼吸平稳后指导患者深呼吸运动，使肺早日膨胀。

（三）加强症状观察

肺栓塞临床表现多样化、无特异性，据报道典型的胸痛、咯血、呼吸困难三联征所占比例不到 1/3，而胸闷、呼吸闲难、晕厥、咯血、胸痛等都可为肺栓塞首要症状。因此，接诊的护士除了询问现病史外，还应了解患者的基础疾病。目前已知肺栓塞危险因素如静脉血栓、静脉炎、血液黏滞度增加、高凝状态、恶性肿瘤、术后长期静卧、长期使用皮质激素等。患者接受治疗后，注意观察患者发绀、胸闷、憋气、胸部疼痛等症状有无改善。有 21 例患者胸痛较剧，导致呼吸困难加重，血氧饱和度为 72％～84％，给予加大吸氧浓度，同时氨茶碱 0.25 g＋生理盐水 50 mL 微泵静脉推注 5 mL/h，盐酸哌替啶 50 mg 肌内注射。经以上处理，胸痛、呼吸困难缓解，病情趋于稳定。

（四）监测生命体征

持续多参数监护仪监护，专人特别护理。每 15～30 min 记录 1 次，严密观察心率、心律、血氧饱和度、血压、呼吸的变化，发现异常及时报告医生，平稳后测脉搏（P）、呼吸（R）、血压（BP），1 次/h。

（五）溶栓及抗凝护理

肺栓塞一旦确诊，最有效的方法是用溶栓和抗凝疗法，使栓塞的血管再通，维持有效的怖循环血量，迅速降低有心前阻力。溶栓治疗最常见的并发症是出血，平均为 5％～7％，致死性出血约为 1％。因此要注意观察有无出血倾向，注意皮肤、黏膜、牙龈及穿刺部位有无出血，是否有咯血、呕血、便血等现象。严密观察患者意识的变化，发现有头痛、呕吐症状，要及时报告医生处理。谨防脑出血的发生。溶栓期间要备好除颤器、利多卡因等各种抢救用品，防止溶栓后血管再通，部分未完全溶解的栓子随血流进入冠状动脉，发生再灌注心律失常。用药期间应监测凝血时间及凝血酶原时间。

（六）注重心理护理

胸闷、胸痛、呼吸困难，易给患者带来紧张、恐惧的情绪，甚至造成濒死感。有文献报道，情绪过于激动也可诱发栓子脱落，因此要耐心指导患者保持情绪的稳定。尽量帮助患者适应环境，接受患者这个特殊的角色，同时向患者讲解治疗的目的、要求、方法，使其对诊疗情况心中有数，减少不必要的猜疑和忧虑。及时取得家属的理解和配合。指导加强心理支持，采取心理暗示和现身说教，帮助患者树立信心，使其积极配合治疗。

（黑丽莎）

第七节　重症哮喘

支气管哮喘（简称哮喘）是常见的慢性呼吸道疾病之一，近年来，其患病率在全球范围内有逐年增加的趋势，参照《全球哮喘防治创议（GINA）》和我国《2008 年版支气管哮喘防治指南》，将定义重新修订为哮喘是由多种细胞包括气道的炎性细胞和结构细胞（如嗜酸性粒细胞、肥大细胞、T 细胞、中性粒细胞、平滑肌细胞、气道上皮细胞等)和细胞组分参与的气道慢性炎症性疾病。这种慢性炎症导致气道高反应性,通常出现广泛多变的可逆性气流受限,并引起反复发作性的喘息、气急、胸闷或咳嗽等症状,常在夜间和(或)清晨发作、加剧,多数患者可自行缓解或经治疗缓解。如果哮喘急性发作,虽经积极吸入糖皮质激素($\leqslant$1 000 μg/d)和应用长效 β_2 受体激动药或茶碱类药物治疗数小时,病情不缓解或继续恶化;或哮喘呈暴发性发作,哮喘发作后短时间内即进入危重状态,则称为重症哮喘。如病情不能得到有效控制,可迅速发展为呼吸衰竭而危及生命,故需住院治疗。

一、病因和发病机制

(一)病因

哮喘的病因还不十分清楚,目前认为同时受遗传因素和环境因素的双重影响。

(二)发病机制

哮喘的发病机制不完全清楚,可能是免疫-炎症反应、神经机制和气道高反应性及其之间的相互作用。重症哮喘目前已经基本明确的发病因素主要有以下几种。

1.诱发因素的持续存在

诱发因素的持续存在使机体持续地产生抗原-抗体反应,发生气道炎症、气道高反应性和支气管痉挛,在此基础上,支气管黏膜充血水肿、大量黏液分泌并形成黏液栓,阻塞气道。

2.呼吸道感染

细菌、病毒及支原体等的感染可引起支气管黏膜充血肿胀及分泌物增加,加重气道阻塞;某些微生物及其代谢产物还可以作为抗原引起免疫-炎症反应,使气道高反应性加重。

3.糖皮质激素使用不当

长期使用糖皮质激素常常伴有下丘脑-垂体-肾上腺皮质轴功能抑制,突然减量或停用,可造成体内糖皮质激素水平的突然降低,造成哮喘的恶化。

4.脱水、痰液黏稠、电解质紊乱

哮喘急性发作时,呼吸道丢失水分增加、多汗造成机体脱水,痰液黏稠不易咳出而阻塞大小气道,加重呼吸困难,同时由于低氧血症可使无氧酵解增加,酸性代谢产物增加,合并代谢性酸中毒,使病情进一步加重。

5.精神心理因素

许多学者提出心理社会因素通过对中枢神经、内分泌和免疫系统的作用而导致哮喘发作,是使支气管哮喘发病率和病死率升高的一个重要因素。

二、病理生理

重症哮喘的支气管黏膜充血水肿、分泌物增多甚至形成黏液栓及气道平滑肌的痉挛导致呼吸道阻力在吸气和呼气时均明显升高,小气道阻塞,肺泡过度充气,肺内残气量增加,加重吸气肌肉的负荷,降低肺的顺应性,内源性呼气末正压(PEEPi)增大,导致吸气功耗增大。小气道阻塞,肺泡过度充气,相应区域毛细血管的灌注减低,引起肺泡通气/血流(V/Q)比例的失调,患者常出现低氧血症,多数患者表现为过度通气,通常 $PaCO_2$ 降低,若 $PaCO_2$ 正常或升高,应警惕呼吸衰竭的可能性或是否已经发生了呼吸衰竭。重症哮喘患者,若气道阻塞不迅速解除,潮气量将进行性下降,最终将会发生呼吸衰竭。哮喘发作持续不缓解,也可能出现血液循环的紊乱。

三、临床表现

1.症状

重症哮喘患者常出现极度严重的呼气性呼吸困难、被迫采取坐位或端坐呼吸,干咳或咳大量白色泡沫痰,不能讲话、紧张、焦虑、恐惧、大汗淋漓。

2.体征

患者常出现呼吸浅快,呼吸频率增快(>30 次/分),可有三凹征,呼气期两肺满布哮鸣音,也可哮鸣音不出现,即所谓的"寂静胸",心率增快(>120 次/分),可有血压下降,部分患者出现奇脉、胸腹反常运动、意识障碍,甚至昏迷。

四、实验室检查和其他检查

1.痰液检查

哮喘患者痰涂片显微镜下可见到较多嗜酸性粒细胞、脱落的上皮细胞。

2.呼吸功能检查

哮喘发作时,呼气流速指标均显著下降,第 1 秒钟用力呼气容积(FEV_1)、第 1 秒钟用力呼气容积占用力肺活量比值($FEV_1/FVC\%$,即 1 秒率)及呼气峰值流速(PEF)均减少。肺容量指标可见用力肺活量减少、残气量增加、功能残气量和肺总量增加,残气占肺总量百分比增高。大多数成人哮喘患者呼气峰值流速<50%预计值则提示重症发作,呼气峰值流速<33%预计值提示危重或致命性发作,需做血气分析检查以监测病情。

3.血气分析

由于气道阻塞且通气分布不均,通气/血流比例失衡,大多数重症哮喘患者有低氧血症,PaO_2<8.0 kPa(60 mmHg),少数患者 PaO_2<6.0 kPa(45 mmHg),过度通气可使 $PaCO_2$ 降低,pH 上升,表现为呼吸性碱中毒;若病情进一步发展,气道阻塞严重,可有缺氧及 CO_2 潴留,$PaCO_2$ 上升,血 pH 下降,出现呼吸性酸中毒;若缺氧明显,可合并代谢性酸中毒。$PaCO_2$ 正常往往是哮喘恶化的指标,高碳酸血症是哮喘危重的表现,需给予足够的重视。

4.胸部 X 线检查

早期哮喘发作时可见两肺透亮度增强,呈过度充气状态,并发呼吸道感染时可见肺纹理增加及炎性浸润阴影。重症哮喘要注意气胸、纵隔气肿及肺不张等并发症的存在。

5.心电图检查

重症哮喘患者心电图常表现为窦性心动过速、电轴右偏、偶见肺性 P 波。

五、诊断

1.哮喘的诊断标准

(1)反复发作喘息、气急、胸闷或咳嗽,多与接触变应原、冷空气、物理、化学性刺激及病毒性上呼吸道感染、运动等有关。

(2)发作时双肺可闻及散在或弥漫性,以呼气相为主的哮鸣音,呼气相延长。

(3)上述症状和体征可经治疗缓解或自行缓解。

(4)除去其他疾病所引起的喘息、气急、胸闷和咳嗽。

(5)临床表现不典型者(如无明显喘息或体征),应至少具备以下 1 项试验阳性:①支气管激发试验或运动激发试验阳性。②支气管舒张试验阳性,第 1 秒用呼气容积增加≥12%,且第 1 秒用呼气容积增加绝对值≥200 mL。③呼气峰值流速日内(或 2 周)变异率≥20%。

符合(1)~(4)条或(4)~(5)条者,可以诊断为哮喘。

2.哮喘的分期及分级

根据临床表现,哮喘可分为急性发作期、慢性持续期和临床缓解期。急性发作是指喘息、气促、咳嗽、胸闷等症状突然发生,或原有症状急剧加重,常有呼吸困难,以呼气流量降低为其特征,常因接触变应原、刺激物或呼吸道感染诱发。哮喘急性发作时病情严重程度可分为轻度、中度、重度、危重 4 级(见表 15-7)。

表 15-7 哮喘急性发作时病情严重程度的分级

临床特点	轻度	中度	重度	危重
气短	步行、上楼时	稍事活动	休息时	
体位	可平卧	喜坐位	端坐呼吸	
谈话方式	连续成句	常有中断	仅能说出字和词	不能说话
精神状态	可有焦虑或尚安静	时有焦虑或烦躁	常有焦虑、烦躁	嗜睡、意识模糊
出汗	无	有	大汗淋漓	
呼吸频率(次/分)	轻度增加	增加	>30	
辅助呼吸肌活动及三凹征	常无	可有	常有	胸腹矛盾运动
哮鸣音	散在,呼气末期	响亮、弥漫	响亮、弥漫	减弱、甚至消失
脉率(次/分)	<100	100~120	>120	脉率变慢或不规则
奇脉(深吸气时收缩压下降,mmHg)	无,<10	可有,10~25	常有,>25	无
使用 β_2 受体激动药后呼气峰值流速占预计值或个人最佳值%	>80%	60%~80%	<60%或<100 L/min或作用时间<2 h	
PaO_2(吸空气,mmHg)	正常	≥60	<60	<60
$PaCO_2$(mmHg)	<45	≤45	>45	>45
SaO_2(吸空气,%)	>95	91~95	≤90	≤90
pH				降低

注:1mmHg=0.133kPa

六、鉴别诊断

1.左侧心力衰竭引起的喘息样呼吸困难

(1)患者多有高血压、冠状动脉粥样硬化性心脏病、风湿性心脏病和二尖瓣狭窄等病史和体征。

(2)阵发性咳嗽,咳大量粉红色泡沫痰,两肺可闻及广泛的湿啰音和哮鸣音,左心界扩大,心率增快,心尖部可闻及奔马律。

(3)胸部X线及心电图检查符合左心病变。

(4)鉴别困难时,可雾化吸入 β_2 受体激动药或静脉注射氨茶碱缓解症状后,进一步检查,忌用肾上腺素或吗啡,以免造成危险。

2.慢性阻塞性肺疾病

(1)中老年人多见,起病缓慢、病程较长,多有长期吸烟或接触有害气体的病史。

(2)慢性咳嗽、咳痰,晨间咳嗽明显,气短或呼吸困难逐渐加重。有肺气肿体征,两肺可闻及湿啰音。

(3)慢性阻塞性肺疾病急性加重期和哮喘区分有时十分困难,用支气管扩张药和口服或吸入激素做治疗性试验可能有所帮助。慢性阻塞性肺疾病也可与哮喘合并同时存在。

3.上气道阻塞

(1)呼吸道异物者有异物吸入史。

(2)中央型支气管肺癌、气管支气管结核、复发性多软骨炎等气道疾病,多有相应的临床病史。

(3)上气道阻塞一般出现吸气性呼吸困难。

(4)胸部X线摄片、CT、痰液细胞学或支气管镜检查有助于诊断。

(5)平喘药物治疗效果不佳。

此外,应和变态反应性肺浸润、自发性气胸等相鉴别。

七、急诊处理

哮喘急性发作的治疗取决于发作的严重程度及对治疗的反应。对于具有哮喘相关死亡高危因素的患者，应给予高度重视。高危患者包括：①曾经有过气管插管和机械通气的濒于致死性哮喘的病史。②在过去1年中因为哮喘而住院或看急诊。③正在使用或最近刚刚停用口服糖皮质激素。④目前未使用吸入糖皮质激素。⑤过分依赖速效 $β_2$ 受体激动药，特别是每月使用沙丁胺醇（或等效药物）超过1支的患者。⑥有心理疾病或社会心理问题，包括使用镇静药。⑦有对哮喘治疗不依从的历史。

（一）轻度和部分中度急性发作哮喘患者可在家庭中或社区中治疗

治疗措施主要为重复吸入速效 $β_2$ 受体激动药，在第1小时每次吸入沙丁胺醇100～200 μg或特布他林250～500μg，必要时每20 min重复1次，随后根据治疗反应，轻度调整为3～4 h再用2～4喷，中度1～2 h用6～10喷。如果对吸入性 $β_2$ 受体激动药反应良好（呼吸困难显著缓解，呼气峰值流速占预计值＞80%或个人最佳值，且疗效维持3～4 h），通常不需要使用其他药物。如果治疗反应不完全，尤其是在控制性治疗的基础上发生的急性发作，应尽早口服糖皮质激素（泼尼松龙0.5～1 mg/kg或等效剂量的其他激素），必要时到医院就诊。

（二）部分中度和所有重度急性发作均应到急诊室或医院治疗

1.联合雾化吸入 $β_2$ 受体激动药和抗胆碱能药物

$β_2$ 受体激动药通过对气道平滑肌和肥大细胞等细胞膜表面的 $β_2$ 受体的作用，舒张气道平滑肌、减少肥大细胞脱颗粒和介质的释放等，缓解哮喘症状。重症哮喘时应重复使用速效 $β_2$ 受体激动药，推荐初始治疗时连续雾化给药，随后根据需要间断给药（6次/天）。雾化吸入抗胆碱药物，如溴化异丙托品（常用剂量为50～125 μg，3～4次/天）、溴化氧托品等可阻断节后迷走神经传出支，通过降低迷走神经张力而舒张支气管，与 $β_2$ 受体激动药联合使用具有协同、互补作用，能够取得更好的支气管舒张作用。

2.静脉使用糖皮质激素

糖皮质激素是最有效的控制气道炎症的药物，重度哮喘发作时应尽早静脉使用糖皮质激素，特别是对吸入速效 $β_2$ 受体激动药初始治疗反应不完全或疗效不能维持者。如静脉及时给予琥珀酸氢化可的松（400～1 000 mg/d）或甲泼尼龙（80～160 mg/d），分次给药，待病情得到控制和缓解后，改为口服给药（如静脉使用激素2～3 d，继之以口服激素3～5 d），静脉给药和口服给药的序贯疗法有可能减少激素用量和不良反应。

3.静脉使用茶碱类药物

茶碱具有舒张支气管平滑肌作用，并具有强心、利尿、扩张冠状动脉、兴奋呼吸中枢和呼吸肌等作用。临床上在治疗重症哮喘时静脉使用茶碱作为症状缓解药，静脉注射氨茶碱[首次剂量为4～6 mg/kg，注射速度不宜超过0.25 mg/(kg·min)，静脉滴注维持剂量为0.6～0.8 mg/(kg·h)]，茶碱可引起心律失常、血压下降，甚至死亡，其有效、安全的血药浓度范围应在6～15μg/mL，在有条件的情况下应监测其血药浓度，及时调整浓度和滴速。发热、妊娠、抗结核治疗可以降低茶碱的血药浓度；而肝疾患、充血性心力衰竭及合用西咪替丁（甲氰咪胍）、喹诺酮类、大环内酯类药物等可影响茶碱代谢而使其排泄减慢，增加茶碱的毒性作用，应引起重视，并酌情调整剂量。

4.静脉使用 $β_2$ 受体激动药

平喘作用较为迅速，但因全身不良反应的发生率较高，国内较少使用。

5.氧疗

使 SaO_2≥90%，吸氧浓度一般30%左右，必要时增加至50%，如有严重的呼吸性酸中毒和肺性脑病，吸氧浓度应控制在30%以下。

6.气管插管机械通气

重度和危重哮喘急性发作经过氧疗、全身应用糖皮质激素、$β_2$ 受体激动药等治疗，临床症状和肺功能无改善，甚至继续恶化，应及时给予机械通气治疗，其指征主要包括意识改变、呼吸肌疲劳、$PaCO_2$≥

6.0 kPa(45 mmHg)等。可先采用经鼻(面)罩无创机械通气，若无效应及早行气管插管机械通气。哮喘急性发作机械通气需要较高的吸气压，可使用适当水平的呼气末正压治疗。如果需要过高的气道峰压和平台压才能维持正常通气容积，可试用允许性高碳酸血症通气策略以减少呼吸机相关肺损伤。

八、急救护理

(一)护理目标

(1)及早发现哮喘先兆，保障最佳治疗时机，终止发作。

(2)尽快解除呼吸道阻塞，纠正缺氧，挽救患者生命。

(3)减轻患者身体、心理的不适及痛苦。

(4)提高患者的活动能力，提高生活质量。

(5)健康指导，提高自护能力，减少复发，维护肺功能。

(二)护理措施

1)院前急救时的护理：①首先做好出诊前的评估。接到出诊联系电话时询问患者的基本情况，做出预测评估及相应的准备。除备常规急救药外，需备短效的糖皮质激素及 β_2 受体激动剂(气雾剂)、氨茶碱等。做好机械通气的准备，救护车上的呼吸机调好参数，准备吸氧面罩。②到达现场后，迅速评估病情及周围环境，判断是否有诱发因素。简单询问相关病史，评估病情。立即监测生命体征、意识状态的情况，发生呼吸、心搏骤停时立即配合医生进行心肺复苏，建立人工气道进行机械辅助通气。尽快解除呼吸道阻塞，及时纠正缺氧是抢救患者的关键。给予氧气吸入，面罩或者用高频呼吸机通气吸氧。遵医嘱立即帮助患者吸入糖皮质激素和 β_2 受体激动剂定量气雾剂，氨茶碱缓慢静脉滴注，肾上腺素 0.25～0.5 mg 皮下注射，30 min后可重复 1 次。迅速建立静脉通道。固定好吸氧、输液管，保持通畅。重症哮喘病情危急，严重缺氧导致极其恐惧、烦躁，护士要鼓励患者，端坐体位做好固定，扣紧安全带，锁定担架平车与救护车定位把手，并在旁扶持。运送途中，密切监护患者的呼吸频率及节律、血氧饱和度、血压、心率、意识的变化，观察用药反应。

2)到达医院后，帮助患者取坐位或半卧位，放移动托板，使其身体伏于其上，利于通气和减少疲劳。立即连接吸氧装置，调好氧流量。检查静脉通道是否通畅。备吸痰器、气管插管、呼吸机、抢救药物、除颤器。连接监护仪，监测呼吸、心电、血压等生命体征。观察患者的意识、呼吸频率、哮鸣音高低变化。一般哮喘发作时，两肺布满高调哮鸣音，但重危哮喘患者，因呼吸肌疲劳和小气道广泛痉挛，使肺内气体流速减慢，哮鸣音微弱，出现“沉默胸”，提示病情危重。护士对病情变化要有预见性，发现异常及时报告医生处理。

3)迅速收集病史、以往药物服用情况，评估哮喘程度。如果哮喘发作经数小时积极治疗后病情仍不能控制，或急剧进展，即为重症哮喘，此时病情不稳定，可危及生命，需要加强监护、治疗。

4)确保气道通畅维护有效排痰、保持呼吸道通畅是急重症哮喘的护理重点。①哮喘发作时，支气管黏膜充血水肿，腺体分泌亢进，合并感染更重，产生大量痰液。而此时患者因呼吸急促、喘息，呼吸道水分丢失，致使痰液黏稠不易咳出，大量黏痰形成痰栓阻塞气管、支气管，导致严重气道阻塞，加上气道痉挛，气道内压力明显增加，加重喘息及感染。因此必须注意补充水分、湿化气道，积极排痰，保持呼吸道通畅。②按时协助患者翻身、叩背，加强体位引流；雾化吸入，湿化气道，稀释痰液，防止痰栓形成。采用小雾量、短时间、间歇雾化方式，湿化时密切观察患者呼吸状态，发现喘息加重、血氧饱和度下降等异常立即停止雾化。床边备吸痰器，防止痰液松解后大量涌出导致窒息。吸痰时动作轻柔、准确，吸力和深度适当，尽量减少刺激并达到有效吸引。每次吸痰时间不超过 15 s，该过程中注意观察患者的面色、呼吸、血氧饱和度、血压及心率的变化。严格无菌操作，避免交叉感染。

5)吸氧治疗的护理：①给氧方式、浓度和流量根据病情及血气分析结果予以调节。一般给予鼻导管吸氧，氧流量 4～6 L/min；有二氧化碳潴留时，氧流量 2～4 L/min；出现低氧血症时改用面罩吸氧，氧流量 6～10 L/min。经过吸氧和药物治疗病情不缓解，低氧血症和二氧化碳潴留加剧时进行气管插管呼吸机辅助通气。此时应做好呼吸机和气道管理，防止医源性感染，及时有效地吸痰和湿化气道。气管插管患者吸痰前后均应吸入纯氧 3～5 min。②吸氧治疗时，观察呼吸窘迫有无缓解，意识状况，末梢皮肤黏膜颜色、湿度等，定时监测血气分析。高浓度吸氧（>60%）持续 6 h 以上时应注意有无烦躁、情绪激动、呼吸困难加重等中毒症状。

6）药物治疗的护理：终止哮喘持续发作的药物根据其作用机制可分为具有抗炎作用和缓解症状作用两大类。给药途径包括吸入、静脉和口服。①吸入给药的护理：吸入的药物局部抗感染作用强，直接作用于呼吸道，所需剂量较小，全身性不良反应较少。剂型有气雾剂、干粉和溶液。护士指导患者正确吸入药物。先嘱患者将气呼尽，然后开始深吸气，同时喷出药液，吸气后屏气数秒，再慢慢呼出。吸入给药有口咽部局部的不良反应，包括声音嘶哑、咽部不适和念珠菌感染，吸药后让患者及时用清水含漱口咽部。密切观察与用药效果和不良反应，严格掌握吸入剂量。②静脉给药的护理：经静脉用药有糖皮质激素、茶碱类及 β 受体激动剂。护士要熟练掌握常用静脉注射平喘药物的药理学、药代动力学、药物的不良反应、使用方法及注意事项，严格执行医嘱的用药剂量、浓度和给药速度，合理安排输液顺序。保持静脉通路畅通，药液无外渗，确保药液在规定时间内输入。观察治疗反应，监测呼吸频率、节律、血氧饱和度、心率、心律和哮喘症状的变化等。应用拟肾上腺素和茶碱类药物时应注意观察有无心律失常、心动过速、血压升高、肌肉震颤、抽搐、恶心、呕吐等不良反应，严格控制输入速度，及时反馈病情变化，供医生及时调整医嘱，保持药物剂量适当；应用大剂量糖皮质激素类药物应观察是否有消化道出血或水钠潴留、低钾性碱中毒等表现，发现后及时通知医师处理。③口服给药：重度哮喘吸入大剂量激素治疗无效的患者应早期口服糖皮质激素，一般使用半衰期较短的糖皮质激素，如泼尼松、泼尼松龙或甲泼尼龙等。每次服药护士应协助，看患者服下，防止漏服或服用时间不恰当。正确的服用方法是每日或隔日清晨顿服，以减少外源性激素对脑垂体-肾上腺轴的抑制作用。

7）并发症的观察和护理：重危哮喘患者主要并发症是气胸、皮下气肿、纵隔气肿、心律失常、心功能不全等，发生时间主要在发病 48 h 内，尤其是前 24 h。在入院早期要特别注意观察，尤应注意应用呼吸机治疗者及入院前有肺气肿和（或）肺心病的重症哮喘患者。①气胸：气胸是发生率最高的并发症。气胸发生的征象是清醒患者突感呼吸困难加重、胸痛、烦躁不安，血氧饱和度降低。由于胸内压增加，使用呼吸机时机器报警。护士此时要注意观察有无气管移位，血流动力学是否稳定等，并立即报告医生处理。②皮下气肿：一般发生在颈胸部，重者可累及到腹部。表现为颈胸部肿胀，触诊有握雪感或捻发感。单纯皮下气肿一般对患者影响较轻，但是皮下气肿多来自气胸或纵隔气肿，如处理不及时可危及生命。③纵隔气肿：纵隔气肿是最严重的并发症，可直接影响循环系统，导致血压下降、心律失常，甚至心搏骤停，短时间内导致患者死亡。发现皮下气肿，同时有血压、心律的明显改变，应考虑到纵隔气肿的可能，立即报告医生急救处理。④心律失常：患者存在的低氧及高碳酸血症、氨茶碱过量、电解质紊乱、胸部并发症等，均可导致各种早搏、快速心房纤颤、室上速等心律失常。发现新出现的心律失常或原有心律失常加重，要针对性地观察是否存在上述原因，做出相应的护理并报告医生处理。

8）出入量管理：急重症哮喘发作时因张口呼吸、大量出汗等原因容易导致脱水、痰液黏稠不易咳出，必须严格出入量管理，为治疗提供准确依据。监测尿量，必要时留置导尿，准确记录 24 h 出入量及每小时尿量，观察出汗情况、皮肤弹性，若尿量少于 30 mL/h，应通知医生处理。意识清醒者，鼓励饮水。对口服不足及意识不清者，经静脉补充水分，一般每日补液 2 500～3 000 mL，根据患者的心功能状态调整滴速，避免诱发心力衰竭、急性肺水肿。在补充水分的同时应严密监测血清电解质，及时补充纠正，保持酸碱平衡。

9）基础护理：哮喘发作时，患者生活不能自理，护士要做好各项基础护理。尽量维护患者的舒适感。①保持病室空气新鲜流通，温度（18 ℃～22 ℃）、相对湿度（50%～60%）适宜，避免寒冷、潮湿、异味。注意保暖，避免受凉感冒。室内不摆放花草，整理床铺时防止尘埃飞扬。护理操作尽量集中进行，保障患者休息。②帮助患者取舒适的半卧位和坐位，适当用靠垫等维持，减轻患者体力。每日 3 次进行常规口腔、鼻腔清洁护理，有利于呼吸道通畅，预防感染并发症。口唇干燥时涂液状石蜡。③保持床铺清洁、干燥、平整。对意识障碍加强皮肤护理，保持皮肤清洁、干燥，及时擦干汗液，更换衣服，每 2 h 翻身 1 次，避免局部皮肤长期受压。协助床上排泄，提供安全空间，尊重患者，及时清理污物并清洗会阴。

10）安全护理：为意识不清、烦躁的患者提供保护性措施，使用床档，防止坠床摔伤。哮喘发作时，患者常采取强迫坐位，给予舒适的支撑物，如移动餐桌、升降架等。哮喘缓解后，协助患者侧卧位休息。

11）饮食护理：给予高热量、高维生素、易消化的流质食物，病情好转后改半流质、普通饮食。避免产气、辛辣、刺激性食物及容易引起过敏的食物，如鱼、虾等。

12）心理护理：严重缺氧时患者异常痛苦，有窒息和濒死感，患者均存在不同程度的焦虑、烦躁或恐惧，后者诱发或加重哮喘，形成恶性循环。护士应主动与患者沟通，提供细致护理，给患者精神安慰及心理支持，说明良好的情绪能促进缓解哮喘，帮助患者控制情绪。

13）健康教育：为了有效控制哮喘发作、防止病情恶化，必需提高患者的自我护理能力，并且鼓励亲属参与教育计划，使其准确了解患者的需求，能提供更合适的帮助。患者经历自我处理成功的体验后会增加控制哮喘的信心，改善生活质量，提高治疗依从性。具体内容主要有：哮喘相关知识，包括支气管哮喘的诱因、前驱症状、发作时的简单处理、用药等；自我护理技能的培养，包括气雾剂的使用、正确使用峰流速仪监测、合理安排日常生活和定期复查等。

（1）指导环境控制识别致敏源和刺激物，如宠物、花粉、油漆、皮毛、灰尘、吸烟、刺激性气体等，尽量减少与之接触。居室或工作学习的场所要保持清洁，常通风。

（2）呼吸训练指导患者正确的腹式呼吸法、轻咳排痰法及缩唇式呼吸等，保证哮喘发作时能有效地呼吸。

（3）病情监护指导指导患者自我检测病情，每天用袖珍式峰流速仪监测最大呼出气流速，并进行评定和记录。急性发作前的征兆有：使用短效β受体激动剂次数增加、早晨呼气峰流速下降、夜间苏醒次数增加或不能入睡，夜间症状严重等。一旦有上述征象，及时复诊。嘱患者随身携带止喘气雾剂，一出现哮喘先兆时立即吸入，同时保持平静。通过指导患者及照护者掌握哮喘急性发作的先兆和处理常识，把握好急性加重前的治疗时间窗，一旦发生时能采取正确的方式进行自救和就医，避免病情恶化或争取抢救时间。

（4）指导患者严格遵医嘱服药指导患者应在医生指导下坚持长期、规则、按时服药，向患者及照护者讲明各种药物的不良反应及服用时注意事项，指导其加强病情观察。如疗效不佳或出现严重不良反应时立即与医生联系，不能随意更改药物种类、增减剂量或擅自停药。

（5）指导患者适当锻炼，保持情绪稳定在缓解期可做医疗体操、呼吸训练、打太极拳等，戒烟，减少对气道的刺激。避免情绪激动、精神紧张和过度疲劳，保持愉快情绪。

（6）指导个人卫生和营养细菌和病毒感染是哮喘发作的常见诱因。哮喘患者应注意与流感者隔离，定期注射流感疫苗，预防呼吸道感染。保持良好的营养状态，增强抗感染的能力。胃肠道反流可诱发哮喘发作，睡前 3 h 禁饮食、抬高枕头可预防。

（黑丽莎）

第八节　重症心律失常

心律失常是指心脏冲动的频率、节律、起源部位、传导速度或激动次序的异常。正常心脏冲动起源于窦房结，先后经结间束、房室结、希氏束、左和右束支及浦肯野纤维至心室。心律失常的发生是由于多种原因引起心肌细胞的自律性、兴奋性、传导性改变，导致心脏冲动形成和（或）传导异常。临床上，根据发作时心率的快慢，可将心律失常分为快速心律失常和缓慢心律失常。前者包括期前收缩、心动过速、心房颤动、心室颤动等，后者包括窦性缓慢心律失常、房室传导阻滞等。心律失常发生在无器质性心脏病者，大多病程短，可自行恢复，对血流动力学无明显影响，一般不增加心血管死亡危险性。发生于严重器质性心脏病或离子通道病的心律失常，病程较长，常有严重血流动力学障碍，可诱发心绞痛、休克、心力衰竭、昏厥甚至猝死，称重症心律失常。常见的病因为急性冠脉综合征、陈旧性心肌梗死、慢性充血性心力衰竭（射血分数＜40%）、各类心肌病、长 Q-T 间期综合征、预激综合征等。

心律失常的诊断应从详尽采集病史入手，病史通常能提供对诊断有用的线索。心电图检查是诊断心律失常最重要的一项无创性检查技术，应记录12导联心电图，并记录清楚显示P波导联的心电图长条以备分析，通常选择 V_1 或Ⅱ导联。系统分析应包括：心房与心室节律是否规则，频率各为若干？P-R 间期是否恒定？P波与 QRS 波群是否正常？P波与 QRS 波群的相互关系等。在确定心律失常类型后，对重症心律失常患者，在院前和院内对其进行急救时首先要判断有无严重血流动力学障碍，并建立静脉通道，给予吸氧、心电监护，使用电击复律和（或）抗心律失常药物迅速纠正心律失常。在血流动力学稳定、心律失常已纠正的情况下再分析、判断导致心律失常的病因和诱因，并给予相应的处理。

一、阵发性室上性心动过速

阵发性室上性心动过速，简称室上速，是一种阵发性、规则而快速的异位心律。根据起搏点部位及发生机制的不同，包括窦房折返性心动过速、心房折返性心动过速、自律性房性心动过速、房室结内折返性心动过速等。此外，利用隐匿性房室旁路逆行传导的房室折返性心动过速习惯上也归属于室上性心动过速的范畴。由于心动过速发作时频率很快，P波往往埋伏于前一个T波中，不易判定起搏点的部位，故常统称为阵发性室上性心动过速。在全部室上速患者中，房室结内折返性心动过速和房室折返性心动过速占90%以上。

（一）病因

阵发性室上性心动过速常见于正常的青年，情绪激动、疲劳或烟酒过量常可诱发。也可见于各种心脏病患者，如冠心病、风湿性心脏病、慢性肺源性心脏病、甲状腺功能亢进性心脏病等。

（二）发病机制

折返是阵发性室上性心动过速发生的主要机制。由触发活动、自律性增高引起者为数甚少。在房室结存在双径路、房室间存在隐匿性房室旁路、窦房结细胞群之间存在功能性差异、心房内3条结间束或心房肌的传导性能不均衡或中断的情况下，两条传导性和不应期不一致的传导通路如形成折返环，其中，一条传导通路出现单向传导阻滞时，适时的期前收缩或程序刺激在非阻滞通路上传导的时间使单向传导阻滞的通路脱离不应期，冲动在折返环中沿着一定的方向在折返环中运行，即可形成阵发性室上性心动过速。

（三）临床表现

心动过速发作突然起始与终止，持续时间长短不一。症状包括心悸、胸闷、焦虑不安、头晕，少数患者可出现晕厥、心绞痛、心力衰竭、休克。症状轻重取决于发作时心室率快速的程度、持续时间及有无血流动力学障碍，也与原发病的严重程度有关。体检心尖区第一心音强度恒定，心律绝对规则。

（四）诊断

1. 心电图特征

(1)心率150～250次/分，节律规则。

(2)QRS 波群形态与时限正常，发生室内差异性传导或原有束支传导阻滞时，QRS 波群形态异常。

(3)P波形态与窦性心律时不同，且常与前一个心动周期的T波重叠而不易辨认。

(4)ST段轻度下移，T波平坦或倒置（见图15-2）。

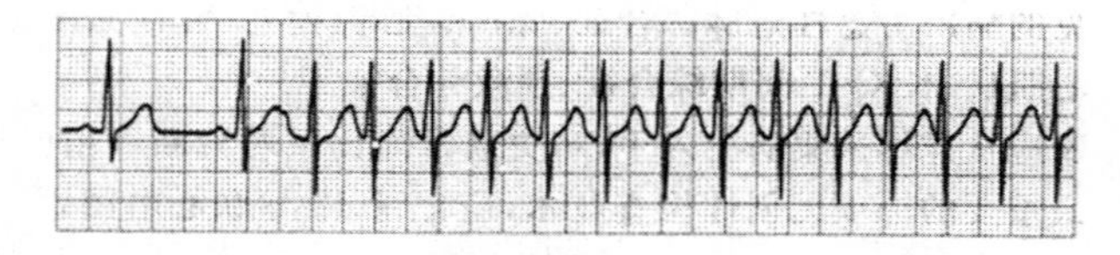

图 15-2　阵发性室上性心动过速

2. 评估

(1)判断有无严重的血流动力学障碍、缺氧、二氧化碳潴留和电解质紊乱。

(2)判断有无器质性心脏病、心功能状态和发作的诱因。

(3)询问既往有无阵发性心动过速发作,每次发作的持续时间、主要症状及诊治情况。

(五)急诊处理

在吸氧、心电监护、建立静脉通路后,根据患者基础的心脏状况、既往发作的情况、有无血流动力学障碍及对心动过速的耐受程度做出处理。

1. 同步直流电复律

当患者有严重的血流动力学障碍时,需要紧急电击复律。抗心律失常药物治疗无效也应施行电击复律。能量一般选择 100～150 J。电击复律时如患者意识清楚,应给予地西泮 10～30 mg静脉注射。应用洋地黄者不应行电复律治疗。

2. 刺激迷走神经

如患者心功能与血压正常,可先尝试刺激迷走神经的方法。颈动脉窦按摩(患者取仰卧位,先行右侧,每次 5～10 s,切不可两侧同时按摩,以免引起脑缺血)、ValsalVa 动作(深吸气后屏气、再用力作呼气)、诱导恶心、将面部浸没于冰水中等方法可使心动过速终止。

3. 腺苷与钙通道阻滞药

首选治疗药物为腺苷,6～12 mg 静脉注射,时间 1～2 s。腺苷起效迅速,不良反应有胸部压迫感、呼吸困难、面部潮红、窦性心动过缓、房室传导阻滞等。由于其半衰期短于 6 s,不良反应即使发生也很快消失。如腺苷无效可改用维拉帕米,首次 5 mg 稀释后静脉注射,时间 3～5 min,无效间隔 10 min 再静脉注射 5 mg。也可使用地尔硫䓬 0.25～0.35 mg/kg。上述药物疗效达 90%以上。如患者合并心力衰竭、低血压或为宽 QRS 波心动过速,尚未明确室上性心动过速的诊断时,不应选用钙通道阻滞药,宜选用腺苷静脉注射。

4. 洋地黄与 β 受体阻断药

毛花苷丙(西地兰)0.4～0.8 mg 稀释后静脉缓慢注射,以后每 2～4 h 静脉注射 0.2～0.4 mg,24 h 总量在 1.6 mg 以内。目前洋地黄已较少应用,但对伴有心功能不全患者仍为首选。

β 受体阻断药也能有效终止心动过速,但应避免用于失代偿的心力衰竭患者,并以选用短效 β 受体阻断药(如艾司洛尔)较为合适,剂量 50～200 μg/(kg · min)。

5. 普罗帕酮

1～2 mg/kg(常用 70 mg)稀释后静脉注射,无效间隔 10～20 min 再静脉注射 1 次,一般静脉注射总量不超过 280 mg。由于普罗帕酮有负性肌力作用及抑制传导系统作用,且个体间存在较大差异,对有心功能不全者禁用,对有器质性心脏病、低血压、休克、心动过缓者等慎用或禁用。

6. 其他

合并低血压者可应用升压药物,通过升高血压反射性地兴奋迷走神经,终止心动过速。可选用间羟胺 10～20 mg 或甲氧明 10～20 mg,稀释后缓慢静脉注射。有器质性心脏病或高血压者不宜使用。

二、室性心动过速

室性心动过速简称室速,是指连续 3 个或 3 个以上的室性期前收缩,频率>100 次/分所构成的快速心律失常。

(一)病因

室速常发生于各种器质性心脏病,以缺血性心脏病为最常见;其次为心肌病、心力衰竭、二尖瓣脱垂、瓣膜性心脏病等;其他病因包括代谢紊乱、电解质紊乱、长 Q-T 间期综合征、Brugada 综合征、药物中毒等。少数室速可发生于无器质性心脏病者,称为特发性室速。

（二）发病机制

1. 折返

折返形成必须具备两条解剖或功能上相互分离的传导通路、部分传导途径的单向阻滞和另一部分传导缓慢这3个条件。心室内的折返可为大折返、微折返。前者具有明确的解剖途径；后者为发生于小块心肌甚至于细胞水平的折返，是心室内的折返最常见的形式。心肌的缺血、低血钾及代谢障碍等引起心室肌细胞膜电位改变，动作电位时间、不应期、传导性的非均质性，使心肌电活动不稳定而诱发室速。

2. 自律性增高

心肌缺血、缺氧、牵张过度均可使心室异位起搏点4相舒张期除极坡度增加、降低阈电位或提高静息电位的水平，使心室肌自律性增高而诱发室速。

3. 触发活动

由后除极引起的异常冲动的发放。常由前一次除极活动的早期后除极或延迟后除极所诱发。它可见于局部儿茶酚胺浓度增高、心肌缺血一再灌注、低血钾、高血钙及洋地黄中毒时。

（三）临床表现

室速临床症状的轻重视发作时心脏基础病变、心功能状态、频率及持续时间等不同而异，而有很大差别。非持续性室速的患者通常无症状。持续性室速常伴有明显的血流动力学障碍与心肌缺血。临床症状包括心悸、气促、低血压、心绞痛、少尿、晕厥等。听诊心律轻度不规则，第1、2心音分裂。室速发生房室分离时，颈静脉搏动出现间歇性a波，第1心音响度及血压随每次心搏而变化；室速伴有房颤时，则第1心音响度变化和颈静脉搏动间歇性a波消失。部分室速蜕变为心室颤动而引起患者猝死。

（四）诊断与鉴别诊断

1. 心电图特征

(1)3个或3个以上的室性期前收缩连续出现。

(2)QRS波群宽大、畸形，时间＞0.12 s，ST-T波方向与QRS波群主波方向相反。

(3)心室率通常为100～250次/分，心律规则，但也可不规则。

(4)心房独立活动与QRS波群无固定关系，形成房室分离；偶尔个别或所有心室激动逆传夺获心房。

(5)通常发作突然开始。

(6)心室夺获与室性融合波：室速发作时少数室上性冲动可下传心室，产生心室夺获，表现为在P波之后提前发生一次正常的QRS波群。室性融合波的QRS波群形态介于窦性与异位心室搏动之间，其意义为部分夺获心室。心室夺获与室性融合波的存在对确立室速的诊断有重要价值(见图15-3)。

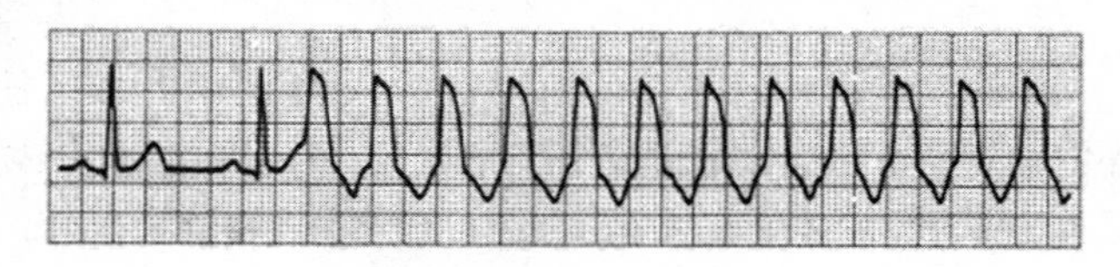

图15-3　室性心动过速

2. 室速的分类

(1)按室速发作持续时间的长短分为：①持续性室速，发作时间30 s以上，或室速发作时间未达30 s，但出现严重的血流动力学异常，需药物或电复律始能终止。②非持续性室速，发作时间短于30 s，能自行终止。

(2)按室速发作时QRS波群形态不同分为：①单形性室速，室速发作时，QRS波群形态一致。②多形性室速，室速发作时，QRS波群形态呈2种或2种以上形态。

(3)按室速发作时血流动力学的改变分为：①血流动力学稳定性室速。②血流动力学不稳定性室速。

(4)按室速持续时间和形态的不同分为：①单形性持续性室速。②单形性非持续性室速。③多形性持续性室速。④多形性非持续性室速。

3.鉴别诊断

室速与阵发性室上性心动过速伴束支传导阻滞或室内差异性传导或合并预激综合征的心电图十分相似,但各自的临床意义及治疗完全不同,因此应进行鉴别。

(1)阵发性室上性心动过速伴室内差异性传导:室速与阵发性室上性心动过速伴室内差异性传导酷似,均为宽 QRS 波群心动过速,两者应仔细鉴别。下述诸点有助于阵发性室上性心动过速伴室内差异性传导的诊断:①每次心动过速均由期前发生的 P 波开始。②P 波与 QRS 波群相关,通常呈 1∶1 房室比例。③刺激迷走神经可减慢或终止心动过速。

(2)预激综合征伴心房颤动:预激综合征患者发生心房颤动,冲动沿旁道下传预激心室表现为宽 QRS 波,沿房室结下传表现为窄 QRS 波,有时两者融合 QRS 波介于两者之间。当室率较快时易与室速混淆。下述诸点有助于预激综合征伴心房颤动的诊断:①心房颤动发作前后有预激综合征的心电图形。②QRS 时限>0.20 s,且由于预激心室程度不同 QRS 时限可有差异。③心律明显不齐,心率多>200 次/分。④心动过速 QRS 波中有预激综合征心电图形时有利于预激综合征伴心房颤动的诊断。

4.评估

(1)判断血流动力学状态、有无脉搏:当心电图显示为室性心动过速或宽 QRS 波心动过速时,首先要判断患者血流动力学是否稳定、有无脉搏。

(2)确定室速的类型、持续时间。

(3)判断有无器质性心脏病、心功能状态和发作的诱因。

(4)判断 Q-T 间期有无延长、是否合并低血钾和洋地黄中毒等。

(五)急诊处理

室速的急诊处理原则是:对非持续性的室速,无症状、无晕厥史、无器质性心脏病者无须治疗;对持续性室速发作,无论有无器质性心脏病均应迅速终止发作,积极治疗基础病;对非持续性室速,有器质性心脏病患者也应积极治疗。

1.吸氧

室性心动过速的患者,常有器质性心脏病,发作时间长时即有明显缺氧,应该注意氧气吸入。

2.直流电复律

无脉性室速、多形性室速应视同心室颤动,立即进行复苏抢救和非同步直流电复律,首次单相波能量为 360 J,双相波能量为 150 J 或 200 J。伴有低血压、休克、呼吸困难、肺水肿、心绞痛、晕厥或意识丧失等严重血流动力学障碍的单形性持续性室性心动过速者,首选同步直流电复律;药物治疗无效的单形性持续性室性心动过速者,也应行同步直流电复律。首次单相波能量为 100 J,如不成功,可增加能量。如血流动力学情况允许应予短时麻醉。洋地黄中毒引起的室性心动过速者,不宜用电复律,应给予药物治疗。

3.抗心律失常药物的使用

(1)胺碘酮:静脉注射胺碘酮基本不诱发尖端扭转性室速,也不加重或诱发心衰。适用于血流动力学稳定的单形性室速、不伴 Q-T 间期延长的多形性室速、未能明确诊断的宽 QRS 心动过速、电复律无效或电复律后复发的室速、普鲁卡因胺或其他药物治疗无效的室速。在合并严重心功能受损或缺血的患者,胺碘酮优于其他抗心律失常药,疗效较好,促心律失常作用低。首剂静脉用药 150 mg,用 5%葡萄糖溶液稀释后,于 10 min 注入。首剂用药 10~15 min 后仍不能转复,可重复静脉注射 150 mg。室速终止后以 1 mg/min速度静脉滴注 6 h,随后以 0.5 mg/min 速度维持给药,原则上第 1 个 24 h 不超过 1.2 g,最大可达 2.2g。第 2 个 24 h 及以后的维持量一般推荐 720 mg/24 h。静脉胺碘酮的使用剂量和方法要因人而异,使用时间最好不要超过3~4 d。静脉使用胺碘酮的主要不良反应是低血压和心动过缓,减慢静脉注射速度、补充血容量、使用升压药或正性肌力药物可以预防,必要时采用临时起搏。

(2)利多卡因:近年来,发现利多卡因对起源自正常心肌的室速终止有效率低;终止器质性心脏病或心衰中室速的有效率不及胺碘酮和普鲁卡因胺;急性心肌梗死中预防性应用利多卡因,室颤发生率降低,但病死率上升。此外,终止室速、室颤复发率高。因此,利多卡因已不再是终止室速、室颤的首选药物。首剂用药 50～100 mg，稀释后 3～5 min 内静脉注射，必要时间隔 5～10 min 后可重复 1 次，至室速消失或总量达 300 mg，继以 1～4 mg/min 的速度维持给药。主要不良反应有嗜睡、感觉迟钝、耳鸣、抽搐、一过性低血压等。禁忌证有高度房室传导阻滞、严重心衰、休克、肝功能严重受损等。

(3)苯妥英钠：它能有效地消除由洋地黄过量引起的延迟性后除极触发活动，主要用于洋地黄中毒引起的室性和房性快速心律失常。也可用于长 Q-T 间期综合征所诱发的尖端扭转性室速。首剂用药 100～250 mg，以注射用水 20～40 mL 稀释后 5～10 min 内静脉注射，必要时每隔 5～10 min 重复静脉注射 100 mg，但 2 h 内不宜超过 500 mg，1 d 不宜超过 1 000 mg。治疗有效后改口服维持，第二、三天维持量 100 mg，5 次/天；以后改为每 6 小时 1 次。主要不良反应有头晕、低血压、呼吸抑制、粒细胞计数减少等。禁忌证有低血压、高度房室传导阻滞(洋地黄中毒例外)、严重心动过缓等。

(4)普罗帕酮：1～2 mg/kg(常用 70 mg)稀释后以 10 mg/min 静脉注射，无效间隔10～20 min再静脉注射 1 次，一般静脉注射总量不超过 280 mg。由于普罗帕酮有负性肌力作用及抑制传导系统作用，且个体间存在较大差异，对有心功能不全者禁用，对有器质性心脏病、低血压、休克、心动过缓者等慎用或禁用。

(5)普鲁卡因胺：100 mg 稀释后 3～5 min 内静脉注射，每隔 5～10 min 重复 1 次，直至心律失常被控制或总量达 1～2 g，然后以 1～4 mg/min 的速度维持给药。为避免普鲁卡因胺产生的低血压反应，用药时应有另外一个静脉通路，可随时滴入多巴胺，保持在推注普鲁卡因胺过程中血压不降。用药时应有心电图监测。应用普鲁卡因胺负荷量时可产生 QRS 增宽，如超过用药前 50%则提示已达最大耐受量，不可继续使用。

(六)特殊类型的室性心动过速

1.尖端扭转性室速

本病是多形性室速的一个特殊类型，因发作时 QRS 波群的振幅与波峰呈周期性改变，宛如围绕等电位线连续扭转而得名。往往连续发作 3～20 个冲动，间以窦性冲动，反复出现，频率 200～250 次/分(见图 15-4)。在非发作期可有 Q-T 间期延长。当室性期前收缩发生在舒张晚期、落在前面 T 波的终末部分可诱发室速。由于发作时频率过快可伴有血流动力学不稳定的症状，甚至心脑缺血表现，持续发作控制不满意可恶化为心室颤动和猝死。临床见于先天性长 Q-T 间期综合征、严重的心肌损害和代谢异常、电解质紊乱(如低血钾或低血镁)、吩噻嗪和三环类抗抑郁药及抗心律失常药物(如奎尼丁、普鲁卡因胺或丙吡胺)的使用时。

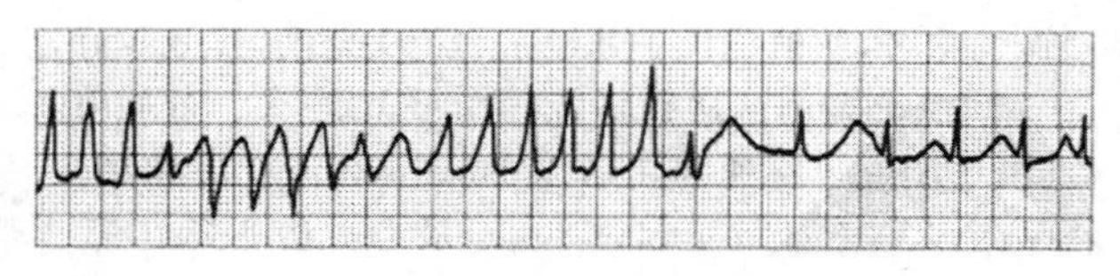

图 15-4 尖端扭转性室速

药物终止尖端扭转性室速时，首选硫酸镁，首剂 2 g，用 5%葡萄糖溶液稀释至 40 mL 缓慢静脉注射，时间 3～5 min，然后以 8 mg/min 的速度静脉滴注。ⅠA 类和Ⅲ类抗心律失常药物可使 Q-T 间期更加延长，故不宜应用。先天性长 Q-T 间期综合征治疗应选用 β 受体阻断药。对于基础心室率明显缓慢者，可起搏治疗，联合应用 β 受体阻断药。药物治疗无效者，可考虑左颈胸交感神经切断术，或置入埋藏式心脏复律除颤器。

2.加速性室性自主心律

本病又称非阵发性室速、缓慢型室速。心电图常表现为连续发生 3～10 个起源于心室的 QRS 波群，心室率通常为 60～110 次/分。心动过速的开始与终止呈渐进性，跟随于一个室性期前收缩之后，或当心室异位起搏点自律性高于窦性频率时发生。由于心室与窦房结两个起搏点轮流控制心室节律，融合波常出现于心律失常的开始与终止时，心室夺获亦很常见。

加速性室性自主心律常发生于心脏病患者，特别是急性心肌梗死再灌注期间、心脏手术、心肌病、风湿热与洋地黄中毒。发作短暂或间歇。患者一般无症状，也不影响预后。通常无须治疗。

三、心房扑动

心房扑动简称房扑，是一种快速而规则、药物难以控制的心房异位心律，较心房颤动少见。

（一）病因

心房扑动常发生于器质性心脏病，如风湿性心脏病、冠心病、高血压性心脏病、心肌病等。此外，肺栓塞、慢性充血性心力衰竭、二、三尖瓣狭窄与反流导致心房扩大，也可出现心房扑动。其他病因有甲状腺功能亢进症、酒精中毒、心包炎等，也可见于一些无器质性心脏病的患者。

（二）发病机制

心脏电生理研究表明，房扑系折返所致。因这些折返环占领了心房的大部分区域，故称之为“大折返”。下腔静脉至三尖瓣环间的峡部常为典型房扑折返环的关键部位。围绕三尖瓣环呈逆钟向折返的房扑最常见，称典型房扑（Ⅰ型）；围绕三尖瓣环呈顺钟向折返的房扑较少见，称非典型房扑（Ⅱ型）。

（三）临床表现

心房扑动往往有不稳定的倾向，可恢复为窦性心律或进展为心房颤动，亦可持续数月或数年。按摩颈动脉窦能突然成比例减慢心房扑动者的心室率，停止按摩后又恢复至原先心室率水平。令患者运动、施行增加交感神经张力或降低迷走神经张力的方法，可促进房室传导，使心房扑动的心室率成倍数增加。

房扑患者常有心悸、呼吸困难、乏力或胸痛等症状。有些房扑患者症状较为隐匿，仅表现为活动时乏力。如房扑伴有极快的心室率，可诱发心绞痛、心力衰竭。体检可见快速的颈静脉扑动。房室传导比例发生改变时，第一心音强度也随之变化。未得到控制且心室率极快的房扑，长期发展会导致心动过速性心肌病。

（四）诊断

1. 心电图特征

(1)反映心房电活动的窦性P波消失，代之以规律的锯齿状扑动波称为F波，扑动波之间的等电位线消失，在Ⅱ、Ⅲ、aVF或V_1导联最为明显，典型房扑在Ⅱ、Ⅲ、aVF导联上的扑动波呈负向，V_1导联上的扑动波呈正向，移行至V_6导联时则扑动波演变成负向波。心房率为250～350次/分。非典型房扑，表现为Ⅱ、Ⅲ、aVF导联上的正向扑动波和V_1导联上的负向扑动波，移行至V_6导联时则扑动波演变正向扑动波，心房率为340～430次/分。

(2)心室率规则或不规则，取决于房室传导比例是否恒定。当心房率为300次/分，未经药物治疗时，心室率通常为150次/分（2∶1房室传导）。使用奎尼丁、普罗帕酮等药物，心房率减慢至200次/分以下，房室传导比例可恢复1∶1，导致心室率显著加速。预激综合征和甲状腺功能亢进症并发房扑，房室传导比例如为1∶1，可产生极快的心室率。不规则的心室率是由于房室传导比例发生变化，如2∶1与4∶1传导交替所致。

(3)QRS波群呈室上性，时限正常。当合并预激综合征、室内差异性传导和束支传导阻滞时，QRS波增宽、畸形（见图15-5）。

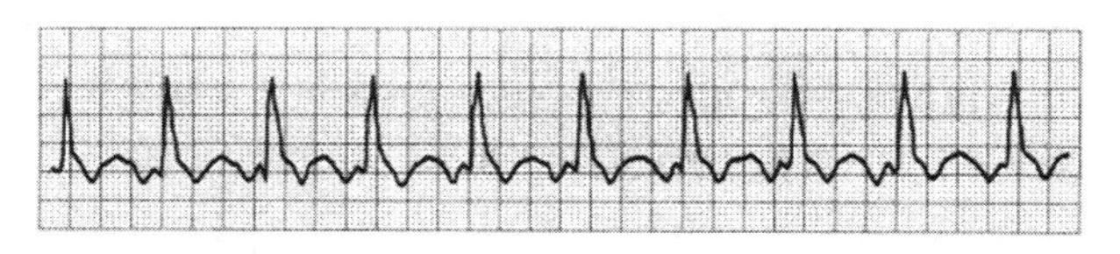

图15-5 心房扑动

2. 评估

(1)有无严重的血流动力学障碍。

(2)判断有无器质性心脏病、心功能状态和发作的诱因。

(3)判断房扑的持续时间。

（五）急诊处理

心房扑动常发生于器质性心脏病，在吸氧、心电监护、建立静脉通路后，根据患者基础的心脏状况、有无血流动力学障碍做出处理。房扑急诊处理的目的是在对原发病进行治疗的基础上将其转复为窦性心律，预防复发或单纯减慢心率以缓解临床症状。

1.心律转复

(1)直流电同步复律：是终止房扑最有效的方法。房扑发作时有严重的血流动力学障碍或出现心衰，应首选直流电复律；对持续性房扑药物治疗无效者，也宜用电复律。大多数房扑仅需50 J的单相波或更小的双相波电击，即能成功地将房扑转复为窦性心律。成功率为95%～100%。

(2)心房快速起搏：适用于电复律无效者，或已应用大剂量洋地黄不适宜复律者。成功率为70%～80%。对典型房扑(Ⅰ型)效果较好而非典型房扑(Ⅱ型)无效。对于房扑伴1∶1传导或旁路前向传导，由于快速心房起搏可诱发快速心室率甚至心室颤动，故为心房快速起搏禁忌。将电极导管插至食管的心房水平，或经静脉穿刺插入电极导管至右心房处，以快于心房率10～20次/分开始，当起搏至心房夺获后突然终止起搏，常可有效地转复房扑为窦性心律。当初始频率不能终止房扑时，在原来起搏频率基础上增加10～20次/分，必要时重复上述步骤。终止房扑最有效的起搏频率一般为房扑频率的120%～130%。

(3)药物复律：对房扑复律有效的药物有以下几种。①伊布利特：转复房扑的有效率为38%～76%，转复时间平均为30 min。研究证实，其复律成功与否与房扑持续时间无关。严重的器质性心脏病、Q-T间期延长或有窦房结病变的患者，不应给予伊布利特治疗。②普罗帕酮：急诊转复房扑的成功率为40%。③索他洛尔：1.5 mg/kg转复房扑成功率远不如伊布利特。

2.药物控制心室率

对血流动力学稳定的患者，首先以降低心室率为治疗目的。

(1)洋地黄制剂：是房扑伴心功能不全患者的首选药物。可用毛花苷丙(西地兰)0.4～0.6 mg稀释后缓慢静脉注射，必要时于2 h后再给0.2～0.4 mg，使心率控制在100次/分以下后改为口服地高辛维持。房扑大多数先转为房颤，如继续使用或停用洋地黄过程中，可能恢复窦性心律；少数从心房扑动转为窦性心律。

(2)钙通道阻滞药：首选维拉帕米，5～10 mg稀释后缓慢静脉注射，偶可直接复律，或经房颤转为窦性心律，口服疗效差。静脉应用地尔硫䓬也能有效控制房扑的心室率。主要不良反应为低血压。

(3)β受体阻断药：可减慢房扑之心室率。

(4)对于房扑伴1∶1房室传导，多为旁道快速前向传导。可选用延缓旁道传导的普罗帕酮、胺碘酮、普鲁卡因胺等，禁用延缓房室传导、增加旁道传导而加快室率的洋地黄和维拉帕米等。

3.药物预防发作

多非利特、氟卡尼、胺碘酮均可用于预防发作。但Ⅰc类抗心律失常药物治疗房扑时必须与β受体阻断药或钙通道阻滞药合用，原因是Ⅰc类抗心律失常药物可减慢房扑频率，并引起1∶1房室传导。

4.抗凝治疗

新近观察显示，房扑复律过程中栓塞的发生率为1.7%～7.0%，未经充分抗凝的房扑患者直流电复律后栓塞风险为2.2%。房扑持续时间超过48 h的患者，在采用任何方式的复律之前均应抗凝治疗。只有在下列情况下才考虑心律转复：患者抗凝治疗达标(INR值为2.0～3.0)、房扑持续时间少于48 h或经食管超声未发现心房血栓。食管超声阴性者，也应给予抗凝治疗。

四、心房颤动

心房颤动也称心房纤颤，简称房颤，指心房丧失了正常的、规则的、协调的、有效的收缩功能而代之以350～600次/分的不规则颤动，是一种十分常见的心律失常。绝大多数见于器质性心脏病患者，可呈阵发性或呈持续性。在人群中的总发病率约为0.4%，65岁以上老年人发病率为3%～5%，80岁后发病率可达8%～10%。合并房颤后心脏病病死率增加2倍，如无适当抗凝，脑卒中增加5倍。

(一)病因

房颤常发生于原有心血管疾病者，常见于风湿性心脏病、冠心病、高血压性心脏病、甲状腺功能亢进、缩窄性心包炎、心肌病、感染性心内膜炎及慢性肺源性心脏病等。房颤发生在无心脏病变的中青年,称为孤立性房颤。老年房颤患者中部分是心动过缓一心动过速综合征的心动过速期表现。

(二)发病机制

目前得到公认的是多发微波折返学说和快速发放冲动学说。多发微波折返学说认为:多发微波以紊乱方式经过心房,互相碰撞、再启动和再形成,并有足够的心房组织块来维持折返。快速发放冲动学说认为:左右心房、肺静脉、腔静脉、冠状静脉窦等开口部位,或其内一定距离处(存在心房肌袖)有快速发放冲动灶,驱使周围心房组织产生心房颤动,由多发微波折返机制维持,快速发放冲动停止后心房颤动仍会持续。

(三)临床表现

房颤时心房有效收缩消失,心输出量比窦性心律时减少 25%或更多。症状的轻重与患者心功能和心室率的快慢有关。轻者可仅有心悸、气促、乏力、胸闷;重者可致急性肺水肿、心绞痛、心源性休克甚至昏厥。阵发性房颤者自觉症状常较明显。房颤伴心房内附壁血栓者,可引起栓塞症状。房颤的典型体征是第一心音强弱不等,心律绝对不规则,脉搏短绌。

(四)诊断

1.心电图特点

(1)各导联中正常 P 波消失,代之以形态、间距及振幅均绝对不规则的心房颤动波(f 波),频率 350~600 次/分,通常在Ⅱ、Ⅲ、aVF 或 V_1 导联较为明显。

(2)R-R 间期绝对不规则,心室率较快;但在并发完全性房室传导阻滞或非阵发性交界性心动过速时,R-R 规则,此时诊断依靠 f 波的存在。

(3)QRS 波群呈室上性,时限正常。当合并预激综合征、室内差异性传导和束支传导阻滞时,QRS 波群增宽、畸形,此时心室率又很快时,极易误诊为室速,食管导联心电图对诊断很有帮助。

(4)在长 R-R 间期后出现的短 R-R 间期,其 QRS 波群呈室内差异性传导(常为右束支传导阻滞型)称为 Ashman 现象;差异传导连续发生时称为蝉联现象(见图 15-6)。

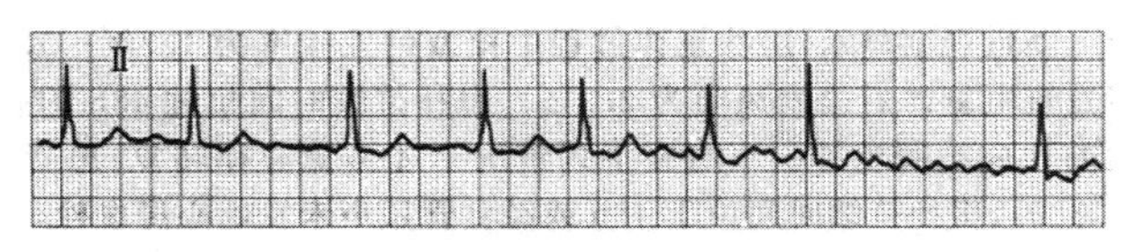

图 15-6　心房颤动

2.房颤的分类

(1)阵发性房颤:持续时间<7 d(通常在 48 h 内),能自行终止,反复发作。

(2)持续性房颤:持续时间>7 d,或以前转复过,非自限性,反复发作。

(3)永久性房颤:终止后又复发,或患者无转复愿望,持久发作。

3.评估

(1)根据病史和体格检查确定患者有无器质性心脏病、心功能不全、电解质紊乱,是否正在使用洋地黄制剂?

(2)心电图中是否间歇出现或持续存在 δ 波?如存在则表明为预激综合征(WPW),洋地黄制剂和维拉帕米为禁忌药物。

(3)紧急复律是否有益处?如快速心室率所致的心肌缺血、肺水肿、血流动力学不稳定。

(4)复律后是否可维持窦律?如甲状腺疾病、左心房增大、二尖瓣疾病。

(5)发生栓塞并发症的危险因素有哪些?即是否需要抗凝治疗?

(五)急诊处理

房颤急诊处理的原则及目的:①恢复并维持窦性心律。②控制心室率。③抗凝治疗预防栓塞并发症。

1.复律治疗

(1)直流电同步复律:急性心肌梗死、难治性心绞痛、预激综合征等伴房颤患者,如有严重血流动力学障碍,首选直流电同步复律,初始能量200 J。初始电复律失败,保持血钾在4.5～5.0 mmol/L,30 min静脉注射胺碘酮300 mg(随后24 h静脉滴注900～1200 mg),尝试进一步除颤。血流动力学稳定、房颤时心室率快(>100次/分),用洋地黄难以控制,或房颤反复诱发心力衰竭或心绞痛,药物治疗无效,也需尽快电复律。

(2)药物复律:房颤发作在7 d内的患者药物复律的效果最好。大多数这样的患者房颤是第一次发作,不少患者发作后24～48 h可自行复律。房颤时间较长的患者(>7 d)很少能自行复律,药物复律的成功率也大大减少。复律成功与否与房颤的持续时间的长短、左心房大小和年龄有关。已证实有效的房颤复律药物有:胺碘酮、普罗帕酮、氟卡尼、伊布利特、多非利特、奎尼丁。

普罗帕酮:用于≤7 d的房颤患者,单剂口服450～600 mg,转复有效率可达60%左右。但不能用于75岁以上的老年患者、心力衰竭、病态窦房结综合征、束支传导阻滞、QRS≥0.12 s、不稳定心绞痛、6个月内有过心肌梗死、二度以上房室传导阻滞者等。

胺碘酮:可静脉或口服应用。口服用药住院患者1.2～1.8 g/d,分次服,直至总量达10 g,然后0.2～0.4 g/d维持;门诊患者0.6～0.8 g/d,分次服,直至总量达10 g后0.2～0.4 g/d维持。静脉用药者为30～60 min内静脉注射5～7 mg/kg,然后1.2～1.8 g/d持续静脉滴注或分次口服,直至总量达10 g后0.2～0.4 g/d维持。转复有效率为20%～70%。

伊布利特:适用于7 d左右的房颤。1 mg静脉注射10 min,若10 min后未能转复可重复1 mg。应用时必须心电监护4 h。转复有效率为20%～75%。

2.控制心室率

(1)短期迅速控制心室率:血流动力学稳定的患者最初治疗目标是迅速控制心室率,使患者心室率≤100次/分,保持血流动力学稳定,减轻患者症状,以便赢得时间,进一步选择最佳治疗方案。初次发作且在24～48 h的急性房颤或部分阵发性患者心室率控制后,可能自行恢复为窦性心律。

毛花苷丙(西地兰):是伴有心力衰竭、肺水肿患者的首选药物。0.2～0.4 mg稀释后缓慢静脉注射,必要时于2～6 h后可重复使用,24 h内总量一般不超过1.2 mg。若近期曾口服洋地黄制剂者,可在密切观察下给毛花苷丙0.2 mg。

钙通道阻滞药:地尔硫䓬15 mg,稀释后静脉注射,时间2 min,必要时15 min后重复1次,继以15 mg/h维持,调整静脉滴注速度,使心室率达到满意控制。维拉帕米5～10 mg,稀释后静脉注射,时间10 min,必要时30～60 min后重复1次。应注意这两种药物均有一定的负性肌力作用,可导致低血压,维拉帕米更明显,伴有明显心力衰竭者不用维拉帕米。

β受体阻断药:普萘洛尔1 mg静脉注射,时间5 min,必要时每5 min重复1次,最大剂量至5 mg,维持剂量为每4小时1～3 mg;或美托洛尔5 mg静脉注射,时间5 min,必要时每5 min重复1次,最大剂量10～15 mg;艾司洛尔0.25～0.5 mg/kg静脉注射,时间>1 min,继以50 μg/(kg·min)静脉滴注维持。低血压与心力衰竭者忌用β受体阻断药。

上述药物应在心电监护下使用,心室率控制后应继续口服该药进行维持。地尔硫䓬或β受体阻断药与毛花苷丙联合治疗能更快控制心室率,且毛花苷丙的正性肌力作用可减轻地尔硫䓬和β受体阻断药的负性肌力作用。

特殊情况下房颤的药物治疗:①预激综合征伴房颤。控制心室率避免使用β受体阻断药、钙通道阻滞药、洋地黄制剂和腺苷等,因这些药物延缓房室结传导、房颤通过旁路下传使心室率反而增快。对心功能正常者,可选用胺碘酮、普罗帕酮、普鲁卡因胺或伊布利特等抗心律失常药物,使旁路传导减慢从而降低心室率,恢复窦律。胺碘酮用法:150 mg(3～5 mg/kg),用5%葡萄糖溶液稀释,于10 min注入。首剂用药10～15 min后仍不能转复,可重复150 mg静脉注射。继以1.0～1.5 mg/min速度静脉滴注1 h,以后根据病情逐渐减量,24 h总量不超过1.2 g。②急性心肌梗死伴房颤:提示左心功能不全,可静脉注射毛花苷丙或胺碘酮以减慢心室率,改善心功能。③甲状腺功能亢进症伴房颤:首先予积极的抗甲状腺药物治疗。应选用非选择性β受体阻断药(如卡维地洛)。④急性肺疾患或慢性肺部疾病伴房颤:应纠正低氧血症和酸中毒,尽量选择钙拮抗药控制心室率。

(2)长期控制心室率:持久性房颤的治疗目的为控制房颤过快的心室率,可选用β受体阻断药、钙通道阻滞药或地高辛。但应注意这些药物的禁忌证。

3.维持窦性心律

房颤心律转复后要用药维持窦性心律。除伊布利特外,用于复律的药物也用于转复后维持窦律,因此,常用普罗帕酮、胺碘酮和多非利特,还可使用阿奇利特、索他洛尔。

4.预防栓塞并发症

慢性房颤(永久性房颤)患者有较高的栓塞发生率。过去有栓塞病史、瓣膜病、高血压、糖尿病、老年患者、左心房扩大、冠心病等使发生栓塞的危险性增大。存在以上任何一种情况,均应接受长期抗凝治疗。口服华法林,使凝血酶原时间国际标准化比率(INR)维持在 2.0～3.0,能安全而有效的预防脑卒中的发生。不宜应用华法林的患者及无以上危险因素的患者,可改用阿司匹林(每日 100～300 mg)。房颤持续时间不超过 2 d,复律前无须做抗凝治疗。否则应在复律前接受 3 周的华法林治疗,待心律转复后继续治疗 4 周。紧急复律治疗可选用静脉注射肝素或皮下注射低分子肝素,复律后仍给予 4 周的抗凝治疗。在采取上述治疗的同时,要积极寻找房颤的基础疾病和诱发因素,给予相应处理。对房颤发作频繁、心室率很快、药物治疗无效者可施行射频消融、外科手术等。

五、心室扑动与心室颤动

心室扑动和心室颤动是最严重的心律失常,简称室扑和室颤。前者心室有快而微弱的收缩,后者心室各部分肌纤维发生快而不协调的颤动,对血流动力学的影响等同于心室停搏。室扑常为室颤的先兆,很快即转为室颤。而室颤则是导致心脏性猝死的常见心律失常,也是临终前循环衰竭的心律改变。原发性室颤为无循环衰竭基础上的室颤,常见于冠心病,及时电除颤可逆转。在各种心脏病的终末期发生的室扑和室颤,为继发性室扑和室颤,预后极差。

(一)病因

各种器质性心脏病及许多心外因素均可导致室扑和室颤,以冠心病、原发性心肌病、瓣膜性心脏病、高血压性心脏病为最常见。原发性室颤则好发于急性心肌梗死、心肌梗死溶栓再灌注后、原发性心肌病、病态窦房结综合征、心肌炎、触电、低温、麻醉、低血钾、高血钾、酸碱平衡失调、奎尼丁、普鲁卡因胺、锑剂和洋地黄等药物中毒、长 Q-T 间期综合征、Brugada 综合征、预激综合征合并房颤等。

(二)发病机制

室颤可以被发生于心室易损期的期前收缩所诱发,即“R on T”现象。然而,室颤也可在没有“R on T”的情况下发生,故有理论认为当一个行进的波正面碰到解剖障碍时可碎裂产生多个子波,后者可以单独存在并作为高频率的兴奋起源点触发室颤。多数学者认为,心室肌结构的不均一是形成自律性增高和折返的基质,而多个研究都提示起源于浦肯野系统的触发活动在室颤发生起始阶段的重要作用。

(三)诊断

1.临床特点

典型的表现为阿一斯(Adams-Stokes)综合征:患者突然抽搐,意识丧失,面色苍白,几次断续的叹息样呼吸之后呼吸停止;此时心音、脉搏、血压消失、瞳孔散大。部分患者阿一斯综合征表现不明显即已猝死。

2.心电图

(1)心室扑动:正常的 QRS-T 波群消失,代之以连续、快速、匀齐的大振幅波动,频率 150～250 次/分,一般在发生心室扑动后,常迅速转变为心室颤动,但也可转变为室性心动过速,极少数恢复窦性心律。室扑与室性心动过速的区别在于后者 QRS 与 T 波能分开,波间有等电位线,且 ORS 时限不如室扑宽。

(2)心室颤动:QRS-T 波群完全消失,代之以形状不同、大小各异、极不均匀的波动,频率 250～500 次/分,开始时波幅尚较大,以后逐渐变小,终于消失。室颤与室扑的区别在于前者波形及节律完全不规则,且电压极小(见图 15-7)。

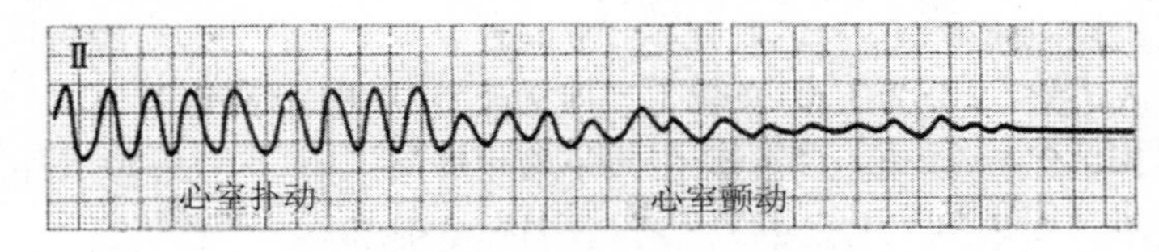

图 15-7　心室扑动与心室颤动

3. 临床分型

(1)据室颤波振幅分型:①粗颤型:室颤波振幅＞0.5 mV,多见于心肌收缩功能较好的患者,心肌蠕动幅度相对粗大有力,张力较好,对电除颤效果好。②细颤型:室颤波振幅＜0.5 mV,多见于心肌收缩功能较差的情况。对电除颤疗效差。

(2)据室颤前心功能分型:①原发性室颤:又称非循环衰竭型室颤。室颤前无低血压、心力衰竭或呼吸衰竭,循环功能相对较好。室颤的发生与心肌梗死等急性病变有关。除颤成功率为 80%。②继发性室颤:又称循环衰竭型室颤。室颤前常有低血压、心力衰竭或呼吸衰竭,常同时存在药物、电解质紊乱等综合因素,除颤成功率低(＜20%)。③特发性室颤:室颤发生前后均未发现器质性心脏病,室颤常突然发生,多数来不及复苏而猝死,部分自然终止而幸存。室颤幸存者常有复发倾向,属于单纯的心电疾病。④无力型室颤:又称临终前室颤。临终患者有 50%可出现室颤,室颤波频率慢,振幅低。

(四)急诊处理

1. 非同步直流电击除颤

心室扑动或心室颤动一旦发生,紧急给予非同步直流电击除颤 1 次,单相波能量选择 360 J,双相波选择 150～200 J。电击除颤后不应检查脉搏、心律,应立即进行胸外心脏按压,2 min 或 5 个 30：2 按压/通气周期后如仍然是室颤,再予除颤 1 次。

2. 药物除颤

2～3 次电击后仍为室颤首选胺碘酮静脉注射,无胺碘酮或有 Q-T 间期延长,可使用利多卡因,并重复电除颤。

3. 病因处理

由严重低血钾引起的室颤反复发作,应静脉滴注大量氯化钾,一般用 2～3 g 氯化钾溶于 5%葡萄糖溶液 500 mL 内,在监护下静脉滴注,最初 24 h 内常需给氯化钾 10 g 左右,持续到心电图低血钾表现消失为止。由锑剂中毒引起的室颤反复发作,可反复用阿托品 1～2 mg 静脉注射或肌内注射,同时也需补钾。由奎尼丁或普鲁卡因胺引起的室颤不宜用利多卡因,需用阿托品或异丙肾上腺素治疗。

4. 复苏后处理

若经以上治疗心脏复跳,但仍有再次骤停的危险,并可能继发脑、心、肾损害,从而发生严重并发症和后遗症。因此,应积极的防治发生心室颤动的原发疾患,维持有效的循环和呼吸功能及水、电解质和酸碱平衡,防治脑水肿、急性肾衰竭和继发感染。

六、房室传导阻滞

房室传导阻滞又称房室阻滞,是指房室交界区脱离了生理不应期后、冲动从心房传至心室的过程中异常延迟、传导部分中断或完全被阻断。房室传导阻滞可为暂时性或持久性。根据心电图上的表现分三度:一度房室传导阻滞,指 P-R 间期延长,如心率＞50 次/分且无明显症状,一般不需要特殊处理,但在急性心肌梗死时要观察发展变化;二度房室传导阻滞指心房冲动有部分不能传入心室,又分为Ⅰ型(莫氏Ⅰ型即文氏型)与Ⅱ型(莫氏Ⅱ型);三度房室传导阻滞指房室间传导完全中断,可引起严重临床后果,要积极治疗。

二度以上的房室传导阻滞，由于心搏脱漏，可有心动过缓及心悸、胸闷等症状；高度或完全性房室传导阻滞时严重的心动过缓可致心源性晕厥，需急诊抢救治疗。

（一）病因

正常人或运动员可发生二度Ⅰ型房室传导阻滞，与迷走神经张力增高有关，常发生于夜间。导致房室传导阻滞的常见病变为：急性心肌梗死、冠状动脉痉挛、病毒性心肌炎、心肌病、急性风湿热、钙化性主动脉瓣狭窄、心脏肿瘤（特别是心包间皮瘤）、原发性高血压、心脏手术、电解质紊乱、黏液性水肿等。

（二）发病机制

一度及二度Ⅰ型房室传导阻滞，阻滞部位多在房室结，病理改变多不明显，或仅有暂时性房室结缺血、缺氧、水肿、轻度炎症。二度Ⅱ型及三度房室传导阻滞，病理改变广泛而严重，且常持久存在，包括传导系统的炎症或局限性纤维化、急性前壁心肌梗死及希氏束、左右束支分叉处或双侧束支坏死、束支的广泛纤维性变。先天性完全性房室传导阻滞，可见房室结或希氏束的传导组织完全中断或缺如。

（三）临床表现

一度房室传导阻滞常无自觉症状。二度房室传导阻滞由于心搏脱漏，可有心悸、乏力等症状，也可无症状。三度房室传导阻滞的症状决定于心室率的快慢与伴随病变，症状包括疲倦、乏力、头晕、晕厥、心绞痛、心力衰竭。如合并室性心律失常，患者可感到心悸不适。当一度、二度突然进展为三度房室传导阻滞，因心室率过缓，每分钟心输出量减少，导致脑缺血，患者可出现暂时性意识丧失，甚至抽搐，称为阿一斯综合征，严重者可引起猝死。往往感觉疲劳、软弱、胸闷、心悸、气短或晕厥，听诊心率缓慢规律。

一度房室传导阻滞，听诊时第一心音强度减弱。二度Ⅰ型房室传导阻滞的第一心音强度逐渐减弱并有心搏脱漏。二度Ⅱ型房室传导阻滞亦有间歇性心搏脱漏，但第一心音强度恒定。三度房室传导阻滞的第一心音强度经常变化。第二心音可呈正常或反常分裂，间或听到响亮亢进的第一心音。凡遇心房与心室同时收缩，颈静脉出现巨大的 a 波（大炮波）。

（四）诊断

1. 心电图特征

（1）一度房室传导阻滞：每个心房冲动都能传导至心室，仅 P-R 间期＞0.20 s，儿童＞0.16～0.18 s（见图 15-8）。房室传导束的任何部位传导缓慢，均可导致 P-R 间期延长。如 QRS 波群形态与时限正常，房室传导延缓部位几乎都在房室结，极少数在希氏束。QRS 波群呈现束支传导阻滞图形者，传导延缓可能位于房室结和（或）希氏束一浦肯野系统。希氏束电图记录可协助确定部位。

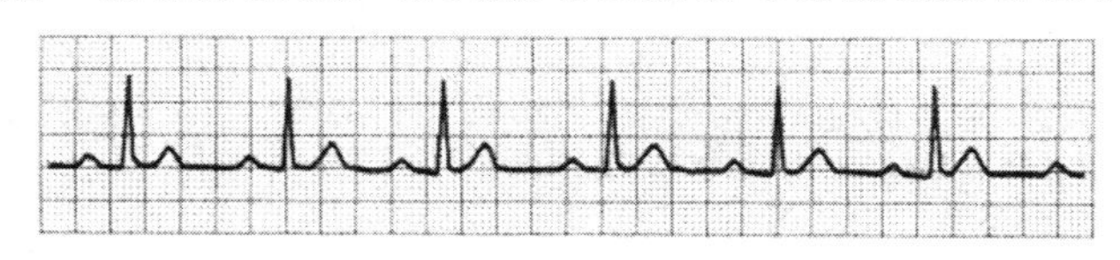

图 15-8 一度房室传导阻滞

（2）二度Ⅰ型房室传导阻滞：是最常见的二度房室传导阻滞类型。表现为 P-R 间期随每一心搏逐次延长，直至一个 P 波受阻不能下传心室，QRS 波群脱漏，如此周而复始；P-R 间期增量逐次减少；脱漏前的 P-R 间期最长，脱漏后的 P-R 间期最短；脱漏前 R-R 间期逐渐缩短，且小于脱漏后的 R-R 间期（见图 15-9）。最常见的房室传导比率为 3∶2 和 5∶4。在大多数情况下，阻滞位于房室结，QRS 波群正常，极少数位于希氏束下部，QRS 波群呈束支传导阻滞图形。二度Ⅰ型房室传导阻滞很少发展为三度房室传导阻滞。

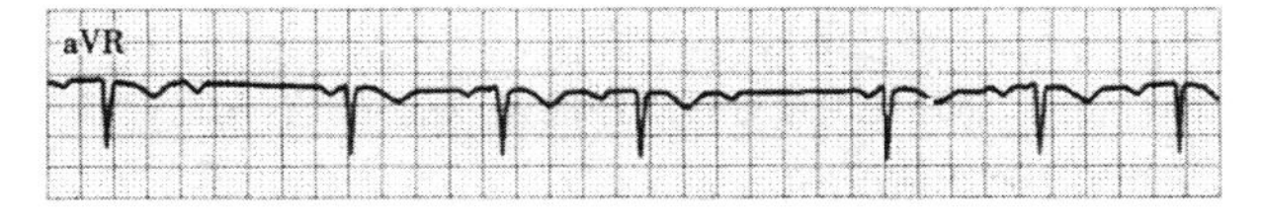

图 15-9 二度Ⅰ型房室传导阻滞

（3）二度Ⅱ型房室传导阻滞：P-R 间期固定，可正常或延长，QRS 波群呈周期性脱漏，房室传导比例可为 2∶1、3∶1、3∶2、4∶3、5∶4 等。房室传导比例呈 3∶1 或 3∶1 以上者称为高度房室传导阻滞。当

QRS 波群增宽、形态异常时，阻滞位于希氏束-浦肯野系统。若 QRS 波群正常，阻滞可能位于房室结（见图 15-10）。

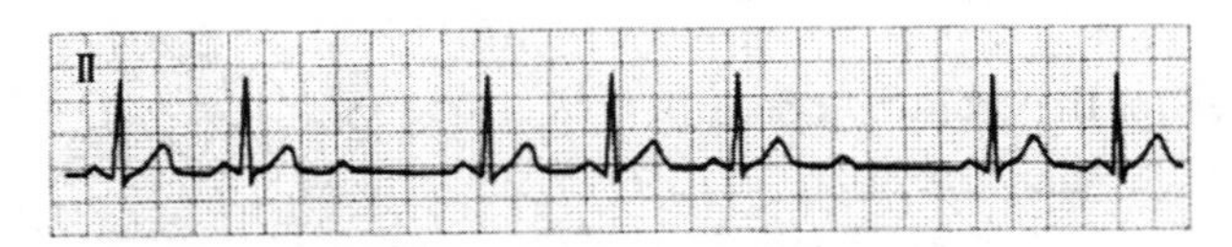

图 15-10　二度Ⅱ型房室传导阻滞

（4）三度房室传导阻滞：又称完全性房室传导阻滞。全部 P 波不能下传，P 波与 ORS 波群无固定关系，形成房室脱节。P-P 间期<R-R 间期。心室起搏点在希氏束分叉以上或之内为房室交界性心律，QRS 波群形态与时限正常，心室率40～60 次/分，心律较稳定；心室起搏点在希氏束以下，心室率 30～40 次/分，心律常不稳定（见图 15-11）。

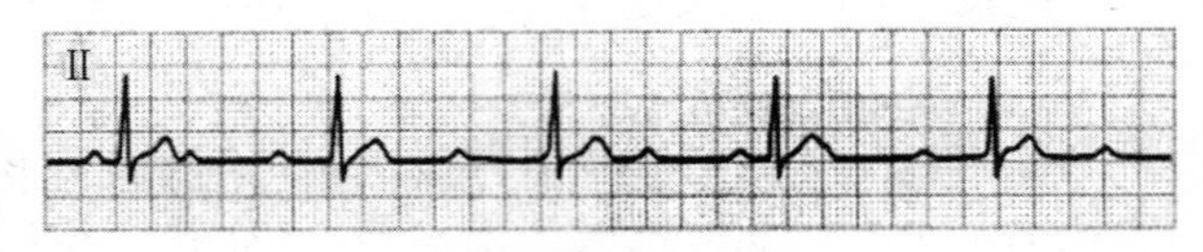

图 15-11　三度房室传导阻滞

2. 评估

（1）据病史、体格检查、实验室和其他检查判断有无器质性心脏病、心功能状态和诱因。

（2）判断血流动力学状态。

（五）急诊处理

病因治疗主要针对可逆性病因和诱因。如急性感染性疾病控制感染，洋地黄中毒的治疗和电解质紊乱的纠正等。应急治疗可用药物和电起搏。

1. 二度Ⅰ型房室传导阻滞

二度Ⅰ型房室传导阻滞常见于急性下壁心肌梗死，阻滞是短暂的。若心室率>50 次/分，无症状者不必治疗，可先严密观察，注意勿发展为高度房室传导阻滞。当心室率<50 次/分，有头晕、心悸症状者可用阿托品 0.5～1.0 mg 静脉注射，或口服麻黄碱 25 mg，3 次/天。异丙肾上腺素 1～2 mg 加入生理盐水 500 mL，静脉滴注，根据心室率调节滴速。

2. 二度Ⅱ型房室传导阻滞

二度Ⅱ型房室传导阻滞可见于急性前壁心肌梗死，病变范围较广泛，常涉及右束支、左前分支、左后分支或引起三度房室传导阻滞，病死率极高。经用上述药物治疗不见好转，需安装临时起搏器。

3. 洋地黄中毒的治疗

洋地黄中毒可停用洋地黄；观察病情，非低钾者一般应避免补钾；静脉注射阿托品；试用抗地高辛抗体。

4. 药物应急治疗的选择

（1）异丙肾上腺素：为肾上腺能 β 受体兴奋药。兴奋心脏高位节律点窦房结和房室结，增快心率，加强心肌的收缩力，改善传导功能，提高心律的自律性，适用于三度房室传导阻滞伴阿-斯综合征急性发作、病态窦房结综合征。心肌梗死、心绞痛患者禁用或慎用。

（2）肾上腺素：兴奋 α 受体及 β 受体，可增强心肌收缩力，增加心输出量，加快心率；扩张冠状动脉，增加血流量，使周围小血管及内脏血管收缩（对心、脑、肺血管收缩作用弱）；松弛平滑肌，解除支气管及胃肠痉挛；可兴奋心脏的高位起搏点及心脏传导系统，故心脏停搏时肾上腺素是首选药物。可用于二度或三度房室传导阻滞者。

（3）麻黄碱：为间接及直接兼有作用的拟肾上腺素药，对 α 受体、β 受体有兴奋作用，升压作用弱而持久，有加快心率作用，适用于二度或三度房室传导阻滞症状较轻的患者。

（4）阿托品：主要是解除迷走神经对心脏的抑制作用，使心率加快。适用于治疗各种类型的房室传导阻滞、窦性心动过缓、病态窦房结综合征。

(5)肾上腺皮质激素:具有消炎、抗过敏、抗内毒素、抑制免疫反应,减轻机体对各种损伤的病理反应,有利于房室传导改善,适用于炎症或水肿等引起的急性获得性完全性心脏传导阻滞。5%碳酸氢钠或11.2%乳酸钠,除能纠正代谢性酸中毒外,还有兴奋窦房结的功能。适用于酸中毒、高血钾所致完全性房室传导阻滞及心脏停搏。

5.起搏

起搏适用于先天性或慢性完全性心脏传导阻滞。通常选用永久按需起搏器,急性获得性完全性心脏传导阻滞可选用临时按需起搏器。

七、重症心律失常的护理

(一)护理目标

(1)及时发现并记录严重心律失常,提供诊断依据。

(2)保障最佳治疗契机,提高抢救成功率。

(3)有效配合紧急电除颤、起搏等治疗。

(4)减轻患者身体、心理的不适。

(二)护理措施

1.严密监测病情

发生严重心律失常时立即连续监测心率、心律、血压、呼吸变化。当突发心室纤颤时,心脏有效机械收缩骤停,血液循环中断,脑供血停止,立即出现意识丧失,全身抽搐,呼吸微弱或喘息样呼吸以致呼吸停止,心音及大动脉搏动消失,全身发绀,瞳孔散大,神经反射消失,心电图正常QRS波群消失,代之以不规则的连续快速极不均匀的颤动波。即使是无心电监护的条件下,患者一旦出现上述表现,首先应考虑为室颤发生,是最紧急的恶性心律失常。若发现其他快速或缓慢心律失常,患者出现血压下降、意识不清、抽搐等症状时,均应迅速做好抢救准备,建立静脉通道,备好除颤器、临时起搏器、心律失常药物及其他抢救药品,配合医生开始抢救及复苏。

心律失常发作时的心电图是确诊心律失常的重要依据,因此护士在协助医生抢救的同时,立即记录体表心电图,紧急情况下从监护导联或者连接肢体导联记图,最好记录Ⅱ或 V_1 导联的长图,对临床诊断有重要帮助。恶性心律失常具有突发性、复杂多变性、致死性等特点,护士要掌握心电图的基本知识,识别恶性心律失常的前兆心电图表现,如急性心肌梗死患者出现短阵室速或有多源、频发室性早搏、室性早搏"RonT"者;预激综合征伴发房颤且心室率较快者;心房扑动 2∶1 传导伴心功能较差、有可能突然发生1∶1下传而引发阿-斯综合征;快速房颤心室率大于180次/分等均属危险征兆,必须立即通知医生尽快处理,避免病情进展或发生猝死。

2.紧急电复律的护理

凡血流动力学不稳定的快速性心律失常均应电复律。护士要熟练掌握电复律操作流程,反复模拟练习,强化操作过程,建立自信心,遇到紧急情况要沉着、冷静、准确做出判断,通知值班医生。保证在紧急情况下协助或准确无误地使用除颤器,提高心源性猝死等突发事件的抢救成功率。

(1)除颤器准备:连接电源或使用直流电,开机,电极板涂导电膏,选择非同步或同步,选择能量,充电。非同步电复律仅适用于心室颤动或扑动,后者是电复律的紧急指标,能量360 J。同步电复律适用于心房颤动、心房扑动、室上性及室性心动过速等的复律。复律电量:心房颤动(房颤)150~250 J,心房扑动(房扑)、室性心动过速(室速)100~150 J;室上性心动过速 50~100 J。

(2)患者准备:使要实施紧急电复律的患者仰卧于木板床上,暴露前胸,解开衣领,心室颤动者立即电击复律。对清醒患者实施紧急电复律时,建立静脉通道,按医嘱给予镇静药或诱导麻醉药如咪唑安定、地西泮、氯胺酮等,记录心电图和各项生命体征的数据,解释到位。备抢救车,吸氧、吸痰装置,气管插管装置。

(3)电复律后护理：立即记录全导联心电图，记录神志、心率、心律、血压、呼吸、瞳孔、皮肤及肢体活动情况，注意有无局部皮肤灼伤，可对症处理。连续监护和卧床休息至少 24 h。神志不清时头转向一侧，防止呕吐物误吸。清醒后 2 h 内禁食。遵医嘱给予抗心律失常药物，以维持窦性心律。

(4)维护电复律机：用后检查，保证机器各部件完好，保持预充电状态，接线板连线要充足，确保不受地点限制。每日检查并交接班。做好使用、检查、送修情况登记，定位放置。

3.刺激迷走神经终止心动过速的护理配合

确诊为阵发性室上性心动过速时，可首先采用刺激迷走神经的方法终止发作。在进行颈动脉窦按摩、按压眼球时，为避免发生低血压、心脏停搏等意外，护士先将患者置平卧位并心电图监测，开通静脉通道，做好抢救准备。

4.抗心律失常药物护理

护士要熟悉常用抗心律失常药物的分类、作用、不良反应、用量、用法，用药过程中要密切观察心律、心率、血压的变化，严格掌握配药浓度和注药速度，避免操作不当导致的不良反应。抗心律失常药物有致心律失常作用，即服用治疗量或亚治疗量抗心律失常药物后引起用药前没有的新的心律失常或使原有的心律失常恶化，因此在用药后应注意观察疗效和不良反应。

Vaughn Williams 分类法将抗心律失常药物分四大类。Ⅰ类是细胞钠通道阻滞剂，抑制心房、心室及浦肯野纤维快反应组织的传导速度。可再分为Ⅰa、Ⅰb 和Ⅰc 3 个亚类，分别以奎尼丁、利多卡因和普罗帕酮为代表性药物；Ⅱ类为肾上腺素能 β 受体阻滞剂；Ⅲ类延长心脏复极过程，延长动作电位时程和不应期，胺碘酮为代表性药物；Ⅳ类为钙拮抗药，以维拉帕米、地尔硫䓬为代表性药物。

Ⅰ类药物增加病死率主要由于其致心律失常作用，如 Q-T 间期≥0.55 s，QRS 间期≥原有的 150%，是停药指征。对有器质性心脏病者应用时，要特别慎重，尽量采用短期少量用药，并进行严密心电监护，注意观察有无 Q-T 间期延长、新出现心律失常尤其是室性早搏及室内传导阻滞，注意防止和纠正低钾血症，及时处理心肌缺血，控制合并的严重高血压等，避免发生严重不良反应；Ⅲ类抗心律失常药胺碘酮每分子含 2 个碘原子，胺碘酮脱碘后每天释放 6 mg 游离碘进入血循环，比日常摄入量高 20～40 倍，容易造成甲状腺功能损害，胺碘酮导致的心动过缓也很常见；Ⅲ类药物索他洛尔、多非利特和伊布利特会引起尖端扭转性室速，当患者有低钾血症、心动过缓或肾功能异常时，护士要加倍注意观察其心电图和症状的变化。

5.临时起搏器的护理

临时性心脏起搏可通过经静脉、经食道、经胸壁等途径来实现。经静脉临时心脏起搏是目前最常用的方法，用于紧急抢救心脏停搏和严重心动过缓患者。

(1)临时起搏的途径：通常采用经皮穿刺股静脉、颈内静脉、锁骨下静脉路径，在 X 线透视下(紧急或不具备条件时用心电图引导)的引导下将起搏电极送入起搏心腔(右心室心尖)，最后连接电极导线近端与起搏器，起搏心内膜。临床上采用股静脉途径最多，此时下肢活动略受限制，但电极不易发生移位。

(2)临时起搏适用的临床情况：各种原因引起的心脏停搏导致的阿-斯综合征；急性心肌梗死合并房室传导阻滞或严重的缓慢心律失常药物治疗无效时；某些室速的转复；预防性临时起搏等。

(3)安置临时性起搏器的护理。

术前护理：①物品准备：静脉置管穿刺包(内有必需的无菌扩张管、外套管、导引钢丝等)；起搏电极(5F～7F 的双极电极)。提前做好电路导通、阻抗测试及消毒工作。体外携带式临时起搏器，注意电源更新。准备急救药物及设备。②患者准备：a.术前指导：给清醒患者讲解手术过程、术后注意事项，消除紧张、恐惧、焦虑等不良情绪，使患者配合治疗。b.备皮：根据穿刺部位备皮。如行经胸壁起搏，电极放置前要清洁并擦干皮肤，如有胸毛应用剪除，不必剃刮，保证电极与皮肤的良好接触。③检查确认是否签署手术知情同意书。

术后护理：①护士要明确临时起搏设定的频率，该起搏方式应有的心电图表现，并记录 12 导联心电图。持续监护心电变化，观察心率、心律、起搏信号，及时发现并报告医生处理与起搏相关的或其他的心律失常。②随时观察脉冲发生器与电极导线的连接是否可靠，定时遵医嘱测定起搏参数并调整，以免发生起搏及感知障碍。③固定好体外的起搏电极，防止意外脱落或移位。固定电极时避免任何张力。锁骨下静脉入路，用托板保持上肢伸直，股静脉入路不能下床步行。鼓励患者卧床 24～48 h，平卧或左侧卧位。起搏器电极与皮肤之间予以衬垫，预防皮肤破损。④体外起搏器固定在患者身体上或者床上，外用硅胶套包裹，起到绝缘作用。各种操作前事先将其安置好，以免参数被意外碰触而改变。⑤定时观察穿刺部位有无红、肿、压痛、分泌物。穿刺部位每天消毒，更换覆盖的无菌敷料，保持局部干燥，预防感染。每天 4 次测量体温，如有体温升高立即通知医生。⑥确保用电安全，所有使用的电器要接地良好，避免电干扰。保证患者床单位干燥。

停用临时性起搏器：由股静脉插入的导管一般不宜超过 2 周，防止引起静脉血栓。拔除后轻压伤口 10～15 min，预防出血。放置永久性的起搏电极后，临时电极不宜立即拔除，观察病情稳定后再去除，以免急需时使用。

6. 永久起搏器的护理

永久人工心脏起搏器植入术是将人工心脏起搏器脉冲发生器永久埋藏在患者皮下组织内，发放脉冲电流刺激心脏，使之兴奋和收缩，以代替心脏起搏点，控制心脏按脉冲电流的频率有效地搏动。永久心脏起搏器由脉冲发生器、电极及导线、电源 3 部分组成。

永久人工心脏起搏器植入术常用于各种原因引起的心脏起搏或传导功能障碍，如病态窦房结综合征、窦性心动过缓、高度或完全性房室传导阻滞等缓慢性心律失常。近年来也用于肥厚性心肌病、慢性难治性心力衰竭等的治疗。

1）永久心脏起搏器植入术的术前护理。

（1）术前教育：①向患者及家属介绍起搏器植入术的目的、治疗价值和安全性，术中需要配合的地方、可能出现的不适及术后注意事项。②向患者简要介绍导管室的环境、麻醉方法、手术过程、手术医生等，并告诉患者在清醒状态下接受手术。安排导管室护士术前访视，增强与患者沟通，消除其紧张情绪。③指导患者适应床上用餐、排便，训练床上排便。④患者因担心手术意外、起搏器失灵、术中的危险性等产生焦虑心情，护士配合医生主动与患者交流沟通，给予精神上的安慰。向患者介绍手术的重要性和技术的成熟性，鼓励患者配合手术。

（2）术前准备：①遵医嘱留取术前常规检查标本，查血、尿、粪常规及出凝血时间、肝功能、肾功能、乙肝 5 项等，协助患者外出做超声心动图、心电图、胸片等检查。②遵医嘱停用口服阿司匹林、华法林 5～7 d。③皮肤清洁准备，预防切口感染。部位包括左侧颈部、左肩、左胸部、左上臂、手术部位 20 cm 范围、会阴部、左大腿内侧。④做好抗生素药物过敏试验并做好记录。⑤术前 4～6 h 禁食、禁水，避免术中呕吐。停用低分子肝素等抗凝剂。⑥术前用镇静剂，使情绪安定。⑦患者去导管室后更换消毒被服，紫外线消毒床单位和病室空气消毒。

2）永久心脏起搏器植入术的术中护理配合。

（1）导管室要提前消毒，患者进入前设定好适宜的室温。

（2）备齐各种急救药品。检查除颤器、临时起搏器的状态及性能，使之处于备用状态。校准生理记录仪。备齐术后监护仪等设备。

（3）亲切迎接患者，减轻其紧张感，脱去多余衣物。术前即刻描记全导联心电图以备案。建立静脉通道。连接监护。

（4）植入起搏器过程中，护士巡视监护，时刻注意患者的生命体征，密切心电、血压监护，记录患者的心率、心律。电极到达心室时刺激室壁可引起室早、室速甚至室颤，此时要加强监护，一旦出现意外及时处理。

（5）配合临时性起搏器的连接、遵医嘱设置参数和启用。

（6）配合永久起搏器参数的测定。

3）永久心脏起搏器植入术后护理。

（1）保持水平体位安置患者至床上，连续心电监护，监测心率变化，注意起搏器的感知功能是否正常，有无异常心律。记录全导心电图，术后 3 d 内每 6 h 描记 1 次心电图，观察起搏心电图波形有无改变、脉冲信号、脉冲信号与 QRS 波群的关系，如果只有脉冲信号而其后无宽大畸形的左束支传导阻滞型的波形，提示阈值升高、电极移位或阻抗增加，应即刻报告医生，及时处理。观察体温变化，每 2 h 测量体温 1 次，一旦有发热立即报告医生。

(2)注意用于患者的各种电子医疗仪器接地良好。

(3)局部伤口处沙袋压迫 4～6 h。每天观察伤口有无红、肿、热、痛、分泌物等发炎征象，按无菌原则更换敷料。

(4)起搏器安置后早期电极导管移位 90%发生于术后 1 周内，发生的原因之一与患者起床活动过早有关。因此，患者术后体位护理非常重要。患者术后 48 h 内取平卧或略向左侧卧位，其间患侧肩肘关节制动，最好用绷带固定，卧床期间腕关节以下包括手指可以活动，健侧肢体和双下肢活动、颈项活动不受限制，卧床期间护士协助生活护理，协助患者每 2 h 深呼吸、咳嗽 1 次。48 h 后可抬高头部或半卧位，72 h 后逐渐下床活动。术后第 1 次下床要有护士协助，动作宜缓慢，防止摔倒，下床活动幅度不宜过大。

(5)术后 1 周协助医生检测起搏器的感知功能和起搏等各项参数，如电流、电阻、能量、阈值等。

4)永久心脏起搏器植入术后健康指导：由于起搏器是植入体内的电子设备，可能受外界的干扰发生故障，危及患者生命，护士必须做好起搏器的相关指导。

(1)告知患者术后可进行一般性运动，但应避免造成胸部冲击和剧烈的甩手、外展等动作的运动，如打网球、举重、从高处往下跳，以免电极导线发生移位、断裂。

(2)避免接近高压电区及强磁场如大功率发电机、变电站、电台发射器、理疗用的微波治疗仪、电刀、电钻、磁共振检查等。但家庭用电一般不影响起搏器工作，告诉患者电视机、收音机、洗衣机、微波炉、电饭煲、电冰箱、吸尘器、电动剃须刀等电器可照常使用。手提电话使用时要距离起搏器 15 cm 以外(用植入起搏器的对侧肢体)。嘱患者一旦接触某种环境或电器后出现胸闷、头晕等不适应立即离开现场或不再使用该电器。

(3)告知患者及家属植入起搏器的设定频率，学会自测脉搏，指导患者每天早晚各测脉搏 1 次，并注意与起搏器设定频率是否一致。若脉搏比原起搏心率少并且感觉胸闷、心悸、头晕、乏力、黑矇等应立即来医院就诊；如果脉搏与设置起搏心率一致，但患者出现心悸、头晕、易疲劳、活动耐力下降、血管搏动等不适，要警惕起搏器综合征，也应就诊。

(4)外出时要携带起搏器识别卡，注明姓名、住址、联系人电话、起搏器型号、生产商、植入日期、植入医院地址、医生姓名和电话、起搏器设定频率、工作方式等，以便发生起搏器失灵等突发事件时，及时联络处理。另外，就医或通过机场安全门时，将识别卡展示给医生或检查人员，便于进行医源性的预防措施或解除金属警报以通过检查。

(5)保持局部清洁、干燥，局部体表隆起处需用棉垫保护皮肤。衣着应宽大，患侧不宜过紧，以免皮损引起感染。嘱患者如发现伤口有渗液、红肿、起搏器外突等异常情况应立即就医。

(6)强调术后定期复查的重要性，与医生共同制定复查时间表。出院后 1、3、6 个月各随访 1 次，测试起搏功能，以后每半年随访 1 次。告知患者及家属起搏器使用年限，接近有效期时出现脉搏减少是电池耗竭的预兆，应随时来院检测、更换起搏器。

7.射频消融术的护理

射频消融术(radiofrequency catheter ablation，RFCA)是目前临床治疗快速性心律失常的最有效的方法。RFCA 是通过放入心脏的射频导管头端的电极，释放射频电能，在导管头端与局部心肌之间，这种低电压高频电能转化为热能，使靶点组织温度升高，细胞水分蒸发、产生局部凝固坏死，从而消除病灶，根治快速心律失常。具有疗效好、创伤小、复发率低的特点。

1)RFCA 的适应证：适用于各种机制的室上性心动过速；房性心动过速；特发性室速；持续性心房颤动；预激综合征合并阵发性心房颤动和快速心室率；发作频繁、心室率不易控制的典型房扑；发作频繁、心室率不易控制的非典型房扑等。

2)RFCA 的基本方法:首先进行心内电生理检查,明确诊断和确定合适的消融靶点,选用大头导管引入射频电流。消融左侧房室旁路时,大头导管经股动脉逆行置入;消融右侧房室旁路或改良房室结时,大头导管经股静脉置入,到达靶点并放电消融。

3)术前护理。

(1)协助完善术前检查:安排尽快完成血、尿、便常规和常规生化(血糖、肝功能、肾功能,必要时查心肌肌酶谱等),凝血功能 4 项、肝炎病毒标志物、抗 HIV、梅毒等化验及胸片、12 导联心电图、心脏超声等检查,必要时做动态心电图、运动负荷心电图等检查。给患者讲解术前检查的意义,取得配合。

(2)术前患者准备:①术前指导护士简单介绍手术过程及术中可能的不适、需患者配合的事项。告知患者手术医生、麻醉方式。安排导管室护士术前访视患者。条件许可安排患者参观导管室环境。通过术前指导降低患者紧张和恐惧感。术前 1～2 d 练习床上排便。②遵医嘱停用所有抗心律失常药物至少 5 个半衰期。术前晚睡前口服地西泮 5 mg,术前 30 min 肌内注射地西泮(安定)10 mg。③术前 1 d 沐浴,双侧腹股沟、会阴部、前上胸部、双侧颈部、腋窝备皮。检查双侧足背动脉搏动情况并记录。④术前禁食、禁水 6 h,术前 30 min 排空大小便。⑤确认手术协议书签字手续完善(患者及家属共同签字)后,更换消毒病员服,备好病历、沙袋、平车,护送患者入导管室。

(3)环境准备:患者去导管室后,紫外线消毒床单位和病室空气消毒。准备好心电监护仪。

4)术中护理配合。

(1)亲切迎接患者,帮助摆好体位。测血压、心率、心律和呼吸频率等,记录一份 12 导联心电图,录入患者基本资料,连接电生理仪,保证接地良好。准确安放背部电极板。

(2)导管室物品准备。备好消融导管、各种电极导管、急救药物、肝素、生理盐水,多导电生理仪、射频仪、除颤器、心电图机、血压计及负压吸引器等。确保物品齐备、抢救物品处于备用状态。

(3)术中观察:①手术开始后经常询问患者有无不适,安抚患者。密切观察生命体征、一般情况、体表及心内电图。多巡视,鼓励患者说出不适,解答患者疑虑,发现异常及时提醒医生处理。②密切注意医生操作进程和意图,主动进行配合,及时发现病情变化或设备异常。在射频消融放电时,应特别密切监护生命体征,观察患者反应,并告知患者此时心前区可能有烧灼感或者刺痛,如果疼痛难忍要及时通知医护人员。③详细记录放电次数、时间、功率、电流、阻抗值、温度等参数,防止房室传导阻滞发生。如阻抗迅速升高,说明局部组织烧焦、碳化,应立即通知医生停止放电。密切观察 X 线影像有无心影扩大、心脏搏动显著减弱、肺脏有无压缩或胸腔液平等,及时发现心包填塞并发症。出现严重心律失常协助抢救。④对于手术时间较长的患者,要注意是否因出汗而脱水,注意补液速度。对于全身麻醉的患者,要注意保障呼吸道通畅,密切观察呼吸情况和血氧饱和度的变化。

(4)手术结束后再次记录 1 份 12 导联心电图。帮助医生局部包扎固定,检查静脉通路并妥善固定。将患者移动到运送床或担架上,护送其回病房。

5)术后护理。

(1)患者回病室后持续心电监护 24～48 h,密切观察患者神志、血压、心律、心率、呼吸等变化。少数患者偶有发作心动过速的感觉,心电图显示窦性心动过速,心率可达 100 次/分左右,在很短时间内可以恢复正常,无需处理。

(2)观察穿刺部位有无出血、穿刺侧肢体温度及颜色、足背动脉搏动情况,并记录。穿刺动脉时沙袋加压 6 h,穿刺静脉者沙袋加压 4 h,术后绝对卧床 12 h,术后 72 h 内避免剧烈活动,防止穿刺部位出血。穿刺侧肢体给予被动按摩,防止动脉血栓及下肢静脉血栓形成。帮助患者取舒适卧位。

(3)密切观察患者有无胸痛、胸闷及呼吸困难,及时发现心包填塞、房室传道阻滞等并发症。有异常症状和心电变化及时报告医生检查和处理。

(4)遵医嘱常规应用抗生素 3～5 d。

(李　丹)

第九节　重症病毒性肝炎

大多数病毒性肝炎预后良好，少部分人出现肝功能衰竭，我国定名为重型肝炎，预后较差。起病 10 d 内出现急性肝功能衰竭现象称急性重症型；起病 10 d 以上出现肝功能衰竭现象称亚急性重症型；在有慢性肝炎、肝硬化或慢性病毒携带状态病史的患者，出现肝功能衰竭表现称慢性重型肝炎。

一、诊断

（一）病因

本病病原体为各型肝炎病毒。肝炎病毒与机体的免疫反应都与本病的发病有关。发病多有诱因，如急性肝炎起病后，未适当休息、治疗，嗜酒或服用损害肝脏药物、妊娠或合并感染等。

（二）诊断要点

1. 病史

急、慢性肝炎患者有明显的恶心、呕吐、腹胀等消化道症状。肝功能严重损害，特别是黄疸急骤加深，血清总胆红素＞171 μmol/L 或每天上升幅度＞17 μmol/L。在胆红素增高的同时，血清转氨酶活性反而相对较低，呈“胆一酶分离”现象。凝血酶原活动≤40％，有肝性脑病、出血、腹水等表现。要注意区别急性、亚急性、慢性重型肝炎的不同点，发病 10 d 以内出现的重型肝炎是急性重型肝炎，其特点为肝性脑病出现早、肝浊音界缩小较明显。发病 10 d～8 周出现的重型肝炎为亚急性重型肝炎，临床表现主要为严重消化道症状、重度黄疸、水肿及腹水，可有肝性脑病。慢性重型肝炎是在原有慢性肝炎或肝炎后肝硬化基础上出现的亚急性重型肝炎的临床表现，肝浊音界缩小不明显，病程一般较长。

2. 危重指标

（1）突然出现精神、神志改变，即肝性脑病变化，从轻微的情绪与言行改变至严重的肝昏迷。

（2）短期内黄疸急剧加重，胆固醇或胆碱酯酶明显降低。

（3）腹胀明显加重，出现“胃型”；腹水大量增加、尿量急剧减少等表现。

（4）凝血酶原活动度极度减低，出血现象明显，或有弥散性血管内凝血（DIC）表现。

（5）出现严重并发症如感染、肝肾综合征等。

3. 辅助检查

（1）血象：急性重型肝炎可有白细胞升高及核左移。慢性重型肝炎由于脾功能亢进，故白细胞计数总数升高不明显，血小板多有减少。

（2）肝功能明显异常：尤以胆红素升高明显，胆固醇（酯）与胆碱酯酶明显降低。慢性重型肝炎多有清蛋白明显减少，球蛋白升高，A/G 比值倒置。

（3）凝血酶原时间延长：凝血酶原活动度降低至 40％以下。可有血小板减少、纤维蛋白原减少、纤维蛋白降解产物（FDP）增加等 DIC 的表现。

（4）血氨升高：正常血氨静脉血中应＜58 μmol/L（100 μg/dL），动脉血氨更能反映肝性脑病的轻重。

（5）氨基酸谱的测定：支链氨基酸正常或轻度减少，而芳香氨基酸增多，故支/芳比值下降。

（6）脑电图：可有高电压及阵发性慢波。脑电图检查有助于肝性脑病的早期诊断及判断预后。

（7）肾功能检查：有肝肾综合征时常有尿素及血清肌酐升高。

（8）各种肝炎病毒标志物检查：可确定病原及发现多型病毒重叠感染患者。

（9）肝活检：对不易确诊的患者应考虑做肝穿刺活检。但术前、术后应做好纠正出血倾向的治疗。如注射维生素 K_1、凝血酶原复合物、新鲜血浆，以改善凝血酶原活动度。术前、术后还可注射止血药。加强监护以防意外。

（三）鉴别诊断

1. 药物及肝毒性毒物引起的急性中毒性重型肝炎

本病应有服药史及毒物史，如抗结核药、磺胺类药、抗真菌药（酮康唑）等，中草药中的川楝子、雷公藤、黄药子也可引起，毒物中有毒蕈中毒、蛇毒等。

2. 妊娠急性脂肪肝

本病多发生于第1胎，妊娠后期，急性上腹痛，频繁呕吐，黄疸深重，出血，很快出现昏迷、抽搐、B超检查可见肝脏回声衰减。

二、治疗

（一）治疗原则

主要是综合治疗，包括支持疗法，防止肝坏死，改善肝功能，促进肝细胞再生，防止出血、肝性脑病、肝肾综合征、合并感染等并发症。

（二）常规治疗

1. 一般支持疗法

（1）绝对卧床休息，记24 h出入量，密切观察病情变化。

（2）保证必要的热量供应，尽可能减少饮食中的蛋白质，以控制肠内氨的来源。补充足量维生素C、维生素K_1及B族维生素。

（3）静脉输液，以10%葡萄糖液1 500～2 000 mL/d，内加水飞蓟素、促肝细胞生长素、维生素C 2.0～5.0 g，静脉滴注。大量维生素E静脉滴注，有助于消除氧自由基的中毒性损害。

（4）输新鲜血浆或全血，1次/2～3天，人血清蛋白5～10 g，1次/天。

（5）支链氨基酸250 mL，1～2次/天。

（6）根据尿量及血中钠、钾、氯化物检测结果，调整补充电解质，以维持电解质平衡，防止低血钾。

2. 防止肝细胞坏死，促进肝细胞再生

（1）肝细胞再生因子（HGF）80～120 mg溶于10%葡萄糖液250 mL，静脉滴注，1次/天。

（2）胸腺肽15～20 mg/d，溶于10%葡萄糖液内静脉滴注。

（3）10%葡萄糖液500 mL加甘利欣150 mg或加强力宁注射液80～120 mL，静脉滴注，1次/天。10%门冬氨酸钾镁30～40 mL，溶于10%葡萄糖液中静脉滴注，1次/天。长期大量应用注意观察血钾。复方丹参注射液8～16 mL加入500 mL右旋糖酐－40内静脉滴注，1次/天。改善微循环，防止DIC形成。

（4）前列腺素E_1（PGE_1），开始为100 μg/d，以后可逐渐增加至200 μg/d，加于10%葡萄糖液500 mL中缓慢静脉滴注，半个月为一疗程。

（5）胰高血糖素－胰岛素（G-I）疗法，方法为胰高血糖素1 mg，普通胰岛素10 U共同加入10%葡萄糖液500 mL内，缓慢静脉滴注，1～2次/天。

3. 防治肝性脑病

（1）严格低蛋白饮食，病情严重时可进无蛋白饮食，待病情好转后再逐渐增加。

（2）口服乳果糖糖浆10～30 mL，3次/天以使粪便pH降到5为宜，从而达到抑制肠道细菌繁殖、减轻内毒素血症。选用大黄煎剂、小量硫酸镁、20%甘露醇20～50 mL口服、口服新霉素、食醋保留灌肠等。

（3）防止低血钾与碱血症，用支链氨基酸或六合氨基酸250 mL静脉滴注，1～2次/天。

（4）消除脑水肿，有脑水肿倾向者用20%甘露醇250 mL，加压快速静脉滴注。

4. 防治出血

（1）观测血小板计数、凝血酶原时间、纤维蛋白原等，以便及早发现DIC征兆，尽早采取相应措施。早期应给改善微循环、防止血小板聚集的药物，如川芎嗪160～240 mg，复方丹参注射液8～18 mL，双嘧达莫400～600 mg等，加入葡萄糖液内静脉滴注。500 mL右旋糖酐-40加山莨菪碱注射液10～20 mg，静脉滴注，如确已发生DIC，应按DIC治疗。

(2)凝血因子的应用,纤维蛋白原1.5 g溶于100 mL注射用水中,缓慢静脉滴注,1次/天。输新鲜血浆或新鲜全血。

(3)大剂量维生素K_1应早应用,有人认为大剂量维生素K_1、维生素C、维生素E合用,可使垂死的肝细胞复苏。

(4)止血敏500 mg,静脉注射,1或2次/天。

(5)对有消化道大出血者,除输血及全身用止血药外,应进行局部相应处理。消化道出血,可口服凝血酶,每次2 000 U;洛赛克40 mg静脉注射,1次/6小时;西咪替丁,每晚0.4~0.8 g,可防治胃黏膜糜烂出血。对门静脉高压引起的上消化道出血,在血压许可的条件下,持续静脉滴注酚妥拉明以降低门脉压,可起到理想的止血效果。酚妥拉明20~30 mg加入10%葡萄糖液1 000~1 500 mL缓慢静脉滴注8~12 h,注意观察血压。

5.防治肾衰竭

(1)尽量避免用有肾毒性的药物。

(2)选用川芎嗪、复方丹参、山莨菪碱、右旋糖酐-40等。如已有肾功能不全、尿少者,应按急性肾衰竭处理。注意水、电解质平衡,防止高血钾。

(3)适当用利尿药,可用呋塞米20~100 mg稀释后静脉注射。

(4)经用药不能缓解高血钾与氮质血症,应行腹膜透析。

6.防感染

(1)注意口腔护理,保持病室空气清新,防止交叉感染。及早发现感染征兆,要特别注意腹腔、消化道、呼吸道、口腔、泌尿系感染。可用乳酸菌制剂,以<50 ℃的低温水冲服,以预防肠道感染。

(2)及早用抗生素,在没有找到致病菌前,一般首先考虑革兰阴性菌感染,全面考虑选用抗生素。要特别注意避免使用肾毒性与肝毒性抗生素。

三、急救护理

(一)护理目标

(1)患者及家属了解重症肝炎的诱发因素。

(2)患者症状改善,无护理并发症。

(3)为患者提供优质的护理服务,提高危重患者的生存质量,降低病死率。

(4)护士熟练掌握重症肝炎护理及预防保健知识。

(二)护理措施

1.休息与活动

卧床休息,病情允许时尽量采取平卧位。症状好转,黄疸消退,肝功能改善后,可逐渐增加活动量,以不感到疲劳为宜。肝功能正常1~3个月后可恢复日常活动及工作。

2.饮食

(1)饮食原则:高热量、高维生素、低脂、优质蛋白、易消化饮食。

(2)肝性脑病神志不清时禁止摄入蛋白质饮食,清醒后可逐渐增加蛋白质含量,每天约20 g,以后每隔3~5 d增加10 g,逐渐增加至40~60 g/天。最好以植物蛋白为宜。

(3)肝肾综合征时低盐或无盐饮食,钠限制每日250~500 mg,进水量限制在1 000 mL/d。

(4)为患者提供清洁、舒适的就餐环境,促进食欲。

3.预防感染

(1)保持病房空气清新,减少探视。加强病房环境消毒,每日常规进行地面、物表、空气消毒。

(2)注意饮食卫生及餐具的清洁消毒,避免交叉感染。

(3)加强无菌操作,防止医源性感染。

(4)严格终末消毒。

4.心理护理

重症肝炎患者病情危重,病死率高,患者及家属易形成恐惧的心理状态,对治疗失去信心。护士应详细了解患者及家属对疾病的态度,耐心倾听患者诉说,安慰患者,建立良好的护患关系。讲解好转的典型病例,使患者树立战胜疾病的信心。

5.症状护理

(1)观察患者生命体征、神志、瞳孔、尿量的变化,并做好记录。

(2)每周测量腹围和体重。利尿速度不宜过快,腹水伴水肿者,每日体重下降不超过1 000 g。单纯腹水患者,每日体重下降不超过400 g。

(3)避免肝性脑病的各种诱发因素:注意保持大便通畅,防治感染,禁用止痛、麻醉、安眠和镇静药物,维持水电解质和酸碱平衡。

(4)观察有无肝性脑病、出血、肝肾综合征等并发症的发生,如有病情变化及时汇报医生并配合抢救。

6.三腔二囊管护理

(1)胃气囊充气200~300 mL,食道囊充气150~200 mL。

(2)置管期间可因提拉过猛或患者用力咳嗽出现恶心,频繁早搏甚至窒息症状,应立即将气囊口放开,放出三腔管内气体,并行进一步处理。

(3)经常抽吸胃内容物,观察有无再出血。

(4)置管期间应保持口、鼻清洁,忌咽唾液、痰液,以免误入气管。

(5)置管24 h应放气15~30 min,以免食管、胃底黏膜受压过久坏死。

(6)出血停止后放出气囊的气体,保留管道,继续观察12~24 h,无出血现象可考虑拔管,拔管前应吞服石蜡油20~30 mL。

7.健康教育

(1)向患者及家属讲解重症肝炎的诱因。

(2)按照医嘱合理用药,了解常用药物的作用、正确用量、用法、不良反应。勿自行使用镇静、安眠药物。

(3)合理饮食:高热量、高维生素、低脂、优质蛋白、易消化饮食。

(4)预防交叉感染:实施适当的家庭隔离,如患者的餐具、用具和洗漱用品应专用,定时消毒。

(5)避免劳累、饮酒及应用肝损害药物。

(6)定期复查肝功能。

(李　丹)

第十六章　精神科护理

第一节　出入院护理

一、入院患者的护理

（一）入院常识

（1）做好对生命体征的检查，应测量体温、脉搏、呼吸、血压并观察患者的意识情况。

（2）入院时须经过卫生处置，包括理发、淋浴、剪指甲及更衣。给予灭虱，有疥疮和皮肤传染病者应给予相应处理。

（3）意识不清、精神异常、语言不清、智力低下，具有自杀、自伤行为者，应向家属询问病情，力求资料全面。如果资料不全，可嘱其尽快回去收集资料。

（4）患者换下来的衣服应当交给患者家属带回，如果不带回则代存，收存时需当面点清，开一个收条并签名。

（5）注意危险物品的收缴工作应登记、收存，或令护送人员带回；贵重物品应登记、收存，或令护送人员带回；日用品给患者贴上标签。

（二）新入院患者护理常规

（1）按分级护理，安排适当的病室及病床，并做好新入院患者的护理。

（2）在患者进入病房后，应注意患者的皮肤有无伤痕、口腔是否清洁、骶部有无褥疮、臀部有无硬结，再次检查有无危险物品。

（3）患者入病房后测量身高、体重、脉搏、呼吸、血压、体温，对于不合作患者测体温时应当手持体温表不放，直至测完为止。如果有异常情况及时向医生报告。

（4）除了意识障碍的患者，应向患者进行卫生宣教，介绍医院情况，住院制度及其他住院患者。在与患者进行交谈的过程中，态度应和蔼，不能简单粗暴及歧视患者。

（5）执行医嘱，建立病历表格，按医生的医嘱填医嘱单，并通知膳食科。

（6）如果患者病情危急，护士应协助医生抢救患者，然后再办理上述手续。

（7）将上述处理经过记入护理记录及交班报告，重点交班。

二、住院患者的护理

（一）住院规则

（1）住院患者应当遵守医院的各项规章制度，接受医护人员的指导，并与医护人员密切配合，服从治疗管理，安心住院、休养。

（2）患者在入院时，按规定带洗漱用品或鞋袜，其他物品则一律不允许带入病室。

（3）住院患者的饮食应由患者的病情决定，如果患者在饮食上有特殊的需要可随时向医护人员提出，家属送来的饮食须经医生及护士同意后方可食用。

（4）如果患者有事需要请假外出，应由家属向医生申请，医生同意且家属签字后方可离开病室，并应在规定的时间内返回医院。

(5)住院患者应爱护医院的公共财物。如果损坏了公共财物,应照价赔偿。

(6)住院患者可对病房工作提出意见,帮助医生护士来改进病房的工作。

(二)住院患者的护理常规

(1)患者在入院后测量体温、脉搏。在住院期间如果患者的体温升高,则按高热患者护理。

(2)在患者入院3日内留尿、便标本送检,每日询问大小便情况。如果患者3日无大便要遵医嘱给予口服通便药物或灌肠;如果患者12小时没有小便则向医生报告给予及时处理。

(3)患者服药时应有两人在场,一人发药,一人检查患者服药情况。严格查对,应熟记患者面貌,防止发错药或别人冒领,并督促患者服药。服药后一定要注意检查患者是否服下,防止患者藏药。

(4)注意对患者进行生活护理。要求患者按时作息,根据天气变化,督促患者注意增减衣服及夜间的保暖,防止受凉。经常注意给患者进行心理护理,要了解患者的心理状况。住院患者一律不能请假单独外出。

(5)除了专护、一级护理患者及有身体疾病、脑器质性疾病者,因特殊治疗需卧床休息处,应鼓励及督促患者参加各种工娱活动和集体活动。不要让患者独处,防止衰退,尤其是对恢复期的患者应组织其参加有利于今后出院的各种工娱活动,使其逐步适应即将面临的社会生活。

(6)患者在住院期间的信件及各种文字材料需经医生同意后,护士方可帮助患者寄出,不能交给患者邮寄,不能寄出的信件及材料应妥善保存,待患者出院时处置。

(7)护士应协助患者料理个人卫生,督促患者晨、晚间洗漱,帮助及督促患者洗澡更衣、剪指甲,督促其饭前洗手。活动困难生活不能自理者则由护士协助。

(8)对于兴奋跳动、不知进食、暴饮暴食者应重点观察其进食情况,如果患者两餐未进食,则给予鼻饲饮食。

(9)密切观察患者的睡眠状况,因为精神患者如果睡眠不好可以导致病情恶化。患者入睡困难时应当遵医嘱给予催眠药物,并详细交班及记录。患者在睡眠时不能蒙头睡觉,以防止发生意外。

(10)注意患者病情变化,经常巡视病房。至少每15分钟巡视一次病房,巡视病房的时间不能刻板固定,防止患者掌握规律,有机可乘。注意患者安全护理,防止各种意外发生。如果患者病情发生变化,应记入交班及护理记录。

三、出院患者的护理

出院患者的护理应包括以下内容:

(1)责任护士认真向患者做出院指导,并了解出院前患者有哪些方面问题和顾虑需要帮助解决,帮助患者在出院前保持稳定情绪,克服返回工作岗位或复学前的种种顾虑。

(2)向患者及家属作健康教育指导。交待出院所带药物用法,告知患者及其家属在家必须按时、按量坚持服药,特别是精神药物一定要安全保管,不能有任何疏忽,防止患者一次性服药过多而引起药物中毒带来的不良后果。

(3)服药量一定要根据病情而定,并随时咨询医生,在医生的指导下进行。家属一定要督促患者把药服下,防止患者藏药、吐药。指导患者掌握药物的不良反应和预防措施,时常与医生保持联系,定期复查,不适随诊。

(4)依照患者的不同病情制定不同的适应性社会及家庭的训练,引导患者规律的生活、休息和工作等。

(5)协助患者整理好用物,检查床单位,收回公物,将保存的患者的一切私物交还家属清点签收。

(6)做好床单位终末处理并登记,整理住院病历,做好各项记录。

(陈静静)

第二节　安全护理

患者由于受精神症状的支配，可出现自杀、冲动伤人、毁物等破坏性行为；无自知力，否认有病而拒绝住院与治疗，表现出冲动、反抗或外走，工作人员的疏忽与处事不冷静也可导致意外情况的发生。精神科危急意外情况贯穿于整个疾病过程，特别是新入院一周内，危及患者及他人的生命，也使治疗护理难以进行，因此，护士要有高度的安全意识，随时警惕不安全因素，谨防意外。

一、掌握病情，有针对性防范

护士要熟悉病史，了解患者的精神症状、发病经过、诊断、治疗、护理要点、注意事项，密切观察，对有自伤、自杀、冲动伤人、出走企图或行为的患者随时注视其动态，严重者必须安置于重病室内由护士 24 小时重点监护，一旦有意外征兆及时采取有效措施予以防范。

（一）防自杀

自杀是一种直接威胁患者生命安全的危险的行为。由于精神科是一个相对封闭的环境，这种意外事件的发生时常引起医疗争议（纠纷），所以，防自杀成了精神科护理中的重中之重。

（1）患者入院后要对他们的自杀风险进行评估。可通过了解病史、病情方式，也可进行量表评定。最好是两种方法结合起来，这样更全面。

（2）在评估自杀风险的基础上，对自杀风险较高的患者实施密切的观察，必要时应进行 24 小时的隔离防护。与此同时，护理人员还应将情况告知患者家属，并向他们解释防范自杀的措施，以便于家属积极配合。

（3）在实施严密观察与防范的同时，护理人员还应配合治疗，开展积极的心理护理，帮助患者从自杀的阴影中走出来。

还有一点应引起护理人员高度重视的是，精神障碍患者的自杀方式有时很奇特，防不胜防，例如，一男患者将头埋在盛满水的洗脸盆中“溺死”。因此，应加强病房的安全巡查，清理或收缴危险物品。在发现异常情况时要及时处理。

（二）防逃跑

由于自知力不全或完全丧失，一些患者不承认自己有病，拒绝住院；还有些患者因不习惯或不能适应封闭式的住院生活而不愿待在医院。这些患者可能会想方设法地逃离病房。所以，防外逃也就成为精神科护理工作的一项特殊任务。

在封闭式管理的病房，每天在交接班时一定要清点人数；带患者做检查或到室外活动时也要清点人数，并要严守各种通道，锁好门窗，保管好钥匙；患者在无家属陪伴时一定要有护理人员陪同。

（三）防冲动

精神障碍患者会因情绪或思维等方面的障碍而发生冲动言行，甚至伤人毁物。患者攻击的对象可能是其他患者、医务人员或其他人员。因此，护理人员应加强这方面的评估并做好预防措施，对有潜在暴力行为的患者给予重点防范，必要时实施约束或隔离。另外，应尽量避免与患者发生不必要的正面冲突，学会自我保护的策略和方法。对于患者之间存在的矛盾要及时发现、及时处理，制止冲突的升级。

二、与患者建立信赖关系，及时发现危险征兆

要尊重、关心、同情、理解患者，及时满足患者的合理需求，使患者感到护士可信赖。在此良好的护患关系基础上患者会主动倾诉内心活动，亦易接受护士的劝慰。如流露出想自杀或有冲动伤人的征兆时，可及时制止，避免意外发生。

三、严格执行护理常规与工作制度

护士要严格执行各项护理常规和工作制度，如给药治疗护理、测体温护理、约束带应用护理、外出活动护理、患者洗澡时护理等常规以及交接班制度、岗位责任制度等。因为稍有疏忽将会给患者带来不良后果，甚至危及患者生命。

四、加强巡查严防意外

凡有患者活动的场所，都应安排护士看护，10～15 分钟巡视一次，重点患者不离视线，以便及时发现病情变化，防患于未然。上约束带的患者要注意保护，防止被其他患者伤害。在夜间、凌晨、午睡、开饭前、交接班等时段，病房工作人员较少的情况下，护士要特别加强巡视。厕所、走廊尽头，暗角、僻静处都应仔细察看，临床实践提示，此时此地极易发生意外。

五、加强安全管理

(1)保证环境安全：病房设施要安全，门窗有损坏及时修理。病区、办公室、治疗室、配餐室等场所应随时上锁。

(2)严格病室内危险物品管理：病区内危险物品严加管理。如药品、器械、玻璃制品、锐利物品、绳带、易燃物等要定点放置，并加锁保管。交接班时，均要清点实物，一旦缺少及时追查。若患者借用指甲钳、缝针时，需在护理人员看护下进行，并及时收回。

(3)加强安全检查：凡患者入院、会客、假出院返回、外出活动返回均需做好安全检查，防止危险物品带入病室。每日整理床铺时，查看患者有无暗藏药物、绳带、锐利物品等。经常对整个病区环境、床单元，有些患者的鞋、袜、衣袋等一切可能存放危险物品地方，进行安全检查。

六、安全常识教育

重视对患者及其家属进行有关安全常识的宣传和教育，引导他们理解和配合安全管理。

七、隔离保护

一旦发现患者有强烈的自杀企图、严重的暴力倾向，要根据相关法律条文采取隔离保护措施，暂时将患者隔离开来，以确保患者与其他人员的安全。

（陈静静）

第三节　日常生活护理

精神病患者往往有生活懒散、不知清洁，个人生活自理能力下降甚至丧失。护士应鼓励和协助患者料理好日常生活，女患者还要注意其月经情况，为诊疗提供参考。

一、口腔和皮肤护理

(1)督促、协助患者养成早、晚刷牙、漱口的卫生习惯。对危重、木僵、生活不能自理者，予以口腔护理。

(2)新患者入院，做好卫生处置并检查有无外伤、皮肤病、头虱、体虱等，并及时作处理。

(3)督促患者饭前便后洗手，每日梳头、洗脸、洗脚，女患者清洗会阴。定期给患者洗澡、理发、洗发、剃须、修剪指甲。生活自理困难者，由护士协助或代为料理，包括女性患者经期的卫生护理，使患者整洁舒适。

(4)卧床患者予以床上沐浴,定时翻身、按摩骨突部位皮肤,帮助肢体功能活动,保持床褥干燥、平整,做好防褥疮护理。

二、排泄护理

(1)由于患者服用精神科药物容易出现便秘、排尿困难甚至尿潴留的情况,因此,须每天观察患者的排泄情况。对3日无大便者,可给予适宜的缓泻剂(如番泻叶泡水服)或清洁灌肠,以及时解决便秘的痛苦,并预防肠梗阻、肠麻痹的发生。平时鼓励患者多饮水,多食蔬菜、水果,多活动,以预防便秘。对排尿困难或尿潴留者,先诱导排尿,无效时可按医嘱导尿。

(2)对大小便不能自理者,如痴呆、慢性衰退等患者,要摸索其大小便规律,定时督促,伴护入厕或给便器,并进行耐心训练。尿湿衣裤时,及时更换,保持床褥的干燥、清洁。

三、衣着卫生及日常仪态护理

关心患者衣着,随季节变化及时督促和帮助患者增减衣服,以免中暑、感冒、冻伤等。帮助患者整理服饰,保持衣着干净,定期更衣,随脏随换,衣扣脱落及时缝钉。关心和帮助患者修饰仪表仪容,鼓励患者适当打扮自己,尤其是病情缓解、康复待出院患者、神经症患者。有条件专为患者设美容室、理发室,以满足患者爱美的需要,有利于患者增强自尊、自信,提高生活情趣。

(陈静静)

第四节 饮食护理

精神病患者在饮食上可出现各种情况。有的认为食物有毒,拒绝进食;有的自称有罪,不肯进食;有的不知饥饱,暴饮暴食、抢食甚至吞食异物,木僵患者因处于精神运动性抑制而不能进食;药物不良反应所致的吞咽困难也影响患者进食。精神病以药物治疗为主,若患者饮食情况差,进食少或不能进食,就不能耐受药物作用,致使治疗难以维持。药物不良反应所致的吞咽困难,暴饮暴食、抢食,均可导致噎食的发生。因此,护士要认真做好饮食护理,协助患者正常有序地进食,保证治疗的正常进行。

一、进餐前的安排

(一)进餐形式

一般采用集体用餐(分食制)方式,有利于调动患者进食情绪,有利于患者消除对饭菜的疑虑,有利于护理人员全面观察患者进餐情况。

(二)进餐安排

安排患者于固定餐桌,定位入座,使患者进餐厅后,目标清楚,各就各位,有秩序,亦便于工作人员及时发觉缺席者,及时寻找,做到不遗漏。进餐时分别设普通桌、特别饮食桌、重点照顾桌。①普通桌居多,供大多数合作或被动合作的患者就餐,给予普通饮食。②特别饮食桌供少数有躯体疾患或宗教信仰不同对饮食有特别要求的患者就餐。如:少盐、低脂、高蛋白、忌猪肉、素食、糖尿病、半流质饮食等。由专人看护,按医嘱、按病情、按特殊要求,准确无误地给适宜的饮食。③重点照顾桌是安排老年、吞咽困难、拒食、藏食、生活自理困难需喂食者,由专人照顾。④重症患者于重症室内床边进餐。

二、进餐时的护理

(1)在进餐过程中,护士分组负责观察,关心患者进餐情况,如进餐时秩序、进食量、进食速度。防止患者倒食、藏食;防范患者用餐具伤人或自伤。巡查有无遗漏或逃避进餐的患者,并时时提醒患者,细嚼慢咽，谨防呛食、窒息。

(2)对年老或药物反应严重、吞咽动作迟缓的患者，要给予软食或无牙饮食，酌情为患者剔去骨头。进餐时切勿催促，给予充分时间，必要时予以每口小量喂食。并由专人照顾，严防意外。

(3)对抢食、暴食患者，安排单独进餐，劝其放慢进食速度，以免狼吞虎咽发生喉头梗阻，并适当限制进食量，以防过饱发生急性胃扩张等意外。对欲吞食异物的患者要重点观察，必要时予以隔离。外出活动需专人看护，以防进食脏物、危险物品等。

(4)对拒食患者的护理需针对不同原因，想法使之进食，必要时给予鼻饲或静脉补液，作进食记录，重点交班。①有被害妄想、疑心饭菜有毒者，可让其任意挑选饭菜，或由他人先试尝，或与他人交换食物。适当满足要求，以解除疑虑，促使进食。②有罪恶妄想者，自认罪大恶极、低人一等，不配吃好的而拒绝进食，可将饭菜拌杂，使患者误认为是他人的残汤剩饭而促使进食。③有疑病妄想、牵连观念者，忧郁不欢、消极自杀、否认有病而不肯进食，应耐心劝导、解释、鼓励，亦可邀请其他患者协同劝说，这往往能促使患者进食。④对被幻听吸引而不肯进食的患者，可在其耳旁以较大声音劝导提醒，以干扰幻听而促使进食。⑤对阵发性行为紊乱、躁动不安而不肯进食的患者，应视具体情况，不受进餐时间的限制，待其病情发作过后较合作时，劝说或喂之进食。⑥木僵、紧张综合征的拒食患者，试予喂食，以补鼻饲之不足，或将饭菜置于床旁，有时患者会自行进食。⑦对伴有发热、内外科疾患的患者，因食欲不佳而不愿进食的，应耐心劝说，并尽力设法烹饪患者喜爱的饮食，使之进食。亦可允许家属送饭菜。

（陈静静）

第五节　睡眠护理

睡眠属于保护性抑制过程，睡眠的好坏预示着患者病情的好转、波动或加剧，有的患者伪装入睡，乘人不备寻隙自杀或外走。因此，要稳定患者情绪，巩固治疗效果，就要保证患者的睡眠。

一、创造良好的睡眠环境

(1)病室空气流通，温度适宜，光线柔和。床褥干燥、清洁、平整，使患者感觉舒适。

(2)保持环境安静，有兴奋躁动患者应安置于隔离室，并及时做安眠处理。工作人员做到说话轻、走路轻、操作轻，保持病室内安静。

(3)就寝时，可让患者听轻柔的催眠乐曲，有利安定情绪。

二、安排合理的作息制度

为患者制定合理的作息时间并督促执行，白天除了安排1～2小时午睡外，其他时间要组织患者参加适宜的工、娱、体活动，有利夜间正常睡眠。

三、促进患者养成有利睡眠的习惯

(1)睡前忌服引起兴奋的药物或饮料，餐后不过量饮茶水，临睡前要排尿，避免中途醒后，难以入睡。

(2)睡前避免参加激动、兴奋的娱乐活动和谈心活动。不看情节紧张的小说和影视片。

(3)睡前用暖水浸泡双脚或沐浴，以利减缓脑部血流量，促进睡眠。

(4)要取健康的睡眠姿势仰卧和侧卧，不蒙头盖面，不俯卧睡眠。

四、加强巡视严防意外

护士要深入病床边勤巡视，采取循序巡查与返回重复巡查相结合的方式进行，仔细观察患者睡眠情况，包括睡眠姿势、呼吸音，是否入睡等，要善于发现佯装入睡者，尤其对有自杀意念的患者做到心中有数，及时做好安眠处理，防止意外。

五、未入眠患者的护理

(1)体谅患者的痛苦与烦恼心情：对未入睡患者，护士要体谅其因失眠而痛苦与焦躁不安的心情，容忍由此引起的情绪波动和激惹，耐心听取其所述，予以精神安慰，帮助安定情绪，无效时按医嘱给予药物，帮助入眠。

(2)指导患者放松或转移注意力帮助入睡：放松法有甩手操、放松功、放松训练等，可使肌肉放松、精神放松、促进睡眠。转移方法，如有意识地翻阅无故事情节的理论书，引发疲倦。也可将头脑中思考的问题写在纸上，这会有一种心理放松感而有利入眠。

(3)分析失眠原因，对症处理：患者失眠的原因多种，如新入院者对医院环境陌生、不适应、害怕，也有患者对治疗反感或恐惧致失眠，要耐心劝慰、作保护性解释，使其有安全感；也有患者因病痛及身体各种不适而引起失眠，应及时帮助缓解疼痛，排除不适；也有因过多思考生活事件，如婚姻、工作、经济等导致焦虑、紧张而失眠，可让其倾诉烦恼，患者会感到轻松，同时进行心理辅导，鼓励其理智地搁一边，不再乱想；对主观性失眠者可在其入睡后用红笔在手臂上做记号，待醒后善意告知患者以证明确实睡着过，这可缓解患者对睡眠的焦虑担忧情绪。若睡前过分焦虑，也可用安慰剂暗示治疗；对抑郁症及幻觉、妄想症状严重的未入眠者，要及时按医嘱予以药物处理，加速帮助入睡，以免夜深人静，患者的抑郁情绪或幻觉、妄想症状加重而引发意外。

(陈静静)

第六节　药物依从性护理

药物治疗是精神疾病治疗的主要途径，而且要维持数年，拒绝服药或自行停药可导致疾病复发。精神病患者多数拒绝服药，在住院期间因为要服从管理而常常表现为藏药。

一、藏药的原因

(一)疾病因素

不承认自己有病或受幻觉妄想指使。

(二)害怕药物反应

特别是严重反应，如静坐不能、四肢痉挛、吞咽困难等会使患者感到异常难受和恐惧而拒绝服药。

(三)社会心理因素

有的患者认为药物会使记忆力减退，体态增胖，影响生育等，会给今后的学习、就业、恋爱和婚姻带来障碍。

二、藏药的护理

患者藏药多表现在住院初期，但某些患者从入院到出院都存在藏药行为。藏药的方式多种多样，多数患者藏于口腔内舌下、两颊或唇齿之间；部分患者在假装服下之时巧妙地将药滑入指缝、衣袖或口袋内，然后丢掉或转移到他们认为安全的地方；少数人将药物服下后即躲到僻静处，用手指刺激咽部引吐吐出。

患者的藏药行为不仅影响临床诊治效果，给患者带来损失，而且有可能引起医患纠纷，必须十分重视，要根据当时的环境、患者的表情及动作仔细加以观察，采取有效措施，杜绝藏药行为。

(一)培育护士的专业技能和职业操守

不但要善于发现藏药行为，还要有对患者负责的态度和慎独的精神，要履行检查藏药的义务，不能图省事而忽略。

（二）根据不同情况，引导患者服药

对因疾病因素导致藏药的患者，要通过解释说理使其觉悟到自己有病，需要治疗，必要时将服药好的患者当镜子来进行启发诱导。对因害怕药物反应而藏药的患者，一方面要向他们说明药物反应是药物见效的表现，轻的反应对身体无影响，如果反应重医生会及时处理，另一方面要主动关心患者，为他们解决实际困难，如静坐不能的患者要根据其爱好多与其交谈，以分散其注意力，双手抖动厉害的患者要协助其料理个人生活，吞咽困难的患者要更换流汁饮食等。对因社会心理因素导致藏药的患者，要向他们指出药物有消退过程，不会永远留在体内，等到疾病康复药量也会逐渐减少，他们会渐渐恢复正常的，同时要帮助他们解除对今后生活的顾虑，树立自信心。

（三）所有患者服药时都要看服吞下

对有藏药企图或行为的要严格检查，用压舌板检查口腔内舌上下、两颊，同时检查患者手掌、衣袖及药杯；对有引吐行为的患者服药后要在护士视线之内停留 10～15 分钟，以防吐药。

（陈静静）

第七节　测量体温护理

一、目的

观察监测患者生命体征，提供诊疗依据。

二、操作准备

患者处于安静清醒状态下，保持坐姿。测量前 30 分钟内不宜进食进水。

用物：体温测量盘内备消毒液容器（放置并消毒测温后的体温计用）和清洁干容器（放置清洁体温计）、容器内垫消毒纱布、带秒表的表、笔、记录本、消毒液、纱布。

三、操作要点

（1）检查体温计的完好性及水银柱是否在 35℃以下。

（2）测量方法：①口腔测量法：口表水银端斜放于舌下，闭口测量 3 分钟取出。由于精神科特殊的环境一般不用此方法测量。②腋下测量法：测量前应用干毛巾擦干腋下汗水，将体温计水银端置于腋窝深处紧贴皮肤，曲臂过胸，夹紧体温计，测量 10 分钟后取出。测量结果应加上 0.5℃。临床上多用此方法。③直肠测量法：将肛表用 20％肥皂液或油剂润滑后将水银端插入肛门约 3～5 cm，测量 3 分钟取出。测量结果应减去 0.5℃。临床上很少用此法测量精神科患者。

（3）用浸有消毒液的纱布擦净使用过的体温计看度数。

四、安全护理要点

（1）测量前按患者实数清点体温计数目。

（2）测体温时，工作人员应集中注意力，发放和收集体温计时做到不遗漏患者。测量时患者均坐于自己的床位（或座位）上，每位被测量患者必须在工作人员视野之内，以防患者咬碎体温计吞服。

（3）测量后，立即清点体温计数目，发现缺少，及时追查同时报告护士长。

（4）新患者、严重消极患者、有吞食异物史的患者等需用腋表或电子体温计测量。

（5）有条件的最好先用电子体温计测量后再对疑似发热的患者用普通体温计复测，以减少意外的发生。

五、吞服体温计应急处理

请示医生，遵医嘱立即处理。

(1)可用奶或蛋清即刻服下，也可口服石蜡油 60 mL，以阻止或减少水银吸收。

(2)给服大量韭菜等粗纤维食物，使水银被包裹，还能增加肠蠕动，促进水银排出。观察大便情况。

六、体温计的清洁消毒

(一)口表消毒法

先浸泡于 2 000 mg/L 有效氯溶液中，5 分钟后取出，用流水冲洗干净，甩下擦干后浸泡于第二道 2 000 mg/L有效氯溶液中，3 分钟后取出，用冷开水冲洗干净用无菌纱布擦干备用(离心机每日用 2 000 mg/L有效氯浸泡 50 分钟后取出，冲洗沥干。盛器、离心机每周总消毒一次)。

(二)肛表消毒法

将肛表用浸有 2 000 mg/L 有效氯纱布擦净，再按口表消毒法进行消毒。

(陈静静)

第八节　探视护理

重性精神病患者和急性发作型患者，一般收住在封闭式病房，与外界隔离。患者感到不自由，或不能接受精神病患者的角色，或思念亲人，牵挂工作等，常常表现出焦虑、抑郁、激越，影响患者安全和病室秩序，因此，要合理安排探视时间，以安定患者的情绪，巩固治疗效果。值得注意的是，有的患者借外出探视之机发生外走或外走后自杀。为防意外，探视工作中的护理应注意做到以下几点。

一、合理安排探视时间

新入院的患者因考虑到患者的疾病状态没有控制，对环境还不适应，以及身体对药物没有产生耐受，为防意外，最好入院一周后再行探视。其他患者可每天探视一次或隔天探视一次，视医院和患者情况而定。

二、专人负责

探视要有专职护士接待，有专项登记，登记内容包括患者姓名、探视者姓名及所属关系，登记本存留以便清点人数和备查。要将患者交给家属手上，家属不在身旁，不能放患者出去。态度要热情，尽量协助家属解决问题。

三、探视要求

探视要在规定的场所进行，未经医生许可，不可将患者放回家中；病情没有控制或有特殊企图的患者，要暂停探视；重症患者需到床旁探视者，接待人员应陪同在旁。患者探视结束时，需经安全检查方可进入病房。探视时间结束时，要认真清点人数并交班。

四、安全检查

探视者带给患者的物品须经仔细检查方可带入，凡影响患者安全的物品要拒绝收留，凡易变质腐败的食物应少收或不收，对拒收的物品要向家属作好解释，讲清道理。收留的物品应写上患者姓名交工娱护士保管。

五、健康教育

接待人员要根据患者情况利用探视的机会作好家属健康教育工作，其内容包括：

(1)向患者家属介绍患者住院情况，嘱咐他们在规定的探视时间里，要尽量来院探视，以减轻患者想家的焦虑情绪。

(2)探视时家属要照顾好患者，防止患者借机逃跑或伤人，探视完毕后，要将患者交给护士后方可离开。

(3)不要给患者带来精神刺激和创伤，患者家中发生的意外或重大事件，须经医生同意方可告诉患者，避免引起患者情绪波动。

(4)对迫切要求出院的患者要协助医护人员做好说服劝阻工作。

(陈静静)

第九节　精神科约束带的应用与护理

保护性约束其实质就是限制患者的行为，以保障患者和他人的安全，防止公共财物受到损坏，保证治疗护理工作顺利进行。其作为行为治疗的一种方法，是精神科临床常用的护理手段。

一、适应证

(1)对新入院的患者有兴奋躁动、自伤、伤人及毁物的表现者。

(2)在治疗过程中突然出现兴奋躁动、伤人毁物、冲门外逃者。

(3)具有严重的自杀、自伤行为者。

(4)癫痫在发作的患者。

(5)拒绝治疗的如输液不合作者。

(6)其他特殊情况随时需要约束者。

二、约束带的使用规范

保护性约束是精神科治疗的辅助措施之一。使用约束带是为了暂时限制患者的活动，保护患者安全，防止发生意外，保证治疗顺利进行而采取的一项措施，但同时也存在一定风险性，故在认真执行保护性约束制度的基础上，进一步规范约束带使用。

(1)首先医生依据适应证开具临时医嘱——冲动行为干预治疗后方能执行对患者的约束。无医嘱情况下，护理人员不得擅自约束患者，如遇突发事件(冲动、自伤、伤人等)须采取紧急保护措施时，须在保护后的一小时内请医生按约束时间补开医嘱。

(2)约束患者要非常慎重，原则是要使用说服或药物控制兴奋。不管患者是否接受约束，都必须向患者耐心解释，说明约束的目的，以取得合作，消除患者的恐慌心理。

(3)约束患者采取的体位应四肢舒适平展、处于功能位。约束带的松紧度要适宜，约束带与皮肤之间容纳一指的间隙。

(4)被约束的患者必须安置在重症病室，重症病室护士须严密观察患者精神状况和约束部位皮肤的血运情况，调整松紧度，定时更换约束部位。

(5)患者被约束后要保证患者生理需要，进食、进水、大小便、生活护理要到位。

(6)每一次约束患者时间不超过 4 小时，及时解除约束并做好冲动行为干预治疗登记。若病情不稳定需要继续保护时，必须征求医生意见，医生开具医嘱后方能执行，并继续作好登记。

(7)保护性约束患者的交接班一定要在床边进行,包括保护带数量、松紧情况、皮肤情况、床单位情况及记录情况。

(8)护理人员执行保护后,必须认真、准确地填写"冲动行为干预治疗记录单"。

三、保护约束的实施

(1)保护性约束之前应做好患者及家属的解释工作。由于精神科的特殊性如铁窗的管理方式给患者及家属造成无形的压力,患者本身具有被害妄想等精神病性症状,入院时如果给予简单粗暴的约束就会加重患者的被害心理和敌意态度,患者家属对此也不理解和反感,以致给治疗和护理带来困难。因此在保护性约束之前与患者及家属的沟通工作显得尤为重要。作为医务工作者对患者实施保护性约束之前,就应该给患者及家属说明这不是一种惩罚,而是一种护理手段。通过保护性约束这一护理手段来保障患者及其他病友的安全,来保证更好的治疗。通过以上沟通后,能解除患者及家属心中的疑虑,并取得主动配合。

(2)保护性约束之中应加强巡视,做好生活护理。患者行保护性约束时应内放衬垫,松紧适宜,最少要有一个手指的空隙,并密切观察局部皮肤及血液循环情况,使肢体保持功能位置。对被约束的患者,精神科的注册护士需随时巡视视察,进行严格的床边交接班如约束的松紧情况、皮肤情况、保护带的数目及护理记录是否完整、正确等,防止脱落或被其他患者解开,造成患者冲动伤人、毁物或自缢等严重后果;对被约束患者要有专人负责,重点护理,定时为患者喂水、喂饭、喂药,保持口腔清洁、湿润,保持床铺及衣物清洁干燥,防止褥疮发生;加强心理护理,满足患者的合理需求。

(3)解除保护性约束时必须遵医嘱执行。解除保护性约束时护理人员不能自作主张,必须经科主任或精神科医生同意后方可解除;解除时要仔细清点约束带的数目,以防遗漏。此时患者精神症状已有所好转,护理人员应针对保护性约束对患者两次进行必要的解释和沟通,强调保护性约束的原因,消除患者心中的疑虑,为下一步治疗护理打下良好的基础。

(4)注意事项。上海和北京分别于2002年和2007年正式出台了《上海精神卫生条例》和《北京精神卫生条例》,它们是我国出台的地方性精神卫生法规。条例针对保护性约束指出:①一般情况下,应按精神科医生的医嘱实施保护性约束。②特殊情况下,应按精神科医生的口头医嘱实施保护性约束,精神科执业医生应在患者被约束以后的6小时之内,补充书面医嘱并在病程记录内记载和说明理由。③精神科执业医生每日至少要对被保护性约束的患者进行两次检查,并对是否要继续保护性约束进行一次评估。④精神科注册护士每10分钟至少应当巡查一次被保护性约束的患者。⑤患者被连续保护性约束达到72小时,应当由具有副主任医师以上职称的精神科执业医生对患者进行检查,并对是否继续采取保护性约束做出评估。⑥实施保护性约束的护理人员必须接受保护性约束技巧的专门训练。⑦老年患者住院期间为防止发生意外,可以不经医嘱,由病房护士长决定使用或解除保护性约束。

作为精神病专科医院,《上海精神卫生条例》和《北京精神卫生条例》给我们精神科临床实践提供了必要的法律依据,在现阶段可以参照实行。

保护性约束作为一种护理手段,是以保护患者、他人及公共财产的安全为目的。但是,在精神科临床实践中要持慎重态度,不要动辄用之。

(陈静静)

第十七章　手术室护理

第一节　手术前准备

规范、严格的手术前准备是成功开展手术的基础与保障，每一名手术室护士都应加强操作练习，提高专科理论知识，以此确保和提高手术前准备质量。手术前准备主要分为三部分，分别是无菌手术器械台的准备、手术人员准备和手术患者准备，其中涵盖了许多手术室基础护理操作技能和手术室护理基本原则。

一、无菌手术器械台的准备

为保证手术全程所有手术物品的无菌状态，防止再污染，在手术开始前，洗手护士必须先建立无菌器械台，形成无菌区域。

（一）无菌手术器械台准备的基本原则

无菌手术器械台准备的基本原则包括：①在洁净、宽敞的环境中开启无菌器械包和敷料包，操作者穿着整洁，符合要求；②建立和整理无菌器械台过程中以及洗手护士和巡回护士交接一次性无菌物品时，均不可跨越已建无菌区；③无菌器械包和敷料包应在手术体位放置完成后打开；④无菌器械台应保持干燥，一旦敷料潮湿必须更换或重新覆盖无菌巾；⑤无菌手术器械台应为现用现备，若特殊情况下不能立即使用，则必须使用无菌巾覆盖，有效期为 4 小时。

（二）铺无菌器械台的步骤

1. 无菌包开启前检查

包括：①包外化学指示胶带变色情况；②包上灭菌有效期；③外包装是否破损、潮湿或污秽；④是否为所需的器械包或敷料包。

2. 开启无菌包顺序

徒手打开无菌器械包或敷料包的最外层，注意手与未灭菌物品不能触及外层包布内面；内层包布应使用无菌镊子或无菌钳打开，注意顺序为先对侧，再左右两侧，最后近侧；或由洗手护士完成外科洗手，并戴上无菌手套后再打开。

3. 建立无菌器械台

方法包括：①直接利用无菌器械包或敷料包的包布打开后铺置于器械台上，建立无菌器械台；②利用无菌敷料包内的无菌敷料先建立无菌台面，然后打开无菌器械包将无菌器械移至无菌台面上；③铺无菌器械台时，台面敷料铺置至少应达到 4 层，台面要求平整，四周边缘下垂不少于 30cm；④手术托盘一般摆放正在使用或即将使用的器械和物品，可在铺置无菌巾的过程中使用无菌双层中单和大孔巾直接铺置其上，建立无菌手术托盘，也可用双层无菌托盘套铺置。

4. 整理无菌器械台

洗手护士按照相同的既定顺序整理常规手术敷料和器械。特殊手术器械及物品，可按术中使用顺序、频率分类放置，以方便洗手护士在手术配合中及时拿取所需器械及物品。

5. 清点器械及物品

手术开始前洗手护士与巡回护士必须完成所有手术纱布、器械及物品的清点，巡回护士逐项记录。

二、手术人员准备

手术前，每一名手术团队成员必须严格按规范进行手术前自身准备，包括外科手消毒、穿无菌手术衣和戴无菌手套，通过规范、严格的手术前手术人员自身准备，建立无菌屏障，预防手术部位感染。

(一)外科手消毒

是指外科手术前医务人员用肥皂(皂液)和流动水洗手，再用手外科消毒剂清除或者杀灭手部暂居菌和减少常居菌的过程。使用的手消毒剂应具有持续抗菌活性。

1.明确外科手消毒定义

外科手消毒与洗手、卫生手消毒统称为手卫生，其中洗手仅指用肥皂或皂液和流动水洗手，去除手部皮肤污垢和暂住菌的过程。而卫生手消毒是指医务人员使用速干手消毒剂揉搓双手，减少手部暂住菌的过程，两者应与外科手消毒区分。

2.外科手消毒的设施准备

洗水池应设置在手术间附近，高矮合适，防溅喷，洗水池面应光滑无死角，每日清洁。水龙头应为非手接触式，数量不少于手术间数。清洁指甲用具指定容器存放，每日清洁与消毒。手刷等搓刷用品应指定放置，一人一用一灭菌或一次性无菌使用。外科手消毒剂应符合国家相关规定，并采用非手接触式出液器，宜使用一次性包装，重复使用的容器每次用完应清洁、消毒。

3.外科手消毒的原则

先洗手后消毒；不同手术患者之间、手套破损、手被污染时，应重新进行外科手消毒；在整个外科手消毒过程中应始终保持双手位于胸前，低于肩高于腰，使水由手指远端自然流向肘部。

4.洗手方法与要求

主要包括以下几个步骤：①洗手之前正确佩戴帽子、口罩及防护眼罩(图 17-1)，摘除戒指、人工指甲等手部饰物，并修剪指甲，长度应不超过指尖。②取适量的清洗剂清洗双手、前臂和上臂下 1/3，并认真揉搓。清洁双手时，可使用手刷等清洁指甲下的污垢和手部皮肤的皱褶处。③流动水冲洗双手、前臂和上臂下 1/3。④使用干手物品擦干双手、前臂和上臂下 1/3。

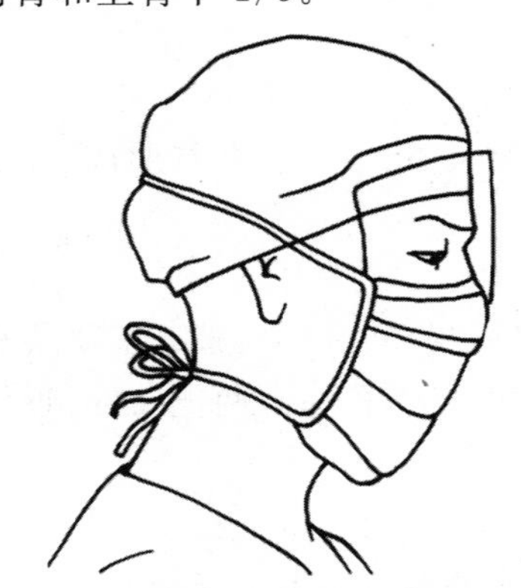

图 17-1 洗手之前戴帽子、口罩及防护眼罩

5.外科手消毒方法

主要分为以下两种方法：①冲洗手消毒法：取足量的外科手消毒剂涂抹至双手的每个部位、前臂和上臂下 1/3，并认真揉搓 2～6 分钟，用流动水冲净双手、前臂和上臂下 1/3，使用无菌毛巾或一次性无菌纸巾彻底擦干。②免冲洗手消毒法：取适量免冲洗手消毒剂涂抹至双手的每个部位、前臂和上臂下 1/3，并认真揉搓至消毒剂干燥。具体消毒剂的取液量、揉搓时间及使用方法遵循外科手消毒剂产品的使用说明。

我国卫生部关于手卫生的规范中明确规定了外科手消毒中手部揉搓的步骤，包括：(A)掌心相对揉搓；(B)手指交叉，掌心对手背揉搓；(C)手指交叉，掌心相对揉搓；(D)弯曲手指关节在掌心揉搓；(E)拇指在掌心中揉搓；(F)指尖在掌心中揉搓(图 17-2)。

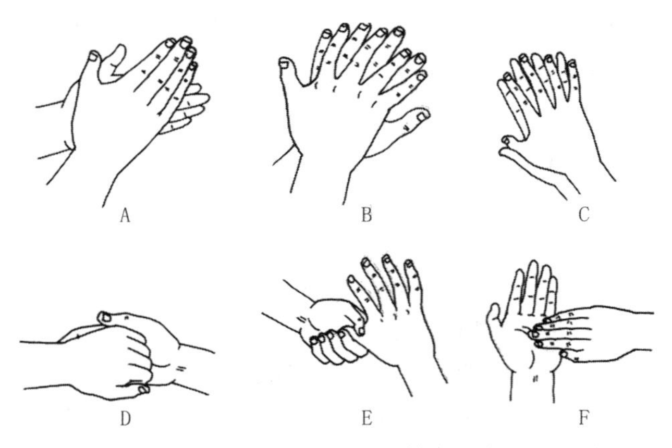

图 17-2 外科手消毒手部揉搓步骤

6. 注意事项

冲洗手消毒法中，用无菌毛巾或一次性无菌纸巾彻底擦干是指将手、前臂和肘部依次擦干，先擦双手，然后将无菌毛巾或一次性无菌纸巾折成三角形，光边向心，搭在一侧前臂上，对侧手捏住无菌毛巾或一次性无菌纸巾的两个角，由手向肘部顺势移动，擦干水迹，不得回擦；擦对侧时，将无菌毛巾或一次性无菌纸巾翻转，方法同前。

(二)无菌手术衣穿着

常用的无菌手术衣有两种式样：一种是背部对开式手术衣，另一种是背部全遮式手术衣。

1. 对开式无菌手术衣的穿着方法(图 17-3)

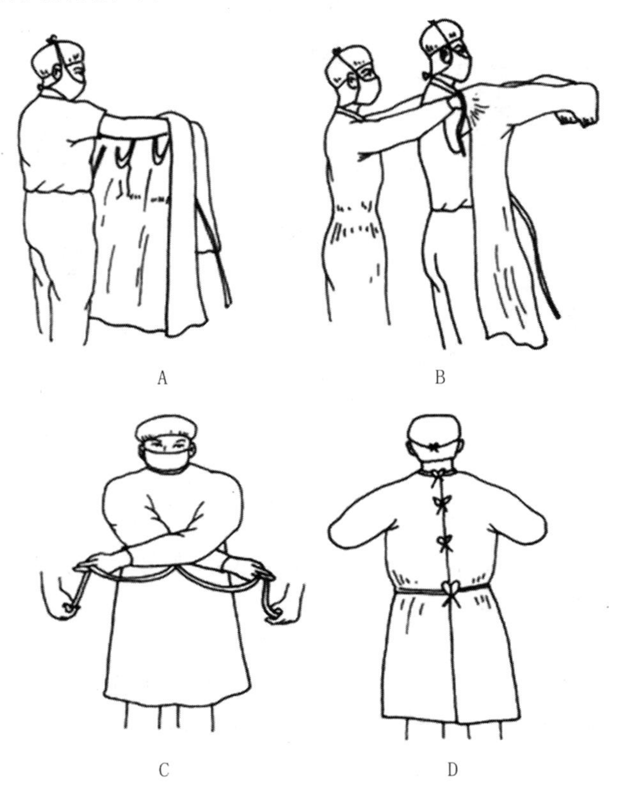

图 17-3 对开式无菌手术衣的穿着方法

(1)洗手后，取手术衣，提起衣领轻轻抖开，将手术衣轻掷向上的同时，顺势将双手和前臂伸入衣袖内，并向前平行伸展(A)。

(2)巡回护士在其身后协助向后拉衣(B)。

(3)洗手护士双手交叉,腰带不交叉向后传递(C)。

(4)巡回护士在身后系带。

(5)手术衣无菌区域为:肩以下、腰以上、腋前线的胸前及双手(D)。

2.全遮式无菌手术衣的穿着方法(图 17-4)

(1)洗手后,取手术衣,将衣领提起轻轻抖开(A)。

(2)将手术衣轻掷向上的同时,顺势将双手和前臂伸入衣袖内,并向前平行伸展,巡回护士在其身后将手伸直手术衣内侧,协助向后拉衣,手不得碰触手术衣外侧(B)。

(3)穿衣者戴无菌手套后将前襟的腰带递给已完成外科手消毒并戴好无菌手套的洗手护士(C)。

(4)洗手护士拉住腰带后嘱穿衣者原地缓慢转动一周,再将腰带还与穿衣者(D)。

(5)穿衣者将腰带系于胸前(E)。

(6)无菌区域为:肩以下、腰以上的胸前、双手臂、侧胸及后背(F)。

3.注意事项

(1)穿手术衣必须在手术间进行,四周有足够的空间,穿衣者面向无菌区。穿衣时,手术衣不可触及任何非无菌物品,若不慎触及,应立即更换。

(2)巡回护士向后拉衣领、衣袖时,双手均不可触及手术衣外面。

(3)穿全遮式手术衣时,穿衣人员必须戴好手套,方可接取腰带。

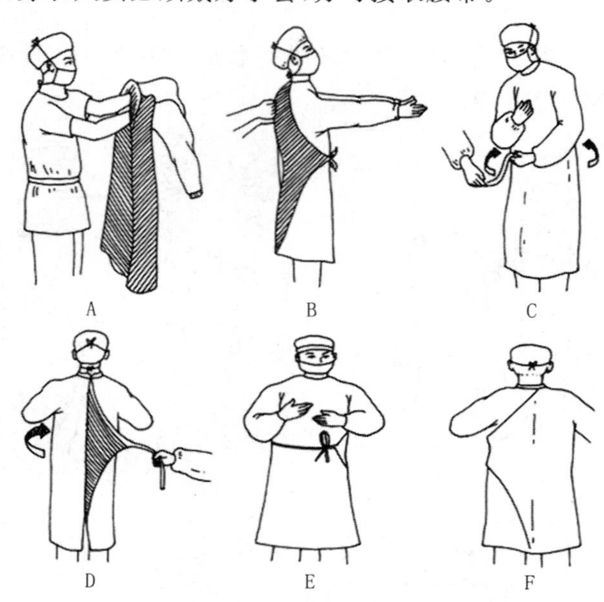

图 17-4 穿全遮蔽式无菌手术衣

(4)穿好手术衣、戴好手套,在等待手术开始前,应将双手放在手术衣胸前的夹层或双手互握置于胸前。双手不可高举过肩、垂于腰下或双手交叉放于腋下。

4.连台手术更换无菌手术衣的方法

需要进行连续手术时,连台的手术人员首先应洗净手套上的血迹,然后由巡回护士松解背部系带,先脱去手术衣,后脱去手套。脱手术衣时必须保持双手不被污染,否则必须重新进行外科手消毒。脱手术衣的方法有两种:①他人协助脱衣法:自己双手向前微屈肘,巡回护士面对脱衣者,握住衣领将手术衣向肘部、手的方向顺势翻转脱下,此时手套的腕部正好翻于手上(图 17-5)。②个人脱衣法:脱衣者左手抓住右肩手术衣外面,自前拉下,使手术衣的衣袖由里向外翻转;同样方法拉下左肩并脱下手术衣,保护手臂及洗手衣裤不触及手术衣的外面,以免受到污染(图 17-6)。

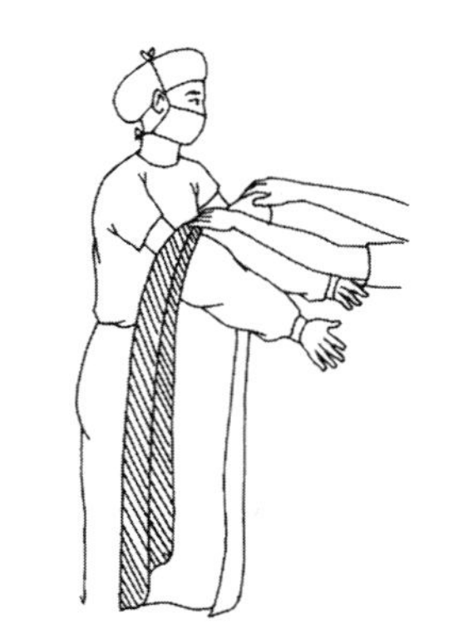
图 17-5 他人协助脱手术衣

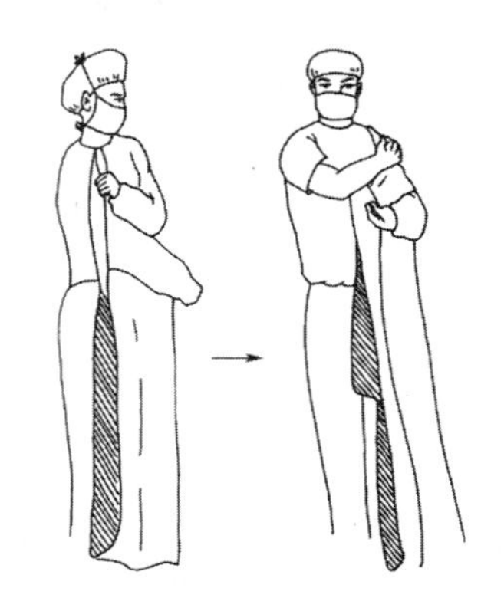
图 17-6 自行脱手术衣

(三)戴无菌手套

由于外科手消毒仅能去除和杀灭皮肤表面的暂居菌,对皮肤深部常驻菌无效。在手术过程中,皮肤深部的细菌会随术者汗液带到手的表面。因此,参加手术人员必须戴无菌手套。需注意的是,戴无菌手套不能取代外科手消毒。

1.开放式戴无菌手套方法

(1)穿好手术衣,右手提起手套反折部,将拇指相对(A)。

(2)先戴左手:右手持住手套反折部,对准手套五指插入左手。再戴右手:左手指插入右手手套的反折部内面托住手套,插入右手(B)。

(3)将反折部分别翻上并包住手术衣袖口(C)(图 17-7)。

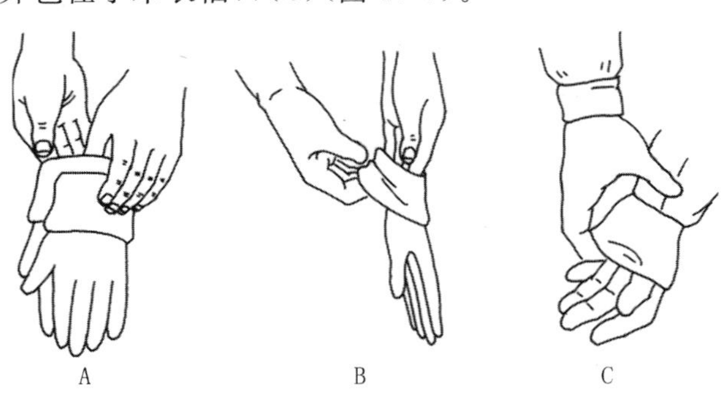

图 17-7 开放式戴手套

2.密闭式戴无菌手套方法

该方法与开放式戴手套法的区别是手术者的双手不直接暴露于无菌界面中,而是藏于无菌手术衣袖中,完成无菌手套的佩戴。

3.协助术者戴无菌手套方法

(1)洗手护士双手手指(拇指除外)插入手套反折口内面的两侧,手套拇指朝外上,小指朝内下,呈外八字形,四指用力稍向外拉开以扩大手套入口,有利术者戴手套。

(2)术者左手掌心朝向自己,对准手套,五指向下,护士向上提,同法戴右手。

(3)术者自行将手套反折翻转包住手术衣袖口(图 17-8)。

4.注意事项

主要包括:①持手套时,手稍向前伸,不要紧贴手术衣;②戴开放式手套时,未戴手套的手不可触及手套外面,戴手套的手不可接触手套的内面;③戴好手套后,应将手套的反折处翻转过来包住袖口,不可将腕部裸露;翻转时,戴手套的手指不可触及皮肤;④戴有粉手套时,应用生理盐水冲净手套上的滑石粉再参与手术;⑤协助术者戴手套时,洗手护士戴好手套的手应避免触及术者皮肤。

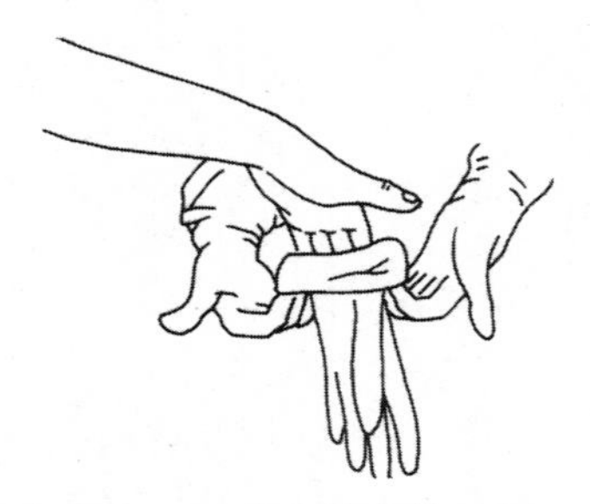

图 17-8　他人协助戴手套

5.连台手术的脱无菌手套法

(1)按连台手术脱手术衣法脱去手术衣,使手套边缘反折。

(2)将戴手套的右手插入左手手套外面的反折处脱去手套,然后左手拇指伸入右手手套内面的鱼际肌之间,向下脱去右手手套。

(3)注意戴手套的手不可触及双手的皮肤,脱去手套的手不可触及手套外面,以确保手不被手套外的细菌污染。

(4)脱去手套后,双手需重新外科手消毒后方可参加下一台手术。

三、手术患者准备

手术患者的皮肤表面存在大量微生物,包括暂住菌和常居菌,手术团队成员通过对手术患者进行清洁皮肤、有效备皮和消毒皮肤等术前准备工作,杀灭暂居菌,最大限度地杀灭或减少常居菌,以此避免手术部位感染。

(一)手术患者皮肤清洁

手术患者皮肤清洁的目的是清除患者皮肤残留污垢,根据患者的情况不同可采用以下方法。

1.活动自如的手术患者

术前一天用含抑菌成分(洗必泰、醇类)的沐浴露进行淋浴,嘱手术患者清洗手术切口四周皮肤,清理皮肤皱褶内的污垢。

2.活动受限的手术患者

术前用含抑菌成分(洗必泰、醇类)的沐浴露进行床上沐浴,条件许可的话床上沐浴最好两次以上(视患者身体状况和皮肤实际洁净度而定)。

(二)手术患者术前备皮

人体皮肤表面常有各种微生物,包括暂居菌群和常居菌群,特别是当术前备皮不慎损伤皮肤时,更易造成暂居菌寄居而繁殖,成为手术部位感染的因素之一。

1.备皮方法

应尽可能使用电动毛发去除器。应谨慎使用脱毛膏,使用前应严格按照生产商的说明进行操作,以及对手术患者进行相关的过敏试验;应尽量避免使用剃毛刀,防止手术患者手术区域毛囊受损,继发术后感染;如需使用,应在备皮前用温和型肥皂水对皮肤和毛发进行湿润。对于毛发稀疏的患者,不主张术前备皮,但必须做皮肤清洁。

2.备皮时间

手术当日,越接近手术时间越好。

3.备皮地点

建议在手术室的术前准备室内进行;不具备此条件的医院也可在病区治疗室内进行。

(三)手术患者皮肤消毒

即手术前采用皮肤消毒剂杀灭手术区域皮肤上的暂居菌,最大限度地杀灭或减少常驻菌,避免手术部位感染的方法。严格进行手术区皮肤消毒是降低手术部位感染的重要环节。

1.常用皮肤消毒剂

手术患者皮肤消毒常用的药品、用途和特点见表17-1。

表17-1 手术患者皮肤消毒常用的药品、用途和特点

药品	主要用途	特点
2%～3%碘酊	皮肤的消毒(需乙醇脱碘)临床上使用很少	杀菌广谱、作用力强、能杀灭芽孢
0.2%～0.5%碘附	皮肤、黏膜的消毒	杀菌力较碘酊弱,不能杀灭芽孢,无须脱碘
0.02%～0.05%碘附	黏膜、伤口的冲洗	杀菌力较弱,腐蚀性小
75%乙醇	颜面部、取皮区皮肤的消毒;使用碘酊后脱碘	杀灭细菌、病毒、真菌,对芽孢无效,对乙肝等病毒无效
0.1%～0.5%氯己定	皮肤消毒	杀灭细菌,对结核杆菌、芽孢有抑制作用

2.注意事项

进行手术患者皮肤消毒时,应注意:①采用碘附皮肤消毒,应涂擦2遍,作用时间3分钟。②脐、腋下、会阴等皮肤皱褶处的消毒应注意加强。③在消毒过程中,操作者双手不可触碰手术区或其他物品。④遇术前有结肠造瘘口的手术患者,皮肤消毒前应先将造瘘部位用无菌纱布覆盖,使之与手术切口及周围区域相隔离,再进行常规皮肤消毒。⑤遇烧伤、腐蚀或皮肤受创伤的手术患者,应使用0.9%的生理盐水进行术前皮肤冲洗准备。⑥皮肤消毒后,应使消毒剂与皮肤有充分时间接触后,再铺无菌巾,以使消毒剂发挥最大消毒效果。⑦实施头面部、颈后入路手术时,应在皮肤消毒前用防水眼贴(或眼保护垫)保护双眼,防止消毒液流入眼内,损伤角膜。⑧皮肤消毒时,避免消毒液流入手术患者身下、止血袖带下或电极板下,防止发生化学性烧伤或诱发压疮。消毒过程中一旦弄湿床单,应及时更换,以免术中患者皮肤长时间接触浸有消毒液的床单,造成皮肤灼伤(婴幼儿手术尤其应注意)。⑨遇糖尿病或有皮肤溃疡的手术患者,手术医生进行皮肤消毒时,动作应尽可能轻柔。⑩用于皮肤消毒的海绵钳使用后不可再放回无菌器械台。

3.皮肤消毒的方法和范围

以目前临床上使用较多的0.2%～0.5%碘附为例,介绍手术区域皮肤消毒的范围如下。

(1)头部手术:头部及前额(图17-9)。

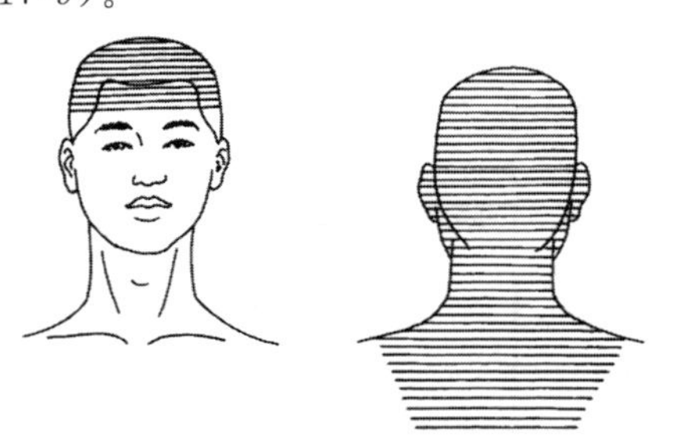

图17-9 头部及前额消毒范围

(2)口、颊面部手术:面、唇及颈部(图17-10)。

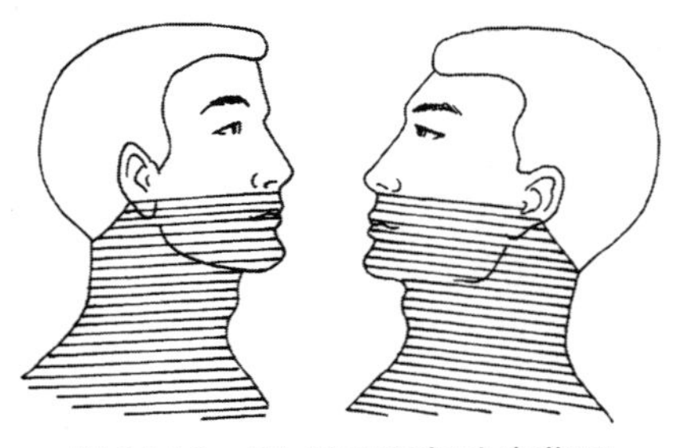

图17-10 面、唇及颈部消毒范围

(3)耳部手术:术侧头、面颊及颈部(图 17-11)。

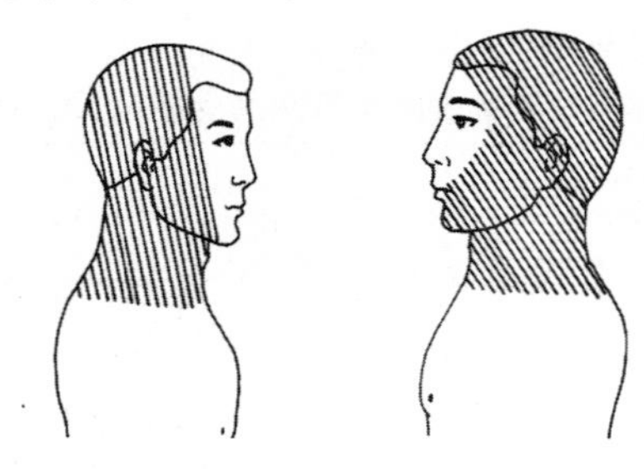

图 17-11　耳部手术消毒范围

(4)颈部手术:①颈前部手术:上至下唇,下至乳头,两侧至斜方肌前缘;②颈椎手术:上至颅顶,下至两腋窝连线(图 17-12)。

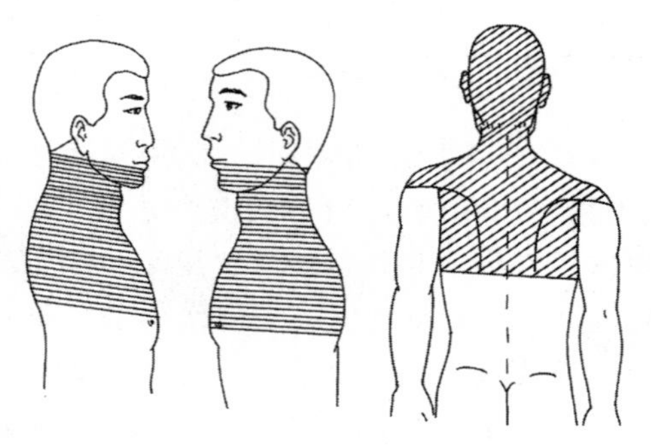

图 17-12　颈部手术消毒范围

(5)锁骨部手术:上至颈部上缘,下至上臂上 1/3 处和乳头上缘,两侧过腋中线(图 17-13)。

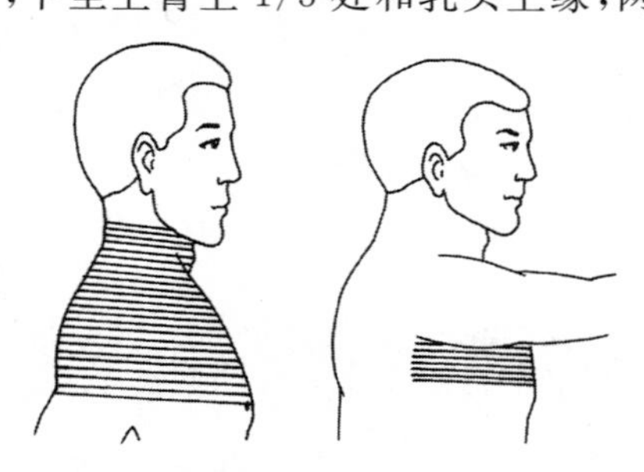

图 17-13　锁骨部手术消毒范围

(6)胸部手术:①侧卧位:前后过腋中线,上至肩及上臂上 1/3,下过肋缘,包括同侧腋窝(图 17-14)。②仰卧位:前后过腋中线,上至锁骨及上臂,下过脐平行线(图 17-15)。

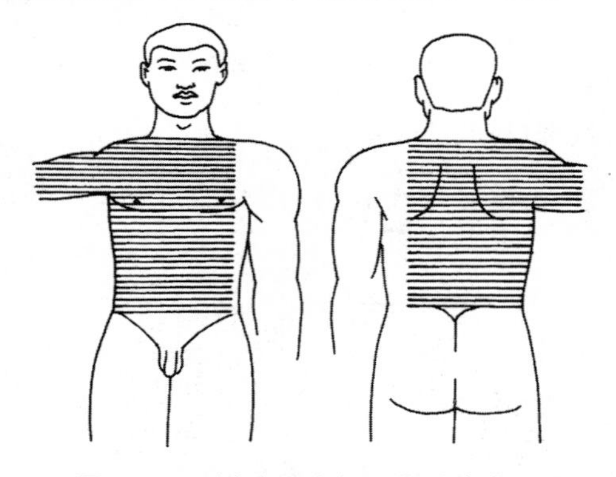

图 17-14　侧卧位胸部手术消毒范围

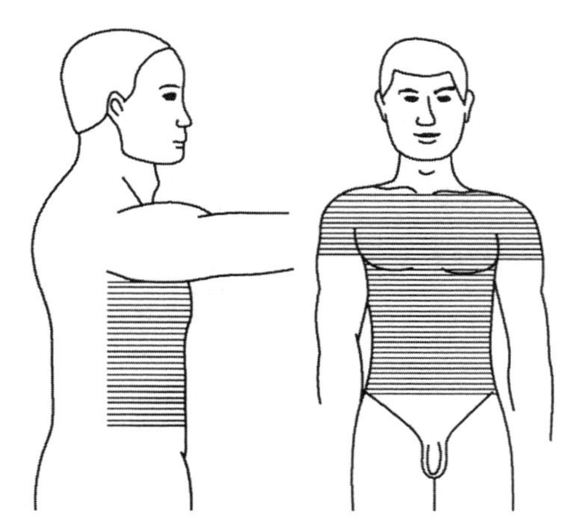

图 17-15　仰卧位胸部手术消毒范围

(7)乳癌根治手术:前至对侧锁骨中线,后至腋后线,上过锁骨及上臂,下过脐平行线(图 17-16)。

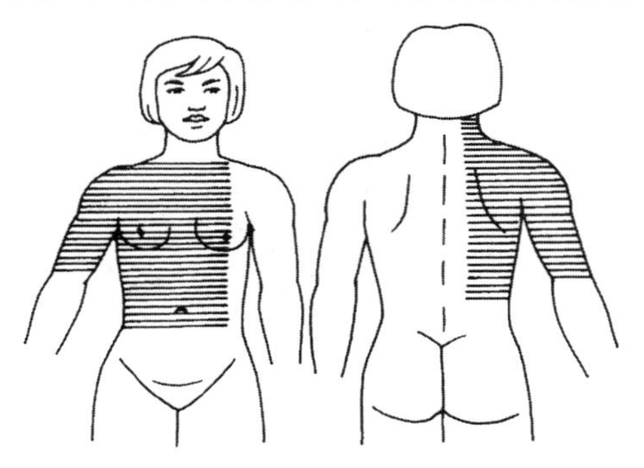

图 17-16　乳癌根治手术消毒范围

(8)腹部手术:①上腹部手术:上至乳头,下至耻骨联合,两侧至腋中线;②下腹部手术:上至剑突,下至大腿上 1/3,两侧至腋中线(图 17-17)。

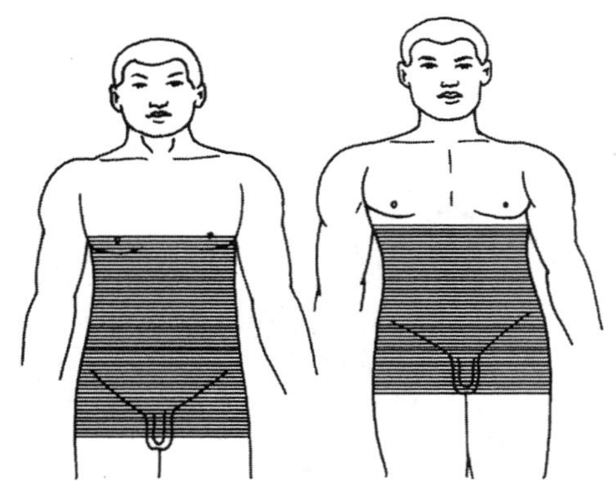

图 17-17　上腹部手术消毒范围和下腹部手术消毒范围

(9)脊柱手术;①胸椎手术:上至肩,下至髂嵴连线,两侧至腋中线;②腰椎手术:上至两腋窝连线,下过臀部,两侧至腋中线(图 17-18)。

(10)肾脏手术:前后过腋中线,上至腋窝,下至腹股沟(图 17-19)。

(11)会阴部手术:耻骨联合、肛门周围及臀,大腿上 1/3 内侧(图 17-20)。

(12)髋部手术:前后过正中线,上至剑突,下过膝关节(图 17-21)。

(13)四肢手术:手术野周围消毒,上下各超过一个关节(图 17-22)。

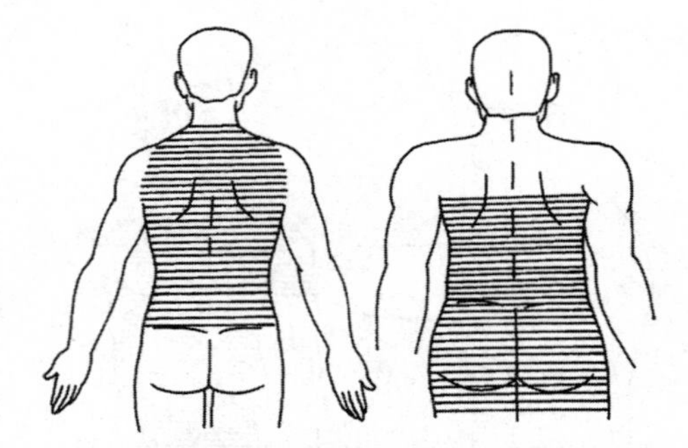

图 17-18 胸椎手术消毒范围和腰椎手术消毒范围

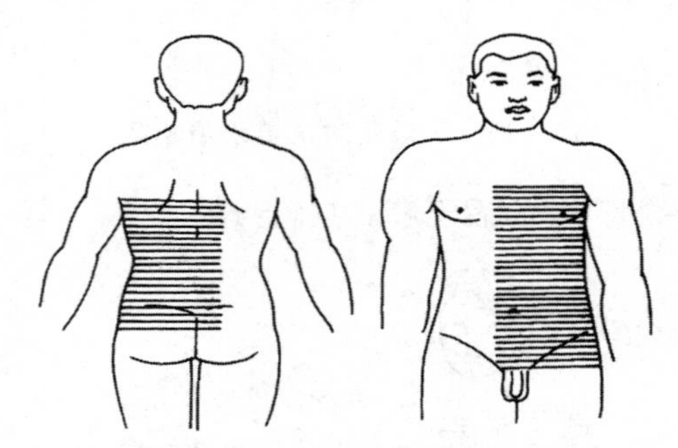

图 17-19 肾部手术消毒范围

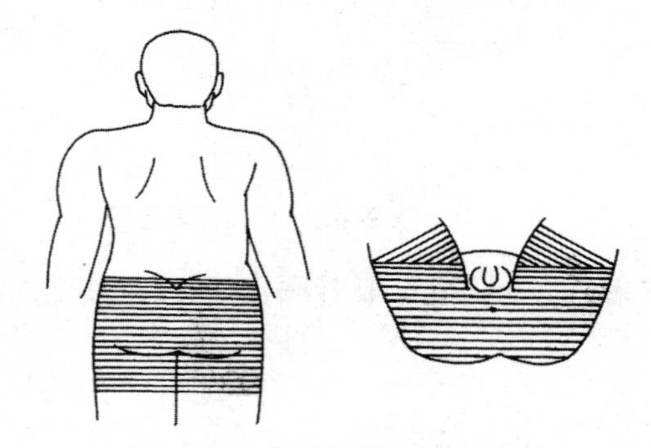

图 17-20 会阴部手术消毒范围

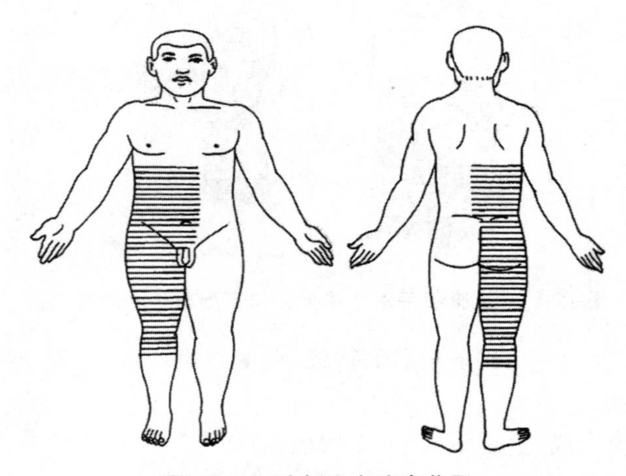

图 17-21 髋部手术消毒范围

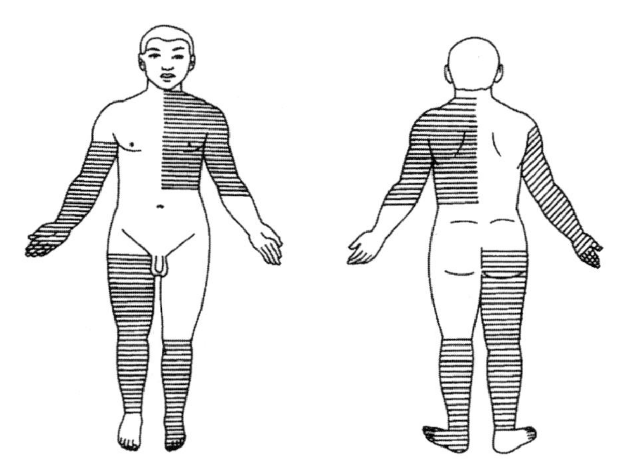

图 17-22　四肢手术消毒范围

(四)铺无菌巾

即在手术切口周围按照规定铺盖无菌敷料,以建立无菌手术区域,同时保证暴露充分的手术区域。

1. 铺无菌巾原则

(1)洗手护士应穿戴手术衣、手套后协助手术医生完成铺无菌巾。

(2)手术医生未穿手术衣、未戴手套,直接铺第 1 层切口单;双手臂重新消毒,再穿手术衣、戴手套,铺余下的无菌巾单。

(3)铺无菌巾至少 4 层,且距离切口 2～3cm,悬垂至床缘下 30cm,无菌巾一旦放下,不得移动。必须移动时,只能由内向外,不得由外向内。

(4)铺无菌巾顺序:先下后上,先对侧后同侧(未穿手术衣);先同侧后对侧(已穿手术衣)。

2. 常见手术铺无菌巾方法

(1)腹部手术:①洗手护士递第 1～3 块治疗巾,折边开口向医生,铺切口的下方、对方、上方,第 4 块治疗巾,折边开口对向自己,铺切口同侧,布巾钳固定;②铺大单 2 块,分别遮盖上身及头架、遮盖下身及托盘,铺单时翻转保护双手不被污染;③铺大洞巾 1 块遮盖全身,对折中单铺托盘;④若肝、脾、胰、髂窝、肾移植等手术时,宜先在术侧身体下方铺对折中单 1 块。

(2)甲状腺手术:①对折中单铺于头、肩下方,巡回护士协助患者抬头,上托盘架;②中单 1 块横铺于胸前;③将治疗巾 2 块揉成团形,填塞颈部两侧空隙;④切口四周铺巾方法同腹部手术。

(3)胸部(侧卧位)、脊椎(胸段以上)、腰部手术:①对折 2 块中单,分别铺盖切口两侧身体的下方;②切口铺巾,同腹部手术。

(4)乳腺癌根治手术:①对折中单 4 层铺于胸壁下方及肩下;②中单 1 块包裹前臂,绷带包扎固定;③治疗巾 5 块,交叉铺盖切口周围,巾钳固定;④1 块大单铺于腋下及上肢;另一块铺身体上部、头架;⑤铺大洞巾覆盖全身;⑥中单横铺于术侧头架一方,巾钳固定于头架或输液架上,形成无菌障帘。

(5)会阴部手术:①中单四层铺于臀下,巡回护士协助抬高患者臀部;②治疗巾 4 块铺切口周围,大单铺上身至耻骨联合;③双腿套上腿套,注意不能触及脚套内层。

(6)四肢手术:①大单四层铺于术侧肢体下方;②对折治疗巾 1 块,由下至上围绕上臂或大腿根部及止血带,巾钳固定;③中单包术侧肢体末端,无菌绷带包扎,用大单铺身体及头架;④术侧肢体从大洞巾孔中穿出。

(7)髋关节手术:①对折中单铺于术侧髋部下方;②大单铺于术侧肢体下方;③治疗巾:第 1 块铺于患者会阴部,第 2～5 块铺于切口四周用布巾钳固定;④中单对折包裹术侧肢体末端,铺大单于上身及头架;⑤铺大洞巾方法同“四肢手术”。

(于　红)

第二节 手术中护理配合

一、洗手护士配合

（一）洗手护士工作流程

洗手护士工作流程主要包括以下几个步骤：①准备术中所需物品；②外科手消毒；③准备无菌器械台；④清点物品；⑤协助铺手术巾；⑥传递器械物品配合手术；⑦清点物品；⑧关闭伤口；⑨清点物品；⑩手术结束器械送消毒供应中心处理。

（二）洗手护士职责

1.手术前准备职责

洗手护士应工作严谨、责任心强，严格落实查对制度和无菌技术操作规程；术前了解手术步骤、配合要点和特殊准备，熟练配合手术；按不同手术准备术中所需的手术器械，力求齐全。

2.手术中配合职责

洗手护士应提前15分钟洗手，进行准备。具体工作分器械准备、术中无菌管理和物品清点几个部分。

(1)器械准备包括：①整理器械台，物品定位放置；②检查器械零件是否齐全，关节性能是否良好；③正确、主动、迅速地传递所需器械和物品；④及时收回用过的器械，擦净血迹，保持器械干净。

(2)术中无菌管理包括：①协助医生铺无菌巾；②术中严格遵守无菌操作原则，保持无菌器械台及手术区整洁、干燥，无菌巾如有潮湿，应及时更换或重新加盖无菌巾。

(3)物品清点包括：①与巡回护士清点术中所需所有物品，术后确认并在物品清点单上签名；②术中病理标本要及时交予巡回护士管理，防止遗失；③关闭切口前与巡回护士共同核对术中所用的所有物品，正确无误后，告知主刀医生，才能缝合切口，关闭切口及缝合皮肤后再次清点所有物品。

3.手术后处置职责

术后擦净手术患者身上的血迹，协助包扎伤口；术后器械确认数量无误后，用多酶溶液浸泡15分钟，初步处理后送消毒供应中心按器械处理原则集中处理，不能正常使用的器械做好标识并通知及时更换。

二、巡回护士配合

（一）巡回护士工作流程

巡回护士工作流程主要包括以下几个步骤：①术前访视手术患者；②核对（患者身份、所带物品、手术部位）；③检查（设备仪器、器械物品）；④麻醉前实施安全核查（Time-Out）；⑤放置体位；⑥开启无菌包，清点物品；⑦协助术者上台；⑧配合使用设备仪器，供应术中物品，加强术中巡视观察；⑨手术结束前清点物品，保管标本；⑩手术结束后与病房交接。

（二）巡回护士工作职责

1.术前准备职责

(1)术前实施术前访视，了解患者病情、身体、心理状况以及静脉充盈情况，必要时简单介绍手术流程，给予心理支持；了解患者手术名称、手术部位、术中要求及特殊准备等。

(2)术前了解器械、物品的要求并准备齐全；检查所需设备及手术室环境，处于备用状态。

(3)认真核对患者姓名、床号、住院号、手术名称、手术部位、血型、皮试、皮肤准备情况；按物品交接单核对所带物品；用药时认真做到“三查七对”。

(4)根据不同手术和医师要求放置体位，手术野暴露良好，使患者安全舒适。

2.术中配合职责

(1)与洗手护士共同清点所有物品，及时准确地填写物品清点单，并签全名。

(2)协助手术者上台,术中严格执行无菌操作,督查手术人员的无菌操作。

(3)严密观察病情变化,重大手术做好应急准备。

(4)严格执行清点查对制度,包括各种手术物品、输血和标本等,及时增添所需各种用物。

(5)保持手术间安静、有序。

3. 手术后处置职责

(1)手术结束,协助医生包扎伤口。

(2)注意保暖,保护患者隐私。

(3)患者需带回病房的物品应详细登记,并与工勤人员共同清点。

(4)整理手术室内一切物品,物归原处,并保证所有仪器设备完好,呈备用状态。

(5)若为特殊感染手术,按有关要求处理。

三、预防术中低体温

低体温是手术过程中最常见的一种并发症,60%～90%的手术患者可发生术中低体温,而术中低体温可导致诸多并发症,由此增加的住院天数和诊疗措施,会导致额外医疗经费的支出。因此手术室护士应采取有效的护理措施来维持手术患者的正常体温,预防低体温的发生。

(一)低体温的定义和特点

通常当手术患者的核心体温低于36℃时,将其定义为低体温。在手术过程中发生的低体温呈现出三个与麻醉时间相关的变化阶段:即重新分布期、直线下降期和体温平台期。重新分布期,指发生在麻醉诱导后的1小时内,核心温度迅速向周围散布,可导致核心温度下降大约1.6℃;直线下降期,指发生在麻醉后的数个小时内,在这一时期,手术患者热量的流失超过新陈代谢所产热量。在这一时期给予患者升温能有效限制热量的流失;体温平台期,指在之后一段手术期间内,手术患者体温维持不变。

(二)与低体温相关的不良后果和并发症

手术过程中出现的低体温,除了给手术患者带来不适、寒冷的感觉外,在术中及术后可能导致一系列不良后果和并发症,包括术中出血增加,导致外源性输血、术后伤口感染率增加、术后复苏时间延长、麻醉复苏时颤抖、心肌缺血、心血管并发症、药物代谢功能受损、凝血功能障碍、创伤手术患者的死亡率增加、免疫功能受损、深静脉血栓发生率增加。

(三)与低体温发生相关的风险因素

1. 新生儿和婴幼儿

由于新生儿和婴幼儿体积较小,体表面积相对较大,从而导致热量快速地通过皮肤流失;同时新生儿和婴幼儿的体温中枢不完善且体温调节能力较弱,容易受环境温度的影响,当手术房间室温过低时,其体温会急剧下降。

2. 外伤性或创伤性手术患者

由于失血、休克、快速低温补液、急救被脱去衣服等多因素导致外伤性或创伤性手术患者极易在手术过程中发生低体温,而且研究显示术中低体温会增加创伤性手术患者的死亡率。

3. 烧伤手术患者

被烧伤的组织引起的热辐射、暴露的组织与空气进行对流传导以及皮肤保护功能的损伤,都使烧伤手术患者成为发生低体温的高危人群。

4. 麻醉

全麻和半身麻醉(包括硬膜外麻醉和脊髓麻醉)过程中使用的麻醉药物尤其是抑制血管收缩类药物,使手术患者血管扩张,导致核心温度向患者体表散布。因此当麻醉过程长于1小时,患者发生低体温的风险增加。

5. 年龄

老年手术患者在生理上不可避免地出现生命器官功能减退,如脂肪肌肉组织的减少、新陈代谢率降低、对温度敏感性减弱等,以及对麻醉和手术的耐受性和代偿功能明显下降,因此更容易导致低体温。

6.其他与低体温发生相关的因素

包括体重(消瘦患者)、代谢障碍(甲状腺功能减退、垂体功能减退)、抗精神病和抗抑郁症药物治疗的慢性疾病、使用电动空气止血仪、手术室室温过低、低温补液及血液制品输注、手术过程中开放的腔隙等。

(四)围手术期体温监测

1.围手术期体温监测的重要性

围手术期常规监测体温,能够为手术室护士制订护理计划提供建议;将体温监测结果与风险因素的评估结合,有助于采取有效措施,预防和处理低体温。

2.体温监测方式

能准确监测核心体温的四种体温监测方式是鼓膜监测法、食管末梢监测法、鼻咽监测法和肺动脉监测法,其中尤以前三种在围手术期可行性较高。此外常用的体温监测部位还包括肛门、腋窝、膀胱、口腔和体表等。

(五)围手术期预防低体温的护理干预措施

1.术前预热手术患者

进行麻醉诱导前对手术患者进行至少15分钟的预热,能有效缩小患者核心温度和体表温度的温度梯度,同时能减小麻醉药物引起的血管扩张作用,预防低体温的发生,尤其是低体温发生第一阶段时核心温度的下降。

2.使用主动升温装置

(1)热空气加温保暖装置:临床循证学已证明热空气动力加温保暖装置能安全有效预防术中低体温,对新生儿、婴幼儿、病态肥胖患者均有效果。

(2)循环水毯:将循环水毯铺于手术患者身下能有效将热量通过接触传导传递给患者,维持正常体温。

3.加温术中输液或输血

术中当手术患者需要大量输液或输血时,尤其当成年手术患者每小时的输液量大于2L时,应该考虑使用加温器将补液或血液加温至37℃,防止因过量低温补液输入引起的低体温。同时有研究表明热空气动力加温保暖装置与术中静脉补液加温联合使用,预防低体温的效果更佳。

4.加温术中灌洗液

在进行开放性手术的过程中,当需要进行腹腔、胸腔、盆腔灌洗时,手术室护士可加温灌洗液至37℃左右或用事先放于恒温箱中的灌洗液进行术中灌洗。

5.控制手术房间温度

巡回护士应有效控制手术间温度,避免室温过低。在手术患者进手术间前15分钟开启空调,使手术间的室温在手术患者到达时已达到22℃～24℃。

6.减少手术患者暴露

将大小适宜的棉上衣盖在非手术部位,保证非手术区域的四肢与肩部不裸露,起到保暖的作用。在运送手术患者至复苏室或病房的过程中,选用相应厚薄盖被,避免手术患者肢体或肩部裸露在外。

7.维持手术患者皮肤干燥

术前进行皮肤消毒时,须严格控制消毒液剂量,避免过剩的消毒液流至手术患者身下;术中洗手护士应及时协助手术医生维持手术区域的干燥,及时将血液、体液和冲洗液用吸引装置吸尽;手术结束时,应及时擦净擦干皮肤,更换床单保持干燥。

8.湿化加温麻醉气体

对麻醉吸入气体进行湿化加温这种护理预防措施对预防新生儿和儿童发生低体温尤其有效。

四、外科冲洗和术中用血、用药

(一)外科冲洗

即在外科手术过程中采用无菌液体或药液冲洗手术切口、腔隙及相关手术区域,达到减少感染、辅助治疗的目的。常用于以下两种情况。

1.肿瘤手术患者

常采用42℃低渗灭菌水1000～1500mL冲洗腹腔，或化疗药物稀释液冲洗手术区域，并保留3～5分钟，可以有效防止肿瘤脱落细胞的种植。

2.感染手术患者

常采用0.9%生理盐水2000～3000mL冲洗，或低浓度消毒液体冲洗感染区域，尤其对于消化道穿孔的手术患者可以有效降低术后感染率。

(二)术中用血

1.术中用血的方式

根据患者的病情，可采用以下几种方式：①静脉输血：经外周静脉、颈内静脉、锁骨下静脉进行输血；②动脉输血：经左手桡动脉穿刺或切开置入导管，是抢救严重出血性休克的有效措施之一，该法不常用，可迅速补充血容量，并使输入的血液首先注入心脏冠状动脉，保证大脑和心脏的供血；③自体血回输：使用自体血回输装置，将术中患者流出的血进行回收，经抗凝、过滤、离心后，将分离沉淀所得的红细胞加晶体液即可回输给患者。

2.术中用血的注意事项

手术中用血具有一定的特殊性，应注意以下几个方面：①巡回护士应将领血单、领取血量、手术房间号等交接清楚；输血前巡回护士应与麻醉医生实施双人核对；核对无误，双方签名后方可使用，以防输错血。②避免快速、大量地输入温度过低的血液，以防患者体温过低而加重休克症状。③输血过程中应做好记录，及时计算出血量和输血量，结合生命体征，为手术医生提供信息以准确判断病情。④手术结束而输血没有结束，血制品必须与病房护士当面交班，以防出错。⑤谨防输血并发症及变态反应，特别是在全麻状态下，许多症状可能不典型，必须严密观察。

(三)术中用药

手术室的药品除了常规管理外，还必须注意以下几点：①手术室应严格区分静脉用药与外用药品，统一贴上醒目标签，以防紧急情况下拿错；②麻醉药必须专柜上锁管理，对人体有损害的药品应妥善保管；建立严格的领取制度，使用须凭专用处方领取；③生物制品、血制品及需要低温储存的药品应置于冰箱内保存，定期清点。

五、手术物品清点

手术过程中物品的清点和记录非常重要，应遵循以下原则：①清点遵循“二人四遍清点法”原则，即洗手护士和巡回护士两人，在手术开始前、关闭腔隙前、关闭腔隙后、缝合皮肤后分别进行清点；②在清点过程中，洗手护士必须说出物品的名称、数量和总数，清点后由巡回护士唱读并记录；③清点过程必须“清点一项、记录一项”；④如果在清点手术用物时，发现清点有误，巡回护士必须立即通知手术医生，停止关闭腔隙或缝合皮肤，共同寻找物品去向，直至物品清点无误后再继续操作。物品清点单作为病史的组成部分具有法律效应，不可随意涂改。

六、手术室护理文书记录

护理文书是护理工作以书面记录保存的档案，是整个医疗文件的重要组成部分，护理文书与医疗记录均属于具有法律效力的证明文件。规范的手术室文书记录对提高手术室护理质量、确保手术安全、提高患者满意度起到了重要的辅助作用。

(一)手术室护理文书记录意义

手术护理文书指手术室护士记录手术患者接受专科护理治疗的情况，能客观反映事实。部分手术护理文书需保存在病历内，并且具有法律效力。特别是《医疗事故处理条例》引入了“举证责任倒置”这一处理原则，护理文书书写的规范及质量显得更为重要。手术室护士，应本着对手术患者负责、对自己负责的认真态度，根据卫生部 2010 年 3 月 1 日印发的《病历书写规范》要求及手术室护理相关规范制度，如实、准确地书写各类护理文书。

（二）手术室护理文书记录的主要内容

手术室护理文书一般包含四大部分：手术患者交接、手术安全核查、术中护理及手术患者情况和手术物品清点情况。

1.手术患者交接记录

记录的护理表单是《手术患者转运交接记录单》。手术患者入手术室后，巡回护士与病区护士进行交接，对手术患者的神志、皮肤情况、导管情况、带入手术室药物及其他物品等内容交接记录并签名；手术结束后，巡回护士对手术患者的神志、皮肤情况、导管情况、带回病区或监护室药物及其他物品等内容进行记录并签名。

2.手术安全核查

记录的护理表单是《手术安全核查表》。手术室巡回护士与手术医生、麻醉师应分别在麻醉实施前、手术划皮前和患者离开手术室前进行手术安全核查，核查步骤必须按照手术安全核查制度的内容和流程进行，每核对一项内容，并确保正确无误后，巡回护士依次在《手术安全核查表》相应核对内容前打钩表示核对通过。核对完毕无误后，三方在《手术安全核查表》上签名确认。巡回护士应负责督查手术团队成员正确执行手术安全核查制度和签名确认，不得提前填写《手术安全核查表》或提前签名。

3.术中护理及患者情况

记录的护理表单是《手术室护理记录单》。护理记录内容主要包括手术体位放置、消毒液使用、电外科设备及负压吸引使用、手术标本管理、术前及术中用药、术中止血带使用和植入物管理等内容。

4.物品清点情况

记录的护理表单是《器械、纱布、缝针等手术用品清点单》。手术室护士应记录手术中所使用的器械、纱布、缝针等手术用品名称和数目，确保所有物品不遗落在手术患者体腔或切口内。手术过程中如需增加用物，应及时清点并添加记录。手术结束，巡回护士与洗手护士应确认物品清点情况后，签名确认。

（三）手术室护理文书的书写要求

根据《病历书写基本规范》，填写手术护理记录单时，应符合以下的要求：①使用蓝黑墨水或碳素墨水填写各种记录单，要求各栏目齐全、卷面整洁，符合要求，并使用中文和医学术语，时间应具体到分钟，采用 24 小时制计时。②书写应当文字工整、字迹清晰、表述准确、语句通顺、标点正确；出现错字时用双划线在错字上，不得采用刮、粘、涂等方法掩盖或去除原来的字迹。③内容应客观、真实、准确、及时、完整，重点突出，简明扼要，并由注册护理人员签名；实习医务人员、试用期医务人员书写的病历应当经过本医疗机构合法执业的医务人员审阅、修改并签名。④护士长、高年资护士有审查修改下级护士书写的护理文件的责任。修改时，应当使用同色笔，必须注明修改日期、签名，并保持原记录清楚、可辨。⑤抢救患者必须在抢救结束后 6 小时内据实补记，并加以注明。

七、手术标本处理

（一）标本处理流程

1.病理标本

由手术医生在术中取下标本交给洗手护士，由洗手护士交予巡回护士；巡回护士将标本放入容器，并贴上标签，写明标本名称；术后与医生核对后，加入标本固定液，登记签名，交给专职人员送病理科，并由接受方核对签收。

2.术中冰冻标本

由手术医生在术中取下标本，交给洗手护士，由洗手护士交给巡回护士；巡回护士将标本放入容器，并贴上标签，写明标本名称，立即与手术医生核对，无误后登记签名，交给专职人员送病理科，并由接受方核对签收；病理科完成检查后电话通知手术室护士，同时传真书面报告；巡回护士接到检查结果后立即通知手术医生。

(二)注意事项

(1)术中取下的标本应及时交予巡回护士,装入标本容器,及时贴上标签,分类放置。

(2)术中标本应集中放置在既醒目又不易触及的地方妥善保管;传送的容器应密闭,以确保标本不易打翻。

(3)术后手术医师与巡回护士共同核对,确认无误后加入标本固定液,登记签名后将标本置于标本室的指定处。

(4)专职工勤人员清点标本总数,准确无误后送病理室,病理室核对无误后签收。

(于　红)

第三节　手术后处置

一、保温、转运和交接患者

(一)手术患者离开手术室的保温与转运

1.转运前准备

确认患者生命体征平稳,适合转运;各管路的通畅和妥善固定;麻醉师、手术医生、护士以及工勤人员准备妥善;确认转运车处于功能状态。

2.转运中护理

在搬运患者时,应确认转运床位处于固定状态。在转运中,应注意以下几个问题。

(1)手术患者的保温:麻醉削弱中枢体温调节功能,在全麻药物或区域阻滞麻醉下,肌肉震颤受抑制,不能产生热量。同时,血管收缩反应由于挥发性麻醉剂的舒张血管作用而减弱,致使体热丢失,导致低体温。同时周围环境温度,尤其是冬天,可能会加剧这种低温状态。

(2)手术患者的呼吸:麻醉师陪同转运,注意观察呼吸的频率和深度,必要时携带监护仪器。转运过程中注意氧气供给,并保证手术患者转运过程中头部位置在没有特殊禁忌下偏向一侧。若置有气道导管的手术患者,确保气囊充盈,防止麻醉后反应以及搬运引起的恶心呕吐,造成误吸。

(3)手术患者的意识改变:评估患者的意识,如出现苏醒恢复期的躁动,可以遵医嘱适当使用镇静药物;如患者意识清醒但不能配合各项治疗措施,可以遵医嘱给予保护性约束,但要注意观察使用约束带处皮肤的情况;同时做好各类导管的固定,并尽量固定在患者不能接触的范围内;正确使用固定床栏。

(二)麻醉复苏室中手术患者的交接

麻醉复苏室亦称麻醉后监测治疗室(post-anesthetic care unit,PACU),用于为所有麻醉和镇静患者的苏醒提供密切的监测和良好的处理。人员配备包括麻醉医生和护士,物品配备除了常规处理装置(氧气、吸引装置、监测系统等)外,还需要高级生命支持设备(呼吸机、压力换能器、输液泵、心肺复苏抢救车等)以及各种药物(血管活性药、呼吸兴奋药、各种麻醉药和肌松药的拮抗药、抗心律失常药、强心药等)。PACU应有层流系统,环境安静、清洁、光线充足,温度保持在20℃～25℃,湿度为50%～60%。复苏室的床位数与手术台数的比有医院采用约为1∶(1.5～2);护士与一般复苏患者之比约为1∶3,高危患者为1∶1。复苏室应紧邻手术室或手术室管辖区域,以便麻醉医师了解病情、处理患者,或患者出现紧急情况时能及时送回手术室进一步处理。手术结束后,患者需要转入PACU,手术巡回护士应当先电话与PACU护士联系,告知患者到达的时间和所需准备的设备。当手术患者进入PACU后,手术医生、麻醉医师和手术护士应分别与PACU医师和护士进行交接班。

1.手术室护士交接的内容

手术患者姓名,性别,年龄,术前术后的诊断,手术方式,术后是否有引流管,引流管是否通畅,手术过程中是否存在植入物放置,手术中的体位和患者皮肤受压的情况等。

2.麻醉医师应交接的内容

麻醉方式,麻醉药的剂量,术前术中抗生素的使用,出入量,引流量等。

3.手术医师应交接的内容

术后立即执行的医嘱与特别体位,伤口处理情况等。

二、麻醉复苏患者的评估

当手术患者进入PACU后应立即吸氧或辅助呼吸,以对抗可能发生的通气不足、弥散性缺氧和缺氧性通气驱动降低,并同时监测和记录生命体征。麻醉医师应向PACU工作人员提供完整的记录单,并等到PACU工作人员完全接管患者后才能离开。

(一)基本评估

1.手术患者一般资料

姓名、性别、诊断、母语和生理缺陷(如聋、盲)。

2.手术

包括手术方式、手术者和手术可能的并发症。

3.麻醉

包括麻醉方法、麻醉药、剂量、药物拮抗、并发症、估计意识恢复的时间或者区域麻醉恢复的时间。

4.相关病史

包括术前和术中的特殊治疗、当前维持治疗药物,药物过敏史、过去疾病和住院史。

5.生命体征及其他

包括基本的生命体征,以及液体的平衡(输液量和种类、尿量和失血量)、电解质和酸碱平衡情况等。

(二)监测内容

手术患者进入PACU后,应常规每隔至少5分钟监测一次生命体征,包括血压、脉搏、呼吸频率等,持续15分钟或至患者情况稳定;此后每隔15分钟监测一次。全身麻醉的患者应持续监测ECG和脉搏氧饱和度直至患者意识恢复,监测尿量及尿液的性状、水电解质平衡情况等。还应监测患者体温情况,及时保暖,有助于患者尽快复苏。

对于神经系统和意识的监测是麻醉复苏室的特殊监测项目,可应用神经刺激器监测肌肉功能的逆转情况;以及采用新一代的麻醉深度监测仪(双频谱指数-BIS),直接测定麻醉药和镇静药对脑部的影响,该仪器可提供一个从0(无脑皮层活动)到100(患者完全清醒)的可读指数,能客观地描述镇静、意识丧失和恢复的程度,对术后患者意识水平恢复的评估有参考价值。

除了以上标准监测内容,对于一些血流动力学不稳定、需要用血管活性药和采取血样的患者,应置动脉导管进行有创监测血压,必要时使用中心静脉和肺动脉导管监测CVP和PCWP。如果需要加强监测和处理,应送至ICU继续治疗。

三、麻醉后并发症的护理

手术麻醉结束后,大多数患者都会在麻醉复苏室经历一个相对平稳的麻醉苏醒期,但术后突发的且危及生命的并发症随时可能发生,尤其在术后24小时内。其中循环系统和呼吸系统的并发症是麻醉后最为常见的。如手术后患者能得到适当的观察和监测,可以有效预防大多数手术后患者的死亡。

(一)循环系统并发症

在术后早期,低血压、心肌缺血、心律失常是最常见的并发症。

1.低血压

手术后进行性出血、补液量不足、渗透性多尿、液体在体内转移而造成患者低血容量是出现麻醉后低血压最为常见的原因，其他还包括静脉回流受阻、心功能不全引起的心输出量下降、椎管内麻醉以及残留的麻醉药物等都可导致低血压的发生。临床处理及护理措施包括准确评估患者术中及术后出血情况，监测出入量，积极采用对症治疗措施，给予吸氧，如患者需使用血管收缩药物，应严密监测血流动力学改变。

2.高血压

高血压指患者术后血压比手术前高20%～30%。手术前原有高血压又未经系统药物治疗的患者，其术后发生高血压的几率大大增加。其他如颈内动脉手术、胸腔内手术、疼痛、血管收缩药物使用等诱因都可以导致高血压的发生。临床处理及护理措施包括止痛，给予吸氧，给予抗高血压药物，必要时可给予血管扩张剂。

3.心肌缺血及心律失常

常见诱因包括低氧血症、电解质或酸碱失衡、交感神经兴奋、术中及术后低体温、特殊药物使用(一些麻醉药如阿片类药物和抗胆碱酯酶药)和恶性高热等，而术前原有循环系统疾病的患者，更容易在术后诱发心肌缺血或心律失常。对于患者出现的循环系统并发症，一定要在手术后密切观察病情，记录生命体征变化，按病因进行诊断和处理。

(二)呼吸系统并发症

呼吸系统并发症在PACU患者中的发生率为2.2%，主要包括低氧血症、通气不足、上呼吸道梗阻、喉痉挛和误吸等。

1.低氧血症

术后常见的低氧原因包括肺不张、肺水肿、肺栓塞、误吸、支气管痉挛及低通气。临床表现为呼吸困难、发绀、意识障碍、躁动、迟钝、心动过速、高血压和心律失常。

2.通气不足

由于肌肉松弛剂的残余作用或麻醉性镇痛剂的使用、伤口疼痛、胸腹部手术的术后加压包扎、术前存在的呼吸系统疾病以及气胸都是术后导致通气不足的原因。

3.上呼吸道梗阻

原因包括舌后坠、喉痉挛、气道水肿、手术切口血肿、声带麻痹。临床表现为打鼾、吸气困难，可看见胸骨上、肋间由于肌肉收缩而凹陷，患者通常呈深睡状态，血氧饱和度明显降低。

术后出现上述并发症时，都应首先给予面罩吸氧，人工辅助通气，必要时可置入喉罩或重新气管内插管，根据病因对症处理。

(三)神经系统并发症

主要包括苏醒延迟、谵妄、神经系统损伤、外周神经损伤。苏醒延迟最常见的原因是麻醉或镇静的残余作用；谵妄可发生于任何患者，更常见于老年患者，围术期应用的许多药物都可诱发谵妄。颅内手术、颈动脉内膜切除术和多发性外伤可能导致神经系统的损伤；而外周神经的损伤多和手术直接损伤和术中体位安置不当有关；最常见的损伤位置是腓外侧神经、肘部(尺神经)、腕部(正中神经和尺神经)、臂内侧(桡神经)、腋窝(臂丛)。因此，手术中应仔细操作，避免误伤；同时维持患者合理正确的体位并加强巡查。

(四)疼痛

手术本身是一种组织损伤，术后疼痛会引起机体一系列的复杂的生理、病理的反应。患者表现为不愉快的感觉和情绪体验。临床常用的方法有BCS(Bruggrmann Comfort Scale)舒适评分。具体方法为：0分为持续疼痛；1分为安静时无痛，深呼吸或咳嗽时疼痛严重；2分为平卧安静时无痛，深呼吸或咳嗽时轻微疼痛；3分为深呼吸时亦无痛；4分为咳嗽时亦无痛。

阿片类药物是术后止痛的主要方法；目前临床应用范围较广的自控镇痛(patient controlled analgesia，PCA)得到了患者的满意和认可。PCA是一种由手术患者自己调节的镇痛泵，当手术患者意识到疼痛时，通过控制器将镇痛药注入体内，从而达到止痛的目的。PCA事先由医护人员根据手术患者的疼痛程度和身体状况，对镇痛泵进行编程，预先设置镇痛药物和剂量，实现个性化给药。PCA也是一种安全的术后疼痛治疗手段，通过医护人员设定最小给药时间间隔和单位时间内药物最大剂量，可以避免用药过量。

其他镇痛方法如非甾体类药物的使用、区域神经阻滞、局部镇痛以及非药物性的干扰措施。具体包括：舒适的体位、冷热刺激、按摩、经皮神经电刺激、放松技术、想象等，但非药物治疗只能作为药物治疗的辅助，而不能替代药物有效镇痛。

（五）肾脏并发症

由于局麻药或阿片类药物的干扰，可导致括约肌松弛、尿潴留。常见的并发症有少尿、多尿致电解质紊乱。术后处理的方法为保证导尿管通畅；正确测量和记录尿量，至少每小时记录一次，为医师提供参考；监测电解质变化，及时纠正电解质的紊乱。

（六）术后恶心呕吐

手术后恶心呕吐的发生率在14%～82%，小儿的发生率是成人的两倍，女性比男性发生率高，肥胖比消瘦发生率高。恶心和呕吐主要由手术和麻醉本身引起，一些药物如麻醉性镇痛药、氯胺酮等也被认为可增加术后恶心呕吐的发生。临床处理方法为，评估恶心呕吐的原因，对症处理；防止呕吐物吸入而引起吸入性肺炎。对易出现术后恶心呕吐的患者，要进行预防性处理，如在术前或术中使用抗呕吐药。

（七）体温变化

在麻醉状态下体温调节中枢受到麻醉药物的干扰，当环境温度降低时，核心温度（指内脏温度、直肠温度或食管温度）可降低6℃或更低，小儿尤其如此。低温会导致心肌抑制、心律失常、心肌缺血、心排量降低，使组织供氧不足。低温重在预防，和护理工作息息相关。临床处理方法为，术中适当升高环境温度，暴露的体腔应该用棉垫加以覆盖；使用加热毯，静脉输液使用温热仪。术后患者应常规测量体温，必要时采取保温复温措施。术后高温则与感染、输液反应、恶性高热有关，可使用药物和降温毯进行对症处理。

四、医疗废弃物的处置

（一）手术室医疗废弃物的分类

1.医疗废弃物的概念

指医疗卫生机构在医疗、预防、保健以及其他相关活动中产生的具有直接或者间接感染性、毒性以及其他危害性的废物。

2.医疗废弃物的分类

医疗废弃物可以分为感染性废物、病理性废物、损伤性废物、药物性废物和化学性废物，共五类。

（二）医疗废弃物管理的基本原则

在2003年6月4日国务院总理温家宝亲自签署了《医疗废弃物管理条例》，从2003年6月16日起执行。基本原则：为了维护人的健康和安全，保护环境和自然资源对医疗废弃物管理实行全程控制。

（三）医疗废弃物收集包装袋及锐器容器警示标识和警示说明

按2003年10月15日开始施行的卫生部第36号令《医疗卫生机构医疗废物管理办法》，医疗废物应放于专用的黄色医疗废弃物包装袋（以下简称包装袋）及锐器容器内，其外包装上应有明显的警示标识和警示说明（图17-23）。

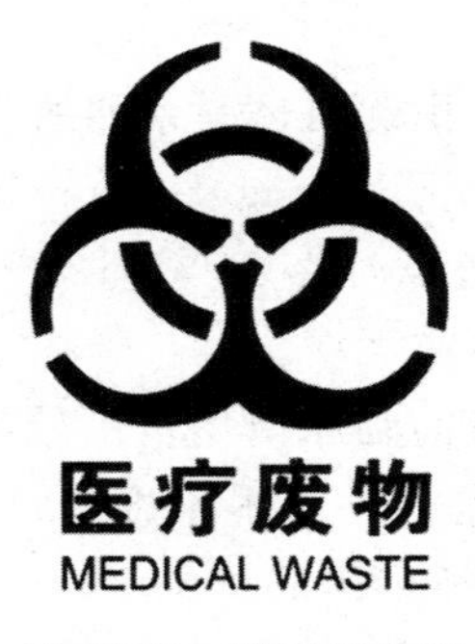

图17-23　警示标识图

(四)手术室医疗废弃物处理的安全管理措施

手术室是医疗废弃物处置的特殊场所,必须做好以下几个方面的工作。

(1)不得将医疗废弃物混入生活垃圾中;应根据《医疗废物分类目录》五类要求,对医疗废弃物实施分类收集。

(2)医疗废物收集后,应当放置于有明显警示标识和警示说明的黄色袋内,损伤性废弃物放入专用锐器容器内;放入专用黄色袋内或者锐气容器内的废弃物不得取出;病理性废弃物由专职人员送医院规定的地方焚烧。

(3)盛装医疗废弃物的包装袋及专用锐器容器应密闭,无破损、渗漏及其他缺陷;盛装的废弃物不得超过整个容积的 3/4;使用后贴上标签,注明医疗废弃物产生的科室、日期、类别及特殊说明。专人定时回收,注意在手术室存放时间不得超过 24 小时。

(4)特殊感染(如气性坏疽、朊毒体、突发原因不明的传染性疾病)患者产生的医疗废弃物应使用双层包装袋并及时封口,尽量缩短在科室内存放时间。

(5)废弃物运输车及存放场所应按照规定用 2000mg/L 含氯消毒剂擦拭、喷洒消毒。

(五)一次性物品的使用和管理

一次性物品可以分为一次性使用卫生用品、一次性使用医疗用品、一次性医疗器械共三类。本节涉及的一次性物品指的是一次性使用医疗用品和一次性器械。一次性物品处置的原则为,先毁形,再处理。所有使用后的一次性使用医疗用品及一次性医疗器械视为感染性废弃物,必须应先毁形,后按手术室医疗废弃物处理的安全管理措施处置。

五、术后手术环境的处理

(一)各类物品的处理

洗手护士收回手术台上各类物品,初步整理后,放在包布内或密闭容器内。其中污染的布类敷料放入污敷料车内,送洗衣房消毒处理后清洗;一次性辅料装入黄色垃圾袋作医疗垃圾处理,封口扎紧,并在外包装作明显标记;金属手术器械密封后,送消毒供应中心清洗灭菌;术中切取下的病理标本,按照病理标本处理原则和流程处理。

(二)环境的处理

用 500mg/L 的有效氯消毒液擦拭手术室物品表面,如有血渍污渍的地方用 2000mg/L 的有效氯消毒液擦拭;更换吸引装置、污物桶、并用 2000mg/L 的有效氯消毒液擦拭地面;及时更换手术床面敷料,为接台手术做准备;整理室内一切物品,物归原处;开启手术室层流或空气洁净设备,关闭手术室,以达到空气自净目的,并为下一台手术做好准备。

(于　红)

第十八章　介入科护理

第一节　脑血管病的介入护理

一、脑动静脉畸形的介入治疗

脑动静脉畸形(arteriovenous malfor mation,AVM)是一种胚胎时期血管发育异常所致的先天性血管畸形,病变部位脑动脉与静脉之间缺乏毛细血管,致动脉与静脉直接相通,形成脑动静脉之间短路,产生一系列脑血流动力学紊乱。约90%以上的脑AVM位于幕上,位于颅后窝的不足10%,两侧半球的发生率相等,大脑中动脉灌注区发生率最高,其次为大脑前动脉、大脑后动脉。大多数患者若干年后才出现临床症状,有些病变较为活跃,形成丰富的供血,可有破裂出血及其他表现,而另一些则处于相对静止状态,可不出现临床症状。

(一)病因

脑动静脉畸形是一种先天性疾病。动静脉之间的直接沟通持续存在,其间无毛细血管网相隔,即形成动静脉畸形。由于没有正常毛细血管的阻力,血液直接由动脉流入静脉,静脉因压力增大而扩张,动脉因供血增多也逐渐增粗,侧支血管不断增加,变成缠绕在一起的粗细不等的畸形血管团。血管壁薄弱处扩张呈囊状。

(二)病理

脑动静脉畸形由发育异常的供血动脉、引流静脉和畸形血管团组成。畸形的动脉与静脉直接交通,畸形血管之间夹杂有变性的脑组织,是本病的病理特征之一。畸形血管团一般呈楔形分布,尖端指向脑室,病灶中的血管呈丛状或不规则球状,有一支或多支供血动脉及一支或多支引流静脉。血管口径大小不一,组成的致密程度也不相同,静脉血管常有阶段性扩张,甚至呈囊状,畸形血管团内无毛细血管床。动静脉畸形局部及其邻近脑组织因缺血而萎缩,或因陈旧性出血含铁血黄素沉积而黄变,AVM周围胶质增生区形成“假包膜”。

显微镜下可见病变由大小不等的血管组成,血管壁厚薄不一,偶有平滑肌纤维,多无弹力层,与静脉难以区别,血管内膜增厚,血管壁上可有血栓形成或钙化,血管之间有变性的脑组织。

AVM脑血流动力学改变:脑动静脉畸形的主要问题是动脉与静脉之间缺乏毛细血管,动脉血液直接流入静脉,血流阻力减小,出现局部脑动脉压力降低、脑静脉压力升高,最后损害脑血管而发生脑缺血或脑出血。

(三)临床症状与体征

脑动静脉畸形的典型临床表现是头痛、癫痫和出血。另外,根据血管畸形所在的不同部位,可出现相应的神经功能障碍。动静脉畸形较小的患者可无任何症状,大多数是发生颅内出血后才诊断出来,其次是查找癫痫原因时被发现,有的因长期顽固性头痛而就诊。

1.颅内出血

颅内出血是脑AVM最常见的临床表现,以出血为首发症状者逾半数。出血多发生于年轻患者,半数以上在16～35岁,妊娠期妇女的出血率增加。

2. 癫痫

癫痫是浅表AVM仅次于出血的主要临床表现，其中约半数为首发症状。癫痫可发生于出血之前或之后，亦可发生于出血时。

3. 头痛

约60%以上的患者有长期头痛史，但对AVM无特殊意义，头痛部位与病变的部位无明显相关。

4. 神经功能缺失

脑AVM可产生一过性或进行性神经功能缺失，约见于40%的病例，其中10%左右为AVM的首发症状。7%～12%的AVM患者有进行性偏瘫，其他症状可有偏盲、肢体麻木、失语、共济失调等。

5. 颅内血管杂音

10%～30%的患者自己感觉到颅内有杂音，或听诊时可闻及杂音。这种声音喧闹不堪，以致难以忍受，压迫颈动脉可使杂音减弱或消失。

6. 心血管系统损害

大的AVM可出现心室腔扩大、心肌肥厚及心力衰竭。

（四）诊断与鉴别诊断

凡是具有反复发作性头痛和癫痫病史、突然出现颅内出血或脑缺血的年轻患者，应高度怀疑脑AVM，脑CT、MRI/MRA、脑血管造影可协助诊断。应注意与以下疾病鉴别。

1. 血管性头痛

血管性头痛多与精神紧张有关，还多伴有失眠、记忆力减退、心烦、易激动，而脑AVM没有上述症状。若不易鉴别，应进行相关检查加以判断。

2. 原发性癫痫

脑AVM患者可表现为顽固性癫痫发作，有时难以与原发性癫痫鉴别，进行影像学检查可以明确诊断。

3. 胶质瘤

恶性程度高的胶质瘤，在脑血管造影时，可显示动静脉之间有交通支和提前显影的血管团，类似于脑AVM的造影表现。

4. 脑膜瘤

血管母细胞型脑膜瘤血供非常丰富，血管造影可见异常的血管团，并间有早显的静脉和动静脉瘘成分，但没有供血动脉和引流静脉。脑CT、MRI可见明显占位征象。

5. 海绵状血管瘤

海绵状血管瘤是脑血管畸形的另一种类型，脑血管造影可无异常发现。脑CT、MRI可以清楚地显示病变部位有蜂窝状不同密度或不同信号的异常影，可明显强化，但没有增粗扩张的供血动脉和引流静脉。

6. 高血压性脑出血

高血压性脑出血多为中老年人，常有明显的高血压病史，没有反复发作的头痛、癫痫史。脑CT高血压性脑出血的血肿呈均匀一致的高密度影，而脑AVM的血肿呈不均匀的蜂窝状高低混杂密度影，异常血管团可伴有钙化。

（五）影像学检查

1. 头颅X线平片

10%～20%的患者可以显示颅内不规则的斑点状或环状钙化。

2. CT/CTA

病变位于大脑表浅部位，形状不规则，边缘不清楚，呈斑点状或蚯蚓状血管影，可有出血、钙化，增强见粗大的供血动脉和引流静脉。部分患者的病变周围及远隔脑组织长期缺血，可显示局限性脑萎缩、脑梗死。

3. MRI/MRA

MRI 不需增强能直接显示供血动脉、引流静脉和葡萄状血管团，其中主要为流空的无信号血管断面。钙化为无信号灶，引流静脉呈粗大无信号影，还可见增粗的静脉窦。同时，对“盗血”造成的脑软化、脑萎缩较敏感。

4. 脑血管造影

脑血管造影是诊断 AVM 的金标准。明确病变部位、大小、供血动脉、引流静脉，确定是终末供血或穿支供血，是否存在动静脉瘘，是否合并动脉瘤或静脉瘤。

（六）适应证

（1）不可控制的癫痫。

（2）反复蛛网膜下隙出血。

（3）病变广泛深在，不适宜直接手术者。

（4）病变位于重要功能区、脑干等，手术后将产生严重并发症或后遗症者。

（5）高血流病变盗血严重、病灶巨大，手术后可能发生过度灌注综合征者，可以分期栓塞，使病变缩小后再行手术或放射治疗。

（七）禁忌证

（1）对比剂过敏或有明确过敏史。

（2）病变为低血流、供血动脉太细、导管无法插入者，或不能避开供应正常脑组织的穿支动脉者。

（3）超选择性造影显示病灶穿支供血，区域性功能试验产生相应神经功能缺失者。

（4）严重动脉硬化、血管扭曲、导管无法到达病变供血动脉者。

（5）全身衰竭状态、不能耐受治疗或患者拒绝治疗者。

（八）操作技术

（1）麻醉：局麻。

（2）全身肝素化：置入导引导管后，即应全身肝素化。首次剂量为静脉内一次推注肝素钠 3000 U，后按 1000 U/h 的速度持续滴注。

（3）血管造影：经股动脉穿刺置管后，常规行全脑血管造影，送入 5 F 造影导管，行双侧颈内、外动脉及双侧椎动脉造影。造影证实动静脉畸形，明确病灶大小、部位、供血动脉及引流静脉，确定是终末供血或穿支供血，是否存在动静脉瘘，是否合并动脉瘤或静脉瘤。

（4）6 F 导管鞘侧壁三通连接管与加压输液袋连接管连接，在连接前应注意管道内有无残余气泡，调节加压输液速度。

（5）将带 Y 形阀侧壁接头的三通连接管与加压输液袋连接，排尽残余空气，然后将 Y 形阀连接于导引导管尾端。

（6）在透视监视下捻转、推送、抽拉，慢慢将 Magic 微导管送至 AVM 供血动脉或 AVM 病灶内。

（7）栓塞技术：①NBCA 胶栓塞法：如病变为非重要功能区，单支终末动脉供血，宜选用 NBCA 胶栓塞。栓塞成功的关键是如何使栓塞剂均匀分布在畸形血管团内，既不堵在静脉端，又不将导管粘住。NBCA胶的浓度取决于两个因素：超选择造影时显示的动静脉循环时间、注射栓塞剂的方式。②真丝线段栓塞法：如病变位于重要功能区，微导管不能达到畸形血管团，不宜采用 NBCA 胶栓塞时，可采用真丝线段栓塞。

（九）注意事项

（1）动一静脉循环时间测定：从注射对比剂开始到引流静脉显像的时间，为动一静脉循环时间。

（2）区域性功能试验：从供血动脉内注入 25～50 mg 阿米妥钠，注意观察患者有无一过性神经功能障碍，如失语、无力和麻木等。阿米妥钠为中效巴比妥类药物，可使注入区域的脑组织出现一过性功能丧失。如供血动脉不供应正常脑组织，或其供应的畸形血管团内不含有重要的脑组织，注入阿米妥钠则不出现神经功能障碍，提示此部分畸形血管团可能允许栓塞。相反则为阳性，说明该动脉供应正常脑组织，不能栓塞。

(3)微导管到位:微导管必须到达病变的供血动脉或畸形血管团内,并避开供应正常脑组织的穿支血管,这样栓塞治疗才不会引起严重的并发症。本手术成败的关键在于微导管超选择插管是否到达病灶供血动脉或病灶内,是否避开了供应正常脑组织的穿支动脉,这样才能行血管内栓塞治疗,不致引起误栓。

(4)降低血压:栓塞阻断了动静脉短路,供血动脉近端压力突然增高,易发生"正常脑灌注压突破"。因此,在栓塞前需将血压降至原水平的2/3,栓塞后根据情况持续降压24～72h,直至脑血管适应新的血流动力学变化。

(5)应用血管解痉类药物:如尼莫通,微量泵注射5～10 mL/h,罂粟碱30 mg肌内注射,1次/8 h等。

(6)对于巨大的AVM,一次只能栓塞1/3左右,需要反复多次栓塞,不要急于求成,否则会出现过度灌注综合征。待病变缩小再无法行血管内栓塞治疗时,可手术切除或放射治疗。

(7)采用真丝线段栓塞时,要间断经微导管注入0.03%罂粟碱注射液,以防脑血管痉挛。

(十)并发症

1.误栓

误栓包括穿支动脉、引流静脉及静脉窦栓塞。误栓穿支动脉主要是由于微导管不到位,没有避开供应正常脑组织的穿支动脉,也可能AVM的供血方式不是终末供血,而是穿支动脉供血,栓塞时无法避开正常脑组织的穿支。因此,插管时一定要超选择性将微导管送到病变供血动脉,如果难以避开正常脑组织的供血动脉穿支,则不宜实施栓塞。

2.正常脑灌注压突破综合征

主要发生在高血流病变,尤其发生在应用NBCA栓塞过程中。由于瞬间将动静脉短路阻断,原处于低灌注的正常脑组织供血动脉血流量迅速增加,加之脑血管长期处在低血流状态,其自动调节功能失调,不能适应突如其来的血流动力学变化,导致严重的脑水肿、脑肿胀,甚至颅内出血。

3.脑血管痉挛

脑血管痉挛是蛛网膜下隙出血的常见并发症之一,其发生机制与出血后血液分解产物刺激脑血管有关。术中微导管及栓塞材料对血管壁的机械刺激或微导管断离,均能造成脑血管痉挛,导致急性脑缺血、脑水肿或脑肿胀等严重后果。

4.颅内出血

常见原因有过度灌注综合征、引流静脉或静脉窦误栓。预防过度灌注综合征,防止误栓和脑血管痉挛,术中采用控制性低血压,一旦发生颅内出血,则根据出血量多少,用外科手术或脱水治疗。

5.微导管断离

NBCA胶栓塞时微导管粘住病变血管、脑血管痉挛时拔管困难以及导管质量问题,可导致微导管断于颅内。一旦发生则应用肝素化治疗,并采用血管内取异物器将其拉出。

二、颅内动脉瘤的介入治疗

颅内动脉瘤是指颅内动脉血管壁的局限性异常膨突。由于瘤体一般很小,在其破裂出血之前很少被发现。颅内动脉瘤的发生主要有两方面的因素,一是存在动脉血管壁的结构异常(如中层弹力纤维损伤、断裂或阙如);二是由于动脉内血流的长期冲击。前者是动脉瘤形成的基本原因,后者是动脉瘤形成的促进因素。

颅内动脉瘤按照形态可以分为囊状动脉瘤(95%)、梭形动脉瘤(4%)及壁间动脉瘤(1%),发生在颈内动脉系统者占90%,椎一基底动脉系统占10%。

(一)病因

颅内动脉瘤的发病原因分为先天性(90%)和后天性(10%)。

1.先天性动脉瘤

在脑动脉个体发育过程中如出现中层发育不良,出生以后随着年龄的增长,发育缺陷的脑动脉壁在血流冲击下，局部逐渐向外膨突形成动脉瘤，且瘤体的方向多与血流冲击方向一致。有的颅内动脉瘤有家族性发病倾向，显示其中有遗传性因素，这些病例常与其他遗传性结缔组织疾病有关，如胶原Ⅲ型缺陷。先天性动脉瘤大多数呈囊状，少数呈梭形，有的常合并 Wilis 环变异。

2.动脉粥样硬化性动脉瘤

由于长期高血压、高血糖、高血脂以及高龄等原因，脑动脉壁发生粥样硬化，从而使动脉壁内弹力纤维损伤、断裂，削弱动脉壁对血流冲击的承受力，在血流作用下，管壁局部向外膨突形成动脉瘤。中年以后，动脉粥样硬化和高血压是发生动脉瘤的主要原因，此种动脉瘤大多数呈梭形。

3.感染性动脉瘤

当颅内发生感染时，脑动脉周围的炎症病变破坏了脑动脉壁，或者外来感染性血栓堵塞某段脑动脉，使脑动脉壁损伤，壁内弹力纤维和平滑肌断裂坏死，在血流持续冲击下，动脉管壁向外突出形成动脉瘤。

4.外伤性动脉瘤

脑挫裂伤、颅底骨折、枪弹伤、脑动脉吻合术等均可损伤脑动脉，在血管内压力作用下形成动脉瘤。此种原因所致的动脉瘤分为真性动脉瘤和假性动脉瘤。

5.其他原因的动脉瘤

肿瘤浸润破坏局部脑动脉、医源性损伤等，局部动脉壁受损，均可形成动脉瘤。

（二）病理

动脉瘤壁的病理解剖特点，主要是中层弹力纤维断裂和不完整，平滑肌细胞减少或阙如，整个中层结构变薄。内膜的内皮细胞依不同病因而不同：先天性动脉瘤壁内膜的内皮细胞仍可完整；动脉粥样硬化动脉瘤壁的内皮细胞增生、泡沫样变性、坏死或破溃阙如；感染性动脉瘤壁的内皮细胞也有明显变性坏死，同时外层有炎细胞浸润。

（三）临床症状与体征

颅内动脉瘤的临床表现取决于动脉瘤发生的部位、大小、是否破裂出血，主要分为三种情况。

（1）体积很小的动脉瘤，在未破裂之前多无明显症状，直至尸检时才能发现，有少数人在做脑 CT 或 MRI 检查时偶然发现。

（2）少数体积较大的动脉瘤，可压迫邻近神经或脑组织引起相应症状。

（3）动脉瘤破裂致蛛网膜下隙出血（SAH）的症状和体征。蛛网膜下隙出血的典型临床表现是突然发作的剧烈头痛、呕吐、畏光、烦躁不安，随后有短暂的意识丧失、血性脑脊液，清醒后可有脑膜刺激征和各种神经功能障碍。

头痛：为常见的首发症状，主要是高颅压和血液化学刺激硬脑膜所致。

呕吐：是由于高颅压症和血液直接刺激呕吐中枢所致。呕吐是颅压高、出血量多、病情重的表现，多数呈喷射性呕吐，呕吐物为胃内容物或咖啡样物。

意识障碍：发生率约 50%以上，主要是颅内压过高导致大脑功能的抑制。

脑膜刺激征：是蛛网膜下隙的血液刺激硬脑膜所致。

眼底异常：在发病当日或次日，由于急性高颅压，眼静脉回流受阻，部分患者出现视网膜和玻璃体积血，出现视盘水肿者提示病情较重。

神经功能障碍：因动脉瘤的部位不同，可出现各种神经功能障碍。

全身症状和并发症：SAH 后常有发热、心脏受损、急性肺水肿、消化道出血、急性脑积水、继发性脑血管痉挛导致的脑缺血和脑梗死，下丘脑损害（前交通动脉瘤破裂、脑室内积血）可引起中枢性高热、尿崩症。

（四）诊断与鉴别诊断

经常出现发作性头痛，并突然出现脑神经或脑组织受压迫症状或发生蛛网膜下隙出血者，应高度怀疑存在颅内动脉瘤。经 CT/CTA、MRI/MRA 或脑血管造影发现动脉瘤表现时，即可确诊。

1.血管性头痛

绝大多数是血管舒缩功能障碍所引起，进行脑 CT 或 MRI 检查有助于鉴别。如怀疑有颅内动脉瘤者，应行脑血管造影检查。

2. 脑血管畸形

可有血管性头痛及蛛网膜下隙出血的表现，脑血管造影可明确诊断。个别患者可以有脑血管畸形合并动脉瘤的现象。

3. 脑出血

颅内动脉瘤破裂，当血液冲入脑组织形成局部血肿时，应注意与高血压性脑出血鉴别。

4. 颅内钙化灶

脑 CT 扫描有时发现脑底部有圆形或卵圆形钙化灶者，应注意与颅内动脉瘤区别。

（五）影像学与实验室检查

1. 腰穿检查

主要是明确有无蛛网膜下隙出血，动脉瘤破裂出血者腰穿测压显示颅内压升高，脑脊液呈血性，是诊断 SAH 的直接证据。

2. 头颅 X 线平片

可能发现动脉瘤瘤壁或瘤内血栓的钙化。

3. CT/CTA

CT/CTA 是常用于确定有无脑动脉瘤或其破裂导致蛛网膜下隙出血迅速、安全、可靠的检查。对直径 1 cm 以上的动脉瘤，平扫可以确诊，对直径在 0.5 cm 以上的动脉瘤，增强扫描可以确诊。

4. MRI/MRA

通过横断、冠状及矢状面扫描，可清楚显示动脉瘤的部位、大小、形状、瘤体内有无血栓及血流情况、瘤蒂部位及大小、动脉瘤与周围组织结构的关系。

5. 脑血管造影

一旦 SAH 的诊断成立，即应进行脑血管造影。脑血管造影能清楚显示动脉瘤的部位、大小、形态、数目、有无动脉痉挛、是否合并其他脑血管畸形及了解侧支循环情况，是确定是否有脑动脉瘤并决定是否进行手术治疗的唯一最终证据。脑血管造影的时机，SAH 后 3d 内脑血管造影的并发症发生率最低，4d 后逐渐增加，第 2～3 周最高，3 周以后又降低。

（六）适应证

(1)未出血的囊状动脉瘤。

(2)囊状动脉瘤破裂出血。

(3)部分宽颈动脉瘤和梭形动脉瘤。

（七）禁忌证

(1)对比剂过敏或有明确过敏史。

(2)凝血功能障碍。

(3)肾衰竭。

(4)血管硬化导致动脉明显迂曲。

(5)严重血管痉挛经动脉灌注罂粟碱后仍无缓解。

(6)不能分辨瘤颈与邻近重要组织结构的关系。

（八）操作技术

1. 麻醉

目前多采用全身麻醉。

2. 穿刺插管

经股动脉穿刺置管后常规行全脑血管造影，明确动脉瘤的几何学形态及其与载瘤动脉之间的关系。

3. 肝素化

除非是在蛛网膜下隙出血 2h 内进行治疗，否则均在置入导引导管后即全身肝素化。

4.栓塞技术

(1)载瘤动脉闭塞:许多位于颈内动脉岩部或海绵窦段以及后循环的梭形或宽颈动脉瘤,均无法进行瘤内栓塞,因此,在球囊暂时闭塞并行功能试验后,闭塞载瘤动脉是一种便捷而有效的治疗方法。

(2)动脉瘤腔内填塞:根据载瘤动脉的走行及动脉瘤的开口,进行准确的微导管塑型。微导管及微导丝的操作要缓慢逐步进行,不可跳跃式推进,利用微导管预先的塑形,可较顺利地进入动脉瘤内。

目前选择性腔内闭塞动脉瘤的标准方法是 Guglielmi 1991 年发明的电解脱铂微弹簧圈(guglielmi detachable coil,GDC),GDC 弹簧圈是非纤毛状的铂螺旋圈,与不锈钢推送导丝连在一起。不锈钢推送导丝的远端涂有 Teflon 绝缘层,仅在连接的一小段上没有绝缘,用来电解脱弹簧圈。弹簧圈有直径2～20 mm、长度 4～30 cm 的不同规格,根据不同的直径也有 4 种硬度不同的类型。

GDC 系统的主要作用是电凝固和电解脱。许多研究证实,血液中阴离子成分在通电后会趋向阳离子而形成血栓,铂在通电后比不锈钢更具有致栓性。正电极的铂弹簧圈放入动脉瘤内使之形成血栓,同时通过电解作用将其解脱。血栓机化后使得弹簧圈之间形成致密的纤维网,最终完全与载瘤动脉的血流隔绝。

(九)注意事项

(1)微导管塑形:一般微导管塑形头端的长度为动脉瘤最大径的 1/2 加载瘤动脉的直径。塑形角度即瘤体长轴与载瘤动脉的夹角。

(2)微导管的操作:导丝应先超过动脉瘤颈,跟进导管,然后回撤导丝,回抽导管,利用微导管预先的塑形,可自然地进入动脉瘤内。

(3)微导管的位置:微导管头端的正确位置应在动脉瘤体近侧 1/3～1/2 处,头端应该可以移动,避免顶到瘤壁,导致破裂出血。微导管是否易于进入瘤腔以及在动脉瘤内的位置是否稳定,取决于事先对影像学的理解和导管塑形。

(4)弹簧圈的选择及放置:测量动脉瘤颈,选择直径大于瘤颈并等于瘤体的弹簧圈。

(5)放置弹簧圈后不要立即解脱,应在复查造影证实未闭塞载瘤动脉后再行解脱。

(6)同轴导管之间应加压灌注生理盐水持续冲洗,避免形成血凝块。

(7)对于有血管痉挛的动脉瘤,可先注射罂粟碱 120 mg,再行治疗。

(十)并发症及处理

1.脑血管痉挛

SAH 是导致脑血管痉挛的主要原因,血管内治疗操作不当也可致脑血管痉挛。脑血管痉挛也可用血管内方法治疗,如经导管注入罂粟碱、球囊血管成形术。

2.血栓形成

血栓形成是 GDC 治疗引起最常见的并发症,血栓形成引起的脑梗死发生率为 4.6%,多发生在大脑中动脉的远侧支。发生的原因是操作中在导引导管与微导管之间形成的血栓脱落。术中一旦发生血栓栓塞,导管应越过动脉瘤进行溶栓治疗。

3.术中动脉瘤破裂

一般为 1.2%,发生的原因主要与操作有关,包括导管、导丝、弹簧圈的操作,过度填塞也可将动脉瘤撑破。若动脉瘤破裂,处理方法如下:

(1)保持镇静,不可惊慌。

(2)用鱼精蛋白中和肝素。

(3)继续填塞动脉瘤直至充填坚实。

(4)减少对比剂注入,以免从破口漏入蛛网膜下隙,刺激血管和神经组织,发生严重反应和脑血管痉挛。

(5)降低体循环血压,减少破口出血。

(6)头颅 CT 检查,决定是否手术。

4.脑缺血

大型动脉瘤经 GDC 栓塞后,机械性压迫载瘤动脉,动脉瘤内血栓形成进一步向载瘤动脉扩展,或

GDC突入载瘤动脉，使供血受阻，如侧支循环不足即可导致脑缺血。

5. GDC移位

一旦发生弹簧圈移位，应用Lasso导管经血管内将移位的GDC取出，如果失败，则应采取一切办法防止GDC堵塞主要血管。弹簧圈部分突入载瘤动脉或尾端留置有可能导致血栓栓塞，一旦发生应适当加强抗凝治疗。

6. 动脉瘤再现

80%的动脉瘤患者经一次治疗即可闭塞，20%的患者需多次治疗。

三、颈动脉—海绵窦瘘的介入治疗

颈动脉—海绵窦瘘(carotid-cavernous fistula，CCF)指海绵窦段的颈内动脉本身或其在海绵窦段内的分支破裂，与海绵窦之间形成异常的动、静脉沟通。少数颈动脉—海绵窦瘘主要或完全由颈外动脉供血，特称颈外动脉—海绵窦瘘。

(一)病因

75%以上的CCF由外伤引起，称为外伤性CCF，其余无外伤史者称自发性CCF。

1. 外伤性颈动脉—海绵窦瘘

CCF在颅脑外伤中的发生率为2.5%。颈内动脉在海绵窦的出口与入口处被脑膜紧紧固定，颅脑损伤时颅底骨折可撕破颈内动脉或其分支，骨折碎片可刺破颈内动脉，颈内动脉壁挫伤形成的动脉破裂，火器伤直接损伤动脉壁等等，这些因素都可形成外伤性CCF。若动脉壁早已存在炎性、动脉硬化性或先天性病变，即使轻度损伤也可发生CCF。最常受累的部分是C_4段。

2. 自发性颈动脉—海绵窦瘘

(1)先天性动脉病变：海绵窦段颈内动脉或其分支动脉瘤破裂，原始三叉动脉的动脉瘤破裂。

(2)动脉粥样硬化。

(3)炎症：动脉炎或海绵窦炎症后动脉破裂。

(4)硬膜AVM：平均发病年龄较外伤性CCF为大，在儿童时期很少发现。

(5)妊娠：妊娠期可出现自发性CCF，且多发生于妊娠后期，可能与高血压有关。

3. 医源性CCF

医源性创伤也可造成CCF，例如针刺或射频治疗三叉神经痛；球囊导管行颈内动脉虹吸部成形术；经口鼻蝶窦入路垂体瘤切除术，都有造成CCF的报告。

(二)临床症状与体征

CCF的临床表现与海绵窦充血、压力升高以及静脉回流的方向有关。

1. 血管杂音

100%出现。是患者最难以忍受的症状，患者及客观均可听到颅内连续性隆隆样杂音，与动脉搏动一致，压迫同侧颈内动脉可使杂音减弱或消失。根据静脉引流方向的不同，杂音在患侧眼眶、额部、颞部、耳后的强度也不同。

2. 眼部症状

(1)搏动性突眼：出现率为96.4%。当回流静脉主要是患侧眼静脉时，该侧的眼球明显突出，可见到与脉搏同步的搏动。如果环窦发达，瘘口较大，一侧CCF的动脉血向双侧海绵窦、眼静脉引流，可引起双侧搏动性突眼。如果CCF的动脉血主要经环窦向对侧海绵窦、眼静脉引流，可发生对侧突眼。不经眼静脉回流的CCF则可能无搏动性突眼。

(2)球结合膜水肿和充血：因海绵窦内压力增高，眼静脉回流不畅，组织液吸收不良，引起眼球结合膜充血水肿，严重者可眼睑外翻。球结合膜充血者100%，水肿外翻者44.4%。

(3)眼球运动受限：70.4%的患者有不同程度的眼球活动障碍。以外展神经最易受累，可能因该神经与颈内动脉相邻有关，其次为动眼神经瘫痪。此外，眶内容物增加(充血和水肿)也可机械性地影响眼球活动，致患者复视。

(4)视力减退：73%～89%的 CCF 患者有视力减退，约 50%的患者视力严重障碍，甚至失明。其原因为：眼球缺血，怒张的静脉阻塞巩膜静脉窦管引起青光眼，扩张的静脉血管压迫视神经引起视神经萎缩，眼球后压力升高使眼球变扁，以及长期突眼发生角膜溃疡和球结膜炎等。有些患者 CCF 向眼静脉回流，面静脉侧支循环建立不全，致使眶内压急剧升高，患者疼痛难忍，可在一周内迅速失明。

3. 神经系统功能障碍及蛛网膜下隙出血

当 CCF 的静脉向皮层引流时，引起脑皮层局部静脉淤血，可产生精神障碍、抽搐、偏瘫、失语等。皮层表面静脉高度怒张，周围缺乏保护组织，可发生硬脑膜下或蛛网膜下隙出血。

4. 致命性鼻出血

当 CCF 同时伴有假性动脉瘤侵蚀并破入蝶窦或筛窦时，患者可发生严重的鼻出血。

(三)影像学检查

1. 脑血管造影

脑血管造影是诊断 CCF 的确诊性检查。选择性全脑血管造影，除了患侧颈内、外动脉、对侧颈外动脉，还要在压迫患侧颈内动脉的同时，分别行对侧颈内动脉和椎动脉造影。

(1)瘘口的部位和大小：对比剂经患侧颈内动脉进入海绵窦，形成一大团浓集影。

(2)脑代偿循环情况：压迫患侧颈动脉，行健侧颈动脉和椎动脉造影，以了解通过前、后交通动脉向患侧大脑半球的代偿循环情况。如代偿循环显示良好，则在闭塞患侧颈内动脉时，不至于造成患侧大脑半球缺血。

(3)“全偷流”现象：患侧颈内动脉造影时，瘘口以远的颈内动脉完全不充盈，血流均经瘘口引流到静脉内。

(4)颈外动脉供血情况：自发性 CCF 多有颈外动脉供血，部分外伤性 CCF 也可有颈外动脉参与供血，主要来自脑膜中动脉、脑膜副动脉、咽升动脉等，这些动脉与海绵窦底部或海绵间窦相通。

(5)静脉引流方向：分前、后、上、下和对侧五个方向，与临床症状有密切关系。向前引流到眼静脉，球结膜充血、水肿、突眼均较明显；向后主要通过岩下窦或岩上窦，有时引流到小脑表面，此种情况下，颅内杂音在耳后或枕后最明显；向上则通过侧裂静脉向皮层表面或深部引流，易引起头痛、颅内压增高、蛛网膜下隙出血或硬膜下出血；向下引流到翼丛，多与其他方向引流并存；向对侧引流系通过海绵间窦到对侧海绵窦及相应方向的静脉，临床症状以对侧显著。

2. CT/CTA

(1)眼上静脉增粗。

(2)眼球突出。

(3)眶内肌群弥散性增高。

(4)鞍旁密度增厚。

(5)眼球边缘模糊。

(6)眼睑肿胀，球结膜水肿。

(7)如有皮质或脑干引流，可显示水肿。

(8)对于外伤性 CCF，可能会发现颅底骨折、颈内动脉和视神经管受压，还可帮助了解原发脑损伤的程度。

(9)CT 可见海绵窦区明显强化。

3. MRI/MRA

可见明显扩张的海绵窦、眼上静脉及其他引流静脉。同时，MRI 对 CCF“窃血”造成的脑缺血较敏感。

(四)鉴别诊断

1. 突眼性甲状腺肿、眶内炎性假瘤、球后肿瘤等

多无眼球搏动和血管杂音。

2. 眶内血管性肿瘤

例如：海绵状血管瘤、动脉瘤、动静脉畸形等，可有搏动性突眼。鉴别诊断困难，需用脑血管造影。

3.海绵窦血栓形成

海绵窦血栓性静脉炎，症状与CCF相似，但无眼球搏动和血管杂音。患者可有鼻窦炎症或面部化脓性病灶的病史，病程中可有全身性炎症的表现。

4.先天性、创伤性或肿瘤性眶壁缺损

如有眶顶缺损，则脑组织向缺损处膨出，可引起突眼、眼球搏动。蝶骨嵴脑膜瘤可破坏眶壁引起搏动性突眼，但一般无血管杂音。

5.脑膜膨出或脑膜—脑膨出

膨出至眶内可形成搏动性突眼，但无血管杂音。

（五）适应证

(1)外伤性颈动脉海绵窦瘘。

(2)颈内动脉海绵窦瘘急诊治疗的适应证：①大出血和鼻出血。②由于瘘逆行盗取对侧颈内动脉或椎动脉系统的血液，继发缺血性脑卒中，继发蛛网膜下隙出血。③迅速的进行性视力恶化，导致失明危险者。

(3)手术或栓塞失败，将瘘口近心段颈内动脉闭塞，而瘘口远段颈内动脉未闭，因盗取颅内血液，且以眼静脉为主要回流者，采用经眼上静脉入路行栓塞治疗；如回流以岩上(下)窦为主者，可采用经股静脉或颈内静脉入路，经岩上(下)窦达海绵窦后部行栓塞治疗。

(4)自发性海绵窦瘘。

（六）禁忌证

(1)不能耐受介入治疗者。

(2)严重心、肺、肝、肾功能不全者。

(3)硬脑膜动静脉瘘的海绵窦型。

（七）操作技术

主要方法有经动脉途径和经静脉途径两种。

1.经动脉途径可脱性球囊栓塞治疗

当导引导管进入颈内动脉后，根据造影所显示瘘口位置的大小，选择合适的球囊，球囊伸出导引导管进入颈内动脉时，在侧位透视下充盈0.1～0.2 mL对比剂，充盈的球囊被血流带向前进，当其突然“低头”或改变方向时，表示球囊已通过瘘口进入海绵窦。根据球囊所承受的容量继续充盈，并不时造影观察瘘口闭合情况及颈内动脉血流。栓塞成功的标准：球囊位于海绵窦内、颈内动脉腔外，海绵窦不再显影，颈内动脉血流通畅，血管杂音消失。球囊到位并固定不动后，解脱球囊。在整个解脱球囊过程中切忌暴力，并一定要在透视下密切观察。

2.经动脉途径微弹簧圈栓塞治疗

主要适用于瘘口过小或多发，球囊不能进入海绵窦；海绵窦内已充填一个或几个球囊，瘘口仍未闭合，但已无法再送入球囊者；患侧颈内动脉近端已闭塞，但通过后交通动脉仍有逆行充盈，而后交通动脉又不够粗大，球囊不能通过，可经椎动脉、后交通动脉将微导管送至海绵窦内用弹簧圈栓塞。

3.经静脉途径栓塞治疗

主要适合于瘘口小，经动脉途径导管无法到位；经动脉球囊栓塞，未能将瘘口完全闭塞但导管无法再进入瘘口；多种原因导致球囊闭塞了瘘口近侧的颈内动脉，而远侧仍有血液向瘘口逆向充盈，经动脉导管无法通过前、后交通动脉到达瘘口。

(1)经股静脉途径：穿刺插管至颈内静脉，经岩下窦到海绵窦；或经对侧颈内静脉—岩下窦—海绵窦—海绵间窦—患侧海绵窦。经静脉途径主要使用弹簧圈，游离或可脱式均可，只要导管在海绵窦内即较安全。也可以在海绵窦内注射NBCA胶。

(2)眼静脉途径：一般距CCF形成时间要超过3个月，眼静脉已发生动脉化，血管壁明显增厚，才可经眼静脉直接穿刺置管，放入球囊或弹簧圈。眼静脉穿刺方法：内眦眶缘下方，摸到眼静脉搏动最明显处，向瞳孔方向穿刺，回血后置入导丝，用Seldinger技术置入4 F鞘或直接放入18 G穿刺针的鞘。通过血管鞘或针鞘在透视下插入微导管至海绵窦，则可将球囊或弹簧圈直接放入海绵窦。

（八）注意事项

1.穿刺部位血肿

特别是在应用较粗的导管导入大号球囊时容易发生，压迫止血不彻底，可能形成穿刺部位血肿或假性动脉瘤。经颈部插管发生的血肿尤为严重。

2.脑神经瘫痪

以外展神经瘫痪多见。多因海绵窦内血栓形成或球囊压迫脑神经所致，在海绵窦内置入多个球囊者尤易发生。大多数患者在3个月内自行恢复。

3.假性动脉瘤

发生率较高，多见于用对比剂充盈球囊者，当球囊迅速缩小时，在海绵窦内形成一个与球囊大小相同的空腔，与动脉相通，海绵窦的其他部位则已形成血栓。无症状的假性动脉瘤无须处理，一般不会增大或再次形成CCF，而且有可能自行闭合。有症状者可用弹簧圈栓塞。

4.球囊过早脱离造成脑栓塞

用乳胶线结扎紧的球囊很少发生过早脱离，而用乳胶塞者则有可能发生误脱，尤其瘘口大、血流速度快者。此时可适当压迫患侧颈动脉或应用带球囊的双腔导引导管，以减慢血流速度，加之操作小心，一般多能避免。

5.患侧半球脑过度灌注

多见于栓塞前较长时间处于“全偷流”现象的患者。当球囊闭塞住瘘口而颈内动脉通畅时，患侧半球骤然增加了血流量，可引起患者头痛、眼胀等症状，严重时发生颅内出血。可应用甘露醇、硝普钠降颅压，患者可逐渐适应新的血流动力学改变，症状消失。

四、硬脑膜动静脉瘘的介入治疗

硬脑膜动静脉瘘（dural arteriovenous fistula，DAVF）是指发生在硬脑膜、大脑镰、小脑幕和静脉窦上的异常动静脉分流，由颈外动脉、颈内动脉或椎动脉的脑膜支供血，通过异常的短路引流入相邻的静脉窦，并可逆流至软脑膜静脉。可发生于硬脑膜的任何部位，但以横窦、乙状窦和海绵窦最多见。

（一）病因

硬脑膜动静脉瘘的病因主要有先天性和后天性两种。

1.先天性

硬脑膜存在着极其丰富的血管网，动脉吻合尤为发达，主要来源于颈外、颈内及椎一基底动脉系统的脑膜支，甚至大脑前、后、小脑前上、后下动脉也参与供血。脑膜中静脉系统常与动脉并行，而且常存在正常的动一静脉交通，尤其在静脉窦附近特别多。

2.后天性

研究发现，硬脑膜动静脉瘘与外伤、手术、炎症有关，其中硬脑膜血栓性静脉炎可能是导致该病的重要原因。

（二）病理

1.常见的供血动脉

（1）枕动脉：常通过骨穿支、乳突后、下支供应横窦、乙状窦、小脑幕及其附近硬脑膜。

（2）脑膜中动脉：通过后支分布于小脑幕、乙状窦、横窦。

（3）咽升动脉：可参与横窦、乙状窦、海绵窦区硬脑膜的供血。

（4）椎动脉的脑膜后支、小脑前上、后下动脉的脑膜支：均可参与附近硬脑膜动静脉瘘的供血。

（5）颈内动脉的脑膜支：是颅中窝、横窦、小脑幕区硬脑膜动静脉瘘的重要供血动脉。某些颈内动脉的脑实质动脉分支，也常参与邻近硬脑膜动静脉瘘的供血。

2.危险吻合

危险吻合是颈外动脉与颈内动脉或椎一基底动脉之间的异常通道。这些异常通道有的是造影可见的;有的是潜在的,造影不可见,是血管内栓塞治疗中出现并发症的重要原因。其中最常见的危险吻合有以下几种。①枕动脉:除双侧之间存在吻合外,常在 $C_{1\sim2}$ 水平可以不通过中间血管网与椎一基底动脉系统相吻合,参与脑干等重要部位的供血。②咽升动脉:通过齿状突吻合支与椎一基底动脉系统相吻合,此外,其分支咽喉支及舌下支还可分别参与混合神经和舌下神经的供血。③脑膜中动脉岩骨后支:参与同侧面神经的供血,栓塞后可导致同侧面神经瘫痪。此外,脑膜中动脉还可与颈内动脉相吻合,误栓塞可导致相应部位的脑梗死。④颈外动脉:与同侧眼动脉常存在吻合,误栓塞可致突然失明。

(三)临床症状与体征

临床表现与瘘口部位、静脉引流方向和流速有极大的关系,而与供血动脉的来源无关。

(1)搏动性耳鸣和颅内杂音:搏动性耳鸣与脉搏同步,接近岩骨的病变明显,夜间尤甚,以致失眠及精神抑郁,横窦一乙状窦和海绵窦区病变最常见,分别占70%和42%。

(2)头痛:多为钝痛或偏头痛,也可表现为眼眶部疼痛,发生率约为50%。

(3)颅内压增高:其原因是动静脉短路,使静脉窦压力升高,脑脊液吸收障碍;反复少量出血造成脑膜继发性反应;静脉窦血栓形成使静脉窦压力升高。

(4)颅内出血:出血率在12.7%~42%,主要因硬脑膜静脉瘘向皮层静脉引流,这些静脉周围无支撑组织,在压力增高的情况下极易破裂,导致蛛网膜下隙出血,严重者可昏迷死亡。

(5)中枢神经系统功能障碍:动静脉瘘导致局部静脉窦压力升高,尤其是通过软脑膜的逆行引流使正常脑静脉回流受阻,局部脑组织充血、水肿,使皮质功能受到影响。

(6)脊髓功能障碍:颅后窝特别是天幕和枕大孔区的病变,可引流入脊髓的髓周静脉网,引起椎管内静脉压升高,并传递到髓内静脉,产生进行性脊髓缺血病变,出现锥体束症状。

(7)海绵窦区的动静脉瘘可出现突眼、视力障碍、眼外肌麻痹。

(8)高血流量的动静脉瘘可伴有心脏扩大、心力衰竭。

(四)诊断与鉴别诊断

在硬脑膜动静脉瘘的诊断过程中,应注意与脑内动静脉畸形鉴别,特别是在未进行选择性全脑血管造影前,在CT、MRI片上仅能看到异常增粗、迂曲的血管或明显的血管流空征象,常易误诊为脑动静脉畸形。鉴别点在于硬脑膜动静脉瘘病变主要在硬脑膜,而脑实质内没有原发的血管性病变,仅为继发增粗的供血动脉或引流静脉,再结合临床特有的表现,如颅内持续性与心跳一致的搏动性杂音,行全脑血管造影可以确诊。

(五)影像学检查

1.头颅平片

部分病例可见颅骨血管压迹增宽,特别是脑膜中动脉压迹增宽。颅底位片可见棘孔扩大,有时病变部位颅骨增生。

2.CT/CTA

CT表现与引流静脉的类型有关,无软脑膜静脉引流者CT多为正常,而有软脑膜静脉引流者多有阳性发现。平扫:白质中异常低密度影,为静脉压增高引起的脑水肿;交通性或阻塞性脑积水;出血者可见SAH、脑内或硬膜下血肿;骨窗可见颅骨内板血管沟扩大,为增粗的脑膜动脉压迫所致;静脉窦扩张。增强:斑片状或蠕虫样血管影,为扩张的引流静脉,有时可见瘤样扩张;脑膜异常强化。CT改变大多为静脉压升高后的继发改变,仅能提供血管病变的存在,而不能定性。三维CT血管造影可显示异常增粗的供血动脉和扩张的引流静脉、静脉窦,但对于瘘口及细小的动脉不能显示。

3.MRI/MRA

类似于CT,可显示脑水肿、脑缺血、颅内出血、脑积水等改变,在显示扩张的软脑膜静脉和静脉窦方面优于CT,且可显示CT不能发现的静脉窦血栓形成、闭塞及血流增加等。

4.全脑血管造影

硬脑膜动静脉瘘的供血动脉相当丰富,故应作选择性双侧颈内、颈外、椎动脉、甲状颈干、肋颈干动脉造影，以全面了解瘘的供血动脉、瘘口的具体部位、大小、类型、瘘口血流流速、引流静脉、颅内盗血情况以及可能存在的危险吻合。

（六）适应证

1.动脉入路栓塞

(1)以颈外动脉供血为主，供血动脉与颈内动脉、椎动脉之间无危险吻合，或危险吻合可以超选择插管避开。

(2)颈内动脉或椎一基底动脉的脑膜支供血，超选择插管避开正常脑组织的供血动脉。

(3)有出血或出血倾向，如向皮质或深静脉引流。

(4)有难以耐受的颅内血管杂音。

(5)有进行性神经功能缺损。

(6)有局部压迫症状或颅内压增高。

(7)引流静脉或静脉窦已丧失正常的引流功能，不能成为大脑的正常静脉引流途径，向心引流闭塞。

2.静脉入路栓塞

(1)无法由动脉入路到达供血动脉瘘口处。

(2)供血动脉极为复杂，难以将所有的供血动脉闭塞。

(3)静脉窦阻塞且不参与正常脑组织引流者。

(4)可耐受静脉球囊试验者。

（七）禁忌证

(1)所有做血管造影的禁忌证。

(2)动脉入路超选择性插管无法避开潜在的“危险吻合”。

(3)正常脑组织供血动脉分支供血，超选择插管不能避开。

（八）操作技术

1.经股动脉途径栓塞

将导管插到供血动脉远端，尽量接近瘘口。先行造影了解供血动脉情况及有无危险吻合。

2.经股静脉途径栓塞

(1)到达海绵窦区：颈内静脉一岩上窦一海绵窦入路或者颈内静脉一面静脉一眼上静脉一海绵窦入路。

(2)到达横窦一乙状窦区：颈内静脉一乙状窦入路。

(3)到达上矢状窦区：颈内静脉一乙状窦一横窦一窦汇入路。

（九）并发症

1.误栓

栓塞剂通过危险吻合或反流栓塞供应正常脑组织的动脉，产生脑缺血甚至危及生命。术中应区域性功能试验(Wada 试验)，在栓塞时掌握栓塞剂的用量和注射速度。

2.脑神经麻痹

一些颈外动脉的脑膜支同时也是脑神经的供血动脉，如脑膜中动脉的岩支和海绵窦支供应动眼神经，咽升动脉的颈静脉支供应舌咽神经至副神经，舌下支供应舌下神经，误栓后可导致相应的脑神经麻痹，为防止误栓脑神经的供血动脉，可行区域性功能试验。

3.静脉栓塞

当栓塞剂通过瘘口在引流静脉内凝固聚合时，阻塞了正常引流静脉，产生静脉高压，可导致静脉性脑梗死或颅内出血。栓塞时压迫眼球增加眼上静脉内压力，可预防。

4.静脉窦壁破裂

经静脉逆行插管时，有时微导丝会刺破静脉窦壁，引起出血。

5.局部疼痛

颈外动脉分支栓塞后,因局部炎症反应可出现局部疼痛,激素可以预防。

五、急性脑梗死的介入溶栓治疗

急性脑梗死是脑卒中的一个常见类型,多发生于45岁以上中老年人。一般来讲,急性脑梗死主要是脑动脉血栓形成和急性脑栓塞所致。两者在病理形态学上比较容易区别,但在临床表现方面有时难以鉴别。所以,在临床工作中经常按影像学所见,使用“脑梗死”这一名词给予诊断。

(一)病因及病理

1.脑血栓形成

90%的脑血栓形成是在脑动脉粥样硬化的基础上发生的,常伴发高血压,后者与动脉粥样硬化相互促进,糖尿病和高血脂可加速脑动脉硬化过程。临床表现为瘫痪、失语等突然发生的局灶性神经功能缺失。

2.急性脑栓塞

指来自身体各部位的栓子阻塞了脑血管,造成该血管供血区的脑组织梗死,导致相应的神经功能障碍,80%发生在颈内动脉系统。根据栓子的来源,可分为心源性和非心源性两大类。

(二)临床症状与体征

1.颈内动脉系统

以颈内动脉虹吸部血栓形成最常见,脑底动脉环发育良好者,不一定出现症状和体征。颈内动脉血栓形成的典型表现为同侧眼睛失明;对侧偏瘫,上、下肢瘫痪的程度相同;对侧偏盲;梗死发生在优势半球者,可出现失语、失读、失算、失写等言语障碍。

2.大脑中动脉系统

大脑中动脉主干血栓形成,出现对侧偏瘫,上、下肢瘫痪的程度相同;对侧半身感觉障碍;对侧偏盲。由于该动脉供应的范围较大,故脑梗死面积较大。

3.大脑前动脉系统

大脑前动脉主干血栓形成有两种情况:一种是阻塞发生在前交通动脉之前,因病侧大脑前动脉远端可通过前交通动脉代偿供血,没有任何症状和体征;另一种是阻塞发生在前交通动脉之后,出现对侧肢体偏瘫,以下肢为重,对侧半身感觉障碍,以下肢为重,深感觉障碍及皮层觉障碍为重。

4.大脑后动脉系统

是病情较轻、表现较简单的一种,主要表现为偏盲。

5.椎一基底动脉系统

是病情最重、表现较复杂的一种,病死率较高。

(三)诊断与鉴别诊断

脑血栓形成的诊断主要有以下几点:多发于中老年,静态下发病,发病后几小时或几天内达到高峰,面、舌及肢体瘫痪、共济失调、感觉障碍等定位症状和体征;脑CT提示与症状相对应的部位有低密度区,脑MRI显示长T_1长T_2异常信号。腰穿检查提示颅内压、脑脊液常规和生化正常;有高血压、糖尿病、高血脂及脑卒中史;病前有一过短暂性脑缺血发作。

脑血栓形成应与下列疾病鉴别。

1.脑出血

有10%～20%的脑出血患者由于出血量不多,在发病时意识清楚,无头痛,脑脊液正常,不易与脑梗死鉴别,必须行脑CT扫描。

2.脑肿瘤

脑肿瘤患者腰穿发现颅内压增高,脑脊液蛋白增高。脑CT或MRI提示肿瘤周围水肿显著,有明显占位效应。

3.慢性硬膜下血肿

可以表现为进行性肢体偏瘫、感觉障碍、失语等，而没有明确的外伤史。主要鉴别在于脑CT扫描发现颅骨内板下方新月形高、低或等密度影，伴占位效应如脑室受压、中线移位，增强扫描可见硬脑膜强化。

4.炎性占位性病变

细菌性脑脓肿、阿米巴性脑脓肿等炎性占位性病变，可表现为在短时间内逐渐出现肢体瘫痪、感觉障碍、失语、意识障碍等，腰穿检查脑脊液和脑CT、MRI检查有助于鉴别。

5.脑栓塞

临床表现与脑血栓形成类似，但脑栓塞在动态下发病，有明确的栓子来源。

（四）影像学检查

1.CT

脑梗死24h内脑CT扫描，大多数显示仍为正常。24h以后，可逐渐显示梗死区的低密度影，边界不清。72h后，绝大多数能显示出大脑半球的梗死灶，梗死面积大者，可伴有明显的占位效应，如同侧脑室受压和中线移位，此种改变可持续1～2周。

2.MRI

在脑梗死发生12h以内，MRI即可显示病灶区呈长T_1长T_2信号，24h后，可清楚显示病灶及其周围水肿，大片脑梗死可表现为明显的占位效应。

3.DSA

可发现动脉闭塞的部位、动脉狭窄及动脉硬化情况，有时可发现其他血管病变，如脑血管畸形。

（五）适应证

(1)年龄在80岁以下，无严重的心、肝、肾功能异常。

(2)有明显的神经功能障碍，且逐渐加重。临床高度怀疑急性脑梗死、CT无低密度灶且排除脑出血或其他颅内疾患。

(3)检测出凝血时间，无出血倾向。

(4)发病时间，颈内动脉系统在6h之内，椎一基底动脉系统在12h之内。

(5)家属同意。

（六）禁忌证

(1)单纯感觉障碍或共济失调。

(2)临床表现很快出现明显改善。

(3)活动性颅内出血、出血倾向或者出血性疾病、颅内动脉瘤、动静脉畸形、颅内肿瘤。

(4)2个月内有颅内或脊柱手术、外伤史。

(5)治疗前收缩压＞200 mmHg，或舒张压＞90 mmHg。

(6)脑血管造影显示近段大血管完全闭塞。

（七）操作技术

1.术前准备

(1)经过的询问病史和全面的体格检查：对于高度怀疑急性脑梗死的患者应立即行CT扫描，以排除颅内出血或其他病变，必要时行造影增强或灌注扫描。确诊急性脑梗死者，即刻静脉滴注甘露醇及神经营养药物。

(2)检测出凝血时间、血糖、心电图等检查。

(3)与患者家属谈话，消除家属对于手术的疑虑。

(4)患者进入导管室后给予心电监护、吸氧并准备必要的抢救措施：如果患者躁动，可给予必要的镇静。建立静脉通道。收缩压超过180 mmHg者，要给予必要的降压药物，使血压保持在160 mmHg左右，但不能过低，否则会导致灌注不足加重颅内缺血。静脉给予钙离子通道拮抗药，以预防在术中由于导管操作而引起的血管痉挛。

2.操作步骤

(1)麻醉:一般采用局麻,对于已经出现轻度意识障碍或烦躁的患者,给予必要的静脉复合麻醉或全麻。

(2)经股动脉穿刺,置入6F导管鞘。当穿刺成功置入导管鞘后全身肝素化。

(3)首先行主动脉弓造影,然后依次进行颈总动脉、颈内动脉、锁骨下动脉和椎一基底动脉造影,找出病变,同时了解各个动脉是否存在狭窄、夹层及侧支循环状况。

(4)确定闭塞的部位及程度(完全闭塞还是部分闭塞)后,立即置换导引导管及微导管行选择性溶栓。微导管的头端应该尽量靠近血栓。导丝、导管操作要轻柔,最好在示踪图下插管,以防动脉粥样硬化斑块脱落,造成新的脑梗死。

(5)如果微导管操作困难,不能在短时间内到位,不要浪费时间,应抓紧时间在主流血管给药。

(6)微导管可以在微导丝的引导下,小心通过血栓在其远端给药。

(7)在溶栓过程中,对局麻患者要不断地观察患者临床症状的变化,决定继续治疗或终止治疗。全麻患者血管再通后应该立即复苏,以观察病情的变化。

(8)溶栓过程中如果患者的临床症状加重,应该判断是否有出血,必要时行CT检查,一旦有出血,立即停止治疗并中和肝素,根据病情的发展给予保守或手术处理。

(八)术后处理

经动脉溶栓后的内科治疗非常关键,不恰当的治疗可能使再通的血管在短期内再闭塞。常规治疗方案包括:

(1)术后给予抗凝、抗血小板治疗,防止在短时间内再次血栓形成。

(2)给予钙离子拮抗药,防止由于导管或血栓刺激而引起的血管痉挛。

(3)给予扩容,提高缺血组织周围的灌注,改善局部脑组织循环。

(4)溶栓后24h复查CT。

术中同时行血管内支架植入术者,术后给予强抗血小板药物治疗(抵克立得250 mg,每日2次,阿司匹林300 mg,每日一次)。

(九)并发症

1.脑出血

脑出血是溶栓治疗最危险的并发症。溶栓后出血除了与溶栓时间有关外,还与溶栓药物的剂量有关,溶栓药物的剂量越大,出血的风险就随之增加。另外当闭塞时间较长时,动脉再通后的缺血再灌注也会导致出血。因此,溶栓后24h复查CT很重要。

2.再栓塞

在溶栓过程中可由于导管、导丝的移动,使血管壁斑块脱落造成新的栓子,以及栓子破碎而导致再栓塞。

3.血管损伤

导管、导丝穿过闭塞的部位可能会导致血管穿孔、动脉夹层,在操作过程中应该手法轻柔,遇到阻力时应该及时停止操作,查看原因。在导丝不能通过血栓时,不应该强行穿过。

六、脑血管疾病患者的护理

(一)护理评估

1.术前评估

(1)健康史:了解患者的发病情况。包括年龄、性别、发病时间及首发症状。有无心血管和内分泌系统疾病及治疗经过。

(2)身体状况:评估患者的生命体征、意识、瞳孔及肢体活动变化;注意有无进行性颅内压增高及脑疝的症状及体征;有无神经系统功能障碍,是否影响患者的自理能力,有无发生意外伤害的危险;是否有电解质及酸碱平衡失调;营养状况及重要脏器的功能。

(3)辅助检查:评估各项检查结果,包括实验室检查、X线平片、脑血管造影、CT、磁共振等。

(4)心理-社会状况:评估患者及家属的心理状况,患者及家属对疾病及血管内介入治疗的方法、目的和结果有无充分了解,对血管内介入治疗中有可能发生的意外有无思想准备。

2.术后评估

评估穿刺入路、麻醉方式、术中治疗情况及患者配合程度。

(二)护理诊断/问题

1.焦虑/恐惧

与所患脑血管疾病、担心治疗效果和预后有关。

2.有受伤的危险

与神经系统功能障碍如视力障碍、肢体感觉、运动功能障碍、语言功能障碍等有关。

3.知识缺乏

缺乏与所患疾病及介入治疗相关的知识。

4.体液不足/有体液不足的危险

与呕吐、应用脱水剂有关。

5.有感染的危险

与机体抵抗力下降及术中污染有关。

6.潜在并发症

脑出血、血管痉挛、过度灌注综合征、脑栓塞等。

(三)预期目标

(1)患者的恐惧或焦虑减轻,以平稳的心态接受治疗。

(2)患者的日常生活得到满足,无意外伤害发生。

(3)患者能够复述介入治疗前后的注意事项及康复知识。

(4)患者的生命体征平稳,体液维持平衡,尿量正常。

(5)严格无菌操作,无感染的发生。

(6)患者的病情变化能够被及时发现和处理,或无并发症的发生。

(四)护理措施

1.术前护理

(1)心理指导:由于脑血管疾病多数起病急骤,在一刹那间患者的肢体感觉、运动、语言等功能受到严重障碍,加之患者对血管内介入治疗不了解,担心手术及效果,产生紧张恐惧心理,担心自己会留有后遗症、长期卧床、偏瘫失语,而顾虑重重。因此护理人员必须了解患者详细的病情及心理变化,积极主动地给患者及家属讲解治疗的必要性、相对安全性,以及技术的可行性,使其以积极的心态配合治疗。

(2)一般护理:①保持呼吸道通畅:必要时给予氧气吸入,以保证脑组织的充分供氧。②抬高床头30°:以利颅内静脉回流,降低脑血管内的压力。③保持情绪稳定:有高血压者应用药物降低血压。④鼓励多食蔬菜、水果,保持大便通畅:必要时药物通便,以免大便时用力过大而致畸形血管破裂。⑤控制液体入量:每天在1000~2000 mL。

(3)病情观察:常规观察生命体征、意识状态、瞳孔及肢体活动变化,动脉瘤或血管畸形患者最好安置在重症监护病房,由专业护士进行监护,直至行介入术或术后病情稳定为止。避免引起血压波动、疼痛、抽搐、情绪激动等一切引起出血或再出血的因素。如患者突然出现头痛、呕吐、意识障碍或局灶性定位体征,应考虑畸形血管破裂出血的可能,应立即通知医生进行处理。

(4)术前准备:协助患者完成各项辅助检查,重点查看肝肾功能、凝血六项,以指导术中对比剂、肝素和化疗药物的用量;常规完成术前皮肤准备、碘过敏试验、术前用药等;对精神过度紧张影响睡眠者,术前晚给予安定5 mg口服,以保证充足的睡眠;估计手术时间较长者,术前留置导尿管;术前6h禁饮食;急症患者应以最快的速度完成术前准备,为患者的及早治疗争取时间。

2.术后护理

(1)体位:根据麻醉情况选择合适的体位,如全麻患者应去枕平卧,头偏向一侧,以防止呕吐物误吸,发生窒息或吸入性肺炎;局麻患者应适当抬高床头,以促进颅内静脉回流,减低脑血管压力,保证安全。

(2)保持呼吸道通畅:及时清除呼吸道分泌物,给予氧气吸入,以改善脑缺氧。

(3)饮食与休息:术后6h无呕吐者,可进清淡易消化的流质饮食,逐渐过渡到普通饮食,宜少食多餐,避免过饱。避免致颅内压增高的因素,如保持大便通畅,避免情绪激动,保持环境安静,必要时给予镇静药。对于术前有癫痫史或病变在癫痫区附近者,术后给予抗癫痫治疗。

(4)严密观察病情:由于颅内疾病的介入治疗风险相对要大,并发症多,因此有条件时最好术后24h内进入ICU监护,密切观察患者的意识、瞳孔、生命体征、语言及肢体活动等变化。随时注意有无脑水肿、颅内出血等并发症的发生,并注意穿刺点出血情况、穿刺侧足背动脉搏动情况及皮肤温度、颜色等变化。溶栓术后的患者因术中全身肝素化及应用大剂量尿激酶,动脉导管鞘管需保留4～6h后方可拔除。故患者回病房后护士应密切观察穿刺点有无出血。术后加强凝血功能检测,如全血凝血时间(ACT)动态变化,以指导肝素及扩血管药物用量及确定拔管时间。正常ACT时间为80～120s,术后由于抗凝药物作用ACT可达150s,提示药物用量适当;若ACT大于180s则提示有出血倾向,此时不能拔管。术后继续抗凝治疗者,应注意有无其他部位的出血情况,如牙龈出血、皮肤黏膜出血点或瘀斑等。

(5)眼部的护理:颈动脉海绵窦瘘患者因球结膜充血、水肿,使眼睑不能闭合,要保护好角膜,防止发生角膜溃疡,用红霉素眼膏涂于角膜表面,再以湿纱布覆盖。在瘘口闭塞后,虽然球结膜充血、水肿会得到明显改善,但完全恢复需要近两周的时间,因此,术后仍不能放松对眼部的护理,直至眼球恢复正常。

(6)常见并发症的护理。

脑出血:常因颅内动脉瘤破裂或操作不当损伤血管,以及脑血栓患者动脉内溶栓后继发颅内出血。术后应密切观察患者的意识、瞳孔、肢体活动及生命体征变化,认真记录病情的演变过程,一旦发生颅内出血,应按医嘱给予20%甘露醇250 mL加氟美松5 mg静脉点滴,或呋塞米20～40 mg静脉注射,2～4次/天。如出血量大或出血难以控制,应立即外科手术治疗。

血管痉挛:对术后有可能发生血管痉挛者,应用血管解痉药如尼莫地平4～8 mg加入生理盐水500 mL缓慢静脉滴注,或罂粟碱30 mg肌内注射1次/8 h。在应用尼莫地平之前要做好查对制度,应用避光注射器及管道。尼莫地平在增加脑血流量的同时,伴有不同程度的血压下降,因此要密切注意血压变化。

过度灌注综合征:常发生于颈动脉海绵窦瘘口栓塞术后,尤其见于栓塞前较长时间处于“全偷流”现象的患者,当瘘口闭塞后患侧半球血流量骤然升高,可引起头痛、眼胀等症状,严重者可发生颅内出血。一般24～48h后,患者逐渐适应新的血流动力改变,症状会消失。为预防过度灌注综合征的发生,术后72h内常规应用0.02%硝普钠进行控制性低血压治疗,将患者的平均动脉压控制在其基础血压的2/3,在控制性低血压治疗期间要密切观察患者的病情变化,防止血压过低发生意外,应用甘露醇降低颅内压等处理。

脑栓塞:多由于行血管内栓塞术时超选择插管不到位,或可脱性球囊过早脱落引起,误栓塞正常供血动脉或动脉粥样硬化斑块脱落堵塞血管所致,在血管内栓塞术后,如患者出现偏瘫、失语等神经定位体征,考虑脑栓塞的可能,应立即行脑血管造影术确定栓塞血管,应用大剂量尿激酶行血管内接触性溶栓治疗,术后继续抗凝1～3d,并应用扩血管、改善微循环及营养神经治疗。

术后其他并发症的观察:颈动脉海绵窦瘘应用可脱性球囊栓塞后,常伴发脑神经受压的并发症,特别是第6对脑神经,注意观察。

(五)护理评价

(1)患者的心理状态是否稳定,对疾病的接受程度如何,是否配合治疗护理。

(2)患者的日常生活是否得到满足,有无意外发生。

(3)患者能否复述介入治疗前后的注意事项及康复知识。

(4)患者的生命体征是否平稳,尿量是否正常。

(5)是否严格无菌操作,有无感染。

(6)患者的病情变化是否被及时发现和处理。

(六)健康教育

1.饮食与休息

合理进食富含蛋白质、维生素及高热量的食物,以增强机体的抗病能力,保证睡眠,必要时适当给予镇静药。

2.避免导致颅内压增高的因素

保持心态平稳,避免情绪波动;保持大便通畅,必要时给予缓泻剂;预防呼吸道感染,以免剧咳致颅内压骤增;避免弯腰用力等动作;发现异常及时就诊。

3.用药指导

对继续用药者,向患者详细说明用药剂量、时间、方法及药物的毒副反应和注意事项。

4.加强功能锻炼

告知患者功能锻炼的重要性,帮助患者制订功能锻炼的计划。功能锻炼应在病情稳定后早期开始,教会患者及家属康复训练的方法,包括肢体的被动及主动训练、语言能力及记忆力的恢复,使其最大程度地恢复自理及工作能力。

(陈　静)

第二节　先天性心脏病的介入护理

先天性心脏病为胎儿心脏在母体内发育缺陷所造成。患者出生后即有心脏血管病变,部分发育至成人才开始出现临床症状。本节主要介绍房间隔缺损、室间隔缺损及动脉导管未闭三种常见的心脏病。

病因:①遗传:患先心病的母亲和父亲其子女先心病的患病率分别为3%～16%和1%～3%,远高于普通人群的患病率。先心病中5%伴有染色体异常,3%伴有单基因突变。②子宫内环境变化:子宫内病毒感染,以风疹病毒感染最为突出。③其他:药物、接触放射线、高原环境、早产、营养不良、糖尿病、苯丙酮尿症和高钙血症等因素。

一、房间隔缺损的介入治疗

房间隔缺损(ASD)是成人中最常见的先天性心脏病,女性多于男性,男女之比为1∶2。

(一)病理

房间隔缺损一般分为原发孔缺损和继发孔缺损,前者实际上属于部分心内膜垫缺损,常同时合并二尖瓣和三尖瓣发育不良。后者为单纯房间隔缺损(包括卵圆窝型、卵圆窝上型、卵圆窝后下型和单心房)。房间隔缺损对血流动力学的影响主要取决于分流量的大小,由于左房压力高于右房,所以形成左向右的分流。持续的肺血流量增加导致肺淤血,肺血管顺应性下降,从功能性肺动脉高压发展为器质性肺动脉高压,最终使原来的左向右分流逆转为右向左分流而出现青紫。

(二)临床症状与体征

1.症状

症状轻重不一,缺损小者可无症状,仅在检查时被发现。缺损大者的主要症状为劳累后气急、心悸、乏力、咳嗽和咯血。可发生室上性心律失常、房扑和房颤等。有些患者可因右室容量负荷加重而发生右心衰竭。晚期部分患者因重度肺动脉高压出现右向左分流而有发绀,形成Eisenmenger综合征。

2.体征

心脏浊音界扩大,肺动脉瓣区第二心音亢进,呈固定性分裂,并可闻及Ⅱ～Ⅲ级收缩期喷射性杂音,此系肺动脉血流量增加、肺动脉瓣关闭延迟并相对性狭窄所致。

（三）影像学及实验检查

1. X线检查

肺野充血，肺动脉增粗，肺动脉段明显突出，肺门血管影粗而搏动强烈，形成所谓肺门舞蹈，右房及右室增大，主动脉弓缩小。

2. 心电图检查

右束支传导阻滞和右室增大，电轴右偏，P-R间期延长。

3. 超声心动图检查

可见右房、右室增大，肺动脉增宽，剑突下心脏四腔图显示房间隔缺损的部位和大小，彩色多普勒可显示分流的方向和部位。

4. 心导管检查

右心导管检查可发现从右心房开始至右心室和肺动脉的血氧含量均高出腔静脉血的氧含量达1.9Vol%以上，说明在心房水平存在由左至右分流。

（四）诊断与鉴别诊断

典型的心脏听诊、心电图和X线表现可提示房间隔缺损的存在，超声心动图的典型表现可确诊。

本病需与下列疾病相鉴别。

1. 室间隔缺损

室缺患者在胸骨左缘可闻及收缩期杂音，但室缺的杂音位置较低，常在胸骨左缘第3、4肋间，多伴有震颤，左心室常增大。超声心动图有助于确诊。

2. 单纯肺动脉瓣狭窄

单纯肺动脉瓣狭窄在肺动脉瓣区可听到收缩期杂音，较房间隔缺损的杂音粗糙，且常可扪及收缩期震颤，P_2减弱甚至消失；右心导管检查可发现右心室压明显高于主肺动脉压。超声心动图能明确诊断。

（五）介入治疗要点

尽管外科手术治疗房间隔缺损已经非常成熟，但近年来影像学及导管技术的飞速发展，介入治疗在一定范围内取代了手术治疗，目前多数医院用Amplatzer双面伞对房间隔缺损进行封堵。

（六）适应证

(1)年龄大于3岁，小于60岁，体重大于5 kg。

(2)继发孔房间隔缺损，其局部解剖结构必须满足以下条件：最大伸展直径<40 mm；继发孔房间隔缺损边缘至少4 mm，特别是离上腔静脉、下腔静脉、冠状静脉窦口和肺静脉开口；房间隔直径>房间隔缺损14～16 mm。

(3)复杂先天性心脏病功能矫治术后遗留的房间隔缺损。

(4)继发孔房间隔缺损经外科手术修补后残余分流或再通。

(5)二尖瓣球囊扩张术后明显的心房水平左向右分流。

(6)临床有右心室容量负荷过重的表现，如右心室扩大等。

（七）禁忌证

(1)有明显发绀并自右向左分流，肺动脉高压。

(2)部分或完全肺静脉畸形引流；多发性房间隔缺损；左心房发育不良，复杂先心伴房间隔缺损。

(3)左心房隔膜或超声提示心脏内有明显血栓，特别是左右心耳内。

(4)其他情况：存在没有完全控制的全身感染，有出凝血功能障碍、未治疗的溃疡、阿司匹林应用禁忌等。

（八）操作技术

(1)穿刺股静脉，行常规右心导管检查。将右心导管送至左房，并在导丝的引导下到达左上肺静脉。

(2)通过右心导管将加硬的置换导丝放置在左上肺静脉，撤出右心导管及血管鞘，并通过静脉输液通道对患者进行肝素化处理。

(3)将测量球囊在体外进行注水(含对比剂的生理盐水)、排气。当其内气体完全排空后,抽成负压状态,沿交换导丝送达 ASD 处,注入稀释后的对比剂。在 X 光及超声心动图的监测下,观察球囊对 ASD 的封堵情况,然后将球囊撤出体外,根据测量板了解 ASD 的直径,并与 X 光及超声测得的结果对比,选择封堵 ASD 的封堵器的大小。

(4)沿交换导丝将输送鞘管送至左心房,特别要注意这一过程,切勿将气体带入体内,以免引起冠状动脉气栓。

(5)在体外将输送导丝穿过装载器,并沿顺时针方向将封堵器安装在输送导丝顶端,反复磨合 3～4 次后拧紧,但切勿安装过紧。

(6)将封堵器及装载器浸入生理盐水中,反复排气,将封堵器完全拉进装载器里。

(7)将装载器连接输送鞘管,推送输送导丝,使封堵器通过输送鞘管送至左心房,推动过程中不要随意旋转输送导丝。在透视或超声心动图监测下张开封堵器的左房侧,然后轻柔地回拉使其紧贴,固定输送导丝轻轻回撤输送鞘管,张开封堵器的右房部。

(8)在超声心动图的监测下反复拉动输送导丝,以确保封堵器安全到位,如发现不合适,可将封堵器重新收回,或再行释放或更换封堵器。

(9)按逆时针方向旋转输送导丝的尾端,将封堵器释放。

(10)术后 3d 内对患者进行肝素化处理,术后半年内使用抗凝血药物(阿司匹林)。

(九)并发症

1.封堵器脱落

是放置 Amplatzer 双面伞后的严重并发症,发生率小于 0.1%。一旦发生封堵器脱落,一般需开胸手术处理或通过介入的方法取出封堵器。

2.血管栓塞

若操作过程中将气体带到左心系统或手术中肝素化不够、器械用肝素水冲洗不完全,各种器械表面的细小血栓脱落可导致动脉系统特别是冠状动脉或脑动脉栓塞。术后未服用阿司匹林等抗凝药也可导致动脉栓塞。

3.急性心脏压塞

常见的原因为心房穿孔(左房或右房),其次为肺静脉破裂,均与手术操作有关。一旦发生上述情况,应尽快行心包穿刺引流。

4.心律失常

手术操作过程中可出现一过性心律失常,如房性期前收缩、房性心动过速、房室传导阻滞,均可在术中自动终止。

二、室间隔缺损的介入治疗

室间隔是分隔左、右心室的心内结构,由膜部、漏斗部和肌部三部分组成。室间隔缺损(VSD)是指左、右心室间隔缺损导致了左、右心室的异常通道,本病男性较多见。

(一)病理

(1)室间隔缺损分为:①嵴上型,缺损在肺动脉瓣下,常合并主动脉瓣关闭不全。②嵴下型或膜部缺损,为最常见的类型。③房室通道型。④肌型缺损。

(2)室间隔缺损导致心室水平的左向右分流,其血流动力学改变为:肺循环血流量增多;左心室容量负荷增大;体循环血量下降。

(二)临床症状与体征

1.症状

缺损小、分流量小的患者可无症状;缺损大者可有发育不良、劳力后气急、心悸、咳嗽和肺部感染等症状。后期可有心力衰竭。肺动脉高压由右向左分流者出现发绀。本病易发生感染性心内膜炎。

2.体征

胸骨左缘第3～4肋间有响亮而粗糙的全收缩期杂音，伴有震颤。分流量较大的缺损者，于肺动脉瓣区可闻及第二心音增强或亢进。随着病情的发展，肺血管阻力增高，左向右分流减少，收缩期杂音也随之减弱甚至消失，而肺动脉瓣区第二心音则明显亢进。

（三）影像学检查

1.X线检查

心室内分流量小时，心肺基本正常或肺纹理稍增多。大量分流者肺纹理明显增粗，肺动脉段突出，肺门动脉扩张，搏动增强，甚至呈“肺门舞蹈”征。

2.超声心动图

可见室间隔回声中断征象。脉冲多普勒和彩色多普勒血流显像可明确心室内分流的存在，并可间接测量肺动脉的压力。

3.心电图

VSD缺损小者心电图正常；缺损大者以右心室肥厚为主；左、右心室肥厚及右束支传导阻滞等改变。

4.右心导管检查

对室间隔缺损的诊断和选择手术适应证具有重要的参考意义。右心室平均血氧含量超过右心房平均血氧含量1Vol%以上，或右心室内某一标本血氧含量突出增多，均表明心室水平有左向右的分流，且在肺动脉压不高或轻度增高的患者，其分流量常与缺损的大小相一致。

（四）诊断与鉴别要点

根据典型的心脏杂音、X线和心电图改变可提示室间隔缺损，超声心动图及右心导管检查可确定诊断。本病需与下列疾病相鉴别：

1.房间隔缺损

通常ASD的杂音位置较高，较柔和，较少伴有震颤。心电图及胸部X线均示右心扩大，超声心动图可帮助确诊。

2.肺动脉瓣狭窄

肺动脉瓣狭窄者的杂音呈喷射性，P_2减弱，心电图显示右心优势，而胸部X线则呈肺血减少。右心导管检查可测到跨瓣压差。

（五）介入治疗要点

室间隔缺损的介入治疗是近年来发展迅速的一项经导管介入技术。由于其创伤小、并发症低、康复快，已经得到了医生和患者的接受；但介入治疗室间隔缺损也有其固有的缺陷。介入治疗只能治疗为60%～70%的膜部VSD，部分患者膜部VSD的局部解剖仍然不适合介入方法治疗，外科开胸是唯一的选择。肌部VSD由于其发生率低，因而积累的病例数还不够多。本节仅介绍用Amplatzer封堵器关闭膜部室间隔缺损。

（六）适应证

（1）年龄大于3岁，小于60岁，体重大于5 kg。

（2）有外科手术适应证的膜部室间隔缺损。

（3）膜部室间隔缺损的上缘离主动脉瓣至少1 mm，离三尖瓣隔瓣至少3 mm，室间隔缺损的最窄直径小于14 mm。

（4）伴膜部室间隔瘤形成时，瘤体未影响右心室流出道。

（5）轻到中等度肺动脉高压，而无右向左分流。

（6）外科手术关闭膜部室间隔缺损后遗留的VSD，且对心脏的血流动力学有影响。

（七）禁忌证

（1）膜部室间隔缺损自然闭合趋势者。

(2)膜部室间隔缺损合并严重肺动脉高压和右向左分流而发绀者。

(3)膜部 VSD 的局部解剖结构缺损过大(大于 16 mm)。

(4)膜部 VSD 合并其他先天性心脏畸形不能进行介入治疗者。

(八)操作技术

(1)穿刺股动脉、股静脉,行常规左、右心导管检查。用猪尾导管行左室造影(左室长轴斜位),了解 VSD 的大小、形态、部位以及距主动脉瓣的距离。

(2)以右冠导管或其他特型导管在左室面寻找 VSD,并通过 VSD 将导管送至右心室,将 260 cm 泥鳅导丝或面条导丝通过该导管送达右心室并达肺动脉。

(3)放置右心导管至肺动脉,通过网篮状异物钳寻找上述泥鳅导丝,并将该导丝通过右心导管拉出体外,以建立主动脉－左室－VSD－右室－右房－下腔静脉轨道。撤除右心导管及血管鞘,将封堵器输送鞘管通过上述轨道,经下腔静脉－右房－右室－VSD 达到左心室,此时鞘管前端应尽量送达至左室心尖部。

(4)在体外将输送导丝穿过装载器,并沿顺时针方向将封堵器安装在输送导丝的顶端,反复磨合 3～4 次后拧紧。将封堵器及装载器浸入生理盐水中,反复排气,将封堵器完全拉进装载器里。将装载器连接输送鞘管,推送输送导丝将封堵器通过输送鞘管至左心室。在透视或超声监测下张开封堵器的左室侧,然后轻柔地回拉使其紧贴 VSD(这可通过输送系统传导感觉,通过超声心动图观察到);固定输送导丝,轻轻回撤输送导管,张开封堵器的右室部。

(5)以猪尾导管在左心室重复左室造影,观察封堵器对 VSD 的封堵效果、位置以及是否影响主动脉瓣。

(6)认真进行超声心动图检查,了解封堵器与主动脉瓣及三尖瓣的位置关系,是否对以上结构造成损伤。

(7)观察心电图,了解有无心律失常,以判断封堵器是否可以释放。

(8)如发现不合适,可将封堵器重新收回到输送鞘管内,或再行释放或更换封堵器。

(9)将输送导丝逆时针方向旋转,释放封堵器。

(九)并发症

1. 一过性心律失常

大多数患者在手术操作过程中会出现一过性心律失常,如室性期前收缩、室性心动过速等,一般不需处理。因为一旦停止心导管操作,这些心律失常多会自然终止。

2. 主动脉瓣关闭不全

如果因放置膜部室间隔缺损封堵器后造成了主动脉瓣关闭不全,应当立即取出封堵器。

3. 三尖瓣关闭不全

发生率约 1%。在选择膜部室间隔缺损的治疗方法中,膜部室间隔缺损离三尖瓣的距离是非常重要的,一般要求膜部室间隔缺损离三尖瓣在 3 mm 或以上,才能采用经导管法关闭膜部室间隔缺损。

三、动脉导管未闭的介入治疗

动脉导管未闭(PDA)是指主动脉和肺动脉之间的一种先天性异常通道,多位于主动脉峡部和肺动脉根部之间,是常见的先心病之一,发病率女多于男,约为 3∶1。

(一)病理

动脉导管连接肺动脉与降主动脉,是胎儿期血液循环的主要渠道。出生后一般在数月内因废用而闭塞,如 1 岁后仍未闭塞即为动脉导管未闭。病理生理改变为主动脉血流通过未闭的动脉导管进入肺动脉,使肺循环血流量增多,肺动脉及其分支扩张,回流至左心系统的血流量也相应增加,左心室增大。

(二)临床症状与体征

1. 症状

分流量小者可无临床症状,分流量大者常有乏力、劳累后心悸、气喘胸闷等。

2. 体征

胸骨左缘第2肋间及左锁骨下方可闻及连续性机器样杂音，可伴有震颤，脉压轻度增大。周围血管征阳性。后期因继发性严重肺动脉高压可导致右向左分流，此时上述杂音的舒张期成分减轻或消失。

（三）影像学检查

1. 心电图

常见的有左室大、左房大的改变，有肺动脉高压时，可出现右房大、右室肥大。

2. X线检查

透视下所见肺门舞蹈征是本病的特征性变化。胸片上可见肺动脉凸出，肺血增多，左房及左室增大。

3. 超声心动图

二维超声心动图可显示动脉导管未闭，左室内径增大。彩色多普勒可测得主动脉与肺动脉之间的分流。

4. 心导管检查及造影

右心导管检查显示肺动脉血氧含量较右心室的血氧含量高出0.5Vol%以上，肺血流量增多。心导管可由肺动脉通过未闭的动脉导管进入降主动脉，肺动脉压显著增高者可有双向性或右向左分流。选择性主动脉造影可见主动脉弓显影的同时肺动脉也显影。

（四）诊断与鉴别要点

根据典型的心脏杂音、X线及超声心动图表现，大部分可做出正确诊断，右心导管检查可进一步确定病情。本病应与下列疾病鉴别。

1. 单纯肺动脉瓣狭窄

单纯肺动脉瓣狭窄在肺动脉瓣区可闻及收缩期杂音，扪及收缩期震颤，P_2 减弱甚至消失。胸部X线示肺动脉段凸出，肺血少，而PDA患者则肺血多。右心导管检查显示右心室压明显高于肺动脉压。

2. 室间隔缺损继发主动脉瓣关闭不全

室间隔缺损的收缩期杂音与主动脉反流的舒张期杂音同时存在，产生类似连续性杂音，可与动脉导管未闭的杂音相混淆，同时也有脉压增大的表现。

（五）介入治疗要点

应用Amplatzer封堵器，封堵PDA疗效好、安全性高、并发症少，有适应证的PDA患者应首选该方法治疗。

（六）适应证

(1)确诊为动脉导管未闭的患者，PDA内径<1.2 cm。

(2)体重≥5 kg。

（七）禁忌证

(1)髂静脉或下腔静脉血栓形成；超声心动图确诊心腔内有血栓，特别是右心房内的血栓。

(2)败血症未治愈。

(3)反复的肺部感染病史，而近期肺部感染未得到控制。

(4)生存希望小于3年的恶性肿瘤患者。

(5)肺动脉压力超过8 Woods单位。

(6)合并需要进行心外科手术的先天性心脏病。

(7)PDA是某些复杂先天性心脏病的生命通道时，如主动脉缩窄合并的PDA则是关闭未闭动脉导管的绝对禁忌证。

(8)体重<5 kg。

（八）操作技术

(1)穿刺股动脉、股静脉，行常规左、右心导管检查。

(2)用猪尾导管在主动脉弓降部进行造影，了解PDA的大小、形态、部位。

(3)将右心导管通过 PDA 送至主动脉侧，经该导管送入交换导丝，撤出右心导管及血管鞘，再将输送鞘管经交换导丝送达降主动脉。

(4)根据主动脉造影结果测量 PDA 的大小，选择一个较 PDA 直径大 2～4 mm 的封堵器，在体外进行安装。

(5)将输送导丝穿过装载器，并沿顺时针方向将封堵器安装在输送导丝的顶端。

(6)将封堵器及装载器浸入生理盐水中反复排气，将封堵器完全拉进装载器里。

(7)将装载器连接于输送鞘管，然后将封堵器通过输送鞘管送至降主动脉。

(8)在降主动脉先张开封堵器的裙状结构，并拉回使其牢固地卡在 PDA 上(这可以通过透视观察、听心脏杂音、同步的主动脉搏动等方式清楚地感觉到)，固定输送导丝，轻轻回撤输送鞘管，使封堵器的腰部张开，安全置于 PDA 上。

(9)再次进行主动脉弓降部造影，以观察封堵器的封堵效果，有无残余分流。如不满意可将封堵器重新收回到输送鞘管内，或再行释放或更换封堵器。

(10)将输送导丝尾端按逆时针方向旋转，将封堵器释放。

(九)并发症及处理

1. 残余分流

手术可有极少数患者存在少量残余分流，随着时间的推移，一般 2～3 个月后残余分流可以消失，这种情况属于正常现象。如果术后半年仍有残余分流，可考虑在第一次手术后一年左右再次进行介入治疗。

2. 封堵器脱落

发生率低于 0.1%。一旦发生封堵器脱落，可通过网篮道导管将其套出体外，如不成功则需外科手术将其取出。

3. 溶血

主要由于封堵术后残余分流过大或封堵器过大突入主动脉所造成，发生率为 0.3%。轻度溶血时在严密观察下，保守治疗(应用降压、激素等药物)可治愈。残余分流较大者，药物治疗控制无效时，可再置入一个封堵器，封堵残余缺口后溶血可治愈。如置入封堵器失败或置入封堵器后仍有难以控制的溶血，则需外科手术将封堵器取出。

四、先天心脏病的介入护理

(一)护理要点

1. 术前准备

(1)做好患儿及家属的心理指导，以解除患儿的紧张情绪，配合治疗。

(2)协助医生做好各种检查 测定血常规、尿常规、血型、出凝血时间、肝功能、肾功能及心脏彩色多普勒等检查。

(3)术前 3d 口服血小板抑制药，如阿司匹林 3～5 mg/(kg・d)。

(4)术前 1d 双侧腹股沟区备皮，并观察股动脉和足背动脉的搏动情况。

(5)了解药物过敏史，做好青霉素皮试、碘试验。

(6)对较大的患儿训练床上大小便，术前禁饮食 6h；年龄较小准备行全麻的患儿禁食禁饮12 小时。

(7)术前 30min 肌内注射冬眠灵 1.5～2.0 mg/kg 体重，以达到镇静、止痛的目的，或根据患儿的情况术前半小时肌内注射阿托品0.02 mg/kg体重。

2. 术后护理

(1)将全麻的患儿术后放置在监护室，准备好各种抢救物品，如吸引器、氧气、气管插管用物及抢救药品，给患者进行心电监护、血压监测，神志不清或半清醒的患儿头偏向一侧，避免误吸导致吸入性肺炎或窒息，严密观察病情变化，每 15～30min 观察并记录一次，应严密监测血氧饱和度，如低于 95%应查找原因，及时报告医生。禁食期间注意保持静脉输液通畅。神志完全清醒后给予少量流质饮食。

(2)行右心导管检查的患儿术后卧床 12h，术侧肢体伸直并制动 6h，行左心导管检查的患儿术后卧床

24h，术侧肢体伸直并制动12h，穿刺点用0.5 kg沙袋压迫6h，避免咳嗽、打喷嚏、用力排便、憋尿等增加动脉压及腹压的因素，还要注意观察穿刺侧肢体的颜色、温度、感觉、足背动脉搏动是否对称有力，下床活动后注意患儿的步态，不会行走的婴幼儿停止制动后注意观察穿刺侧肢体是否活动自如。若发现穿刺侧肢体疼痛、肤色苍白或发绀、肢体发凉、足背动脉搏动减弱或消失，应考虑动脉血运不良或血栓形成。

(3)并发症的观察及护理：①封堵器脱落及异位栓塞是PDA封堵术的严重并发症，由于封堵器型号选择不当或放置位置不合适所引起。封堵器脱落常常进入肺循环，患儿可出现胸痛、呼吸困难、发绀等。因此，术后应密切观察患者有无胸闷、气促、呼吸困难、胸痛、发绀等症状，注意心脏杂音的变化。②机械性溶血的观察及护理：机械性溶血是PDA封堵术罕见的严重并发症。一般认为溶血与残余分流有关，通过已封堵PDA的血流速度越快，越易发生机械性溶血。因此，术后要密切观察心脏杂音的变化、小便的颜色，必要时送检尿常规。注意皮肤有无黄染。当发现溶血时，要做好再次封堵的准备工作。③对比剂反应的观察及护理：心血管造影时大量对比剂的快速注入，部分患儿有头痛、头晕、恶心、呕吐、荨麻疹等反应，严重者可出现心律失常、休克、虚脱、发绀、喉黏膜水肿、呼吸困难。如果心腔造影时对比剂进入心肌内或心壁穿孔，可引起急性心脏压塞。术后要密切观察对比剂的不良反应，监测呼吸、心率、心律、血压，注意有无心脏压塞、心包摩擦音等。④感染性心内膜炎的预防及护理：为预防感染，术中应严格注意无菌操作，术后按医嘱使用抗生素3～5天，术后注意监测体温的变化。

(4)房间隔缺损患者的护理：①注意遵医嘱抗凝，因左心房压力低，血流恢复慢，在封堵器周围内皮细胞未完全覆盖之前，极易导致血栓形成。护理人员要将抗凝的重要性告诉患者及家属，以引起足够的重视，使其严格按医嘱用药。②由于左房压力大于右心房，封堵器脱落时一般脱落在右心房，然后到达右心室进入肺动脉分叉处，会出现一系列右心功能不全的症状。如果有右心循环障碍的临床表现，应立即通知医生寻找原因及时处理。③房间隔缺损的患者常会合并有房性心律失常，加上血液黏稠度高和心房内有一异物，易导致血栓形成或栓子脱落，因此术后患者如有呼吸困难，应立即采取有力措施进一步检查，明确是否有肺栓塞等并及时处理。

(5)室间隔缺损患者的护理：因室间隔部位的传导系统组织丰富，术中的导管刺激以及封堵器的存在，一旦封堵影响三尖瓣的血流或压迫甚至机械损伤房室传导系统，会出现房室传导阻滞或束支传导阻滞，应严密观察心电监护和心电图的变化，及时报告医生进行处理。术后还可能出现急性主动脉瓣关闭不全。术后应询问患者有无心前区不适、头部动脉搏动感等，并动态观察患者的血压，特别注意脉压的大小及外周血管征，并及时通知医生。

(6)动脉导管未闭患者的护理：实行封堵术的患者，由于残余分流会导致溶血，系高速血流通过网状封堵器所致，因此，72h内应严密观察患者的面色，有无贫血貌，定时查血尿常规、血红蛋白，如患者面色苍白，尿常规检查有红细胞，血红蛋白下降至70 g/L以下，则表明严重溶血，应告知医生有关情况，并及时诊断处理。如为管状动脉导管未闭的患者，术后3个月内避免剧烈活动，防止封堵器脱落。3个月后血管内皮细胞完全封盖封堵器，封堵器不会脱落，运动不受限制。

(二)健康教育

(1)指导患儿及家长近期内避免剧烈活动，穿刺处1周之内避免洗澡，防止出血。

(2)预防感冒及其他感染。

(3)遵医嘱应用药物，并于术后1个月、3个月、6个月、1年定期来院随访，行心脏超声、EKG、X线胸片检查，了解其疗效及有无并发症，观察肺血流改变和封堵器的形态、结构有无变化等。

（杨玉婷）

第三节　冠状动脉粥样硬化性心脏病的介入护理

一、基本操作

（一）动脉入路

包括股动脉入路和桡动脉入路两种。

（二）指引导管

指引导管是冠脉内治疗的输送管道，一般由三层构成，最内层为滑润的聚四氟乙烯，中层为钢丝或其他编织材料，外层为聚乙烯。为适合不同冠脉的解剖特点，有很多种构形的指引导管，常用的有：①Judkins系列，包括 JL 和 JR，可以用于大多数正常形态且病变较为简单的冠脉。②Amplatz 系列，包括 AL 和 AR，主要用于开口异常的冠脉和需要强支撑的病变。③XB 和 EBU，支撑力强，用于困难的左冠病变。另外，指引导管还有不同的外径，常用的为 6 F 和 7 F。在 PCI 时，需根据冠脉形态、病变特征和操作者熟练程度等方面来选择指引导管，选择合适的指引导管可以起到事半功倍的效果。

（三）指引导丝

冠脉内指引导丝为球囊、支架和其他器械到达病变提供轨道，由导丝头、中心钢丝和润滑涂层组成，其直径现多为 0.014 inch，长度有 175～180 cm 和 300 cm 两种，有不同的硬度、表面涂层和尖端构形，以适用于不同的病变。导丝功能的优劣主要体现在其调节力、柔顺性、推送力和支撑力四个方面，需根据不同病变选择不同特性导丝。对普通病变应选择既具有良好的支持力，又具备优异的操纵性和顺应性、尖端柔软的导丝；对于扭曲成角病变要求导丝具有易于通过扭曲血管的柔软尖端，还应具备良好的血管跟踪性及顺应性，同时应有较强的拉伸扭曲血管的能力，以使球囊、支架能够顺利通过扭曲、成角血管到达病变处；对于冠状动脉分叉病变，特别是边支血管粗大、供血范围广泛的血管，在对主支血管进行介入治疗时，往往需要对边支血管送入导丝进行保护，另外当主支血管置入支架影响边支血流或主、边支血管以特殊的术式进行支架置入治疗后，需对吻球囊扩张时，往往需要选择一些操控灵活、顺应性、支持力均好的导丝，以求顺利穿过支架网孔到达边支；对于重度狭窄和急性闭塞病变，尽量不主张使用聚合物涂层的超滑导丝（特别是对于初学者），因为超滑导丝的尖端触觉反馈性能差，导丝极易进入假腔而术者浑然不觉，故对急性闭塞病变建议使用缠绕型导丝，增加尖端的触觉反馈能力，减少进入夹层的概率，而对于慢性完全闭塞病变，需要操纵性强，通过病变能力好、尖端硬度选择范围宽的导丝。

（四）球囊导管

目前最常用的球囊导管是快速交换球囊，包括球囊、导管杆部、抽吸和加压口、导丝腔四部分，其主要作用就是对血管病变进行扩张。

根据其顺应性可分为预扩张球囊（高顺应性）和后扩张球囊（低顺应性），前者在置入支架前对病变进行预扩张，而后者一般是在置入支架后对支架进行再次扩张以使其贴壁良好。球囊导管根据球囊的扩张后外径和长度有多种型号，应具体根据病变的情况来进行选择。

（五）支架

单纯球囊扩张（PTCA）有可能造成血管急性闭塞，而且扩张效果往往不理想，再狭窄比例过高，而冠脉内支架的应用可以有效地避免这些问题的发生。目前使用的支架绝大多数是球囊扩张支架，主要有金属裸支架和药物洗脱支架两大类。金属裸支架的优点是血栓发生率较低、双联抗血小板药物治疗时程短、价格相对便宜，但是再狭窄发生率较高；药物洗脱支架的优点是再狭窄发生率低，但需要一年以上双联抗血小板治疗，并有一定的血栓发生率。

二、适应证

(一)稳定性冠心病的介入治疗

(1)具有下列特征的患者进行血运重建可以改善预后:左主干病变直径狭窄>50%(ⅠA);前降支近段狭窄≥70%(ⅠA);伴左心室功能减低的2支或3支病变(ⅠB);大面积心肌缺血(心肌核素等检测方法证实缺血面积大于左心室面积的10%,ⅠB)。非前降支近段的单支病变,且缺血面积小于左心室面积10%者,则对预后改善无助(ⅢA)。

(2)具有下列特征的患者进行血运重建可以改善症状:任何血管狭窄≥70%伴心绞痛,且优化药物治疗无效者(ⅠA);有呼吸困难或慢性心力衰竭,且缺血面积大于左心室的10%,或存活心肌的供血由狭窄≥70%的罪犯血管提供者(ⅡaB)。优化药物治疗下无明显限制性缺血症状者则对改善症状无助(ⅢC)。

(二)非ST段抬高型急性冠脉综合征(NSTE-ACS)的介入治疗

对NSTE-ACS患者应当进行危险分层,根据危险分层决定是否行早期血运重建治疗。推荐采用全球急性冠状动脉事件注册(GRACE)危险评分作为危险分层的首选评分方法。

冠状动脉造影若显示适合冠脉介入术,应根据冠状动脉影像特点和心电图来识别罪犯血管并实施介入治疗;若显示为多支血管病变且难以判断罪犯血管,最好行血流储备分数检测以决定治疗策略。建议根据GRACE评分是否>140及高危因素的多少,作为选择紧急(<2 h)、早期(<24 h)以及延迟(72 h内)有创治疗策略的依据。

需要行紧急冠状动脉造影的情况:①持续或反复发作的缺血症状。②自发的ST段动态演变(压低>0.1 mV或短暂抬高)。③前壁导联 $V_2 \sim V_4$ 深的ST段压低,提示后壁透壁性缺血。④血流动力学不稳定。⑤严重室性心律失常。

(三)急性ST段抬高型心肌梗死(STEMI)的介入治疗

对STEMI的再灌注策略主要建议如下:建立院前诊断和转送网络,将患者快速转至可行直接冠脉介入术的中心(ⅠA),若患者被送到有急诊冠脉介入术设施但缺乏足够有资质医生的医疗机构,也可考虑上级医院的医生(事先已建立好固定联系者)迅速到该医疗机构进行直接冠脉介入术(ⅡbC);急诊冠脉介入术中心须建立每天24 h、每周7天的应急系统,并能在接诊90 min内开始直接冠脉介入术(ⅠB);如无直接冠脉介入术条件,患者无溶栓禁忌者应尽快溶栓治疗,并考虑给予全量溶栓剂(ⅡaA);除心源性休克外,冠脉介入术(直接、补救或溶栓后)应仅限于开通罪犯病变(ⅡaB);在可行直接冠脉介入术的中心,应避免将患者在急诊科或监护病房进行不必要的转运(ⅢA);对无血流动力学障碍的患者,应避免常规应用主动脉球囊反搏(ⅢB)。

(四)心源性休克

对STEMI合并心源性休克患者不论发病时间也不论是否曾溶栓治疗,均应紧急冠状动脉造影,若病变适宜,立即直接冠脉介入术(ⅠB),建议处理所有主要血管的严重病变,达到完全血管重建;药物治疗后血流动力学不能迅速稳定者应用主动脉内球囊反搏支持(ⅠB)。

(五)特殊人群血运重建治疗

1.糖尿病

冠心病合并糖尿病患者无论接受何种血运重建治疗,预后都较非糖尿病患者差,再狭窄率也高。对于STEMI患者,在推荐时间期限内冠脉介入术优于溶栓(ⅠA);对于稳定的、缺血范围大的冠心病患者,建议行血运重建以增加无主要不良心脑血管事件生存率(ⅠA);使用药物洗脱支架以减少再狭窄及靶血管再次血运重建(ⅠA);对于服用二甲双胍的患者,冠状动脉造影/冠脉介入术术后应密切监测肾功能(ⅠC);缺血范围大者适合于行冠脉搭桥术(特别是多支病变),如果患者手术风险评分在可接受的范围内,推荐行冠脉搭桥术而不是冠脉介入术;对已有肾功能损害的患者行冠脉介入术,应在术前停用二甲双胍(ⅡbC),服用二甲双胍的患者冠状动脉造影或冠脉介入术术后复查发现肾功能有损害者,亦应停用二甲双胍。

2.慢性肾病

慢性肾病患者心血管死亡率增高，特别是合并糖尿病者。若适应证选择正确，心肌血运重建可以改善这类患者的生存率。建议术前应用估算的肾小球滤过率(eGFR)评价患者的肾功能。对于轻、中度慢性肾病，冠状动脉病变复杂且可以耐受冠脉搭桥术的患者，建议首选冠脉搭桥术(ⅡaB)；若实施冠脉介入术应评估对比剂加重。肾损害的风险，术中尽量严格控制对比剂的用量，且考虑应用药物洗脱支架，而不推荐用裸金属支架(ⅡbC)。

3.合并心力衰竭

冠心病是心力衰竭的主要原因。合并心衰者行血运重建的围术期死亡风险增加30%～50%。对于心力衰竭合并心绞痛的患者，推荐冠脉搭桥术应用于明显的左主干狭窄、左主干等同病变(前降支和回旋支的近段狭窄)以及前降支近段狭窄合并2或3支血管病变患者(IB)。左心室收缩末期容积指数>60 mL/m^{2}和前降支供血区域存在瘢痕的患者可考虑行冠脉搭桥术，必要时行左心室重建术(ⅡbB)。如冠状动脉解剖适合，预计冠脉搭桥术围术期死亡率较高或不能耐受外科手术者，可考虑行冠脉介入术(ⅡbC)。

4.再次血运重建

对于冠脉搭桥术或冠脉介入术后出现桥血管失败或支架内再狭窄、支架内血栓形成的患者，可能需要再次冠脉搭桥术或冠脉介入术。选择再次冠脉搭桥术或冠脉介入术应由心脏团队或心内、外科医生会诊决定。

(六)特殊病变的冠脉介入治疗

1.慢性完全闭塞病变(CTO)病变的冠脉介入术

CTO定义为大于3个月的血管闭塞。疑诊冠心病的患者约1/3造影可见≥1条冠状动脉CTO病变。虽然这部分患者大多数(即使存在侧支循环)负荷试验阳性，但是仅有8%～15%的患者接受冠脉介入术。这种CTO发病率和接受冠脉介入术的比例呈明显反差的原因，一方面是开通CTO病变技术要求高、难度大，另一方面是因为开通CTO后患者获益程度有争议。因此目前认为，若患者存在临床缺血症状，血管解剖条件合适，由经验丰富的术者(成功率>80%)开通CTO是合理的(ⅡaB)。CTO开通后，与置入金属裸支架或球囊扩张对比，置入药物洗脱支架能显著降低靶血管重建率(ⅠB)。

2.分叉病变的介入治疗

如边支血管不大且边支开口仅有轻中度的局限性病变，主支置入支架、必要时边支置入支架的策略应作为分叉病变治疗的首选策略(ⅠA)。若边支血管粗大、边支闭塞风险高或预计再次送入导丝困难，选择双支架置入策略是合理的(ⅡaB)。

3.左主干病变PCI

冠状动脉左主干病变约占全部冠脉造影病例的3%～5%，一般认为左主干狭窄>50%需行血运重建。CABG一直被认为是左主干病变的首选治疗方法。球囊扩张治疗无保护左主干病变在技术上是可行的，但手术中和术后3年的死亡率很高，不推荐使用。支架的应用有效解决了冠状动脉弹性回缩和急性闭塞的问题，使手术即刻成功率大幅提高，但是术后再狭窄依然是一个重要问题。在药物洗脱支架时代，PCI的结果和风险得到改善，可以明显减少再狭窄的发生率，有关试验显示左主干PCI具有与CABG相当的近中期甚至远期疗效。多中心注册资料显示：心功能障碍时预测无保护左主干病变PCI不良临床事件的主要危险因素，因而绝大多数学者主张对无保护左主干病变的患者行PCI宜选择LVEF>40%的患者。由于左主干病变多合并其他血管病变，应尽可能达到完全血运重建。此外，左主干病变的其他特征如病变位于体部、开口抑或末端分叉、左主干直径、右冠脉情况等同样是决定能否进行PCI的重要因素。血管内超声(intravas-cular ultrasound，IVUS)能准确提供病变的信息，判断支架是否贴壁良好，故在左主干PCI时是必须的手段。

三、围手术期药物治疗

(一)阿司匹林

术前已接受长期阿司匹林治疗的患者应在冠脉介入术前服用阿司匹林100～300 mg。以往未服用阿司匹林的患者应在冠脉介入术术前至少 2 h，最好 24 h 前给予阿司匹林 300 mg 口服。

（二）氯吡格雷

冠脉介入术术前应给予负荷剂量氯吡格雷，术前 6 h 或更早服用者，通常给予氯吡格雷 300 mg 负荷剂量。如果术前 6 h 未服用氯吡格雷，可给予氯吡格雷 600 mg 负荷剂量，此后给予 75 mg/d 维持。冠状动脉造影阴性或病变不需要进行介入治疗可停用氯吡格雷。

（三）肝素

肝素是目前标准的术中抗凝药物。与血小板糖蛋白（GP）Ⅱb/Ⅲa 受体拮抗药合用者，围术期普通肝素剂量应为 50～70 U/kg；如未与 GPⅡb/Ⅲa 受体拮抗药合用，围术期普通肝素剂量应为 70～100 U/kg。

（四）双联抗血小板药物应用持续时间

术后阿司匹林 100 mg/d 长期维持。接受金属裸支架的患者术后合用氯吡格雷的双联抗血小板药物治疗至少 1 个月，最好持续应用 12 个月（ⅠB）。置入药物洗脱支架的患者双联抗血小板治疗至少 12 个月（ⅠB）。但对 ACS 患者，无论置入金属裸支架或药物洗脱支架，双联抗血小板药物治疗至少持续应用 12 个月（ⅠB）。

四、常见并发症及处理

（一）急性冠状动脉闭塞

指 PCI 时或 PCI 后靶血管急性闭塞或血流减慢至 TIMI 0～2 级。急性冠状动脉闭塞常由冠状动脉夹层、痉挛或血栓形成所致。某些临床情况、冠状动脉解剖和 PCI 操作技术因素可增加急性冠状动脉闭塞发生的危险性。明确潜在夹层存在，及时应用支架植入术，通常是处理急性冠状动脉闭塞的关键。高危患者（病变）PCI 前和术中应用血小板糖蛋白Ⅱb/Ⅲa 受体拮抗药有助于预防血栓形成导致的急性冠状动脉闭塞。

（二）慢血流或无复流

慢血流或无复流指冠状动脉狭窄解除，但远端前向血流明显减慢（TIMI 2 级，慢血流）或丧失（TIMI 0～1 级，无复流）。多见于急性心肌梗死、血栓性病变、退行性大隐静脉旁路血管 PCI、斑块旋磨或旋切术时，或将空气误推入冠状动脉。目前认为，无复流的治疗包括冠状动脉内注射硝酸甘油、钙通道阻滞药维拉帕米或地尔硫䓬、腺苷、硝普钠、肾上腺素等，必要时循环支持（包括多巴胺和主动脉内球囊反搏）以维持血流动力学稳定。若为气栓所致，则自引导导管内注入动脉血，以增快微气栓的清除。大隐静脉旁路血管 PCI 时，应用远端保护装置可有效预防无复流的发生，改善临床预后。对慢血流或无复流的处理原则应是预防重于治疗。

（三）冠状动脉穿孔

冠状动脉穿孔可引起心包积血，严重时产生心脏压塞。慢性完全闭塞性病变 PCI 时使用中度、硬度导引钢丝或亲水涂层导引钢丝，钙化病变支架术时高压扩张，球囊（支架）直径与血管大小不匹配，可能增加冠状动脉穿孔、破裂的危险性。一旦发生冠状动脉穿孔，先用球囊长时间扩张封堵破口，必要时应用适量鱼精蛋白中和肝素，这些对堵闭小穿孔常有效。对破口大、出血快、心脏压塞者，应立即行心包穿刺引流，置入冠状动脉带膜支架（大血管）或栓塞剂（小帆管或血管末梢）。必要时行紧急外科手术。

（四）支架血栓形成

支架血栓形成为一种少见但严重的并发症，常伴急性心肌梗死或死亡。学术研究联合会建议对支架血栓形成采用新的定义：①肯定的支架血栓形成，即有急性冠脉综合征并经冠脉造影证实存在血流受阻的血栓形成或病理证实的血栓形成。②可能的支架血栓形成，即冠脉介入治疗后 30 d 内不能解释的死亡，或未经冠脉造影证实靶血管重建区域的心肌梗死。③不能排除的支架血栓形成，即冠脉介入治疗 30 d 后不能解释的死亡。同时，根据支架血栓形成发生的时间分为四类：①急性，发生于介入治疗后 24 h 内。②亚急性，发生于介入治疗后 24 h～30 d。③晚期，发生于介入治疗后 30 d～1 年。④极晚期，发生于 1 年以后。

支架血栓形成可能与临床情况、冠状动脉病变和介入操作等因素有关。急性冠脉综合征、合并糖尿病、肾功能减退、心功能障碍或凝血功能亢进及血小板活性增高患者，支架血栓形成危险性增高。弥散性、小血管病变、分叉病变、严重坏死或富含脂质斑块靶病变，是支架血栓形成的危险因素。介入治疗时，支架扩张不充分、支架贴壁不良或明显残余狭窄，导致血流对支架及血管壁造成的剪切力可能是造成支架血栓形成的原因。介入治疗后持续夹层及药物洗脱支架长期抑制内膜修复，使晚期和极晚期支架血栓形成发生率增高。一旦发生支架血栓形成，应立即行冠脉造影，对血栓负荷大者，可用血栓抽吸导管作负压抽吸。PCI 时，常选用软头导引钢丝跨越血栓性阻塞病变，并行球囊扩张至残余狭窄＜20%，必要时可再次植入支架。通常在 PCI 同时静脉应用血小板糖蛋白Ⅱb/Ⅲa 受体拮抗药(如替罗非班)。对反复、难治性支架血栓形成者，则需外科手术治疗。

支架血栓形成的预防包括控制临床情况(例如控制血糖，纠正肾功能和心功能障碍)、充分抗血小板和抗凝治疗，除阿司匹林和肝素外，对高危患者、复杂病变(尤其是左主干病变)PCI 术前、术中或术后应用血小板糖蛋白Ⅱb/Ⅲa 受体拮抗药(如替罗非班)。某些血栓负荷增高病变 PCI 后可皮下注射低分子肝素治疗。PCI 时，选择合适的支架，覆盖全部病变节段，避免和处理好夹层撕裂。同时，支架应充分扩张，使其贴壁良好；在避免夹层撕裂的情况下，减低残余狭窄。必要时在 IVUS 指导下行药物洗脱支架植入术。长期和有效的双重抗血小板治疗对预防介入术后晚期和极晚期支架血栓形成十分重要。

(五)支架脱载

较少发生，多见于以下情况：病变未经充分预扩张(或直接支架术)；近端血管扭曲(或已植入支架)；支架跨越狭窄或钙化病变阻力过大且推送支架过于用力；支架植入失败回撤支架至导引导管时，因管腔内径小、支架与导引导管同轴性不佳、支架与球囊装载不牢，导致支架脱落。仔细选择器械和严格操作规范，可预防支架脱落。一旦发生支架脱落，可操作取出，但需防止原位冠状动脉撕裂。也可沿引导钢丝送入小剖面球囊将支架原位扩张或植入另一支架将其在原位贴壁。

五、介入护理

(一)护理评估

1.评估患者的心理

急性心肌梗死来势都比较急，大多数患者是在清醒的精神状态下，是非常紧张的；处于心源性休克的患者只要有意识也是非常恐惧的。我们必须对患者的心理状态和配合能力给予客观的评估。

2.了解患者的病史

了解患者的既往史、现病史、药物过敏史、家族史以及治疗情况，根据患者的一般情况，评估介入手术的风险，并发症的发生概率，对比剂的使用种类。尤其要了解本次心肌梗死的部位，以评估再灌注心律失常的种类。

3.了解社会的支持系统

急性心肌梗死的介入治疗虽然风险很高，但患者的受益比溶栓得到的快而彻底，不能忽略的是患者的家属虽然也是非常着急和恐惧，但他们来自社会的不同阶层，对介入治疗和疾病的认识程度不一，经济承受能力不同，承担风险的意识也不同，需给予正确的评估，并注意观察签署知情同意书等相关医疗文件有无疑虑。

4.身体评估

观察患者的一般状态及生命体征等是否符合手术要求。

5.实验室检查及其他检查结果

了解心电图以及心肌酶普等情况，评估介入手术的风险、发生再灌注心律失常的种类，心肺复苏的发生概率及术中备药情况。了解患者肝脏、肾脏的功能，血糖情况，选择合适的对比剂。

6.术中评估

了解穿刺入路、麻醉方式、介入医生的操作技能、根据心肌梗死发病到 DSA 的时间，评估血管再通后再灌注心律失常的发生概率,根据心电图上的变化和造影的情况评估病变的部位和再灌注心律失常的种类,以及相关的备用药品、物品是否齐全。

7.物品和材料

急性心肌梗死的导管材料同于冠状动脉的介入治疗。所需评估的是通过造影了解病变的部位,冠状动脉开口的情况。药品和抢救物品的评估,要根据患者的一般情况、术前诊断或造影的结果,进行整体的评估。

(二)护理措施

1.术前护理干预

(1)患者的心理干预:我们必须对患者的心理状态有针对性地给予个体认知干预、情绪干预及行为干预。

具体做法是:根据患者的意识、生命指征的情况,有针对性地提供心理疏导,解除患者焦虑、恐惧的心理,让患者树立起信心,保证患者以最佳的心理状态接受治疗。调整导管室内的温度,安排患者平卧与DSA床上,保证体位舒适,解开患者的上衣,暴露患者的胸部和需要穿刺的部位,注意保暖。保持环境的舒适,整洁安静,为舒适护理创造条件。

(2)根据病史给予相关的护理干预:造影是发现病变的重要手段,根据冠状动脉介入治疗指南与标准,结合患者的造影情况,给予相关的护理干预,首先限定对比剂的使用种类,在做好细化护理准备的同时,进行有序地护理,并随时观察患者的状态和感觉,注视生命指征的变化,保持输液通路的通畅,及时做好再灌注心律失常等并发症的准备。

(3)物品的准备。①导管材料:除了按冠状动脉介入治疗的物品准备外,还要备好抽吸导管等材料,并根据造影的结果、介入治疗的顺序,将所需导管材料(常用的和不常用的都需备全)有序的摆放好,用后要做好登记,贵重材料要将条形码一份粘贴在耗材登记本上,一份要粘贴在患者巡回治疗单上。②设备:急救设备必须在备用状态并放在靠近患者左侧但不能影响球管转动的位置上,电极帖导联连线、必须安放在不影响影像质量的位置上,氧饱和感应器,有无创压力连线传感器,微量输液泵的连线要有序,不能影响球管的转动,整个环境应该是紧张、安静、有序、整洁,并做好心肺复苏的准备。

(4)药品的准备:急性心肌梗死的介入治疗的药物准备,主要是及时有效地处理再灌注心律失常和心肺复苏的用药,常用药物都要精确配备,阿托品、多巴胺、硝酸甘油等按要求稀释好,并注明每毫升所含的浓度。需要替罗非班治疗时,配药要精确,给药要及时。

2.术中护理要点

(1)时间的重要:根据时间就是心肌的理念,急患者所急,因为能挽救心肌的时间窗很窄,必须把握每一个环节争取时间。

(2)掌握再灌注心律失常的规律:术前不管从心电图还是医生的诊断中必须了解心肌梗死的部位,便于血管再通后再灌注心律失常的处理。因为直接PTCA与再灌注心律失常的危险和获益有着直接相关的因素,心肌缺血的时间越短再灌注心律失常的发生率就越高,但这是开通闭塞血管重建有效的心肌灌注,最快最可靠的手段。

一般情况下右冠状动脉或左冠状动脉的回旋支闭塞,血运再通后通常出现的心律失常是缓慢心律失常;高度房室传导阻滞较常见。可能是窦房结缺血或迷走神经过度兴奋所致,阿托品是一种M胆碱受体阻滞药,能拮抗迷走神经过度兴奋所致的传导阻滞和心律失常,必要时置入临时起搏,但起搏电极常常可以诱发快速室性心律失常,导致心室颤动,其发生率统计在35.3%,并且起搏器电极还可以导致心脏穿孔,必须谨慎使用。

前降支闭塞或广泛前壁心肌梗死的患者血运重建后的再灌注心律失常,多以室性心律失常常见,出现室性心动过速的机制包括跨膜静息电位降低,梗死组织与非梗死组织间不应期差异造成的折返和局灶性自律性增高。自主节律可能只是一种再灌注心律失常,并不提示室颤发生的危险会增加。非持续性心动过速持续时间<30 s,最佳处理应该是先观察几分钟,血流动力学稳定后心律可恢复正常,持续性心动过

速持续时间是＞30 s，发作时迅速引起血流动力学改变，应立即处理，尤其室性心动过速为多源性发作＞5次搏动应给予高度重视。利多卡因有抗室颤的作用，必要时可直接静脉注射，或静脉注射胺碘酮，出现室颤时如果室颤波较细，直接除颤效果可能不好，可首先选择心前区叩击或使用付肾素让室颤波由细变粗，此时采取非同步除颤。

(3)静脉通路及要求：不管患者是从急症室带来的输液通路，还是我们建立的，其原则都必须保证其通畅，如果通路在患者的右侧，必须用连接管延长到患者的左侧并连接三通，这是患者的生命线，是决定能否及时给药挽救患者生命的关键。

(4)护士站立的位置：跟台护士一般都是安排一人，尤其在夜间所有的护理工作都由一个护士来承担，这样护士很难固定自己的位置，患者和医生的需要会给护理工作带来非常烦琐和忙碌的场面。首先，护士要分清主次并给予有序的护理干预。传递完医生相关的材料后，马上站到患者的左侧，将除颤仪调试好，并排放在与患者胸部接近的位置，术前配置好的药物随身携带到患者的左侧，检查患者的输液通路、氧饱和及有创压力的衔接情况，随时观察患者的生命征象。

(5)备好抽吸导管：如 FFCA 后，“罪犯血管”无血流，有可能是患者血管内有大量的血栓，在备好抽吸导管的同时，将替罗非班12.5 mg稀释成 10 mL，让台上的医生抽吸 1.25 mg 再稀释到10 mL经导管直接注入冠状动脉，剩余的 11.25 mg 再稀释到 50 mL 的空针中，用微量输液泵以 2 mL/h 的速度给患者输入，如是夹层的原因应立即植入支架。

(6)给予全方位的评估：当急性心肌梗死的患者造影结果与患者的症状不相符合时，应给予全方位的评估，在患者血压及生命指征相对稳定的情况下，将硝酸甘油 100～200 μg 经导管直接注入冠状动脉，避免因血管痉挛或血栓的形成导致冠状动脉某支血管的阙如或不显影，尤其在主支与分支分叉的位置，容易将显影的分支误认为是主支，而错过了真正的主支最佳的血管再通的时机甚至延误了治疗。

（杨玉婷）

第十九章　透析室护理

第一节　血液透析治疗技术及护理

一、对患者评估

(一)透析前评估

血液透析前对患者进行必要的评估，是防止透析中并发症的最重要的要素。透析前评估包括体重、血压和脉搏，对于静脉置管的患者还包括体温。

1. 水负荷状况

查看患者前次透析记录，讨论以前透析中出现的问题，评估目前的水负荷状况并作出恰当的判断。需要记录患者的水肿、气短、高血压、体重、中心静脉压、病史、尿量、液体入量等情况。

2. 血管通路

应认真评估、检查通路是否有感染和肿胀。

3. 感染征象

检查穿刺部位有无感染，局部敷料清洁度等。如有感染征象，应做拭子培养；如有发生，应进行静脉血培养。更换敷料时必须执行无菌操作。

(二)透析后评估

(1)根据透析后体重、透析前体重和干体重来确定预定的超滤量是否实现，并调整干体重。

(2)通过观察患者全身情况和血压记录评估患者对超滤量的耐受情况。

(3)如实际超滤量与预定量不符，最可能原因有体重下降值计算错误、超滤控制错误、患者在透析过程中额外丢失液体、透析过程中静脉补液或进食水、透析前后称体重时的着装不一致及体重秤故障等。

二、血液透析技术规范

(一)超滤

1. 确定超滤

患者确定超滤必须考虑超滤率和患者的生理状况及心血管并发症。如果透析过程中始终保持过高超滤率、耐受性差、透析期间容量增加较多的患者和血管再充盈差的患者，需个体化的超滤曲线。透析时体液的清除率可以是阶梯式或恒定式。

2. 钠曲线

即为调钠血液透析，指透析液钠浓度从血液透析开始至结束呈从高到低或从低到高，或高低反复调整变化，而透析后血钠浓度恢复正常的透析方法。可以帮助达到超滤目标，但应注意钠超负荷的风险。

3. 容量监测

通过超声或光电方式通过计算机反映患者血细胞比容和血红蛋白浓度，计算出相对血容量，防止超滤过多、过快引起的有效血容量减少，引起不良反应。协助医务人员为患者设定理想的干体重。

(二)透析液离子浓度的选择

应根据不同患者的个体差异或同一患者的病情变化选择合适的透析液成分。

（三）透析器的选择

(1)对慢性肾衰竭患者，透析器的选择应参考溶质分子清除、超滤率、透析时间、生物相容性、是否血液滤过和患者体重决定。

(2)对急性肾衰竭患者，透析器应根据患者的生化指标和体液平衡情况进行选择。

（四）血液透析机及管路的准备

(1)在治疗前彻底预冲透析器(按照不同透析器厂家说明进行预冲处理)，并必须将所有的空气排出透析器，以避免治疗开始后回路中形成泡沫。

(2)预冲完毕，透析机即进入重复循环模式。

(3)在透析机上设定好目标脱水量、治疗时间、肝素剂量以及任何需修改的治疗内容。

（五）开始透析

有两种方式可供选择。

(1)连接动脉管路和静脉管路，开启血泵至 100 mL/min。

(2)只连接动脉管，开启血泵至 100 mL/min，当血流到静脉端时接通管路。

(3)逐渐增加泵速到预定速度。

(4)患者进入透析治疗阶段后应确保患者：①动脉和静脉管路安全；②患者舒适；③机器处于透析状态；④抗凝已经启动；⑤悬挂 500 mL 生理盐水与血管通路连接以备急需；⑥已经按照程序设定脱水量；⑦完成护理记录；⑧用过的敷料已经丢掉；⑨如果看不到护士，确定患者伸手即可触及呼叫器。

(5)在整个透析过程中，应巡视、观察、记录患者的一般情况、血压、脉搏、静脉压、动脉压、超滤量、超滤率、肝素剂量等，对首次透析和急诊透析的患者应予以监护。

(6)透析时工作人员应时刻注意个人卫生和无菌操作，每次进行操作都应确保洗手、手套和工作服清洁、戴防血液或化学物质的面罩，或对高危患者采取针对性预防措施等。

（六）结束透析

(1)透析结束时，透析机将发出听觉或视觉信号，提醒程序设定的治疗时间已经达到。为避免延迟下机，之前就应准备好下机所需物品，确定至少有 500 mL 的生理盐水可用于回输血液。

(2)血泵速度为 150 mL/min 时，要用 100～300 mL 的生理盐水才能使体外循环的血液回到患者循环中。

(3)测量患者血压，如血压无异常，当静脉管中的颜色呈现亮粉色时，即可以停止回输血液。因为有空气栓塞的风险，不推荐用空气回血。

(4)动静脉内瘘和人工血管瘘患者下机处理：①在患者带瘘上肢下垫一块治疗巾作为无菌区，暂停血泵。②拔除动脉针，封闭动脉管。③无菌操作将动脉管与回水管连接，开启血泵，回输血液。④当血液完全回输到患者体内后，关闭血泵。⑤拔除针头，纱布加压穿刺点止血。⑥当出血停止，用纱布和敷料覆盖过夜。

(5)静脉置管患者下机处理：①在患者的置管上肢下垫一块治疗巾作为无菌区，戴无菌手套，采用非接触技术断开血管通路。②提前消毒导管接头，断开后用至少 10 mL 生理盐水冲洗导管，肝素封管(1000～5000 U/mL，用量恰好充满而不溢出管腔)，立即接上无菌帽。

（七）抗凝方法

(1)应个体化并且经常回顾性分析。其方法和剂量应参考活化凝血时间值、通路情况及透析后透析器和管路的清洁程度等。

(2)肝素是最常使用的抗凝剂，可以采取初始注射剂量、初始注射剂量＋维持量、仅给维持量、间断给药等方式给药。还可以选择低分子肝素、局部用枸橼酸盐、前列环素或无肝素透析。

(3)急性肾衰竭患者肝素的用法应该参照患者整体状况和每次透析情况而定。

(4)尿毒症的患者可能有血小板功能异常和活动性出血，合并有创操作的患者应使用小剂量肝素或无肝素透析。

(5)在无肝素透析时，应保持较高血流速，每隔 15～30 分钟用盐水冲洗管路和透析器以防止血栓形成。冲洗盐水的量应在超滤量中去除。但目前很少使用无肝素透析，因为血栓形成将会引起整个管路血液损失。

（八）血标本采集方法

1.透析前

进针后立即从瘘管针采血样本，针不要预冲，如瘘管针预冲或通过留置导管透析先抽出 10 mL 血，再收集样本，以免污染。

2.透析后

考虑到电解质的反跳，样本再循环或回血生理盐水污染等，应在透析结束时，超滤量设置为零，减慢血流速至 50～100 mL/min。约 10 秒后，从动脉瘘管处采血留取标本。通常电解质反跳发生在透析结束后 2～30 分钟。

三、透析机报警原因及处理

（一）血路部分

1.动脉压（血泵前）

通常动脉压（血泵前）为－200～－80 mmHg（－26.6～－10.6 kPa），超过－250 mmHg（－33.3 kPa）将发生溶血。如果血管通路无法提供足够的血流，动脉负压增大，产生报警，关闭血泵。血泵关闭后，动脉负压缓解，报警消除，血泵恢复运转直到再次产生负压报警，如此反复循环。

（1）负压过大的原因：①动脉针位置不当（针不在血管内或紧贴血管壁）；②患者血压降低（累及通路血流）；③通路血管痉挛（仅见于动静脉内瘘）；④吻合口狭窄（动静脉内瘘吻合口或移植血管动脉吻合口）；⑤动脉针或通路凝血；⑥动脉管道打结；⑦抬高手臂后通路塌陷（如怀疑，可让患者坐起，使通路低于心脏水平）；⑧穿刺针口径太小，血流量太大；⑨深静脉导管尖端位置不当、活瓣栓子形成或纤维阻塞。

（2）处理：①减少血流量，动脉负压减低，使报警消除；②确认动脉针或通路无凝血，动脉管道无打结；③测定患者血压，如降低，给予补液、减少超滤率；④如压力不降低则松开动脉针胶布，稍做前后移动或转动；⑤提高血流量到原先水平，如动脉压仍低，重复前一步骤；⑥若仍未改善，在低血流量下继续透析，延长透析时间，或另外打开动脉针透析（原针保留，肝素盐水冲洗，透析结束时才拔除）。如血流量需要大于 350 mL/min，一般需用 15G 针；⑦如换针后动脉低负压仍持续存在，则血管通路可能有狭窄。用两手指短暂加压阻断动脉针和静脉针之间的血流，如泵前负压明显加大，说明动脉血流部分来自下游，而上游通道的血流量不足；⑧检查深静脉导管是否扭结；改变颈或臂位置，或稍微移动导管；转换导管口。如无效，注射尿激酶或组织血浆酶原激活剂；放射学检查导管位置。

2.静脉压监测

通常压力为 50～250 mmHg（6.6～33.3 kPa），随针的大小、血流量和血细胞比容变化。

（1）静脉压增高的原因：①移植血管的静脉压可高达 200 mmHg（26.6 kPa），因移植血管的高动脉压会传到静脉血管；②小静脉针（16G），高血流量；③静脉血路上的滤器凝血，这是肝素化不充分的最早表现，也是透析器早期凝血的表现；④血管通路静脉端狭窄（或痉挛）；⑤静脉针位置不当或静脉血路扭结；⑥静脉针或血管通路静脉端凝血。

（2）静脉压增高的处理：①用生理盐水冲洗透析器和静脉滤器。如果静脉滤器凝血，而透析器无凝血（冲洗时透析器纤维干净），立即更换凝血的静脉管道，调整肝素剂量后重新开始透析；②静脉针或血管通路静脉端是否阻塞可以采用关闭血泵，迅速夹闭静脉血路，与静脉针断开，用生理盐水注入静脉针，观察阻力大小的方法判定；③用两手指轻轻加压阻断动脉针和静脉针之间的血流，如为下流狭窄引起静脉流出道梗阻，静脉压会因上流受阻而进一步增高。

3.空气探测

最容易发生空气进入血液循环的部位在动脉针和血泵之间，因为这部分为负压。常见于动脉针周围（特别是负压很大时）、管道连接处、泵段血管破裂以及输液管。透析结束时用空气回血操作不当也会引起空气进入体内。许多空气栓塞是在因假报警而关闭空气探测器后发生的，应注意避免。因空气栓塞可能致命。处理方法见本节血液透析治疗常见急性并发症及处理之(五)空气栓塞。

4.血管路扭结和溶血

血泵和透析器之间的血管路扭结会造成严重溶血，这一段的高压通常测不出，因为动脉压监测器通常设在泵前，即使泵后有动脉压力监测器，如果扭结发生在探测器之前，此处的高压也无法被测出。处理方法见本节血液透析治疗常见急性并发症及处理之(六)溶血。

(二)透析液路

1.电导度

电导度增高最常见的原因是净化水进入透析机的管道扭结或低水压造成供水不足；电导度降低最常见的原因是浓缩液桶空；比例泵故障也可导致电导度增高或降低。当电导度异常时，将透析液旁路阀打开，使异常透析液不经过透析器而直接排出。

2.温度

温度异常通常是由加热器故障引起，但旁路阀可以对患者进行保护。

3.漏血

气泡、黄疸患者的胆红素或污物进入透析液均会引起假漏血报警。当透析液可能不出现肉眼可见的颜色改变时，需用测定血红蛋白尿的试纸检测流出透析器的透析液来判断漏血报警的真伪。如果确定漏血，透析液室压力应设置在－50 mmHg(6.6 kPa)以下，以免细菌或细菌产物从透析液侧进入血液。空心纤维型透析器轻微漏血有时会自行封闭，可继续透析，但一般情况下应回血，更换透析器或停止透析。预防：①预冲时进行透析器漏血检测；②透析中避免跨膜压过高，如有凝血、静脉回路管弯曲打折等发生立即处理；③透析中跨膜压不能超过透析器的承受力。

四、血液透析治疗常见急性并发症及处理

(一)低血压

为最常见，发生率可达50%～70%。

1.原因

有效血容量减少、血管收缩力降低、心源性及透析膜生物相容性差、严重贫血及感染等。

2.临床表现

典型症状为出冷汗、恶心、呕吐，重者表现为面色苍白、呼吸困难、心率加快、一过性意识丧失，甚至昏迷。

3.处理

取头低足高位，停止超滤，给予吸氧，必要时快速补充生理盐水100～200 mL或葡萄糖溶液20 mL，输血浆和清蛋白，并结合病因，及时处理。

4.预防

用容量控制的透析机，使用血容量监测器；教育指导患者限制盐的摄入，控制饮水量；避免过度超滤；透析前停用降压药，对症治疗纠正贫血；改变透析方法如采用碳酸氢盐透析、血液透析滤过、钠曲线和超滤曲线、低温透析等；有低血压倾向的患者避免透析期间进食。

(二)失衡综合征

发生率为3.4%～20%。

1.原因

血液透析时血液中的毒素迅速下降，血浆渗透压下降，而由于血脑屏障使脑脊液中的尿素等溶质下降较慢，以至脑脊液的渗透压大于血液渗透压，水分由血液进入脑脊液形成脑水肿。这也与透析后脑脊液与血液之间的pH梯度增大，即脑脊液中的pH相对较低有关。

2.临床表现

轻者头痛、恶心、呕吐、困倦、烦躁不安、肌肉痉挛、视力模糊、血压升高;重者表现为癫痫发作、惊厥、木僵甚至昏迷。

3.处理

轻者不必处理;重者可减慢透析血流量,以降低溶质清除率和pH改变,但透析有时需终止。可给予50%葡萄糖溶液或3%氯化钠10 mL静脉推注,或静脉滴注清蛋白,必要时给予镇静剂及其他对症治疗。

4.预防

开始血液透析时采用诱导透析方法,透析强度不能过大,避免使用大面积高效透析器,逐步增加透析时间,避免过快清除溶质;长期透析患者则适当提高透析液钠浓度。

(三)肌肉痉挛

发生率为10%～15%,主要部位为腓肠肌和足部。

1.原因

常与低血压同时发生,可能与透析时超滤过多、过快,低钠透析等有关。

2.临床表现

多发生在透析的中后期,老年人多见。以肌肉痉挛性疼痛为主,一般持续约10分钟。

3.处理

减慢超滤速度,静脉输注生理盐水100～200 mL、高渗糖水或高渗盐水。

4.预防

避免过度超滤;改变透析方法,如采用钠曲线和超滤曲线等;维生素E或奎宁睡前口服;左旋卡尼汀透析后静脉注射。

(四)发热

常发生在透析中或透析后。

1.原因

感染、致热源反应及输血反应等。

2.临床表现

若为致热源反应通常发生在透析后1小时,主要症状有寒战、高热、肌痛、恶心、呕吐、痉挛和低血压。

3.处理

静脉注射地塞米松5 mg,通常症状在几小时内自然消失,24小时内完全恢复;若有感染存在应及时与医生沟通,应用抗生素。

4.预防

(1)严格执行无菌操作。

(2)严格消毒水处理设备和管道。

(五)空气栓塞

1.原因

血液透析过程中,各管路连接不紧密、血液管路破裂、透析器膜破损及透析液内空气弥散入血,回血时不慎等。

2.临床表现

少量无反应,如血液内进入空气5 mL以上可出现呼吸困难、咳嗽、发绀、胸部紧迫感、烦躁、痉挛、意识丧失甚至死亡。

3.处理

一旦发生空气栓塞应立即夹闭静脉通路,并关闭血泵。患者取头低左侧位,通过面罩或气管吸入100%氧气,必要时做右心房穿刺抽气,同时注射地塞米松,严重者要立即送高压氧舱治疗。

4.预防

(1)透析前严格检查管道有无破损,连接是否紧密。

(2)回血时注意力集中,气体近静脉端时要及时停止血泵转动。

(3)避免在血液回路上输液,尤其泵前负压部分。

(4)定期检修透析机,确保空气探测器工作正常。

(六)溶血

1.原因

透析液低渗、温度过高;透析用水中的氧化剂和还原剂(氯胺、酮、硝酸盐)含量过高;消毒剂残留;血泵和管道内红细胞的机械损伤及血液透析中异型输血等。

2.临床表现

急性溶血时,患者有胸部紧迫感、心悸、心绞痛、腹背痛、气急、烦躁,可伴畏寒、血压下降、血红蛋白尿甚至昏迷;大量溶血时患者可出现高钾血症,静脉回路血液呈淡红色。

3.处理

立即关闭血泵,停止透析,丢弃体外循环血液;给予高流量吸氧,明确溶血原因后应尽快开始透析;贫血严重者应输入新鲜全血。

4.预防

透析中防止凝血;保证透析液质量;定期检修透析机和水处理设备;患者输血时,认真执行查对制度,严格遵守操作规程。

五、透析器首次使用综合征

在透析时因使用新的透析器发生的临床症候群,称为首次使用综合征。分为A型首次使用综合征和B型首次使用综合征。

1.A型首次使用综合征

又称超敏反应型。多发生于血液透析开始后5～30分钟内。主要表现为呼吸困难、全身发热感、皮肤瘙痒、麻疹、咳嗽、流泪、流涕、打喷嚏、腹部绞痛、腹部痉挛,严重者可心跳骤停甚至死亡。

(1)原因:主要是患者对环氧乙烷、甲醛等消毒液过敏或透析器膜的生物相容性差或对透析器的黏合剂过敏等,使补体系统激活和白细胞介素释放。

(2)处理原则:①立即停止透析,勿将透析器内血液回输体内;②按抗变态反应常规处理,如应用肾上腺素、抗组胺药和激素等。

(3)预防措施:①透析前将透析器充分冲洗(不同的透析器有不同的冲洗要求),使用新透析器前要仔细阅读操作说明书;②认真查看透析器环氧乙烷消毒日期;③部分透析器反应与合并应用ACEI(血管紧张素转换酶抑制剂)有关,应停用;④对使用环氧乙烷消毒透析器过敏者,可改用γ射线或蒸气消毒的透析器。

2.B型首次使用综合征

又称非特异型。多发生于透析开始后数分钟至1小时,主要表现为胸痛,伴有或不伴有背部疼痛。

(1)原因:目前尚不清楚。

(2)处理原则:①加强观察,症状不明显者可继续透析;②症状明显者可予以吸氧和对症治疗。

(3)预防措施:①试用不同的透析器;②充分冲洗透析器。

六、血液透析突发事件应急预案

(一)透析中失血

1.原因

管路开裂、破损,接管松脱和静脉针脱落等。

2.症状

出血、血压下降，甚至发生休克。

3.应急预案

停血泵，查找原因，尽快恢复透析通路；必要时回血，给予输液或输血；心电监护，对症处理。

4.预防

(1)透析前将透析器管路、管路针等各个接头连接好，预冲时要检查是否有渗漏。

(2)固定管路时，应给患者留有活动的余地。

(二)电源中断

1.应急预案

(1)通知工程师检查稳压器和线路，电话通知医院供电部门。

(2)配备后备电源的透析机，停电后还可运行20～30分钟。

(3)若没有后备电源的透析机，停电后应立即将动静脉夹打开，手摇血泵，速度每分钟100 mL左右。

(4)若15～30分钟内恢复供电可不回血。若暂时仍不能恢复供电可回血结束透析，并尽可能记录机器上的各项参数。

2.预防

保证透析中心为双向供电；停电后15分钟内可用发电机供电；给透析机配备后备电源，停电后可运行20～30分钟。

(三)水源中断

1.应急预案

(1)机器报警并自动改为旁路。

(2)通知工程师检查水处理设备和管路。电话通知医院供水部门。

(3)1～2小时不能解除，终止透析，记录机器上的各项参数。

2.预防

保证透析中心为专路供水；在水处理设备前设有水箱，并定期检修水处理设备。

(夏秀花)

第二节　血液灌流治疗技术及护理

一、概述

1.血液灌流

血液灌流是指将患者的血液引出体外并经过具有光谱解毒效应的血液灌流器，通过吸附的方法来清除体内有害的代谢产物或外源性毒物，最后将净化后的血液回输患者体内的一种血液净化疗法。在临床上被广泛地用于药物和化学毒物的解毒，尿毒症、肝性脑病及某些自身免疫性疾病等的治疗。

2.吸附剂

经典的吸附剂包括活性炭和树脂。

(1)活性炭：是一种非常疏松多孔的物质，其来源相当多样，包括植物、果壳、动物骨骼、木材、石油等，经蒸馏、炭化、酸洗及高温、高压等处理后变得疏松多孔。活性炭吸附力强的主要原因就在于多孔性，无数的微孔形成了巨大的比表面积。活性炭的特点是大面积(1000 m/g以上)、高孔隙和孔径分布宽，它能吸附多种化合物，特别是极难溶于水的化合物，对肌酐、尿酸和巴比妥类药物具有良好的吸附性能。

(2)树脂：树脂是一类具有网状立体结构的高分子聚合物，根据合成的单体及交联剂的不同分为不同的种类。血液净化吸附剂采用吸附树脂，吸附树脂又分为极性吸附树脂和非极性吸附树脂。XAD-4、XAD-7 等对有机毒物、脂溶性毒物的吸附作用大；XAD-2 树脂，对疏水集团毒素（如有机磷农药、地西泮等）的吸附力大；XAD 系列树脂的解毒作用优于活性炭，其吸附的毒物分子量为 500～20 000 D。一般认为血液灌流的吸附解毒作用优于血液透析。如对苯巴比妥钠等镇静安眠药、解热镇静剂、三环类抗忧郁药、洋地黄、地高辛、茶碱、卡马地平、有机氯、百草枯等的解毒作用优于血液透析。对脂溶性高、分布容积大、易与蛋白结合的毒物解毒作用也优于血液透析。

3.理想的血液灌流吸附必须符合以下标准

(1)与血液接触无毒无变态反应。

(2)在血液灌流过程中不发生任何化学反应和物理反应。

(3)具有良好的机械强度，耐磨损，不发生微粒脱落，不发生变形。

(4)具有较高的血液相容性。

(5)易消毒清洗。

二、血液灌流的方法、观察及护理

1.方法

进行血液灌流时，应将吸附罐的动脉端向下，垂直立位，位置高度相当于患者右心房水平，用 5%葡萄糖溶液 500 mL 冲洗后，再用肝素盐水（2500 U/L 盐水）2000 mL 冲洗，将血泵速度升至 200～300 mL/min 冲洗灌流器，清除脱落的微粒，并使碳颗粒吸水膨胀，同时排尽气泡。冲洗过程中，可在静脉端用止血钳反复钳夹血路以增加血流阻力，使冲洗液在灌流器内分布更均匀。灌流时初始肝素量为 4000 U 左右，由动脉端注入，维持量高，总肝素量为每次 6000～8000 U，较常规血液透析量大，因活性炭可吸附肝素，要求部分凝血活酶时间、凝血酶时间及活化凝血时间达正常的 1.5～2.0 倍。

2.血管通路

应用临时血管通路。首选股静脉、颈内静脉及锁骨下静脉。也可采用桡动脉一贵要静脉，足背动脉一大隐静脉。个别情况下也可使用内瘘或外瘘。血流量以 50 mL/min 开始，若血压、脉搏和心率稳定可提高至 150～200 mL/min。

3.观察

每次血液灌流 2 小时，足以有效地清除毒物。如果长于 2 小时吸附剂已被毒物饱和而失效。如果 1 次灌流后又出现反跳时（组织内毒物又释放入血液），可再进行第 2 次灌流，但 1 次灌流时间不能超过 2 小时。血液灌流如与血液透析联合治疗，则灌流器应装于透析器之前；结束时把灌流器倒过来，动脉端在上，静脉端在下，用空气回血，不能用生理盐水，以免被吸附的物质重新释放入血。

4.不良反应

(1)血小板减少：临床上较多见。另外活性炭也可吸附纤维蛋白原，这是造成出血倾向的原因之一。

(2)对氨基酸等生理性物质的影响：血液灌流能吸附氨基酸，尤其对色氨酸、蛋氨酸等芳香族氨基酸吸附量最大，但一般机体有代偿功能，若长期使用，应引起警惕。

(3)对药物的影响：因能清除许多药物，如抗生素、升压药等，药物治疗时应注意剂量调整。

(4)低体温：常发生于冬天使用简易无加温装置血液灌流时。

5.护理措施及注意事项

(1)密切观察患者的生命体征、神志变化、瞳孔反应等，保持呼吸道通畅。呼吸道分泌物过多的昏迷患者，应将头侧向一边，并及时减慢血流速度，去枕平卧。使用升压药，扩充血容量，如补液及输血、清蛋白、血浆等。但药物应在血路管的静脉端注入，或经另外的补液途径注入，否则药物被灌流器吸附，达不到有效浓度。若患者在灌流之前血压已很低，则可将充满预冲液的管路直接与患者的动静脉端相连接。

(2)血液灌流前大多患者由于药物影响处于昏迷状态，随着血液灌流的作用，药物被灌流器逐渐吸附，1～1.5 小时后患者逐渐出现躁动、不安，需用床档加以保护，以防坠床；四肢和胸部可用约束带进行约束，但不能强按患者的肢体，防止发生肌肉撕裂、骨折或关节脱位；背部应垫上软垫防止背部擦伤和椎骨骨折；必要时用包有纱布的压舌板垫在患者的上下齿之间，防止咬伤舌头，并注意防止舌后坠。

（3）保持体外循环通畅。导管应加以固定，对躁动不安的患者适当给予约束，必要时给予镇静剂。防止因剧烈活动而使留置导管受挤压变形、折断、脱出，管道的各个接头须紧密连接，防止滑脱出血或空气进入导管引起空气栓塞。

（4）严密观察肝素抗凝情况，若发现灌流器内血色变暗、动脉和静脉壶内有血凝块，则应调整肝素剂量，必要时更换灌流器及管路。

（5）如用简易的血泵做血液灌流，没有监护装置，则必须严密观察是否有凝血、血流量不足和空气栓塞等情况。如出现动脉除泡器凹陷，则提示血流量不足，应考虑动脉穿刺针是否位置不当、动脉管道是否扭曲折叠、血压是否下降；若动脉除泡器变硬、膨胀，血液溢入除泡器的侧管，提示动脉压过高，灌流器凝血；若同时伴有静脉除泡器液面下降，则应适当增加肝素的用量；在无空气监测的情况下，一旦空气进入体内将会发生严重的空气栓塞，因此要密切注意各管道的连接，严防松脱，注意动静脉除泡器和灌流器的安全固定。

（6）维持性血液透析患者合并急性药物或毒物中毒需要联合应用血液透析和血液灌流时，灌流器应置于透析器之前，有利于血液的加温，以免经透析器脱水后血液浓缩，使血液阻力增大，导致灌流器凝血。

（7）患者有出血倾向时，应注意肝素的用法，如有需要，可遵医嘱输新鲜血或浓缩血小板。

（8）若患者在灌流 1 小时左右出现寒战、发热、胸闷、呼吸困难等反应，可能是灌流器生物相容性差所致，可静脉注射地塞米松，给予吸氧，但不要盲目终止灌流，以免延误抢救。

（9）观察反跳现象：血液灌流只是清除了血中的毒物，而脂肪、肌肉等组织已吸收的毒物的不断释放、肠道中残留毒物的再吸收等，都会使血中毒物浓度再次升高而再度引起昏迷，会出现昏迷一灌流一清醒一再昏迷一再灌流一再清醒的情况。因此，对脂溶性药物如有需要，应继续多次灌流，直至病情稳定为止。如有条件，应在灌流前后采血做毒物、药物浓度测定。

（10）血液灌流只能清除毒物本身，不能纠正毒物已经引起的病理生理的改变，故中毒时一定要使用特异性的解毒药。如有机磷农药中毒时，血液灌流不能恢复胆碱酯酶的活性，必须使用解磷定、阿托品治疗。

（11）应根据病情采取相应的治疗措施，如洗胃、导泻、吸氧、呼吸兴奋剂、强心、升压、纠正酸中毒、抗感染等。

（12）做好心理护理。多数药物中毒患者都是因对生活失去信心或与家庭成员、同事发生矛盾而服药，故当患者神志逐渐清楚时，护士要耐心劝解、开导、化解矛盾，使患者情绪稳定，从而积极配合治疗。

（夏秀花）

第三节　血浆置换治疗技术及护理

一、概述

1. 血浆置换（plasma exchange，PE）

血浆置换是一种用来清除血液中大分子物质的体外血液净化疗法，指将患者的血液引出体外，经离心法或膜分离法分离血浆和细胞成分，迅速地选择性地从循环血液中去除病理血浆或血浆中的病理成分（如自身抗体、免疫复合物、副蛋白、高黏度物质和蛋白质结合的毒物等），而将细胞成分以及补充的等量的平衡液、血浆、清蛋白溶液回输入体内，达到清除致病物质的目的。从而治疗一般疗法无效的多种疾病。

2. 每次血浆交换量

尚未标准化。每次交换 2～4 L。一般来说，若该物质仅分布于血管内，则置换第 1 个血浆容量可清除总量的55%，如继续置换第2个血浆容量，却只能使其浓度再下降15%。因此每次血浆置换通常仅需要置换1个血浆容量，最多不超过2个。

3.置换频度

要根据基础疾病和临床反应来决定。每次血浆交换后，未置换的蛋白浓度重新升高，通过从血管外返回血管内和再合成这2个途径。血浆置换后血管内外蛋白浓度达到平衡约需1～2天。因此，绝大多数血浆置换疗法的频度是间隔1～2天，连续3～5次。

4.置换液

为了保持机体内环境的稳定，维持有效血容量和胶体渗透压。

(1)置换液种类：①晶体液，如生理盐水、葡萄糖生理盐水、林格液，用于补充血浆中各种电解质的丢失；②胶体液，如血浆代用品，主要有中分子右旋糖酐、低分子右旋糖酐、羟乙基淀粉，三者均为多糖，能短时有效的扩充和维持血容量；血浆制品，最常用的有5%清蛋白、新鲜冰冻血浆，后者是唯一含枸橼酸盐的置换液。

(2)置换液的补充原则：①等量置换；②保持血浆胶体渗透压正常；③维持水、电解质平衡；④适当补充凝血因子和免疫球蛋白；⑤减少病毒污染机会；⑥无毒性，没有组织蓄积。

二、血浆置换的并发症及应对

(一)变态反应

1.原因

在血浆置换治疗过程中，由于弃去了含有致病因子的血浆，为了保持血浆渗透压稳定和防止发生威胁生命的体液平衡紊乱，在分离血浆后要补充等容量液体。新鲜冰冻血浆含有凝血因子、补体和清蛋白，其成分复杂，常可诱发变态反应。据文献报道，变态反应的发生率<12%。

2.预防

在应用血浆前静脉给予地塞米松5～10 mg或10%葡萄糖酸钙20 mL；应用血浆时减慢置换速度，逐渐增加置换量。同时应选择合适的置换液。

3.护理措施

治疗过程中要严密观察，如出现皮肤瘙痒、皮疹、寒战、高热时，不可让患者随意搔抓皮肤，应及时给予激素、抗组胺药或钙剂，可为患者摩擦皮肤缓解瘙痒。另外，治疗前认真执行三查七对，核对血型，血浆输注速度不宜过快。

(二)低血压

1.原因

置换与滤出速度不一，滤出过快、置换液补充过缓；体外循环血量多，有效血容量减少；疾病原因引起，如应用血制品引起变态反应；补充晶体液时，血渗透压下降。

2.预防

血浆置换术中血浆交换应等量，即血浆出量应与置换液入量保持平衡，当患者血压下降时可先置入胶体，血压稳定时再置入晶体，避免血容量的波动。其次，要维持水、电解质的平衡，保持血浆胶体渗透压稳定。

3.护理措施

密切观察患者生命体征，每30分钟监测生命体征一次。出现头晕、出汗、恶心、脉速、血压下降时，立即补充清蛋白，加快输液速度，减慢血浆出量，延长血浆置换时间。一般血流量应控制在50～80 mL/min，血浆流速为25～40 mL/min，平均置换血浆1000～1500 mL/h，血浆出量与输入血浆和液体量平衡。

(三)低钙血症

1.原因

新鲜血浆含有枸橼酸钠，输入新鲜血过多、过快容易导致低钙血症，患者出现口麻、腿麻及小腿肌肉抽搐等低钙血症表现，严重时发生心律失常。

2.预防

治疗中常规静脉注射10%葡萄糖酸钙10 mL。

3.护理措施

严密观察患者有无低钙血症表现及血液生化改变,如出现低钙血症表现可给予热敷、按摩或补充钙剂等对症处理。

(四)出血

1.原因

血浆置换过程中血小板破坏、抗凝剂输入过多以及疾病本身导致。

2.预防

治疗前常规检测患者的凝血功能,根据情况确定抗凝剂剂量及用法。

3.护理措施

治疗中严密观察皮肤及黏膜有无出血点;进行医疗护理操作时,动作轻柔、娴熟,熟练掌握静脉穿刺技巧,尽量避免反复穿刺;一旦发生出血,立即通知医生采取措施,治疗结束时用鱼精蛋白中和肝素,用无菌纱布加压包扎穿刺点,术后6小时注意观察穿刺部位有无渗血。

(五)感染

1.原因

置换液含有致热源;血管通路感染;疾病原因引起的感染。

2.预防

严格无菌操作。

3.护理措施

血浆置换是一种特殊的血液净化疗法,必须严格无菌操作;患者必须置于单间进行治疗,治疗室要求清洁,操作前紫外线照射30分钟,家属及无关人员不得进入治疗场所;操作人员必须认真洗手、戴口罩和帽子,配置置换液时需认真核对、检查、消毒,同时做到现配现用。

(六)破膜

血浆分离的滤器因为制作工艺而受到血流量及跨膜压的限制,如置换时血流量过大或置换量增大,往往会导致破膜,故血流量应为100~150 mL/min,每小时分离血浆1000 mL左右,跨膜压控制于375 mmHg(50 kPa)。预冲分离器时注意不要用血管钳敲打排气,防止破膜的发生。

(夏秀花)

第四节　老年患者血液透析技术及护理

血液透析疗法已成为治疗终末期肾脏病(ESRD)的有效措施。近年来透析人群中老年人比例显著增加,据欧洲肾脏病学会(ERA-EDTA)的登记报道,1995年EARD进入透析治疗的患者平均年龄56.8岁,其中大于60岁者占52%。美国大于65岁的透析患者已从1973年的5%,1990年的38%上升至目前的42%。由于这一人群存在着与年龄相关的脏器组织学、功能及代谢的特殊性,老年终末期肾衰竭的治疗问题越来越引起人们的关注。

一、疾病特点

老年尿毒症患者并发症多,透析中的急性并发症以低血压、抽搐和心律失常为主,慢性并发症以心血管系统疾病、感染、营养不良、脑血管意外、恶性肿瘤和肾性骨病较常见,死亡原因主要为心血管疾病。

老年尿毒症患者在透析前大多伴有高血压、糖尿病、骨质疏松、心血管系统疾病、呼吸系统及消化系统疾病，因此在透析过程中容易发生低血压、抽搐和心律失常，有部分患者在透析过程中会出现腹痛，要警惕有无小肠坏死或腹腔感染灶。

维持性血液透析患者在透析前往往已存在营养不良，进行血液透析后，营养不良则更为明显，其中老年患者更为突出。患者由于对透析不耐受导致透析不充分，伴有糖尿病、胃肠道等慢性病，或使用某些药物引起不良反应导致患者厌食，蛋白质摄入不足；特别是透析不充分、微炎症状态、透析过程中各种营养物质的丢失及透析的不良反应等，这些都是引起营养不良的主要原因。长期的营养不良会使机体的免疫力降低，引起呼吸系统、泌尿系统的感染率上升。维持性血液透析的老年患者若由于上呼吸道感染诱发肺炎、高热，会使病情加重，使营养不良的状况变得更加严重，导致患者对血液透析不耐受，如此恶性循环，使患者死亡的危险性大为增加。

二、透析时机及血管通路的建立

对老年患者透析时机目前尚无一致看法，一般认为 Ccr<0.17 mL/(s・1.73m^2)[10 mL/(min・1.73m^2)]，或血肌酐浓度>707.2 μmol/L 并有明显尿毒症症状(尤其有较明显的水钠潴留，如明显水肿、高血压和充血性心力衰竭迹象)，有较严重的电解质紊乱(如血钾>6.5 mmol/L)，有较严重的代谢性酸中毒(CO_2CP≤6.84 mmol/L)者，均应开始透析。

慢性肾衰竭老年透析患者，在透析前 4～6 周应安排行动静脉内瘘吻合术，使动静脉内瘘有充分的成熟时间，如需紧急透析而动静脉内瘘未建立，可以通过建立临时血管通路进行透析，如经皮静脉插管或直接进行血管穿刺。

三、血液透析的特点

(一)透析器

老年患者因疾病的特殊性，在透析中极易引起低血压、抽搐等不适，应尽量安排超滤稳定、有可调钠功能的机型。伴有心功能不全、持续性低血压者，应避免选择大面积、高通量的透析器，一般使用面积为 1.2 m^{2}的透析器。

(二)血管通路

建立合适的血管通路是血液透析得以进行的前提，亦是提供充分透析的必要条件。老年血透患者由于动脉粥样硬化、血管中层钙化、营养不良等因素，给自体动静脉内瘘的建立带来困难。常用的动静脉内瘘是在前臂进行桡动脉与头静脉的吻合。老年人由于桡动脉粥样硬化，造成桡动脉一头静脉瘘的失败率高达 56%，老年患者特别是年龄大于 74 岁者内瘘存活时间明显低于年轻者。

近期研究表明，老年人行直接的肘部内瘘(肱动脉合并行静脉吻合)优于任何其他形式的血管通路，早期失败率仅 1.8%，而前臂瘘大于 20%，血管移植建立动静脉瘘为 16.5%。当肘部瘘因流量不足而无法有效进行透析时，在相同血管通路改用移植血管建立动静脉内瘘均获得了成功。

如果不能建立肘部自体动静脉内瘘，用同种移植静脉建立血管通路优于聚四氟乙烯人造血管，主要是并发症少，宿主血管的依从性好，技术容易等。最常见的并发症是血栓形成，常需要血管成形术或搭桥术。

部分老年透析患者无论自体或移植建立动静脉内瘘都有困难，可选用持久性双腔导管作为长期血管通路的有效补充形式。与普通双腔导管不同的是，持久性双腔导管长一些，柔韧性更好，对组织损害小，不易移动。此外，其在出皮肤处与穿刺点的平行距离至少有 2 cm，且皮下有一涤纶扣，被组织生长包绕，有利于导管在皮下的固定，并设置了自然抗感染屏障，延长了导管的使用时间。由于持久性双腔导管作为血管通路可立即使用，无动静脉分流，对心脏的血流动力学影响小，加之不需要忍受每次透析时穿刺的痛苦，使一些慢性肾衰竭患者容易接受，特别是无法建立有效血管通路时。

(三)血流量

不伴有慢性病的老年患者，血流量根据其年龄、性别、体重控制在 200～250 mL/min；伴有心血管系统疾病、肺心病、持续性低血压者，血流量应控制在 150～180 mL/min。流量过快可加重患者的心脏负担，引起心律失常及心动过速等。

（四）透析液浓度

根据患者在透析中存在的不同问题调节钠浓度。对于高血压的患者，可适当调低钠浓度，一般控制在138～142 mmol/L；对于低血压、在透析中易出现抽筋的患者，可适当调高钠浓度，一般控制在142～148 mmol/L。

（五）透析液温度

透析液温度一般控制在36 ℃～37 ℃，对于持续性低血压的患者将透析液温度调到35.5 ℃～36.5 ℃，因低温透析可使患者外周血管收缩，对血压有一定的调控作用。对发热患者也可适当降低透析液温度。对于血压正常或较高，但在透析中易引起抽搐的患者，可将透析液温度适当调高，控制在37 ℃～37.5 ℃，以减少透析中肌肉抽搐的发生。

（六）超滤量

根据患者体重的增长情况设定超滤量。若患者透析间期体重的增长超过了干体重的4%，则应根据患者以往的透析资料确定超滤量。一般超滤率控制在500 mL以内，并根据患者透析中的情况和透析结束前1小时的血压适当增减超滤量。

对个别水肿严重或伴有腹水、胸水的患者，可以通过序贯透析来减缓透析对患者心血管系统造成的影响，促使水分排出。

（七）每周透析的次数和时间

年纪较大的患者，一般不能耐受长达6小时的透析，所以大都安排每周透析3次，每次4小时。

四、护理

（一）一般护理

（1）病室环境应保持清洁，地面保持干燥，阳光充足，每天定时开窗通风，保持室内空气清新，保持室内温度在18 ℃～20 ℃，湿度在50%～60%为宜。

（2）根据患者的病情及需求让其采取舒适的卧位，保持床单位清洁、干燥，床单位做到一人一用一更换。

（3）做好基础护理，满足患者的合理需求，对生活不能自理的患者，应帮助其进食和饮水。

（4）做好心理护理，仔细耐心地向患者及家属讲解关于血液透析的基础知识，让患者了解血液透析的意义及注意事项，消除患者紧张、恐惧的心理，使患者能配合治疗。生活上给予患者无微不至的关心，用温柔的言语、和蔼的微笑感染患者，对患者每一点微笑的进步都予以鼓励，使老年患者感到医院的温暖，保持健康、乐观的心情，增强战胜疾病的信心和勇气。

（5）体重监测。老年患者的记忆力减退，往往在季节变换时由于衣物增减弄错了自己的体重，护士应陪同患者测量体重，并做好详细记录，对透析间期体重增长过快的患者应提醒其注意控制饮食。

（6）透析前仔细询问患者有无出血倾向，合理选择抗凝剂；了解患者有无感染、发热，如有异常，先通知医生处理后再上机。根据患者体重增长情况及疾病的特点设定超滤模式、超滤量、血流量及透析液浓度等，给予患者个体化透析。

（7）加强永久性血管通路和临时性血管通路的护理。老年患者因某些慢性病，如糖尿病、肿瘤、慢性支气管炎等食欲下降，而分解代谢增加，消耗了体内蛋白质及脂肪的储备，引起营养不良，同时因尿毒症导致体内代谢和激素水平紊乱，故伤口不易愈合。老年患者大都伴有高血脂和肥胖，且疾病因素使患者血管条件较差，血管细、脆、易滑动，穿刺失败时易引起血肿，管壁修复较慢，这些给内瘘穿刺带来一定的难度。因此穿刺时应选择年资较长、技术较熟练的护士进行操作，有计划地选择动静脉内瘘穿刺点。

老年人因精力不足、经济条件的限制、自身照顾不周而不能做好个人清洁卫生，容易引起动静脉内瘘感染。因此护士对其进行动静脉内瘘穿刺前应先做好皮肤清洁，观察有无血肿、内瘘是否通畅、周围皮肤是否完好；穿刺时应严格执行无菌操作技术，认真执行操作规程，防止并发症的发生。

使用临时血管通路前，护士同样要做好皮肤的清洁消毒，观察伤口有无渗血、管道固定处有无缝线脱落、固定是否妥当。此外，还要做好患者动静脉内瘘及临时性血管通路的宣教工作，让其进行自我保护。

(8)给予吸氧：对伴有心肺疾病者，在透析开始时就可给予吸氧。

(9)保持呼吸道通畅：对于透析中出现恶心、呕吐者，应及时清理呼吸道，保持呼吸道通畅。

(10)透析过程中严格执行操作规程，避免发生不必要的医疗差错，造成患者身体上和心理上的痛苦。

(二)密切观察病情变化，做好记录

(1)在透析过程中加强观察：①穿刺处有无渗血；②管道安置是否妥当、有无扭曲或折叠；③透析机运转是否正常；④管路内血液的颜色是否正常；⑤血流量是否正常；⑥患者的血压、脉搏和体温情况。经常询问患者有无抽搐、头痛、头晕、胸闷等不适。有些老人对不良反应的敏感度较低，出现不适时不能及时告知医护人员，因此医护人员应通过对生命体征的密切观察，及早发现不良反应的早期征象，及时处理。

(2)在透析中，患者如需输血、输液，应严格掌握输液速度。为了使血液中的钾离子清除充分，输血应控制在透析结束前 2 小时结束；输液时根据不同的药物调节滴速，避免过快，一般控制在每分钟 30 滴为宜。用药时，密切观察患者有无输血反应、输液反应、药物变态反应等，以及用药后有何不适，如有异常应及时通知医生。

(3)透析结束后，对止血有困难的患者，应该帮助止血；告诉患者起床速度不要太快，避免发生直立性低血压；严密观察生命体征，待患者一切正常后才能护送出血透室。

(三)饮食护理

护士应关心患者透析期间的饮食、起居情况，加强与患者的沟通，讲解有关的营养知识，告诉患者饮食多元化的方法，把握机会和患者家属沟通，告知家庭支持的重要性。

对合并其他慢性病的老年患者，在饮食上要结合患者的不同情况，作出相应的调整。如患者伴有糖尿病，则应避免摄入含糖量过高的食物，主食以米、麦类碳水化合物为宜。

(四)并发症的护理

老年血液透析患者的急性并发症及远期并发症与常规透析患者的并发症基本相同，但由于疾病及年龄的特殊性，他们更易发生透析失衡综合征、心血管系统并发症、感染、营养不良、脑血管意外、肾性骨病及肿瘤等并发症。

1.透析失衡综合征

多见于首次进行血液透析的患者，在透析过程中后透析后 24 小时内发生以神经系统症状为主的一系列综合征，如头痛、失眠、恶心、呕吐和血压升高等，初次血液透析的患者应缩短血液透析时间，以 3～4 小时为宜；血流量不易过快，一般控制在 150～180 mL/min。若患者在透析中出现上诉症状，在无糖尿病的情况下，可以静脉推注高渗糖水。

2.心血管系统并发症

心血管系统并发症是 60 岁以上的老年血液透析患者的常见并发症，也是最常见的致死原因之一。老年患者多患有缺血性心脏病、高血压和心脏传导系统疾病，导致心脏功能储备减弱；体外循环破坏了血流动力学的稳定性，增加了心脏的负担。透析中的低血压、体液及电解质的急剧变化、动静脉内瘘的形成均是构成老年血液透析患者心血管系统并发症的诱因。

(1)低血压：老年患者由于机体耐受力下降，多伴有心血管系统慢性病，在透析过程中极易发生低血压，应根据产生的原理认真分析，采取相应的防治措施。

患者如在透析一开始就出现血压下降，可能与伴有心血管系统疾病或体外循环的建立、血流量过大致患者不能耐受有关。可通过减慢血流量、减慢超滤、增加预冲液量或使用新鲜血液预冲管道等方面减轻患者的不适，使患者顺利完成血液透析。

如在透析过程中或透析结束前突然出现血压下降、打哈欠、恶心、呕吐、出冷汗、胸闷或伴有下肢肌肉痉挛，可能与患者透析间期体重增长过多，以致在透析时超滤量过多、速度过快有关，也可能是透析中进食过多所引起，应立即减慢血流量、减慢或停止超滤水分，补充生理盐水，待症状改善后继续透析。但要注重控制补液量，避免因补液过多造成透析结束后体内仍有过多水分潴留，诱发急性左心力衰竭。对于在透析中经常出现低血压、抽搐的患者，通过适当调高透析液钠浓度能使患者顺利地完成透析治疗。做好饮食宣教工作，让患者知道因饮食控制不佳而导致透析过程中出现各种并发症的危险性，使患者自觉遵守饮食常规，同时宣教患者在透析过程中避免过多进食。

(2)心绞痛：由于体外循环的建立，患者可出现暂时的冠状动脉供血不足，在透析过程中突然出现胸骨后疼痛、胸闷，心电图可见 ST 段压低、T 波平坦或倒置，应立即减慢血流量及超滤量，或停止超滤，吸氧，并通知医生，根据医嘱给予硝酸甘油舌下含服，待情况好转后继续透析。如症状不缓解，应立即停止透析治疗。

(3)心律失常：在透析过程中患者感觉心悸、胸闷，出现心动过速、心律不齐，严重者可以出现室性或房性心律失常，应立即减慢血流量及超滤量，或停止超滤，吸氧，针对病因给予抗心律失常的药物，严重者应停止透析治疗。

(4)高血压：多见于患者饮食控制不佳，摄入过多水钠、患者过于紧张、肾素依赖性高血压、透析液浓度过高、超滤不足、失衡综合征、降压药物被透出，药物因素如重组人红细胞生成素的使用等。

加强宣教工作，使患者了解饮食控制的重要性，严格控制水、钠的摄入；每次透析都应完成透析处方；鼓励患者在透析间期按时服药，使高血压能得到有效控制；或改变透析方式，如进行血液滤过治疗；检查透析液的浓度是否过高；对在透析中有严重高血压的患者可以使用药物加以控制。

(5)心力衰竭：患者突发呼吸困难、不能平卧、心率加快、血压升高，在排除高钾血症的情况下，可以先给患者行单纯超滤，然后改为血液透析，这样可以减轻心脏负担，给予患者半卧位，吸氧或必要时用 50% 乙醇湿化给氧。积极控制贫血，平时注意充分超滤，及时拍胸片以了解心胸比例，特别在发热或换其他疾病后，应警惕因体重减轻引起的水分超滤不足，预防透析后未达到干体重而诱发心力衰竭。

3. 感染

老年患者由于疾病及年龄因素，免疫力低下，加上营养不良，易发生感染性疾病，特别是呼吸系统、泌尿系统感染及结核。上呼吸道感染易并发肺炎，老年血液透析患者感染的发生率仅次于心血管并发症。因此，应鼓励患者平时注意饮食的合理均衡，进行适度的锻炼，注意在季节变换时及时增减衣物，防止上呼吸道感染。一旦发生感染应立即去医院就医，按时服药，使感染得到有效控制。同时，在透析过程中，应注意严格执行无菌操作技术，防止医源性感染。

4. 营养不良

长期血液透析的老年患者大多合并其他慢性疾病，由于消化吸收能力减弱，对蛋白质的吸收和利用能力降低，更易发生营养不良。很多患者独居，不愿给儿女带来负担，因此缺乏照顾，因疾病因素使其精力有限，不能做到饮食的多元化；因饮食需要控制，故饮食单一乏味；或由于缺乏营养知识，蛋白质及能量摄入减少，这些都会导致营养不良。

5. 脑血管意外

老年患者由于高血压、高血脂、脑动脉硬化的发生率较高，反复使用肝素后，在动脉硬化的基础上，更易发生脑出血。患者往往表现为持续头痛、无法解释的痴呆、神志的改变，严重的出现偏瘫、死亡。有些患者因脑动脉硬化、降压幅度过大，诱发脑循环障碍，脑血栓形成，引起脑梗死。

因此，对高血压患者应鼓励其在透析间期严格做好自身防护，定期测量血压，按时按量服药，严格控制水分摄入，注意劳逸结合，避免过度疲劳。同时，对严重高血压的患者，应避免短时间内降压幅度过大。对已出现脑血管意外的患者，应避免搬动，在透析中严格控制血流量及超滤量，严密观察生命体征。因病情需要进行无肝素透析的患者应注意血流量、静脉压、跨膜压的变化，防止体外凝血。

6. 肿瘤

老年血液透析患者因其免疫功能低下，恶性肿瘤的发生率是正常人的 3～5 倍，且预后差。对于患有恶性肿瘤的患者，做好心理护理极为重要。在透析过程中更要给予无微不至的关怀，密切观察病情，尽量减少急性并发症的发生。

7.老年血液透析胃肠道出血

老年人消化道憩室、毛细血管扩张、癌症的发生率高于年轻人,因而胃肠道出血的发生率也增高。出血原因以出血性胃炎占首位,其次为毛细血管扩张,可发生在任何部位,常为多发性,确诊靠内镜检查。结肠憩室穿孔的症状不典型,以低热和模糊的腹痛为初发症状,须提高警惕。

8.精神心理问题

首先,慢性疾病的存在导致了患者对治疗的依赖性,维持性血液透析患者则更多依赖医生、护士,依赖透析机。其次是由于疾病自身及由此产生的依赖性,他们不得不进行调整,改变生活方式,并寻求在新的水平上的平衡,这常常是不舒服的,并由此产生一系列心理问题。国内统计资料表明,老年透析患者常存在着焦虑和抑郁,常有一些模棱两可的感情和行为,特别是那些集体活动受阻而致功能损害,不得不依赖他人者。国内资料显示,老年血透患者抑郁、焦虑自评量表总分,明显高于中青年组,血液透析患者情感障碍严重者,可影响康复及预后,更加严重的可造成血液透析治疗中并发症的发生率增多,使血液透析中不稳定因素增加,治疗的风险性加大。尤其应注意的是老年患者血液透析时高血压的发生率较高,Kennedy发现抑郁症增加冠心病患者心源性猝死的危险性。有研究发现,抑郁症状患者在血液透析中心律失常的发生率明显增加,中青年患者出现抑郁症状时,虽然心律失常增加,但更多则表现为胃肠反应。

临床上绝大多数疾病背景下的抑郁未获得及时诊断和治疗,因此对患者抑郁症状发作的再认识已是临床上不可忽视的问题。老年血透患者抑郁症状的产生使临床医生面临更为复杂的医疗问题。两种疾病的并存和相互影响使得对躯体疾病治疗的难度增加。

患者在透析过程中出现不适时会紧张、焦虑,医护人员若能准确、快速、沉稳的做出处理,缓解患者的不适,既能减轻患者的痛苦,又能增加患者的信任感,提高患者在治疗过程中的依从性,改善患者的透析质量和生活质量。

随着血液透析技术的不断成熟、更新和发展,年龄不再是血液透析考虑的首要因素,但如何提高老年患者的透析质量和生活质量,仍然是我们继续探讨的话题。

(夏秀花)

第五节　小儿血液透析技术及护理

一、适应证

1.急性肾衰竭

利尿剂难治的液体超负荷导致高血压或充血性心力衰竭,高分解状态或因为支持循环需要大量肠外补充液体,以上情况合并持续少尿状态时需要透析。

2.慢性肾衰竭

小儿慢性肾衰竭的年发病率约为2/100万～3.5/100万人口,病因与第一次检出肾衰竭时小儿的年龄密切相关,5岁以下的慢性肾衰竭常是先天性泌尿系统解剖异常的结果;5岁以上的慢性肾衰竭以后天性肾小球疾病为主。对慢性肾衰竭来说生化指标的改变比临床症状更重要,当小儿肾小球滤过率将为5 mL/(min·1.73m^2)时,就相当于年长儿童血浆肌酐884 mmol/L。慢性肾衰竭小儿透析指征见表19-1。

凡具备以上任何一项都应开始透析,有条件时尽量提前建立动静脉内瘘,早期、充分透析可以预防出现严重并发症,如左心衰竭、致死性高血钾、心包炎等,有助于纠正营养不良及生长发育迟缓。

二、小儿血液透析特点

近10年由于血液透析新技术的应用使小儿血透更加安全,如血管通路的建立、专用的小儿透析材料和设备等，但是在不同国家和地区之间，小儿透析的开展还是有很大的差距。

表19-1　慢性肾衰竭小儿开始透析的指征

1.血肌酐：年长儿童＞884 mmol/L，婴儿＞442 mmol/L
2.血清钾＞6.0 mmol/L
3.CO_2CP＜10 mmol/L或血磷＞3.23 mmol/L
4.药物治疗难以纠正的严重水肿、高血压、左心衰竭
5.保守治疗伴发严重肾性骨病、严重营养不良及生长发育迟缓者

（一）血管通路

良好的血液通路是小儿血液透析的关键。由于小儿透析患者血管细，合作不好，建立有效的血管通路是血透成功的关键。

1.经皮穿刺中心静脉置管

目前小儿临时血透血管通路以采用经皮中心静脉穿刺插管为主，穿刺部位常用股静脉、颈内静脉及锁骨下静脉，婴幼儿多选用穿刺技术简便又安全的股静脉，缺点是限制患儿活动，并易发生感染，导管留置时间不宜超过1个月，较大儿童能够合作可选择颈内静脉或锁骨下静脉，不影响患儿活动，导管留置时间较长，可达3个月，但穿刺技术要求高，要求患儿能够很好地配合，可考虑应用短效的静脉麻醉剂，并发症为误穿动脉、误穿腹膜等。

2.动静脉内瘘

用于需慢性血透的患儿，最常用的部位是上肢的桡动脉与头静脉。体重5～10 kg的小儿可利用大隐静脉远端和股动脉侧壁建立隐静脉袢内瘘，血管条件差者可行移植血管建立动静脉搭桥。由于小儿血管细，常需要应用显微外科技术建立动静脉内瘘，术后内瘘成熟期应足够长（1～6个月），在成熟期内患儿应在医护人员指导下做一些有助于扩张血管的锻炼。过早使用动静脉内瘘易发生血肿或假性动脉瘤。

（二）透析器及血液管道

选择透析器型号和血液管道容量应依据患儿年龄和体重的不同而有所差异。透析器和血液管道总容量不应超过患者总血容量的10％，小儿血容量约为80 mL/kg，即透析器和血液管道总容量不应超过体重的8％，最好选用小血室容量和低顺应性透析器，如中空纤维型、小平板型，而具有大血室容量和高顺应性的蟠管型就不适合。为防止透析后失衡综合征，首次透析选择透析器为尿素清除率不超过3 mL/(min·kg)，以后的规律透析也选择尿素清除率在6～8 mL/(min·kg)。一般情况下体重＜20kg者选0.2～0.4 m^2膜面积的透析器，20～30 kg者选0.4～0.8 m^2膜面积的透析器，30～40 kg者选0.8～1.0 m^2膜面积的透析器，体重超过40 kg者可选用成人透析器和血液管道。

小儿的血液管道容量为13～77 mL不等，用直径1.5～3 mm的管道可限制血流量在30～75 mL/min，如用大流量透析可选用短和直径大的管道，以减少体外循环血容量。

（三）血透方案设计

血透初期遵循频繁短时透析的原则，避免血浆渗透压剧烈改变。低蛋白血症患儿可在透析中输清蛋白1～2 g/kg。

1.血流量

3～5 mL/(min·kg)。体重超过40 kg者可使血流量达250 mL/min。

2.抗凝剂

常规应用肝素，首次用量25～50 U/kg，维持量10～25 U/(kg·h)，透析结束前30分钟停用。低分子肝素平均剂量为：体重低于15 kg者用1500 U，体重15～30 kg者用2500 U，体重30～50 kg者用5000 U。有出血倾向者应减少肝素用量或无肝素透析。

3.透析液

为避免醋酸盐不宜耐受，主张全部应用碳酸氢盐透析液，钠浓度140～145 mmol/L，透析液流量500 mL/L，婴幼儿血流量小，则透析液流量减少到 250 mL/L。

4.透析频率

一般每周 2～3 次，每次 3～4 小时，婴幼儿因高代谢率和对饮食适应性较差，有时需每周透析 4 次或隔日透析，透析充分性指标应高于成人透析患者，建议维持 Kt/V 在 1.2～1.6 之间。

三、小儿透析组织机构和人员设置

建议专为肾衰竭儿童设置肾病中心，包括小儿透析中心、儿科病房，透析中心除了成人透析中心应该配备的工作人员外，还应配备专门培训过的相应专业人员，如营养师、教师及心理医生等，这才能很好地控制小儿饮食等各方面，有助于教育和纠正患儿的心理障碍。

四、血液透析的护理

（一）一般护理

（1）做好透析患儿的心理护理。医务人员穿着白色服装，每次透析都由护士做血管穿刺等，血液透析的不舒适及透析中没有家长的陪伴，这些往往使患儿感到恐惧、紧张，作为医务人员可以通过与透析患儿交谈，努力成为他们的朋友，用温柔的言语和娴熟的技能缓解患儿的恐惧、紧张的心理。通过做好生活护理，及时发现和满足患儿的需求，拉近与患儿的距离，提高患儿在透析过程中的依从性。另外，要做好患儿家属及年龄较大患儿的宣教工作，告诉他们疾病的相关知识，透析间期血管通路的护理及饮食控制的知识，以及自我护理对疾病预后的重要性。

（2）小儿一般选择容量控制型的透析机，调节血流量和透析液流量，控制超滤量，降低透析失衡综合征和低血压的发生。应根据患儿的情况采用不同的透析处方，包括透析方式、透析液的温度和浓度。了解患儿的一般情况，如体重、年龄、血压、体温、有无出血倾向、有无并发症等，确定使用抗凝剂的种类及剂量，决定选用的透析器型号、超滤量及透析时间。回血时控制生理盐水的入量，以不超过 100 mL 为宜。

（3）患儿的血管条件较成人差，穿刺技术不佳可以引起血肿，诱发动静脉内瘘闭塞，加重患儿对血液透析的恐惧，不利于治疗。因此要求护士操作技术规范、娴熟，可以由资深的护士进行血管穿刺，做到“一针见血”，提高穿刺的成功率，有利于动静脉内瘘的成熟，并减轻患儿的恐惧心理。

（4）在透析过程中加强观察，包括：①穿刺处有无渗血；管道安置是否妥当，有无扭曲或折叠；②透析机运转是否正常；③管路内血液的颜色是否正常；④血流量是否正常；⑤血液、脉搏和体温情况。应经常询问患者有无抽筋、头痛、头晕和胸闷等不适。患儿年龄小，往往对不良反应敏感度较低，不能做到出现不适时及时告知医护人员，因此应通过对生命体征的密切观察，及早发现一些不良反应的早期征象，及时处理。

（5）对于有低蛋白血症的患儿，可以：①在透析过程中通过使用人血清蛋白或输注血浆提高血浆胶体渗透压；②对于严重低血压或严重贫血的患儿，可以增加预冲液量或使用新鲜血预冲体外循环系统，或在透析中使用升压药；③对于因体重增长过多使心脏前负荷过重或伴有急性肺水肿的患儿，应减少预冲液量；④对急性左心衰竭但不伴有高钾血症的患儿可以先行单纯超滤；⑤对合并高钾血症的患儿可以先用降钾药物，使高钾血症有所缓解，再行透析。

（6）保持呼吸道通畅，防止窒息；指导和督促患儿按时服药，定期注射重组人红细胞生成素，定期检查血液分析等各项检查。

（二）营养管理

小儿处于生长发育期，其代谢速度较成人快，活动量大，营养要求也高，但因疾病等原因，患儿食欲较差，且由于饮食控制使食物过于单调，加之透析丢失营养物质，因此患儿容易发生营养不良。因此可选择患儿喜爱的食物，经常变换烹饪方法，以保证患儿的营养需求。血液透析的患儿营养需求如下：优质高蛋白饮食，蛋白质摄入量为 1.0～1.2 g/(kg·d)，男性患儿热量摄入为 251 kJ/(kg·d)[60 kcal/(kg·d)]，女性患儿为 201 kJ/(kg·d)[48 kcal/(kg·d)]，要求其中 35%来自碳水化合物。

(三)并发症及其护理

许多成人透析的远期并发症,如肾性骨营养不良、贫血、高血压、心包炎、周围神经病变等,也同样发生于慢性透析的小儿患者。因为小儿处于生长发育期,透析中低血压、失衡综合征、"干体重"的监测方面有其特殊性,且并发症中肾性骨营养不良和贫血的治疗尤其重要。此外慢性透析小儿还受生长发育迟缓、性成熟延迟、心理障碍的困扰等。

1."干体重"的监测

小儿自我管理能力较差,对水、盐不能很好限制,透析间期食欲不佳,常并发营养不良,加之处于生长发育时期,随年龄增加或肌肉增长等"干体重"都会随之变化,每次透析都应精确计算脱水量,防止容量负荷过高,在血透过程中实时监测血细胞比容可防止透析中血液下降,定期根据心胸比等有关指标确定"干体重",注意防止因脱水过多导致血压降低或脱水不足导致心力衰竭。

2.透析中低血压

小儿对血流动力学改变非常敏感,每次透析应遵循出水少于体重的5%,婴幼儿小于3%或除水速度小于10 mL/(kg·h)的原则。体重不足30 kg的患者,每周血透3次,每次4小时,65%的病例出现循环衰竭、腹痛、恶心、呕吐等因急速除水引起的症状。体重30 kg以上的患者,只有20%的病例出现这些症状。发生这些症状主要与除水有关,其他原因还有选用大血室容量透析器或血液管道,非常仔细地观察透析当中生命体征,透析中最好配备血容量监控装置,回血时生理盐水不能过多(尽量不超过100 mL)。当患儿血容量相对或绝对不足时,如重度贫血、低蛋白血症或较低体重(<25 kg),血透时没有相适应的小透析器而只能用较大透析器时,在透析前预冲血液或血制品(如血浆或清蛋白)于透析器和透析管道中可预防低血压的发生。透析中低血压的处理主要是输注生理盐水或清蛋白。

3.失衡综合征

若透析前尿素氮明显升高,超过35.7 mmol/L(100 mg/dL)或使用大面积高效能透析器都易发生失衡综合征,常表现为头痛、恶心、呕吐或癫痫样发作,处理可静脉滴注甘露醇1 g/kg,30%在透析开始1小时内滴入,其余在透析过程中均匀滴入,若频繁或大量使用,应注意对残余肾功能的影响,也可提高透析液葡萄糖浓度。若透析前尿素氮超过71.4 mmol/L就应频繁短时间的透析。

4.心理和精神障碍

透析小儿不仅要接受长期依赖透析生存的现实,还得应付一些透析治疗带来的问题,如穿刺的疼痛、透析过程中的不适、饮食的限制、与同龄儿童的隔阂及死亡的恐惧等,这些常常导致小儿情绪低落,精神抑郁,加重畏食。鼓励这些儿童建立生活信心,需要心理医生、护士、家长及学校教师共同配合。对这类儿童更要强调生活质量,主张回归社会,尽可能参加体育运动,应帮助患儿合理安排透析时间,与同龄儿童一样入学校完成学业。

总之,在小儿透析过程中,早发现、早处理是防治血液透析急性并发症的关键,加强对患儿及家属的宣教工作,做好饮食管理及采用个体化透析,是防治远期并发症、提高透析患儿的存活率和生活质量的前提。医务人员高超的透析技术、穿刺技术在缓解小儿不良心理情绪方面起着至关重要的作用。

从长远观点看,终末期肾衰竭患儿长期血透并非上策,因为它对患儿生活质量影响较大,故在接受一段时间透析后最终行肾移植。北美儿童肾移植协作组资料显示,12岁以前肾移植有利于生长发育,13岁以后肾移植未见预期的青春期加快生长,强调在青春期前进行肾移植有利于生长和性发育,与透析治疗比较,肾移植具有可以获得正常生活、较好职业的优点。

(夏秀花)

第二十章　公共卫生

第一节　公共卫生的概念

一、公共卫生的定义

至于公共卫生的概念，各个国家和组织之间没有一个统一的、严格的定义。简单来讲，公共卫生实际上就是大众健康。它是相对临床而言的，临床是针对个体的，公共卫生是关注人群的健康。

1920 年，美国耶鲁大学的 Winslow 教授首次提出了早期经典的公共卫生概念。公共卫生是通过有组织的社区行动，改善环境卫生，控制传染病流行，教育个体养成良好的卫生习惯，组织医护人员对疾病进行早期诊断和预防性治疗，发展社会体系以保证社区中的每个人享有维持健康的足够的生活水准，最终实现预防疾病、延长寿命、促进机体健康、提高生产力的目标。随着社会和公共卫生实践的发展、人们认识的更新，公共卫生的概念也在不断地发展之中。

1988 年，艾奇逊将公共卫生定义为："通过有组织的社会努力预防疾病、延长生命、促进健康的科学和艺术。"这一概念高度概括了现代公共卫生的要素。

1995 年，英国的 Johnlast 给出了详细的定义，即"公共卫生是为了保护、促进、恢复人们的健康。是通过集体的或社会的行动，维持和促进公众健康的科学、技能和信仰的集合体。公共卫生项目、服务和机构强调整个人群的疾病预防和健康需求"。尽管公共卫生活动会随着技术和社会价值等的改变而变化，但是其目标始终保持不变，即减少人群的疾病发生、早死、疾病导致的不适和伤残。因此，公共卫生是一项制度、一门学科、一种实践。随着社会经济的发展，医学模式的转变，公共卫生的概念和内涵有了进一步发展。公共卫生通常涉及面都很广泛，包括生物学、环境医学、社会文化、行为习惯、政治法律和涉及健康的许多其他方面。现代公共卫生最简单的定义为"3P"，即 Promotion（健康促进），Prevention（疾病预防），Protection（健康保护）。

在我国，公共卫生的内涵究竟是什么？公共卫生包括哪些领域？对此至今尚无统一认识和明确定义。2003 年 7 月，中国原副总理兼卫生部部长吴仪在全国卫生工作会议上对公共卫生作了一个明确的定义：公共卫生就是组织社会共同努力，改善环境卫生条件，预防控制传染病和其他疾病流行，培养良好卫生习惯和文明的生活方式，提供医疗服务，达到预防疾病，促进人民身体健康的目的。因此，公共卫生建设需要政府、社会、团体和民众的广泛参与，共同努力。其中，政府主要通过制定相关法律、法规和政策，促进公共卫生事业发展；对社会、民众和医疗卫生机构执行公共卫生法律法规实施监督检查，维护公共卫生秩序；组织社会各界和广大民众共同应对突发公共卫生事件和传染病流行；教育民众养成良好卫生习惯和健康文明的生活方式；培养高素质的公共卫生管理和技术人才，为促进人民健康服务。

从这一定义可以看出，公共卫生就是"社会共同的卫生"。公共即共同，如公理公约。卫生是个人、集体的生活卫生和生产卫生的总称，一般指为增进人体健康，预防疾病，改善和创造合乎生理要求的生产环境、生活条件所采取的个人和生活的措施，包括以除害灭病、讲卫生为中心的爱国卫生运动。

一般情况来讲，公共卫生是通过疾病的预防和控制，达到提高人民健康水平的目的。如对传染病、寄生虫病、地方病，还有一些慢性非传染性疾病的预防控制；借助重点人群或者高危人群，如职业人群，妇女、儿童、青少年、老年人等人群进行的健康防护;通过健康教育、健康政策干预等措施,促进人群健康的社会实践。具体讲,公共卫生就是通过疾病预防控制,重点人群健康防护、健康促进来解决人群中间的疾病和健康问题,达到提高人民健康水平的目的。公共卫生就是以生物一心理一社会一医学模式为指导,面向社会与群体,综合运用法律、行政、预防医学技术、宣传教育等手段,调动社会共同参与,消除和控制威胁人类生存环境质量和生命质量的危害因素,改善卫生状况,提高全民健康水平的社会卫生活动。由此可见,公共卫生具有社会性、系统性、政策法制性、多学科性和随机性等特征。公共卫生的实质是公共政策。

二、公共卫生特征

2004年,Beaglehole教授将现代公共卫生的特征进行了总结,认为,公共卫生是以持久的全人群健康改善为目标的集体行动。这个定义尽管简短,但是充分反映了现代公共卫生的特点:①需要集体的、合作的、有组织的行动;②可持续性,即需要可持久的政策;③目标是全人群的健康改善,减少健康的不平等。

现代公共卫生的特征包括5个核心内容:①政府对整个卫生系统起领导作用,这一点对实现全人群的健康工程至关重要,卫生部门只会继续按生物医学模式关注与卫生保健有关的近期问题;②公共卫生工作需要所有部门协作行动,忽视这一点只会恶化健康的不平等现象,而政府领导是协作行动、促进全人群健康的核心保障;③用多学科的方法理解和研究所有的健康决定因素,用合适的方法回答相应的问题,为决策提供科学依据;④理解卫生政策发展和实施过程中的政治本质,整合公共卫生科学与政府领导和全民参与;⑤与服务的人群建立伙伴关系,使有效的卫生政策能够得到长期的社区和政治支持。

(孙彦静)

第二节 公共卫生的体系与职能

公共卫生体系一直是一个模糊的概念。普遍倾向,疾病预防控制机构、卫生监督机构、传染病院(区),构成了公共卫生体系。

一、发达国家公共卫生体系

美国、英国、澳大利亚、WHO等国家和组织陆续制定了公共卫生的基本职能或公共卫生体系所需提供的基本服务。

美国提出的3项基本职能,即评估→政策发展→保证,并进一步具体化为10项基本服务。基本服务的概念与其他国家/组织提出的基本职能概念相似。在此框架下,美国疾病预防控制中心(CDC)与其他伙伴组织联合开展了国家公共卫生绩效标准项目研究,设计了3套评价公共卫生体系绩效的调查问卷,分别用于州公共卫生体系、地方公共卫生体系和地方公共卫生行政管理部门的绩效评估。调查问卷规定了每一项基本服务的内涵,并制定有具体的指标和调查内容。澳大利亚提出了公共卫生9项基本职能,阐述了每条职能的原有的和新的实践内容。

美国提出的公共卫生体系定义:在辖区范围内提供基本公共卫生服务的所有公、私和志愿机构、组织或团体。政府公共卫生机构是公共卫生体系的重要组成部分,在建设和保障公共卫生体系运行的过程中发挥着关键的作用。但是,单靠政府公共卫生机构无法完成所有的公共卫生基本职能,公共卫生体系中还应包括:医院、社区卫生服务中心等医疗服务提供者,负责提供个体的预防和治疗等卫生服务;公安、消防等公共安全部门,负责预防和处理威胁大众健康的公共安全事件;环境保护、劳动保护、食品质量监督等机构,保障健康的生存环境;文化、教育、体育等机构为社区创造促进健康的精神环境;交通运输部门,方便卫生服务的提供和获取;商务机构提供个体和组织在社区中生存和发展的经济资源;民政部门、慈善组织等,向弱势人群提供生存救助和保障以及发展的机会。

公共卫生基本职能是影响健康的决定因素、预防和控制疾病、预防伤害、保护和促进人群健康、实现健康公平性的一组活动。公共卫生基本职能需要卫生部门，还有政府的其他部门以及非政府组织、私营机构等来参与或实施。公共卫生基本职能属于公共产品，政府有责任保证这些公共产品的提供，但不一定承担全部职能的履行和投资责任。

公共卫生基本职能的范畴大大超出了卫生部门的管辖范围，在职能的履行过程中卫生部门发挥主导作用。卫生部门负责收集和分析本部门及其他部门、民间社团、私人机构等的信息，向政府提供与人群健康相关的、涉及国家利益的综合信息；卫生部门是政府就卫生问题的决策顾问，负责评价公共卫生基本职能的履行情况；同时，向其他部门负责的公共卫生相关活动提供必要的信息和技术支持，或展开合作；负责健康保护的执法监督活动。

二、我国公共卫生体系的基本职能

通过分析上述国家和组织制定的公共卫生基本职能框架，结合我国的现状，我们总结出 10 项现代公共卫生体系应该履行的基本职能，其中涉及三大类的卫生服务提供：①人群为基础的公共卫生服务，如虫媒控制、人群为基础的健康教育活动等；②个体预防服务，如免疫接种、婚前保健和孕产期保健；③具有公共卫生学意义的疾病的个体治疗服务，如治疗肺结核和性传播疾病等，可减少传染源，属于疾病预防控制策略之一；再比如治疗儿童腹泻、急性呼吸道感染、急性营养不良症等。在此基础上，我国现代公共卫生体系的基本职能应包括以下 10 个方面。

（一）监测人群健康相关状况

（1）连续地收集、整理与分析、利用、报告与反馈、交流与发布与人群健康相关的信息。

（2）建立并定期更新人群健康档案，编撰卫生年鉴。其中与人群健康相关的信息包括：①人口、社会、经济学等信息；②人群健康水平，如营养膳食水平、生长发育水平等；③疾病或健康问题，如传染病和寄生虫病、地方病、母亲和围产期疾病、营养缺乏疾病、非传染性疾病、伤害、心理疾患以及突发公共卫生事件等；④疾病或健康相关因素，如生物的、环境的、职业的、放射的、食物的、行为的、心理的、社会的、健康相关产品的；⑤公共卫生服务的提供，如免疫接种、农村改水改厕、健康教育、妇幼保健等，以及人群对公共卫生服务的需要和利用情况；⑥公共卫生资源，如经费、人力、机构、设施等；⑦公共卫生相关的科研和培训信息。

（二）疾病或健康危害事件的预防和控制

（1）对正在发生的疾病流行或人群健康危害事件，如传染病流行，新发疾病的出现，慢性病流行，伤害事件的发生，环境污染，自然灾害的发生，化学、辐射和生物危险物暴露，突发公共卫生事件等，开展流行病学调查，采取预防和控制措施，对有公共卫生学意义的疾病开展病例发现、诊断和治疗。

（2）对可能发生的突发公共卫生事件做好应急准备，包括应急预案和常规储备。

（3）对有明确病因或危险因素或具备特异预防手段的疾病实施健康保护措施，如免疫接种、饮水加氟、食盐加碘、职业防护、婚前保健和孕、产期保健等。

上述第一项和第二项内容包括，我国疾病预防控制机构常规开展的疾病监测、疾病预防与控制、健康保护、应急处置等工作。

（三）发展健康的公共政策和规划

（1）发展和适时更新健康的公共政策、法律、行政法规、部门规章、卫生标准等，指导公共卫生实践，支持个体和社区的健康行动，实现健康和公共卫生服务的公平性。

（2）发展和适时更新卫生规划，制定适宜的健康目标和可测量的指标，跟踪目标实现进程，实现连续的健康改善。

（3）多部门协调，保证公共政策的统一性。

（4）全面发展公共卫生领导力。

(四)执行公共政策、法律、行政法规、部门规章和卫生标准

(1)全面执行公共政策、法律、行政法规、部门规章、卫生标准等。

(2)依法开展卫生行政许可、资质认定和卫生监督。

(3)规范和督察监督执法行为。

(4)通过教育和适当的机制,促进依从。

(五)开展健康教育和健康促进活动

(1)开发和制作适宜的健康传播材料。

(2)设计和实施健康教育活动,发展个体改善健康所需的知识、技能和行为。

(3)设计和实施场所健康促进活动,如在学校、职业场所、居住社区、医院、公共场所等,支持个体的健康行动。

(六)动员社会参与,多部门合作

(1)通过社区组织和社区建设,提高社区解决健康问题的能力。

(2)开发伙伴关系和建立健康联盟,共享资源、责任、风险和收益,创造健康和安全的支持性环境,促进人群健康。

(3)组织合作伙伴承担部分公共卫生基本职能,并对其进行监督和管理。

第(三)~(六)项融合了国际上健康促进的理念,即加强个体的知识和技能,同时改变自然的、社会的、经济的环境,以减少环境对人群健康及其改善健康的行动的不良影响,促使人们维护和改善自身的健康。第(四)项的职能与1986年《渥太华宪章》中提出的健康促进行动的5项策略相吻合,即"制定健康的公共政策、创造支持性的环境、加强社区行动、发展个人技能、重新调整卫生服务的方向和措施"。

(七)保证卫生服务的可及性和可用性

(1)保证个体和人群卫生服务的可及性和可用性。

(2)帮助弱势人群获取所需的卫生服务。

(3)通过多部门合作,实现卫生服务公平性。

(八)保证卫生服务的质量和安全性

(1)制定适当的公共卫生服务的质量标准,确定有效和可靠的测量工具。

(2)监督卫生服务的质量和安全性。

(3)持续地改善卫生服务质量,提高安全性。

第(七)项和第(八)项是对卫生服务的保证,即保证卫生服务的公平和安全性。

(九)公共卫生体系基础结构建设

(1)发展公共卫生人力资源队伍,包括开展多种形式的、有效的教育培训,实现终身学习;建立和完善执业资格、岗位准入、内部考核和分流机制;通过有效的维持和管理,保证人力资源队伍的稳定、高素质和高效率。

(2)发展公共卫生信息系统,包括建设公共卫生信息平台;管理公共卫生信息系统;多部门合作,整合信息系统。

(3)建设公共卫生实验室,发展实验室检测能力。

(4)加强和完善组织机构体系,健全公共卫生体系管理和运行机制。

本项是对公共卫生体系基础结构的建设。公共卫生体系的基础结构是庞大的公共卫生体系的神经中枢,包括人力资源储备和素质、信息系统、组织结构等。公共卫生体系的基础结构稳固,整个公共卫生体系才能统一、高效地行使其基本职能。

(十)研究、发展和实施革新性的公共卫生措施

(1)全面地开展基础性和应用性科学研究,研究公共卫生问题的原因和对策,发展革新性的公共卫生措施,支持公共卫生决策和实践。

(2)传播和转化研究结果,应用于公共卫生实践。

(3)与国内外其他研究机构和高等教育机构保持密切联系,开展合作。这项职能为公共卫生实践和公共卫生体系的可持续发展提供科学支撑。

上述这十项职能的履行又可具体分解为规划、实施、技术支持、评价和质量改善、资源保障(包括人力、物力、技术、信息和资金等)等5个关键环节。不同的环节需要不同的部门或机构来承担。

三、卫生体系内部职能

疾病预防控制体系建设研究课题组对我国疾病预防控制机构应承担的公共职能进行了界定,共7项职能、25个类别、78个内容和255个项目。2005年卫生部发布施行了《关于疾病预防控制体系建设的若干规定》和《关于卫生监督体系建设的若干规定》,分别明确了疾病预防控制机构和卫生监督机构的职能。这些工作对我国疾病预防控制体系和卫生监督体系的建设具有重要的意义。

公共卫生体系是包括疾病预防控制体系、卫生监督体系、突发公共卫生事件医疗救治体系等在内的一个更大的范畴。首先应该将公共卫生体系作为一个整体来看待,明确其职能,避免体系中的各个成分如疾病预防控制体系、卫生监督体系等各自为政。这样将有助于实现公共卫生体系的全面建设,保证部门间的协调与合作,提高公共卫生体系总体的运作效率。

另外,公共卫生基本职能的履行必须有法律的保障。公共卫生体系的构成、职权职责及其主体都应该是法定的,做到权责统一,并应落实法律问责制。至今为止,我国已颁布了10部与公共卫生有关的法律,如母婴保健法、食品卫生法、职业病防治法、传染病防治法等,以及若干的行政法规和部门规章。虽然这些对我国公共卫生事业的发展起到了重要的保障作用,但是其中没有一部是公共卫生体系的母法,因而无法形成严密的、统一规划设计的、协调一致的法规体系。解决公共卫生问题所需采取的行动远远超出了卫生部门的职权和能力范围,需要政府其他部门以及非政府组织、私营机构等共同参与。因此,制定公共卫生体系的母法,明确公共卫生体系的构成及其所需履行的基本职能,协调体系中各成分体系或机构间相互关系,是当务之急。

(孙彦静)

第三节　公共卫生的主要内容

传统公共卫生是在生物医学模式下,以传染病、地方病和职业病的防治作为工作重点,提供以疾病为中心的公共卫生服务。按照行政区划设置的公共卫生机构,执行同级卫生行政部门的指令,独立开展辖区内的公共卫生工作。随着公共卫生实践与认识的重大变化,公共卫生的内容也逐渐丰富和完善。

一、公共卫生体系建设

公共卫生体系建设是我国卫生改革与发展面临的重要问题。医疗卫生体制改革的重点之一应加强公共卫生体系的建设,保证绝大多数人的健康,提高疾病预防控制能力,让大多数人不得病、少得病、晚得病。按照WHO的相关定义,基本医疗服务应纳入公共卫生的范畴,因此公共卫生体系建设应覆盖到医疗机构。因为传染病疫情一旦发生,医疗机构就处在疾病预防控制的第一线。

在公共卫生体系的建设过程中,应以系统的观念统筹规划、平衡发展。应综合考虑卫生资源的投入与分配,以最大限度地发挥公共卫生体系的作用。在体系建设中,应着重考虑如何确定正确的目标规划、完善的基础设施、灵敏的信息系统、科学的决策指挥和有效的干预控制策略。

加强疾病预防控制能力建设是公共卫生体系建设的核心内容。所谓疾病预防控制能力,是指履行疾病预防控制、突发公共卫生事件处置、疫情报告和健康信息管理、健康危害因素干预和控制、检验评价、健康教育与健康促进、科研培训与技术指导等公共职责的能力。在公共卫生体系建设过程中,应完善机制、落实职责，加强能力建设，加大人才队伍建设的力度，以推动公共卫生工作不断发展。

当前，我国已在公共卫生体系建设方面取得了成功经验，使公共卫生水平得到了不断提高。我国已建立了比较全面的公共卫生体系，提供的公共卫生服务从中央辐射到省、市、县，并建立了县、乡、村“三级农村卫生网络”。我国将政府的承诺和意愿与专家技术结合起来，促进了公共卫生体系的发展，为其他国家提供了较好的范例。例如，2004 年初正式启动的疫情及突发公共卫生事件的网络直报系统，覆盖包括乡镇卫生院在内的全国所有卫生医疗机构，是世界上最大的疾病监测系统。目前，全国 93.5%的县以上医疗卫生机构和 70.3%的乡镇卫生院均实现了疫情和突发公共卫生事件网络直报。通过不断建立和完善全国传染病疫情和突发公共卫生事件信息网络，我国已实现对传染病疫情、健康危害因素监测、死因监测等重要公共卫生数据的实时管理，传染病控制和应急反应能力明显提高。

公共卫生体系建设和完善是一个长期的庞大的系统工程，事关国民健康、国家安全大局，涉及每个人的健康、安全利益。公共卫生体系建设中的各种项目的设立和决策的正确与否，直接影响到公众的健康和安全。为保证公众公共卫生安全，建设和完善我国的公共卫生体系，需要大力提倡公共卫生体系建设的战略和战术研究。

循证公共卫生决策学的兴起为我国公共卫生体系的建设和完善准备了新型的科学工具，应该充分地利用新工具的优点，不断地学习和加强循证公共卫生决策的能力。高效、可靠、科学的公共卫生体系应来自于对科学技术、公众交流、公众健康需求和各种政治意愿的高度整合。

二、健康危险因素的识别与评价

能对人造成伤亡或对物造成突发性损害的因素，称为危险因素；能影响人的身体健康，导致疾病或对生物造成慢性损害的因素，称为有害因素。通常情况下，对两者并不加以区分而统称为健康危险因素。

健康危险因素包括物理性因素、化学性因素、生物性因素以及社会一心理一行为因素。如果能够早期识别到危险因素，并加强自我保健与防护，可以有效避免受到危险因素的侵害。采用筛检手段在“正常人群”中发现无症状患者是一种有效的预防策略，如果及时采取干预措施，阻断致病因素的作用，可以防止疾病的发生。由于人体有很强的自我修复功能，如果能及时发现和识别影响健康的危险因素，并及早采取适当的措施，阻止危险因素的作用，致病因素引起的疾病病程即可出现逆转，症状即可消失，并有可能恢复健康。当致病因素导致疾病发生后，要采取治疗措施并消除健康危险因素，改善症状和体征，防止或推迟伤残发生，减少劳动能力丧失。如果由于症状加剧，病程继续发展，导致生活和劳动能力丧失，此时的主要措施是康复治疗，提高其生命质量。

临床医学服务的起始点是在患者出现症状和体征后主动找医生诊治疾病，而健康危险因素评价是在症状、体征、疾病尚未出现时就重视危险因素的作用，通过评价危险因素对健康的影响，促使人们保持良好的生活环境、生产环境和行为生活方式，防止危险因素的出现。在危险因素出现的早期，可以测评危险因素的严重程度及其对人们健康可能造成的危害，预测疾病发生的概率，以及通过有效干预后可能增加的寿命。健康危险因素评价的重点对象是健康人群，开展的阶段越早，意义越大，因此它是一项推行积极的健康促进和健康教育的技术措施，也是一种预防和控制慢性非传染性疾病的有效手段。

三、疾病的预防与控制

疾病预防与控制是公共卫生的核心内容之一。我国疾病预防控制机构的主要职责包括：①为拟定与疾病预防控制和公共卫生相关的法律、法规、规章、政策、标准和疾病防治规划等提供科学依据，为卫生行政部门提供政策咨询；②拟定并实施国家、地方重大疾病预防控制和重点公共卫生服务工作计划和实施方案，并对实施情况进行质量检查和效果评价；③建立并利用公共卫生监测系统，对影响人群生活、学习、工作等生存环境质量及生命质量的危险因素进行营养食品、劳动、环境、放射、学校卫生等公共卫生学监测，对传染病、地方病、寄生虫病、慢性非传染性疾病、职业病、公害病、食源性疾病、学生常见病、老年卫生、精神卫生、口腔卫生、伤害、中毒等重大疾病发生、发展和分布的规律进行流行病学监测，并提出预防控制对策；④处理传染病疫情、突发公共卫生事件、重大疾病、中毒、救灾防病等公共卫生问题，配合并参与国际组织对重大国际突发公共卫生事件的调查处理；⑤参与开展疫苗研究，开展疫苗应用效果评价和免疫规划策略研究，并对免疫策略的实施进行技术指导与评价；⑥研究开发并推广先进的检测、检验方法，建立质量控制体系，促进公共卫生检验工作规范化，提供有关技术仲裁服务，开展健康相关产品的卫生质量检测、检验，安全性评价和危险性分析；⑦建立和完善疾病预防控制和公共卫生信息网络，负责疾病预防控制及相关信息搜集、分析和预测预报，为疾病预防控制决策提供科学依据；⑧实施重大疾病和公共卫生专题调查，为公共卫生战略的制定提供科学依据；⑨开展对影响社会经济发展和国民健康的重大疾病和公共卫生问题防治策略与措施的研究与评价，推广成熟的技术与方案；⑩组织并实施健康教育与健康促进项目，指导、参与和建立社区卫生服务示范项目，探讨社区卫生服务的工作机制，推广成熟的技术与经验。

此外，各级疾病预防控制机构还负责农村改水、改厕工作技术指导，研究农村事业发展中与饮用水卫生相关的问题，为有关部门做好饮用水开发利用和管理提供依据；组织和承担与疾病预防控制和公共卫生工作相关的科学研究，开发和推广先进技术；开展国际合作与技术交流，引进和推广先进技术等。

四、公共卫生政策与管理

公共卫生是一个社会问题，其实施涉及社会的方方面面，是单个机构无力承担，短期内难以获得回报却又关系到国家整体利益和长远利益的社会工程。从某种角度来说，公共卫生的实质是公共政策问题，要靠政府的政策支持和法律法规的保障。公共卫生政策是国家政策体系的一个重要组成部分，公共卫生政策的制定是一个复杂的过程，受众多因素的影响，包括意识形态、政治理念、传统价值观念、公众压力、行为惯性、专家意见、决策者的兴趣与经验等。

公共卫生管理的长效机制必须建立在法治的基础上。要建立公共卫生的法治机制，必须加强公共卫生的立法，并提高立法的质量。构建公共卫生管理机制，应建立职责明确、相互协调、有财政保障的公共卫生管理机构，建立完善的法制化的公共卫生管理制度，并建立起稳定的、持久的公共卫生管理长效机制。

五、突发公共卫生事件与公共卫生危机管理

突发公共卫生事件（公共卫生危机事件）是指突然发生，造成或者可能造成公众健康严重损害的重大传染病、群体性不明原因疾病、重大中毒、放射性损伤、职业中毒，以及因自然灾害、事故灾难或社会安全事件引起的严重影响公众身心健康的事件。公共卫生危机事件大多表现为突发性事故危机，其特点表现为：①危机的不可预见性，危机产生的诱因难以预测，危机的发生、发展和造成的影响难以预测；②危机的多发性、多样性和复杂性；③危机的紧迫性，使得迟缓的危机管理可能导致严重后果；④危机的危害性，公共卫生危机已经突破了地区界限，某一国家或地区的危机处理不当，就有可能在短时间内发展为全球危机。

公共卫生危机管理主要是指政府、卫生职能部门和社会组织为了预防公共卫生危机的发生，减轻危机发生所造成的损害并尽早从危机中恢复过来，针对可能发生和已经发生的危机所采取的管理行为。主要包括危机风险评估、危机监测、危机预防、信息分析、危机反应管理和危机恢复等。公共卫生危机管理的基础工作应贯穿于危机管理全过程，主要包括危机管理的组织机构、社会支持和公共卫生人力资源等。

公共卫生危机管理应遵循公众利益至上、公开诚实和积极主动的原则。政府和相关职能部门必须把公众利益放在首位，所采取的一切行动和措施都必须优先保障公众利益。在危机出现的第一时间采取有效措施，及时公开危机的相关信息，否则会导致政府公信度降低，造成不应有的混乱。公共卫生危机一旦发生，就会成为公众舆论关注的焦点，地方政府和职能部门必须快速反应，积极沟通协调，主动寻求社会各界的理解和支持，积极控制和掌握发言权。

六、公共卫生安全与防控

公共卫生安全如同金融安全、信息安全一样，已成为国家安全的重要组成部分，需要引起足够的重视和关注。在全球化时代，既要重视传统安全因素，也要重视非传统安全因素。

非传统安全是相对于传统安全而言的，是一个泛化的概念，其内容涵盖政治安全、经济、文化、科技、生态环境、人类健康和社会发展等。非传统安全更加关注人类安全和社会可持续发展，是对非军事化安全的理解，即公众更加关注经济、社会、环境、健康等发展问题，甚至将其提高到与军事、政治问题同等的位置，从而使人们的安全观更加非国界化。2003 年的 SARS 事件对我国政府和民众传统的安全观是一个严重的挑战，使公众充分认识到公共卫生安全对于维护国家安全、构建和谐社会的重要性。

在分享全球化带来的好处的同时，务必要防范全球化带来的更多的不确定因素和风险。例如，传染病跨国界传播的可能性大大增加，很多以前局限于特定地区的未知病毒或细菌以及已知的传染病可能随着人流、物流迅速传播到全球；随着食品等与健康相关的产品贸易日趋活跃，境外食品污染流入的可能性不断增加，食品的微生物、化学和放射性污染问题一旦在某一国家或地区出现，就可能在全球范围内长距离、大面积地迅速波及蔓延；全球化带来的国际产品结构调整，可能促使污染密集型产业向发展中国家转移，导致职业病危害从经济发达地区向经济发展较慢的地区转移；生物恐怖带来的威胁明显增大，生物技术的迅猛发展使制造强杀伤性生物武器的能力大为提高。因此，有效预防和控制各类突发性公共卫生事件，确保公共卫生安全，保护公众的健康是现代公共卫生工作的重要任务。全球化加剧了公共卫生安全的危险因素，迫使人们要更加重视非传统安全因素。加强公共卫生安全必须强化政府对公共卫生的领导责任，建立突发性公共卫生事件应急处理机制，加强公共卫生领域的国际合作。

公共卫生安全是非传统安全的重要组成部分，也是构建和谐社会的重要内容，应从国家安全的高度考虑公共卫生问题。在突发公共卫生事件、突发伤害事件、突发环境污染事件、突发灾害事件以及恐怖袭击事件的处置过程中，应积极防治各种潜在风险，还应积极构建能够迅速调动社会资源的应急处理系统，并通过加强法律、制度建设以及平战结合系统的建设，合理配置和使用应急储备物资和资源。

每年 4 月 7 日是世界卫生日。“世界卫生日”是从 1950 年开始的，其宗旨就是要动员国际社会和社会各界，共同为控制疾病、为人类的安全做出贡献。历届世界卫生日的主题，从 1950 年的“了解你周围的卫生机构”、1960 年的“消灭疟疾——向世界的宣战”、1963 年的“饥饿，大众的疾病”、1970 年的“为抢救生命，及时发现癌症”、1980 年的“要吸烟还是要健康，任君选择”、1990 年的“环境与健康”、2000 年的“血液安全从我做起”到 2007 年的“国际卫生安全”，从中不难看出公共卫生的发展轨迹。根据“世界卫生日”主题的变化，可以发现一个非常明显的规律，就是从原来的注重单个局部性问题发展为关注全局性、影响面大的问题。

七、公共卫生伦理

伦理学是人类行动的社会规范，伦理学根据人类的经验确定某些规范或标准来判断某一行动是否应该做，应该如何做。“道德”与“伦理学”均为人类行动的社会规范。道德是一种社会文化现象，体现在教育、习俗、惯例、公约之中，传统道德依靠权威，无需论证，“道德”偏重于讲做人。而伦理学是道德哲学，必须依靠理性的论证，现代“伦理学”更强调做事。科学告诉我们能干什么，而伦理学则告诉我们该干什么。

公共卫生伦理是公共卫生机构和工作人员行动的规范，包括有关促进健康、预防疾病和伤害的政策、措施和办法等。在人群中所采取的促进健康、预防疾病和伤害行动，公共卫生伦理起指导作用，其行动规范体现在公共卫生伦理的原则之中。

公共卫生伦理的原则是评价公共卫生行动是否应该做的框架，可概括为四个方面：①公共卫生行动产生的结果要实现利益最大化，即公共卫生行动要使目标人群受益，避免、预防和消除公共卫生行动对目标人群的伤害，受益与伤害和其他代价相抵后盈余最大；②公正性原则，包括分配公正和程序公正，即受益和负担公平分配（即分配公正）和确保公众参与，包括受影响各方的参与（程序公正）；③对于人的尊重，即尊重自主的选择和行动，保护隐私和保密，遵守诺言，信息透明和告知真相；④建立和维持信任，即公共卫生机构和工作人员与目标人群之间应建立信任关系，公共卫生行动应取信于民。

按照公共卫生伦理的原则，公共卫生行动也是对公众应尽的义务，但这些义务并不是绝对的，而是初始义务。所谓初始义务是指假设情况不变时必须履行的义务。也就是说，如果情况有变，就不履行初始义务。其理由是，为了要完成一项更重要的义务时，不可能同时履行此初始义务。在公共卫生工作中发生原则或义务冲突的情况下，就面临一个伦理难题。例如，在SARS防控期间，保护公众和个人健康与尊重个人自主性发生矛盾。对SARS患者、疑似患者以及接触者必须采取隔离的办法，这对保护公众以及他们的健康都是不可少的，这种情况下不能履行尊重个人自主性和个人自由的初始义务。但如果情况没有改变，而不去履行初始义务，就违反了伦理学的规范。

八、公共卫生领域的国际合作

在现代社会中，伴随着科技的发展、通信与交通工具的发达，"非典"、禽流感、艾滋病等在短时间内迅速蔓延，不仅严重危害着公众的生命安全，而且严重损害着疾病来源国的国际形象、经济发展与社会稳定，其影响已经远远超出了公共卫生领域，在国家安全问题上应受到高度的重视。经济上的国际合作为其他社会生活领域中的国际合作奠定了基础，国际合作是各国实现发展的迫切需要。

在面对全球性的公共卫生问题时，主权国家不可能去他国实施自己的政策，这样就促生了公共卫生领域的国际合作。在面对公共卫生领域内的全球问题上，只有国际合作才是正确的选择。例如，在"非典"期间，通过采取隔离措施，抑制了"非典"的迅速蔓延，但在由飞鸟带来的禽流感病毒的防治上，隔离却起不到任何作用。可见，隔离并不能解决全球性的公共卫生问题，唯有国际合作才能有效地解决全球性的公共卫生问题。

公共卫生领域的国际合作，涉及新国际卫生条例下的全球公共卫生监测系统、传染病的实验室研究与诊断和治疗、国际合作的公共卫生应急机制的建立、公共卫生安全、高级卫生行政人员和专业技术人员的培训、公共卫生管理国际培训项目等诸多领域。自20世纪末期以来，全球在非洲抗疟疾行动、艾滋病防治、禽流感全球行动以及中国一东盟自由贸易区公共卫生安全合作机制、东亚公共卫生合作机制、国际公共卫生实验室网络建设等方面的国际合作堪称典范。

（孙彦静）

第四节　突发公共卫生事件概述

一、突发公共卫生事件的定义与主要危害

（一）突发公共卫生事件的定义

我国《突发公共卫生事件应急条例》中规定，突发公共卫生事件是指突然发生，造成或者可能造成社会公众健康严重损害的重大传染病疫情、群体性不明原因疾病、重大食物和职业中毒以及其他严重影响公众健康的事件。

重大传染病疫情，指发生《中华人民共和国传染病防治法》规定的传染病或新的传染病暴发或流行严重的疫情，包括甲类传染病、乙类与丙类传染病暴发或多例死亡、罕见或已消灭的传染病、临床及病原学特点与原有疾病特征明显异常的疾病、新出现传染病的疑似病例等。

群体性不明原因的疾病，指在一定时间内，某个相对集中的区域内同时或者相继出现多个临床表现基本相似患者，但又暂时不能明确诊断的疾病。

重大食物和职业中毒事件，指危害严重的急性食物中毒和职业中毒事件等。

（二）突发公共卫生事件的主要危害

突发公共卫生事件不仅给人民的健康和生命造成重大损失，对经济和社会发展也具有重要影响，主要表现在以下几个方面：

1.损害人类健康

每次严重的突发公共卫生事件都造成众多的人群患病、伤残或死亡。

2.造成心理伤害

突发公共卫生事件对于全社会所有人的心理都是一种强烈的刺激，必然会导致许多人产生焦虑、神经症和忧虑等精神神经症状。如1988年上海甲肝流行曾造成上海市和其他一些地区人群的恐慌。

3.造成严重经济损失

一是治疗及相关成本高，如治疗一位传染性非典型性肺炎患者需要数万甚至数十万元；二是政府、社会和个人防疫的直接成本；三是疫情导致的经济活动量下降而造成的经济损失；四是疫情不稳定造成交易成本上升产生的损失。据专家估计，2003年我国传染性非典型性肺炎流行至少造成数千亿元人民币的损失。

4.国家或地区形象受损及政治影响

突发公共卫生事件的频繁发生或处理不当，可能对国家和地区的形象产生很大的负面影响，也可使医疗卫生等有关单位和政府有关部门产生严重的公共信任危机。严重突发公共卫生事件处理不当可能影响地区或国家的稳定，因此有些发达国家将公共卫生安全和军事安全、信息安全一并列入国家安全体系。

二、突发公共卫生事件的基本特征

（一）突发性和意外性

突发公共卫生事件虽然存在着发生征兆和预警的可能，但往往很难对其作出准确的预警和及时识别。首先，由于突发公共卫生事件发生的时间、地点具有一定的不可预见性，如各种恐怖事件、自然灾害引起的重大疫情、重大食物中毒等，很难预测其发生的时间和地点；其次，突发公共卫生事件的形成常常需要一个过程，开始可能事件的危害程度和范围很小，对其蔓延范围、发展速度、趋势和结局很难预测。例如，自2002年11月开始，我国广东等地发生的传染性非典型性肺炎，疫情开始时很难预测到会波及全国24个省（直辖市、自治区）和世界32个国家和地区，演变为特别重大的突发公共卫生事件。

（二）群体性或公共性

突发公共卫生事件是一种公共事件，在公共卫生领域发生，危害的不是特定的个体，而是不特定的社会群体，具有公共卫生属性，往往同时波及多人甚至整个工作或生活的群体。如果所发生的突发公共卫生事件是传染病暴发或引起突发公共卫生事件的原因或媒介具有一定普遍性（如食品、疫苗或药物），还可能威胁其他地区。伴随着全球化进程的加快，突发公共卫生事件的发生具有一定的国际互动性。首先，一些重大传染病可以通过交通、旅游、运输等各种渠道在国家与国家之间远距离传播，如传染性非典型性肺炎在中国内地暴发后，不仅在国内传播，而且影响到周边地区和国家；其次，由于突发公共卫生事件影响对象主要是社会公众，政府应对突发公共卫生事件的能力、时效和策略反映了政府对公众的关心程度，也影响到政府的国际声誉。

（三）严重性

由于突发公共卫生事件涉及范围大，影响严重，一方面对人们身心健康产生危害，甚至冲击医疗卫生体系本身、威胁医务人员自身健康、破坏医疗基础设施，可在很长时间内对公众心理产生负面影响；另一方面，由于某些突发公共卫生事件涉及社会不同利益群体，敏感性、连带性很强，处理不当可造成社会混乱，对社会稳定和经济发展产生重大影响。

（四）复杂性

突发公共卫生事件种类繁多，原因复杂。我国因为地域辽阔，人口众多，自然因素和社会因素复杂，因而突发公共卫生事件发生的原因更是多种多样；其次引起传染病暴发的物质多种多样，全球已登记的引起中毒的化学物质种类超过4 000万种，对其毒性认识较深刻的仅数千种；第三，有的事件可直接造成人体或财物损害，有的只是潜在的威胁，但可能持续较长时间。有的事件本身还可能是范围更大的突发公共卫生事件的一部分。同类事件的表现形式千差万别，处理也难用同样的模式来界定，很难预测其蔓延范围、发展速度、趋势和结局。

（五）阶段性

突发公共卫生事件不论大小都具有周期性，根据其发生、发展的过程可分为四个时期：潜在期即突发公共卫生事件发生前的先兆阶段，若先兆现象处理得好，突发公共卫生事件往往可以避免；暴发期即由于未能对其发生时间和地点进行预测，在先兆期未能识别，导致事件迅速演变，出现暴发的时期；持续发展期即突发公共卫生事件得到控制，但没有得到彻底解决的时期；消除期即突发公共卫生事件经过实施控制措施而得到完全解决的时期。

（六）决策的紧迫性和时效性

突发公共卫生事件事发突然、情况紧急、危害严重，如不能采取迅速的处置措施，事件的危害将进一步加剧，造成更大范围的影响。所以，要求在尽可能短的时间内作出决策，采取针对性的措施，将事件的危害控制在最低程度。许多原因不明或特别严重的突发公共卫生事件发生时，由于事发突然、准备不足，使应对和处理工作更为艰难和紧迫。因此，突发公共卫生事件发生后，全力以赴救治患者，迅速调查事件原因，及时采取针对性的处置措施，控制事件的进一步扩大，就成为十分紧迫的任务。调查处理突发公共卫生事件的人员，必须争分夺秒，迅速、全面地开展工作，以求在最短时间内控制事态的发展。

（七）处理的综合性和系统性

许多突发公共卫生事件不仅是一个公共卫生问题，还是一个社会问题，需要各有关部门共同协作，甚至全社会都要动员起来参与这项工作。因此，突发公共卫生事件的处理涉及多系统、多部门，政策性很强，必须在政府的领导下综合协调，才能最终控制事态发展，将危害降低到最低程度。

三、突发公共卫生事件的分类和分级

（一）突发公共卫生事件的分类

突发公共卫生事件的分类方法有多种，根据发生原因通常可分为：

1.生物病原体所致疾病

主要指病毒、细菌、真菌、寄生虫等病原体导致的传染病区域性暴发、流行；预防接种出现的群体性异常反应；群体性医院感染等。

人类历史上，传染病曾肆虐数千年，造成过世界性巨大灾难，尽管随着科技进步，人类发明了抗生素及疫苗等药物和生物制剂，使传染病有所控制，但是目前传染病的发病率仍占全世界每年总发病率的第一位，原因是多方面的，包括一些已被控制的传染病如结核、疟疾等死灰复燃，卷土重来；一系列新传染病相继出现，如艾滋病、埃博拉病等，对人类构成严重威胁；特别是第一、二次世界大战期间和战后某些帝国主义国家研制烈性生物制剂并用于军事战争，即开展生物战（或细菌战），给人类带来危害和恐慌。

20世纪70年代以来，相继发现了多种新的传染病，许多以暴发流行的形式出现。某些新传染病的危害已为世人所知，最典型的例子莫过于正在全球流行的艾滋病。1992年发现的新型霍乱，已使南亚数十万人发病，并呈世界性流行态势；在非洲出现的埃博拉出血热，其极高的死亡率使世人惊恐；莱姆病已在五大洲数十个国家和地区流行，严重感染者可致残，美国人称之为"第二艾滋病"。

目前，我国面临着工业化、城市化和人口老龄化，公共卫生随之出现许多新问题。有资料显示，全球发现的32种新现传染病中，有一半左右已在我国出现。我国乙肝病毒携带者占世界总数的1/3，结核患者占全世界总数的1/4，性病发患者数也正在大幅增长。

2.食物中毒事件

指人摄入了含有生物性、化学性有毒有害物后或把有毒有害物质当作食物食入后出现的非传染性的急性或亚急性疾病，属于食源性疾病的范畴。

我国卫生部发布的2008年全国重大食物中毒的统计数字显示，通过网络直报系统共收到全国食物中毒报告431起，中毒13 095人，死亡154人，涉及100人以上的食物中毒13起。其中微生物性食物中毒的报告起数和中毒人数最多，分别占总数的39.91%和58.00%；有毒动植物食物中毒的死亡人数最多，占总数的 51.95%。引起中毒的主要原因首先是投毒,其次为误食,还有的是因农药使用不合理污染食品而引起,主要涉及农药和鼠药。细菌性食物中毒问题仍然严重。食入有毒动植物中毒致死率高,误食的品种主要为河豚和毒蕈。

3.有毒有害因素污染造成的群体中毒、死亡

指由于污染所致的中毒,如水体污染、大气污染、放射污染等,波及范围较广。据统计数据估计,全世界每分钟有 28 人死于环境污染,每年有 1 472 万人因此丧命;同时,有毒有害物质污染常常会对后代造成极大的危害。

我国是生产、消费消耗臭氧层物质(ODS)和排放二氧化硫最多的国家,二氧化硫排放量世界第二,国际环境履约面临巨大应激。近几年,我国酸雨污染比较严重,西南、华南等地区更是形成了继欧美之后的世界第三大酸沉降区。对 1993 年—2008 年的酸雨观测站资料分析显示,近年来我国酸雨区主体位于青藏高原以东,覆盖了华南、江南、西南地区东南部、华中、华东和华北的大部分地区;非酸雨区主要位于我国西北地区中西部、西藏、内蒙古大部和川西地区。2006 年,全国酸雨发生率在 5%以上的区域占国土面积的 32.6%,酸雨发生率在 25%以上的区域占国土面积的 15.4%。2008 年酸雨发生面积约 150 万 km^2,与 2007 年相比略有增加。

中国有毒有害因素污染总体范围在扩大、程度在加剧、危害在加重,一方保护,多方破坏,点上治理、面上破坏,边治理、边破坏,治理赶不上破坏速度。日趋严重的环境污染正在影响人民身体健康和社会经济的发展,如北京由于空气污染严重,呼吸道疾病在导致死亡的疾病中排第四位。

4.自然灾害

主要指地震、洪涝、干旱等自然灾害造成的人员伤亡及疾病流行等,会在顷刻间造成大量生命财产的损失、生产停顿、物质短缺,灾民无家可归,眼见几代人为之奋斗创造的和谐生存条件毁于一旦,几十年辛勤劳动的成果付之东流,产生种种社会问题,并且还会带来严重的、包括社会心理因素在内的诸多公共卫生问题,从而引发多种疾病,特别是传染性疾病的暴发和流行。

由自然灾害引起的公共卫生问题是多方面的。如洪水淹没房屋倒塌所致外伤,破坏生态环境,影响生态平衡,造成疫源地扩散,环境条件恶化,尤其是饮用水严重污染引起肠道传染病暴发流行,食物匮乏导致营养缺乏症及食物中毒,夏、秋季节高温易发生中暑等。

5.意外事故引起的死亡

煤矿瓦斯爆炸、飞机坠毁等重大生产安全事故让我们感到震惊,一些生活意外事故也在严重威胁着人们的安全。这类事件由于没有事先的准备和预兆,往往会造成巨大的经济损失和人员伤亡。有资料显示,在全球范围内,每年约有 350 万人死于意外伤害事故,约占人类死亡总数的 6%,是除自然死亡以外人类生命与健康的第一杀手。

6.不明原因引起的群体发病或死亡

指在短时间内,某个相对集中的区域内同时或者相继出现具有共同临床表现的多位患者,且病例不断增加,范围不断扩大,又暂时不能明确原因的疾病。这类事件由于系不明原因所致,通常危害较前几类要严重得多。一来该类事件的原因不明,公众缺乏相应的防护和治疗知识;同时,日常也没有针对该类事件的特定监测预警系统,使得该类事件常常造成严重的后果;此外,由于原因不明,在控制上也有很大的难度。

7.职业中毒

指职业危害性因素造成的人数众多或者伤亡较重的中毒事件。

8.“三恐”事件

主要指生物、化学和核辐射恐怖事件。

(二)突发公共卫生事件的分级

在《国家突发公共卫生事件应急预案》中,根据突发公共卫生事件性质、危害程度、涉及范围,突发公共卫生事件划分为特别重大(Ⅰ级)、重大(Ⅱ级)、较大(Ⅲ级)和一般(Ⅳ级)四级。在《突发公共卫生事件分

级内涵的释义(试行)》中,对不同等级的突发公共卫生事件分级情况给予了详细说明。

1.分级原则

突发公共卫生事件种类多,其性质和影响的范围以及造成的社会危害也各不相同,因此,采取的控制措施和管理的主体也不尽相同。为了加强突发公共卫生事件的报告和处理,确定突发公共卫生事件的管理主体,体现分级管理、分工责任明确,对突发公共卫生事件进行分级是十分必要的。

(1)危害第一原则:突发公共卫生事件的大小,主要以其对人民的生命、健康、社会和经济发展影响的大小或强弱为主要依据。对于传染病疫情主要以病死率高低、传播性强弱、对社会和经济发展影响大小以及人们对其认识程度为依据。例如,鼠疫虽然具有有效的预防控制手段,但其病死率高,传播力强,危害严重,所以对其标准划分就比较严格;对于传染性非典型性肺炎,虽然病死率不高,但由于是新现传染病,对社会和经济影响巨大,所以发现 1 例传染性非典型性肺炎病例就定位为较严重的突发公共卫生事件;对于食物中毒主要以中毒人数、影响的人群以及社会影响、经济损失为依据。

(2)区域第二原则:突发公共卫生事件大小的划分是以事件发生的区域为依据,因为事件发生地点不同,影响力也不同。例如,一起鼠疫疫情如果发生在大城市,可能传播快,波及的人数多,容易引起社会恐慌,对社会经济发展影响较大;而鼠疫若发生在偏远地区,由于人口密度小,交通不便,则可能造成的影响小。区域性原则还体现在以事件波及的范围为依据。如果事件涉及两个城市,甚至是两个省(自治区、直辖市),一方面说明事件有扩散趋势,需要引起重视;另一方面处理跨地区突发事件需要更高一层的政府部门进行协调,增大了应急指挥的难度。

(3)行政区划第三原则:我国现行的行政管理体制分为国家、省、地、县四级,为了明确每一行政级别在突发公共卫生事件应急反应中的职责,强调应急处理统一领导和分级负责的原则,将突发公共卫生事件也相应分为四级。

2.级别

突发公共事件划分为四级,由低到高划分为一般(Ⅳ级)、较大(Ⅲ级)、重大(Ⅱ级)和特别重大(Ⅰ级)四个级别。与之相对应,依据突发公共事件造成的危害程度、发展情况和紧迫性等因素,由低到高划分为一般(Ⅳ级)、较重(Ⅲ级)、严重(Ⅱ级)和特别严重(Ⅰ级)四个预警级别,并依次采用蓝色、黄色、橙色和红色来表示。

(1)特别严重突发公共卫生事件(Ⅰ级):肺鼠疫、肺炭疽在大、中城市发生,或人口稀少和交通不便地区,1 个县(区)域内在一个平均潜伏期内发病 10 例及以上,疫情波及 2 个及以上的县(区);传染性非典型性肺炎疫情波及 2 个及以上省份,并有继续扩散的趋势;群体性不明原因疾病,同时涉及多个省份,并有扩散趋势,造成重大影响;发生新传染病,或我国尚未发现的传染病发生或传入,并有扩散趋势,或发现我国已消灭传染病;动物间发生传染病暴发或流行,人间疫情有向其他省份扩散的趋势,或波及 2 个及以上省份;一次放射事故中度放射损伤人数 50 人以上,或重度放射损伤人数 10 人以上,或极重度放射损伤人数 5 人以上;国务院卫生行政主管部门认定的其他特别严重突发公共卫生事件。

(2)严重突发公共卫生事件(Ⅱ级):在边远、地广人稀、交通不便地区发生肺鼠疫、肺炭疽病例,疫情波及 2 个及以上乡(镇),一个平均潜伏期内发病 5 例及以上,并在其他地区出现肺鼠疫、肺炭疽病例;发生传染性非典型性肺炎续发病例,或疫情波及 2 个及以上地(市);腺鼠疫发生流行,流行范围波及 2 个及以上县(区),在一个平均潜伏期内多点连续发病 20 例及以上;霍乱在一个地(市)范围内流行,1 周内发病 30 例及以上,或疫情波及 2 个及以上地市,1 周内发病 50 例及以上;乙类、丙类传染病疫情波及 2 个及以上县(区),一周内发病水平超过前 5 年同期平均发病水平 2 倍以上;我国尚未发现的传染病发生或传入,尚未造成扩散;动物间发生传染病暴发或流行,人间疫情局部扩散,或出现二代病例;发生群体性不明原因疾病,扩散到县(区)以外的地区;预防接种或学生预防性服药出现人员死亡;一次食物中毒人数超过 100 人并出现死亡病例,或出现 10 例及以上死亡病例;一次发生急性职业中毒 50 人以上,或死亡 5 人及以上;一次放射事故超剂量照射人数 100 人以上,或轻度放射损伤人数 20 人以上,或中度放射损伤人数 3～50 人,或重度放射损伤人数 3～10 人,或极重度放射损伤人数 3～5 人;鼠疫、炭疽、传染性非典型性肺炎、艾滋病、霍乱、脊髓灰质炎等菌种丢失；省级以上人民政府卫生行政主管部门认定的其他严重突发公共卫生事件。

(3)较重突发公共卫生事件(Ⅲ级)：在边远、地广人稀、交通不便的局部地区发生肺鼠疫、肺炭疽病例，流行范围在一个乡(镇)以内，一个平均潜伏期内病例数未超过5例；发生传染性非典型性肺炎病例；霍乱在县(区)域内发生，1周内发病10～30例，或疫情波及2个及以上县，或地级以上城市的市区首次发生；一周内在一个县(区)域内乙、丙类传染病发病水平超过前5年同期平均发病水平1倍以上；动物间发生传染病暴发或流行，出现人间病例；在一个县(区)域内发现群体性不明原因疾病；一次食物中毒人数超过100人，或出现死亡病例；预防接种或学生预防性服药出现群体心因性反应或不良反应；一次发生急性职业中毒10～50人，或死亡5人以下；一次放射事故超剂量照射人数51～100人，或轻度放射损伤人数11～20人；地市级以上人民政府卫生行政主管部门认定的其他较重突发公共卫生事件。

(4)一般突发公共卫生事件(Ⅳ级)：腺鼠疫在县(区)域内发生，一个平均潜伏期内病例数未超过20例；霍乱在县(区)域内发生，1周内发病10例以下；动物间发生传染病暴发或流行，未出现人间病例；一次食物中毒人数30～100人，无死亡病例报告；一次发生急性职业中毒10人以下，未出现死亡；一次放射事故超剂量照射人数10～50人，或轻度放射损伤人数3～10人；县级以上人民政府卫生行政主管部门认定的其他一般突发公共卫生事件。

3.级别的判定部门

(1)特别严重突发公共卫生事件：由国务院卫生行政部门组织国家级突发公共卫生专家评估和咨询委员会，会同省级专家对突发公共卫生事件的性质以及发展趋势进行评估确定。

(2)严重突发公共卫生事件：由国务院卫生行政部门会同省级卫生行政部门，组织突发公共卫生专家评估和咨询委员会对突发公共卫生事件发生情况、突发公共卫生事件的性质以及发展趋势进行评估确定。

(3)较重突发公共卫生事件：由省级卫生行政部门会同地市级卫生行政部门，组织突发公共卫生专家评估和咨询委员会对突发公共卫生事件调查情况、突发公共卫生事件的性质以及发展趋势进行评估确定。

(4)一般突发公共卫生事件：由地市级卫生行政部门会同县级卫生行政部门组织突发公共卫生专家评估和咨询委员会对突发公共卫生事件调查情况、突发公共卫生事件的性质以及发展趋势进行评估确定。

(孙彦静)

第五节　突发公共卫生事件的应急处理

一、突发公共卫生事件的预警、监测和报告

(一)突发公共卫生事件的形成因素

突发公共卫生事件的发生是不以人的意志为转移的客观现象。突发公共卫生事件的发生具有必然性和偶然性。其必然性是指随着经济全球化和知识经济的到来，国际旅行与全球商务活动的日益频繁，大大增加了传染病跨国传染与流行的机会；同时，食品安全性问题的应对，烟草、武器、有毒废弃物及威胁健康商品的贸易、战争的增加等，使各种各样的公共卫生事件随时可能在人们无法预料的时候发生和肆虐。突发公共卫生事件的出现似乎不可避免，而且其在什么时间出现、以什么样的方式出现、出现什么样的事件、出现在什么地方，都是人们无法预测和认知的，这就是它的偶然性。

从全球来看，整个公共卫生的形势是严峻的。国际上带有政治目的的核生化恐怖事件正在威胁着人类的安全。没有哪一个国家可以完全逃避传染病的危害，也没有哪一个国家可以号称在传染病面前高枕无忧。造成传染病流行的因素很多，如抗生素广泛应用致使耐药株、变异株引起传统传染病的再度暴发和流行；由于开垦荒地、砍伐森林、修建水坝等人类活动，造成居住环境改变，自然和生态环境恶化，引起传染

病的发生和传播；全球性气候变暖，有利于一些病原微生物的生长和繁殖，造成一些传染病发生跨地区传播，尤其是扩大了虫媒传染病的疫区范围；人类生活方式和社会行为改变，助长了传染病的传播；人群易感性高，为传染病暴发或流行创造了条件；经济一体化、全球化、现代交通及大量人员和物质的流动对传染病的防治提出了新的挑战，原本局限于某一国家和地区的疾病可能向全球扩散，传染病的传播速度大大加快；由于人口老龄化、免疫抑制剂的使用等因素，使免疫受损人群的增多。中国社会正处于大规模城市化转型期，人口密集和人员流动是传染病流行的温床。

（二）突发公共卫生事件的预警与监测

1. 建立突发公共卫生事件的预警系统

（1）预警系统的背景：预警的概念起源于欧洲，是为了避免或降低随着工业的飞速发展导致对环境和人类健康产生危害而提出的方法，第一次是在 1984 年关于保护北海的国际会议上提出的。预警系统一般由 5 大部分组成，包括信息系统、预警评价指标体系、预警评价与推断系统、报警系统和预警防范措施。

（2）建立预警参数：中国疾病预防控制中心对传染病监测、疾病和症状监测、卫生监测、实验室监测等各类资料进行科学分析，综合评估，建立预警基线，提出预警参数。

（3）预警报告：中国疾病预防控制中心根据预警参数，对国内、外各种突发事件和可能发生突发事件的潜在隐患作出早期预测，提出预警报告，按照规定时限和程序报告国务院卫生行政部门。国务院卫生行政部门接到预警报告后，适时发出预警。

2. 监测体系的建设原则

（1）时效性和敏感性：以初次报告要快，进程报告要新，总结报告要全为原则，加强突发事件报告的时效性和敏感性。

（2）标准性和规范性：突发事件报告内容尽量采用数字化，以利于统计分析。系统采用的信息分类编码、网络通信协议和数据接口等技术标准，应严格按照国家有关标准或行业规范。

（3）安全性和保密性：建立安全保障体系，采用先进的软、硬件技术，实现网络的传输安全、数据安全、接口安全。

（4）开放性和扩充性：立足于长远发展，选用开放系统。采用模块化和结构化设计并保留足够的接口，使之具有较大的扩充性。

（5）综合性：突发公共卫生事件的监测比较复杂，既包括对具体的暴发事件的监测，也含有对引起或影响突发事件发生的自然、社会、生态等潜在危险因素的监测。因此，监测体系建设需综合性。

3. 我国的监测体系

我国 1991 年建立了传染病重大疫情报告系统，其报告的方式是医院内的首诊医生填写传染病报告卡，并邮寄到辖区内的县级疾病预防控制机构，由县级疾病预防控制机构形成报表通过计算机网络逐级报告，报告的内容只是病例的总数，没有传染病病例的个案资料。2003 年，传染性非典型性肺炎疫情发生后，疫情报告突破了传统的报告方式，实现了传染病疫情的个案化管理和网络化直报，首次实现了传染病疫情的医院直报，保证了传染病疫情报告的准确性、实效性。与此同时，建立了全国疾病监测系统，在 31 个省（自治区、直辖市）建立了 145 个监测点，监测内容主要包括传染病疫情、死因构成等。此外，我国还根据部分传染病防治需要相继建立了多个专病监测系统，如计划免疫监测系统（麻疹）、艾滋病监测系统、性病监测系统、结核病监测系统、鼠疫监测系统等；同时，还建立了一些公共卫生监测哨点，如 13 省、市的食源性疾病的监测网络、饮水卫生的监测网络等。

（三）突发公共卫生事件的报告和通报

1. 突发事件的报告

国务院卫生行政部门制定突发事件应急报告规范，建立重大、紧急疫情报告系统。

（1）突发事件的责任报告单位和责任报告人：①县级以上各级人民政府卫生行政部门指定的突发事件监测机构；②各级各类医疗卫生机构；③卫生行政部门；④县级以上地方人民政府；⑤有关单位，主要包括突发事件发生单位、与群众健康和卫生保健工作有密切关系的机构或单位，如：检验检疫机构、环境保护监测机构和药品监督检验机构等;⑥执行职务的各级各类医疗卫生机构的医疗保健人员、疾病预防控制机构工作人员、个体开业医生等为责任报告人。

(2)突发事件的报告时限和程序:①突发事件监测报告机构、医疗卫生机构和有关单位应当在2小时内向所在地县级人民政府卫生行政管理部门报告;②接到报告的卫生行政部门应当在2小时内向本级人民政府报告,并同时向上级人民政府卫生行政部门和卫生部报告;③县级人民政府应当在接到报告后2小时内向对应的市级人民政府或上一级人民政府报告;④市级人民政府应当在接到报告后2小时内向省(自治区、直辖市)人民政府报告;⑤省(自治区、直辖市)人民政府在接到报告的1小时内,向国务院卫生行政部门报告;⑥卫生部对可能造成重大社会影响的突发事件,应当立即向国务院报告。

国家建立突发事件的举报制度,任何单位和个人有权向各级人民政府及其有关部门报告突发事件隐患,有权向上级政府及其有关部门举报地方人民政府及其有关部门不履行突发事件应急处理职责,或者不按照规定履行职责情况。

2.突发事件的通报

国务院卫生行政部门及时向国务院有关部门和各省(自治区、直辖市)人民政府卫生行政部门以及军队有关部门通报突发事件的情况;突发事件发生地的省(自治区、直辖市)人民政府卫生行政部门,应当及时向毗邻省(自治区、直辖市)人民政府卫生行政部门通报;接到通报的省(自治区、直辖市)人民政府卫生行政部门,必要时应当及时通知本行政区域内的医疗卫生机构;县级以上地方人民政府有关部门,已经发生或者发现可能引起突发事件的情形时,应当及时向同级人民政府卫生行政部门通报。

3.信息发布

(1)发布部门:国务院卫生行政部门或授权的省(自治区、直辖市)人民政府卫生行政部门要及时向社会发布突发事件的信息或公告。

(2)发布内容:突发事件性质、原因;突发事件发生地及范围;突发事件人员的发病、伤亡及涉及的人员范围;突发事件处理和控制情况;突发事件发生地的解除。

二、突发公共卫生事件现场应急处理

快速反应是应对处置突发公共卫生事件的关键所在。在事件发生后,应立即成立应急指挥部,统一指挥和协调社会各部门各负其责地投入到预防和控制事件的扩大蔓延及救治受害公众的工作中。同时,要采取果断措施快速处理突发公共卫生事件所造成的危害,彻底预防和控制进一步蔓延,最大限度地避免和减少人员伤亡、财产损失,降低社会影响,尽快恢复社会秩序,维护公众生命、财产安全,维护国家安全和利益。

(一)医疗救护

1.突发公共卫生事件医学应急救援中的分级救治体系

对于突发公共卫生事件的应急医学救援大体可分为三级救治(rescus by three stages):第一级为现场抢救;第二级为早期救治;第三级为专科治疗。

(1)一级医疗救治:又称为现场抢救,主要任务是迅速发现和救出伤员,对伤员进行一级分类诊断,抢救需紧急处理的危重伤员。抢救小组(医务人员为主)进入现场后,搜寻和发现伤员,指导自救互救,在伤员负伤地点或其附近实施最初的救治,包括临时止血、伤口包扎、骨折固定、搬运,预防和缓解窒息、简单的防治休克、解毒以及其他对症急救处置措施。首先要确保伤员呼吸道通畅,同时填写登记表,然后将伤员搬运出危险区,就近分点集中,再后送至现场医疗站和专科医院。

具体职责有:①初步确定人员的受伤方式和类型,对需要紧急处理的危重伤员立即进行紧急处理;对可延迟处理者经自救互救和初步去污后尽快撤离事故现场,到临时分类站接受医学检查和处理。②设立临时分类站,初步估计现场人员的受污剂量,并进行初步分类诊断,必要时酌情给予相应药物,如对于受到放射伤害的现场人员时给予稳定性碘或抗辐射药物。③对人员进行体表污染检查和初步去污处理,防止污染扩散。④初步判断伤员有无体内污染,必要时及早采取阻吸收和促排措施。⑤收集、留取可估计受污剂量的物品和生物样品。⑥填写伤员登记表，根据初步分类诊断，确定就地观察治疗或后送，对临床症状轻微、血象无明显变化的可在一级医疗单位处理；临床症状较重、血象变化较明显的以及一级医疗单位不能处理的应迅速组织转送到二级医疗救治单位；伤情严重，暂时不宜后送的可继续就地抢救，待伤情稳定后及时后送；伤情严重或诊断困难的，在条件允许下可由专人直接后送到三级医疗救治单位。

（2）二级医疗救治：又称为早期救治或就地救治，在现场医疗站对现场送来的伤员进行早期处理，检伤分类。主要任务是对中度和中度以下急性中毒患者、复合伤伤员、有明显体表和体内污染的人员进行确定诊断与治疗；对中度以上中毒或受照的伤员进行二级分类诊断，并将重度和重度以上中毒和复合伤伤员以及难以确诊和处理的伤员，在条件允许下尽早后送到三级医疗救治单位。具体职责范围：①收治中度和中度以下急性中毒、复合伤、放射性核素内污染人员和严重的常规损伤人员，对其中有危及生命征象的伤员继续抢救；②对体表沾污者进行详细的监测并进行进一步去污处理，对污染伤口采取相应的处理措施；③对体内污染的人员初步确定污染物的种类、污染水平以及全身或主要器官的中毒或受照剂量，及时采取相应的医学处理措施，污染严重或难以处理的伤员及时转送到三级医疗救治单位；④详细记录病史，全面系统检查，进一步确定人员受照剂量和损伤程度，并进行二次分类诊断，将重度以上急性中毒、复合伤患者送到三级医疗救治机构治疗，暂时不宜后送者可就地观察和治疗，伤情难以判定的可请有关专家会诊后及时后送；⑤必要时对一级医疗机构给以支援和指导。

（3）三级医疗救治：又称为专科治疗，由国家指定的具有各类伤害治疗专科医治能力的综合医院负责实施。主要任务是收治重度和重度以上的急性中毒和严重污染伤员，进一步作出明确的诊断，并给予良好的专科治疗。继续全面抗休克和全身性抗感染；预防创伤后肾衰、急性呼吸窘迫综合征、多器官功能障碍综合征等并发症，对已发生的内脏并发症进行综合治疗，酌情开展辅助通气，心、肺、脑复苏等，直至伤员治愈。有些伤员治愈后留下残疾，尚需作进一步康复治疗。具体职责范围是：①对不同类型、不同程度的中毒、放射损伤和复合伤作出确定性诊断，并进行专科医学救治。②对有严重体内、伤口、体表污染的人员进行全面检查，确定污染物成分和污染水平，估算出人员的受污剂量，并进行全面、有效的医学处理。③必要时，派出有经验的专家队伍对一、二级医疗单位给予支援和指导。

2.分级救治工作的基本要求

根据分级救治的特点，必须正确处理伤病员完整性治疗与分级救治、后送与治疗的关系。为此，应遵循下列基本要求：

（1）及时、合理，力争早日治愈：伤病救治是否及时合理，要从伤病病理过程进行判断。大出血、窒息可因迟延数分钟而死亡，应提早数分钟而得救，其及时性表现在几分钟之间。这就要求分秒必争，竭尽全力地组织抢救。对大多数伤员来说，及时性的标准是伤后12小时内得到清创处理。伤后至接受手术的时间长短，对病死率有明显影响。为此，必须做到快抢、快救、快送，迅速搬下和后送伤员。

（2）前、后继承，确保救治质量：为了保证分级救治的质量，还必须从组织上使各级救治工作前、后继承地进行，做到整个救治工作不中断，各级救治不重复。前一级要为后一级救治做好准备，创造条件，争取时间；后一级要在前一级救治的基础上，补充或采取新的救治措施，使救治措施前后紧密衔接，逐步扩大与完善。为实现上述要求，首先要加强急救医学训练，对突发公共卫生事件发生时伤病发生发展规律、救治的理论和处理原则要有统一的认识，保证工作上步调一致；其次要求各级救治机构树立整体观念，认真遵守上级规定的救治原则，正确执行本级的救治范围；最后，要按规定填写统一格式的医疗文件，为前、后继承救治提供依据。

（3）相辅相成，医疗与后送相结合：要实现分级救治，使伤病员获得完整救治。从伤病员转归来说，医疗是主导的，后送是辅助的，为了彻底治愈伤病员，必须实行积极的医疗，尤其对需要紧急拯救生命的伤病员。后送只是为了医疗，如果离开了医疗工作，后送就失去了意义。因此从整体上讲，医疗应当是医疗后送工作的主导方面。但在伤员获得确定性治疗之前，医疗的目的之一是为了保证伤病员安全后送。而具体在特定环境和条件下时，有可能后送问题突出，这时后送便成为主要方面。如当某一救治机构内伤病员过多而又无力为他们全部进行必要的救治时，必须想方设法地将伤病员送到有条件处理的救治机构，否则会对伤病员的救治带来不利影响，甚至造成不应有的死亡和残疾。为实现上述要求，要因时、因地制宜，不能墨守成规。只有及时正确的把医疗与后送有机结合起来，才有可能把在医疗后送线上纵深配置的救治机构连接起来，使伤病员在不断的后送中，逐步得到完善的医疗。

（二）现场流行病学调查

尽快开展现场流行病学调查，有利于判断突发公共卫生事件的源头，其中以传染性疾病的流行病学调查尤为重要。流行病学调查人员应沿消毒通道按规定对现场人员进行调查登记，调查内容为可疑物品来源、性状、接触人员、污染范围等，并确定小隔离圈，设置明显标志（拉警戒线），实施封锁。

1.本底资料的调查

主要有以下几个方面：自然地理资料，主要是地形、气候、水文、土壤和植被以及动物等；经济地理资料，主要是地方行政、居民情况、工农业生产、交通运输状况等，尤其是注意突发公共卫生事件发生地放射源、化工生产、生物制品和相关领域的研究单位等；医学地理资料，主要是卫生行政组织、医疗卫生实力、医学教育、药材供应以及卫生状况等；主要疾病流行概况包括烈性传染病、自然疫源性疾病、虫媒传染病、呼吸道疾病、肠道传染病等；昆虫包括与疾病有关的蚊、蝇、蚤、蜱、螨等；动物包括啮齿动物、食虫动物的种类分布、季节消长等资料。

2.现场可疑迹象调查

首先应迅速了解污染程度与范围以及人员受污剂量的大小，将监测结果和判定结果及时报告给上级应急领导小组，为采取医学急救和应急防护措施提供重要依据；其次要采集现场食品、饮用水、土壤和空气标本，鉴定可疑与事件发生相关的物品及其迹象；第三要了解现场地理位置及环境条件，追访目击者，询问附近人员，了解发现可疑情况及前后经过。根据当地医学动物本底，采集可疑动物标本，调查现场动物分布。

当有疫情发生或伤亡人员数量较多时，应进一步开展现场污染样品和人员体内污染的实验室测量分析，尽可能多地提供有关毒物及放射性物质数据及初步监测结果，以确定是否需要采取进一步的干预措施。需要调查的内容很多，除了需了解疫情或疾病发展趋势，调查可能扩散的原因，迅速作出初步临床诊断结果，指导防疫、治疗和病原学的特异性检测外，更困难的是判断患者发病与突发公共卫生事件的关系。

3.事件中、后期调查

事件中期的调查应从早期已经开展的人员、地面和水体等周围环境污染巡测基础上，进一步增大调查地域范围，提升详细程度，并要采集水、食物、空气样品等，测定污染水平，掌握毒物的污染程度及变化趋势。

事件后期对表面污染、空气污染及环境物质进行必要补充测量，特别要对道路、建筑物、动物、土壤和周围环境设施进行污染水平监测，确定整个事件中所发生的污染水平和范围，为后期决策提供依据。

（三）现场的洗消处理

现场洗消（on－the－spot decontamination）是突发公共卫生事件应急中的重要环节，应及时开展。对直接受事件影响的人员加以保护，恢复环境和公众的生活条件。开展恢复活动主要包括：

1.环境监测和巡测

对污染事故造成的环境污染，继续进行不间断的环境监测和巡测，对可能被污染的各类食品和环境物质样品进行分析。受污染的食物和水做适当处理后方可食用，或从别处调运未受污染的食物和水供应公众。估算事故受污人员的个人和群体剂量，对事故定性定级。

2.对事件现场分区，管制污染区进出通道

在应急干预的情况下，为了便于迅速组织有效的应急响应行动，以最大限度地降低突发公共卫生事件可能产生的影响，应尽快将事件现场进行分区管理。专家咨询组根据现场侦检和流行病学调查结果，对突发公共卫生事件性质、区域、污染物性质及污染程度进行分析，向应急指挥部报告分析结果，由指挥部确定突发公共卫生事件性质、区域，将事件现场划分为控制区、监督区和非限制区。

控制区是事故污染现场中心地域，用红线将其与以外的区域分隔开来。在此区域内，救援人员必须身着防护装备以避免被污染或受照射;监督区是控制区以外的区域,以黄色线将其与以外的区域分隔开来,此线也称为洗消线,所有出此区域的人必须在此线上进行洗消处理。在此区域内的人员要穿戴适当的防护装备,避免污染,并在分界处设立警示标识;非限制区是监督区以外的区域,伤员的现场抢救治疗、指挥机构等均设在此区。

另一方面,还要准确地划定污染区与疫区。污染区是指有害因子在地面通过空气运动(风)扩散而形成的对人有害的区域,或是携带有害因子的媒介生物的分布及其活动的区域。疫区是指当突发公共卫生事件为传染病流行,患者(包括病畜)和密切接触者在发病前后居住和活动的场所。限制人员出入污染区及在局部地区建筑物内居住。工作人员在不离开工作岗位的情况下,由个人单独或相互之间进行,主要是对暴露皮肤及个人用具或必须使用的装备进行紧急处理。

3.区域环境现场去污与恢复

应急去污洗消小组赶赴事故现场对道路、建筑物、人员、车辆等受污染的场所与物品进行去污洗消,切断污染和扩散渠道。在监督区与非限制区交界处,设立污染洗消站。洗消站配备监测仪、洗消液等去除污染设备和用品。污染人员在后送救治前需经初步去污处理,运出控制区和监督区的被污染物品需经去污处理和检测后方可运出,避免二次污染。去污过程中产生的固体废物和废水,应妥善收集处理,以防进一步扩大污染。

在制订污染区的洗消计划时应考虑多种因素,包括事件对人群健康和生态环境的潜在影响、污染是否会导致长期影响、污染有无扩散的可能、污染对公众心理的影响、环境监测和评价标准、有无跨行政区域甚至跨境的影响、技术与资源的储备情况、人力和财力等,其中最重要的是要根据所发生事故的特性,环境条件和公众居住、膳食情况,确定恰当的环境去污方法,消除物质、人员外表面和环境中的污染物;将非固定性污染固定,以避免其扩散;用水泥、土壤等覆盖,或用深耕法将污染的表层土翻到地下深处。

应尤其注意对有害生物、化学毒物、放射性材料等污染源的处理,至少使其重新得到有效控制。高放射性废物必须送放射废物库储存;低中水平放射性固体可浅地层处置,对含有腐烂物质、生物的、致病性的、传染性的细菌或病毒的物质,自燃或易爆物质,燃点或闪点接近环境温度的有机易燃物质,其废物不得浅地层处置。

4.事件中、后期的处置

对污染的水和食物实施控制是事故中、后期(特别是后期)针对食入途径采取的防护措施,用于控制和减少因食入污染的水和食物产生的损伤。通过采样检测可疑区域中各种食物和饮用水的各种生物、化学毒剂及放射性核素水平,决定是否对食品和饮用水进行控制。原则上,所有受到污染的食品应当禁止食用,并集中销毁。相对于食物而言,饮用水更容易被染毒,针对毒剂和放射性物质类型,采取针对性的检测和消毒措施,包括通过适当的水处理(混凝、沉淀、过滤及离子交换等方法)降低水中毒剂的含量、禁止使用污染的水源以及尽可能提供不受污染的水等。严禁将污染的水或食物与无污染的水或食物混合以稀释水或食物的污染水平,即便混合后的水或食物的污染水平低于相应的限制标准,也不能接受。

5.人员撤离时的洗消处理

在突发公共卫生事件现场应急处置结束后,污染的人员、车辆、装备、服装等进行统一彻底的洗消,一般在划定的洗消场地进行。洗消站通常由人员洗消场、装备洗消场和服装洗消场组成:人员洗消场设有脱衣处、洗消处、穿衣处、伤员包扎处和检查处;装备洗消场设有装备洗消处、精密器材洗消处和重复洗消处;服装洗消场设有服装、装备和防护器材等消毒处或洗消处。3个洗消处均应严格划分清洁区和污染区,污染区在清洁区的下风向,场所外设置安全警戒线,一般应距洗消场500～1 000 m,警戒线处需设置专门岗哨。

6.洗消行动的技术评估和持续监测

要对整个洗消过程中所用技术进行评估,行动中使用的技术和技术手段的性能要能够达到行动目标。要有良好的支持系统,保证供给,对职业人员和公众的安全风险符合要求,对于环境的影响小,符合审查、管理要求以及公众能够接受等。

为了确保污染现场经处置后仍旧可能遗留在现场的污染物不会给环境和人类带来不良后果，最常用的后续行动手段是监测，包括对工程屏障的稳定性的长期监测、污染现场及其下风向、下游区域内环境指标的监测、防护体系的维护、防止侵扰、许可管理的延续、监控的审查与管理、行动和后续行动资料的管理等。

（四）突发公共卫生事件处置中的安全防护

突发公共卫生事件处置时的安全防护是指用物理手段阻止有害因子及其传播媒介对人体的侵袭，防止有害因子通过呼吸道或皮肤、黏膜侵入人体，免受污染或感染的措施。可分为处置时的个人防护、医院病房或隔离区防护和实验室防护等不同层次。

个人防护装备（personal protective equipment，PPE）分成三个级别：一级防护，穿工作服、隔离衣、戴12～16层纱布口罩；二级防护，穿工作服、外罩一件隔离衣，戴防护帽和符合N95或FFP2标准的防护口罩，戴乳胶手套和鞋套，必要时戴护目镜，尽量遮盖暴露皮肤、口鼻等部位；三级防护，在二级防护的基础上，将隔离衣改为标准的防护服，将口罩、护目镜改为全面呼吸型面罩。生物防护措施主要针对两个方面，一是对气溶胶的防护，二是对媒介昆虫的防护。在生化防护中，如有相应疫苗或药物储备，可紧急接种疫苗或预防性服药，化学防护可着防毒服；在放射医学防护中，除使用铅制屏障外，还可服用稳定性碘，配备能报警的探测仪器、个人剂量仪。

对有可能对其他人造成威胁的患者或感染者应在有良好防护设施的病房或区域进行治疗或隔离，如高致病性传染病患者应在负压病房中进行治疗，放射损伤患者应在专科医院或综合性医院进行相应的专科进行治疗。

针对危险因子的实验操作具有高风险性，预防实验室污染或感染是突发公共卫生事件处置工作的重要一环。实验室安全相关的工作理应该贯穿于实验的整个过程，从取样开始到所有潜在危险的材料被处理，应努力做好危害评估工作，在有适当安全防护的实验室开展监测、检验工作，尽量减少实验室感染和污染环境的危险。感染性物质的运输要遵循国家《可感染人类的高致病性病原微生物菌（毒）种或样本运输管理规定》的要求。

（五）社会动员

社会动员（social mobilization）指通过一定的手段，调动社会现有的和潜在的卫生资源，将满足社会民众需求的社会目标转化为社会成员广泛参与的社会行动的一个实践过程。其特点是要在特定环境中应用，在一定范围内开展，有系统地实施。为充分进行社会动员：

1. 处理好公共关系

处理好公共关系是使自己与公众相互了解和相互适应的一种活动或职能，由社会组织（公共关系机构及其成员）、公众和传播三个要素构成。在突发公共卫生事件中要处理好三者的关系，充分利用三者之间的相互作用。

2. 利用好传播媒介

传播媒介指信息的传播所依附的物质载体。在突发公共卫生事件发生时要充分利用好人体媒介、印刷媒介、电子媒介、户外媒介、实物媒介等，及时发布公共信息，维护社会稳定。

3. 处理好医患关系

在突发公共卫生事件发生时，医患关系尤为突出，涉及技术因素、经济因素、伦理因素和法律因素等。要以主动－被动模式、指导－合作模式和相互参与模式相结合的方式，使医、患双方的共同利益得到满足。

4. 发挥民间社会的作用

民间社会指在政府和企业以外的、以民间组织为主要载体的民间关系总和。随着社会的发展，民间社会能弥补当地政府失灵和市场失灵时的缺陷，促进社会各界的共同参与。民间社会参与公共事务有其合法性、可及性和有效性。在突发公共卫生事件发生时要充分发挥民间社会的作用，共同参与突发公共卫生事件的应对处置工作。

(六)心理干预(psychological intervention)

在发生突发公共卫生事件时,要关注人群在身体、心理、社会适应三个层面上的健康状况,及时恢复社会秩序,防止和减轻事件对社会心理的影响。应急组织和当地政府应重视舆论导向,统一发布和传播真实信息,及时通报处理措施和结果预测等,既不夸大也不隐瞒,使公众对信息感到真实、可信;邀请有关代表或个人参加环境和食品等监测、剂量估算及防护措施的实施等,使公众了解实情,增强信心;组织专门的危机心理干预队伍进行及时、有效的心理干预,有效的预防和处理心理应激损伤。

在实际工作中,精神病学临床医生要通过心理与环境(自然环境和社会环境,特别是社会环境)的统一性、心理活动自身的完整性和协调性、个性的相对稳定性对一个人是否具有精神障碍进行判断;并综合判断心理异常发生的频度、异常心理的持续时间和严重性,从而进行危机干预(crisis inter vention)。通过媒体宣传、集体晤谈和治疗性干预等心理干预方式,针对不同人群进行危机干预,使心理危机的症状立刻得到缓解和持久的消失,使心理功能恢复到危机前水平,并获得新的应对技能。心理干预的目标是积极预防、及时控制和减轻突发公共卫生事件的心理社会危机,促进心理健康重建,维护社会稳定,保障公众的心理健康。

(孙彦静)

参考文献

[1] 袁爱娣,黄涛,褚青康.内科护理 临床案例版[M].武汉:华中科技大学出版社,2015.
[2] 于红.临床护理[M].武汉:华中科技大学出版社,2016.
[3] 阴俊,杨昀泽,李金娣,等.外科护理[M].第2版.案例版.北京:科学出版社,2013.
[4] 叶志霞,皮红英,周兰姝.外科护理[M].上海:复旦大学出版社,2016.
[5] 杨霞,孙丽.呼吸系统疾病护理与管理[M].武汉:华中科技大学出版社,2016.
[6] 杨惠花,眭文洁,单耀娟主编.临床护理技术操作流程与规范[M].北京:清华大学出版社.2016.
[7] 杨桂荣,缪礼红,刘大朋,等.急救护理技术[M].武汉:华中科技大学出版社,2016.
[8] 许虹.急危重症护理学[M].北京:人民卫生出版社,2011.
[9] 温贤秀.实用临床护理操作规范[M].成都:西南交通大学出版社,2012.
[10] 王霞.常用临床护理技术[M].郑州:郑州大学出版社,2015.
[11] 王美芝,孙永叶.内科护理[M].济南:山东人民出版社,2016.
[12] 王惠琴.专科护理临床实践指南[M].杭州:浙江大学出版社,2013.
[13] 宛淑辉,汪爱琴,周更苏.基础护理技术[M].武汉:华中科技大学出版社,2013.
[14] 孙建勋,罗悦性.内科护理学[M].上海:第二军医大学出版社,2010.
[15] 屈沂.急诊急救与护理[M].郑州:郑州大学出版社,2015.
[16] 潘瑞红.专科护理技术操作规范[M].武汉:华中科技大学出版社,2016.
[17] 尼春萍.基础护理技术[M].北京:人民卫生出版社,2011.
[18] 母传贤,刘晓敏.外科护理[M].郑州:河南科学技术出版社,2012.
[19] 刘世晴,莫永珍.糖尿病临床标准化护理[M].南京:东南大学出版社,2010.
[20] 潘瑞红,刘明秀,郑晓芹.实用临床专科疾病护理常规[M].武汉:华中科技大学出版社,2014.
[21] 廖文玲.基础护理技术[M].上海:复旦大学出版社,2012.
[22] 李一杰,张孟,何敏.急救护理[M].武汉:华中科技大学出版社,2013.
[23] 潘瑞红.基础护理技术操作规范[M].武汉:华中科技大学出版社,2015.
[24] 李群芳,邓荆云,张爱琴.内科护理[M].武汉:华中科技大学出版社,2011.
[25] 李开宗.普通外科症状鉴别诊断与处理[M].北京:人民军医出版社,2010.
[26] 李俊华,程忠义,郝金霞.外科护理[M].武汉:华中科技大学出版社,2013.
[27] 李红,李映兰.临床护理实践手册[M].北京:化学工业出版社,2010.
[28] 蒋红,高秋韵.临床护理常规[M].上海:复旦大学出版社,2010.
[29] 姜广荣,黄运清.护理应急预案与工作流程[M].武汉:华中科技大学出版社,2013.
[30] 胡月琴,章正福.内科护理[M].南京:东南大学出版社,2015.
[31] 韩玉娥,张玉梅,王燕.新编围术期护理学[M].总论.郑州:郑州大学出版社,2013.
[32] 葛炜,严小惠.免疫与内分泌系统疾病患者护理[M].杭州:浙江大学出版社,2015.
[33] 刚海菊,刘宽浩.外科护理 临床案例版[M].武汉:华中科技大学出版社,2015.
[34] 杜艳英,高竟生.实用临床护理操作指南[M].北京:北京大学医学出版社,2010.
[35] 陈燕.内科护理学[M].北京:中国中医药出版社,2013.

[36] 陈欣怡,康琳.内科临床护理手册[M].石家庄:河北科学技术出版社,2010.
[37] 杨洋.正常妇女孕早期血红蛋白浓度与妊娠期缺铁性贫血的相关性研究[J].医药,2015,(5):70-71.
[38] 徐鹏,宋凯飞,仲云.BIPAP呼吸机治疗慢性阻塞性肺疾病急性发作合并Ⅱ型呼衰患者的护理[J].常州实用医学,2014,30(5):331-332.
[39] 庞志华.人性化护理在宫颈炎护理中的应用效果观察[J].实用妇科内分泌杂志(电子版),2015,2(10):172.
[40] 黄莺.专科精细护理对复杂性肾结石微创经皮肾镜取石术患者的影响研究[J].护理实践与研究,2017,14(8):14-16.
[41] 黄琦玉.综合护理对糖尿病低血糖患者的影响研究[J].当代医学,2013,19(2):116-118.
[42] 韩桂颖.慢性阻塞性肺部疾病患者血氧变化特点及护理对策[J].中国中医药咨讯,2011,3(19):196.
[43] 郭雅楠,张婷雅,刘云凤.三主体双轨道交互式护理对老年慢性阻塞性肺疾病患者应用及效果评价[J].中华全科医学,2017,15(6):1079-1082.
[44] 冯慧琴.对高危妊娠所致产后出血的产妇进行综合护理的效果研究[J].当代医药论丛,2016,(17):155-156.